软组织肉瘤
诊断与治疗

主　编　张　星　牛晓辉

副主编　蔡建强　沈靖南　于世英

人民卫生出版社
·北京·

图书在版编目（CIP）数据

软组织肉瘤诊断与治疗 / 张星，牛晓辉主编．
北京 ： 人民卫生出版社，2024. 8． -- ISBN 978-7-117
-36765-3

Ⅰ. R738. 6

中国国家版本馆 CIP 数据核字第 2024HK5053 号

| 人卫智网 | www.ipmph.com | 医学教育、学术、考试、健康，购书智慧智能综合服务平台 |
| 人卫官网 | www.pmph.com | 人卫官方资讯发布平台 |

软组织肉瘤诊断与治疗

Ruanzuzhi Rouliu Zhenduan yu Zhiliao

主　　编：张　星　牛晓辉
出版发行：人民卫生出版社（中继线 010-59780011）
地　　址：北京市朝阳区潘家园南里 19 号
邮　　编：100021
E - mail：pmph @ pmph.com
购书热线：010-59787592　010-59787584　010-65264830
印　　刷：天津市银博印刷集团有限公司
经　　销：新华书店
开　　本：787×1092　1/16　印张：32
字　　数：779 千字
版　　次：2024 年 8 月第 1 版
印　　次：2024 年 10 月第 1 次印刷
标准书号：ISBN 978-7-117-36765-3
定　　价：175.00 元

打击盗版举报电话：**010-59787491**　E-mail：WQ @ pmph.com
质量问题联系电话：**010-59787234**　E-mail：zhiliang @ pmph.com
数字融合服务电话：**4001118166**　E-mail：zengzhi @ pmph.com

编 者

丁　宜（北京积水潭医院）

于世英（华中科技大学同济医学院附属同济医院）

马　劼（广西医科大学第一附属医院）

牛晓辉（北京积水潭医院）

王　芳（中山大学肿瘤防治中心）

王　坚（复旦大学附属肿瘤医院）

王　晋（中山大学肿瘤防治中心）

文习之（中山大学肿瘤防治中心）

方美玉（浙江省肿瘤医院）

尹军强（中山大学附属第一医院）

尹韶晗（中山大学肿瘤防治中心）

付来华（中国医学科学院肿瘤医院深圳医院）

华莹奇（上海市第一人民医院）

刘学奎（中山大学肿瘤防治中心）

关远祥（中山大学肿瘤防治中心）

李　宁（中国医学科学院肿瘤医院深圳医院）

李　坡（河南省肿瘤医院）

李巧巧（中山大学肿瘤防治中心）

李俊东（中山大学肿瘤防治中心）

李浩淼（南方医科大学附属第三医院）

杜少华（南方医科大学附属第三医院）

杨吉龙（天津医科大学肿瘤医院）

吴　荻（吉林大学白求恩第一医院）

邱海波（中山大学肿瘤防治中心）

沈靖南（中山大学附属第一医院）

沈露俊（中山大学肿瘤防治中心）

张　余（广东省人民医院）

张　星（中山大学肿瘤防治中心）

张　鹏（河南省肿瘤医院）

张　赟（中山大学肿瘤防治中心）

张红梅（空军军医大学第一附属医院）

张迎春（中山大学肿瘤防治中心）

张莉红（华中科技大学同济医学院附属同济医院）

张晓晶（辽宁省肿瘤医院）

陈　静（华中科技大学同济医学院附属协和医院）

范卫君（中山大学肿瘤防治中心）

罗志国（复旦大学附属肿瘤医院）

金　晶（中国医学科学院肿瘤医院深圳医院）

周宇红（复旦大学附属中山医院厦门医院）

姜　愚（四川大学华西医院）

邓窈窕（四川大学华西医院）

徐步舒（中山大学肿瘤防治中心）

徐海荣（北京积水潭医院）

高剑铭（中山大学肿瘤防治中心）

黄　真（北京积水潭医院）

黄绮丹（中山大学肿瘤防治中心）

梁　垚（中山大学肿瘤防治中心）

彭瑞清（中山大学肿瘤防治中心）

路素英（中山大学肿瘤防治中心）

阙　旖（中山大学肿瘤防治中心）

蔡建强（中国医学科学院肿瘤医院）

潘求忠（中山大学肿瘤防治中心）

编写秘书　文习之

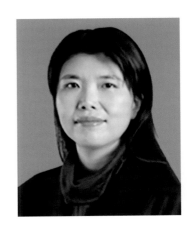

张　星　中山大学肿瘤防治中心教授、主任医师、博士生导师,生物治疗中心/黑色素瘤与肉瘤病区主任。中国抗癌协会肉瘤专业委员会化放疗学组组长、中国研究型医院学会腹膜后与盆底疾病专业委员会副主任委员、广东省临床医学学会肉瘤专业委员会主任委员。荣获"国之名医•优秀风范"奖,获广东省杰出青年医学人才、"羊城好医生"称号。主要从事肉瘤的治疗,实体瘤的免疫治疗和分子靶向治疗研究,在骨与软组织肿瘤诊治方面取得了多项创新性成果,负责多项免疫治疗和靶向药物临床试验,包括与国际同步的国家新药注册临床试验如 MDM2 抑制剂治疗肉瘤和国内首个 TCR-T 免疫细胞治疗实体瘤的注册临床试验,填补多项国内空白。以第一作者或通信作者在包括 *Molecular Cancer*, *British Journal of Cancer*, *Oncogene*, *Journal for Immuno Therapy of Cancer*, *Clinical Cancer Research*, *eClinicalMedicine*, *Cell Reports Medicine* 等国际知名期刊发表高水平 SCI 论文三十余篇。任《中国临床肿瘤学会(CSCO)软组织肉瘤诊疗指南》执笔专家和副组长,《中国肿瘤整合诊治指南》(CACA 指南)免疫治疗、软组织肉瘤分册副主编。

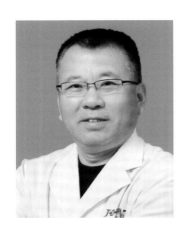

　　牛晓辉　教授，主任医师，博士生导师。现任北京积水潭医院骨与软组织肿瘤诊疗中心主任。兼任中国临床肿瘤学会理事，中国临床肿瘤学会肉瘤专家委员会前任主任委员，中国抗癌协会常务理事，中国抗癌协会肉瘤专业委员会名誉主任委员，中国抗癌协会骨肿瘤和骨转移瘤专业委员会副主任委员，中国医师协会骨科医师分会骨肿瘤专业组副组长，中华医学会骨科分会骨肿瘤专业组副组长，国际保肢协会（ISOLS）中国区唯一常务理事（Board Member），亚太骨与软组织肿瘤学会（APMSTS）常务理事，东亚骨与软组织肿瘤协作组（EAMOG）前主席、常务理事。从事骨与软组织肿瘤临床诊疗工作30余年，擅长肢体恶性骨肿瘤的保肢治疗、软组织肿瘤的诊断与治疗、脊柱及骨盆肿瘤的外科治疗、骨转移瘤的诊断与治疗等。以第一作者或通信作者发表论文200余篇，主编或参编专著30余本，任《中国骨与关节杂志》副总编辑，为骨与软组织肿瘤的研究和治疗作出了显著贡献。

序言 1

　　软组织肉瘤是一类起源于非上皮性骨外组织的恶性肿瘤，主要来源于肌肉、脂肪、纤维组织、血管及外周神经。其发病率虽低，但具有高度异质性、局部侵袭性和高复发率，给临床诊治带来了巨大挑战。近年来，随着分子生物学、基因组学及精准医学的快速发展，软组织肉瘤的诊断与治疗取得了显著进展。然而，临床实践中仍存在许多未解之谜和亟待解决的问题。

　　《软组织肉瘤诊断与治疗》一书由张星教授和牛晓辉教授主编，汇集了国内软组织肉瘤领域的顶尖专家，是集体智慧的结晶。全书内容翔实、系统，既有理论高度，又紧密结合临床实践。第一篇总论从软组织肉瘤的流行病学、病理诊断、分子遗传学、影像学等方面进行了全面阐述，为读者构建了软组织肉瘤诊疗的整体框架。第二篇各论则针对不同病理亚型的软组织肉瘤，详细介绍了其临床特点、诊断要点和治疗策略，内容丰富而实用。特别值得一提的是，本书紧跟学科前沿，对软组织肉瘤的分子分型、靶向治疗、免疫治疗等热点问题进行了深入探讨，为临床医生提供了最新的诊疗指导。

　　软组织肉瘤的诊治是一项系统工程，需要多学科协作。本书不仅涵盖了外科、内科、放疗科等各相关专业的诊疗进展，还对多学科综合诊治模式进行了详细阐述，体现了现代肿瘤诊疗的理念。相信本书的出版，必将为提高我国软组织肉瘤的诊疗水平做出重要贡献。

　　本书的主编和主要作者都来自国内高水平的肿瘤研究机构和医院，他们在我国软组织肉瘤领域临床经验丰富、学术地位突出，彰显了编者为推动学科发展、造福患者的使命感和责任感。衷心希望本书能够成为广大临床医生、科研人员以及医学生的案头必备，为软组织肉瘤的规范化诊治和个体化治疗提供有力支撑。

　　在此，我谨向为本书辛勤付出的全体编者和作者表示衷心的感谢！相信在我们的共同努力下，软组织肉瘤的诊疗必将迎来更加美好的明天！

徐瑞华

中山大学肿瘤防治中心院长

华南恶性肿瘤防治全国重点实验室主任

2024 年 8 月

序言 2

近年来，随着医学科技的不断进步和临床研究的深入，肿瘤的诊断与治疗取得了显著的进展。软组织肉瘤是一种相对罕见的恶性肿瘤，尽管其发病率不高，但分类复杂，治疗欠规范，预后仍有待提高。正因如此，编写一本全面、系统、权威的软组织肉瘤诊疗专著显得尤为重要。

《软组织肉瘤诊断与治疗》一书汇聚了全国软组织肉瘤诊疗和研究的专家学者们的共同努力。该书不仅汇集了国内外最新的研究成果和治疗进展，更是结合了编者们丰富的临床经验，为广大肿瘤专业医护人员提供了一部高水平的专业参考书。

本书从软组织肉瘤的基本概念、病理诊断、分子及影像学特点，到手术治疗、放射治疗、化疗、靶向治疗和免疫治疗等各个方面，进行了详细而深入的阐述。特别值得一提的是，本书突出了多学科综合治疗模式的重要性。现代肿瘤治疗已不再仅仅依赖一种治疗手段，而是通过病理、分子及影像学诊断，将手术、放疗、介入、化疗、靶向及免疫治疗等手段有机结合，形成个体化的治疗方案。这种多学科综合治疗模式不仅提高了治疗的效果，还显著改善了患者的生存质量。

作为肿瘤学领域的一名研究者和临床医生，我深知软组织肉瘤诊治的复杂性和严峻性。多年来，我们在临床实践中不断探索，不断积累经验，力求为每一位患者提供最佳的治疗方案，深刻体会到肿瘤诊疗过程中多学科团队合作的重要性。不同学科的专家共同参与，充分发挥各自的专长，才能更好地应对软组织肉瘤的挑战。书中不仅包含了大量的实用性强的临床案例，还对各种新兴治疗手段进行了详细介绍，旨在帮助读者学以致用，提高临床诊疗水平。

总之，《软组织肉瘤诊断与治疗》一书的出版，不仅是对现有软组织肉瘤诊疗知识的系统总结，也是对未来研究和临床实践的一次重要指导。我相信，本书的出版将为软组织肉瘤的诊治提供重要的参考，也希望广大读者能够从中受益，共同推动软组织肉瘤诊疗水平的不断提升。希望本书能够为广大肿瘤专业医护人员、研究人员、药物开发科技人员以及相关医学类专业学生提供有益的帮助，共同为提高软组织肉瘤的诊治水平而努力。

马　骏

中国科学院院士

2024 年 8 月

在现代医学发展中，肿瘤学已成为该领域的重要学科之一，然而，软组织肉瘤（STS）作为一类相对罕见且复杂的恶性肿瘤，仍然面临着巨大的挑战。由张星教授、牛晓辉教授主编，蔡建强教授、沈靖南教授、于世英教授副主编的《软组织肉瘤诊断与治疗》一书，为我们提供了一个全面而系统的阐述，并在医学宝库中新增了主要的内容。

回顾历史，软组织肉瘤的治疗策略经历了从单纯外科手术到多学科综合治疗的重大转变。在疾病早期，由于缺乏对肿瘤生物学行为的深入理解，手术是主要治疗手段。然而，随着医学技术的不断进步，放疗、化疗、分子靶向治疗及免疫治疗逐步应用于临床实践，为患者带来了更多的治疗选择和希望。特别是在分子生物学迅速发展的今天，基因检测和靶向治疗的应用，为个体化治疗方案的制定提供了科学依据。免疫治疗策略的不断进步更是为患者带来了生存曙光。

本书首先对软组织肉瘤的概况进行了深入阐述，涵盖了病理诊断、分子遗传学改变和影像学特点等内容。通过这些基础知识的介绍，读者可以清晰地了解软组织肉瘤的基本特征和分类方法。在治疗章节，本书详细介绍了手术、放疗、化疗、靶向治疗和免疫治疗等多种手段，强调了多学科综合治疗（MDT）模式的重要性。书中结合了最新的临床试验和研究成果，展示了当前最前沿的治疗策略和技术应用，为临床实践提供了里程碑式的指导。

本书还特别增加了不同病理亚型的软组织肉瘤内容，详细介绍了每一种亚型的流行病学、临床诊断、治疗和预后。这种精细的分类和分析，不仅提高了读者对不同亚型的认识，也帮助临床医生在面对具体病例时，能够迅速找到对应的治疗方法和预后判断标准。这种基于具体亚型的诊断和治疗策略，是当前肿瘤治疗个体化、精准化发展的重要成果。

本书集合了国内众多专家的智慧和经验以及编者团队的共同努力，使得本书内容详尽、系统，重点突出，不仅有理论的深度，还有实践的广度。这种结合理论与实践的编写方式，使得本书既具备学术价值，又呈现很强的实用性。

总之，《软组织肉瘤诊断与治疗》一书的出版，是软组织肉瘤领域的一项重要成果。它不仅为临床医生、研究人员和相关医护人员提供了宝贵的专业知识和经验，也为患者的诊断和治疗带来了新的希望。相信在这本书的指导下，软组织肉瘤的诊疗水平必将得到进一步提升，更多的患者将从中受益。

黄文林
中山大学肿瘤防治中心教授
2024 年 8 月

前　言

　　软组织肉瘤是一组起源于非上皮性骨外组织的恶性肿瘤,主要来源于肌肉、脂肪、纤维组织、血管及外周神经。软组织肉瘤具有高度异质、局部侵袭、浸润生长和局部复发及转移等特点。与常见的癌症不同,软组织肉瘤发病率低,如果在初始诊断时没有得到规范化治疗,很容易发生复发及转移。这种肿瘤的罕见性也意味着,对于大多数临床医生来说,其诊断和治疗这种肿瘤的机会较低。这种低水平的接触导致非专科医生缺乏足够经验,这是早期报道的肉瘤患者治疗失败的原因之一。因此,编写一本介绍软组织肉瘤诊断和治疗的专业书,可以在一定程度上提高临床医生对软组织肉瘤的认识和诊疗水平,也是本编委会编写的初心和目标。

　　现代软组织肉瘤的治疗是多学科治疗模式,基于病理、分子及影像学诊断,将手术、放疗、介入、化疗、靶向及免疫治疗等手段有机结合。多学科综合治疗革新了软组织肉瘤的治疗模式,提高了患者的总体生存率。这本《软组织肉瘤诊断与治疗》是以编者自己的工作经验和近几年来临床试验上所取得的一些研究成果为基础,结合国内外的最新进展编写而成的。本书先从整体水平介绍了软组织肉瘤的概况、病理诊断、分子遗传学改变、影像学特点、手术治疗、放射治疗、化疗、靶向治疗、免疫治疗、介入微创治疗和多学科综合治疗模式等内容。然后,基于软组织肉瘤的病理亚型,详细介绍了胃肠道间质瘤、脂肪肉瘤、纤维源性肿瘤、脉管肿瘤、平滑肌肉瘤、横纹肌肉瘤、周围神经肿瘤、滑膜肉瘤、上皮样肉瘤、腺泡状软组织肉瘤、未分化小圆细胞肉瘤、韧带样瘤、未分化多形性肉瘤、儿童青少年软组织肉瘤、软组织透明细胞肉瘤和其他亚型肉瘤的流行病学、临床诊断、治疗和预后。

　　本书编写团队包括全国从事软组织肉瘤的学科带头人、学术领军人物,以及与软组织肉瘤患者密切接触的临床一线医生,凝聚了国内软组织肉瘤领域专家编委的经验和智慧,全书内容详尽、系统,重点突出,有助于广大肿瘤专业临床医护人员、研究人员、药物开发科技人员,以及相关医学类专业学生对软组织肉瘤诊治知识的学习。

　　尽管编者在撰写过程中竭尽全力,但受到经验和时间的限制以及知识的不断更新,本书虽经数次修改,仍难免有疏漏之处,希望读者能给予指正,以便在今后的再版中更臻完美。

张　星　牛晓辉

2024 年 6 月

第一篇　总　　论

第二篇　各　　论

第一篇
总　论

第一章
软组织肉瘤概述

第一节　概述

　　软组织肉瘤（soft tissue sarcoma，STS）是指来源于非上皮性骨外组织的一组恶性肿瘤，但不包括网状内皮系统、神经胶质细胞和各个实质器官的支持组织。软组织肉瘤主要来源于中胚层，部分来源于神经外胚层，主要包括肌肉、脂肪、纤维组织、血管及外周神经。软组织肉瘤是一组高度异质性肿瘤，其特点为具有局部侵袭性、呈浸润性或破坏性生长、可局部复发和远处转移。

　　软组织肉瘤主要表现为逐渐生长的无痛性包块，隐匿性强，病程可从数月至数年，当肿瘤逐渐增大压迫神经或血管时，可出现疼痛、麻木，甚至肢体水肿，但症状并不具有特异性。有些病例可以出现肿块短期内迅速增大、皮肤温度升高、区域淋巴结肿大等，需要警惕肿瘤级别升高的可能。临床表现与恶性程度相关，恶性程度高的软组织肉瘤可表现为病程很短，较早出现血行转移及治疗后易复发等特点。

　　软组织肉瘤如果不治疗，包块可持续增大，甚至出现破溃，同时会发生远处转移，最常见的转移部位是肺。不当手术会影响肿瘤的自然病程。不当手术主要包括不当活检和非计划手术，会使自然屏障破坏，肿瘤向外扩散生长，引起血肿，造成肿瘤细胞突破原有边界，直接引起肿瘤细胞或组织播散，最终导致局部复发率和远处转移率增高。

　　软组织肉瘤生长过程中遇到的自然屏障主要包括肌间隔、关节囊、腱鞘、神经鞘膜、韧带、骨及关节软骨等。少血运的解剖结构都有暂时的屏障作用，如皮质骨、关节软骨，可暂时阻碍肿瘤的生长。肿瘤组织通过挤压、刺激吸收和直接破坏正常组织向周围生长，表现为比良性或中间性肿瘤更强的局部侵袭能力。

　　各类软组织肉瘤起源虽不同，但生物学特性大致相同。软组织肉瘤通常以球形方式逐渐增大，导致周围正常软组织受到挤压，形成包膜，使得软组织肉瘤往往呈现出明显边界的肿块。高度恶性的软组织肉瘤，在"受压区"周围形成"反应区"，表现为组织水肿，并有新生血管增生，呈间叶组织肉芽样改变，形成"假包膜"与正常组织明显分开，有的小肉瘤结节穿过"反应区"形成"卫星结节"。临床常由于"假包膜"使外科医生实行单纯肿瘤摘除术，往往使肿瘤残存，导致术后很容易复发。高度恶性软组织肉瘤可形成微小病灶通过跳跃或扩散至"反应区"以外的正常组织。筋膜为强有力的天然屏障，软组织肉瘤难以破坏和浸润，多数软组织肉瘤局限于原发组织内，只有到晚期才能穿透筋膜至邻近肌间室中。缺乏肌肉间隙及筋膜的疏松组织部位，如腹股沟、腘窝等处，由于没有天然屏障阻挡，软组织肉瘤极易向表面及深处生长。发生于此部位的软组织肉瘤，手术和放疗的效果较差。肌肉肌腱附着处的骨质一般不被肉瘤侵犯，但缺乏肌腱的肌肉纤维直接附着于骨质时，软组织肉瘤极易侵犯骨质。软组织肉瘤很少直接穿过神经外膜，当肉瘤包绕一条神经或将神经推向一侧时，只要将神经外膜连同肿瘤一同切除，仍可保留神经纤维的完整及功能。软组织肉瘤多发生血行转移，淋巴转移虽不多见，但一发生与血行转移同样预后不良。转移肺部者预后极差，而骨转移及脑转移少见。某些儿童软组织肉瘤如胚胎性横纹肌肉瘤预后较好，对放、化疗亦敏感，多可治愈。儿童纤维肉瘤极少发生转移，局部复发较成人少。

根据软组织肿瘤的生物学潜能，世界卫生组织（World Health Organization，WHO）将软组织肿瘤分为下述四个类型：良性、中间性（局部侵袭性）、中间性（偶见转移性）和恶性。各类型的定义如下：

1. **良性** 大多数良性软组织肿瘤不会发生局部复发。明确复发者，肿瘤也不具有破坏性，几乎都可经完整切除而治愈。形态学良性的病变发生远处转移者极其罕见（<1/50 000）。最常见的良性软组织肿瘤是脂肪瘤。脂肪瘤通常由脂肪细胞组成，生长缓慢，质地柔软，并且在皮下组织中常见。它们通常无痛，且对健康没有严重影响。

2. **中间性（局部侵袭性）** 此类软组织肿瘤经常局部复发，并呈浸润性和局部破坏性生长。肿瘤并无转移潜能，但需要采取边缘带有正常组织的扩大切除，确保局部无肿瘤组织残留。此类病变以韧带样纤维瘤为代表。

3. **中间性（偶见转移性）** 此类肿瘤常有如上所述的局部侵袭性，除此之外，偶尔有些病例还有明确的远处转移能力，但转移风险不超过 2%，而且根据组织形态不能可靠预测肿瘤的转移潜能。一般转移至局部淋巴结和肺。此类病变以丛状纤维组织细胞瘤和所谓的血管瘤样组织细胞瘤为代表。

4. **恶性** 恶性软组织肿瘤又称为软组织肉瘤，除具有局部破坏性生长和复发的潜能外，远处转移的风险很高，根据肿瘤组织学类型和分级的不同，转移率为 20%～100%。有些组织学表现为低级别的肉瘤的转移率只有 2%～10%，但这种病变在局部复发时的恶性度可能会升高，因此远处转移的风险增加，如黏液纤维肉瘤和平滑肌肉瘤。值得注意的是要区分软组织肿瘤新分类中的中间性肿瘤和组织学上的中间级别肿瘤。

第二节　流行病学

软组织肉瘤占人类所有恶性肿瘤的 0.72%～1.05%，不同国家和地区所报道的发病率不尽相同，美国年发病率约 3.5/10 万，欧洲年发病率为（4～5）/10 万，我国年发病率约为 2.91/10 万。根据监测、流行病学和最终结果（surveillance, epidemiology and end results, SEER）数据库统计，软组织肉瘤不同人种可能存在发病率的差异。尽管美国男女患者比例约为 1.4∶1，但我国男女患者比例接近 1∶1。随着年龄的增长，发病率明显增高，根据年龄校准后的发病率，80 岁时发病率约为 30 岁时的 8 倍。

软组织肉瘤最常见的部位是肢体，约占 53%，其次是腹膜后（19%）、躯干（12%）、头颈部（11%）。软组织肉瘤依据组织来源共分 12 大类，再根据不同形态和生物学行为，有 50 种以上亚型。最常见亚型包括未分化多形性肉瘤（undifferentiated pleomorphic sarcoma, UPS）、脂肪肉瘤（liposarcoma，LPS）、平滑肌肉瘤（leiomyosarcoma，LMS）、滑膜肉瘤（synovial sarcoma，SS）。儿童和青少年最常见的软组织肉瘤为横纹肌肉瘤（rhabdomyosarcoma，RMS）。

第三节　发病因素

　　软组织肉瘤的发病机制及病因学仍不明确。少数病例与遗传和环境因素、射线、病毒感染及免疫缺陷等有一定关系。也有个别肿瘤发生在瘢痕部位、骨折处和器官移植附近的病例报道，然而绝大多数软组织肉瘤都没有明显的致病因素。有些恶性间叶性肿瘤患者有家族性癌症综合征的背景。

　　目前认为肿瘤的形成是一个极其复杂的过程。许多基本的细胞生物学机制对肿瘤的发生具有重大影响。这包括细胞对生长因子的反应、信号转导、基因转录的控制、细胞周期调控、遗传突变、凋亡、细胞与细胞外基质的相互作用、细胞间黏附、细胞骨架的维持以及血管生成等。目前的肿瘤研究强调对分子传导通路进行广泛研究，许多不同的基因对各种传导通路均有影响。这些基因出现变异可能导致相似的功能结果，产生相似的肿瘤。另一方面，任何肿瘤均同时存在多种传导通路的改变，许多现象是基因突变的间接或继发效应。肿瘤能够过度表达特定的生长因子、生长因子受体、细胞因子及酶类，这些物质使肿瘤细胞能够侵袭组织，招募新的血管形成甚至远处转移。

一、癌基因与抑癌基因表达异常

　　1911 年，Peyton Rous 的一项发现使其后来获得了诺贝尔奖。Peyton Rous 发现一种物质可以使鸟类形成肉瘤。这种物质后来被确认为是 Rous 肉瘤病毒，含有癌基因 *SRC*。与许多其他生长因子受体一样，*SRC* 基因是一种酪氨酸激酶，作用于细胞膜至细胞核的信号转导过程中。发现了 *SRC* 基因后，人们又发现了许多其他的逆转录病毒癌基因。这些基因多数是由正常基因突变而来的。这些癌基因的功能有所不同，但一般均与生长因子对细胞的刺激过程有关。其中一些癌基因是生长因子（如 *SIS*）或生长因子受体（如 Erb B）；另一些癌基因参与信号转导过程（如 *RAS*）；还有一些癌基因在生长因子刺激后表达，其产物是核蛋白，如 *MYC* 与 *FOS*。

　　除一些罕见的情况外，目前尚无证据表明逆转录病毒可以在人类中引发肿瘤。然而，人类肿瘤内存在原癌基因的激活与突变。例如，约 15% 的结肠癌肿瘤组织存在 *RAS* 基因特定核酸序列的点突变。对于肌肉骨骼系统，癌基因变异仅见于散发病例。人们曾在一个成骨肉瘤细胞系中发现了 *KI-RAS* 基因的扩增，然而在多达 49 例标本中却未发现 *HA-RAS*、*KI-RAS* 以及 *N-RAS* 突变。同样，只有 7% 左右的成骨肉瘤存在 *MYC* 基因的扩增。虽然早期的研究发现动物逆转录病毒中存在许多能够诱导肉瘤产生的癌基因，但遗憾的是这些基因似乎不是导致人类肉瘤的主要因素。

　　部分软组织肿瘤存在恒定的基因变异，但这些变异后的基因不是典型的显性癌基因。神经纤维瘤病 I 型存在 *NF1* 基因，这是一个与信号转导有关的基因。*NF1* 编码神经纤维瘤蛋白（neurofibromin），后者是一种调节 *RAS* 的 GTP 酶激活蛋白。*NF1* 是肿瘤抑制基因，

NF1 失活后肿瘤才能发生。除了神经纤维瘤病外，白血病、脑瘤、软组织肉瘤及其他一些肿瘤中也存在 *NF1* 突变。

逆转录病毒癌基因是显性基因，能够诱导肿瘤形成。相反，肿瘤抑制基因能够抑制肿瘤形成。某些家族对癌症具有遗传易感性，这说明可能存在肿瘤抑制基因。发生肿瘤的成员携带种系突变的基因，容易发生肿瘤。根据 Knudson 的二次打击学说，肿瘤抑制基因的两个等位基因均失活后，就会生成肿瘤。实际上，这些基因的功能十分复杂，变异后可出现显性性状，也可出现隐性性状。

p53 是研究最多的肿瘤抑制基因。利 - 弗劳梅尼综合征（Li-Fraumeni syndrome，LFS）的病因就是 *p53* 变异，此综合征的患者对乳腺癌、骨源性肉瘤、软组织肉瘤以及其他一些恶性肿瘤具有遗传易感性。这些患者存在代代相传的 *p53* 种系突变。利 - 弗劳梅尼综合征十分罕见，但 *p53* 变异在恶性肿瘤中却十分常见。据估计，可能超过 50% 的癌症患者存在 *p53* 变异。DNA 损伤、低氧、促分裂的癌基因等均可诱导 *p53* 基因表达。*p53* 是一个转录因子，能够影响多个基因的表达。DNA 损伤会诱导 *p53* 表达，而后者能够使细胞周期停滞。因此，*p53* 被称为基因组卫士。*p53* 表达后，在 *p21* 的介导下，细胞周期阻滞于 G_1 期。在一定条件下，*p53* 通过诱导凋亡导致细胞死亡。*p53* 对于包括软组织肉瘤和高度恶性软骨肉瘤在内的许多其他肿瘤同样重要。高分化软骨肉瘤中检测不到 *p53* 突变，而低分化软骨肉瘤中存在 *p53* 突变。*p53* 突变与其他突变一起导致肿瘤形成。所有敲除 *p53* 与神经纤维瘤病肿瘤抑制基因 *NF1* 的小鼠在 3～7 个月内均会发生软组织肉瘤。

鼠双微体 2（murine double minute 2，MDM2）蛋白是 *p53* 的关键负调节因子。在 14%～34% 的成骨肉瘤及其他的肉瘤中可观察到 MDM2 过度表达，基因扩增是 MDM2 过度表达的一个原因。高分化 / 去分化脂肪肉瘤会有 *MDM2* 基因扩增，为这类肉瘤的治疗提供靶点。

视网膜母细胞瘤（retinoblastoma，RB）基因是视网膜母细胞瘤的病因，遗传性视网膜母细胞瘤患者携带种系突变的 *RB* 基因。遗传性视网膜母细胞瘤患者经常出现继发性恶性肿瘤，其中最常见的是成骨肉瘤。*RB* 基因变异不仅存在于遗传性视网膜母细胞瘤中，在成骨肉瘤及其他一些肿瘤中也存在此基因的突变。家族性视网膜母细胞瘤患者中，骨肉瘤的发生率增高是已知的事实。20 世纪 80 年代中期，发现骨肉瘤细胞中可有 *RB* 基因异常，目前认为 *RB* 基因异常至少是形成骨肉瘤的机制之一。虽然近年发现了更多的家族性恶性肿瘤，但认为骨 - 肌细胞系统的肿瘤更多是体细胞的突变。

周期蛋白依赖性激酶（cyclin-dependent kinase，CDK）可以使 RB 磷酸化。细胞周期蛋白（cyclin）与 CDK 是促使细胞周期进展的一组蛋白。细胞周期的不同时相均由特定的细胞周期蛋白调控。在细胞周期的不同时相，分别有不同的细胞周期蛋白合成或降解。细胞周期蛋白能够结合并激活 CDK，后者被激活后可以磷酸化 RB 等一些重要的蛋白质。CDK4 等部分细胞周期蛋白具有类似显性癌基因的功能。

CDK 抑制物在功能上可以被看作是一种肿瘤抑制基因。理论上，这些基因发生变异可能导致肿瘤。然而，实际情况要比预想的复杂得多。例如，尽管 *p53* 的生物功能部分依赖于其诱导产生的 *p21*，但敲除 *p21* 的小鼠并未出现肿瘤。相比之下，敲除 *p16INK4a* 的小鼠却发生了软组织肉瘤和淋巴瘤。人类软组织肉瘤常存在 *P16INK4A* 表达异常，但真正的基因变异却很罕见。在一项研究中，应用 SSCP、DNA 测序以及 DNA 印迹法等方法检测发现成骨肉瘤中 *INK4A* 的突变率为 9%。这项研究还发现，成骨肉瘤存在 CDK4 显著扩增。在另外一项研究中，20% 的标本存在 5'CpG 岛甲基化，后者是基因下调的表现。这些数据表明，*P16INK4A/CDK4/RB* 通路对于骨肉瘤及其他肉瘤的发生具有重要意义。

肾母细胞瘤（由肾胚胎成分构成，发展迅速的恶性瘤）及神经母细胞瘤（神经系统的恶性瘤）也以家族形式发生，家族性肿瘤的瘤细胞的形成，必须有胚系细胞缺陷，后者在 DNA 复制时发生，多种诱变剂（mutagen）如放射性物质射线、化学物质氮芥、环磷酰胺（烷化剂）、多环芳香碳氢化合物与之相关。致癌物（carcinogen）近年也被认为是诱变剂。

二、细胞凋亡及衰老异常

细胞的程序性死亡叫做凋亡。凋亡过程是一个需能过程，其特点是核固缩、DNA 分解为片段以及细胞皱缩。相比之下，细胞膜及细胞器受损伤较少。在许多组织器官的发生过程中，凋亡是一种正常的生理现象，包括细胞因子、癌基因、放射线、病毒感染、DNA 损伤以及化疗在内的多种刺激均可诱导细胞凋亡。凋亡与恶性肿瘤之间存在重要的联系。正常情况下，凋亡机制可以去除那些出现包括癌基因表达增高、基因变异等异常性状的细胞，防止其发展成为恶性肿瘤。更重要的是，凋亡也是常规化疗杀伤肿瘤细胞的一种机制。化疗引起的 DNA 及其他结构损伤能够激活凋亡过程导致细胞死亡。化疗引起的基因变异及 DNA 损伤也能够直接导致细胞死亡，但这不是化疗药物的主要作用机制。转录因子 NF-κB 正日益引起研究者的兴趣，其与逆转录病毒基因 *v-rel* 具有同源性。NF-κB 具有包括抑制某些细胞凋亡在内的很多功能。在最近的一项研究中，用腺病毒转染的方法将 NF-κB 抑制基因 *IκB* 转染到肉瘤细胞系后，肉瘤细胞的活性及增殖能力显著下降。

除凋亡外，细胞衰老等其他机制也能阻止细胞群增殖。由于染色体末端的端粒随着细胞分裂不断缩短，正常的体细胞分裂 50~60 次后就会衰老。端粒酶是一种催化酶，能够通过将 TTAGGG 核酸重复序列连接到染色体末端来保持端粒的长度，使细胞永生化。体细胞不表达端粒酶，因此其寿命有限。多数肿瘤细胞表达端粒酶。应用端粒重复扩增法（telomeric repeat amplication protocol, TRAP）分析后发现，14 个肉瘤标本中只有 8 个表达端粒酶。奇怪的是，检测的 7 个骨肉瘤样本中，多数不表达端粒酶。这项研究结果提示，除端粒酶外，还存在其他的机制导致细胞永生化。

三、血管生成

血管生成是目前肿瘤研究的一个热点。没有新生血管，肿瘤的生长会严重受限。血管内皮生长因子是目前已知最强大的新生血管诱导因子。多数肿瘤会产生血管内皮生长因子或其他血管生成因子。这些因子包括血管内皮生长因子、TGF-β₁、血小板衍生生长因子、血小板衍生内皮生长因子、血管生成素等。有关肌肉骨骼系统肿瘤血管生成方面的研究刚刚起步。

四、免疫监视与肿瘤发生

机体的免疫功能与肿瘤的发生有密切关系，当宿主免疫功能低下或受抑制时，肿瘤发生率增高。正常机体每天有许多细胞可能发生突变，并产生有恶性表型的瘤细胞，但一般都不会发生肿瘤。对此，Burner 提出了免疫监视学说，认为机体免疫系统通过细胞免疫机制能识别并特异地杀伤突变细胞，使突变细胞在未形成肿瘤之前即被清除。但当机体免疫监视功能不能清除突变细胞时，则可形成肿瘤。肿瘤发生后，机体可通过免疫效应机制发挥抗肿瘤作用。20 世纪初，欧洲学者发现了一个有趣的现象，一名反复复发的滑膜肉瘤患者在接受最后一次手术治疗后，局部出现了严重的感染，经过一个月的治疗后感染得到了控制，此后局部滑膜肉瘤始终未出现复发迹象，当时有学者提出炎症反应可能对肿瘤有一定的抑制作用。机体抗肿瘤免疫的机制包括细胞免疫和体液免疫两方面，这两种机制不是孤立存在和单独发挥作用的，它们相互协作共同杀伤肿瘤细胞，一般认为，细胞免疫是抗肿瘤免疫的主要方式，体液免疫通常仅在某些情况下起协同作用。对于大多数免疫原性强的肿瘤，特异性免疫应答是主要的，而对于免疫原性弱肿瘤，非特异性免疫应答可能具有更主要的意义。

第四节　临床分期

对新诊断的软组织肉瘤的患者进行肿瘤分期是必要的，具有十分重要的意义。不同分期的软组织肉瘤的预后和治疗原则有很大差别，因此，准确而完整的分期是制订和实施有效治疗方案的重要基础。由于分期是基于肿瘤的大小、病理分级、区域淋巴结受累情况、远隔转移等情况进行评估，所以分期可以反映这些参数，不同分期的软组织肉瘤肿瘤学预后不同。软组织肉瘤通常使用美国癌症分期联合委员会（American Joint Committee on Cancer，AJCC）分期系统和外科分期系统（surgical staging system，SSS），两种分期系统具有不同的特点。

AJCC 分期系统是目前国际上最为通用的肿瘤分期系统，根据肿瘤大小（T）、淋巴结受累（N）及远处转移（M）进行分类（表 1-1）。其中病理分级采用法国癌症中心联合会（French Federation of Cancer Centers Sarcoma Group，FNCLCC）软组织肉瘤分级系统，在病理检查部分有叙述。

表 1-1　美国癌症分期联合委员会（AJCC）四肢/躯干软组织肉瘤分期系统（第八版，2017 年）

Ⅰ A 期	T_1	N_0	M_0	G_1, G_X
Ⅰ B 期	$T_2/T_3/T_4$	N_0	M_0	G_1, G_X
Ⅱ 期	T_1	N_0	M_0	G_2, G_3
Ⅲ A 期	T_2	N_0	M_0	G_2, G_3
Ⅲ B 期	T_3/T_4	N_0	M_0	G_2, G_3
Ⅳ 期	任何 T	N_1	M_0	任何 G
	任何 T	任何 N	M_1	任何 G

Enneking 提出的 SSS 是目前临床上使用比较广泛的外科分期系统。此分期系统与外科治疗密切相关，因此被美国骨骼肌肉系统肿瘤协会（Musculoskeletal Tumor Society，MSTS）及国际保肢协会（International Society Of Limb Salvage，ISOLS）采纳，又称 MSTS/Enneking 外科分期（表 1-2）。此系统根据肿瘤的组织学级别、局部累及范围和有无远隔转移对恶性骨

肿瘤进行分期。肿瘤完全位于一块肌肉内的称为间室内（A）肿瘤，而穿透肌肉到另外一块肌肉或侵犯邻近骨骼、血管或神经，称为间室外（B）肿瘤；通过影像学分期，没有转移证据的患者被归于 M_0，有转移者为 M_1。其病理分级定义为低恶（G_1）和高恶（G_2），与 AJCC 病理分级 G_1、G_2 和 G_3 意义不同。SSS 的主要特点：①肿瘤位于间室内或间室外能体现软组织肉瘤特有的生物学行为特征，对于治疗方案的选择和肿瘤切除范围的计划有指导意义；②转移灶通常位于肺、淋巴结，预示着预后不良。

表 1-2　骨及软组织肿瘤外科分期系统（MSTS/Enneking 外科分期）

分期	病理分级	部位	转移
Ⅰ A 期	低恶（G_1）	间室内（T_1）	无转移（M_0）
Ⅰ B 期	低恶（G_1）	间室外（T_2）	无转移（M_0）
Ⅱ A 期	高恶（G_2）	间室内（T_1）	无转移（M_0）
Ⅱ B 期	高恶（G_2）	间室外（T_2）	无转移（M_0）
Ⅲ 期	任何 G	任何 T	区域或远处转移（M_1）

AJCC 分期系统对预后的判断更加科学有效（表 1-1），也可反映肿瘤生物学行为对放化疗等综合治疗决策的影响，而 STS 患者手术方案的制订更多遵从 SSS（表 1-2）。需要在临床实践中将两者有机整合，以制订更为科学合理的治疗策略。

TNM 定义：

原发肿瘤（T）

T_X　原发肿瘤无法评价。

T_0　无原发肿瘤证据。

T_1　肿瘤最大径≤5cm。

T_2　肿瘤最大径＞5cm，≤10cm。

T_3　肿瘤最大径＞10cm，≤15cm。

T_4　肿瘤最大径＞15cm。

区域淋巴结（N）

N_0　无局部淋巴结转移或局部淋巴结无法评价。

N_1　局部淋巴结转移。

远处转移（M）

M_0　无远处转移。

M_1　有远处转移。

组织学分级定义：采用 FNCLCC 软组织肉瘤分级系统。

A. 肿瘤细胞分化

1 分　肉瘤非常类似正常成人间叶组织（如低级别平滑肌肉瘤）。

2 分　肉瘤细胞有自己特定的组织学特点（如黏液样脂肪肉瘤）。

3 分　胚胎样特点和未分化的肉瘤，滑膜肉瘤，类型不明确的肉瘤。

B. 核分裂计数

1 分　0～9/10HPF。

2 分　10～19/10HPF。

3 分　＞19/10HPF。

C．坏死

0 分　无坏死。

1 分　＜50% 肿瘤坏死。

2 分　≥50% 肿瘤坏死。

组织学分级＝A＋B＋C

1 级＝2，3 分。

2 级＝4，5 分。

3 级＝6，7，8 分。

第五节　预后因素

软组织肉瘤总的 5 年生存率为 60%～80%。影响软组织肉瘤生存预后的主要因素有年龄、肿瘤部位、大小、组织学分级、是否存在转移及转移部位等。影响软组织肉瘤局部复发的因素主要有不充分的外科边界、多次复发、肿瘤体积大、组织学分级高等。软组织肉瘤分期系统可以反映疾病生存预后，例如：病理学分级 1 级、2 级和 3 级的无转移生存率分别为 98%、85% 和 64%；肿瘤大小为 ＜5cm、5～10cm、10～15cm、＞15cm，其 5 年生存率分别为 84%、70%、50% 和 33%。MSTS 分期 Ⅰ期、Ⅱ期和Ⅲ期的 5 年总生存率分别为 90%、81% 和 56%。AJCC 分期ⅠA 期、ⅠB 期、Ⅱ期、ⅢA 期、ⅢB 期和Ⅳ期的 5 年总生存率分别为 85.3%、83.0%、79.0%、62.4%、50.1%、13.9%。其中，肢体软组织肉瘤预后因素可参考表 1-3。

表 1-3　肢体软组织肉瘤预后因素的多因素分析

终点	不良预后因素	相对危险度
局部复发	纤维肉瘤	2.5
	已有局部复发	2.0
	镜下切缘阳性	1.8
	恶性外周神经鞘瘤	1.8
	年龄＞50 岁	1.6
远处转移	高级别	4.3
	位于深部	2.5
	大小 5.0～9.9cm	1.9
	平滑肌肉瘤	1.7
	非脂肪肉瘤	1.6
	已有局部复发	1.5
	大小≥10.0cm	1.5

终点	不良预后因素	相对危险度
疾病特异性生存	高级别	4.0
	位于深部	2.8
	大小≥10.0cm	2.1
	恶性外周神经鞘瘤	1.9
	平滑肌肉瘤	1.9
	镜下切缘阳性	1.7
	位于下肢	1.6
	已有局部复发	1.5

（牛晓辉　徐海荣）

参考文献

1. GOLDBLUM JR，WEISS SW，FOLPE AL，et al. Enzinger and Weiss's soft tissue tumors e-book[M]. Amsterdam: Elsevier Health Sciences，2013.
2. SIEGEL RL，MILLER KD，JEMAL A. Cancer statistics，2020[J]. Ca Cancer J Clin，2020，70（1）：7-30.
3. CASALI PG，ABECASSIS N，ARO HT，et al. Soft tissue and visceral sarcomas: ESMO-EURACAN clinical practice guidelines for diagnosis，treatment and follow-up[J]. Ann Oncol，2018，29（Supplement_4）：iv268-269.
4. YANG Z，ZHENG R，ZHANG S，et al. Incidence，distribution of histological subtypes and primary sites of soft tissue sarcoma in China[J]. Cancer Biol Med，2019，16（3）：565-574.
5. BURNINGHAM Z，HASHIBE M，SPECTOR L，et al. The epidemiology of sarcoma[J]. Clin Sarcoma Res，2012，2（1）：14.
6. FERRARI A，SULTAN I，HUANG TT，et al. Soft tissue sarcoma across the age spectrum: a population-based study from the Surveillance Epidemiology and End Results database[J]. Pediatr Blood Cancer，2011，57（6）：943-949.
7. MEHREN VON M，RANDALL RL，BENJAMIN RS，et al. Soft Tissue Sarcoma，Version 2. 2018，NCCN Clinical Practice Guidelines in Oncology[J]. J Natl Compr Canc Netw，2018，16（5）：536-563.
8. CHOI JH，RO JY. The 2020 WHO Classification of Tumors of Soft Tissue: Selected Changes and New Entities[J]. Adv Anat Pathol，28（1）：44-58.
9. COLLIN C，GODBOLD J，HAJDU S，et al. Localized extremity soft tissue sar-coma: an analysis of factors affecting survival[J]. J Clin Oncol，1987，5（4）：601-612.

第二章
软组织肉瘤的病理诊断

软组织肿瘤的病理诊断是临床病理学中最疑难的领域之一，病种最多、病变最复杂，不同病种之间存在大量形态学交叉，常规需要免疫组化帮助进行诊断与鉴别诊断。近年来，软组织肿瘤的分子病理学发展日新月异，一方面，有些瘤种通过分子研究发现了特征性的基因改变，另外一方面，基于分子异常的新病种报道也在不断涌现，肿瘤分类的基础正在从形态学分类转向分子分类。此外，对于软组织肉瘤，分子检测还可发现靶向治疗的靶点或是对靶向治疗抵抗的位点突变。因此，以二代测序为基础的分子检测目前已渐渐成为病理诊断肉瘤和指导临床医生对肉瘤进行靶向治疗过程中不可或缺的手段。

第一节　病理诊断原则

一、穿刺活检

（一）细针穿刺抽吸术

细针穿刺抽吸术（fine needle aspiration，FNA）在软组织肿瘤应用中较少，大多数病例仅能作出描述性或倾向性诊断。细胞块技术结合免疫组化对诊断有一定的帮助。

对于软组织肿瘤 FNA，解剖和外科病理主任协会（Association of Directors of Anatomic and Surgical Pathology，ADASP）提出了以下原则供参考：

1. FNA 主要用于证实有无恶性肿瘤存在，可能的情况下再进一步确定是否为间叶性肿瘤，或除外转移性癌、黑色素瘤和淋巴瘤等肿瘤。

2. FNA 如不能取到代表的肿瘤组织，或所取组织量过少不足以诊断，此情况下需重取活检或建议采用芯针穿刺活检或切取活检等。

3. 受取材局限性影响，基于 FNA 的肿瘤分级常会被低估，除非是明显高度恶性的软组织肉瘤，因此根据 FNA 对软组织肿瘤作出准确分级不合适。

4. 尽管 FNA 比较方便，特别是在诊断是否为肿瘤复发时，但由于软组织肿瘤罕见，病理形态多样化，FNA 很容易导致误诊。

5. 对术前经治病例再行 FNA 常会给病理诊断或判断预后带来困难，并失去其应有意义。

（二）超声内镜引导细针穿刺抽吸术

超声内镜引导细针穿刺抽吸术（endoscopic ultrasonic guided fine needle aspiration，EUS-

FNA）对消化道黏膜下肿瘤的诊断具有一定价值，特别是针对胃肠道间质瘤。EUS-FNA 组织虽然较少，但也可尝试免疫组化标记甚至分子检测。推荐先备切 10～15 张白片，如根据镜下形态考虑胃肠道间质瘤，首先加做 CD117 和 DOG1 标记，如为阳性则有剩余白片尝试分子检测，不建议一开始即采用 8～10 个标记（包括 α-SMA、desmin、S100 蛋白质和 CK 等）用于"诊断和鉴别诊断"。

（三）芯针穿刺活检

芯针穿刺活检（core needle biopsy, CNB）对患者风险较小，已在临床上得到了比较广泛的应用，浅表性病变可在门诊超声下操作，深部或内脏病变可在 CT 定位下进行，部分病例还可在术中进行穿刺活检。

1. 临床方面　需注意以下事项：

（1）严格掌握 CNB 指征，CNB 多应用于一些经影像学评估为初始难以手术的病例，通过 CNB 获取肿瘤组织，得到病理诊断，为制订下一步治疗方案提供依据。

（2）影像学评估为初始可切除的病例，无需进行 CNB，除非不能排除其他类型肿瘤（如恶性淋巴瘤和转移性癌）等。

（3）拟行经皮 CNB 时，应明确标记穿刺通道，以利手术切口的设计，于手术时将穿刺通道一并切除。

2. 病理方面　需注意以下事项：

（1）确定是否有肿瘤，有时送检组织为肿瘤周边正常组织、反应性组织、炎症组织或大片坏死组织，或活检组织内肿瘤成分极少不足以诊断，此时应建议重取活检。

（2）诊断软组织肿瘤之前，需注意排除包括癌、淋巴瘤和黑色素瘤等在内的其他类型肿瘤。

（3）诊断前需详细了解临床病史和影像学表现。

（4）因 CNB 组织较少，如开展免疫组化检测，应遵循由少及多、逐步进行的原则，一般先选择 6 个左右具有代表性的标记（如 AE1/AE3、EMA、CD34、α-SMA、desmin 和 S100 蛋白质），见表 2-1。初步确定大致方向后再加做，切忌一开始即开出十几个甚至更多标记。另需注意的是，由于不同区域的表达存在差异性（或肿瘤异质性），穿刺活检某种标记阴性，并不能代表整个肿瘤的表达情况。

（5）分子检测多用于支持或证实常规病理诊断，不宜将分子检测作为诊断性筛查。相关内容见第三章。

表 2-1　软组织肿瘤病理诊断一线免疫组化抗体

标志物	主要用途	常见肿瘤
AE1/AE3	上皮性和上皮分化肿瘤	转移性癌、肉瘤样癌、上皮样肉瘤、滑膜肉瘤、假肌源性血管内皮瘤
EMA	上皮性和上皮分化肿瘤	转移性癌、肉瘤样癌、上皮样肉瘤、滑膜肉瘤、血管瘤样纤维组织细胞瘤、神经束膜瘤、脑膜瘤
desmin	肌源性和其他类型肿瘤	平滑肌肿瘤、横纹肌肿瘤、促结缔组织增生性小细胞肿瘤、血管周上皮样细胞肿瘤（PEComa）、血管瘤样纤维组织细胞瘤、骨化性纤维黏液性肿瘤、炎性肌纤维母细胞瘤

标志物	主要用途	常见肿瘤
α-SMA	平滑肌、血管周皮和其他类型肿瘤	平滑肌肿瘤、血管球瘤、肌纤维瘤、纤维瘤病、肌纤维母细胞肿瘤、筋膜炎、肌上皮肿瘤、血管平滑肌脂肪瘤
CD34	血管源性、纤维性、部分脂肪性和其他肿瘤	血管内皮肿瘤、孤立性纤维性肿瘤、隆突性皮肤纤维肉瘤、梭形细胞脂肪瘤、上皮样肉瘤
S100 蛋白质	神经源性、黑色素细胞和肌上皮肿瘤	神经纤维瘤、神经鞘瘤、neurothekeoma、软组织颗粒细胞瘤、软组织透明细胞肉瘤、肌上皮肿瘤、骨化性纤维黏液样肿瘤、窦组织细胞增生伴巨大淋巴结病（Rosai-Dorfman 病）、朗格汉斯细胞组织细胞增生症、GLI1 基因改变的间叶性肿瘤

二、切除标本

切除标本的病理诊断原则如下：

1. 既往病理诊断　如以往曾行活检或手术，了解既往病理诊断内容，必要时需复核既往病理切片或会诊原单位病理切片，并与当前病例进行比对。

2. 了解临床资料　诊断前详细了解临床相关资料，包括临床表现、术前辅助检查（影像学等）、术前是否做过新辅助治疗和术中记录等。

3. 合理采用辅助检测　包括免疫组化（见表 2-2）和分子检测（见第三章）等。

4. 病理会诊　对疑难病例或罕见病例，可提请其他单位进行病理会诊。

表 2-2　常见软组织肿瘤免疫组化诊断推荐标记物

肿瘤类型	推荐标记物
结节性筋膜炎	α-SMA、calponin、CD10、CD68（KP-1）
增生性筋膜炎 / 肌炎	c-FOS
肌纤维母细胞瘤（乳腺型）	Des，CD34，RB1（表达缺失，90%）
血管肌纤维母细胞瘤	desmin，ER，PR，SMA
侵袭性血管黏液瘤	desmin，ER，PR
IgG 相关性疾病	IgG，IgG4
孤立性纤维性肿瘤	CD34，STAT6，Bcl-2，CD99
肢端纤维黏液瘤	CD34，α-SMA，RB1（表达缺失）
掌 / 跖纤维瘤病	α-SMA，desmin，β-catenin（约 50%）
侵袭性纤维瘤病	β-catenin（约 80%），α-SMA，desmin 灶，部分 ER 和 / 或 PR
炎性肌纤维母细胞肿瘤	α-SMA，desmin CKpan（30%），ALK（D5F3/1A4/5A4），ROS1（ALK 阴性时）
低度恶性肌纤维母细胞肉瘤	α-SMA，calponin，desmin，部分 β-catenin，h-CALD（－），myogenin（－）
婴儿型纤维肉瘤	pan-TRK
隆突性皮肤纤维肉瘤	CD34

肿瘤类型	推荐标记物
浅表性 CD34 阳性纤维母细胞肿瘤	CD34，PRDM10，AE1/AE3（散在阳性），desmin（散在阳性），CADM3
EWSR1-SMAD3 重排纤维性肿瘤	ERG
低度恶性纤维黏液样肉瘤	MUC4（99%），EMA，DOG1
硬化性上皮样纤维肉瘤	MUC4（80%～90%），EMA（局灶），SMA
梭形细胞/多形性脂肪瘤	CD34，RB1（表达缺失）
非典型性梭形细胞/多形性脂肪瘤样肿瘤	CD34，RB1（表达缺失，50%～70%），S-100 蛋白（部分病例）
高分化脂肪肉瘤	MDM2，CDK4，p16，HMGA2
黏液样脂肪肉瘤	DDIT3，NY-ESO-1，S100 蛋白质，CD34（显示丛状血管网）
多形性脂肪肉瘤	S100 蛋白质
腱鞘巨细胞瘤	clusterin-1，CD68（（KP-1），CD163，CD45，desmin
丛状纤维组织细胞瘤	CD68（KP1），α-SMA
Neurothekeoma	CD10，MiTF，CD63（NKI-C3），PGP9.5，CD68（KP1）
平滑肌瘤/平滑肌肉瘤	α-SMA，desmin，h-CALD，EBER（EBV 相关型），FH（FH 相关型）
血管球瘤/肌周皮细胞瘤	α-SMA，h-CALD，Ⅳ型胶原，CD34
鼻腔鼻窦球血管周皮细胞瘤	α-SMA，β-catenin，h-CALD
PEComa	HMB45，PNL2，Melan-A，α-SMA，desmin，h-CALD，Cathenpsin，TFE3
横纹肌肉瘤	desmin，myogenin，MyoD1，ALK（腺泡型）
中枢外血管母细胞瘤	S100 蛋白质，α-inhibin，NSE
幼年性血管瘤	GLUT1，CD31，CD34，ERG
上皮样血管瘤	CD31，ERG，FOSB（50%）
卡波西肉瘤	HHV8（LANA），CD31，ERG，CD34，D2-40
上皮样血管内皮瘤	CD31，CD34，ERG，TFE3（5%），CAMTA1（90%），AE1/AE3
假肌源性血管内皮瘤	AE1/AE3，CD31，ERG，FOSB（＞90%），CD34 常阴性
血管肉瘤	CD31，ERG，CD34，MYC（放射/淋巴水肿相关）
胃肠道间质瘤	CD117，DOG1（anoctamin-1），CD34，SDHB（胃肿瘤），SDHA（SDHB 表达缺失时）
富于细胞性/胃肠道神经鞘瘤	S100 蛋白质，SOX10，GFAP
混杂性神经鞘瘤/神经束膜瘤	S100 蛋白质，SOX10，EMA，claudin-1，GLUT1，CD34
神经鞘瘤	S100 蛋白质，SOX10，INI1（上皮样型核表达缺失，40%）
神经纤维瘤	S100 蛋白质，SOX10，CD34
神经束膜瘤	EMA，GLUT1，claudin-1，CD34
神经母细胞瘤	NSE，Syn，PHOX2B，GATA3，ALK

肿瘤类型	推荐标记物
副神经节瘤	CgA，Syn，NSE，CD56，SSTR2，SDHB，GATA3，S-100 蛋白（支持细胞），CD34（显示血窦网）
颗粒细胞瘤	S-100 蛋白，SOX10，NSE，CD68，（TFE3，calretinin，α-inhibin）
恶性外周神经鞘瘤	S-100 蛋白，SOX10，H3K27Me3（核表达缺失，40%～90%）
上皮样恶性外周神经鞘瘤	S-100 蛋白，SOX10，SMARCB1/INI1（核表达缺失，70%）
恶性色素性神经鞘膜肿瘤	S-100 蛋白，SOX10，HMB45，Melan-A，PRKAR1A（表达缺失）
血管瘤样纤维组织细胞瘤	EMA，desmin，CD99，ALK，CD68（KP-1）
骨化性纤维黏液样肿瘤	S-100 蛋白，desmin，CD10
软组织肌上皮瘤/混合瘤	AE1/AE3，S100 蛋白质，EMA，GFAP，SOX10，calponin，α-SMA，p63，SMARCB1/INI1（核表达缺失，10%～40%），PLAG1（混合瘤）
外阴肌上皮瘤样肿瘤	EMA，AE1/AE3（少数），α-SMA（部分），calponin（部分），PR，SMARCB1/INI1（核表达缺失）
磷酸盐尿性间叶性肿瘤	FGF-23
腺泡状软组织肉瘤	TFE3，MyoD1（胞质颗粒状着色），CD34（显示血窦网）
滑膜肉瘤	SS18-SSX，SSX，EMA，AE1/AE3，Bcl-2，CD99，calponin，TLE1
上皮样肉瘤	AE1/AE3，EMA，CD34，SMARCB1/INI1（90% 核表达缺失），ERG（40%～67%，弱阳性）
恶性肾外横纹肌样瘤	AE1/AE3，EMA，vimentin，SALL4，GPC3，CD99，SMARCB1/INI1（核表达缺失）
促结缔组织增生性小圆细胞肿瘤	AE1/AE3，desmin，vimentin，Syn，WT1（C 末端），α-SMA（间质肌纤维母细胞）
鼻腔鼻窦双表型肉瘤	S100 蛋白质，α-SMA，desmin/myogenin（少数病例），β-catenin
软组织透明细胞肉瘤	S100 蛋白质，SOX10，HMB45，Melan-A，PNL2，MiTF
NTRK 重排梭形细胞肿瘤	pan-TRK，TrkA（NTRK1 重排肿瘤），CD34，S100 蛋白
SMARCA4 缺失性未分化肿瘤	SMARCA4/BRG1（核表达缺失），SMARCA2/BRM（核表达缺失），SOX2，CD34，SALL4
GLI1 遗传学改变软组织肿瘤	CD56，S100 蛋白质，CD34（显示血管网），Gli-1
尤因肉瘤	CD99，NKX2.2，Syn，ERG（少数），CKpan（少数）
CIC 重排肉瘤	CD99（灶性或部分），WT1，ETV4，DUX4
BCOR 重排肉瘤 EWSR1::NFATc2 肉瘤	CD99 灶，BCOR，CCNB3，cyclinD1，SATB2，TLE1，CCNB3，AGGRECAN
骨外黏液样软骨肉瘤	S100 蛋白质（约 20%），CD117（约 30%），Syn，NSE，ERG，SMARCB1/INI1（表达缺失，17%）
间叶性软骨肉瘤	CD99，NKX2.2，NKX3.1，SOX9
中轴外脊索瘤	AE1/AE3，Vim，EMA，S100 蛋白质，Brachyury
NUTM1 重排肉瘤	NUT

第二节　病理诊断思路

一、临床相关思路

（一）年龄

软组织肿瘤可发生于任何年龄段，但不同类型软组织肿瘤无论是良性还是恶性均有其好发年龄，且有较大差别，对软组织肿瘤的病理诊断有一定提示意义，见表 2-3。

表 2-3　基于年龄的诊断思路

婴幼儿和儿童	促结缔组织增生性小圆细胞肉瘤
婴儿脂肪瘤病（包括面部先天性浸润性脂肪瘤	上皮样肉瘤（经典型）
病、弥漫性脂肪瘤病、脑颅皮肤脂肪瘤病）	假肌源性血管内皮瘤
纤维脂肪过度增生（FAVA，法瓦病）	滑膜肉瘤
脂肪母细胞瘤	尤因肉瘤
颅骨筋膜炎	肝脏未分化胚胎性肉瘤
婴儿纤维性错构瘤	黏液样多形性脂肪肉瘤
包涵体性纤维瘤病	**中青年**
颈纤维瘤病	黏液样脂肪肉瘤
脂肪纤维瘤病	结节性筋膜炎
幼年性玻璃样变纤维瘤病	骨化性肌炎
肌纤维瘤 / 肌纤维瘤病	腹壁纤维瘤病
巨细胞纤维母细胞瘤	隆突性皮肤纤维肉瘤
婴儿型纤维肉瘤	上皮样血管内皮瘤
先天性血管瘤	软组织颗粒细胞瘤
乳头状淋巴管内血管内皮瘤（Dabska 瘤）	软组织透明细胞肉瘤
心脏横纹肌瘤	腺泡状软组织肉瘤
胎儿型横纹肌瘤	**中老年**
胚胎性横纹肌肉瘤	脂肪瘤
外胚层间叶瘤	梭形细胞 / 多形性脂肪瘤
良性蝾螈瘤	非典型性梭形细胞 / 多形性脂肪瘤样肿瘤
肾外横纹肌样瘤	非典型性脂肪瘤样肿瘤 / 高分化脂肪肉瘤
卡波西型血管内皮瘤	去分化脂肪肉瘤
NTRK 重排梭形细胞肿瘤	多形性脂肪肉瘤
伴有 BCOR 遗传学改变的肉瘤	增生性筋膜炎 / 肌炎
青少年	缺血性筋膜炎
软组织 PTEN 错构瘤	弹力纤维瘤
鼻咽血管纤维瘤	乳腺型肌纤维母细胞瘤
Gardner 纤维瘤	黏液纤维肉瘤
钙化性腱膜纤维瘤	卡波西肉瘤
炎性肌纤维母细胞瘤	头皮血管肉瘤
丛状纤维组织细胞瘤	多形性横纹肌肉瘤
腹壁外纤维瘤病	肌内黏液瘤
腺泡状横纹肌肉瘤	非典型性纤维黄色瘤
血管瘤样纤维组织细胞瘤	未分化多形性肉瘤

（二）性别

软组织肿瘤的发生与性别也有一定关系，见表2-4。

表2-4　基于性别的诊断思路

好发于男性的软组织肿瘤	血管肌纤维母细胞瘤
乳腺型肌纤维母细胞瘤	富于细胞性血管纤维瘤
假肌源性血管内皮瘤	腹壁纤维瘤病
促结缔组织增生性小圆细胞肿瘤	腹腔平滑肌瘤
好发于女性的软组织肿瘤	深部（"侵袭性"）血管黏液瘤
肌脂肪瘤	淋巴管平滑肌瘤/病
弹力纤维瘤	

（三）部位

软组织肿瘤的发生与部位也有一定关系，如一些肿瘤好发于皮肤和皮下，或者胃肠道和泌尿生殖道等，见表2-5～表2-7。

表2-5　好发于皮肤和皮下的软组织肿瘤

脂肪瘤	肉芽肿型血管瘤
血管脂肪瘤	鞋钉样血管瘤
梭形细胞/多形性脂肪瘤	淋巴管瘤（局限型、获得性进行性）
非典型性脂肪瘤样肿瘤	上皮样血管瘤/上皮样血管瘤样结节
结节性筋膜炎	放疗相关非典型性血管病变
指/趾纤维骨性假瘤	获得性簇状血管瘤（浅表型卡波西型血管内皮瘤）
幼年性玻璃样变纤维瘤病	鞋钉样血管内皮瘤（网状血管内皮瘤、乳头状淋巴
项型纤维瘤	管内血管内皮瘤）
Gardner 纤维瘤	假肌源性血管内皮瘤
指/趾纤维黏液瘤	卡波西肉瘤
掌/跖纤维瘤病	头皮血管肉瘤
包涵体性纤维瘤病	竖毛肌平滑肌瘤
脂肪纤维瘤病	真皮平滑肌肉瘤
黏液炎性纤维母细胞肉瘤	真皮非典型性平滑肌肿瘤（真皮平滑肌肉瘤）
黏液纤维肉瘤	成人肌纤维瘤
皮肤纤维组织细胞瘤及其各种亚型	血管平滑肌瘤
真皮肌纤维瘤	丛状神经鞘瘤
非典型性纤维组织细胞瘤	皮肤神经纤维瘤
隆突性皮肤纤维肉瘤	软组织颗粒细胞瘤
巨细胞纤维母细胞瘤	神经束膜瘤/硬化性神经束膜瘤
浅表性 CD34 阳性纤维母细胞肿瘤	混杂性神经束膜瘤/神经鞘瘤
EWSR1::SMAD3 阳性纤维母细胞肿瘤	真皮神经鞘黏液瘤
丛状纤维组织细胞瘤	异位脑膜瘤和异位脑膜上皮错构瘤
Neurothekeoma	*NTRK/BRAF/RET/RAF1/ALK* 重排梭形细胞肿瘤
非典型性纤维黄色瘤	浅表性血管黏液瘤
多形性皮肤肉瘤	血管瘤样纤维组织细胞瘤

含铁血黄素沉着性纤维脂肪瘤样肿瘤	网状组织细胞增生症
上皮样肉瘤	皮肤 Rosai-Dorfman 病
皮肤 PEComa	皮肤 ALK 阳性组织细胞增生症
幼年性黄色肉芽肿	

表 2-6　好发于肢端的软组织肿瘤

脂肪纤维瘤病	上皮样血管瘤
指趾纤维-骨性假瘤	假肌源性血管内皮瘤
腱鞘纤维瘤	血管球瘤
肢端纤维黏液瘤	软组织软骨瘤
钙化性腱膜纤维瘤	含铁血黄素沉着性纤维脂肪瘤样肿瘤
包涵体性纤维瘤病	多形性玻璃样变血管扩张性肿瘤
掌/跖纤维瘤病	软组织透明细胞肉瘤
EWSR1::SMAD3 阳性纤维母细胞肿瘤	上皮样肉瘤（经典型）
黏液炎性纤维母细胞肉瘤	肢端 *OGT* 重排间叶性肿瘤
局限型腱鞘滑膜巨细胞瘤	钙化性软骨性间叶瘤
真皮神经鞘黏液瘤	

表 2-7　好发于腹膜后和盆腔的软组织肿瘤

去分化脂肪肉瘤	孤立性纤维性肿瘤
平滑肌肉瘤	富于细胞性神经鞘瘤
深部平滑肌瘤	PEComa（包括血管平滑肌脂肪瘤）
腹腔内纤维瘤病	促结缔组织增生性小圆细胞肿瘤
腹膜后纤维化	节细胞神经瘤
炎性肌纤维母细胞瘤	副神经节瘤
钙化性纤维性肿瘤	恶性间皮瘤

　　除肢体和躯干软组织外，软组织肿瘤可发生于实质脏器系统，包括胸腔、消化道、泌尿生殖道，见表 2-8～表 2-10。

表 2-8　胸部软组织肿瘤常见类型

特发于肺的间叶性肿瘤	上皮样血管内皮瘤
肺错构瘤	纤维瘤病
肺软骨瘤	炎性肌纤维母细胞瘤
弥漫性肺淋巴管病	胸腔脂肪肉瘤
胸肺母细胞瘤	**相对少见的胸部间叶性肿瘤**
肺动脉内膜肉瘤	钙化性纤维性肿瘤
先天性支气管周肌纤维母细胞肿瘤	副神经节瘤
伴有 *EWSR1::CREB1* 融合的原发性肺黏液样肉瘤	血管球瘤
肺淋巴管肌瘤病	软组织颗粒细胞瘤
肺 PEComa	胸腔富于细胞性神经鞘瘤
好发于胸部的间叶性肿瘤	胸腔恶性外周神经鞘瘤
孤立性纤维性肿瘤	胸腔神经母细胞瘤
滑膜肉瘤	小圆细胞未分化肉瘤

表 2-9　消化道间叶性肿瘤常见类型

胃肠道间质瘤	神经肿瘤
脂肪肿瘤	胃肠道神经鞘瘤
黏膜下脂肪瘤	微囊性 / 网状神经鞘瘤
纤维母细胞和肌纤维母细胞性肿瘤	软组织颗粒细胞瘤（食管）
炎性纤维性息肉	神经束膜瘤
钙化性纤维性肿瘤	节细胞副神经节瘤（十二指肠）
肠系膜纤维瘤病	息肉样节细胞神经瘤和节细胞神经瘤病
炎性肌纤维母细胞瘤	黏膜施万细胞错构瘤
丛状纤维黏液瘤	分化未明肿瘤
孤立性纤维性肿瘤	胃母细胞瘤
平滑肌肿瘤	胃肠道透明细胞肉瘤样肿瘤
平滑肌瘤	滑膜肉瘤
平滑肌肉瘤	尤因肉瘤
血管和血管周皮细胞肿瘤	胃肠道 PEComa
上皮样血管内皮瘤（肝）	*CIC* 重排肉瘤
肝小血管性肿瘤	*NTRK* 重排梭形细胞肿瘤
卡波西肉瘤	肝钙化性巢状间质上皮肿瘤
血管肉瘤	肝间叶性错构瘤
胃肠道淋巴管瘤	肝未分化胚胎性肉瘤
血管球瘤	

表 2-10　泌尿生殖道间叶性肿瘤常见类型

肾脏	横纹肌肉瘤
血管平滑肌脂肪瘤	腺瘤样瘤
肾血管母细胞瘤	高分化乳头状间皮肿瘤
球旁细胞瘤	恶性间皮瘤
肾髓质间质细胞瘤	脂肪肉瘤
肾周脂肪黏液样假瘤	阴茎肌内膜瘤
儿童肾脏	会阴
婴儿骨化性肾肿瘤	近端型上皮样肉瘤
恶性横纹肌样瘤	深部"侵袭性"血管黏液瘤（女性）
透明细胞肉瘤 /*BCOR* 肉瘤	女性外生殖道
膀胱	软纤维瘤（纤维上皮性间质息肉）
横纹肌肉瘤	浅表性血管黏液瘤
假肉瘤样肌纤维母细胞增生	血管肌纤维母细胞瘤
术后梭形细胞结节	富细胞性血管纤维瘤
平滑肌肉瘤	浅表性肌纤维母细胞瘤
副神经节瘤	外阴脂肪母细胞瘤样肿瘤
前列腺	外阴肌上皮瘤样肿瘤
横纹肌肉瘤	阴道横纹肌瘤
恶性潜能未定的前列腺间质肿瘤 / 前列腺间质 　　肉瘤	子宫
	炎性肌纤维母细胞瘤
附睾、睾丸和阴茎	横纹肌肉瘤
阴囊平滑肌瘤	PEComa
生殖道横纹肌瘤	腺瘤样瘤

平滑肌肉瘤（包括 *PLAG1* 重排黏液样型和 *PGR* 重排上皮样型） *NTRK* 重排梭形细胞肿瘤 *GLI1* 遗传学改变软组织肿瘤 *COL1A1::PDGFB* 融合阳性 DFSP 样肉瘤 伴有 *BCOR* 改变的高级别子宫内膜间质肉瘤	*SMARCA4* 缺失性未分化肿瘤 *KAT6B/A::KANSL1* 融合阳性子宫肉瘤 非 DSRCT *EWSR1::WT1* 阳性肿瘤 伴有 *ASPSCR1::TFE3* 融合基因的 PEComa 样肿瘤 **泌尿和女性生殖道** *MEIS1::NCOA1/2* 融合阳性梭形细胞肉瘤

二、病理相关思路

软组织肿瘤从细胞形态上，主要包括小圆细胞、梭形细胞和多形性细胞三种类型，从结构上有束状、席纹状、巢状、片状、腺泡状、器官样、条索样和网格样等多种排列结构，间质可有黏液样变、玻璃样变、钙化/骨化以及炎症细胞浸润等，熟悉这些形态特点有助于诊断和鉴别诊断。

（一）基于形态诊断思路

1. 梭形细胞软组织肿瘤　成人梭形细胞软组织肿瘤包括：①良性肿瘤，包括梭形细胞脂肪瘤、非典型性梭形细胞/多形性脂肪瘤样肿瘤、结节性筋膜炎、骨化性肌炎、假肉瘤样肌纤维母细胞增生、分枝杆菌梭形细胞假瘤、成人肌纤维瘤、富细胞性纤维组织细胞瘤、平滑肌瘤、指/趾纤维骨性假瘤、腱鞘纤维瘤、促结缔组织增生性纤维母细胞瘤、钙化性纤维性肿瘤、软组织血管纤维瘤、结内栅栏状肌纤维母细胞瘤、血管肌纤维母细胞瘤、富细胞性血管纤维瘤、梭形细胞血管瘤、磷酸盐尿性间叶性肿瘤、神经鞘瘤及其亚型、神经纤维瘤及其亚型、软组织神经束膜瘤、混杂性神经鞘瘤/神经束膜瘤、平滑肌瘤和异位错构瘤样胸腺瘤等；②中间性肿瘤，包括掌/跖纤维瘤病、韧带样瘤型纤维瘤病、孤立性纤维性肿瘤、隆突性皮肤纤维肉瘤、假肌源性血管内皮瘤、卡波西肉瘤、含铁血黄素沉着性纤维脂肪瘤样肿瘤、非典型性纤维黄色瘤、骨化性纤维黏液样肿瘤和肌上皮瘤；③恶性肿瘤，包括去分化脂肪肉瘤、低度恶性纤维黏液样肉瘤、成人型纤维肉瘤、平滑肌肉瘤、胚胎性横纹肌肉瘤、腺泡状横纹肌肉瘤、梭形细胞/硬化性横纹肌肉瘤、多形性横纹肌肉瘤、胃肠道间质瘤、部分血管肉瘤（梭形细胞为主）、恶性外周神经鞘瘤、恶性骨化性纤维黏液样肿瘤、肌上皮癌、恶性磷酸盐尿性间叶性肿瘤、梭形细胞滑膜肉瘤、部分软组织透明细胞肉瘤（梭形细胞为主）、梭形细胞未分化肉瘤、*NTRK* 重排梭形细胞肿瘤和鼻腔鼻窦双表型肉瘤等。在诊断梭形细胞肉瘤之前需除外其他肿瘤类型，包括梭形细胞黑色素瘤、肉瘤样癌和肉瘤样间皮瘤等。

婴幼儿和青少年梭形细胞软组织肿瘤包括：颅骨筋膜炎、婴儿纤维性错构瘤、Gardner 纤维瘤、颈纤维瘤病、指趾纤维瘤病、脂肪纤维瘤病、玻璃样变纤维瘤病、钙化性腱膜纤维瘤病、鼻咽血管纤维瘤、炎性肌纤维母细胞瘤、婴儿型纤维肉瘤、婴儿肌纤维瘤/肌纤维瘤病、胎儿型横纹肌瘤、婴儿梭形细胞横纹肌肉瘤、富细胞性丛状神经鞘瘤、*NTRK* 重排梭形细胞肿瘤、伴有 *BCOR* 遗传学改变的肉瘤等。

2. 上皮样软组织肿瘤　多种类型软组织肿瘤具有上皮样形态或上皮样分化，其中一些与年龄相关（表 2-11），另一些与部位相关（表 2-12、表 2-13）。在诊断上皮样软组织肿瘤之前需除外其他肿瘤类型，包括癌、黑色素瘤和淋巴造血系统恶性肿瘤等。

表 2-11　上皮样软组织肿瘤

好发于儿童	好发于中老年人
恶性横纹肌样瘤	上皮样多形性脂肪肉瘤
先天性颗粒细胞瘤	伴有上皮样形态和表型的去分化脂肪肉瘤
差分化脊索瘤	上皮样黏液纤维肉瘤
好发于青少年和青年人	硬化性上皮样纤维肉瘤
滑膜肉瘤	上皮样血管内皮瘤
上皮样肉瘤	上皮样血管肉瘤
腺泡状软组织肉瘤	高级别或伴有横纹肌样形态的骨外黏液样软骨
促结缔组织增生性小圆细胞肿瘤	肉瘤
软组织透明细胞肉瘤	上皮样平滑肌肉瘤
上皮样恶性外周神经鞘瘤	恶性颗粒细胞瘤
PEComa	*EWSR1::CREB* 融合阳性恶性上皮样肿瘤
黄色肉芽肿样上皮肿瘤	*SMARCA4* 缺失性未分化肿瘤
子宫 *SMARCA4* 缺失性未分化肿瘤	

表 2-12　好发于肢端的上皮样软组织肿瘤

血管球瘤	腱鞘巨细胞瘤
假肌源性血管内皮瘤	滑膜肉瘤
硬化性神经束膜瘤	上皮样肉瘤
肌上皮瘤 / 混合瘤	软组织透明细胞肉瘤
骨化性纤维黏液样肿瘤	

表 2-13　好发于皮肤和皮下的上皮样软组织肿瘤

上皮样黏液纤维肉瘤	网状组织细胞瘤
上皮样纤维组织细胞瘤	ALK 阳性组织细胞增生症
非神经性颗粒细胞瘤	硬化性神经束膜瘤
Neurothekeoma	软组织颗粒细胞瘤
上皮样血管瘤样结节	非神经性颗粒细胞肿瘤
上皮样血管瘤	肌上皮瘤 / 混合瘤（包括合体型）
假肌源性血管内皮瘤	软组织骨化性纤维黏液样肿瘤
上皮样血管内皮瘤	异位脑膜瘤和脑膜上皮错构瘤
上皮样血管肉瘤	异位黏液乳头状室管膜瘤
上皮样肉瘤	软组织脊索瘤
血管球瘤	伴有 *CRTC1::TRIM11* 融合皮肤色素细胞肿瘤
幼年性黄色肉芽肿	

3. 多形性软组织肿瘤　一些良性和中间性软组织肿瘤内含有核大深染畸形细胞、退变细胞或多核细胞，可被误诊为恶性肿瘤，见表 2-14；另一些肿瘤则显示明显多形性和异型性，符合多形性肉瘤，见表 2-15。在诊断多形性软组织肿瘤之前需除外非软组织病变，包括肉瘤样癌、肉瘤样间皮瘤、黑色素瘤和淋巴瘤等。

表 2-14 良性和中间性多形性软组织肿瘤

多形性脂肪瘤	奇异型平滑肌瘤
非典型性多形性脂肪瘤样肿瘤	奇异型血管球瘤
缺血性筋膜炎	奇异型血管瘤
皮肤多形性纤维瘤	陈旧性或退变性神经鞘瘤
非典型性纤维组织细胞瘤	非典型性神经纤维瘤
非典型性纤维性息肉	软组织多形性玻璃样变血管扩张性肿瘤
浅表性 CD34 阳性纤维母细胞肿瘤	

表 2-15 多形性软组织肉瘤

非典型性纤维黄色瘤 / 多形性皮肤肉瘤	多形性横纹肌肉瘤
黏液炎性纤维母细胞肉瘤	多形性恶性外周神经鞘瘤
黏液纤维肉瘤Ⅲ级	去分化脂肪肉瘤
未分化多形性肉瘤	骨外骨肉瘤
多形性平滑肌肉瘤	

4. **小圆细胞软组织肿瘤** 包括以尤因肉瘤为代表的小圆细胞未分化肉瘤,其他肿瘤包括 *CIC* 重排肉瘤、横纹肌肉瘤等,见表 2-16。在诊断小圆细胞肉瘤之前需除外淋巴瘤、黑色素瘤和神经内分泌癌等其他肿瘤类型。小圆细胞肿瘤的诊断思路见图(图 2-1,见文末彩插)。

表 2-16 小圆细胞软组织肿瘤

尤因肉瘤	间叶性软骨肉瘤
EWSR1:: 非 *ETS* 肉瘤(*EWSR1*::*NFATC2* 肉瘤、	神经母细胞瘤
EWSR1::*PATZ1* 肉瘤等)	嗅神经母细胞瘤
CIC 重排肉瘤	婴儿色素性神经外胚层瘤
伴有 *BCOR* 遗传学改变的圆细胞肉瘤	血管球瘤(包括非典型性和恶性血管瘤)
腺泡状横纹肌肉瘤	小细胞性骨肉瘤
胚胎性横纹肌肉瘤	差分化滑膜肉瘤
差分化黏液样脂肪肉瘤	*GLI1* 遗传学改变软组织肿瘤
近端型上皮样肉瘤	*NUTM1* 重排肉瘤
恶性横纹肌样瘤	假内分泌肉瘤
促结缔组织增生性小圆细胞肉瘤	

5. **双相性、混合性和复合性形态** 一些软组织肿瘤具有双相性和混合性形态,其中具上皮样和间叶双相性分化者包括双相型滑膜肉瘤和腺样恶性外周神经鞘瘤等,具双相间叶性分化者包括去分化脂肪肉瘤和间叶性软骨肉瘤等,另有少数肿瘤呈免疫组化双表型,如双表型鼻腔鼻窦肉瘤(瘤细胞双表达 S100 蛋白质和肌源性标记)和 *NTRK* 重排梭形细胞肿瘤(瘤细胞双表达 CD34 和 S100 蛋白质)等,见表 2-17。

6. **含有色素或具有色素细胞分化的软组织肿瘤** 含有色素的软组织肿瘤包括色素性隆突性皮肤纤维肉瘤和色素性神经纤维瘤等,含有色素并具有色素细胞分化的肿瘤包括恶性色素性神经鞘膜肿瘤、PEComa 和软组织透明细胞肉瘤等,见表 2-18。

表 2-17　具有双相性和混合性形态特点的软组织肿瘤

具上皮和间叶双相性分化	婴儿色素性神经外胚层瘤
双相型滑膜肉瘤	复合性嗜铬细胞瘤和副神经节肿瘤
双相型间皮瘤	节细胞性副神经节瘤
上皮样神经鞘瘤	混杂性或复合性肿瘤
腺样神经鞘瘤	混杂性周围神经鞘膜肿瘤（混杂性神经鞘瘤 / 神
腺样恶性外周神经鞘瘤	经束膜瘤等）
软组织混合瘤	复合性血管内皮瘤
具双相间叶性成分	软组织混合瘤
上皮样 - 梭形细胞混合性胃肠道间质瘤	异位错构瘤样胸腺瘤
去分化脂肪肉瘤	双表型软组织肿瘤
间叶性软骨肉瘤	双表达 CD34 和 S100 蛋白质的梭形细胞肿瘤
恶性蝾螈瘤	（包括 *NTRK* 和 *BRAF* 等重排梭形细胞肿瘤）
外胚层间叶瘤	双表型鼻腔鼻窦肉瘤

表 2-18　含有色素或具有色素细胞分化的软组织肿瘤

副节瘤样真皮色素细胞肿瘤	软组织透明细胞肉瘤
色素性隆突性皮肤纤维肉瘤	色素性 PEComa
色素性神经纤维瘤	婴儿色素性神经外胚层肿瘤
恶性色素性神经鞘膜瘤	

7. 破骨样巨细胞和多核巨细胞　一些软组织肿瘤含有破骨样巨细胞或多核巨细胞，见表 2-19。高级别肉瘤可含有瘤巨细胞。

表 2-19　含有破骨样巨细胞和多核巨细胞的软组织肿瘤

破骨样巨细胞	朗格汉斯细胞组织细胞增生症
结节性筋膜炎	胃肠道透明细胞肉瘤样肿瘤
钙化性腱膜纤维瘤	多核巨细胞
纤维组织细胞瘤（富含破骨样巨细胞型）	多形性脂肪瘤（小花环样巨细胞）
腱鞘巨细胞瘤（局限型和弥漫型）	巨细胞型孤立性纤维性肿瘤
丛状纤维组织细胞瘤	巨细胞纤维母细胞瘤
软组织巨细胞瘤	腺泡状横纹肌肉瘤
软组织软骨瘤（软骨母细胞瘤样型）	软组织透明细胞肉瘤
富含破骨样巨细胞型平滑肌肉瘤	上皮样血管平滑肌脂肪瘤 /PEComa
非典型性纤维黄色瘤（富含破骨样巨细胞型）	杜顿巨细胞
磷酸盐尿性间叶性肿瘤	纤维组织细胞瘤
上皮样肉瘤（少量病例）	幼年性黄色肉芽肿
未分化多形性肉瘤（富含巨细胞亚型）	黄色瘤

8. 其他细胞形态　包括瘤细胞呈透明细胞样（如 PEComa、腺泡状软组织肉瘤、透明细胞型腺泡状横纹肌肉瘤和肌上皮肿瘤等）、横纹肌样（如近端型上皮样肉瘤、高级别骨外黏液样软骨肉瘤和 *SMARCA4* 缺失性未分化肿瘤等）、胞质呈颗粒样（如软组织颗粒细胞瘤、非神经性颗粒细胞瘤、冬眠瘤、横纹肌瘤和 PEComa 等）。

（二）基于结构诊断思路

1. 间质伴有明显黏液样变的软组织肿瘤　良性者包括浅表性血管黏液瘤、肌内黏液瘤和神经鞘黏液瘤等，恶性者包括黏液纤维肉瘤、黏液样脂肪肉瘤和骨外黏液样软骨肉瘤等，见表2-20。一些肿瘤的间质还可呈黏液软骨样，如上皮样血管内皮瘤和成人肌纤维瘤等。

表2-20　黏液样软组织肿瘤

皮肤灶性黏蛋白病	伴有 *PLAG1* 融合的儿童纤维黏液样肿瘤
胫前黏液水肿	肾周脂肪黏液样假瘤
皮肤黏液性囊肿	软组织室管膜瘤
指趾纤维黏液瘤	软组织脊索瘤
浅表性血管黏液瘤	**其他肿瘤的黏液样亚型**
真皮神经鞘黏液瘤	黏液样梭形细胞脂肪瘤（以往称为树突状纤维黏液脂肪瘤）
骨化性纤维黏液样肿瘤	伴黏液样变性的高分化脂肪肉瘤
肌上皮肿瘤	黏液样结节性筋膜炎
黏液纤维肉瘤	黏液样隆突性皮肤纤维肉瘤
黏液样脂肪肉瘤	黏液样孤立性纤维性肿瘤
黏液样多形性脂肪肉瘤	黏液样炎性肌纤维母细胞瘤
黏液炎性纤维母细胞肉瘤	黏液样 Neurothekeoma
低度恶性纤维黏液样肉瘤	黏液样平滑肌肉瘤
骨外黏液样软骨肉瘤	黏液样胃肠道间质瘤
肌内黏液瘤	黏液样神经纤维瘤
关节旁黏液瘤	微囊性/网状神经鞘瘤
深部血管黏液瘤	网状/黏液样神经束膜瘤
BCOR 遗传学改变肿瘤（婴儿原始黏液样间叶性肿瘤）	黏液样恶性外周神经鞘瘤
胃丛状纤维黏液瘤	黏液样血管瘤样纤维组织细胞瘤
肺微囊性纤维黏液瘤	黏液样滑膜肉瘤
伴有 *EWSR1::CREB1* 融合基因的原发性肺黏液样肉瘤	

2. 间质伴有胶原化、玻璃样变或硬化的软组织肿瘤　良性肿瘤如硬化性神经束膜瘤等，中间性肿瘤如孤立性纤维性肿瘤和硬化性脂肪肉瘤等，恶性者如硬化性上皮样纤维肉瘤和硬化性横纹肌肉瘤等，见表2-21。

表2-21　伴有胶原化、玻璃样变或硬化性间质的软组织肿瘤

间质胶原化、玻璃样变或硬化	硬化性神经束膜瘤
硬化性脂肪肉瘤	硬化性 PEComa
瘢痕疙瘩	促结缔组织增生性小圆细胞肿瘤
硬化性纤维瘤	促结缔组织增生性间皮瘤
玻璃样变纤维瘤病	肢端 OGT 重排间叶性肿瘤
脑回样纤维组织增生	**血管周玻璃样变**
项型纤维瘤	孤立性纤维性肿瘤
Gardner 纤维瘤	富于细胞性血管纤维瘤
胶原性纤维瘤（促结缔组织增生性纤维母细胞瘤）	神经鞘瘤
纤维瘤病（部分病例伴大量瘢痕疙瘩样胶原纤维）	软组织多形性玻璃样变血管扩张性肿瘤
孤立性纤维性肿瘤	PEComa
伴有玻璃样变的腱鞘巨细胞瘤	双表达 CD34 和 S100 蛋白质的梭形细胞肿瘤（*NTRK* 和 *BRAF* 等重排梭形细胞肿瘤）
硬化性横纹肌肉瘤	

3. 间质伴有大量炎症细胞的软组织肿瘤 软组织肿瘤可含有多少不等的炎症细胞浸润,但部分软组织肿瘤以富含炎症细胞为特征,对诊断有一定的提示性作用,见表2-22。

表2-22 含有大量炎症细胞的软组织肿瘤

淋巴细胞为主	幼年性黄色肉芽肿
炎症性脂肪肉瘤	朗格汉斯细胞组织细胞增生症
网状血管内皮瘤	中性粒细胞
伴有大量组织细胞和炎症细胞的横纹肌母细胞肿瘤	浅表性血管黏液瘤
EBV 相关性平滑肌肿瘤	上皮样炎性肌纤维母细胞肉瘤
血管瘤样纤维组织细胞（肿瘤周边淋巴细胞套）	假肌源性血管内皮瘤
胃肠道神经鞘瘤（肿瘤周边淋巴细胞套）	肥大细胞
富细胞性神经鞘瘤（肿瘤周边淋巴细胞聚集）	梭形细胞/多形性脂肪瘤
滤泡树突细胞肉瘤	指/趾纤维黏液瘤
浆细胞	乳腺型肌纤维母细胞瘤
腹膜后纤维化（IgG4-RD）	血管肌纤维母细胞瘤
淋巴浆细胞	富细胞性血管纤维瘤
炎性肌纤维母细胞瘤	滑膜肉瘤
Rosai-Dorfman 病	混杂性炎症细胞
嗜酸性粒细胞	黏液炎性纤维母细胞肉瘤
炎性纤维性息肉	浅表性 CD34 阳性纤维母细胞性肿瘤
上皮样血管瘤	富含炎症细胞未分化多形性肉瘤

4. 富含血窦样血管网的软组织肿瘤 包括腺泡状软组织肉瘤、副神经节瘤、PEComa、外周型血管母细胞瘤和 *GLI1* 遗传学改变软组织肿瘤等。

5. 含有血管外皮瘤样结构的软组织肿瘤 包括孤立性纤维性肿瘤、深部纤维组织细胞瘤、婴儿肌纤维瘤病、肌周皮细胞瘤、间叶性软骨肉瘤、滑膜肉瘤和其他梭形细胞肉瘤（如平滑肌肉瘤和恶性外周神经鞘瘤）等。

6. 其他间质改变 包括钙化、骨化和软骨化生[如钙化性腱膜纤维瘤、钙化性纤维性肿瘤、恶性色素性神经鞘膜瘤（部分病例含有沙砾体）、磷酸盐尿性间叶性肿瘤（污浊样钙化）、骨化性肌炎、指趾纤维骨性假瘤、软组织动脉瘤样骨囊肿、骨化性纤维黏液样肿瘤和钙化性滑膜肉瘤等]，以及伴有较多泡沫样组织细胞（如黄色瘤样腱鞘巨细胞瘤等）。

三、辅助检查思路

（一）免疫组化

包括 ALK 等在内的一些抗体除在代表性肿瘤（如炎性肌纤维母细胞瘤）中表达外，还可在其他多种类型肿瘤中表达。同样，包括 SMARCB1（INI1）和 RB1 在内的一些抗体也可在多种类型肿瘤中失表达。熟悉这些抗体的表达谱有助于诊断和鉴别诊断。

1. 间变性淋巴瘤激酶（ALK） 除在炎性肌纤维母细胞瘤肿瘤表达外，在上皮样纤维组织细胞瘤、非神经颗粒细胞瘤和 *ALK* 重排梭形细胞肿瘤等肿瘤中均可有表达，见表2-23。这些肿瘤中有些涉及 *ALK* 基因重排，如假肉瘤样肌纤维母细胞增生、炎性肌纤维母细胞瘤、*ALK* 重排梭形细胞肿瘤和 ALK 阳性组织细胞增生症等，有些仅为免疫组化阳性表达，并不

涉及 *ALK* 重排,如腺泡状横纹肌肉瘤、血管瘤样纤维组织细胞瘤和神经母细胞瘤等。

表 2-23　ALK 阳性软组织肿瘤及其他肿瘤类型

假肉瘤样肌纤维母细胞增生	ALK 阳性组织细胞增生症
炎性肌纤维母细胞瘤	神经母细胞瘤
上皮样炎性肌纤维母细胞肉瘤(核膜染色)	部分恶性外周神经鞘瘤
上皮样纤维组织细胞瘤	颗粒细胞型非典型性纤维黄色瘤
非神经颗粒细胞瘤	部分间皮瘤(包括儿童型)
腺泡状横纹肌肉瘤	**其他类型肿瘤**
血管瘤样纤维组织细胞瘤	间变性大细胞淋巴瘤
ALK 重排梭形细胞肿瘤(包括浅表性 *ALK* 重排黏液样梭形细胞肿瘤)	*ALK* 重排癌(包括非小细胞肺癌等)
	ALK 重排 Spitzoid 色素细胞肿瘤

2. β-catenin(*CTNNB1*)　除在纤维瘤病中表达外,还可在部分孤立性纤维性肿瘤、淋巴结内栅栏状肌纤维母细胞瘤和假内分泌肉瘤等肿瘤中表达,见表 2-24。这些 β-catenin 阳性肿瘤基本都涉及 β-catenin(*CTNNB1*)基因突变。

表 2-24　β-catenin 改变软组织肿瘤及其他类型肿瘤

纤维瘤病	低级别肌纤维母细胞肉瘤
孤立性纤维性肿瘤	**其他类型肿瘤**
淋巴结内栅栏状肌纤维母细胞瘤	卵巢微囊性间质肿瘤
鼻咽血管纤维瘤	肝脏钙化性巢状间质 - 上皮肿瘤
鼻腔鼻窦血管外皮瘤(球周皮细胞瘤)	胰腺实性假乳头状瘤
双表型鼻腔鼻窦肉瘤	肺硬化性血管瘤
假内分泌肉瘤	胰母细胞瘤

3. CD34　除在隆突性皮肤纤维肉瘤中呈弥漫性表达外,在梭形细胞 / 多形性脂肪瘤、浅表性 CD34 阳性纤维母细胞肿瘤和孤立性纤维性肿瘤等肿瘤中均有相似表达,见表 2-25。

表 2-25　CD34 阳性软组织肿瘤

梭形细胞 / 多形性脂肪瘤	卡波西肉瘤
非典型性梭形细胞 / 多形性脂肪瘤样肿瘤	神经纤维瘤(部分细胞)
乳腺型肌纤维母细胞瘤	软组织神经束膜瘤
浅表性 CD34 阳性纤维母细胞肿瘤	混杂性神经鞘瘤 / 神经束膜瘤
孤立性纤维性肿瘤	含铁血黄素沉着性纤维组织细胞脂肪瘤样肿瘤
隆突性皮肤纤维肉瘤	软组织多形性玻璃样变血管扩张性肿瘤
巨细胞纤维母细胞瘤	异位错构瘤样胸腺瘤
胃肠道间质瘤	*NTRK* 重排梭形细胞肿瘤
肌周细胞瘤	上皮样肉瘤
血管肿瘤	

4. 结蛋白(desmin)　除在平滑肌、横纹肌和肌纤维母细胞肿瘤中表达外,还可见于其他肿瘤类型,包括腱鞘巨细胞瘤、PEComa、促结缔组织增生性小圆细胞肿瘤和骨化性纤维黏液样肿瘤等,见表 2-26。

表 2-26　结蛋白阳性软组织肿瘤

平滑肌瘤 / 平滑肌肉瘤	血管瘤样纤维组织细胞瘤（树突状）
横纹肌瘤 / 横纹肌肉瘤	腱鞘巨细胞瘤（树突状）
乳腺型肌纤维母细胞瘤	促结缔组织增生性小圆细胞肿瘤（核旁点状）
炎性肌纤维母细胞瘤	骨化性纤维黏液样肿瘤
深部（"侵袭性"）血管黏液瘤	PEComa（特别是上皮样型）

5. RB1　可在包括梭形细胞 / 多形性脂肪瘤在内的多种肿瘤中失表达，这些肿瘤也称 *RB1* 缺失性软组织肿瘤（*RB1*-deficient soft tissue tumors），FISH 检测也常显示 *RB1* 缺失，见表 2-27。

表 2-27　*RB1* 缺失性软组织肿瘤

梭形细胞 / 多形性脂肪瘤	乳腺型肌纤维母细胞瘤
非典型性梭形细胞 / 多形性脂肪瘤样肿瘤	富细胞血管纤维瘤
黏液多形性脂肪肉瘤	部分黏液纤维肉瘤和未分化多形性肉瘤
肢端纤维黏液瘤	

6. S100 蛋白质　除在周围神经鞘膜肿瘤中表达外，还可在肌上皮瘤、软组织透明细胞肉瘤和 Rosai-Dorfman 病等多种类型肿瘤中表达，见表 2-28。

表 2-28　S100 蛋白质阳性软组织肿瘤

神经鞘瘤	骨化性纤维黏液样肿瘤
神经纤维瘤	软组织肌上皮瘤 / 肌上皮瘤 / 混合瘤
混杂性神经鞘瘤 / 神经束膜瘤	软组织软骨肿瘤
神经鞘黏液瘤	副神经节瘤（支持细胞）
软组织颗粒细胞瘤 / 恶性颗粒细胞瘤	部分嗅神经母细胞瘤（支持细胞）
节细胞神经瘤	Rosai-Dorfman 病
软组织透明细胞肉瘤	朗格汉斯细胞组织细胞增生症 / 朗格汉斯细胞肉瘤
胃肠道透明细胞肉瘤样肿瘤（胃肠道神经外胚层瘤）	交指树突细胞肉瘤
上皮样恶性外周神经鞘瘤	外周型血管母细胞瘤
黏液样脂肪肉瘤	双表型鼻窦鼻腔肉瘤
多形性脂肪肉瘤	*NTRK/BRAF* 等重排梭形细胞肿瘤
骨外黏液样软骨肉瘤	*GLI1* 遗传学改变软组织肿瘤

7. SMARCB1（INI1）　属于 *SWI/SNF* 染色质重塑复合物中高度保守核心亚基成员之一，除在上皮样肉瘤中失表达外，还可在恶性横纹肌样瘤和上皮样恶性外周神经鞘瘤等肿瘤中失表达，见表 2-29。这些 SMARCB1 缺失性软组织肿瘤（SMARCB1-deficient soft tissue tumors）分子检测也常显示 SMARCB1 缺失或突变。

8. TFE3 蛋白　除在腺泡状软组织肉瘤中表达外，还可在部分上皮样血管内皮瘤和部分 PEComa 等肿瘤中均可有弥漫强阳性表达，见表 2-30。这些弥漫强阳性表达 TFE3 的软组织肿瘤，分子检测（FISH 和 NGS）也可显示 *TFE3* 重排及其相应的融合基因。

表 2-29　SMARCB1 缺失性软组织肿瘤及其他肿瘤类型

上皮样肉瘤	部分肌上皮癌
恶性横纹肌样瘤	部分骨外黏液样软骨肉瘤
差分化脊索瘤	滑膜肉瘤（表达减低）
上皮样恶性外周神经鞘瘤	**其他类型肿瘤**
神经鞘瘤病	肾髓质癌
外阴肌上皮瘤样肿瘤	SMARCB1 缺失性癌

表 2-30　TFE3 阳性软组织肿瘤及其他肿瘤类型

腺泡状软组织肉瘤	伴有 *ASPSCR1::TFE3* 融合基因的 PEComa 样肿瘤
TFE3 重排上皮样血管内皮瘤	**其他肿瘤类型**
TFE3 重排 PEComa	*TFE3* 重排肾细胞癌
软组织颗粒细胞瘤	

（二）分子检测

不同类型的软组织肿瘤可涉及同一基因重排，或具有相同的融合基因，或涉及同一基因突变或缺失，在诊断时需结合临床表现、镜下形态和免疫表型。

1. ***ALK* 基因重排**　除代表性肿瘤炎性肌纤维母细胞瘤外，还可见于上皮样纤维组织细胞瘤、假肉瘤样肌纤维母细胞增生和 *ALK* 重排梭形细胞肿瘤等类型，见表 2-31。

表 2-31　*ALK* 重排软组织肿瘤

肿瘤类型	伴侣基因
炎性肌纤维母细胞瘤	*TPM3*、*TPM4*、*CLTC*、*CARS*、*ATIC*、*SEC31L1*、*PPFIBP1*、*DCTN1*、*EML4*、*PRKAR1A*、*LMNA*、*TFG*、*FN1*、*HNRNPA1*
上皮样炎性肌纤维母细胞肉瘤	*RANBP2*、*RRBP1*、*CLIP2*
上皮样纤维组织细胞瘤	*SQSTM1*、*VCL*、*DCTN1*、*ETV6*、*PPFIBP1*、*SPECC1L*
假肉瘤样肌纤维母细胞增生	*FN1*
ALK 重排梭形细胞肿瘤	*FLNA*、*MYH10*、*HMBOX1*、*PPPCB1*、*DCTN1*、*TIMP3*、*PLEKHH2*、*KLC1*、*EML4*、*FMR1*
ALK 阳性组织细胞增生症	*KIF5B*、*CLTC*、*TPM3*、*TFG*、*EML4*、*DCTN1*
非神经颗粒细胞瘤	*DCTN1*、*SQSTM1*
部分间皮瘤（包括儿童型）	*ATG16L1*、*STRN*、*TPM1*

2. **β-catenin**　除代表性肿瘤纤维瘤病外，β-catenin（*CTNNB1*）基因突变还可见于鼻腔鼻窦型球周皮细胞瘤和鼻咽血管纤维瘤等肿瘤，见表 2-32。

表 2-32　β-catenin 突变软组织肿瘤

侵袭性纤维瘤病	淋巴结内栅栏状肌纤维母细胞瘤
鼻腔鼻窦型球周皮细胞瘤	良性蝾螈瘤
鼻咽血管纤维瘤	假内分泌肉瘤

3. EWSR1 基因重排   除代表性肿瘤尤因肉瘤外,还可见于多种类型软组织肿瘤中,见表 2-33。

表 2-33   *EWSR1* 重排软组织肿瘤

肿瘤类型	伴侣基因
尤因肉瘤	*FLI1、ERG、FEV、ETV1、ETV*
*EWS*R1:: 非 *ETS* 圆细胞肉瘤	*NFATC2、PATZ1、SMARCA5、SP3、POU5F1、VEZF1*
软组织透明细胞肉瘤	*ATF1、CREB1、CREM*
胃肠道透明细胞肉瘤样肿瘤	*CREB1、ATF1*
促结缔组织增生性小圆细胞肿瘤(DSRCT)	*WT1*
非 DSRCT *EWSR1::WT1* 融合阳性肿瘤	*WT1*
硬化性上皮样纤维肉瘤	*CREBL3L1、CREB3L3、CREB3L2*
血管瘤样纤维组织细胞瘤	*CREB1、ATF1*
原发性肺黏液样肉瘤	*CREB1*
颅内黏液样间叶性肿瘤	*CREB1、ATF1、CREM*
EWSR1::CREB 恶性上皮样肿瘤	*CREM、CREB1、ATF1*
软组织和骨肌上皮瘤	*PBX1、PBX3、POU5F1、ZNF444, ATF1、KLF17*
骨外黏液样软骨肉瘤	*NR4A3*
EWSR1::SMAD3 阳性纤维母细胞肿瘤	*SMAD3*
骨内梭形细胞横纹肌肉瘤	*TFCP2*
EWSR1 重排恶性间皮瘤	*YY1、ATF1、CREB*
部分盆腔腹膜后平滑肌瘤	*PBX3*
黏液样脂肪肉瘤	*DDIT3*
部分低度恶性梭形细胞肉瘤	*NACC1*

4. FN1 基因重排   多见于一些钙化性肿瘤,以钙化性腱膜纤维瘤为代表,还可见于软组织软骨瘤和磷酸盐尿性间叶性肿瘤等,见表 2-34。此外,好发于膀胱的假肉瘤样肌纤维母细胞瘤其 *ALK* 基因的伴侣基因也为 *FN1*。

表 2-34   *FN1* 重排软组织肿瘤

肿瘤类型	伴侣基因
钙化性腱膜纤维瘤	*EGF*
脂肪纤维瘤病	*EFR*
磷酸盐尿性间叶性肿瘤	*FGFR1、FGF1*
软组织软骨瘤	*FGFR1、FGFR2*
钙化性软骨样间叶性肿瘤	*FGFR2、FGFR1、MERTK、NTRK1、TEK*
假肉瘤样肌纤维母细胞增生	*ALK*
其他肿瘤类型	
滑膜软骨瘤病	*ACVR2A*

5. _FUS_ 基因重排 代表性肿瘤为低度恶性纤维黏液肉瘤,此外还可见于部分肌上皮瘤和 _EWSR1/FUS::CREB_ 融合阳性恶性上皮样肿瘤等,见表 2-35。

表 2-35 _FUS_ 重排软组织肿瘤

肿瘤类型	伴侣基因
低度恶性纤维黏液样肉瘤	_CREB3L2_、_CREB3L1_
黏液样脂肪肉瘤	_DDIT3_
肌上皮瘤	_KLF17_
EWSR1/FUS 融合阳性恶性上皮样肿瘤	_CREB_
EWSR1/FUS::NFATC2 肉瘤	_NFATC2_
骨内上皮样和梭形细胞横纹肌肉瘤	_TFCP2_
EWSR1/FUS 融合阳性恶性间皮瘤	_ATF1_
低度恶性梭形细胞肉瘤	_NACC1_

6. MDM2 除高分化和去分化脂肪肉瘤显示 _MDM2_ 扩增外,动脉内膜肉瘤、_GLI1_ 遗传学改变软组织肿瘤等也可有 _MDM2_ 扩增或共扩增,见表 2-36。

表 2-36 _MDM2_ 扩增的软组织肿瘤及其他肿瘤类型

非典型性脂肪瘤样肿瘤 / 高分化脂肪肉瘤	低级别中央型骨肉瘤
去分化脂肪肉瘤	骨旁骨肉瘤
动脉内膜肉瘤	_GLI1_ 遗传学改变软组织肿瘤(共扩增)

7. _NCOA2_ 基因重排 代表性肿瘤为间叶性软骨肉瘤和软组织血管纤维瘤,此外,婴幼儿梭形细胞横纹肌肉瘤和部分双表型鼻腔鼻窦肉瘤等肿瘤也可有 _NCOA2_ 重排,见表 2-37。

表 2-37 _NCOA2_ 重排软组织肿瘤

肿瘤类型	伴侣基因
间叶性软骨肉瘤	_HEY1_
软组织血管纤维瘤	_AHRR_、_GTF2I_
泌尿生殖道及妇科低级别梭形细胞肉瘤	_MEIS1_
双表型鼻腔鼻窦肉瘤	_PAX3_
先天性 / 婴幼儿梭形细胞横纹肌肉瘤	_VGLL2_、_SRF_、_TEAD1_
骨梭形细胞和上皮样横纹肌肉瘤	_MEIS1_
PRRX1::NCOA1/NOCA2 阳性纤维母细胞肿瘤	_PRRX1_
其他肿瘤类型	
类似卵巢性索肿瘤的子宫肿瘤	_GREB1_

8. _USP6_ 基因重排 多见于结节性筋膜炎,并可见于骨化性肌炎、指 / 趾纤维骨性假瘤、骨和软组织动脉瘤样骨囊肿,见表 2-38。

表 2-38　*USP6* 重排软组织肿瘤

肿瘤类型	伴侣基因
结节性筋膜炎	*MYH9*、*COL1A2*、*PDLIM7*、*MYL12A*
富细胞性腱鞘纤维瘤	*MYH9*
骨化性肌炎和指 / 趾纤维骨性假瘤	*COL1A1*
骨和软组织动脉瘤样骨囊肿	*COL1A1*、*ANGPTL2*、*TPM4*、*DDX17*、*GTF2I*、*KLF3*、*MEF2A*

9. 其他　*BRAF* 重排可见于部分黏液炎性纤维母细胞肉瘤、*BRAF* 重排梭形细胞肿瘤、*BRAF* 重排胃肠道间质瘤；*FOS/FOSB* 基因重排可见于骨样骨瘤、骨母细胞瘤、上皮样血管瘤和假肌源性血管内皮瘤；*GLI1* 重排可见于 *GLI1* 改变软组织肿瘤、胃丛状纤维黏液瘤和胃母细胞瘤；*PLAG1* 重排可见于脂肪母细胞瘤、*PLAG1* 重排软组织肿瘤、软组织混合瘤和部分子宫黏液样平滑肌肉瘤等。

第三节　病理分型分级

一、病理分型

软组织肿瘤的病理分型主要采用 WHO 分类，见表格 2-39。

表 2-39　软组织肿瘤 WHO 分类（第五版）

名称	ICD-O
脂肪细胞肿瘤	
良性	
脂肪瘤	8850/0
脂肪瘤病	8850/0
神经脂肪瘤病	8850/0
脂肪母细胞瘤 / 脂肪母细胞瘤病	8881/0
血管脂肪瘤	8861/0
肌脂肪瘤	8890/0
软骨样脂肪瘤	8862/0
梭形细胞 / 多形性脂肪瘤	8857/0
冬眠瘤	8880/0
非典型性梭形细胞 / 多形性脂肪瘤样肿瘤	8857/0
中间性（局部侵袭型）	
非典型性脂肪瘤样肿瘤	8850/1
恶性	
高分化脂肪肉瘤	8851/3

名称	ICD-O
去分化脂肪肉瘤	8858/3
黏液样脂肪肉瘤	8852/3
多形性脂肪肉瘤	8854/3
黏液样多形性脂肪肉瘤	8859/3

纤维母细胞/肌纤维母细胞肿瘤

良性

名称	ICD-O
结节性筋膜炎	8828/0
增生性筋膜炎和增生性肌炎	8828/0
骨化性肌炎和指/趾纤维骨性假瘤	
缺血性筋膜炎	
弹力纤维	8820/0
婴儿纤维性错构瘤	
颈纤维瘤病	
幼年性玻璃样变纤维瘤病	
包涵体性纤维瘤病	
腱鞘纤维瘤	8813/0
促结缔组织增生性纤维母细胞瘤	8810/0
乳腺型肌纤维母细胞瘤	8825/0
钙化性腱膜纤维瘤	8816/0
EWSR1::SMAD3 阳性纤维母细胞性肿瘤	
血管肌纤维母细胞瘤	8826/0
富于细胞性血管纤维瘤	9160/0
软组织血管纤维瘤	
项型纤维瘤	8810/0
肢端纤维黏液瘤	8811/0
Gardner 纤维瘤	8810/0
钙化性纤维性肿瘤	8817/0

中间性(局部侵袭型)

名称	ICD-O
掌/跖纤维瘤病	8813/1
韧带样型纤维瘤病	8821/1
腹壁纤维瘤病	8822/1
脂肪纤维瘤病	8851/1
巨细胞纤维母细胞瘤	8834/1

中间性(偶有转移型)

名称	ICD-O
隆突性皮肤纤维肉瘤	8832/1

名称	ICD-O
纤维肉瘤型隆突性皮肤纤维肉瘤	8832/3
色素性隆突性皮肤纤维肉瘤	8833/1
孤立性纤维性肿瘤（胸膜外）	8815/1
恶性孤立性纤维性肿瘤	8815/3
炎性肌纤维母细胞瘤	8825/1
低度恶性肌纤维母细胞肉瘤	8825/3
浅表性 CD34 阳性纤维母细胞性肿瘤	
黏液炎性纤维母细胞性肉瘤	8811/1
婴儿型纤维肉瘤	8814/3

恶性

名称	ICD-O
成人型纤维肉瘤	8810/3
黏液纤维肉瘤	8811/3
低度恶性纤维黏液样肉瘤	8840/3
硬化性上皮样纤维肉瘤	8840/3

所谓的纤维组织细胞性肿瘤

名称	ICD-O
腱鞘巨细胞瘤	
局限型	9252/0
弥漫型	9252/1
恶性腱鞘巨细胞瘤	9252/3
深部纤维组织细胞瘤	8831/0
丛状纤维组织细胞瘤	8835/1
软组织巨细胞瘤	9251/1

脉管肿瘤

良性

名称	ICD-O
血管瘤	
毛细血管瘤	
海绵状血管瘤	
肌内血管瘤	9132/0
静脉性血管瘤	9122/0
吻合状血管瘤	
上皮样血管瘤	9125/0
淋巴管瘤	9170/0
淋巴管瘤病	
簇状血管瘤	9161/0

名称	ICD-O
中间性（局部侵袭型）	
卡波西型血管内皮瘤	9130/1
中间性（偶有转移型）	
网状血管内皮瘤	9136/1
乳头状淋巴管内血管内皮瘤	9135/1
复合型血管内皮瘤	9130/1
卡波西肉瘤	9140/3
假肌源性血管内皮瘤	9136/1
恶性	
上皮样血管内皮瘤	9133/3
血管肉瘤	9120/3
血管周皮细胞（血管周）肿瘤	
血管球瘤	8711/0
血管球瘤病	8711/1
恶性血管球瘤	8711/3
肌周细胞瘤（包括肌纤维瘤）	
肌周细胞瘤	8824/0
肌纤维瘤	8824/0
肌纤维瘤病	8824/1
血管平滑肌瘤	8894/0
平滑肌肿瘤	
平滑肌瘤	8890/0
EBV 相关性平滑肌肿瘤	
炎性平滑肌肉瘤	
平滑肌肉瘤	8890/3
上皮样平滑肌肉瘤	
黏液样平滑肌肉瘤	
骨骼肌肿瘤	
良性	
横纹肌瘤	8900/0
成人型	8904/0
胎儿型	8903/0
生殖道型	8905/0
恶性	
胚胎性横纹肌肉瘤	8910/3
腺泡状横纹肌肉瘤	8920/3

名称	ICD-O
多形性横纹肌肉瘤	8901/3
梭形细胞 / 硬化性横纹肌肉瘤	8912/3
外胚层间叶瘤	8921/3

胃肠道间质瘤

胃肠道间质瘤	8936/3

软骨 – 骨肿瘤

良性

软组织软骨瘤	9220/0

恶性

骨外间叶性软骨肉瘤	9240/3
骨外骨肉瘤	9180/3

周围神经鞘膜肿瘤

良性

神经鞘瘤	9560/0
神经纤维瘤	9540/0
神经束膜瘤	9571/0
颗粒细胞瘤	9580/0
真皮神经鞘黏液瘤	9562/0
孤立性局限性神经瘤	9571/0
异位脑膜瘤 / 脑膜上皮错构瘤	9530/0
神经肌肉迷芽瘤	
良性蝾螈瘤	
混杂性神经鞘膜肿瘤	9563/0

恶性

恶性外周神经鞘瘤	9540/3
恶性色素性神经鞘膜瘤	

分化尚不确定的肿瘤

肌内黏液瘤	8840/0
关节旁黏液瘤	8840/0
深部("侵袭性")血管黏液瘤	8841/0
非典型性纤维黄色瘤	8830/1
血管瘤样纤维组织细胞瘤	8836/1
骨化性纤维黏液样肿瘤	8842/0
良性骨化性纤维黏液样肿瘤	8842/0
恶性骨化性纤维黏液样肿瘤	8842/3

名称	ICD-O
肌上皮瘤	8982/1
肌上皮癌	8982/3
软组织混合瘤	8940/0
软组织多形性玻璃样变血管扩张性肿瘤	
含铁血黄素沉着性纤维脂肪瘤样肿瘤	8811/1
磷酸盐尿性间叶性肿瘤	
良性磷酸盐尿性间叶性肿瘤	8990/0
恶性磷酸盐尿性间叶性肿瘤	8990/3
恶性	
NTRK 重排梭形细胞间叶性肿瘤	8990/3
滑膜肉瘤	9040/3
梭形细胞型滑膜肉瘤	9041/3
双相型滑膜肉瘤	9043/3
上皮样肉瘤	8804/3
腺泡状软组织肉瘤	9581/3
软组织透明细胞肉瘤	9044/3
骨外黏液样软骨肉瘤	9231/3
促结缔组织增生性小圆细胞肿瘤	8806/3
肾外横纹肌样瘤	8963/3
具有血管周上皮样细胞分化的肿瘤（PEComa）	
良性 PEComa	8714/0
恶性 PEComa	8714/3
内膜肉瘤	9137/3
未分化肉瘤	8802/3
软组织和骨未分化小圆细胞肉瘤	
尤因肉瘤	9364/3
伴有 EWSR1- 非 ETS 家族融合基因的未分化肉瘤	9366/3
CIC 重排肉瘤	9367/3
伴有 BCOR 遗传学改变的肉瘤	9368/3

二、病理分级

（一）法国 FNCLCC 分级系统

法国癌症中心联合会（Fédération Nationale des Centres de Lutte Contre le Cancer，FNCLCC）分级系统最常被使用，见表 2-40。

表 2-40 软组织肉瘤 FNCLCC 组织学分级系统

组织学参数	标准
肿瘤分化	
评分 1	非常类似成人正常间叶组织(如高分化脂肪肉瘤)
评分 2	能做出组织学分型的肉瘤(如黏液样脂肪肉瘤)
评分 3	胚胎性或未分化肉瘤,类型不明确肉瘤
核分裂计数	
评分 1	0～9/10 高倍视野
评分 2	10～19/10 高倍视野
评分 3	≥20/10 高倍视野
肿瘤性坏死	
评分 0	无
评分 1	≤50%
评分 2	≥50%
组织学分级	
1 级	总评分为 2,3
2 级	总评分为 4,5
3 级	总评分为 6,7,8

根据更新 FNCLCC 分级系统制定的组织学类型分化评分见表 2-41。

表 2-41 软组织肉瘤组织学类型分化评分

组织学类型	肿瘤分化评分
高分化脂肪肉瘤	1
黏液样脂肪肉瘤	2
差分化黏液样脂肪肉瘤(圆细胞脂肪肉瘤)	3
多形性脂肪肉瘤	3
去分化脂肪肉瘤	3
成人型纤维肉瘤	2
黏液纤维肉瘤	2
未分化多形性肉瘤	3
经典型恶性外周神经鞘瘤	2
差分化恶性外周神经鞘瘤	3
恶性蝾螈瘤	3
高分化平滑肌肉瘤	1
经典型平滑肌肉瘤	2
差分化平滑肌肉瘤 / 上皮样平滑肌肉瘤	3

组织学类型	肿瘤分化评分
双相型 / 单相型滑膜肉瘤	3
差分化滑膜肉瘤	3
横纹肌肉瘤	3
骨外黏液样软骨肉瘤	2
间叶性软骨肉瘤	3
骨外骨肉瘤	3
尤因肉瘤	3
上皮样肉瘤	3
恶性横纹肌样瘤	3
未分化（梭形细胞和多形性）肉瘤	3

FNCLCC 分级系统也有其局限性，表现在：①分级适用于完整性切除的病例，术前未行新辅助治疗者；②仅极少的分级能适用于有限（活检）标本；③对一些肉瘤来说，组织学类型已代表了组织学分级，如尤因肉瘤、滑膜肉瘤和上皮样肉瘤等，不需要再去评分；④一些肉瘤未被分级，或采用 FNCLCC 分级系统与其生物学行为不相适应，如血管肉瘤和腺泡状软组织肉瘤等；⑤一些间叶性肿瘤有各自的组织学分级评价系统（或危险度评估），常规工作中不采用 FNCLCC 系统，如胃肠道间质瘤和孤立性纤维性肿瘤等。

（二）肉瘤复杂性指数

肉瘤复杂性指数（complexity index in SARComas，CINSARC）是一种与有丝分裂控制相关和染色体完整性相关的基因表达谱，在多种肿瘤（包括肉瘤）中均有预后提示价值。该基因谱由 67 个基因构成，主要涉及细胞周期，染色体形成，终末期细胞分裂，中心体 / 纺锤体分裂和染色体排列和分离方面，见表 2-42。根据基因谱改变可将肿瘤分为两组：低风险组 C1（low-risk profile group，classification 1）和高风险组 C2（high-risk profile group，classification 2），从而提示临床采取不同的治疗方式。CINSARC 最初采用新鲜冷冻组织，通过 RNA-seq 检测完成，对标本 RNA 质量要求较高。但在实际工作中，送检的肉瘤病例绝大多数均为福尔马林固定石蜡包埋（FFPE）组织，限制了 CINSARC 的应用和开展。近年来，Nanostring 技术（NanoCind®）可对 FFPE 标本中的片段 RNA 进行检测，有效提升了评估效率。法国学者团队系列研究数据结果提示 CINSARC 是肉瘤非常重要的预后因素，其分级效果优于组织学分级。

表 2-42　CINSARC 67 基因谱

调控方向	重点基因
细胞周期	CCNA2，FOXM1，CCNB1，H2AFX，CCNB2，HP1BP3，CDC6，MCM2，COC7，MCM7，CDC45，RADS1AP1，CDCA3，RNASEH2，COK1，RRM2，CHEK1
染色体形成	CDCA2，CENPA，CENPL，FANCI，KIF18A，NCAPH，SMC2

调控方向	重点基因
细胞分裂后期/末期	*BUB18*，*CDC20*，*KIF14*，*CKS2*，*KIF20A*，*FBXO5*，*KIF23*，*ANLN*，*KIF4A*，*CEP55*，*PRC1*，*ECT2*，*UBEC2*
中心体/纺锤体分裂	*ASPM*，*KIF15*，*AURKA*，*MAD2L1*，*BIRCS*，*MELK*，*BORA*，*NDE1*，*BUB1*，*NEK2*，*CKAP5*，*PLK4*，*KIF11*，*TPX2*
染色体排列和分裂	*AURK8*，*PTTG1*，*CDCA8*，*SGOL2*，*CENPE*，*SPAG5*，*ESPL1*，*SPC25*，*KIF2C*，*TOP2A*，*NUF2*，*TRIP13*，*OIP5*，*TTK*，*PBK*，*ZWINT*

第四节　病理报告规范

软组织肿瘤病理报告可参考美国病理家学会（College of American Pathologists，CAP）（Version：4.1.0.0）和国际癌症报告合作组织（International Collaboration on Cancer Reporting，ICCR）推荐的报告系统。

一、活检标本病理报告

1. **穿刺病理报告**　尽一切努力对 CNB 出具诊断较为明确的病理报告（包括组织学类型和分级），明确诊断需要有足够的证据支持。不能作出明确诊断时，可出具能够初步帮助临床制订诊疗计划的描述性诊断，如良性纤维母细胞性病变；低级别黏液样肿瘤，倾向良性；高级别多形性肉瘤，不能进一步分类等。即便无明确的定型诊断，定性诊断对指导临床制订治疗方案也有帮助。

2. **报告备注**　视具体情况在报告中适当增加备注，如穿刺活检组织提示为肌内黏液瘤，但因受活检标本限制，其他低度恶性的黏液性肿瘤如低度恶性纤维黏液样肉瘤不能完全排除，建议将肿瘤完整切除后再进一步明确诊断等；尽管组织学形态符合神经纤维瘤，但鉴于肿瘤体积大，活检组织有限，不能除外肿瘤内含有未穿刺到的恶性成分；活检标本显示为非典型性脂肪瘤样肿瘤/高分化脂肪肉瘤，但不能除外肿瘤内含有去分化成分等。

软组织肿瘤活检标本病理报告见表 2-43。

表 2-43　软组织肿瘤活检标本病理报告

标本类型：
　　□芯针穿刺活检（CNB）
　　□切取活检
　　□切除活检
　　□其他
肿瘤部位：
组织学类型：　　　　　　　　　　　　　　（WHO 2020 分类）

组织学级别：

    □ G1

    □ G2

    □ G3

    □ 不能评级，原因：

核分裂象：

    □ $/mm^2$（5HPF）

    □ $/2mm^2$（10HPF）

    □ 不能计数，原因：

坏死：

    □ 无

    □ ＜50%（   %）

    □ ≥50%（   %）

    □ 不能评估，原因：

辅助性检查结果：

    □ 免疫组化：

    □ 分子检测：

二、切除标本病理报告

软组织肿瘤切除标本病理报告见表2-44。

表 2-44　软组织肿瘤切除标本病理报告

标本类型：

肿瘤部位：

肿瘤深度：

组织学类型：   （WHO 2020 分类）

肿瘤数量：

    □ 单个

    □ 多发性

肿瘤大小：   （三维 cm）；或直径范围：   cm～   cm；或总体积： cm^3

组织学分级：

    □ G1

    □ G2

    □ G3

    □ 不能评级，原因：

核分裂象： $/2mm^2$（10HPF）

淋巴管血管侵犯（LVI）：

    □ 无

    □ 有

    □ 不能确定

坏死：

　□无

　□≤50%（　　　%）

　□≥50%（　　　%）

　□不能评估，原因：

切缘情况：

　□未累及（R0）

　　　距最近侧切缘（　　　切缘）　　　cm

　　　距其他切缘分别为：　　　　　cm

　□镜下累及（R1），累及切缘为：

　□肉眼累及（R2），累及切缘为：

淋巴结：

　□无淋巴结

　□淋巴结未见累及（0/　）

　□淋巴结见累及（　/　）

辅助性检查结果：

　□免疫组化：

　□分子检测：

pTNM 分期：

术前治疗情况：

　□情况不明

　□外院手术过，术后原单位病理诊断：

　□术前新辅助治疗

　□术前化疗

　□术前放疗

　□其他：

新辅助治疗病理效应：

　□无反应

　□存活瘤细胞　　　%

　　　坏死　　　%

　　　治疗引起间质改变（纤维化和胶原化）　　　%

　　　瘤细胞显示分化　　　%

　□不能评估，原因：

（王　坚　丁　宜　张迎春）

参考文献

1. ANON. Recommendations for the reporting of soft tissue sarcomas.Association of Directors of Anatomic and Surgical Pathology[J]. Hum Pathol，1999，30（1）：3-7.

2. WATSON RR，BINMOELLER KF，HAMERSKI CM，et al. Yield and performance characteristics of endoscopic ultrasound-guided fine needle aspiration for diagnosing upper GI tract stromal tumors[J]. Dig Dis Sci，2011，56（6）：1757-1762.

3. VAL-BERNAL JF，YLLERA E，MORIS M，et al. Endoscopic ultrasound-guided fine-needle aspiration cytology in the diagnosis of the gastrointestinal stromal tumor of the stomach[J]. Diagn Cytopathol，2020，48（9）：833-839.

4. KLEIN A，FELL T，BIRKENMAIER C，FROMM J，et al. Relative sensitivity of core-needle biopsy and incisional biopsy in the diagnosis of musculoskeletal sarcomas[J]. Cancers（Basel），2021，13（6）：1393.

5. 《软组织和骨肿瘤免疫组织化学检测专家共识（2022 版）》编写专家委员会. 软组织和骨肿瘤免疫组织化学检测专家共识（2022 版）[J]. 中华病理学杂志，2022，51（3）：183-189.

6. 《软组织和骨肿瘤分子病理学检测专家共识（2022 版）》编写专家委员会. 软组织和骨肿瘤分子病理学检测专家共识（2022 版）[J]. 中华病理学杂志，2022，51（10）：950-958.

7. SBARAGLIA M，BUSINELLO G，BELLAN E，et al. Mesenchymal tumours of the gastrointestinal tract[J]. Pathologica，2021，113（3）：230-251.

8. MOMENI-BOROUJENI A，CHIANG S. Uterine mesenchymal tumours: recent advances[J]. Histopathology，2020，76（1）：64-75.

9. KERTOWIDJOJO EC，BENNETT JA. Update on uterine mesenchymal neoplasms[J]. Surg Pathol Clin，2022，15（2）：315-340.

10. AGAIMY A，HALLER F. CTNNB1（β-Catenin）-altered neoplasia: a review focusing on soft tissue neoplasms and parenchymal lesions of uncertain histogenesis[J]. Adv Anat Pathol，2016，23（1）：1-12.

第三章
软组织肉瘤遗传学检测

软组织肉瘤少见，由于其分类复杂，种类繁多，组织学形态和免疫表型常不典型且出现交叠，多年来在诊断和治疗方面给临床和病理医师带来巨大挑战，仅依靠组织学结合免疫组化或单基因检测的病理技术手段虽然能解决部分软组织肉瘤的诊断问题，但在现阶段患者的整合精准治疗方面已经不能满足临床和患者的需求。随着分子技术的进步和精准医学的发展需求，遗传学检测结果不仅在软组织肉瘤的精确诊断、分子分型、靶向药物选择、免疫检查点抑制剂的筛选方面起到了很大作用，对预测肿瘤患者的预后也有很大帮助，并且为后续相关的科学研究提供充分的数据理论基础。

一、与软组织肉瘤诊断相关的遗传学检测应用

目前已发现有数十种软组织肉瘤存在特异性基因改变，具体见表 3-1。在日常工作中，根据不同的分子遗传学异常，可以采用不同的分子检测方法进行辅助诊断。

（一）免疫组化

免疫组化是方便、快捷且廉价的检测手段，在不同地域和不同等级的医院均可开展。部分软组织肉瘤根据分子改变或基因表达谱而设计的抗体有着一定的辅助诊断意义，部分特异性好的抗体甚至可以完全取代其他更复杂的分子检测，极大地提高了病理诊断效率。软组织肉瘤常用的免疫组化抗体主要包括 SS18-SSX 抗体辅助诊断滑膜肉瘤，ALK 抗体辅助诊断炎性肌纤维母细胞瘤，DDIT3 抗体辅助诊断黏液样脂肪肉瘤，以及 MUC4 抗体辅助诊断低度恶性纤维黏液样肉瘤和硬化性上皮样纤维肉瘤，STAT6 抗体辅助诊断孤立性纤维性肿瘤等，具体见表 3-2。

（二）荧光原位杂交

荧光原位杂交（fluorescence in situ hybridization，FISH）是利用荧光标记的特异核酸探针与细胞内相应的靶 DNA 分子杂交，通过在荧光显微镜观察荧光信号，来确定与特异探针杂交后该 DNA 序列在染色体上的分布，确定是否有基因重排、产生融合基因、基因扩增或缺失等。检测探针包括分离探针、融合探针、扩增探针及缺失探针等类型，分别对应检测相应的基因扩增、基因断裂、基因融合和基因缺失。FISH 在软组织肉瘤诊断方面应用较为广泛，其中分离探针是应用最为广泛的探针（表 3-3），*EWSR1* 分离探针（尤因肉瘤，促结缔组织小圆细胞肿瘤，血管瘤样纤维组织细胞瘤，软组织透明细胞肉瘤等）、*DDIT3* 分离探针（黏液样脂肪肉瘤）、*SS18* 分离探针（滑膜肉瘤）等已经被越来越多的病理医生应用到日常诊断工作中。分离探针优点在于易研发使用，判读简单，但由于不能检测相关的融合伙伴基因，

有时还需要辅助其他分子检测。

以尤因肉瘤为例，85%～90% 的尤因肉瘤患者会出现特异性的染色体平衡易位，即 t（11;22）(q24;q12)染色体异位，最常见形成 *EWSR1::Fli1* 融合基因；10%～15% 的尤因肉瘤为 *EWS* 基因与 21q21 的 *ERG* 基因发生易位而形成 *EWSR1::ERG* 融合基因；还有不到 1% 的尤因肉瘤融合基因为 *EWSR1::FEV*，*EWSR1::ETV1*，*EWSR1::ZSG*，*EWSR1::E1AF* 等。除此以外，*EWSR1* 基因还可以和不同肿瘤的多达 10 余种伙伴基因发生融合，产生 *EWSR1::NFATC2*，*EWSR1::PATZ1*，*EWSR1::SP3*，*EWSR1::POU5F1*，*EWSR1::SMARCA5*，*EWSR1::WT1*，*EWSR1::PBX1*，*EWSR1::PBX3*，*EWSR1::ZNF444*，*EWSR1::CREB3L1/2*，*EWSR1::DDIT3*。并且随着分子技术的应用，与 *EWSR1* 融合的新伙伴基因还在不断扩充。类似的情形还出现在 *TFE3*（腺泡状软组织肉瘤 *TFE3::ASPL*，血管周上皮样细胞肿瘤 *TFE3::PSF* 和上皮样血管内皮瘤 *TFE3::YAP1*）、*ALK*、*NTRK* 等断裂探针检测时，此时要通过进一步检测如 PCR 或 NGS 来确定它们的融合伙伴基因才能提示诊断。现有的融合探针每次只能检测单个融合基因，从时效性方面与 NGS 相比较差，不是首选检测方法。所以目前临床工作中应用的融合探针并不多，主要包括 *EWSR1::Fli1* 融合探针，*EWSR1::NFATC2* 融合探针，*EWSR1::PATZ1* 融合探针，*BCOR::CCNB3* 融合探针，*COL1A1::PDGFB* 融合探针等。其他方面，部分 FISH 探针可检测基因扩增和缺失，如 *MDM2* 探针用于检测非典型性脂肪瘤样肿瘤 / 高分化脂肪肉瘤、去分化脂肪肉瘤和内膜肉瘤等，*Gli1* 探针用于检测 *Gli1* 遗传学改变的软组织肿瘤，*RB1* 缺失探针用于检测梭形细胞脂肪瘤 / 多形性脂肪瘤等，*SMARCB1* 缺失探针用于检测上皮样肉瘤等。

（三）聚合酶链反应

聚合酶链反应（polymerase chain reactin，PCR）技术具有定量、特异、灵敏和快速等特点，其中逆转录酶链反应（RT-PCR）是目前应用最为广泛的 PCR 方法，该方法通过逆转录（RT）将 RNA 转化为 cDNA，再以此为模板通过 PCR 进行 DNA 扩增。在明确特定基因异常和基因定位方面有独到的优势，也可以作为验证其他分子检测结果的有效工具。以软组织肉瘤 RT-PCR 检测融合基因为例，诊断相关肿瘤所设计的引物往往是最常见的融合类型，而易错过不太常见的融合类型。

使用 Sanger 测序进行点突变的检测较为实用，这种快捷准确的单基因检测对肿瘤的诊断和治疗具有重要参考意义。例如检测 *CTNNB1* 基因突变辅助诊断侵袭性纤维瘤病，检测 *KIT/PDGFRA* 辅助诊断胃肠道间质瘤，检测 *H3F3A* 基因突变辅助诊断骨巨细胞瘤，检测 *PDGFRB* 基因突变辅助诊断婴儿肌纤维瘤病，检测 *MYOD1* 基因突变辅助诊断梭形细胞 / 硬化性横纹肌肉瘤等。

（四）高通量测序

高通量测序，又称二代测序技术（next generation sequencing，NGS），是核酸测序进入高通量、低成本的标志，特别是 DNA 测序联合了 RNA 测序后，可以更全面地展示软组织肉瘤各种形式的基因改变，包括突变、融合、扩增、缺失等特点，在不过多损耗标本的前提下，一次性获得足够的遗传学信息，在软组织肉瘤诊疗中具有越来越重要的意义。美国纪念斯隆 - 凯特琳癌症中心曾经对多于 7 000 例的肉瘤进行回顾性 NGS 分析发现，该技术的运用至少改变了 10.5% 的肉瘤诊断，发现 31% 的肉瘤拥有特异性基因重排，有助于诊断和筛选相应的治疗药物。特别是对那些组织学形态不典型、免疫组化结果有交叉、FISH 和 PCR 或 Sanger 测序分析为阴性不能明确诊断的软组织肉瘤病例，病理医师需要完善 NGS 检测来辅助诊断。例如，骨与软组织未分化小圆细胞肉瘤、*NTRK* 重排梭形细胞肿瘤、梭形细胞肉瘤、无特异形态特点及免疫表型的肉瘤等。骨与软组织未分化小圆细胞肉瘤是独立于骨与软组织肿瘤之外的单独一类肿瘤，形态学和免疫组化可出现交叉，在完成免疫组化染色套餐和 FISH 检测的基础上，有条件的建议 NGS 检测以明确诊断并了解更细化的遗传学信息，特别是融合基因的形式。*NTRK* 重排梭形细胞肿瘤组织学形态多样，免疫组化可能会出现 CD34 和 S100 蛋白质不同程度阳性，无论 pan-TRK 阳性或阴性，都建议完善 NGS 检测进一步与 *RAF1* 重排肉瘤、*RET* 重排肉瘤等鉴别。

　　软组织肉瘤建议选择以 DNA＋RNA 为基础的 NGS 来完成二代测序工作，不仅可以覆盖更全面、更广泛的基因，还可以避免遗漏某些特殊变异类型。对于复发或转移的患者，可再次进行 NGS 检测以利于发现新出现的基因异常，协助临床寻找存在的治疗靶点及评估免疫治疗机会。未来，第三代测序技术将进一步降低测序的成本，拥有更快的数据读取速度和巨大的应用潜能，能够让我们从基因水平更加深入理解疾病的发生、发展，为诊断和治疗提供新的确凿依据。

表 3-1　常见软组织肉瘤遗传学异常

组织学类型	细胞遗传学异常	分子遗传学异常
非典型脂肪瘤样肿瘤 / 高分化脂肪肉瘤、去分化脂肪肉瘤	amp（12）(q14-q15)	*MDM2*,*CDK4*,*HMGA2*,*YEATS4*,*CPM*,*FRS2*,*GLI* 扩增
黏液样脂肪肉瘤	t(12;16)(q13;p11)	*FUS::DDIT3*
	t(12;22)(q13;q12)	*EWSR1::DDIT3*
孤立性纤维性肿瘤	inv(12)(q13q13)	*NAB2::STAT6*
炎性成肌纤维细胞瘤	t(1;2)(q22;p23)	*TPM3::ALK*
	t(2;19)(p23;p13)	*TPM4::ALK*
	t(2;17)(p23;q23)	*CLTC::ALK*
	t(2;2)(p23;q13)	*RANBP2::ALK*
	inv(2)(p23q35)	*ATIC::ALK*
	t(2;11)(p23;p15)	*CARS::ALK*
	t(2;4)(p23;q21)	*SEC31L1::ALK*
	t(2;12)(p23;p11)	*PPFIBP1::ALK*
	t(6;3)(q22;q12)	*TFG::ROS1*
	t(6;17)(q22;p13)	*YWHAE::ROS1*
	inv(2)(p23q35)	*ATIC::ALK*
隆突性皮肤纤维肉瘤 / 巨细胞纤维母细胞瘤	t(17;22)(q21;q13)	*COL1A1::PDGFB*
婴儿型纤维肉瘤	t(12;15)(p13;q25)	*ETV6::NTRK3*
低级别纤维黏液样肉瘤	t(7;16)(q33;p11)	*FUS::CREB3L2*
	t(11;16)(p11;p11)	*FUS::CREB3L1*

组织学类型	细胞遗传学异常	分子遗传学异常
硬化性上皮样纤维肉瘤	t(11;22)(p11;q12) t(11;16)(p11;p11) t(7;16)(p21;q11)	*EWSR1::CREB3L1* *FUS::CREB3L1* *FUS::CREB3L2*
腱鞘巨细胞瘤	t(1;2)(p13;q37)	*CSF1::COL6A3*
上皮样血管内皮瘤	t(1;3)(p36;q23-q25) t(X;11)(p11;q22)	*WWTR1::CAMTA1* *YAP1::TFE3*
血管肉瘤(放疗后)	8q24	*MYC* 扩增
腺泡状横纹肌肉瘤	t(2;13)(q35;q14) t(1;13)(p36;q14) t(2;2)(q35;p23) t(2;8)(q35;q13) t(8;13)(p12;q13) t(X;2)(q13;q35)	*PAX3::FOXO1A* *PAX7::FOXO1A* *PAX3::NCOA1* *PAX3::NCOA2* *FOXO1::FGFR1* *PAX3::AFX*
先天性/婴儿梭形细胞横纹肌肉瘤	t(6;8)(p21;q13) t(8;11)(q13;p15) t(6;8)(q22;q13) t(6;6)(q22;q24)	*SRF::NCOA2* *TEAD1::NCOA2* *VGLL2::NCOA2* *VGLL2::CITED2*
梭形细胞/硬化性横纹肌肉瘤	11p15.1	*MYOD1* 基因突变 (*MYOD1 p.L122R*)
胃肠道间质瘤	4q12-13/4q11-12 5p15/1p36/1q23/11q23 7q34/17q11/12p12 t(12;15)(p13;q25) t(8,8)(p11;p11) t(8;8)(P11;p12)	*KIT/PDGFRA* 突变 *SDHA/B/C/D* 突变 *BRAF*,*NF1*,*KRAS* 突变 *ETV6::NTRK3* *FGFR1::HOOK3* *FGFR1::TACC1*
间叶性软骨肉瘤	del(8)(q13;q21) /t(8;8)(q21;q13)	*HEY1::NCOA2*
恶性外周神经鞘膜瘤	17q11.2 9p21.3 11q14.2,17q11.2	*NF1* *CDNK2A/B* *PRC2*(*EED* 或 *SUZ12*)
恶性色素性神经鞘膜肿瘤	17q24.2	*PRKAR1A* 突变
软组织肌上皮肿瘤	t(6;22)(p21;q12) t(1;22)(q23;q12) t(1;16)(p34;p11) t(9;22)(q33;q21) t(19;22)(q13;q12)	*EWSR1::POU5F1* *EWSR1::PBX1* *FUS::KLF17* *EWSR1::PBX3* *EWSR1::ZNF444*
骨化性纤维黏液样肿瘤	t(6;12)(p21;q24)	*EP400::HF1*
NTRK 重排梭形细胞肿瘤	t(1;1)(q22;q23) inv(1)(q23;q31) inv(1)(q21;q23) t(9;15)(q21;q25)	*LMNA::NTRK1* *TPR::NTRK1* *TPM3::NTRK1* *NTRK2::NTRK3*

组织学类型	细胞遗传学异常	分子遗传学异常
滑膜肉瘤	t（X;18）(p11;q11)	*SS18::SSX1* *SS18::SSX2* *SS18::SSX4*
上皮样肉瘤	22q11.2 异常	*SMARCB1（INI1）*失活，缺失或突变
腺泡状软组织肉瘤	t（X;17）(p11;q25)	*TFE3::ASPSCR1*
软组织透明细胞肉瘤／胃肠道透明细胞肉瘤样肿瘤	t（12;22）(q13;q12) t（2;22）(q33;q12)	*EWSR1::ATF1* *EWSR1::CREB1*
骨外黏液样软骨肉瘤	t（9;22）(q22;q12) t（9;17）(q22;q11) t（9;15）(q22;q21) t（3;9）(q11;q22)	*EWSR1::NR4A3* *TAF2N::NR4A3* *TCF12::NR4A3* *TFG::NR4A3*
促结缔组织增生性小圆细胞肿瘤	t（11;22）(p13;q12)	*EWSR1::WT1*
肾外横纹肌样瘤	22q11.2 异常	*SMARCB1（INI1）*失活
内膜肉瘤	Gain or amp（12）(q12-q15) 和 4q12	*MDM2*, *CDK4*, *TSPAN31*, *GLI1* 扩增
PEComa	9q34/16p13 t（X;17）(p11;p13)	*TSC1/2* 突变 *DVL2::TFE3*
尤因肉瘤	t（11;22）(q24;q12) t（21;22）(q22;q12) t（2;22）(q33;q12) t（7;22）(p22;q12) inv（22）(q12q12) t（17;22）(q12;q12) t（16;21）(p11;q22) t（2;16）(q35;p11)	*EWSR1::FLI1* *EWSR1::ERG* *EWSR1::FEV* *EWSR1::ETV1* *EWSR1::ZSG* *EWSR1::E1AF* *FUS::ERG* *FUS::FEV*
CIC 重排肉瘤	t（4;19）(q35;q13) t（10;19）(q26;q13) t（x;19）(q13;q13.3) t（15;19）(q14;q13.2) t（10;19）(q23.3;q13)	*CIC::DUX4* *CIC::DUX4* *CIC::FOXO4* *CIC::NUTM1* *CIC::NUTM2B*
伴 *BCOR* 遗传学改变的肿瘤　　*BCOR* 重排肉瘤	inv（x）(p11.4;p11.22) t（x;4）(p1.4;q31.1) t（x;22;）(p11;p13.2)	*BCOR::CCNB3* *BCOR::MAML* *ZC3H7B::BCOR*
婴幼儿未分化圆细胞肉瘤	*BCOR*-ITD	*BCOR*-ITD
婴幼儿原始黏液样间叶性肿瘤	t（10;17）(q23.3;p13.3)	*YWHAE1::NUTM2B*
EWSR1- 非 *ETS* 融合的圆细胞肉瘤	t（20;22）(q13;q12) t（1;22）(q36.1;q12) t（2;22）(q31;q12) t（6;22）(p21;q12) t（4;22）(q31;q12) t（20;16）(q13.2;p11.2)	*EWSR1::NFATC2* *EWSR1::PATZ1* *EWSR1::SP3* *EWSR1::POU5F1* *EWSR1::SMARCA5* *FUS::NFATC2*

表 3-2　免疫组化抗体辅助诊断具有特殊分子遗传学改变的软组织肿瘤

免疫组化抗体	检测肿瘤
Aggrecan	*NFATC2* 重排肉瘤
ALK	炎性肌纤维母细胞瘤、上皮样纤维组织细胞瘤、ALK 阳性组织细胞增生症
B-catenin	侵袭性纤维瘤病、鼻腔鼻窦血管周细胞瘤，假内分泌肉瘤
BCOR	*BCOR* 重排肉瘤
BRG1（*SMARCA4*）	*SMARCA4* 缺失性未分化肉瘤
CADM3	浅表性 CD34 阳性纤维母细胞瘤
CAMTA1	上皮样血管内皮瘤
CCNB3	*BCOR::CCMB3* 肉瘤
CD117	胃肠道间质瘤、恶性黑色素瘤、透明细胞肉瘤、PEComa、卡波西肉瘤
FOS	上皮样血管瘤、增生性肌炎 / 筋膜炎
FOSB	上皮样血管瘤、假肌源性血管内皮瘤
DDIT3	黏液样脂肪肉瘤
DOG1	胃肠道间质瘤
DUX4	*CIC* 重排肉瘤
ETV4	*CIC* 重排肉瘤
FGF23	磷酸盐尿性间叶瘤
GLi1	*Gli1* 遗传学改变的软组织肿瘤
HHV8	卡波西肉瘤
H3K27Me3	恶性外周神经鞘膜瘤
MDM2/CDK4/p16	非典型性脂肪瘤性肿瘤 / 高分化脂肪肉瘤、去分化脂肪肉瘤、内膜肉瘤
MUC4	硬化性上皮样纤维肉瘤、低度恶性纤维黏液样肉瘤
NUT	*NUTM1* 重排肉瘤
NKX2.2	尤因肉瘤、间叶性软骨肉瘤
NKX3.1	*NFATC2* 重排肉瘤、间叶性软骨肉瘤
NY-ESO-1	黏液样脂肪肉瘤
Pan-TRK	*NTRK* 重排梭形细胞肿瘤、婴儿纤维肉瘤
TrK1	*NTRK1* 重排梭形细胞肿瘤
PAX3	双表型鼻腔鼻窦肉瘤
PLAG1	脂肪母细胞瘤、*PLAG1* 重排儿童纤维黏液样肿瘤
PRDM10	浅表性 CD34 阳性纤维母细胞瘤
PRKAR1A	色素性恶性神经鞘膜瘤
Rb	梭形细胞 / 多形性细胞脂肪瘤、非典型梭形细胞 / 多形性细胞脂肪瘤样肿瘤、外阴及上皮瘤样肿瘤、乳腺型肌纤维母细胞瘤、富细胞性血管纤维瘤、肢端纤维黏液瘤
SDHA	SDHA 突变型胃肠道间质瘤

免疫组化抗体	检测肿瘤
SDHB	SDH 缺陷型胃肠道间质瘤、SDH 缺陷型副神经节瘤
SMARCB1（*INI1*）	上皮样肉瘤、肾外横纹肌样瘤、上皮样恶性外周神经鞘膜瘤、差分化脊索瘤、部分肌上皮癌、部分骨外黏液样软骨肉瘤、上皮样神经鞘瘤
SS18-SSX	滑膜肉瘤
STAT6	孤立性纤维性肿瘤
TFE3	腺泡状软组织肉瘤、*TFE3* 重排上皮样血管内皮瘤、*TFE3* 重排 PEComa
TLE1	滑膜肉瘤、伴 *BCOR* 遗传学改变的肉瘤
TRIM11	伴 *CRTC1::TRIM11* 融合皮肤色素细胞肿瘤
WT-1	*CIC* 重排肉瘤、促结缔组织增生性小圆细胞肿瘤、恶性间皮瘤

表 3-3　软组织肉瘤常用 FISH 分离探针

探针	染色体定位	肿瘤类型
ALK	2p23	炎性肌纤维母细胞瘤
BRAF	7q34	BRAF 重排梭形细胞肿瘤、部分黏液炎性纤维母细胞肉瘤
CAMTA1	1p36	上皮样血管内皮瘤
CIC	19q13.2	*CIC* 重排肉瘤
DDIT3	12q13	黏液样脂肪肉瘤
DUX4	4q35	*CIC::DUX4* 融合阳性肉瘤
ETV6	12p13	婴儿型纤维肉瘤
EWSR1	22q12	尤因肉瘤、*EWSR1::* 非 *ETS* 圆细胞肉瘤、软组织透明细胞肉瘤、血管瘤样纤维组织细胞瘤、胃肠道透明细胞肉瘤样肿瘤、恶性胃肠道神经胚层肿瘤、促结缔组织增生性小圆细胞肿瘤、硬化性上皮样纤维肉瘤、原发性肺黏液样肉瘤、肌上皮瘤、部分骨外黏液样软骨肉瘤、*EWSR1::SMAD3* 阳性纤维母细胞肿瘤、*EWSR1::CREB* 恶性上皮样肿瘤、少数黏液样脂肪肉瘤、部分盆腔腹膜后平滑肌瘤
FOXO1	13q14	腺泡状横纹肌肉瘤
FOS/FOSB	14q21-q31/19q13.32	上皮样血管瘤、增生性肌炎 / 筋膜炎
FOSB	19q13.32	假肌源性血管内皮瘤
FN1	2q35	钙化性腱膜纤维瘤、钙化性软骨样间叶性肿瘤、滑膜软骨瘤病、软组织软骨瘤、脂肪纤维瘤病、磷酸盐尿性间叶瘤
FUS	16p11	低度恶性纤维黏液样肉瘤、多数黏液样脂肪肉瘤
GLI1	12q13.3	*GLI1* 遗传学改变软组织肿瘤
HMGA2	12q14	深部（侵袭性）血管黏液瘤、部分脂肪瘤
KMT2A	11q23.3	*YAP1::KMT2A* 融合阳性肉瘤
MALAT1	11q13	胃母细胞瘤、*GLI1* 遗传学改变软组织肿瘤
MAML2	11q21	网状和复合性血管内皮瘤、伴神经内分泌分化的复合性血管内皮瘤

探针	染色体定位	肿瘤类型
MAML3	4q31	双表型鼻腔鼻窦肉瘤
MEGA5	10q24	黏液炎性纤维母细胞肉瘤、软组织多形性玻璃样变血管扩张性肿瘤、含铁血黄色沉着性纤维脂肪瘤样肿瘤
NCOA1	2p23.3	PRRX1::NOCA1 阳性纤维母细胞肿瘤、PAX3::NCOA1 阳性双表型鼻腔鼻窦肉瘤
NCOA2	8q13.3	间叶性软骨肉瘤、软组织血管纤维瘤、先天性 / 婴幼儿梭形细胞横纹肌肉瘤、泌尿生殖道及妇科低级别梭形细胞肿瘤、双表型鼻腔鼻窦肉瘤、骨梭形细胞横纹肌肉瘤
NOTCH2	1p12	恶性血管球瘤
NR4A3	9q22	骨外黏液样软骨肉瘤
NUT	15q14	NUTM1 重排肉瘤
PDGFB	22q13.1	隆突性皮肤纤维肉瘤、巨细胞纤维母细胞瘤
PDGFD	11q22.3	COL6A3/EMILIN2::PDGFD 融合隆突性皮肤纤维肉瘤
PHF1	6p21.32	骨化性纤维黏液样肿瘤、部分子宫内膜间质肉瘤
PLAG1	8q12.1	脂肪母细胞瘤、PLAG1 重排儿童纤维黏液样肿瘤、子宫黏液样平滑肌肉瘤、皮肤软组织混合瘤
PRDM10	11q24.3	浅表性 CD34 阳性纤维母细胞瘤
RAF1	3p25.2	RAF1 重排梭形细胞肿瘤
RET	10q11.21	RET 重排梭形细胞肿瘤、个别炎性肌纤维母细胞瘤
ROS1	6q22.1	炎性肌纤维母细胞瘤
SS18	18q11.2	滑膜肉瘤
SRF	6p21	富细胞性肌纤维瘤 / 肌周皮细胞瘤、富细胞性肌样肿瘤、SRF 重排高分化横纹肌肉瘤
TFCP2	12q13	TFCP2 重排梭形细胞和上皮样横纹肌肉瘤
TFE3	Xp11.2	腺泡状软组织肉瘤、TFE3 重排上皮样血管内皮瘤、TFE3 重排的 PEComa
USP6	17p13.2	结节性筋膜炎，骨化性肌炎、指 / 趾纤维骨性假瘤、骨和软组织动脉瘤样骨囊肿
VGLL2	6q22	VGLL2::NCOA2 梭形细胞和上皮样横纹肌肉瘤

二、与治疗相关的遗传学检测应用

（一）靶向治疗相关检测

软组织肉瘤的治疗除了传统的手术及放、化疗外，靶向治疗、免疫治疗及表观遗传学药物治疗已经逐渐成为大家关注的焦点。曾经不区分肉瘤类型的"粗犷"式治疗，在医学水平飞速发展的今天，正日趋呈现个体化、精细化的精准治疗模式，不断使患者从中受益。

伴随着分子遗传学的进展，使用遗传学检测分析研究发现，31%～61%的肉瘤患者存在潜在可靶向治疗的基因突变，具有靶向治疗的机会，特别是设计出针对软组织肉瘤驱动基因的药物，从根本上可抑制驱动基因对下游蛋白翻译的影响，改变肿瘤细胞内蛋白质结构及功能，从而最终影响肉瘤的发展。靶向治疗的前提是寻找特异性靶点，可以通过如免疫组化、FISH、PCR、Sanger测序及NGS等遗传学检测手段完成。目前可使用靶向治疗的肉瘤包括伴有*ALK*融合的炎性肌纤维母细胞瘤（ALK抑制剂克唑替尼、赛瑞替尼等）；*NTRK*重排的软组织肿瘤（NTRK抑制剂拉罗替尼、恩曲替尼），这种以*NTRK*基因重排特征来命名肿瘤组织学形态多样（以*NTRK1*重排为主，少数涉及*NTRK2*和*NTRK3*），很难界定性质和来源，但如果遗传学检测显示涉及*NTRK*基因易位，无论融合伙伴是已发现的*LMNA*、*TMP3/TPR*、*SQSTM1*，还是新发现的其他基因，都可以尝试该类药物，使患者获益。超过90%的高分化脂肪肉瘤和去分化脂肪肉瘤具有*MDM2/CDK4*扩增。目前已经有相应的MDM2抑制剂（Milademetan）临床试验和CDK4抑制剂（哌柏西利）尝试用于治疗去分化脂肪肉瘤并取得良好疗效的病例报告。其中MDM2抑制剂是通过抑制MDM2-P53复合物的形成，导致P53活性增强而发挥抑癌作用。而CDK4抑制剂治疗机制正是通过选择性的抑制CDK4/6标记的功能，阻止肿瘤细胞从G_1期进展到S期。需要警惕的是，免疫组化检测MDM2和CDK4可能不准确，一定要在组织学诊断的基础上加做其他遗传学检测方可协助诊断高分化脂肪肉瘤和去分化脂肪肉瘤。80%～90%的隆突性皮肤纤维肉瘤有*COL1A1::PDGFB*基因，酪氨酸激酶抑制剂（伊马替尼）可用于晚期隆突性皮肤纤维肉瘤的治疗，也可用于不可切除隆突性皮肤纤维肉瘤的新辅助治疗。恶性血管周上皮样细胞肿瘤常常携带*TSC1/2*基因突变或*TFE3*基因融合，可以尝试使用mTOR抑制剂（依维莫司、西罗莫司、替西罗莫司）来治疗。胃肠道间质瘤的治疗使用PDGFR抑制剂（伊马替尼、培唑帕尼、瑞普替尼）的前提也是要进行分子和蛋白层面的检测，以确定其含有特定的靶点。上皮样肉瘤常存在*SMARCB1*基因缺失，可以使用表观遗传学药物EZH2抑制剂（他泽司他）进行治疗，同时针对SWI/SNF重塑复合物异常的扩展谱肿瘤，也可进行尝试性治疗，该基因的缺失在蛋白和分子层面均可简单验证，而无需进行NGS。TK216药物可针对晚期不可切除或肺转移的*EWSR1::Fli1*尤因肉瘤抑制其融合基因的形成而控制肿瘤进展。CSF1抑制剂（培西达替尼）对不可切除或切除不净的腱鞘滑膜巨细胞瘤约83%的病例有较满意的疾病控制率（部分缓解52%，疾病稳定31%）。

另外，以小分子抑制剂为代表的抗血管靶向药物也早已经开始应用于肉瘤的治疗，靶点为血管内皮生长因子受体（VEGFR）及其他酪氨酸激酶，在部分软组织肉瘤的治疗过程中取得了一定效果。目前尚未有直接证据显示*VEGFR*等基因状态与治疗效果有明确的关系，故采用此类治疗方案可以不进行分子遗传学检测。

近几年还陆续认识到某些与化疗敏感性相关的基因通过遗传学检测也有助于软组织肉瘤患者药物的选择，例如，ATM这种蛋白激酶的缺乏（通过免疫组化检测丢失）的方法可能对提示临床医师患者化疗敏感性判断有一定意义。通过检测*BRCA1/2*基因致病性突变的存在，可以判断软组织肉瘤对作用于DNA的细胞毒性药物（如顺铂及卡铂）更加敏感等。

（二）软组织肉瘤免疫治疗相关的遗传学检测

PD-1/PD-L1信号通路与肿瘤免疫逃逸密切相关。PD-1（programmed death receptor-1）

是 T 细胞上的抑制性受体，与 PD-L1（programmed death receptor ligand-1）相互作用，可抑制 T 细胞增殖、活化。PD-1 和 PDL-1 检测主要依靠免疫组化结果判读。帕博利珠单抗（K 药）作为 PD-1 免疫检查点抑制剂，能够阻断 PD-1 与其配体 PD-L1 和 PD-L2 之间的相互作用，从而激活 T 淋巴细胞。微卫星不稳定性高（microsatellite instability-high，MSI-H）/错配修复缺陷（mismatch repair deficiency，dMMR）检测可以依赖于 PCR 技术或免疫组化检测具有代表性的四个常见 MMR（MLH1、MSH2、MSH6 和 PMS2）。而 TMB 代表肿瘤组织中基因组外显子编码区体细胞突变总数，TMB 检测只能通过 NGS 实现。肉瘤的 TMB 通常较低，多数在 2 以下，偶尔可见肉瘤 TMB≥10（mut/Mb）。*BRCA* 突变可以导致同源重组缺陷，使得细胞不能修复断裂的 DNA 链并发生多种遗传学改变，从而与肿瘤的发生密切相关。*BRCA1/2* 基因致病性突变的软组织肉瘤对多聚 ADP 核糖聚合酶（PARP）抑制剂也应更加敏感。

所以，遗传学检测的开展不仅有利于寻找合适的分子标志物指导分子亚型分类，筛选优势人群使软组织肉瘤免疫治疗更加精准，还可以通过遗传学检测结合临床实际情况，特别是对进展期软组织肉瘤患者采用 NGS 全面 Pannel（DNA＋RNA）检测免疫治疗相关的分子标志物来精确选择免疫治疗。

三、与软组织肉瘤预后相关的遗传学检测

与尤因肉瘤同属未分化小圆细胞肉瘤的 *EWSR1*- 非 *ETS* 融合的圆细胞肉瘤、*CIC* 重排肉瘤、伴有 *BCOR* 遗传学改变的肉瘤虽然治疗可参考尤因肉瘤治疗方案，但其预后不同于尤因肉瘤，所以有必要通过遗传学检测把这些未分化小圆细胞肿瘤与尤因肉瘤区分开。现有研究表明伴有 *EWSR1*- 非 *ETS* 融合的圆细胞肉瘤和 *CIC* 重排肉瘤对化疗的敏感性和预后比尤因肉瘤差。有报道显示 *BCOR* 肉瘤患者的 5 年总生存率好于 *CIC* 重排肉瘤（100% *vs.* 28.2%），对化疗的反应也比 *CIC* 重排肉瘤更好。

其他与软组织肉瘤预后相关的遗传学检测结果显示：具有 *CDKN2A* 激活突变的肉瘤患者预后较差；*EWSR1::Fli1* 尤因肉瘤预后好于 *EWSR1* 与其他伙伴基因融合的尤因肉瘤；腺泡状横纹肌肉瘤中 70%～80% 存在 *PAX3::FKHR* 或 *PAX7::FKHR*，其总生存时间（overall survival，OS）和无事件生存时间（event-free survival，EFS）较 *FOXO1* 融合基因阴性的患者预后差，远处转移率高。另外，*PAX3::FOXO1* 腺泡状横纹肌肉瘤患者预后差于 *PAX7::FOXO1* 腺泡状横纹肌肉瘤患者。梭形细胞/硬化性横纹肌肉瘤中具有 *MYOD1* 基因突变的亚型预后很差。*CTNNB1 S45F* 突变是侵袭性纤维瘤病易复发的独立预测指标；上皮样血管内皮瘤 *WWT*R1-*CAMTA1* 亚型预后比 *YAP1-TFE3* 亚型差；分子分型为 *SS18::SSX1* 的滑膜肉瘤预后较差等。

四、软组织肉瘤遗传学检测应用的注意事项

软组织肉瘤遗传学检测方法和用途多样，了解这些方法的优缺点，可以互补使用。理性客观地判读其结果，需要密切结合临床病史、查体、影像学特点和实验室检查等相关信息，在病理组织学诊断的基础上才可以结合遗传学检测结果作出准确判断，没有前面的基础准备工作，直接根据遗传学检测结果作出病理诊断容易出现重大纰漏，是我们在日常工作中一定要避免出现的情况。当遗传学检测结果与临床病理诊断严重不符时，如良恶性差异、分类差异或分期差异时，尤其是检测结果与后续重要的临床治疗密切相关时，需暂停病

理诊断流程，仔细回顾分析原因，务必进行重复检测，并且采用其他 1 种或 2 种遗传学检测方法进行再验证以确保结果的准确性。对于标准化的送检和实验操作流程、平台的搭建和质控要求、工作人员培训等必须要遵循国际 / 国内标准和共识以确保实验质量。

综上所述，随着对软组织肉瘤研究的深入以及人类对精准医疗需求的不断提升，遗传学检测已经不仅是软组织肉瘤诊断过程中的一个环节，而是成为了贯穿肿瘤诊断、治疗和预后判断的关键角色。可以说，遗传学检测在软组织肉瘤病理诊断的探索上是具有划时代意义的里程碑，它们的使用不仅拓宽了传统病理学基于组织学的研究范围，还促使我们对肿瘤发生发展、组织学特征、生物学行为的认识进入了更深层次的水平。未来遗传学检测的研究热点将整合基因组学、蛋白组学、表观遗传学等方面的进展携手应用于软组织肉瘤患者的精准诊断、靶向和免疫治疗以及预后判断方面，不仅可为病理医师在诊断软组织肉瘤时带来更多的便利，也将在指导临医师对软组织肉瘤治疗和研究方面发挥重要作用，使医师和患者双双获益。

（丁　宜　张迎春　王　芳）

参考文献

1. WHO CLASSIFICATION OF TUMOURS EDITORIAL BOARD. WHO classification of tumours. Soft tissue and Bone tumours[M]. 5th ed. Lyon：IARC Press，2020.
2. 中华医学会病理学分会骨和软组织疾病学组、中国抗癌协会肿瘤病理专业委员会骨与软组织肿瘤协作组、中国抗癌协会肉瘤专业委员会病理学组. 软组织和骨肿瘤免疫组织化学检测专家共识（2022 版）[J]. 中华病理学杂志，2022，51（3）：183-189.
3. 中华医学会病理学分会骨和软组织疾病学组、中国抗癌协会肿瘤病理专业委员会骨与软组织肿瘤协作组、中国抗癌协会肉瘤专业委员会病理学组、中国研究型医院学会病理学专业委员会. 软组织和骨肿瘤分子病理学检测专家共识（2022 版）[J]. 中华病理学杂志，2022，51（10）：950-958.
4. VON MEHREN M，KANE JM，AGULNIK M，et al. Soft tissue sarcoma，Version 2.2022，NCCN Clinical Practice Guidelines in Oncology[J]. J Natl Compr Canc Netw，2022，20（7）：815-833.
5. GRÜNEWALD TG，ALONSO M，AVNET S，et al. Sarcoma treatment in the era of molecular medicine[J]. EMBO Mol Med，2020，12（11）：e11131.
6. SCHAEFER IM，HORNICK JL. Diagnostic Immunohistochemistry for Soft Tissue and Bone Tumors：An Update[J]. Adv Anat Pathol，2018，25（6）：400-412.
7. GOUNDER MM，AGARAM NP，TRABUCCO SE，et al. Clinical genomic profiling in the management of patients with soft tissue and bone sarcoma[J]. Nat Commun，2022，13（1）：3406.
8. NACEV BA，SANCHEZ-VEGA F，SMITH SA，et al. Clinical sequencing of soft tissue and bone sarcomas delineates diverse genomic landscapes and potential therapeutic targets[J]. Nat Commun，2022，13（1）：3405.
9. TAKEYASU Y，OKUMA HS，KOJIMA Y，et al. Impact of ALK Inhibitors in Patients With ALK-Rearranged Nonlung Solid Tumors[J]. JCO Precis Oncol，2021，5：PO.20.00383.
10. DRILON A，LAETSCH TW，KUMMAR S，et al. Efficacy of Larotrectinib in TRK Fusion-Positive Cancers in Adults and Children[J]. N Engl J Med，2018，378（8）：731-739.

第四章
软组织肉瘤影像学诊断

软组织肉瘤影像学可以根据不同的检查方法进行评估，包括 X 线、超声、CT 和 MRI 检查等。在 X 线检查中，软组织肉瘤通常呈现为软组织肿块，可伴有骨质破坏或钙化等特征，但是 X 线诊断对于肿瘤的组织学特征和浸润程度的评估有限。超声检查在软组织肉瘤的初步筛查和定位中起到一定的作用，可以显示肿瘤的表面特征、形状和内部结构等。CT 检查在软组织肉瘤的影像学诊断中起着重要的作用，能够提供更详细的解剖信息，可以显示肿瘤的大小、形状、密度和边界等特征，还可以评估肿瘤的侵袭程度和周围结构的受累情况。MRI 是诊断软组织肉瘤的首选影像学方法，具有良好的软组织分辨率和多平面成像能力，可以评估肿瘤与周围结构的关系，如神经、血管和深部组织等，对于软组织肉瘤治疗疗效评估亦有很大帮助。

软组织肉瘤的影像学诊断需要综合使用多种影像学方法，并结合临床病史和其他检查结果进行综合分析和判断。影像学检查可以提供肿瘤的位置、大小、侵犯范围、有无远处转移等信息，有助于肿瘤的诊断及治疗前评估，对制订个体化的治疗方案及预测患者的预后都具有非常重要的作用。并且在评估疗效时，也可以直观地显示肿瘤的缩小程度和治疗后的组织恢复情况。因此，影像学检查在软组织肉瘤的诊断和治疗中具有不可替代的作用。

第一节　软组织肉瘤的影像学诊断方法

一、X 线检查

传统的 X 线（conventional X-ray）检查由于结构相互重叠，空间分辨率的局限性，X 线不是常规用于软组织肉瘤的检查方法。但作为一种快捷、经济的检查手段，对于触诊到软组织肿块的病例，仍可以首先选择 X 线检查。对于初诊发现软组织肿物的病例，X 线检查在判断肿物起源于骨还是软组织方面有很大作用，可评估邻近软组织肉瘤不寻常的骨受累及有些不寻常的骨转移。X 线也可显示软组织钙化，如临床触诊时软组织肉瘤的血管瘤的静脉石、骨化性肌炎的成骨化情况等，对于滑膜肉瘤、软骨肉瘤、骨肉瘤等病变诊断很有帮助。

二、超声检查

超声检查（ultrasonography，US）简单易行、"实时"且价格便宜，可用于确定四肢原发性软组织肉瘤的范围，并可进行双侧对比观察，尤其适用于儿童和危重患者。超声在分诊肿块方面非常有效，尤其是良性肿块，可以避免进一步不必要的检查。疑似软组织肉瘤（STS）的病例应转诊进行初步超声扫描，其诊断良性病变的准确率为80%～90%，诊断侵袭性病变的灵敏度和特异度均为84%。超声在早期检测STS局部复发时有较高的灵敏度和特异度，分别为83%～84%和93%～94%。在有骨科内固定物的情况下，对于临床怀疑复发的患者，超声检查可能更有益。超声检查可用于判断肿物是囊性或实性，特别是在没有增强磁共振检查（magnetic resonance imaging，MRI）的情况下，可以确定病变是否为囊性病变，例如，黏液样病变在MRI平扫上可表现为"囊性"信号，超声检查可证实为实性。超声还可以观察肿物的血流情况及区域淋巴结有无肿大等，对于血管肉瘤、横纹肌肉瘤、滑膜肉瘤、上皮样肉瘤、腺泡状肉瘤，以及透明细胞肉瘤等可行区域淋巴结检查。超声可以确定病变的位置和深度，确定其位于浅筋膜、深筋膜还是肌肉内。多普勒彩色超声检查既可见收缩期多普勒高速频移伴或不伴舒张期血流，也可见收缩期舒张期变化较小的低阻型血流频谱，有助于在术后区分肿瘤复发与无血管纤维组织。超声在指导活检方面也是一种有用且经济有效的工具。超声引导下活检可直接显示病变，避免损伤邻近神经血管结构，并在取材时避开囊性区域。单超声也有一定局限性，如由于操作者的依赖，难以对STS进行连续复查，以及在计划对复发肉瘤进行再次手术切除时，超声也不能充分确定病变范围。

三、CT检查

计算机断层扫描（computed tomography，CT）在STS成像中的作用有限，但CT上的某些特征有助于诊断恶性肿瘤，包括边缘不规则、侵犯邻近器官、钙化、坏死和富血供强化。CT可用于评估STS邻近骨骼是否受侵，效果与MRI相似。如果有MRI禁忌证或不能耐受MRI扫描者，可进行CT检查。CT在某些类型STS的TNM分期中具有特定的作用。由于STS主要转移至肺部，胸部CT在STS分期和评估疾病进展中具有重要意义。STS区域淋巴结转移虽不常见，但可见于上皮样和透明细胞肉瘤，在这些情况下，CT扫描是必不可少的分期方法。因此CT是评估和监测远处转移的首选方法。根据美国放射学会（American College of Radiology）评估STS肺转移的标准，高危患者应在前2～3年内每3～4个月接受1次胸部CT平扫随访，之后每6个月进行1次，直至5年，之后每年1次。低级别STS患者应每6～12个月复查胸部CT。CT也可用于经皮穿刺活检的指导，特别是当病变太深无法进入或超声不能很好地显示重要结构时。

四、PET/CT检查

核医学是利用放射性核素进行诊断和治疗的学科。正电子发射计算机断层显像（PET）通常使用氟代脱氧葡萄糖（FDG）来测量肿瘤的葡萄糖摄取，计算标准摄取值（SUV）量化肿瘤活性，作为肿瘤活性的标志物。FDG-PET可在初诊时预测STS分级，对高级别病变具有较高的灵敏度。在检测淋巴结和软组织转移方面，PET/CT优于MRI或CT。对CT不确定的病变，PET/CT有助于确定活检的目标区域。FDG-PET/CT对检测疾病复发灵敏度高，在术后监测中发挥重要作用。目前PET/CT在STS诊断和分期中的作用还没有标准化，其应用值得进一步研究。

五、MRI 检查

磁共振检查（magnetic resonance imaging，MRI）具有非常高的软组织分辨率，是软组织肉瘤最重要的检查手段。MRI 可以进行多方位扫描，在显示软组织肉瘤的范围及其与周围组织结构、神经血管束的关系方面明显优于其他检查手段。MRI 还可以很好地显示肿瘤在骨髓腔内的范围，有助于发现跳跃病灶。而且 MRI 检查无辐射、无骨性伪影。但是，MRI 检查时间长、部分患者不能耐受，而且对于病变内钙化、骨化和气体等结构显示相对不足。

（一）MRI 序列选择

MRI 扫描仪应使用场强 1.5T 或 3.0T 的设备。扫描时尽量采用较大的扫描野，以便显示病变整体、瘤周水肿和邻近组织。横断位序列具有较高的空间分辨率对于确定肿瘤边缘、组织和腔室受累、神经血管、骨和关节受累具有重要意义。对于细微、可疑或弥漫性病变，建议使用皮肤标记，标记物应放置在小病灶之上，或在边界不清的病灶外部。扫描时应优化矩阵以达到高平面内空间分辨率（至少 256，甚至达到 512）、高信噪比和合理的检查时间。扫描层厚不应超过 5mm，对于较小的肿瘤，可采用 3mm 的层厚进行扫描。

平扫采取横断位 T_1WI、T_2WI（可加扫脂肪抑制 FS 序列）、弥散加权成像（DWI）、冠状位 T_1WI、T_2WI（四肢加扫矢状位），T_1 和 T_2 快速自旋回波（SE）。T_2 FS 序列可确认脂肪成分，并可更清楚显示水肿范围。注射钆对比剂增强扫描，采取横断位、冠状位（和/或矢状位）T_1WI 增强，可以区分肿瘤的囊性和实性成分，判断肿瘤的活性区和坏死区，显示肿瘤的血管生成数量，勾画肿瘤的真实边界。

随着 MRI 技术发展，全身 MRI（whole body MRI，WBMRI）、动态对比增强磁共振成像（dynamic contrast-enhanced MRI，DCE-MRI）、磁共振弹性成像（magnetic resonance elastography，MRE）应用也越来越多。使用 STIR 和 T_1W 序列的全身 MRI（WBMRI）可用于评估软组织和骨内疑似转移性疾病的范围，以及定位不明的伴有肺转移的 STS 部位。黏液样脂肪肉瘤易发生肺外转移，FDG-PET 在检测转移性黏液样脂肪肉瘤方面价值有限，而研究显示WBMRI 检测黏液样脂肪肉瘤的软组织和骨转移的灵敏度分别为 80% 和 84.6%，特异度分别为 97% 和 98.9%。此外，WBMRI 无电离辐射风险，在儿科 STS 成像中的具有重要意义。DCE-MRI 是一种提供血管信息的体内成像方法，能够提供肿瘤血管及血管生成生物学相关信息，可以评估病灶大小、局部分期和监测治疗后反应。DCE-MRI 瘤周增强提示高级别STS。而瘤周水肿的一些信号特征有助于提示特定的肉瘤亚型。DCE-MRI 还可以区分肿瘤内的不同组织成分，肿瘤活性区域可表现为早期快速强化。

（二）MRI 肿瘤分期

软组织肉瘤有多种多样的类型和亚型，影像学检查有助于对于其进行分期，并分析肿瘤的生物学行为、异质性状态，对于肉瘤的治疗疗效和预后评估有重要意义。肿瘤的恶性征象包括远处转移和邻近器官侵犯。另外，肿瘤侵犯邻近神经血管束及骨质也提示恶性可能。深筋膜的完整性与否也是鉴别肿瘤良恶性的一个指标。恶性肿瘤的侵袭性远大于良性肿瘤，MRI 上显示深筋膜破坏提示为恶性肿瘤。观察软组织肉瘤的累及范围是对其进行分期的基本依据，MRI 可以准确地确定肿瘤累及的解剖区域从而进行分期。高度恶性肿瘤常存在包膜外的肿瘤浸润假包膜，形成卫星灶并浸润邻近正常组织，可形成跳跃性转移，并侵犯邻近筋膜，破坏邻近关节及骨骼。低度恶性肿瘤多缓慢侵犯、压迫邻近结构，转移不常见。手术后复发、多次手术的低度恶性肿瘤可以变得更加具有侵袭性，甚至出现远处转移。

（三）MRI 影像用于特异性诊断

软组织肉瘤 MRI 信号大多无特异性，T_2WI 多呈高信号，T_1WI 以低信号为主，但软组织肉瘤多具有不同信号强度组合，根据这些信号表现、部位、伴随征象等，有助于确定组织来源，如脂肪瘤与脂肪肉瘤、血管源性肿瘤、含有含铁血黄素的病变、含血肿或液体的肿瘤等。肿瘤组织 T_1WI 上出现高信号，提示可能含有脂肪成分、含蛋白的液性、亚急性出血、黑色素等。脂肪抑制序列可用于鉴别脂肪与其他 T_1WI 高信号成分。肿瘤在 T_2WI 上出现类似液体的高信号，提示可能含有囊性变、黏液、血管样结构或软骨成分；而如果 T_2WI 上出现低信号，肿瘤则有可能含有纤维组织、钙化、含铁血黄素沉着或流空血管等结构。

第二节　不同软组织肉瘤的影像学特征

一、胃肠道间质瘤

胃肠道间质瘤（gastrointestinal stromal tumor，GIST）是发生于胃肠道的一种非定向分化的间叶源性肿瘤，是消化道系统最常见的间叶组织肿瘤，可以发生在食管至直肠的任何部位，最常见于胃和小肠，腹腔内（肠系膜、网膜）和腹膜后也可发生。GIST 多发在 50 岁左右的中年人，40 岁以下少见，男女发病率基本相当。GIST 临床症状以腹痛、腹胀为主，还可见消化道出血（呕血、黑便等），部分可无明显临床症状。目前认为所有的 GIST 都有潜在恶性，而且随着危险级别不同，其预后也不同，危险程度分级越高，病变复发多见、死亡率增高。

1. 影像学表现

（1）CT：GIST 多为单发，大多数病灶轮廓规整、边界清楚，平扫多呈等、稍低密度，增强多为富血供表现，呈中等或明显均匀强化，坏死、囊变，钙化少见；发生于小肠、胃肠道外病变体积较大，部分肿块直径可超过 20cm，呈不规则形或分叶状，且病变内坏死更明显，增强后呈不均匀强化，肿瘤实质部分静脉期较动脉期、延迟期强化明显；部分肿瘤旁可见簇状、线状强化小血管影，这一征象提示恶性可能。发生在胃肠道的 GIST 可分为腔内型、腔外型以及跨壁生长型，以后两种为主，因此肿块体积巨大时，也很少发生消化道梗阻，部分病灶胃肠腔面可发生溃疡，溃疡内可以形成气液平面。GIST 可以出现肝脏、肺转移；较少引起腹腔积液（图 4-1）。

（2）MRI：GIST 表现为软组织信号，T_1WI 上呈等、稍低信号，T_2WI 上呈稍高信号，抑脂 T_2WI 上呈高信号，肿瘤体积大则可能出现囊变、坏死，T_2WI 上呈混杂高信号，增强扫描肿瘤呈中等或明显强化。病变体积大、边界模糊、不均匀强化、出现转移等这些征象与 GIST 危险程度分级具有相关性（图 4-2）。

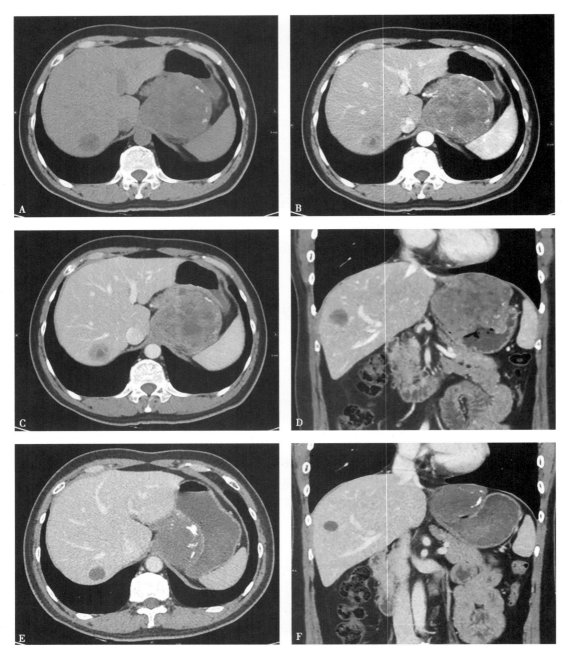

图 4-1　胃肠道间质瘤（胃部）

患者，男，51 岁，胃底胃肠道间质瘤伴肝转移瘤。A～D. 胃底可见稍低密度肿块，边界尚清，密度不均匀，内见少许钙化，增强呈不均匀强化，肝 S_7 见低密度结节，增强呈环状强化；E～F. 治疗后，胃底肿块体积缩小、强化减低，肝内转移瘤缩小、囊变。

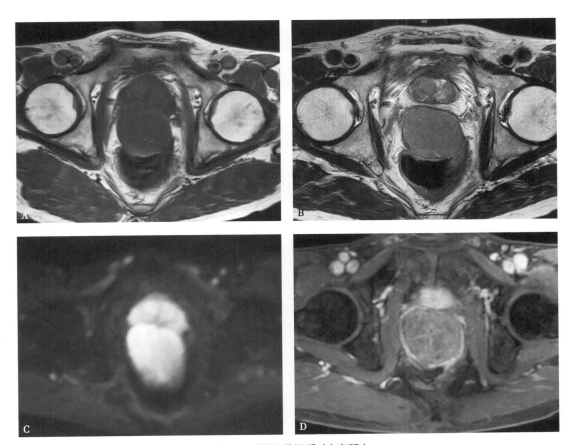

图 4-2　胃肠道间质瘤（直肠）

患者，男，69 岁，直肠胃肠道间质瘤。A. T$_1$WI 上呈等信号；B. T$_2$WI 上呈稍高信号；C. DWI 上呈高信号，信号均匀；D. 增强呈不均匀较明显强化，边缘见明显强化包膜。

2. 鉴别诊断

（1）胃肠道神经鞘瘤：良性肿瘤，密度尚均匀，较均匀强化，囊变坏死少见，与恶性程度高的 GIST 鉴别容易。

（2）胃肠道癌：病变起源于黏膜层，黏膜皱襞破坏、中断，胃壁局部不均匀增厚，常伴有淋巴结转移；而 GIST 可为腔外型，周围胃壁结构层次多正常，淋巴结转移少见。

（3）胃肠道淋巴瘤：好发于小肠，病变范围较大，肠壁广泛增厚，肿瘤均匀强化，邻近常见到肿大的淋巴结，而 GIST 淋巴结肿大少见。

二、脂肪肉瘤

脂肪肉瘤（liposarcoma）是最常见的软组织肉瘤之一，占所有软组织肉瘤的 10%～18%，起源于间充质细胞。该肿瘤的发病原因不明，可能与外伤、血肿、病毒感染或放射治疗有一定关系，由脂肪瘤恶变而来少见。好发年龄为 40～60 岁，20 岁以前发病者很少，5 岁以下的患者罕见。患者年龄与肿瘤的部位也有相关性，腹膜后脂肪肉瘤的患者比发生于四肢者平均年龄大 5～10 岁。病理上，脂肪肉瘤分为非典型脂肪瘤性肿瘤 / 高分化脂肪肉瘤、去分化脂肪肉瘤、黏液样脂肪肉瘤、多形性脂肪肉瘤。高分化脂肪肉瘤及黏液样脂肪肉瘤属低度恶性肿瘤，局部复发率高，转移率低，但5年生存率可达90%；去分化及多形性脂肪肉瘤属于高度恶性，极易复发及转移。

脂肪肉瘤在全身各个部位均可发生，大多发生于躯干及腹膜后，其次为四肢、头颈部；多发生于肌肉和纤维脂肪等深部组织内，位于皮下者少见。临床常缺乏特征，因部位较深偶然发现，仅小部分患者因肿瘤压迫周围结构，出现腹痛、腹胀，甚至引起腹股沟疝、输尿管积水等从而发现。脂肪肉瘤发现时体积通常较大，直径约5～10cm，甚至可超过20cm，部分可有假包膜，薄而不连续，多为受压迫的反应性组织，周围也可以出现卫星病灶。脂肪肉瘤的预后与肿瘤的大小、部位、脂肪含量以及组织学亚型等因素相关。

（一）非典型脂肪瘤性肿瘤/高分化脂肪肉瘤

非典型脂肪瘤性肿瘤/高分化脂肪肉瘤（atypical lipomatous tumour/well differetiated liposarcoma，ALT/WDLPS）占所有脂肪肉瘤的40%～45%，脂肪成分＞75%是特征性表现。

1. 影像学表现　CT上肿瘤以脂肪密度为著，其内可见纤维分隔，部分肿瘤内可见少许实性成分，周边见相对完整清晰包膜。增强扫描可见其内分隔和/或实性成分强化。MRI表现为肿瘤T_1WI及T_2WI上均呈高信号，抑脂序列上呈低信号，增强扫描脂肪成分强化不明显，分隔和/或实性成分可见强化，病灶周围可见低信号线状包膜影，增强亦可见强化。肿瘤可推压周围器官组织移位（图4-3）。

2. 鉴别诊断

（1）脂肪瘤：MRI表现与高分化型脂肪肉瘤相似，但脂肪瘤部分常较表浅，病变相对较小，脂肪肉瘤位置较深、体积常巨大，且内部常见较厚分隔或结节状、局灶性非脂肪结构。

（2）畸胎瘤：有3个胚层组织，脂肪组织含量相对较少，如出现骨骼、钙化或牙齿等对畸胎瘤有诊断意义。

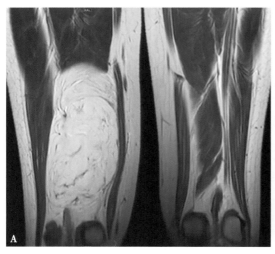
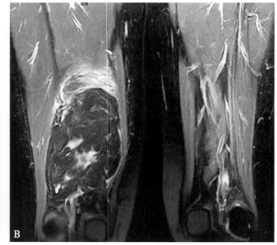

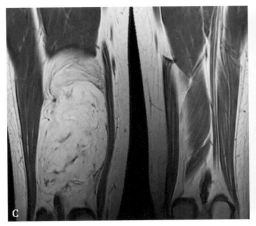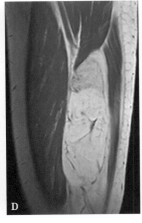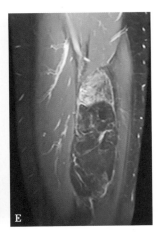

图 4-3　高分化脂肪肉瘤

患者，女，31 岁，右大腿后份高分化脂肪肉瘤。A～B. T_2WI 上呈高信号，内见散在低信号索条影，压脂后呈低信号为主，内见高信号散在索条、斑片状影；C～D. T_1WI 上呈高信号；E. 压脂增强扫描内见索条状、斑片状影，余呈低信号无强化。

（二）黏液样脂肪肉瘤

黏液样脂肪肉瘤（myxoid liposarcoma，MLPS）是最为常见的脂肪肉瘤，占脂肪肉瘤的 30%～55%，好发于较年轻的患者，下肢多见，尤其是大腿中部和腘窝，腹膜后发生少见。病变由从原始间叶细胞到各种分化阶段的脂肪母细胞组成，间质含有大量散在的黏液样基质，其内分布着丰富的毛细血管网。

1. 影像学表现　CT 上肿瘤由脂肪成分、实性成分、黏液成分等不同密度的成分组成，含实性成分较多则稍低于肌肉密度，黏液成分较多则密度接近于水，增强扫描可表现为不均匀、片絮状强化。MRI 上表现为巨大、内有分隔的类圆形肿块，T_1WI 大部分呈等或稍低信号，另可见散在线样、花边样、斑片状高信号区，T_2WI 信号取决于含黏液的多少，含黏液越多则呈明显高信号，病变内另可见高信号脂肪组织及低信号分隔，增强扫描呈不均匀、片絮状强化，强化程度与其内毛细血管网相关（图 4-4）。

2. 鉴别诊断

（1）黏液囊肿：一般边界清楚，密度或信号均匀，无侵袭性特征，增强扫描强化不明显。

（2）淋巴管瘤：多数发生于头颈部、肠系膜区或腹膜后，位于四肢罕见，常跨越解剖组织的间隔发展，无脂肪组织。

（3）含黏液变性的神经源性肿瘤：肿瘤好发于神经干，常位于肌间隙，多呈纺锤形，T_1WI 略低信号，T_2WI 略高信号，无脂肪成分。

（4）胚胎性横纹肌肉瘤：常见于婴幼儿，好发于头颈部、眼眶、耳道和泌尿生殖道，无脂肪组织。

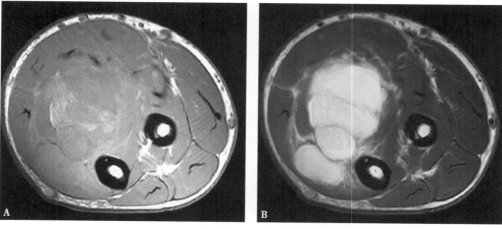

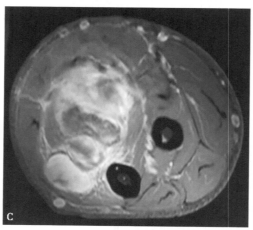

图 4-4　黏液样脂肪肉瘤

患者，男，60 岁，前臂黏液样脂肪肉瘤。A. T₁WI 呈等稍低信号为主，内见散在斑片状稍高信号影；B. T₂WI 呈明显高信号，内见低信号分隔；C. 增强扫描后呈不均匀、片絮状强化。

（三）去分化脂肪肉瘤

去分化脂肪肉瘤（dedifferentiated liposarcoma，DDLPS）意味着肿瘤向原始间叶组织的反向分化、肿瘤恶性程度的增加；肿瘤高分化区域与去分化区域之间多有清楚界限，并且有些病灶出现移行现象。部分 DDLPS 存在异向分化形成其他肉瘤样分化，包括纤维肉瘤样、横纹肌肉瘤样、平滑肌肉瘤样、神经内分泌样或骨与软骨肉瘤样变等。肿瘤多见于腹膜后，可向腹腔内生长，可跨中线生长。

1. 影像学表现　CT 上肿瘤以实性肿块为主，可表现为混合密度型、少脂肪型、单一密度型，病灶内含有或多或少的脂肪密度，增强扫描实性成分明显强化。MRI 上去分化成分的信号有明显的异质性，T₁WI 呈等或稍低信号，T₂W1 脂肪抑制序列上呈混杂高低或中高信号，DWI 呈不均等 - 高信号，反映肿瘤内复杂的黏液、纤维化和软组织成分，增强扫描肿瘤内脂肪成分可见轻微强化，其余成分则呈明显强化，部分可见囊变、坏死（图 4-5）。

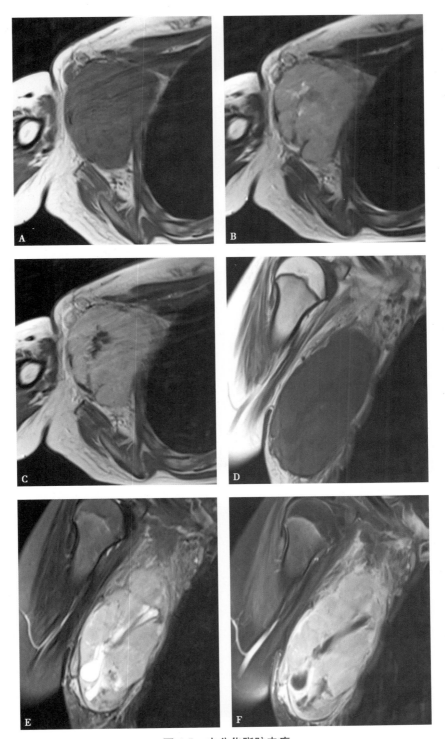

图 4-5　去分化脂肪肉瘤

患者，女，13岁，右侧腋窝去分化脂肪肉瘤。A、D. 肿块在 T_1WI 呈等、低混杂信号，边界尚清，呈分叶状；B、E. T_2WI 高信号，中心见液性信号区，压脂 T_2WI 未见明确信号减低；C、F. 增强扫描呈明显强化，中心液性区未见强化。

2. 鉴别诊断　鉴别诊断见下文多形性脂肪肉瘤。

（四）多形性脂肪肉瘤

多形性脂肪肉瘤（pleomorphic liposarcoma，PLPS）是一种高度恶性肿瘤，为各种脂肪肉瘤中最不常见的类型。好发生于老年人，多见于四肢，腹膜后和躯体深部软组织亦可发生。早期可以经血行转移至肺、骨等，淋巴结转移少见。

1. 影像学表现　CT上多表现为实性肿块，基本无脂肪密度，增强扫描肿瘤呈不均匀明显强化。MRI上肿瘤边界尚清楚，信号不均匀，T_1WI 呈较低信号，T_2WI 呈较高信号，部分病灶内可见少量脂肪信号，病灶内可见 T_2WI 高信号囊变坏死区域或低信号钙化斑，增强扫描肿瘤多呈明显不均匀强化（图4-6）。

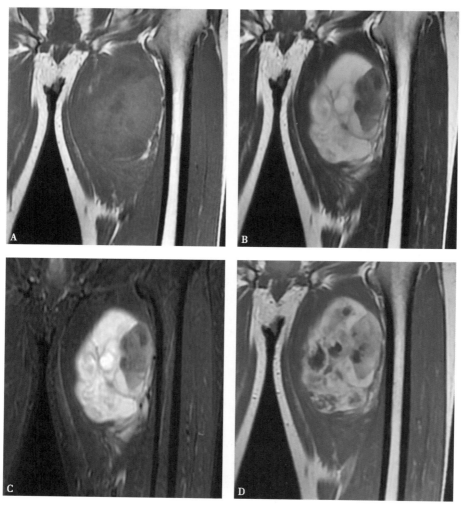

图4-6　多形性脂肪肉瘤
患者，男，40岁，左侧大腿多形性脂肪肉瘤。A. 肿块在 T_1WI 上呈等稍高混杂信号；B～C. T_2WI 及压脂序列上呈明显高信号，局部见片状低信号区及分割；D. 增强扫描后呈明显不均匀强化。

2. 鉴别诊断 去分化/多形性脂肪肉瘤需与以下病变相鉴别。

（1）高分化脂肪肉瘤：以脂肪成分为主，非脂肪性组织表现为不规则的较厚分隔或结节状非脂肪组织，而去分化/多形性脂肪肉瘤脂肪成分较少，多呈非脂肪肿块。

（2）错构瘤：包含有2种以上不同的间胚叶组织成分，通常为血管、淋巴管、平滑肌和脂肪组织，增强强化方式与不同成分组织相关。

（3）纤维肉瘤：位于四肢时易沿神经血管束蔓延，密度或信号不均匀，内可见钙化、坏死，一般无脂肪成分。

三、纤维源性恶性肿瘤

（一）纤维肉瘤

纤维肉瘤（fibrosarcoma）是起源于成纤维细胞的恶性肿瘤，在软组织肉瘤中发病率仅次于脂肪肉瘤。肿瘤可以发生于任何年龄，以30～50岁的青中年发病率较高，平均年龄约45岁，其中有两个发病高峰期，分别为30岁和50岁前后，而10岁之前极少发病。男女发病率约为1:1。纤维肉瘤发生部位很广泛，以四肢和躯干最为多见，头颈部少见，腹膜后、纵隔、大网膜、眼眶以及内脏也可发生。根据病因、年龄等因素可以分为成人型纤维肉瘤、婴儿型纤维肉瘤、腹腔或腹膜后炎性纤维肉瘤、放疗后纤维肉瘤。纤维肉瘤多数位置表浅，质地较硬，边缘清楚。肿瘤多为无痛性，少数病灶与神经干有关可以早期出现疼痛，晚期可出现皮肤破溃或破坏邻近骨骼等。肿瘤可出现血行转移，最常见于肺、肝、骨，而淋巴结转移非常少见。

1. 影像学表现 CT上表现为边界清楚或不清的软组织肿块，密度与肌肉相近，密度不均匀，内可见散在斑点状钙化点及囊变、坏死、出血，增强扫描呈不均匀强化，肿瘤可以破坏邻近骨质。MRI上，T_1WI上呈低信号，与肌肉信号接近，T_2WI多呈低信号或高信号，肿瘤的信号表现与病理成分相关，分化好的纤维肉瘤的细胞含量丰富，胶原纤维较少，T_2WI信号较高，而胶原纤维较多则T_2WI、T_1WI均呈低信号。当肿瘤内出现局部囊变、坏死和出血时，肿瘤经常表现为混杂信号，囊变坏死区T_1WI可以呈低或等信号、T_2WI呈高信号，出血区信号与出血时间有关，亚急性出血T_1WI、T_2WI都呈高信号，慢性出血T_1WI呈等稍高信号、T_2WI呈低信号。肿瘤可以发生钙化但在MRI上显示欠佳。增强扫描肿瘤多呈不均匀强化，可为周边强化、轮辐状强化等（图4-7）。

2. 鉴别诊断

（1）纤维瘤：皮下包膜完整的圆形或类圆形软组织结节，与肌肉呈等密度或信号，一般无强化，无转移及骨质侵犯。

（2）韧带样纤维瘤病：病变内存在丰富胶原纤维，T_1WI、T_2WI上均呈低信号，而纤维肉瘤内所含胶原纤维极为少见。

（3）结节性筋膜炎：病变多位置表浅，发病年龄较小且病史较短。

（4）恶性外周神经鞘膜瘤：可与神经纤维瘤病同时存在，疼痛剧烈，多呈梭形，与神经干关系密切，黏液变性常见，T_1WI上呈低信号，T_2WI上呈稍高信号，信号不均匀。

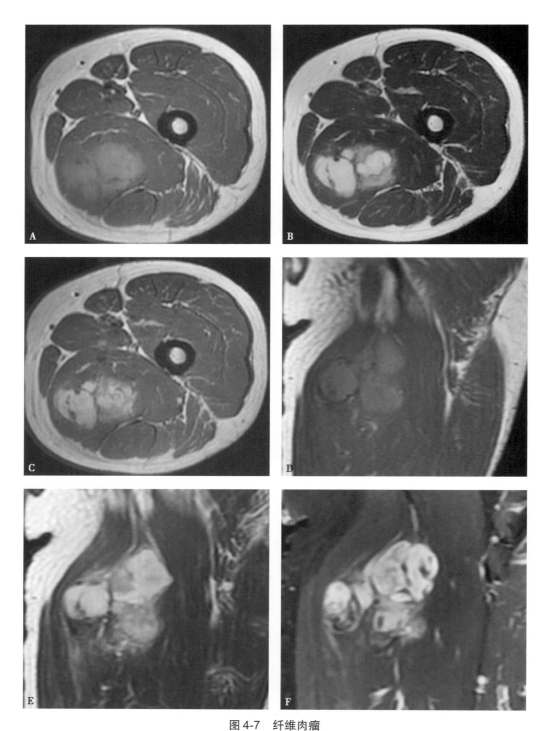

图 4-7 纤维肉瘤

患者，男，49 岁，右大腿纤维肉瘤，A、D. T_1WI 上呈稍高信号，边界欠清，呈分叶状；B、E. T_2WI 呈高、稍高混杂信号，内见低信号分隔；C、F. 肿块呈明显不均匀强化，分隔强化不明显。

（二）隆凸性皮肤纤维肉瘤

隆凸性皮肤纤维肉瘤（dermatofibrosarcoma protuberans，DFSP）是发生于皮肤和皮下纤维组织的交界性或低度恶性肿瘤。肿瘤呈缓慢的局部生长，易局部复发，浸润生长能力很低，极少发生转移。临床上常以无痛性皮肤硬质肿块为著，直径约 1～5cm，常见于中青年人，男性多见，主要发生于躯干，其次是四肢和头颈部。肿瘤早期症状不明显，可以长时间大小无变化而不被重视，从而被视为良性病变而行简单手术，导致其复发恶化而难以彻底治愈。

1.影像学表现　CT 上表现为皮肤及皮下软组织密度结节，常为单发结节，边界清楚，平扫密度尚均匀，无钙化点，增强动脉期轻度强化，门脉期强化程度增强，肿块内可见"多结节征象"，部分结节强化较明显，部分向肿块轮廓外突出。MRI 上表现为发生在皮肤和皮下组织的结节性软组织肿块，肿瘤大多数位置表浅，边界清晰，当病变较大时可向深部扩张也可能原发于深部组织从而位置较深，极少病例的边界不清，可出现"树根征"，即表现为肿块边缘有索条状、网格状影伸向脂肪层内。肿瘤可侵犯肌肉。MRI 上，T_1WI 呈等或略低信号，T_2WI 呈高信号（有时与脂肪信号相仿，可应用脂肪抑制序列），信号可不均匀，增强扫描可见明显均匀强化或中心线斑片状强化（图 4-8）。

2.鉴别诊断

（1）真皮纤维瘤：体积较小，平均直径小于 3cm，很少侵犯皮下层，边界大多清楚，可有多量的含铁血黄素沉着，在 T_1WI、T_2WI 均呈低信号。

（2）神经纤维瘤：也可发生于 DFSP 的好发部位，但多数病灶较小，并且增强检查其强化程度不如 DFSP。

（3）海绵状血管瘤：位于肌间或皮下脂肪层内，质软，呈稍长 T_1、长 T_2 信号，瘤体内可见蚓状流空血管，周边可有含铁血黄素沉积，CT 可以显示内部点状致密灶。

（4）侵袭性纤维瘤病：好发于皮下或肌间，沿肌肉长轴方向生长为主，内部可见特征性的 T_2WI 低信号分隔，常向周围组织浸润。

（5）纤维肉瘤：与 DFSP 信号、密度相似，但发生位置较深，内部常出血坏死。

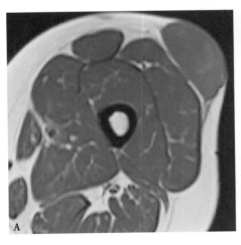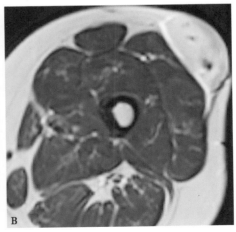

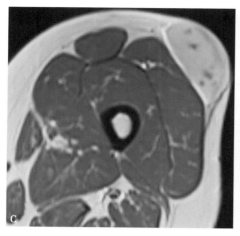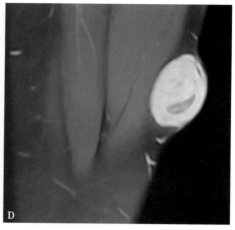

图 4-8　隆凸性皮肤纤维肉瘤

患者，女，23 岁，左大腿根部皮肤及皮下间隙隆突性皮肤纤维肉瘤。A～B. 肿块在 T_1WI 上呈等信号，T_2WI 上呈明显高信号，内见散在低信号影；C～D. 轴位及冠状位增强扫描呈明显强化，与邻近浅筋膜分界不清。

（三）黏液纤维肉瘤

黏液纤维肉瘤（myxofibrosarcoma，MFS）以往被称为黏液样恶性纤维组织细胞瘤，是一种以黏液样基质和梭形细胞增殖为特征的少见软组织肉瘤。常见于老年人，发病年龄高峰期为 61～70 岁。肿瘤多位于四肢深部，其中以下肢多见，而少数位于腹膜后，偶见发生于心房。肿瘤分为低、中、高级别，分化好的低级别肿瘤内含大量黏液样组织，内有蜿蜒的毛细血管，肿瘤生长相对缓慢，一般不会突破筋膜结构；高级别病变的细胞成分较多，大量核分裂象，具有多形性，可以出现坏死区，肿瘤侵袭性较强，可突破筋膜结构浸润肌肉组织。肿瘤具有较高的局部复发率，可高达 60%；且肿瘤复发呈现由低级别向高级别进展的趋势，转移潜能也随之增加，转移率可达 25%。

1. 影像学表现　CT 上肿瘤相对于肌肉密度，呈均匀等或稍低密度，部分甚至呈液性密度，边界大多清楚，当出现局部浸润时可边界不清，增强扫描呈不均匀强化。MRI 上信号多混杂，与组织成分相关，T_1WI 上肿瘤内部存在大量黏液样蛋白基质或出现区域分隔，多为混杂的等高信号，当细胞间隙自由水成分增多则呈低信号；T_2WI 上黏液样基质内含水丰富时表现为高信号，细胞密集区含纤维母细胞较多时表现为高或等信号，含胶原纤维成分较多时表现为低信号，肿瘤内出血含铁血黄素较多时呈低信号。增强扫描肿瘤实质成分呈明显强化，富含黏液基质成分呈轻度强化或不均匀渐进性强化，肿瘤常见"分隔征"及"尾征"（图 4-9）。

2. 鉴别诊断

（1）肌肉内黏液瘤：好发于老年人，平均年龄 55 岁，多位于大腿肌肉间隙，呈浸润性生长，但其为良性肿瘤，切除后不复发。肿瘤内主要为黏液成分，缺少胶原纤维，T_2WI 为明显高信号，增强后未见强化。

（2）低度恶性纤维黏液样肉瘤：肿瘤好发于中青年人，且病变位置较深，多位于深部肌肉间隙甚至肌肉与骨骼之间。

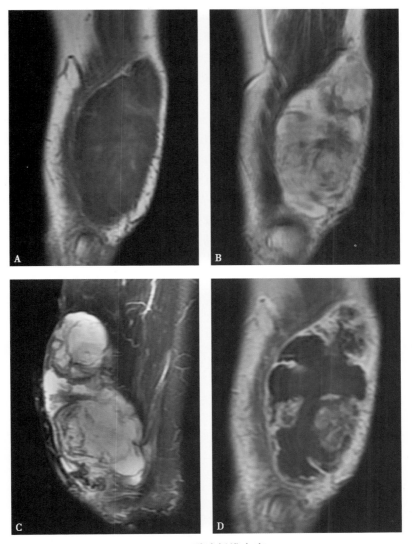

图 4-9　黏液纤维肉瘤

患者，男，68 岁，左大腿远端黏液纤维肉瘤。A. 肿块边界尚清，T_1WI 上呈稍
低信号，中心可见不规则条片状稍高信号影；B～C. 冠状位 T_2WI、矢状位压
脂 T_2WI 上肿块呈不均匀高信号影，内见低信号分隔及条片状影；D. 增强扫
描呈不均匀强化，分隔可见强化。

（四）孤立性纤维性肿瘤

　　孤立性纤维性肿瘤（solitary fibrous tumor，SFT）的组织学特征呈广谱性，可见从单发
的、富细胞成分病变到不均质的、多结节状、部分硬化性病变。SFT 有两种主要的亚型：纤
维性 SFT 和细胞性 SFT。细胞性 SFT 的特征是含有大量的薄壁血管，很少有纤维化。SFT
与传统的血管外皮细胞瘤几乎无区别。SFT 发病无性别倾向，可发生于任何年龄，好发年
龄在 50～70 岁。SFT 可发生于任何部位，体腔是最常见的发病部位，尤其是胸膜；胸壁、纵

隔、心包、腹膜后、腹部、盆腔、眼眶和四肢（肌肉和皮下组织）均可发生，其中眼眶和四肢则是胸膜外最常见的发病部位；另外脑膜、脊髓、脏器罕见。临床症状多与发病部位相关，胸部病变可发生胸痛、咳嗽、呼吸困难等，头颈病变可发生头痛、头晕、视觉障碍等，腹腔及腹膜后病变可出现恶心、腹胀、腹痛、肠梗阻、黄疸等，而盆腔病变可引起尿频、尿急、便秘或腹股沟疼痛。

1. **影像学表现**　该肿瘤一般体积较大，呈不规则形或椭圆形，在 CT 上主要表现为均匀高密度或等、低混杂密度，部分肿瘤内可见出血、坏死、囊变，钙化不常见。增强后肿瘤实体明显强化，其内坏死、囊变无明显强化，可形成地图样强化方式。腹部病变可有肠梗阻或膀胱梗阻等继发表现。在 MRI 上，T_1WI 上与肌肉相比多呈低到等信号。T_2WI 上信号多样且常不均匀。由于致密成熟的纤维组织在 T_2WI 上呈低信号，因此 T_2WI 有助于识别肿瘤内的纤维成分含量。偶尔，肿瘤内可见局灶性或弥漫性黏液样基质，在 T_2WI 上呈明显的高信号。肿瘤内的恶变区域对应于组织学上的水肿和血管成分，在 T_2WI 上多呈中等 - 高信号。增强扫描肿瘤呈明显不均匀强化，富血管区明显强化，静脉期及延迟期呈持续强化，坏死区无强化。MRI 上 SFT 倾向于恶性的征象包括：肿瘤体积较大、信号不均匀以及增强扫描后不均匀强化。SFT 往往会推移邻近组织结构，但偶尔会侵犯周围结构（图 4-10）。

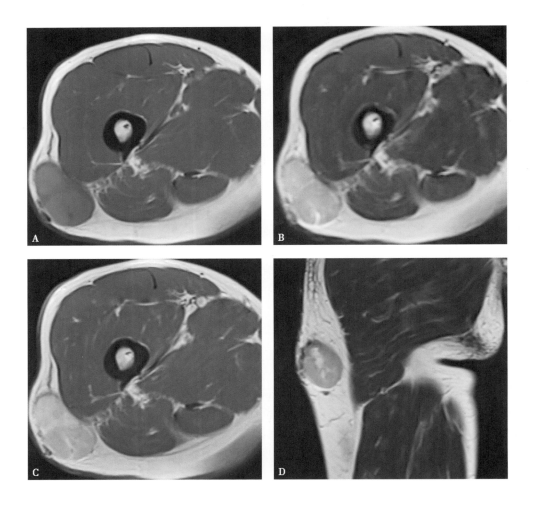

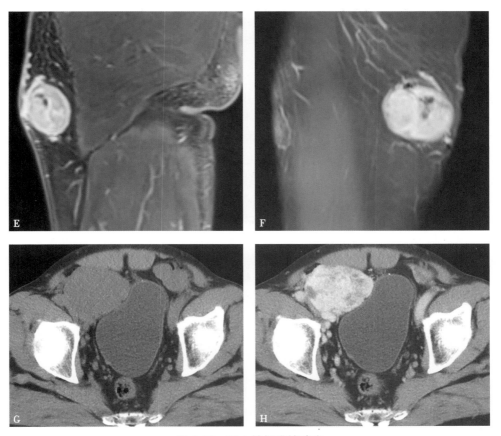

图 4-10 孤立性纤维性肿瘤

A～F. 患者，男，58 岁，右大腿皮下间隙孤立性纤维性肿瘤，肿块边界清楚，T_1WI 上呈等信号，T_2WI 上稍高信号，中心见条片状高信号区，增强扫描后呈明显强化，中心 T_2WI 高信号区无强化；G～H. 患者，男，65 岁，右下腹腔孤立性纤维性肿瘤，平扫肿块呈等密度，增强呈不均匀强化，强化程度与邻近血管相仿。

2. 鉴别诊断

（1）恶性间皮瘤：患者多有石棉接触史，胸膜或腹膜不规则增厚，可单发或弥漫发生，多伴有胸腔积液或腹腔积液，冰冻纵隔是弥漫型胸膜间皮瘤典型改变，即纵隔位置不会因为胸腔积液而移位或塌陷。

（2）淋巴瘤：多表现为多发淋巴结肿大或融合成肿块，密度较均匀，坏死或钙化少见，增强呈中等到明显均匀强化，可包绕邻近血管形成"血管漂浮征"。

（3）神经鞘瘤：可发生于后纵隔或肋间，神经鞘瘤多呈类圆形或椭圆形，边界清晰，包膜完整，多沿神经走行分布，邻近椎间孔、肋间隙可见增宽并见骨质受压吸收。

（4）平滑肌肉瘤：肿瘤恶性程度高，形态不规则，易侵犯周围组织，增强扫描实性部分可呈"旋涡状""星芒状"强化，周围淋巴结肿大多见。

（5）胃肠道间质瘤：形态不规则，边缘可分叶状，体积较大时内可见坏死，病变内、病变周围血管影少见，二者有时在影像上难鉴别。

（6）脑膜瘤：常见于中年妇女，大多数 T_2WI 上表现为均匀等信号，增强呈较均匀明显强化，其内可见钙化，边缘可见"脑膜尾征"，相邻颅骨增生，而颅内 SFT"脑膜尾征"极少见。

（五）婴儿型纤维肉瘤

婴儿型纤维肉瘤（infantile fibrosarcoma，IFS）又称先天性纤维肉瘤，婴儿罕见的恶性肿瘤，组织学上与成人型纤维肉瘤相似，但具有不同的分子改变和更有利的临床病程。病变多发生于出生后 1 年内，最常见部位为远端肢体表浅和深部软组织，也可见于躯干和头颈部，极少数位于内脏。临床表现为孤立性、迅速生长的巨大肿块。纤维肉瘤在儿童中有第二个发病高峰，10 岁时发展为成人型，组织学可能有点类似于婴儿型，但有独特的临床病程。

1. 影像学表现　CT 上，病变多表现为非特异性不均匀强化的软组织肿块，极少部分病变可见邻近骨皮质增厚、弯曲、侵蚀或骨质破坏。MRI 是评估肿瘤范围和重要结构受累的最佳检查方法。与骨骼肌相比，大多数肿瘤在 T_1WI 上呈等或稍高信号，在 T_2WI 上呈稍高或高信号，DWI 上表现为弥散受限，边界清楚，部分病灶内可见 T_2WI 高信号小囊性坏死区域，强化模式不均匀，内见丰富的肿瘤新生血管，动脉期肿块呈明显环形强化，并逐渐性向中心充填，肿瘤强化后消退也快。肿瘤越靠近皮肤肿瘤坏死越明显，呈明显不均匀强化（图 4-11）。

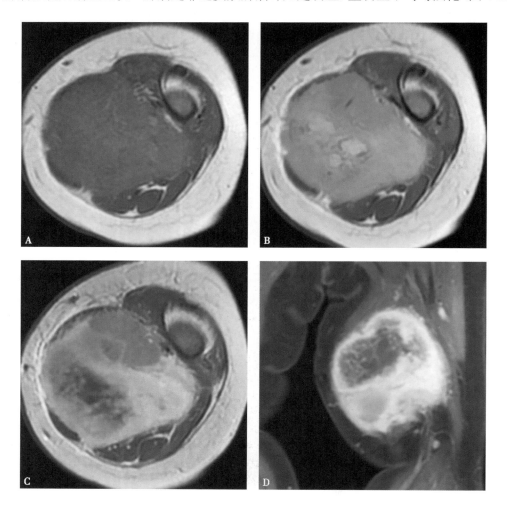

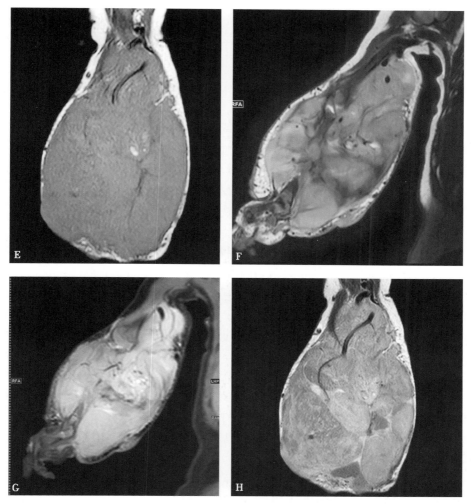

图 4-11　婴儿型纤维肉瘤

A～D. 患者，男，3 月，左大腿婴儿型纤维肉瘤，肿块 T_1WI 上呈稍高信号，T_2WI 上呈高信号，中心见更高信号囊变区，增强扫描呈不均匀强化，中心见无强化区；E～H. 患者，女，10 周，右手臂婴儿型纤维肉瘤，肿块体积巨大，呈分叶状，T_1WI 上呈等信号，T_2WI 及压脂 T_2WI 上呈不均匀高信号，内见低信号分隔及条片状影，增强扫描呈明显不均匀强化，内见流空血管影。

2. 鉴别诊断

（1）血管瘤：发生部位相对较表浅，病变多呈紫红色，发现时体积相对较小，质地较柔软、呈分叶状，增强扫描呈渐进性强化，而 IFS 发现时体积多巨大，质硬且常突出于皮肤，增强后呈"快进快出"的强化特征，无延迟强化。

（2）横纹肌肉瘤：好发于头颈部、泌尿生殖道、腹膜后，而四肢少见；形态较 IFS 更不规则，密度/信号更不均匀，较早发生远处转移。

四、脉管源性肿瘤

（一）卡波西肉瘤

卡波西肉瘤（Kaposi sarcoma，KS）是一种局部侵袭性的内皮细胞肿瘤或肿瘤样病变。

1. 分型　可分为 4 种不同类型。

（1）经典型 KS：主要表现为小腿病变和 / 或淋巴水肿，发生于地中海地区、东欧地区和德系犹太人的老年男性中，通常为惰性生长，死亡率为 10%～20%。

（2）地方性 KS：常见内脏受累的肢体皮损，发生于非洲未感染艾滋病毒的中年男性或儿童中，在成年人中呈惰性生长，在儿童中有侵袭性。

（3）医源性（器官移植相关性）KS：与药物引起的慢性免疫抑制有关，可发生于任何年龄，不可预知惰性或侵袭性。

（4）艾滋病相关性 KS：是侵袭性最强的一种类型，常见于同性恋男性艾滋病患者中，可发生于面部、生殖器和腿部。KS 常表现为四肢远端皮肤多发的紫红色、红蓝色或深褐色的丘疹、斑块或结节，也可累及黏膜、淋巴结和内脏器官，但累及肌肉骨骼较罕见且为皮肤病变的局部延伸所致。

KS 几乎总是伴有明显的皮肤病变。据文献报道，慢性淋巴水肿会通过侧支血管、淋巴管生成和免疫功能障碍来促进 KS 的发展。

2. 影像学表现　卡波西肉瘤在 CT 上表现为结节状强化的病灶，伴或不伴有皮肤增厚和皮下水肿，可出现肿大淋巴结。在 MRI 上表现为皮肤和皮下孤立性或多发性的斑块或结节，在 T_1WI 上呈等信号（与肌肉信号相比），在 T_2WI 上呈高信号，增强扫描后呈实性明显强化，边缘呈毛刺状。卡波西肉瘤可伴有淋巴水肿，在 MRI 上表现为皮下组织内弥漫性蜂窝状或网状的改变。

3. 鉴别诊断

（1）血管瘤和血管畸形：皮肤的动静脉畸形有时被称为伪卡波西肉瘤，可应用血管成像或血管造影证实血管畸形。

（2）软组织血管肉瘤：在影像表现上可能会因相似而难以鉴别，因此活检有时是必要时。

（3）淋巴瘤：如非霍奇金淋巴瘤，结外病灶播散可累及肌肉骨骼系统，骨骼受累比 KS 更多。

（二）上皮样血管内皮瘤

上皮样血管内皮瘤（epithelioid hemangioendothelioma，EHE）是指组织学和生物学特征介于良性血管瘤与血管肉瘤之间的并有内皮细胞特性的低度恶性血管肿瘤，起源于中等或大血管。可以发生于任何年龄，多见于成人（30～50 岁），女性稍多见。肿瘤可发生身体任何部位，包括头颈部、四肢、骨、肺、胸膜、肝脏、腹膜和淋巴结等部位，位于皮肤者表现为暗褐色的皮肤结节；位于软组织内的肿瘤呈孤立性无包膜的硬质肿块，可出现轻度疼痛；肺内 EHE 多沿肺支气管血管束走行分布，且以胸膜下结节多见，而肝脏 EHE 多发生于肝脏边缘，于包膜下多见。EHE 可在同一组织器官出现多个病变，也可以在多个组织器官同时发生，难以确定其是多源性病变，还是起源某一组织器官后发生转移。

1.**影像学表现** CT上平扫呈低密度,与肿瘤间质由丰富的玻璃样、黏液样基质组成有关。肿瘤大部分密度均匀,部分内见钙化,钙化形态多为点状、结节状、斑块状,较大者可融合。EHE均呈渐进性强化,可能是肿瘤内纤维组织延迟强化所致,由于肿瘤细胞与肿瘤间质的比例与分布不同,病灶可见均匀强化、环形强化、云絮状强化。MRI上,平扫T_1WI呈低信号,T_2WI呈不均匀高信号,可以显示晕征,常见血管流空信号。肝脏EHE贴近肝包膜,邻近包膜可出现"包膜皱缩征",使用肝胆特异性对比剂扫描,肝胆期病变呈持续强化,部分病变中心可见延迟强化,与其中心的纤维组织相对应,纤维组织延迟强化并蓄积造影剂而呈高信号。肝脏EHE可出现"棒棒糖征"及"血管漂浮征"。"棒棒糖征"是EHE的特征性表现,包含两个结构:"糖果"代表边界清楚的肿瘤,"棒棒"代表邻近闭塞的肝静脉或门静脉;其病理基础为肿瘤侵犯肝门静脉、肝静脉,引起血管狭窄、闭塞。"血管漂浮征"表现为肝动、静脉或门静脉分支血管伸入病变内穿行,肝动脉可见增粗,肝静脉与门静脉大多保持正常形态(图4-12)。

2.**鉴别诊断**

(1)转移瘤:转移瘤多有原发肿瘤病史,病变多无包膜皱缩征或索条牵拉,侵犯血管少见。

(2)肝细胞肝癌:多有慢性肝病史,甲胎蛋白(AFP)升高,增强呈快进快出的强化方式,常侵及血管形成瘤栓,而EHE多无肝炎病史,AFP多正常水平,可见"棒棒糖征"或"血管漂浮征"。

(3)结核:结核病变可聚集,肺内病变多分布于上叶尖后段、下叶背段,而肺EHE多沿支气管、血管散在分布;肝内结核病变亦少见包膜皱缩、血管侵犯。

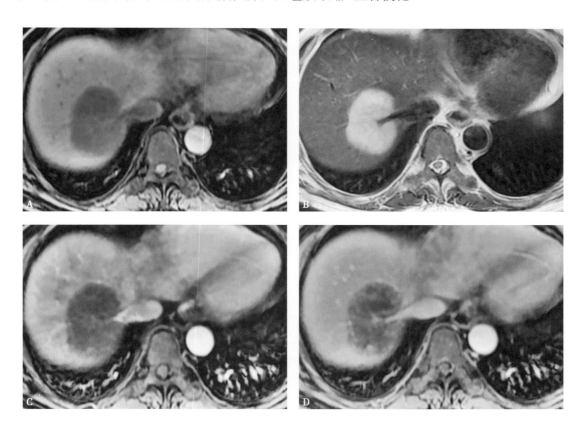

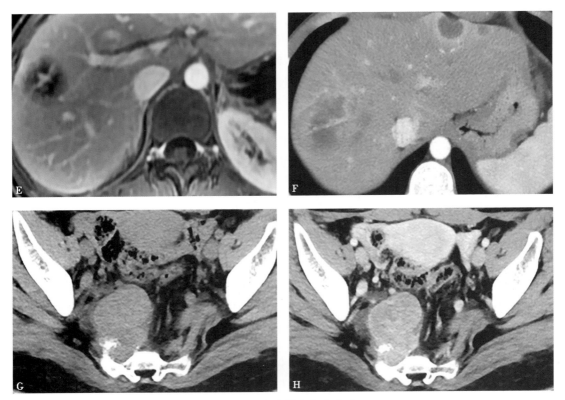

图 4-12 上皮样血管内皮瘤

A～D. 患者，男，56 岁，肝右叶上皮样血管内皮瘤，T_1WI 上呈低信号，T_2WI 上呈高信号，边界尚清，增强动脉期轻度强化，门脉期见不均匀延迟强化，可见"棒棒糖征"；E～F. 肝脏上皮样血管内皮瘤"血管漂浮征"、肝包膜凹陷征；G～H. 骶尾部上皮样血管内皮瘤，平扫呈密度肿块，增强后明显不均匀强化，侵犯骶骨右侧峰。

（三）血管肉瘤

血管肉瘤（hemangiosarcoma）又称为恶性血管内皮瘤或血管内皮肉瘤，来源于血管内皮细胞的恶性间叶组织肿瘤，发病率极低，约占软组织恶性肿瘤的 1%。该肿瘤的病因尚不清楚，但可以发生在放疗的照射部位和长期滞留的异物周围，并可以在动静脉瘘、血管瘤、神经纤维瘤、平滑肌瘤等良性肿瘤的基础上发生。肿瘤好发于男性和乳房切除后的女性，可以发生于任何年龄，以 60～70 岁的老年人发病较多，男性多见。肿瘤可以发生于身体任何部位，最常发生于皮肤，其次是软组织（如下肢深部肌肉），乳腺、骨骼、肝脏、脾脏亦可见发生，少数可见于下腔静脉、肺动脉或主动脉等大血管。临床表现为生长迅速的疼痛性肿块，皮肤发生于头皮者常伴有溃疡。超过 50% 的患者在第一年内死亡，五年生存率仅 10%。约 20% 的局部复发率，约 50% 的远处转移率，肿瘤常转移至肺，其次是淋巴结、软组织和骨。

1. 影像学表现 肿瘤形态不规则，直径可由几毫米至十几厘米不等，平均 2～3cm。CT 上，肿瘤多位于皮肤或皮下组织，以软组织肿块密度为主，内可见稍高密度影（出血或含铁血黄素形成），偶尔可见钙化，肿瘤与周围组织分界不清，常侵犯邻近肌肉和骨。增强扫描呈明显不均匀强化。MRI 上，在 T_1WI 上呈低信号，在 T_2WI 上信号变化较多，肿瘤可以为低信号、等信号或稍高信号，信号常不均匀，与肿瘤内所含有的血管、纤维组织以及含铁血黄素的量有关，亚急性出血 T_2WI、T_1WI 均呈高信号，反复出血时大量含铁血黄素沉积使 T_2WI 信号随之减低。与乳腺癌术后或放疗相关的血管肉瘤可以伴有肢体水肿，表现为皮下组织内有条索状或网状影，T_1WI 呈低信号，压脂 T_2WI 上呈明显高信号，边界不清。增强扫描肿瘤呈明显强化，强化不均匀（图 4-13）。

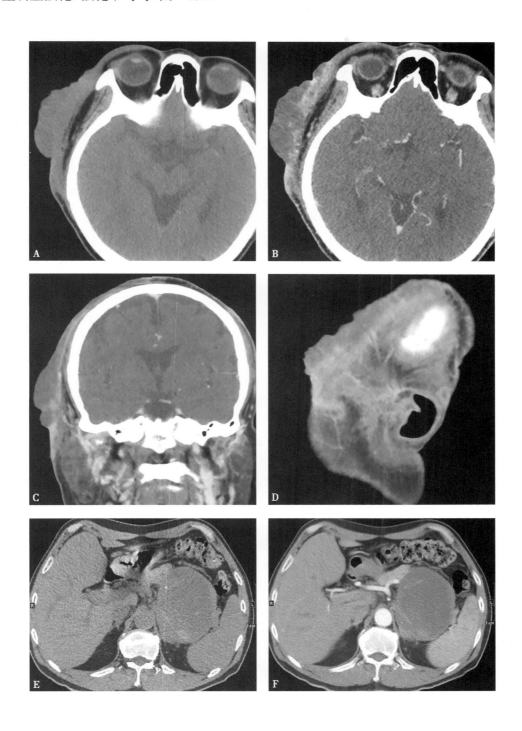

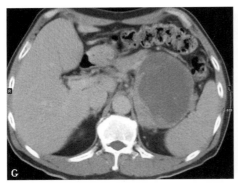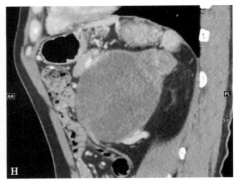

图 4-13 软组织血管肉瘤

A～D. 患者，女，54 岁，头皮血管肉瘤，病变范围广泛，皮肤及皮下见不规则软组织灶，边界不清，增强呈明显不均匀强化；E～H. 患者，男，55 岁，腹膜后血管肉瘤，肿块呈等、低混杂密度，边界尚清，内见少许钙化，增强动脉期轻度不均匀强化，延迟期呈持续强化，强化范围扩大。

2．鉴别诊断

（1）毛细血管瘤：需要与高分化血管肉瘤区别，前者见于婴幼儿眼眶的皮肤和皮下，比较清楚，后者好发于成人特别是老年人的头皮和上肢，呈浸润性生长，在 T_2WI 上常呈低信号。

（2）海绵状血管瘤：病变多呈分叶状，有纤维组织分隔，边界清楚，在 T_2WI 上可呈"灯泡征"。

（3）其他软组织肉瘤：病变 T_2WI 呈略高信号，内部大量出血少见，病变部位多较深在，增强扫描强化程度低于血管肉瘤。

五、平滑肌肉瘤

平滑肌肉瘤（leiomyosarcoma）是一种罕见的恶性间叶性肿瘤，具有平滑肌分化特征，大约占软组织肉瘤的 5%～10%，是第二或第三常见的软组织肉瘤。具有核异型性和核分裂活性的软组织平滑肌肿瘤通常被诊断为平滑肌肉瘤，并有转移的倾向。平滑肌肉瘤被分为以下种亚型：深部软组织平滑肌肉瘤、皮肤和皮下平滑肌肉瘤和血管源性平滑肌肉瘤。

深部软组织平滑肌肉瘤最为多见，主要发生于子宫和腹膜后，约占全部软组织平滑肌肉瘤的一半，其次是大网膜和肠系膜，位于四肢者较少，患者平均年龄约 60 岁，2/3 的腹膜后平滑肌肉瘤发生于女性，肿瘤体积巨大，可有腹部肿块、疼痛、体重减轻和恶心等，极少数可见原生于骨的平滑肌肉瘤。

皮肤和皮下平滑肌肉瘤占体部软组织肉瘤的 2%～3%，可以发生于任何年龄，50～70 岁最为多见。肿瘤多数位于四肢，尤其是小腿，位于真皮者体积很小，直径一般不超过 2cm，局部皮肤可以脐凹状或者溃疡，皮下肿瘤一般较大，两者都有较明显的疼痛。

血管源性平滑肌肉瘤很少见，仅占平滑肌肉瘤的 5%，多发生于血管壁，该肿瘤的分布大致与血管内的压力成反比，即压力低者肿瘤发生率高，其发生概率依次为下腔静脉、隐静脉、股静脉、肺动脉、股动脉和主动脉等，侵犯下肢静脉的肿瘤可引起肢体的水肿。

肿瘤发病位置的深度方面，以皮下受累（45%）最为常见，其次是深部软组织（39%）和皮肤（16%）受累。肿瘤的预后主要与肿瘤的大小、部位及深度有关，肿瘤越小、部位越表浅者预后越好。四肢深部软组织平滑肌肉瘤与其他部位的平滑肌肉瘤相比,局部复发的可能性更大。皮下软组织肉瘤的转移率约为 20%,而深部肌肉内平滑肌肉瘤的转移率约为60%,血行转移多见于肺,也可以转移到肝脏,少数可见淋巴结转移。

1. **影像学表现** CT 上平扫显示为边界清楚的软组织肿块,大多表现为等、低混合密度,少许可见钙化,增强扫描后肿块不均匀强化。若肿瘤侵蚀附近骨质,CT 易于显示病变破坏骨质的范围和程度(图 4-14)。MRI 上,皮肤和皮下平滑肌肉瘤位置表浅、临床容易检查,血管源性平滑肌肉瘤极少见,可引起血管阻塞而出现远端肢体的水肿,就诊时一般体积都较小,很少进行 MRI 检查。经常行 MRI 的多为深部软组织平滑肌肉瘤,肿瘤体积一般较大。在 T_1WI 上常呈不均匀低信号 - 等信号,信号相对均匀,在 T_2WI 呈低信号、不均匀等或高信号,病变经常以低信号 - 等信号为主(纤维组织、含铁血黄素等),高信号常为肿瘤发生囊变、坏死、出血等所致,多见于深部肿瘤中心区域,形态不规则。少许肿瘤可见钙化或骨化,在 T_1WI、T_2WI 均为低信号。增强扫描肿瘤有不均匀强化,强化时相经常晚于邻近的肌肉,肿瘤边缘区富于血管,强化较为明显,中心区域的强化不明显(图 4-15)。

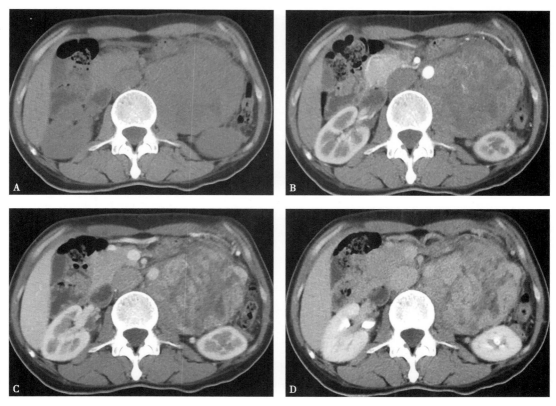

图 4-14　平滑肌肉瘤

患者,女,43 岁,腹膜后平滑肌肉瘤,边界清楚,呈分叶状。A. 平扫腹膜后肿块呈等稍低密度;B. 增强动脉期呈不均匀强化,局部包绕腹主动脉,边缘强化明显;C~D. 增强门脉期及平衡期肿块呈明显不均匀延迟强化,强化程度与血管相近,中心仍见低强化区。

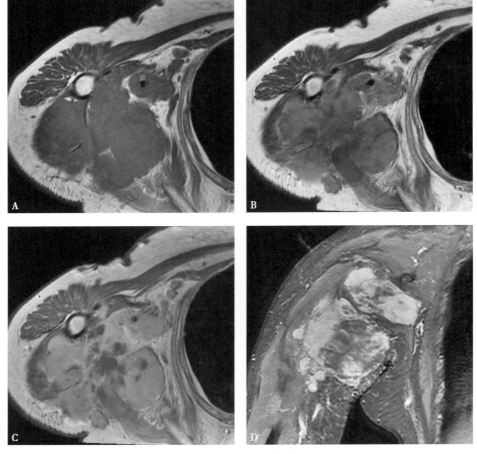

图 4-15 平滑肌肉瘤

患者，女，63 岁，右肩部平滑肌肉瘤，边界不清，呈分叶状，与邻近肌肉分界不清。A. 肿块 T_1WI 上呈等信号；B. 在 T_2WI 上呈稍高、等、低混杂信号；C～D. 增强扫描后肿块呈明显不均匀强化，边缘强化明显、中心见低强化区。

2．鉴别诊断

（1）滑膜肉瘤：好发于青壮年，20～40 岁多见，多见于关节旁，与关节囊、腱鞘及滑囊关系密切，约 1/3 病灶内可见钙化，病变常与邻近骨骼关系密切，约 20% 病变可侵蚀骨质，发生率高于平滑肌肉瘤。

（2）横纹肌肉瘤：好发于肌肉内，增强扫描可见不强化的坏死区域与明显强化的肿瘤实质区交替存在，大片坏死少见，出血、钙化及邻近骨质受侵也少见。

（3）神经鞘瘤：多累及较大的神经，呈梭形生长，长轴与受累神经走行方向一致，边缘光整，周围常见脂肪组织围绕，在 T_2WI 肿瘤边缘常见高信号带围绕。

（4）孤立性纤维性肿瘤：多表现为无痛、缓慢生长的肿块，伴或不伴钙化，增强呈明显强化，可见血管增生。

（5）未分化多形性肉瘤：好发年龄 >40 岁，高峰值为 50～70 岁，5%～20% 病变出现外周钙化，肿瘤呈明显不均匀信号，出血可见液 - 液平面，可以浸润或累及骨质。

六、横纹肌肉瘤

横纹肌肉瘤（rhabdomyosarcoma，RMS）是一种来源于向横纹肌分化的原发间叶组织软组织肉瘤，占全部软组织肉瘤的 10%～20%，具有骨骼肌或横纹肌成纤维细胞分化倾向的特征，恶性程度较高，好发于青少年，占儿童恶性肿瘤的 5%～15%。曾被称为肌肉瘤、恶性横纹肌瘤、横纹肉瘤、横纹肌母细胞瘤及成横纹肌性肉瘤等。根据肿瘤的临床表现和组织学特征，WHO 将横纹肌肉瘤分为 4 个不同的亚型：①胚胎性横纹肌肉瘤；②腺泡状横纹肌肉瘤；③梭形细胞 / 硬化性横纹肌肉瘤；④多形性横纹肌肉瘤。临床表现为有弹性且伴有疼痛的坚硬包块，位于空腔器官（如口腔）的横纹肌肉瘤呈特征性的葡萄串样生长。

胚胎性横纹肌肉瘤最为常见，也是儿童最常见的类型，占横纹肌肉瘤的 50%～60%，绝大多数发生于 10～15 岁以下的患者，其中 6 岁以下的儿童更为多见，而 40 岁以上者很少发生。肿瘤好发于头颈部（眼眶、鼻咽、口腔等）、泌尿生殖系统（膀胱、阴道、精索、睾丸、前列腺、会阴等）以及胃肠道等，而四肢、躯干和腹膜后少见发生。临床表现与肿瘤的部位和大小有关，多数肿瘤生长迅速，呈浸润性、破坏性生长。

腺泡状横纹肌肉瘤为高级别肉瘤，是第二常见的横纹肌肉瘤类型，主要是发生于青少年和青少年的四肢，男女比例约为 1.5∶1。腺泡状横纹肌肉瘤位于表浅肌肉内，肿瘤生长迅速、可出现疼痛，早期即可出现区域性转移和远处转移。

梭形细胞 / 硬化性横纹肌肉瘤是一种少见的类型，肿瘤可见于儿童或成人，男性好发。儿童患者最常见于睾丸旁，而成人患者最常累及头颈部。儿童患者的预后较好，而成人患者因肿瘤较高的复发率和转移率而预后不佳。

多形性横纹肌肉瘤几乎全部发生于 20 岁以后的成人，40～70 岁多见，男性稍多，好发于四肢，尤其是大腿、臀部、肩部和小腿。临床表现为疼痛性或无痛性巨大软组织肿块，多位于深部肌肉，生长速度较慢。

1. 影像学表现 横纹肌肉瘤为儿童眼眶最多见的恶性肿瘤，95% 为胚胎性横纹肌肉瘤，肿瘤多见于眼眶的上部、内上部，早期多位于肌锥外，边界尚清，形态不规整，肿瘤多呈浸润性生长，体积较大时，可侵犯肌锥内结构，也可沿眶上裂、眶下裂和视神经孔等部位向周围扩展，累及翼腭窝、鼻窦甚至颅内，侵犯邻近骨质，有时难以区分肿瘤来自眼眶内或鼻窦；该肿瘤影像学缺乏特征性的表现。CT 上表现为巨大、分叶状、中央低密度的软组织密度肿物，增强扫描肿瘤坏死组织周围出现轮状增强。MRI 上，胚胎性横纹肌肉瘤的 T_1WI 与肌肉组织呈相同的轻微高信号，T_2WI 呈高信号，内部可出现少量暗条带，增强扫描呈不均匀强化，部分可见"葡萄串样"多环状强化。腺泡性横纹肌肉瘤 T_1WI 上可见不均匀中等信号密度伴中心低信号区，T_2WI 上可见较明显高信号区（坏死区域），增强扫描呈边缘明显强化。多形性横纹肌肉瘤 T_1WI 上呈高低混杂信号，T_2WI 加权像呈高信号，肿瘤周围可见 T_2WI 高信号水肿，增强扫描呈不均匀强化，边缘强化明显（图 4-16～图 4-18）。

2. 鉴别诊断

（1）内翻状乳头状瘤：多见于 40 岁以上患者，好发于中鼻道附近的鼻腔外侧壁，对周围骨质可有压迫、侵蚀；T_2WI 呈中等信号，增强后肿瘤多呈卷曲脑回状。

（2）鼻窦癌：一般发病年龄较大，病变 T_2WI 信号较低。

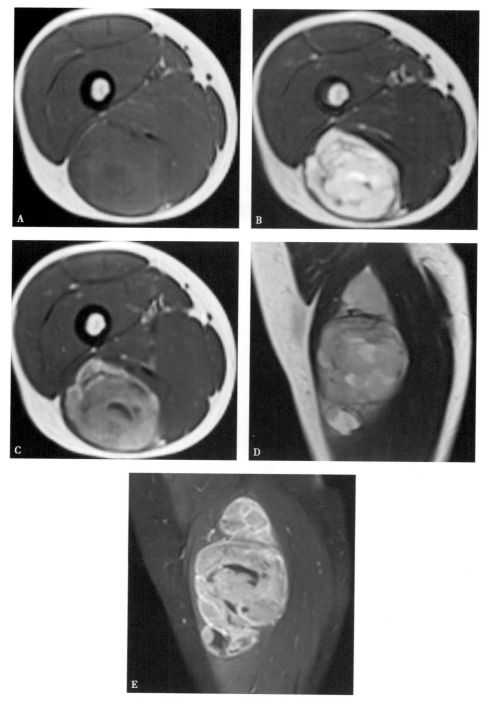

图 4-16　胚胎性横纹肌肉瘤

患者，男，1 岁，右大腿胚胎性横纹肌肉瘤。A. T$_1$WI 上呈等、稍高信号；B、D. T$_2$WI 上呈高信号，信号不均匀，内见索条状低信号及液 - 液平面；C、E. 增强扫描呈明显强化，内见索条状、条片状无强化区。

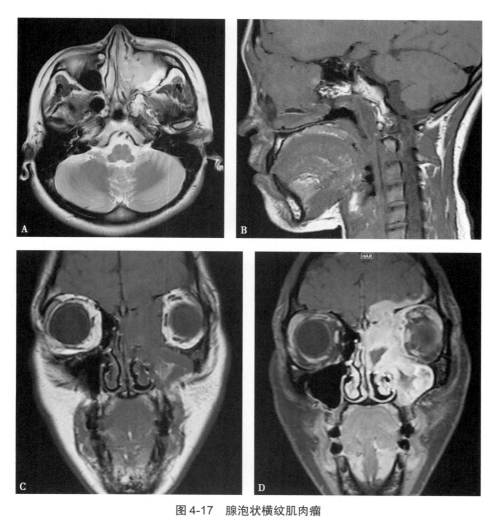

图 4-17　腺泡状横纹肌肉瘤

患者，女，18 岁，左前颅窝底 - 鼻腔腺泡状横纹肌肉瘤，边界不清。A. 肿瘤 T_2WI 上呈高信号；B～C. 矢状位、冠状位 T_1WI 上呈等、稍高混杂信号；D. 增强扫描呈明显不均匀强化。

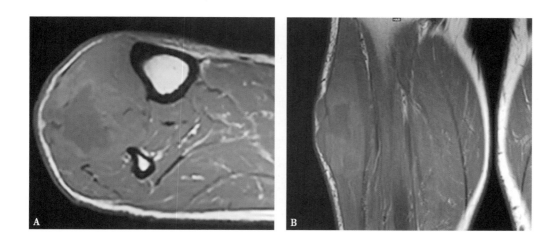

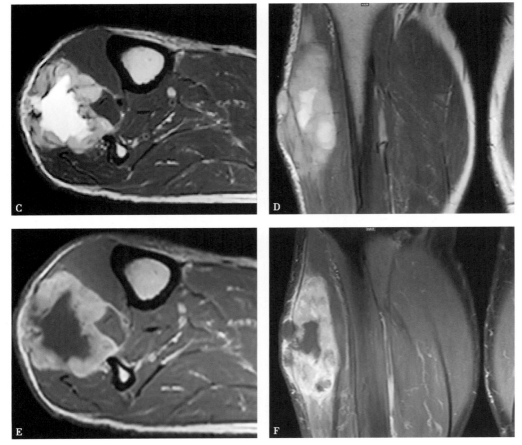

图 4-18　多形性横纹肌肉瘤

患者，男，69 岁，右小腿多形性横纹肌肉瘤，边界不清，累及邻近浅筋膜及皮下间隙。A～B. 肿瘤 T_1WI 上呈等、低混杂信号；C～D. T_2WI 上中心见高信号坏死区，边缘呈较高信号；E～F. 增强扫描后呈明显不均匀强化，中心坏死区未见强化，边缘明显强化。

（3）嗅神经母细胞瘤：起源于鼻腔上部的嗅神经上皮，为筛区最常见的肿瘤，侵犯前颅窝底，可呈经典的"哑铃状"表现，可见出血、囊变及钙化。

（4）脂肪肉瘤：分化较好的脂肪肉瘤在 CT/MRI 上可显示脂肪成分密度 / 信号，而分化差的脂肪肉瘤，特别是多形性脂肪肉瘤，内部脂肪成分少见，但有侵犯邻近骨骼的倾向。

（5）滑膜肉瘤：钙化发生率较高，期内多囊变、坏死和出血。CT 和 MRI 上有时可见液 - 液平面，在 T_1WI、T_2WI 上可见低、等、高三重信号混合存在的情况。

（6）腺泡状软组织肉瘤：发病年龄 15～35 岁，女性多见，下肢深部软组织为好发部位，T_1WI 上高信号，T_2WI 上信号极不均匀，肿瘤内外可见血管流空信号。

（7）韧带样纤维瘤病：以青壮年 25～35 岁多见，表现为沿肌纤维走行呈浸润生长的不规则肿块，T_1WI 低信号，T_2WI 稍高信号，内见条片状 T_2WI 低信号胶原纤维，增强后呈明显不均匀持续性强化，具有"快进慢出"的强化特点。

七、恶性外周神经鞘瘤

恶性外周神经鞘瘤（malignant peripheral nerve sheath tumor，MPNST）是指起源于神经或继发于神经纤维瘤或显示不同程度神经鞘细胞分化的梭形细胞肉瘤。WHO采用MPNST代表以往使用的恶性神经鞘瘤、神经纤维肉瘤或神经源性肉瘤等名称，是因为神经鞘包含了神经鞘细胞、神经周围细胞或成纤维细胞。MPNST占软组织肉瘤的5%～10%，多发生于成年人，20～50岁多见，也可以见于儿童。约50%的MPNST为原发性，另外40%～50%合并神经纤维瘤病Ⅰ型（NF-1，但只有5%的NF-1患者合并MPNST）。继发性肿瘤少见，可来源于放疗后或节细胞神经瘤的神经鞘细胞的成分恶性变，放疗相关的肿瘤在照射后可经历很长的潜伏期（10年以上）后可发生。与不合并NF-1的患者相对比，合并NF-1的患者年龄相对较轻，发病平均年龄要小10岁左右且男性多于女性。

MPNST一般表现为无痛性肿块，生长速度较慢，起源于神经干者可以引起感觉和运动的障碍，如四肢麻痹、放射性疼痛、所支配肌肉萎缩等，局部可有压痛。因症状轻、肿瘤部位深在，患者就诊时肿瘤体积多巨大，长径可在10cm以上。MPNST常见局部复发和远处转移，40%的肿瘤手术后有局部复发，65%的肿瘤伴有远处转移，可经血行转移至肺、肝脏或骨骼等部位，局部淋巴结转移少见。孤立性MPNST的5年生存率为75%，并发NF-1时仅为30%，而且局部复发率及转移率相对较高。

1. 影像学表现　本瘤可发生于身体任何部位，最常见的部位是颈部、前臂、下肢、臀部、躯干和腹膜后等。合并NF-1者多位于头颈和躯干，孤立性者多位于四肢，多数病变部位深在，经常发生在大的神经干上，如臂丛神经、骶丛神经和坐骨神经，少数也可以发生于皮下甚至皮内。肿瘤边界不清楚，多呈梭形肿块，直径常＞5cm。CT上，肿物多为浸润性生长，密度不均匀，内部可见高密度出血或低密度坏死区，部分可见钙化、黏液变、囊变；肿瘤包膜不完整，侵及周边的脂肪间隙、器官或后腹壁；增强扫描肿瘤实质部分呈不同程度、不同方式强化，如斑块状、网格状等，多期增强肿瘤表现为持续性延迟性强化，肿瘤可包绕、侵及周围血管。MRI上，肿瘤在T_1WI上常呈较低信号，在T_2WI常呈略高信号-高信号为主，肿瘤内常有坏死和出血等继发性改变，信号不均匀，肿瘤内部出现黏液变性、坏死、囊壁区时T_2WI上呈明显高信号，内部出血时亚急性出血T_1WI、T_2WI均呈高信号而慢性期出血含铁血黄素沉着时T_2WI呈低信号。少许病灶内可见钙化，T_1WI、T_2WI均呈低信号，当钙化位于中心区域、周围见黏液变性时，T_2WI上可出现中心低、边缘高信号的"靶征"。肿瘤周围可见水肿带，范围常相对较小，在T_1WI上显示欠清晰，在T_2WI上呈较明显高信号，边缘模糊，由肿瘤边缘向远处逐渐减轻。肿瘤可侵犯邻近骨质，T_1WI上显示较清楚，骨质轮廓局部缺失，骨髓质高信号脂肪信号被肿瘤软组织低信号所替代。增强扫描肿瘤血供丰富，多呈不均匀强化，可以与周围水肿或其他结构分界清晰（图4-19）。

2. 鉴别诊断

（1）良性周围神经鞘瘤：沿着神经走行的比较清楚的肿物，肿瘤体积较小（＜5cm），静息时较少产生疼痛，瘤周水肿少见，更可能出现"靶征"和"束带征"，较少钙化。

（2）未分化多形性肉瘤：肿瘤呈明显不均匀信号，伴或不伴有液-液平面，较少沿神经走行。

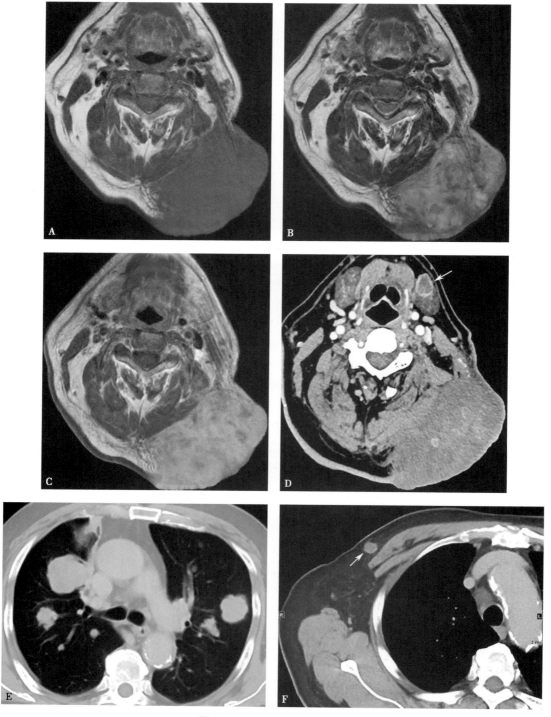

图 4-19 恶性外周神经鞘瘤

患者，男，76 岁，左颈部恶性外周神经鞘瘤，边界不清，累及邻近肌肉、皮肤。A～C. 肿块 T_1WI 呈稍低信号，T_2WI 呈稍高、高混杂信号，增强扫描呈明显不均匀强化；D～F. 增强 CT 显示为边界不清、不均匀强化的软组织肿块，左侧腮腺、双肺、右胸壁皮下间隙内见多发转移瘤。

（3）神经母细胞瘤：见于儿童患者，好发于肾上腺区，多数病变含有钙化，可有出血，常有早期转移。

八、滑膜肉瘤

滑膜肉瘤（synovial sarcoma，SS）是具有不同程度上皮分化（包括腺体形成）的间叶组织肿瘤，属于不确定分化的肿瘤，是相对常见的软组织恶性肿瘤，占原发性软组织恶性肿瘤的 5%～10%，仅次于纤维肉瘤、脂肪肉瘤和横纹肌肉瘤等。肿瘤一般生长缓慢，表现为深在、可触及的软组织包块，可能会给人一种良性进展的错误印象，常被延误诊断。病程长短不一，从首发症状到就诊的时间 1～4 年不等，部分患者有外伤史。肿瘤开始多为无痛性肿块，随诊体积增大出现不同程度的疼痛和触痛等症状。

滑膜肉瘤好发于男性，男女发病率比例约 1.2:1，可以发生于任何年龄，高峰发病年龄为 15～35 岁，约 90% 的患者小于 50 岁，10 岁以下和 60 岁以上患者很少见。好发部位多见于近关节的深部软组织、腱鞘，绝大多数病变与滑膜组织隔离，常在肌腱、关节囊、滑膜囊、筋膜、腱膜、骨骼、肌肉和骨腱膜生长、塑形，很少来源于关节腔（约 10%）。肿瘤可以位于不同部位，90% 发生于四肢大关节附件，尤其以下肢多见（约 65%，其中膝关节附近、足部和踝部区域最为多见），25% 发生在上肢（常发生于肘部、肩部等）。头颈部是四肢以外最为常见的好发部位，口腔、肌肉内、腹膜后、腹壁、纵隔等部位也可以发生，但是躯干非常少见。

滑膜肉瘤在组织学上具有双向分化的特点，由上皮细胞和梭形细胞两者不同形态的细胞组成，主要分为 3 种亚型：双相型，由梭形细胞和上皮细胞组成，常发生于膝、股、肩部等；单相型，主要由间充质梭形细胞组成，可发生于前臂、手、小腿和足部；低分化型，由有丝分裂活性高的类上皮细胞组成，好发生于大腿、足和肩部，临床上侵袭性更高，预后差。

1. 影像学表现 肿瘤直径多大于 5cm，呈肿块状或分叶状，境界清楚，肿瘤内血管丰富，局部常有钙化，可以有出血、坏死和囊腔，部分肿瘤与周围的肌腱、腱鞘和关节囊外壁相连，生长缓慢者可有假包膜，生长迅速者或晚期肿瘤与周围组织分界不清，可以侵犯周围的软组织、神经及骨骼等。复发者往往形成多个散在结节或肿块。CT 上，表现为邻近关节的不规则、结节状、低于肌肉密度的软组织肿块，边界清楚或不清楚，内部密度不均匀，可见更低密度区，少数可伴有钙化（占滑膜肉瘤的 20%～40%），且钙化多位于肿瘤的周边，称为边缘性钙化。CT 更有助于显示滑膜肉瘤骨受累的情况，多数病变与骨骼接近或骨骼毗邻，可以直接接触，也可以广泛围绕骨质。增强扫描呈明显不均匀强化。MRI 上，肿瘤内信号因为囊变、坏死、钙化和出血等改变，信号不均匀。在 T_1WI 上，肿瘤实性成分多呈等或等高信号，出血区可呈高低混杂信号，而坏死、囊变、钙化区呈低信号。在 T_2WI 上，滑膜肉瘤信号明显不均匀，被称为"三重信号征"，即包括低信号（营养不良性钙化和纤维束）、中等信号（实性软组织成分）和高信号（坏死、出血等）三种混杂信号。肿瘤内可见液-液平面，上层含有高铁血红蛋白，T_1WI、T_2WI 呈高信号，下层多为沉积的血液成分，T_1WI、T_2WI 呈低信号，液-液平面其他肿瘤也可以出现，但在滑膜肉瘤出现此征象概率较高，因此对诊断有一定的参考价值。在抑脂 T_2WI 序列上较有特征性的表现为"铺路石征"，即多个大小相似的卵石征高信号结节及其内低信号间隔。增强扫描绝大多数滑膜肉瘤富血供，呈明显不均匀强化。MRI 的一些表现与肿瘤级别高、预后差相关，包括近端分布、体积巨大、无钙化、有三重信号征（图 4-20）。

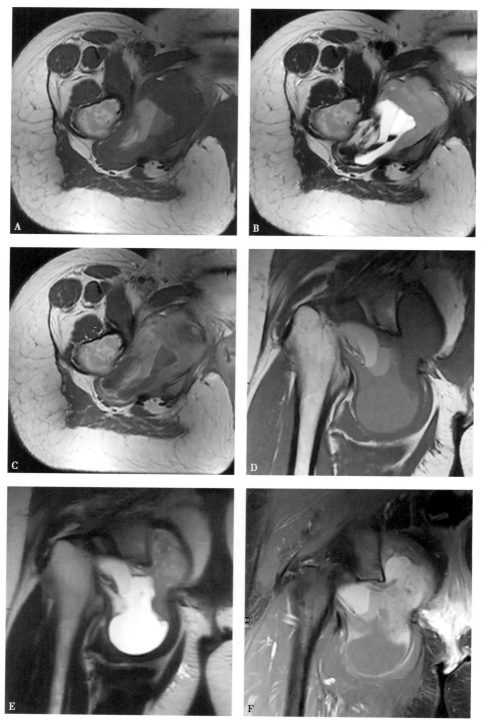

图 4-20 滑膜肉瘤

患者，女，26 岁，右髋关节旁滑膜肉瘤。A、D. T_1WI 上呈中心高信号，周边呈等信号；B、E. T_2WI 上呈"三重信号征"，内见等、高、低信号，中心可见上高下低信号液 - 液平面；C、F. 增强扫描呈明显不均匀强化，中心囊变坏死区未见强化。

2. 鉴别诊断

（1）滑膜囊肿、腱鞘囊肿：内部可见分隔，典型者边缘清楚，在 T_2WI 信号均匀且高于皮下脂肪，而滑膜肉瘤 T_2WI 信号多不均匀。

（2）弥漫型腱鞘巨细胞瘤：生长缓慢，边界清晰，表现为特征性 T_1WI 及 T_2WI 低信号，关节内弥漫性滑膜增生，呈"海绵垫样"，常伴大量关节腔积液，增强呈明显均匀强化。

（3）骨外骨肉瘤：发病高峰年龄 40～70 岁，最常见于大腿深部软组织，肿块内可见呈不同程度的钙化，可出现液-液平面。

（4）骨化性肌炎：常有外伤史，钙化和骨化位于病变的边缘，病变在 T_1WI 上常呈低信号，在 T_2WI 上呈高信号。

（5）恶性外周神经鞘瘤：肿瘤体积大（>5cm），边界不清，多沿大神经走行，周围脂肪间隙受侵、瘤周水肿，增强扫描肿瘤呈边缘强化或明显不均匀强化，邻近骨质破坏。

九、上皮样肉瘤

上皮样肉瘤（epithelioid sarcoma，ES）为 1970 年首次认定为单独的病变，较为少见，组织来源尚未清楚，可能来源于具有多种组织分化潜能的原始间叶细胞，少数肿瘤伴有神经纤维瘤病。肿瘤多见于 10～35 岁的青壮年，儿童和老年人也可以发生，男性多见，男女发病率比约为 1.8∶1。肿瘤不仅可发生于四肢软组织，也可以发生于人体近中线结构（如盆腔、腹腔、胸腔等），根据发病部位将肿瘤分为两种类型：远端型与近端型，两种类型在组织学特性、生物学行为方面均有一定的差异。远端型最常见于手指、手和前臂的屈肌侧，其次是膝关节、小腿和臀部等；近端型好发于中轴部位，如会阴部、骨盆、外阴等，并且更具有侵袭性。肿瘤在表浅和深部软组织都可发生，发生于皮下组织，最初多为单个或多个无痛性质硬结节，与皮肤粘连，生长缓慢，增大后皮肤表面破溃形成溃疡，可沿筋膜、肌腱和神经向深部浸润；发生于深部软组织时，肿瘤体积较大，可与肌腱、腱鞘、血管和神经等粘连、周围浸润。上皮样肉瘤预后差，手术后局部复发率高，容易出现肺、淋巴结、皮肤等转移。

1. 影像学表现 CT 上，肿瘤结节可为单发或多发，边界清楚或不清楚的结节或肿块，密度不均匀，部分内可见钙化或少见骨化，增强扫描呈不均匀轻到中度强化，边缘条状或片状强化，ES 较少出现骨质破坏。MRI 上，肿瘤通常缺乏特异性，可表现为肌肉内浸润性肿块或皮肤结节。信号多种多样，常不均匀，与肿瘤内纤维、出血、透明变性以及周围炎症的成分比例有关。肿瘤通常 T_1WI、T_2WI 呈等信号；其内纤维成分 T_1WI、T_2WI 均呈低信号；出血时 T_1WI 多呈高信号、T_2WI 呈含铁血黄素沉着的低信号，部分合并囊变而出现液-液平面；偶尔可见 T_1WI、T_2WI 低信号灶，提示为肿瘤内钙化（可结合 CT）。病变周围因有炎症反应而表现为水肿样的 T_2WI 高信号。少数肿瘤的邻近区域可见转移性病变，可表现为沿长骨长轴呈"葡萄串"样分布。增强扫描后大多数 ES 实性成分出现强化，部分呈环形强化（图 4-21）。

2. 鉴别诊断

（1）皮肤鳞状细胞癌：病变很少见于少年患者，病变表浅，可见从边缘向中心发展的带状钙化。

（2）滑膜肉瘤：两者均与肌腱和筋膜粘连，但上皮样肉瘤常发生于手腕和前臂，无黏液样变，而滑膜肉瘤位于大关节附近，合并黏液样变，一般不侵犯皮肤形成溃疡。

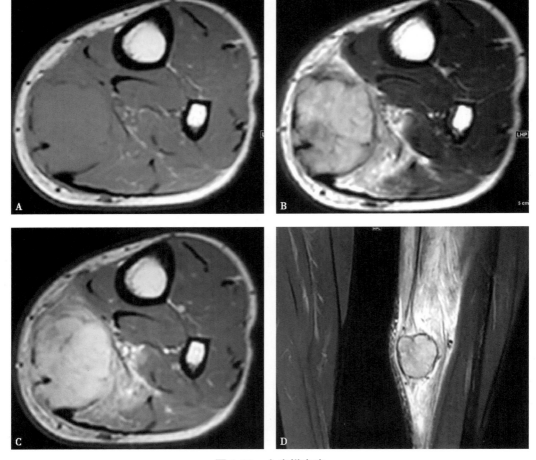

图 4-21 上皮样肉瘤

患者，男，17 岁，左小腿上皮样肉瘤，肿块边界不清，呈分叶状。A. 肿块在 T_1WI 上呈等信号；B. T_2WI 上呈高信号，信号不均匀；C. 增强扫描后肿块呈明显强化，累及邻近浅筋膜；D. 冠状位压脂 T_2WI 上肿块边缘见低信号环，周围可见大片状水肿带。

（3）软组织结核：结核常为单个的液性病变，内部可有分隔，而非多个液性病变。结核性滑囊炎一般为扩大的滑囊或小脓肿。

（4）软组织血管肉瘤：90% 的血管肉瘤伴有慢性淋巴水肿，为乳房切除术后所致，皮肤显著增厚，有多发性结节，肌肉内和肌肉周围有液体聚集。

十、腺泡状软组织肉瘤

腺泡状软组织肉瘤（alveolar soft part sarcoma，ASPS）是一种组织发生不明的恶性肿瘤，肿瘤发病率极低，约占所有软组织肉瘤的 0.5%～1%，女性好发，多数患者为 15～35 岁之间的青少年或青壮年，87.7% 的病变位于肢体，其中半数以上累及大腿和臀部的深部肌肉与筋膜，少数位于躯干、腹壁和腹膜后等部位，发生于婴儿和儿童的腺泡状软组织肉瘤主要位于头颈部，如口腔、咽部和眼眶等。临床表现为缓慢生长的无痛性肿块，病程较长，可存在多年，多无功能障碍。肿瘤血供非常丰富，甚至可以出现搏动或血管杂音，部分合并骨质破坏，易误诊为血管源性或骨源性肿瘤。早期可以出现肺、骨、脑、皮下等血行转移，少数可有淋巴结转移。

1. **影像学表现** CT 上缺乏特征性，能够显示肿瘤的位置、范围和形态等，表现为肌肉样密度的软组织肿块，内可见钙化点，增强扫描后肿块明显强化，有明显的供血动脉和引流静脉。MRI 上，肿瘤富血供，肿瘤内存在大量蜿蜒迂曲的血管，几乎所有的 ASPS 都位于骨骼肌，尤其以下肢大腿的肌肉内多见，生长方式为膨胀式为主，对周围组织、器官浸润较少发生，但少数病灶可以直接侵犯或转移到骨骼。当肿瘤体积较大时，对周边血管和淋巴管压迫或侵犯，同时肿瘤内大量动 - 静脉瘘的存在，造成周围软组织水肿。肿瘤血管内血液流动较为缓慢，加上肿瘤组织内丰富的血窦，因此在 T_1WI 上呈高信号；当部分血管内存在血栓或血流过于缓慢，红细胞破裂导致 T_1WI 信号更加增高。T_2WI 上肿瘤信号明显不均匀，是由肿瘤内流空血管、出血、坏死、瘢痕等成分造成的：肿瘤内及边缘出血含有快速流动血液的血管为流空信号，明显者表现为粗大、迂曲流空血管，类似动静脉畸形，陈旧性出血伴含铁血黄素沉积为低信号，小片状的囊变坏死为高信号，瘢痕组织则为等或稍低信号。增强扫描后肿瘤呈明显强化，大部分呈不均匀强化，病灶内外粗大血管内强化与血流的速度相关，流速慢的增强可见强化，流速快的呈流空信号（图 4-22）。

2. **鉴别诊断**

（1）腺泡状横纹肌肉瘤：15～20 岁最常见，多发于四肢尤其是前臂、股骨，其次是头颈、躯干等，肿瘤体积较大，分叶状，T_1WI 多呈等信号，T_2WI 呈高信号或混杂信号，增强后明显强化，瘤内常见坏死，但影像上两者较难相鉴别。

（2）纤维肉瘤：任何年龄均可发病，以中年以上人群多见，影像学表现多样，边界可清楚、也可不清，T_1WI 大都呈等或稍低信号，T_2WI 呈高或混杂信号，可伴出血、坏死及囊变。

（3）副神经节瘤：病变好发于头颈部、纵隔及腹膜后等有化学感受器的部位，目前未有发生于肢体的报道。影像学 CT 或 MRI 上密度 / 信号常不均匀，增强呈明显强化。

（4）未分化多形性肉瘤：多位于软组织深部，发生在 30～70 岁，巨大分叶状软组织肿块，T_1WI 呈中等信号，T_2WI 呈不均匀高信号，内可见呈不规则低信号，可作为鉴别点。

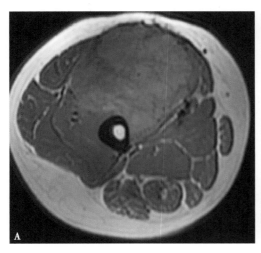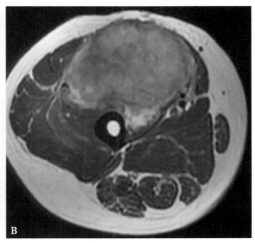

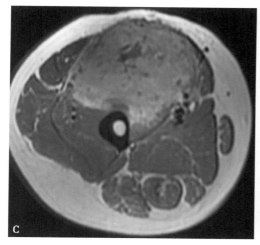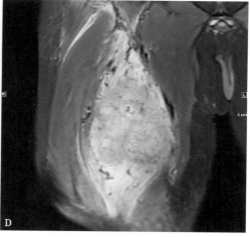

图 4-22 腺泡状软组织肉瘤

患者，男，20 岁，右大腿腺泡状软组织肉瘤。A. T_1WI 上呈稍高信号；B. T_2WI 上不均匀高信号；C. 增强扫描呈明显强化，中心见无强化区；D. 压脂 T_2WI 上边缘、内部见迂曲流空小血管影。

十一、软组织透明细胞肉瘤

软组织透明细胞肉瘤（clear cell sarcoma of soft tissue，CCSST）是罕见的深部软组织肿瘤，因为约有 50% 的病变都含有黑色素，又被称为软组织恶性黑色素瘤，但是，它与皮肤恶性黑色素瘤的临床病理表现并不相同。CCSST 多见于女性，好发于 20～40 岁，平均年龄约 25 岁，经常发生于青壮年。病变主要发生于四肢大的肌腱和腱膜，好发部位依次为足、肘、膝和上肢。肿物中等大小，多为单发性或呈串状，少数为多发性，一般为无痛性肿块，持续性缓慢生长，就诊时可有数年病史。

1. 影像学表现 肿瘤经常呈卵圆形，可有轻度分叶或呈不规则形，大部分病变边界清楚，邻近的肌肉受侵犯时，脂肪界面可以消失，病变周围一般无水肿带。CT 上仅表现为非特异性软组织肿块。少数肿瘤可侵犯骨骼。MRI 上，绝大多数透明细胞肉瘤信号均匀，信号不均匀者与肿瘤内的黑色素分布不均匀有关，少许也可以出现坏死。肿瘤信号高低与黑色素含量有关，使病变信号具有一定特征性，大多数 T_1WI 上呈略高信号（与肌肉相比），少数呈等信号，T_2WI 上大多数病变呈高或略高信号，是由间质内黏液样物质或疏松结缔组织所致。黑色素含量较少时，病变 T_1WI 呈略低信号，T_2WI 呈较高信号。增强扫描后大多数肿瘤呈明显强化。因此当肿块边界清楚、信号均匀、T_1WI 信号稍高于肌肉、明显强化，应考虑到 CCSST 的可能（图 4-23）。

2. 鉴别诊断

（1）分化良好的脂肪肉瘤：T_1WI 信号很高，但应用脂肪抑制技术后信号减低，可以鉴别。

（2）腺泡状软组织肉瘤：T_1WI、T_2WI 都可以呈高信号，因内有血管的流空信号，可以进行鉴别。

（3）皮肤恶性黑色素瘤：两者都有黑色素成分，MRI 不容易区分，但皮肤恶性黑色素瘤位置表浅，可以向下侵犯皮下组织甚至肌肉，而透明细胞肉瘤几乎都与筋腱和筋膜粘连，不侵犯皮肤。

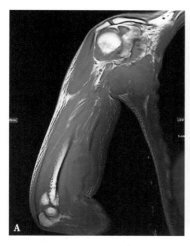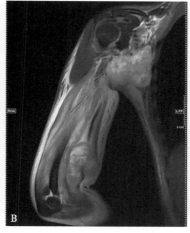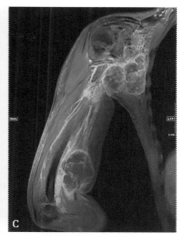

图 4-23　软组织透明细胞肉瘤

患者，男，27 岁，右上臂、腋窝软组织透明细胞肉瘤，边界不清，呈分叶状。A. T₁WI 呈等、稍低信号；B. T₂WI 上呈稍高信号，内见少量高信号区；C. 增强后呈明显不均匀强化。

（4）恶性外周神经鞘瘤：多沿神经走行，边界模糊，无明显包膜，信号混杂且多为囊实性肿块，"靶征"较明显，瘤周水肿亦比较明显。

（5）滑膜肉瘤：亦好发于青少年，生长缓慢，病变形态多呈分叶状，部分内可见钙化，沿着肌腱、腱鞘生长包绕浸润，邻近骨质出现侵蚀性或压迫性骨质破坏，MRI 表现上与含黑色素较少的 CCSST 相似，但 CCSST 多无钙化或骨化。

十二、骨外尤因肉瘤

骨外尤因肉瘤（extraskeletal Ewing sarcoma，EES）是一种软组织和骨的恶性小蓝圆细胞肿瘤，以特异性 *EWSR1* 基因重排为特征，与骨的尤因肉瘤、软组织原始神经外胚层肿瘤和 Askin 肿瘤有着同样的细胞遗传标记。肿瘤可以发生于任何年龄，以 10～30 岁的患者最多，男性发病率稍高于女性。肿瘤多表现为快速生长的深部软组织肿瘤，在就诊前通常存在小于 1 年的病史，大约 1/3 的病变会出现疼痛，病变累及神经或脊髓时有感觉或运动异常，患者常伴有全身症状（如发热、贫血、白细胞增多）。肿瘤可发生于躯干（肺、纵隔、脊柱旁）、四肢（深部软组织，大腿、臀部多见）、头颈部及腹膜后。肿瘤 75% 就诊时为局限性疾病，25% 就诊时即发生转移，转移常见于肺、骨、肝、淋巴结等。

1. 影像学表现　CT 上，肿瘤表现为边界清楚或不清楚、分叶状的软组织肿块，平扫肿块密度接近或略低于肌肉，钙化少见（约见于 10% 的病变），增强扫描呈不均匀强化，病变邻近骨质受累少见。MRI 上，T₁WI 上病变相对于肌肉呈等信号或略低信号，其内可见高信号出血。T₂WI 上病变呈不均匀等信号至高信号，其内可见囊变、坏死区，部分可出现液 - 液平面。增强扫描呈明显均匀或不均匀强化（图 4-24）。肿瘤边缘或中心可见高流量血管，所有 MRI 序列上都呈流空低信号，是骨外尤因肉瘤的一个影像学特征。虽然高流量血管可见于富血管性病变，但当患者年轻且肌肉内较大软组织肿块出现流空血管影，应考虑到骨外尤因肉瘤的可能性。

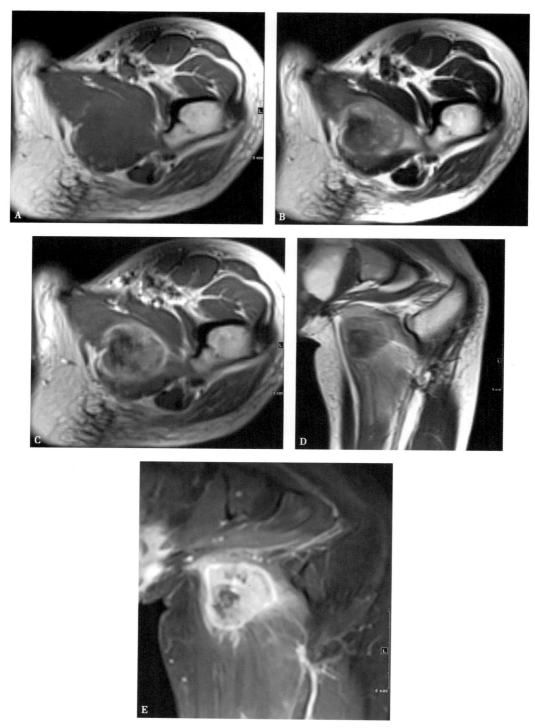

图 4-24　骨外尤因肉瘤

患者,女,19 岁,左大腿骨外尤因肉瘤,边界尚清。A. T_1WI 呈等信号;B、D. T_2WI 上呈高信号,中心见条片状低信号影,周围见水肿带;C、E. 增强呈明显不均匀强化,边缘强化明显,中心见迂曲流空血管影。

2. 鉴别诊断

（1）骨内尤因肉瘤：发病年龄相对较小，一般多位于四肢长骨骨干，也可位于扁骨及脊柱旁，主要以骨质破坏为主，存在边界不清的筛孔状、虫蚀状溶骨性骨质破坏，可伴有葱皮样骨膜反应、Codman 三角及周围软组织肿块形成，可侵犯邻近骨质；而骨外尤因肉瘤一般发生于深部软组织，生长迅速，肿块较大，很少累及骨质。

（2）神经母细胞瘤：主要见于 8 岁以下儿童，2 岁以下更多见，CT 上软组织肿块内可见斑点状、结节状或环状钙化，MRI 上 T_1WI 呈混杂低信号，T_2WI 呈混杂高信号，增强呈轻中度强化。

（3）横纹肌肉瘤：肿块位于所在肌肉肌腹，沿肌纤维向两端浸润生长，与肌肉分界不清，肿块较大时可出现液化坏死，钙化罕见，增强呈不均匀强化，强化程度略高于肌肉组织。

（4）淋巴瘤：发病年龄偏大，可见广泛的骨破坏，破坏区可见反应性硬化，局部可见骨膜反应，周围可见明显软组织肿块，软组织肿块范围大于骨破坏范围。

十三、结缔组织增生性小圆细胞肿瘤

结缔组织增生性小圆细胞肿瘤（desmoplastic small round cell tumor，DSRCT）是一种显示多向性分化的间叶源性恶性肿瘤，由分布于大量促纤维性间质内的原始细胞组成，具有高度恶性的生物学行为，预后差。DSRCT 多发生于青少年，中位年龄约 20 岁，男性发病率明显高于女性，偶尔可发生于年长成年人。该肿瘤 95% 发生于腹腔和盆腔，腹腔最常见，腹膜后、大网膜、肠系膜也可发生；发生于腹腔外的为散发性病例（包括睾丸旁、胸腔、头颈部和骨等）。DSRCT 主要累及浆膜面，尤其是腹膜。临床上患者多以腹胀、腹部不适、腹痛和腹部包块就诊，体重减轻，常伴有肠梗阻症状或排尿困难等，常见男性患者弥漫性累及浆膜。

1. 影像学表现　CT 是腹部 DSRCT 最常用的检查方法。肿瘤表现为腹盆腔内巨大的单个或多个软组织肿块，呈结节状或分叶状，与腹膜、网膜及肠系膜紧密粘连，部分可见全腹或盆腔同时受累。平扫病变以实性为主的不均匀软组织密度（略低于肌肉），边界不清楚，多伴有斑点状钙化及小片状坏死。增强扫描病变呈轻、中度强化，动脉期肿瘤内可见被推移、包绕的大血管，另可见点、条状血管影似呈分隔状；瘤周可见迂曲的静脉；延迟后强化程度与肌肉相仿。肿瘤对周围器官呈先推移、后包绕再侵犯趋势，与周围器官无明显起源关系为其特征性表现。大网膜或腹膜的种植转移最常见，表现为腹膜结节状增厚；血行及淋巴结转移相对少见，常见部位为肝、肺、骨及腹膜后等。腹腔积液少见。肿瘤可压迫、侵犯腹腔中空器官，表现为肠梗阻、胆总管变窄等。MRI 上，可更清晰地显示肿瘤大小及分布，T_1WI 上肿瘤与肌肉信号相比呈等、低信号，T_2WI 呈等、略高信号。肿瘤内细胞致密且细胞巢周围见明显增生纤维结缔组织而使肿瘤内含水量较少，因此 T_1WI、T_2WI 上信号均偏低。肿瘤内可出现缺血坏死，T_2WI 呈明显高信号。增强扫描呈轻度不均匀强化。

2. 鉴别诊断

（1）恶性间皮瘤：好发于胸腹膜，有石棉接触史，好发于 40 岁以上的人群，临床表现为无目前原发病灶，大网膜弥漫性结节状增厚，病变增强扫描呈明显强化，而 DSRCT 好发于青年男性，有多发肿块，轻 - 中度强化可作为鉴别点。

（2）腹腔转移瘤：以腹膜、网膜种植转移为主，而且多伴腹腔积液及肿瘤标志物升高。

（3）淋巴瘤：好发中年男性，表现为腹膜后多发肿大淋巴结，常包绕大血管，表现为"主动脉漂浮征"，而 DSRCT 主要分布于网膜、系膜实质脏器包膜面。当淋巴瘤发生于腹腔系膜内表现为实性肿块时与 DSRCT 则难以区分。

（4）腹腔结核：两者发病年龄相似，结核常伴随发热、盗汗等，影像表现为中心干酪样坏死导致的环状强化，周边伴腹膜渗出性改变，而 DSRCT 呈明显、程度均匀的强化，周围渗出性改变少见。

十四、韧带样纤维瘤病

韧带样纤维瘤病（desmoid-type fibromatosis, DF）又称侵袭性纤维瘤病、硬纤维瘤等，是一种中间性（局部侵袭性）但非转移性肌成纤维细胞性肿瘤，以浸润性生长和局部复发潜能为特征。根据发生部位不同分为三个类型：腹壁型（约 25%，图 4-25）、腹壁外型（约 60%，图 4-26）、腹内型（约 15%，图 4-27）。腹壁型病变多见于 20～40 岁的生育期妇女，大多数为经产妇，男性少见，多位于脐部以下的腹直肌前鞘，肿瘤生长缓慢，可数年不出现症状；腹壁外型病变以 25～35 岁的青壮年多见，女性较多，70% 位于四肢，也可见于肩部、头颈部，表现为深部的质硬结节，生长缓慢，无痛性或有微痛，侵犯大神经时可出现麻木、感觉迟钝、刺痛等；腹内型病变小肠系膜是最常见的起源部位，盆腔、腹膜后亦可以发生，13% 的肠系膜纤维瘤病患者有家族性腺瘤性息肉病。肿瘤体积较大，直径多大于 5cm，腹壁型病变较小直径约 3～7cm，腹腔内病变最大直径约 10～25cm。肿瘤通常为单发、边界不清、浸润性肿块，但也可多个同源性病灶。肿瘤手术切除后复发率高，术后复发是患者致残的一个重要原因，偶尔也会引起死亡。

1. 影像学表现　影像学检查在韧带样纤维瘤病治疗中的主要作用包括术前方案的制订、术后复发的检测和非手术治疗的随访评估。CT 上，肿瘤表现为非特异性边界不清的软组织肿块，密度不均匀，与肌肉相比呈高、低和等密度，增强后典型者为轻度不均匀强化。MRI 是评价韧带样纤维瘤病的最佳检查方法。肿瘤表现为不规则软组织肿块，长轴与肌肉一致，约半数可见局部侵犯，约 83% 病变可伴沿筋膜平面延伸或横跨筋膜隔室线。肿瘤内胶原含量不同而信号强度可变，T_1WI 呈低 - 等信号，T_2WI 呈低、中或高信号；早期病变细胞多，T_2WI 信号高；越成熟的病变信号约不均匀，伴灶状 T_2WI 低信号；纤维组织内高度成熟的病变越多，T_2WI 信号强度越低；病变内胶原越成熟，复发率越低。增强扫描病变多呈中等 - 明显强化，但也可以无强化，CT 上无强化的病变在 MRI 上仍可显示强化；黏液性病变多呈低强化。当肿块内含有带状 T_2WI 低信号区且增强扫描无强化时，应当考虑到韧带样纤维瘤病的诊断。

2. 鉴别诊断

腹壁外型 DF 需要与软组织肉瘤鉴别。

（1）滑膜肉瘤：亦好发于青少年，多位于四肢近关节旁，生长缓慢，病变形态多呈分叶状，边界尚清，部分病灶内见钙化。

（2）纤维肉瘤：好发于中年人，男性多于女性，以四肢的大腿及膝部最为常见，病变常呈分叶状，可有假包膜，与周围组织分界清楚。

（3）未分化多形性肉瘤：多见于中老年人，50 岁以上多见，常见于四肢深部软组织，呈浸润性生长，恶性程度高，病变密度及信号不均匀，内见出血、坏死。

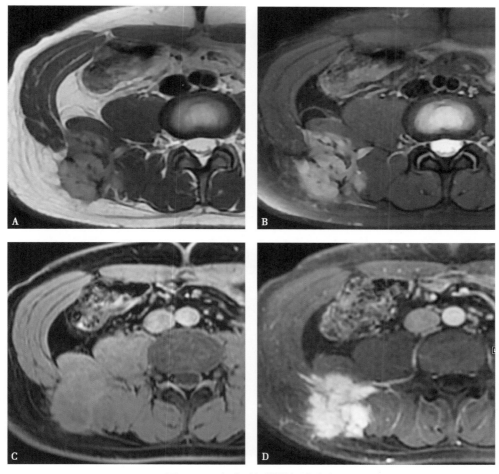

图 4-25 腹壁型韧带样纤维瘤病

患者，女，26 岁，右侧腰部腹壁型韧带样纤维瘤病，边界不清。A～B. T_2WI/压脂 T_2WI 上高信号，内见索条状低信号影，与邻近肌肉分界不清；C～D. T_1WI 呈等、稍低信号，增强扫描呈明显强化。

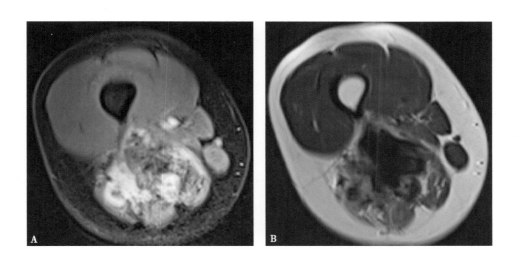

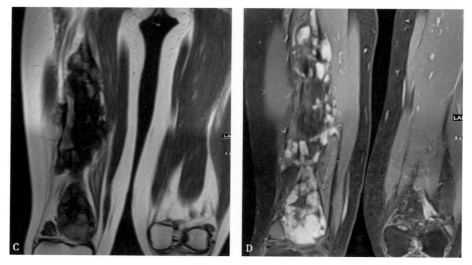

图 4-26 腹壁外型韧带样纤维瘤病

患者，女，32 岁，右大腿韧带样纤维瘤病，边界不清。A、D. 病变增强扫描呈明显不均匀强化；
B～C. T₂WI 呈稍高、低混杂信号，内见条片状低信号胶原纤维。

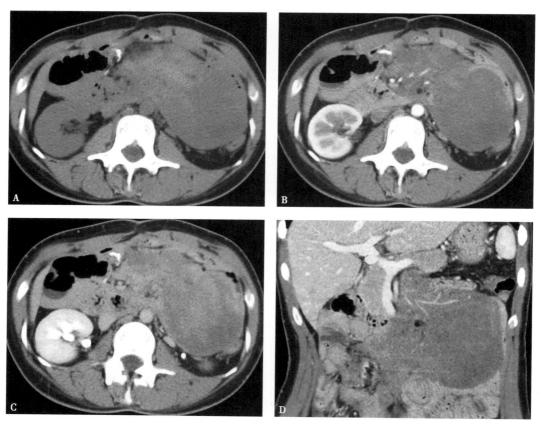

图 4-27 腹内型韧带样纤维瘤病

患者，女，37 岁，升结肠癌术后，腹腔内韧带样纤维瘤病，边界不清。A. 病变平扫呈等、低混杂密度；
B～D. 增强动脉期呈轻度强化，平衡期呈延迟强化，冠状位增强病变包绕腹腔内血管。

腹壁型 DF 需与以下几种病变鉴别。

（1）腹部血肿：近期多有外伤史，常见于腹直肌鞘，早期 CT 表现为梭形高密度灶，边界不清，后期表现为血肿周边低密度，增强后环状强化。

（2）腹壁结核：常有肺结核史，肿块质软可有波动感，CT 表现为密度不均匀的低密度肿块，内常见坏死及钙化，增强后呈边缘强化。

（3）腹壁子宫内膜异位症：临床表现为周期性疼痛、肿块大小与月经周期相关，常位于皮下脂肪层，亦可以腹肌内，T_2WI 呈高低混杂信号，病变局部边缘可见"黑环"显示。

腹内型 DF 需与胃肠道间质瘤、平滑肌肉瘤、淋巴瘤等鉴别。

（1）胃肠道间质瘤：多发生于胃和小肠，病变易囊变、坏死，少见钙化，增强呈明显强化。

（2）平滑肌肉瘤：多发生于腹膜后，呈浸润性生长，病变内 T_2WI 上可见极低信号的纤维成分及高信号囊变坏死区，增强扫描呈明显不均匀强化。

（3）淋巴瘤：多表现为腹膜后多发淋巴结肿大，部分相互融合，呈轻中度均匀强化，可包绕血管，形成"血管漂浮征"。

十五、未分化多形性肉瘤

未分化多形性肉瘤（undifferentiated pleomorphic sarcoma，UPS）曾被用作恶性纤维组织细胞瘤（MFH）同义词，WHO 在 2002 年对 MFH 命名进行了重大调整，MFH 一词已被删除。UPS 是一种由多形性梭形细胞和多边性细胞组成的高级别肉瘤，无特异性分化，属于一种排除性诊断。肿瘤多见于中老年人，50～70 岁为发病高峰期，男性多见，男女发病率比例约 2：1。肿瘤最常发生在下肢，尤其是大腿，其次为上肢，腹膜后、躯干，90% 的肿瘤位于深部软组织。该肿瘤一般无明显症状，大多数患者为偶然发现，通常表现为无痛性软组织肿块，质地较硬，边界尚清楚，肿瘤生长缓慢或者很快，较大时可有压迫症状，病程由数月到数年。肿瘤体积大小不等，直径 5～15cm，腹膜后肿块更大，可以大于 20cm，较大的肿块内常出现出血、坏死、囊性变，少部分肿瘤内可出现大面积出血。

1. 影像学表现　CT 上，肿瘤多表现为没有特异性的软组织肿块，密度与肌肉相似，5%～20% 的病变可发生外周的钙化或骨化（可类似骨化性肌炎），肿块高密度出血或低密度坏死常见，增强扫描呈不均匀强化。MRI 上，表现为四肢肌肉或腹膜后的巨大肿块，可以呈规则的梭形，也可以为不规则形，其中腹膜后病变体积常常更大，形态更不规则。多数病变边界尚清楚，少数病灶因为瘤周水肿或者周围侵犯可边界不清。肿瘤对于邻近神经血管束推压、包绕，但很少浸润，而邻近骨骼可有表浅性的骨质溶解或骨膜反应，有助于与其他软组织肉瘤进行鉴别。肿瘤在 T_1WI 上与周围肌肉相比多呈等信号 - 稍低信号，T_2WI 上呈不均匀高信号，取决于肿瘤的细胞含量和出血、坏死和 / 或钙化，很多病变内可以出现 T_2WI 低信号分隔，粗细不均匀。肿瘤内可见钙化和骨化，较多较大时 T_1WI、T_2WI 均呈低信号，较小时 MRI 不容易观察，需结合 CT 观察。增强扫描后肿瘤可见明显强化，有区域性强化和 / 或分隔强化，出血、坏死区无强化（图 4-28）。表浅性 UPS 常沿深筋膜浸润性生长或鼠尾样扩散，这一表现被称为"尾征"，在增强序列表现为肿瘤边缘厚度超过 2mm 的锥形筋膜强化。近年来，"尾征"已被认为是肿瘤术后切缘阳性和局部复发的重要危险因素，但其并不是 UPS 的特异性征象，也可以见于黏液纤维肉瘤或结节性筋膜炎。

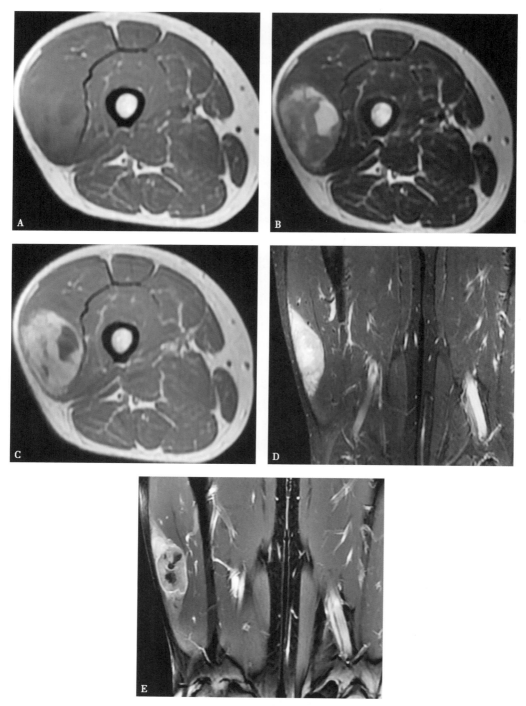

图 4-28 未分化多形性肉瘤

患者,男,35 岁,右大腿肌肉内未分化多形性肉瘤。A. 肿块 T_1WI 上呈等、低混杂信号,边界欠清;
B、D. T_2WI 及压脂 T_2WI 上呈稍高信号,中心见高信号坏死区,冠状位肿块呈梭形;C、E. 轴位增
强、冠状位压脂增强扫描后病灶呈明显不均匀强化,病变上方可见"尾征"。

2.鉴别诊断

（1）黏液纤维肉瘤：常见于老年人躯干或下肢的表浅软组织肿块，内部信号混杂，T_1WI、T_2WI 均以高信号为主，其内存在大量增生的血管，增强呈不均匀强化，周围水肿少见。

（2）恶性外周神经鞘瘤：肿块常体积较大，而合并坏死、囊变，多沿神经走行分布，"神经出入征"及"脂肪分离征"是其影像特征。

（3）骨肉瘤：常见于青少年，病程短，疼痛明显，好发于干骺端，骨质破坏严重，骨膜反应显著，可见肿瘤新生骨。

（4）横纹肌肉瘤：好发于 20 岁以下青少年，病变生长迅速，骨质破坏严重，密度及信号不均匀，边界较清楚，增强后呈明显不均匀强化，其对周围组织的侵犯能力更强。

（5）滑膜肉瘤：多位于四肢关节旁肌间隙内，边界相对清楚，T_1WI 上呈高，等，低"三重信号"，T_2WI 内可见大小近似"卵石"状高信号结节，伴有"网隔"，形成特征性的铺路石征，皮下脂肪多不受累，增强扫描肿瘤呈片絮状明显不均匀强化。

（尹韶晗　张　赟）

参考文献

1. 韩月东.软组织磁共振诊断学 [M].北京：人民军医出版社，2006.
2. 孟悛非.中华临床医学影像学：关节与软组织分册 [M].北京：北京大学医学出版社，2015.
3. 徐文坚，袁慧书.中华影像医学：骨肌系统卷 [M].北京：人民卫生出版社，2019.
4. MANASTER BJ.骨肌影像诊断学：非创伤性疾病（原著第 2 版）[M].谢晟，徐磊，蒋涛，等译.南京：江苏凤凰科学技术出版社，2019.
5. 康亨植，洪成焕，崔家英，等.肿瘤影像学：软组织肿瘤 [M].高振华，译.广州：广东科技出版社，2021.
6. 中国临床肿瘤学会指南工作委员会组织编写.中国临床肿瘤学会（CSCO）软组织肉瘤诊疗指南 [M].北京：人民卫生出版社，2021.
7. LINDBERG MR.软组织肿瘤诊断病理学（原书第 3 版）[M].王坚，喻林，刘绮颖，译.北京：中国科学技术出版社，2021.
8. CROMBÉ A, KIND M, FADLI D, et al. Soft-tissue sarcoma in adults: Imaging appearances, pitfalls and diagnostic algorithms[J]. Diagn Interv Imaging, 2023, 104（5）: 207-220.
9. VIBHAKAR AM, CASSELS JA, BOTCHU R, et al. Imaging update on soft tissue sarcoma[J]. J Clin Orthop Trauma, 2021, 22: 101568.
10. NOEBAUER-HUHMANN IM, WEBER MA, LALAM RK, et al. Soft Tissue Tumors in Adults: ESSR-Approved Guidelines for Diagnostic Imaging[J]. SEMIN MUSCULOSKEL R, 2015, 19（5）: 475-482.

第五章
软组织肉瘤外科治疗

第一节　不同分期软组织肉瘤外科治疗原则

原发的软组织肉瘤，Enneking 提出的外科分期系统（SSS）是目前临床上使用比较广泛的分期系统，此分期系统与外科治疗密切相关，因此被美国骨骼肌肉系统肿瘤协会（Musculoskeletal Tumor Society，MSTS）及国际保肢协会（International Society Of Limb Salvage，ISOLS）采纳，又称 MSTS 外科分期（表 5-1）。此系统根据肿瘤的组织学级别、局部累及范围和有无远隔转移对骨及软组织肿瘤进行分期。肿瘤完全位于一块肌肉内的称为间室内（A）肿瘤，而穿透肌肉侵犯到另一块肌肉或侵犯邻近骨骼、血管或神经，称为间室外（B）肿瘤；通过影像学分期，无转移证据的患者被归于 M0，有转移者为 M1。其病理分级定义为低恶（G_1）和高恶（G_2）。

表 5-1　软组织肉瘤的 MSTS 外科分期系统

分期	病理分级	部位	转移
Ⅰ A 期	低恶（G_1）	间室内（T_1）	无转移（M_0）
Ⅰ B 期	低恶（G_1）	间室外（T_2）	无转移（M_0）
Ⅱ A 期	高恶（G_2）	间室内（T_1）	无转移（M_0）
Ⅱ B 期	高恶（G_2）	间室外（T_2）	无转移（M_0）
Ⅲ 期	任何 G	任何 T	区域或远处转移（M_1）
Ⅲ B 期	任何 G	任何 T	远处多发转移（M_2）

不同分期的软组织肉瘤，其外科治疗原则有较大的差别。MSTS 提出 4 种切除边界为囊内切除、边缘切除、广泛切除和根治性切除。MSTS 手术边界是根据术前和化疗前 MRI 影像确定的计划性手术，软组织肉瘤推荐进行广泛或根治切除外科边界。R 切除手术分类包括 3 种手术切除边界，包括 R0 切除，是指显微镜下无肿瘤残留；R1 切除，是指显微镜下肿瘤残留；R2 切除，是指肉眼肿瘤残留。R 切除手术分类对判断局限性 STS 切缘和指导手术后放疗更为科学，肿瘤外科医生在处理软组织肿瘤时，可以充分运用切缘概念，制定合理有效的整合手术方案。

根据软组织肉瘤外科边界与肿瘤和反应区之间的关系，一共有 4 种基本的手术切除方式（图 5-1，见文末彩插）。

1.**囊内切除**　在瘤体内,进行分块切除肿瘤,保留假包膜,会残留肿瘤病灶。

2.**边缘切除**　切除平面经过肿瘤假包膜外的反应区,可能会残留微小卫星病灶。

3.**广泛切除**　需要切除肿瘤、假包膜、反应区及肿瘤反应区外的部分正常组织,可能会残留跳跃病灶。

4.**根治性切除**　不仅要完整切除肿瘤和周围反应区,而且要切除肿瘤所在的整个肌筋膜间室(表5-2)。

表 5-2　外科边界的定义

分层		切除平面	切缘显微镜下表现
囊内切除	R1 或 R2 切除	病灶内切除	切缘阳性
边缘切除	R0 或 R1 切除	包膜外反应区内切除	切缘为反应区组织(内可含卫星灶)
广泛切除	R0 切除	反应区外正常组织内切除	切缘为正常组织(可含跳跃灶)
根治性切除	R0 切除	间室外正常组织内切除	正常组织

注:R0 为完整切除,所有切缘阴性;R1 软组织肿瘤诊断病理学为肿瘤切除不完整并有显微镜下阳性切缘;R2 为肉眼下可见肿瘤残留的不完整切除。

值得注意的是,主要血管神经受累是广泛根治性切除术和保肢手术的重要考虑因素,术前需要通过影像学检查仔细评估主要血管神经与肿瘤及反应区的关系。

保肢手术的适应证包括:①保肢手术可以获得满意的外科边界;②重要血管神经束未受累;③软组织覆盖完好;④预计保留肢体功能优于义肢;⑤远处转移不是保肢禁忌证。

截肢手术的适应证包括:①重要血管神经束受累;②缺乏保肢后骨或软组织重建条件;③预计义肢功能优于保肢;④患者要求或者同意截肢手术;⑤区域或远隔转移不是截肢手术的禁忌证。

对于位于深筋膜浅层或者侵犯皮肤的肿瘤,因考虑切除足够的皮肤、皮下、深筋膜浅层深层,甚至部分正常肌肉,以获取安全的外科边界。对于软组织肉瘤侵及骨的病变,需要计算好安全边界,连同受侵骨质一并切除。

对于肿瘤体积较大、紧邻重要血管神经或者骨的腹膜后深部的软组织肉瘤患者,术前新辅助放疗有利于增加手术局部控制率,外科边界切缘不足时,术后放疗仍是改善局部控制的辅助方法之一。

一、Ⅰ期软组织肉瘤的外科治疗

对于ⅠA期的软组织肉瘤患者,可考虑行局部广泛切除或根治切除手术。

ⅠB期的软组织肉瘤患者其处理相对复杂,如无主要血管神经受累,则可以采用与ⅠA期同样的处理策略。如主要血管受累、主要神经未受累,为保证手术切除的边界,则需采用截肢手术。如患者强烈要求保肢,且能接受风险和并发症的,则将受累血管连同肿瘤及反应区一并切除,以达到广泛切除的外科边界,通过人工血管置换重建患肢血运。对于无法接受截肢或血管置换的患者,因此类切除中为显露血管,外科边界不足需术后辅助放疗局部控制。经过充分沟通,可行局部边缘切除,术中建议行显微镜下血管外膜剥离,术后辅以放疗。也可根据情况采用术前新辅助放疗及局部边缘切除的手术策略。如主要神经受累,推荐采用局部广泛切除或局部根治切除（需将受累的神经一并切除），以确保广泛切除的外科边界。行截肢手术对此类患者也是可以考虑的选择。如患者无法接受神经切除引起的感觉功能丧失，强烈要求保留神经，则可考虑行局部的边缘切除、神经外膜切除及术后放疗，或者根据情况采用术前新辅助放疗及局部边缘切除的手术策略。

二、Ⅱ期软组织肉瘤的外科治疗

Ⅱ期高级别肉瘤术前化疗联合放疗可能有益于提高局部控制率。如肿瘤位于深筋膜深层、直径 >5cm 等高危因素者，术后进行辅助化疗可能获益。

对于ⅡA 期和无血管神经受累的ⅡB 期软组织肉瘤患者，为保证外科边界，需采用局部的广泛切除或根治性切除，需要注意的是如果肿瘤位于深筋膜浅层，达到安全边界时需要考虑将皮肤扩大切除作为外科边界的一部分，需要根据术前的影像学资料进行测量和计算。对于有主要血管受累、主要神经未受累的ⅡB 期软组织肉瘤患者，为保证手术切除的边界，则需采用截肢手术。如患者强烈要求保肢，且能接受风险和并发症的，则将受累血管连同肿瘤及反应区一并切除，以达到广泛切除的外科边界，通过人工血管置换重建患肢血运。对于无法接受截肢或血管置换的患者，此类切除中为显露血管，外科边界不足，需术后辅助放疗局部控制。经过充分沟通，可行局部边缘切除，术中建议行显微镜下血管外膜剥离，术后辅以放疗。也可根据情况采用术前新辅助放疗及局部边缘切除的手术策略。也可根据情况采用术前新辅助放疗及局部边缘切除的手术策略。如主要神经受累，推荐采用局部广泛切除或局部根治切除（需将受累的神经一并切除），以确保广泛切除的外科边界。行截肢手术对此类患者也是可以考虑的选择。如患者无法接受神经切除引起的感觉功能丧失，强烈要求保留神经，则可考虑行局部的边缘切除、神经外膜切除及术后放疗，或者根据情况采用术前新辅助放疗及局部边缘切除的手术策略。

三、Ⅲ期软组织肉瘤的外科治疗

Ⅲ期软组织肉瘤主要在于全身系统治疗，经 MDT 讨论决策手术治疗后，方才开始评估手术方式。

（一）ⅢA 期软组织肉瘤的外科治疗

对于ⅢA 期低级别恶性软组织肉瘤患者，若转移灶可切除，则推荐采用原发灶广泛切除联合转移灶切除的手术方式。如患者要求行截肢手术，也可以行截肢手术并切除转移灶。如患者无法接受广泛切除手术的创伤，则考虑行原发灶的边缘切除，辅以放疗，并手术切除转移灶。对于转移灶不可切除的ⅢA 期低级别恶性软组织肉瘤患者，则行原发灶手术，至少达到边缘切除的外科边界，术后加或不加放疗。对于原发灶巨大、疼痛或者严重影响生活质量的软组织肉瘤，即使转移灶不可切除，为缓解症状、提高生活质量、延长生命，经 MDT 讨论决策也可以考虑行原发灶的截肢手术。如无手术条件，则可针对原发灶进行放疗，或直接入临床试验。

对于ⅢA 期高级别恶性软组织肉瘤患者，若转移灶可切除，则推荐采用原发灶广泛切除联合转移灶切除的手术方式。如患者无法接受广泛切除手术的创伤，则考虑行原发灶的边缘切除，辅以放疗，并手术切除转移灶。如患者要求或保肢条件不充分，也可以原发灶行截肢手术,并手术切除转移灶。对于转移灶不可切除的ⅢA期高级别恶性软组织肉瘤患者,则行原发灶手术,至少达到边缘切除的外科边界,术后加或不加放疗。为保证外科边界,也可以考虑行原发灶的截肢手术。如无手术条件,则可针对原发灶进行放疗,或直接入临床试验。

（二）ⅢB期软组织肉瘤的外科治疗

对于无主要神经血管受累的ⅢB期恶性软组织肉瘤患者,在转移灶可切除的情况下,推荐原发灶的广泛切除及转移灶切除,若保肢条件不充分亦可行截肢手术及转移灶切除,如无法接受广泛切除手术或截肢,则行原发灶的边缘切除、放疗及转移灶切除手术。在转移灶不可切除的情况下,则行原发灶手术,至少达到边缘切除的外科边界,术后加或不加放疗。为保证外科边界,也可以考虑行原发灶的截肢手术。如无手术条件,则可针对原发灶进行放疗,或直接入临床试验。

对于有主要血管受累的ⅢB期低级别恶性软组织肉瘤患者,在转移灶可切除的情况下,推荐原发灶的广泛切除并用血管置换重建血运,手术切除转移灶。若无强烈的保肢意愿,则可行截肢手术及转移灶切除。对于无法接受人工血管置换,又坚决要求保肢的患者,则行原发灶的边缘切除、显微镜下的血管外膜剥离、转移灶切除及放疗。新辅助放疗及局部边缘切除可作为选择。在转移灶不可切除的情况下,则行原发灶手术,至少达到边缘切除的外科边界,术后加或不加放疗。为保证外科边界,也可以考虑行原发灶的截肢手术。如无手术条件,则可针对原发灶进行放疗,或直接入临床试验。

对于有主要血管受累的ⅢB期高级别恶性软组织肉瘤患者。若转移灶可切除,则行原发灶的广泛切除、血管置换及转移灶切除。如无法接受血管置换,则行原发灶的边缘切除、显微镜下的血管外膜剥离、放疗及转移灶切除。如患者要求,也可以行原发灶的截肢手术并切除转移灶,新辅助放疗及局部边缘切除。若转移灶不可切除,则行原发灶边缘及以上切除、加或者不加放疗。若保肢条件不充分,则行原发灶的截肢手术或原发灶的化疗,或直接进入临床试验。

对于有主要神经受累的ⅢB期低级别恶性软组织肉瘤患者,若转移灶可切除,则将原发灶连同神经一并广泛切除或根治切除,并切除转移灶。若无法接受保肢手术,则行截肢手术。基于患者的要求,也可以考虑行原发灶的边缘切除、神经外膜切除及放疗,新辅助放疗后的边缘切除也是可以考虑的方案。若转移灶不可切除,则行原发灶边缘及以上切除,加或者不加放疗。也可考虑原发灶的截肢手术、放疗或者直接进入临床试验。

对于有主要神经受累的ⅢB期高级别恶性软组织肉瘤患者,若转移灶可切除,则推荐采用原发灶连同神经一并广泛切除或根治切除。如无法接受广泛切除手术的损失,则也可考虑原发灶的边缘切除、神经外膜切除及放疗。新辅助放疗加上局部边缘切除也是可考虑的手术方式。姑息性的原发灶截肢手术及转移灶切除也是可供选择的方案。若转移灶不可切除,则针对原发灶手术达到边缘以上的外科边界,术后加或者不加放疗。姑息性的原发灶截肢手术、原发灶放疗或直接进入临床试验也是可以考虑的方案。当下肢神经尤其是坐骨神经受累,含神经一并切除后造成严重的肢体障碍,如估计义肢功能优于患肢,截肢手术可以作为选择。

第二节　不同部位软组织肉瘤的治疗策略

一、四肢软组织肉瘤的外科治疗策略

大腿、小腿及躯干是软组织肉瘤的好发部位,占 70% 左右。随着外科切除技术、理念的进步,放化疗等辅助治疗手段的进步,软组织肉瘤的治疗效果获得明显提升。外科治疗一直是软组织肉瘤治疗的关键手段。本节将从四肢软组织肉瘤的外科治疗理念进步,累及血管神经的肢体软组织肉瘤处理策略,累及骨、关节的肢体软组织肉瘤处理策略,肢体软组织肉瘤的非计划手术,肢体软组织肿瘤的隔离手术这几个方面进行讲述。

活检是软组织肉瘤治疗的必要部分。由于肢体软组织肉瘤缺乏特异的症状和影像学特征,通常需要活检明确诊断,根据病理和影像学结果,制订详细周密的治疗方案。对于肢体软组织肉瘤的活检,经皮穿刺活检基本能满足病理诊断要求。对于紧邻血管神经或体表定位困难的肿瘤,可采用超声或 CT 引导下的穿刺活检术,避免血管神经的损伤和不必要的污染,提高穿刺的安全性和准确率。需要注意的是确保活检术不影响未来手术方案的制订,即活检通道必须在之后采用的手术切口上,以便这些可能受肿瘤污染的组织及活检通路能够在最终手术时予以完整切除,降低肿瘤局部复发率。

肢体软组织肉瘤的手术切除理念在不断进步。在最初的软组织肉瘤外科分期系统中提出了广泛切除的概念,要求手术时切除的路径应在"正常组织"中,切除范围包括原活检区域、皮下出血部位以及肿瘤、假包膜和周围反应区外的部分正常组织。手术切缘尽量不要暴露肿瘤组织,强调包括肿瘤基底的三维广泛切除,而在临床实际操作中受血管、神经、关节等限制,有些肿瘤很难达到这一理想切缘。有资料显示:根据 MR 显示的反应区外 1cm 切缘可以获得根治性外科边界(R0 切除),因此目前国内外的治疗指南均推荐多于 1cm 作为广泛切除术的切缘。基于软组织肉瘤沿低张力区生长的特性,软组织肉瘤在相当的时段内可被致密的结缔组织所阻挡和封闭,这些组织包括皮质骨、骨膜、软骨、儿童骺线、韧带、关节囊、肌腱、肌膜、筋膜、血管神经外膜等。屏障结构的存在使得肉瘤在肢体不同方向上的侵袭速度不一致,因此在肢体的软组织肉瘤手术中,也没有必要在各个方向上都达到等距离切缘。也有学者依据软组织肉瘤沿肢体长轴的生长速度总超过横轴的理论,提出了屏障切除术,在能阻挡肉瘤生长或能改变肉瘤生长方向的致密的结缔组织外,对肉瘤实行大块切除。但对于个别病例,截肢能达到更好的肿瘤局部控制的目的。

肢体软组织肉瘤外科治疗应遵循的原则:手术应尽可能达到安全的外科边界,通过广泛性切除,获得良好的局部控制。手术方式包括保肢和截肢术。根据中国临床肿瘤学会(Chinese Society of Clinical Oncology,CSCO)软组织肉瘤诊疗指南推荐,软组织肉瘤患者保肢的适应证包括:①保肢手术可以获得满意的外科边界;②重要血管神经束未受累(如股动脉、肱动脉、坐骨神经等);③软组织能够完好覆盖;④预计保留肢体功能优于义肢;⑤远隔转移不是保肢禁忌证。截肢的适应证:①患者要求或同意截肢手术;②重要血管神经束受累;③缺乏保肢后骨与软组织重建条件;④预计义肢功能优于保肢;⑤区域或远隔转移不是截肢手术的禁忌证。

对于肢体软组织肉瘤手术治疗,以下几种手术方式常被用作根治性切除的选择:

（1）根治性截肢：膝关节以下的截肢对于任何足部软组织肉瘤都是根治性切除。膝关节以上截肢需保留股骨干到小转子的距离，以便于假肢安装。这种截肢不包括大腿的整个肌肉间室的切除，对于膝关节以上的肿瘤不是根治性切除。髋关节离断适用于大腿中下段的肿瘤。半骨盆截肢切除包括下肢、半侧骨盆、骶髂关节、耻骨联合，适用于大腿近端及臀部肿瘤。通常的半骨盆截肢利用臀大肌皮瓣及皮下组织覆盖伤口。对于大腿后侧及臀部软组织肿瘤患者进行半骨盆截肢，可以使用前侧股四头肌皮瓣覆盖伤口。改良半骨盆截肢与通常的半骨盆截肢类似，但是保留骶髂关节及部分髂骨，这有利于术后康复。但因为改良半骨盆截肢经过臀部，不适用于臀部肿瘤。内骨盆切除术指切除半个骨盆而保留下肢，亦称旷置术，通常用于骨肿瘤切除，不适用于软组织肿瘤。手及腕部肿瘤采用肘关节以下截肢。前臂肿瘤需要肘关节以上截肢。肩关节离断用于上臂远端和肘部肿瘤。肩胛带离断用于上臂近端、肩部和腋窝肿瘤。大多数肢体肿瘤并不是位于很明确的解剖间室内，很难达到根治性切除，需要截肢。同样肿瘤体积巨大或肿瘤紧邻神经、血管、骨等也需要截肢。

（2）间室切除：对于生长于一个间室内的肿瘤，完整切除整个间室可以获得良好的局部控制。以大腿为例，超过50%的肢体软组织肉瘤发生在大腿，大腿的深筋膜、肌间隔等将大腿分为3个间室。切除发生在前间室的肿瘤，可以将股四头肌、缝匠肌、股神经切除。前间室肿瘤切除后，造成的伸膝无力及膝关节不稳定，可以用肌肉移位替代，或使用稳定膝关节的支具也可以使患者获得良好的功能。

（3）联合治疗：1982年Rosenberg等发表的前瞻性随机对照研究证明，对于四肢高级别软组织肉瘤患者，行术前放疗 - 保肢手术 - 术后化疗的模式，与截肢手术 - 术后化疗模式比较，有相似的无复发生存率和总生存率。因此人们逐渐从根治性切除的外科理念转化为广泛切除理念（功能性间室切除），这项研究也说明了保肢手术的优势。值得注意的是，肿瘤如果位于肢体远端（如手、足）通常不需要截肢，大多数可以通过进行局部截除手术保留有功能的肢体。

化疗、放疗等辅助治疗手段是软组织肉瘤治疗不可或缺的部分。在20世纪80年代以前，截肢几乎是四肢软组织肉瘤的标准治疗方式。随着辅助治疗理念的进步和手段的改进，手术范围逐渐缩小，目前90%以上的患者可以通过一定的外科手段和辅助治疗获得保肢机会。1982年一项随机对照试验结果表明，截肢术和保肢联合放疗在无复发生存时间和总生存时间方面并无显著性差异，保肢治疗也逐步取代截肢手术用于肢体软组织肉瘤的规范治疗。根据美国癌症联合委员会的临床分期标准，手术是低度恶性软组织肉瘤患者的主要治疗手段，而高度恶性（Ⅱ或Ⅲ期）软组织肉瘤术后局部复发转移率高，应行新辅助治疗。2004年纪念斯隆 - 凯特琳癌症中心（Memorial Sloan-Kettering Cancer Center）的研究证实：对于大于5cm软组织肉瘤，新辅助化疗联合手术（74例患者）较单纯手术（282例患者）可明显改善3年无病生存（联合治疗组为83%，单纯手术组为62%），而且单纯手术组术后切缘R1的比例为51/282（18.2%），手术联合新辅助化疗组为9/74（12.2%）。对于肿瘤大于10cm患者，新辅助化疗联合手术较单纯手术可明显改善3年无病生存（单纯手术组为62%，手术联合新辅助化疗为83%）。具体化疗药物、方案、放疗技术在本章节不作详细说明。

（一）累及血管神经的肢体软组织肉瘤处理策略

对于紧邻重要的血管、神经或者骨骼的肢体软组织肉瘤，如果这些重要结构未被侵犯，应当尽量保留这些结构,在此基础上追加放疗等辅助治疗。对于放化疗敏感的软组织肉瘤,可通过新辅助放化疗,使肿瘤退缩,从而更有利于保留重要血管神经等结构。而对于血管神经等重要结构受肿瘤累及的肢体软组织肉瘤,如腘动脉或股动脉等重要血管受包绕,即使进行鞘膜剥离也难以达到安全边界的情况,常常需要进行截肢手术,尤其对于复发性肢体软组织肉瘤患者。如进行保肢,则可通过进行多学科合作,将软组织肉瘤连同受累血管一并切除,自体血管或人工血管移植重建肢体血液循环,从而达到根治性切除肿瘤的目的。随着血管切除与重建技术的发展,对于累及大血管的肿瘤仍可尝试保肢,有计划的血管切除与重建可达到合适的切缘。

如果肿瘤起源于大血管,必须切除相应的血管,肿瘤靠近未包绕大血管时,可采用有效的辅助治疗手段,采用沿血管外膜下剥离的方法切除肿瘤,从而在保留大血管延续性的同时,获得广泛或局部边缘性的切除,必要时术中对分离后的血管进行辅助治疗,如术中放疗、无水乙醇灭活等措施,消灭可能遗留的卫星病灶。需要注意的是,采用大血管鞘膜剥离术时,除关注肿瘤复发,亦不可忽视剥离血管损伤问题,避免术后出现血管破裂出血或动脉栓塞引起肢体缺血的情况。如图所示(图 5-2,见文末彩插),患者为男性,19 岁,左大腿尤因肉瘤,肿瘤侵袭股血管,化疗后肿瘤缩小明显,遂行左大腿软组织肿瘤广泛切除,股动静脉外膜剥离术。

根据动静脉受累情况,Schwarz Bach 等对肢体肿瘤大血管受累及情况进行分类,并依据切除的血管、血管缺损的范围及剩余静脉回流情况,提出治疗策略和原则。Ⅰ型:大动脉和静脉均受肿瘤累及,整块切除肿瘤及受累血管后,需要进行动脉重建,依据同侧肢体静脉回流情况决定是否进行静脉重建。Ⅱ型:单纯大动脉受累,在与肿瘤整块切除后需行动脉重建。Ⅲ型:单纯大静脉受累,如果没有足够的静脉回流,则需进行静脉重建。Ⅳ型:动静脉均未受累,即使不进行血管切除,仍可达到合适的切除边缘。

软组织肉瘤治疗中应用人工血管重建应注意的问题:术中应选择合适长度和直径的人工血管,血管太长容易弯曲成角,造成血流障碍;血管太短则会引起张力过高;管径与自体血管相差大易引起血流紊乱,导致栓塞。术中采用显微外科操作,避免损伤血管内膜,同时内膜需外翻缝合。保证人工血管有良好的软组织覆盖,避免术后感染,必要时采用肌皮瓣覆盖。靠近关节部位的血管移植重建需进行制动,防治吻合口裂开及局部组织形成空腔,造成积液和感染,如术前伴有软组织感染,则需彻底清创,必要时二期行肿瘤切除及人工血管重建。术中尽量结扎血管和淋巴管,减少电凝止血,特别是腹股沟、腘窝及腋窝等区域,可减少术后淋巴漏的发生。术后应常规进行抗感染和抗凝治疗,降低血管闭塞的发生率。

（二）累及骨、关节的肢体软组织肉瘤处理策略

有研究显示,是否有骨侵犯作为软组织肉瘤的独立预后因素(图 5-3)。软组织肉瘤如累及骨与关节往往预示着较低的总体生存率和无疾病生存率。有骨侵犯的软组织肉瘤患者 5 年总生存率为 40%~45%,而没有骨侵犯的软组织肉瘤患者 5 年总生存率为 75%~80%,毗邻或累及骨的软组织肉瘤常常提示较高的局部复发率及较低的总生存率。部分软组织肉瘤患者中,为了达到安全的外科边界,可能需要切除毗邻的部分或全部骨关节以获得足够的手术切缘,降低肿瘤局部复发的风险,提高患者总生存率。初始治疗应必须做到扩大切除,根据肿瘤与骨的关系分层处理,既要保证肿瘤的 R0 切除,又尽可能保留正常的组织,减

少重建的复杂性及并发症的风险。肿瘤与骨毗邻或无明确的骨膜受侵犯时，手术时需一并切除相应部位的外骨膜；对于肿瘤侵及骨膜但骨皮质未受累和/或肿瘤侵及骨皮质但骨髓腔未受累时，手术方案的选择是一并切除受累的骨皮质，根据切除受累骨具体情况决定是否要进行重建；而对于肿瘤侵及骨髓腔时，手术方案常常需进行相应范围的节段切除加肢体重建（图5-4，见文末彩插）。如图所示（图5-5，见文末彩插），患者为男性，21岁，左前臂间叶源性恶性肿瘤，肿瘤侵袭桡骨皮质及髓腔、尺骨皮质，行左前臂恶性软组织肿瘤切除＋桡骨截骨＋尺骨表面灭活术。

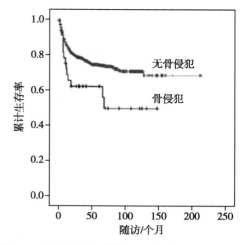

图5-3　侵犯骨组织是软组织肉瘤不良预后因素

（三）肢体软组织肉瘤的非计划手术

软组织肉瘤的非计划手术是指在没有进行充分的术前影像学检查和病理活检，以及缺乏外科边界的评估等情况下进行手术切除，导致肿瘤的切除边界不够或不确定，从而引起肿瘤残留、复发、转移及再次手术等相关问题。不同学者报道的非计划手术后肿瘤残留率在24%～91%，2012年英国伦敦 Qureshi YA 等报道134例行非计划手术的软组织肉瘤患者，扩大切除后48%证实肿瘤残留，术后随访局部复发率为23.8%（首次计划手术复发率为11%）。2016年澳大利亚墨尔本 Charoenla 等报道了142例非计划切除的软组织肉瘤病例，53%有肿瘤残留，局部复发率为25%。对于非计划切除的肢体软组织肉瘤患者，多需要进行扩大切除，以尽最大可能达到局部控制的目的。对于非计划切除时污染了血管神经束的情况，扩大切除术也很难达到广泛切除的边界，治疗效果往往有限，这种情况常需要根据病理诊断、外科边界来确定辅助放化疗，增加局部控制的可能性；如果切缘阳性或不足，在不影响肢体主要功能的前提下，还是应该尽量再次手术广泛切除。但是受周围重要血管、神经等组织结构的限制，对于不适合再次手术的情况，为了增强局部控制，可以采用一些辅助治疗的方法。

（四）肢体软组织肉瘤的隔离手术

对于累及血管神经的侵袭性纤维瘤病、低级别脂肪肉瘤，由于难以达到 R0 切除边界，且对放、化疗相对不敏感，因此术后复发率高，目前国内外仍缺乏有效降低术后复发率且副作用小的治疗方式。复发患者再次手术难度大，截肢风险高。广州中山大学附属第一医院骨与软组织肿瘤团队研究发现：受累血管神经上的残留肿瘤是复发和进展的重要根源，但受累的血管神经仅被肿瘤黏附而不提供血供；肿瘤生长依靠周围正常组织如肌肉组织，提供血供和营养来源。根据此类肿瘤的独特侵袭生长方式，结合体内血管、神经鞘膜组织可阻挡肿瘤侵袭的隔离理念，首创隔离手术（图5-6，见文末彩插）：使用医用补片对受侵犯的非 R0 切除的受累血管神经进行包绕隔离，形成"医用补片-肿瘤/肿瘤床-血管神经鞘膜"的三明治结构，利用内在屏障（血管、神经鞘膜）和外在人工屏障（医用补片）共同限制肿瘤生长和侵袭。

前期临床研究发现，侵袭性纤维瘤病患者接受隔离手术后 3 年复发率为 23.1%，而接受传统切除手术后 3 年复发率为 64.3%；10 例脂肪肉瘤患者接受隔离手术后，2 年内仅 1 例出现局部复发。隔离手术可显著降低侵袭性纤维瘤病和低级别脂肪肉瘤的术后复发，提高患者生活质量，减轻患者经济和医疗负担。

肢体软组织肉瘤的治疗通常采用以手术为主的综合治疗模式，强调多学科协作。由多学科医生共同制订治疗计划，手术治疗是最主要的治疗手段，应根据适应证，个体化选择放疗、化疗和靶向药物治疗，区域和远处转移也应积极治疗。

二、腹膜后软组织肉瘤的外科治疗策略

腹膜后软组织肉瘤（retroperitoneal sarcoma，RPS）发病率在所有成人恶性肿瘤中的占比不到 1%，占全部软组织肉瘤的 15%～20%，相对肢体 STS 预后较差。目前手术仍是腹膜后肉瘤治疗的关键方法，是局部病灶的唯一治愈性疗法，因为切除的完整性是影响治疗预后的最重要因素。鉴于腹膜后软组织肉瘤的复杂性，治疗前需要在专门的多学科肿瘤委员会中对其进行讨论，制订系统性的策略，确定治疗方案。

（一）明确病理诊断

腹膜后软组织肉瘤区别于腹膜后器官自身发生的肿瘤，根据 WHO 的肿瘤分类，其包括间叶来源恶性肿瘤、副交感神经肿瘤、性腺外生殖细胞肿瘤和淋巴来源肿瘤等，不包括继发性病变、癌转移等。治疗的策略包括药物、放疗和外科治疗，甚至手术的类型和程度都会根据肉瘤的不同病理类型有明显的区别。因此在制订治疗策略之前进行可靠的病理诊断至关重要。

根据欧洲医学肿瘤学会（European Society for Medical Oncology，ESMO）、国家癌症综合网络（National Comprehensive Cancer Network，NCCN）和跨大西洋腹膜后肉瘤工作组（Trans-Atlantic Retroperitoneal Sarcoma Working Group，TARPSWG）的指南，如果肿瘤标志物为阴性，则必须使用同轴 16G 针进行术前经皮活检以确定或确认诊断，并在完全不同的手术策略中作出决定（通常包括良性肿瘤的摘除术、肉瘤的间室内手术、癌的淋巴结清扫术），并在某些情况下讨论其他可用的医疗方案。活检应在 B 超或 CT 引导下，使用同轴针通过腹膜后路径进行，以避免造成腹膜种植。除非穿刺活检困难或者多次穿刺未果，通常都尽量避免手术活检，无论是开腹还是腹腔镜，都会导致肿瘤破裂，使患者面临腹膜肉瘤病和腹壁种植的风险。如果在没有免疫组织化学和分子生物学的协助下，不建议在手术期间进行切取冷冻检查，避免体腔内医源性肿瘤破裂风险。

经皮活检的并发症非常低。国外的一些研究显示，在 358 例疑似腹膜后软组织肉瘤经皮穿刺活检中，有 7 例（2.0%）导致轻微出血而无需输血，3 例（0.8%）导致显著疼痛，1 例（0.3%）导致在计划外住院观察，1 例（0.3%）导致气胸，没有感染病例。在穿刺活检后接受腹膜后软组织肉瘤切除术的 203 例患者中，中位随访 44 个月时有 1 例针道种植。在最近的另一个研究系列中没有患者出现活检部位复发。

（二）影像学特点

影像学检查在腹膜后软组织肉瘤诊治中的地位举足轻重，治疗腹膜后软组织肉瘤的外

科医生需具有充足的阅片能力。在成像分析中最常见的错误是低估了脂肪肉瘤分化良好部分的延伸，该部分同时呈现分化良好和去分化的成分，并可能会错过了跨腹壁开口（如腹股沟韧带）的延伸。另一个错误是认为多病灶性肿瘤是一种独立的肿瘤，仅只关注去分化的部分，而没有看到将整个肿块连在一起的分化良好的部分（图 5-7）。从 CT 扫描的结果，可见肿块位于结肠后方，结肠向前移位。然而，肿瘤也可以越过中线并向对侧推移肠管。肾脏也可以向前移位，所以需要系统地比较其位置和对侧肾脏的位置。

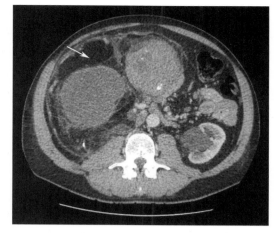

图 5-7 　分叶状肿瘤包含去分化部分，也有分化良好部分
箭头：分化较好的肿瘤组织。

很多时候，分化良好的脂肪肉瘤存在内部纤维间隔，完全分化良好的脂肪肉瘤肉眼看来甚至与正常脂肪无异。此类病例肾脏可能被包裹或向前移位，但很少出现被浸润。具有良好的分化和去分化成分的脂肪肉瘤通常评估不佳，并被描述为多病灶性肿块，因为我们只看到去分化成分，而连接它们的分化良好的部分并未被识别。仅描述去分化成分的不完整报告和分析可能导致手术的不完整切除或分块手术，这最终会使预后恶化。

评估肿瘤跨腹部边界和浸润到相邻的肌肉非常重要，因为这些因素会改变手术路径的选择：应特别注意腹股沟韧带下方的区域（延伸到腹股沟通道可能被误诊为腹股沟疝），另外还要注意坐骨切迹，穿过膈裂孔和椎间孔等情况。应通过 MRI 检查邻近肌肉（斜肌、髂腰肌和膈肌）的浸润。骨受累则应仔细评估：相对软组织的浸润，骨受累的存在可能需要鉴别骨来源肿瘤（例如骨骼与骨骼外尤因肉瘤的情况），从而选择不同的治疗手段。此外，MRI是确定腹膜后肿瘤解剖延伸范围（包括周围反应区）的最佳技术。

由于肺部是第一个转移部位，因此在决定治疗计划之前，应对所有肉瘤患者进行胸部 CT 扫描。PET/CT 扫描可能对高级别肉瘤有用，但对于低级别肿瘤可能会效果欠佳。除某些特定亚型（如横纹肌肉瘤和骨骼外尤因肉瘤）外，淋巴结扩散的风险很低。高分化脂肪肉瘤通常不会引起内脏转移，但会引起腹膜转移，尤其是在手术过程中发生肿瘤破裂的病例。

（三）解剖特点与手术治疗

腹膜后空间在后方受椎体平面和后腹壁肌的限制，在前方受到后腹膜的限制；腹膜后空间由横膈膜延伸到盆底。腹膜后肉瘤包含大量不同的组织学类型，但其共同的特征是它们的解剖位置。从腹膜后空间形成的肉瘤势必造成在没有解剖学限制下，在诸多重要器官结构包围的"间隔"中生长，导致肿瘤边界难以判断。腹膜后的解剖学复杂性和软组织肉瘤的生物学异质性势必对它们的治疗造成较大挑战。为达到最佳治疗效果，手术切除的总体原则是争取理想的外科边界，外科边界评价标准目前有国际抗癌联盟（Union for International Cancer Control，UICC）的 R0/R1/R2 切除标准和 MSTS/Enneking 外科边界评价系统。MSTS 外科边界评价系统包括囊内切除、边缘切除、广泛切除、根治性切除的评价标准，亦常用于腹膜后软组织肉瘤的外科治疗评价。相对于其他部位软组织肉瘤，腹膜后软组织肉瘤患者常死于局部疾病进展。回顾性历史数据证明 R0 切除是与治疗相关的最重要的预后因素。近年来，R0 切除率逐渐增加，高达 70%～95%，这表明积极的手术策略趋势和患者有了更有效的选择。为了改善腹膜后软组织肉瘤长期治疗效果，提出了称为前缘扩展切除的手术方法（frontline extended resection），包括对肿瘤和邻近器官进行整块切除，目的是尽量避免腹膜后肉瘤的 R1～R2 切除，类似于 MSTS 外科边界评价系统里面的根治性切除术。这种手术方法已经标准化，推荐在大型的肿瘤治疗中心实施。四肢肉瘤的间室手术基于切除肿瘤所在的解剖间室，已证明被切除肿瘤的边缘状态是影响肉瘤患者无病生存和总生存的关键所在。在软组织肉瘤中，经典定义了四种类型的切除：囊内切除（R2）、边缘切除（通过肿瘤假包膜）（R1）、广泛切除（具有健康组织的边缘）和根治性切除（对解剖结构进行整块切除 - 间室切除）。由于腹膜后没有明确的解剖间室，因此腹膜后软组织肉瘤手术将是边缘切除。基于上述情况，假设腹膜后软组织肉瘤中需要最佳切除策略：前缘延伸入路，又称间室手术。即使没有肉眼可见的器官侵犯，这种扩展手术必须包括肿瘤和距肿瘤 1～2cm 的邻近器官的联合切除，包括前面是结肠，后面是肾脏，再后面是腰大肌。对于其他关键结构如十二指肠、胰腺头部或椎骨、脊神经这些器官，在影响有限的情况下也可以安全地切除。

根据以上方法，通过超越解剖屏障进行腹腔内切除同侧腹膜后周围脂肪，确保消除潜在的卫星转移，优化手术切缘，增加获得 R0 切除可能性。这也减少了微小病灶和肿瘤传播的持续存在。鉴于腹膜后软组织肉瘤局部治疗失败是与肿瘤相关的主要死亡原因，这种切除方法可以降低局部复发（local recurrence, LR）率，延长总生存期（overall survival, OS）。但是，腹膜后软组织肉瘤中适当的切除范围仍然是一个争论的话题，虽然将 R1 转换为 R0 切除的益处尚未得到证实，但防止 R2 切除是至关重要的。A. Gronchi（Istituto dei Tumori, Milan）和 S. Bonvalot（Institut Curie, Paris）首次描述了腹膜后间室手术的概念，目的是改善对腹膜后软组织肉瘤的局部控制。2009 年，这些作者们提出了第一个回顾性系列文章，以 20 年为期，提供了腹膜后软组织肉瘤间室切除术的治疗效果。S. Bonvalot 的多中心研究表明，相对于间室切除，简单切除与高三倍的局部复发率相关。而 A. Gronchi 和他的小组分析了他们治疗中心手术策略的变化，结果显示根治性切除 5 年 LR 率下降 48%，而广泛切除手术组为 28%。这些研究表明，由于更宽松的器官切除策略，边缘状态是 LR 的关键预后因素。两组在切除的完整性（R0～R1 *vs.* R2）方面没有显著差异，这些系列的后续随访表明，间室手术可以改善 OS，特别是在低级别和中级别脂肪肉瘤中，其并发症发生率和死亡率与其他腹部肿瘤手术相当。这两个欧洲团体的研究和努力巩固了目前腹膜后软组织肉瘤间室手术的科学基础。

腹膜后区不能被认为是真正的间室，因为在它的限制下并没有解剖边界和实质性结构存在。然而，它却有抵抗肿瘤生长的天然屏障，如腰大肌筋膜、血管外膜或腹膜，这些有助于我们确定手术范围。这些解剖屏障将随着生长巨大的肿瘤或由于局部复发后的多次再干预而被改变。在腹膜后软组织肉瘤手术中，结肠和结肠系膜等被腹膜包裹的器官，肾脏或胰腺将成为肉瘤的切除边缘（图 5-8）。

这种扩大手术包括对同侧结肠、肾脏和肾上腺的切除，从胰腺（前缘）到腰大肌（后缘）将与肿瘤及其所有同侧腹膜后脂肪一并切除。相应的血管切除是通过血管外膜平面进行，且只有在肿瘤侵袭血管外膜的情况下才进行该血管的切除术。脾脏、胰尾或横膈膜的切除只适应于非常大的左上腹肿瘤。更积极的切除术，例如当存在明显的肿瘤浸润时，十二指肠空肠结、胰头、直肠、膀胱或椎体将在高度选择的情况下进行切除。考虑到将没有被肿瘤侵袭的健康器官与肿瘤一起切除的做法，这种多器官联合切除的方案曾受到了相当多的批评。与这种激进手术策略相关的并发症和死亡率相比，间室手术在 OS 方面的价值在科学界引发了激烈辩论。一些研究分析了连同腹膜后软组织肉瘤被一起切除的组织病理学器官

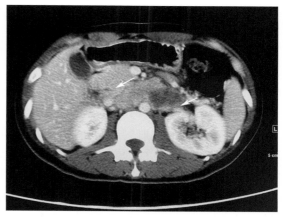

图 5-8　肾脏或胰腺将成为 RPS 的肿瘤边缘
上方箭头：胰头后缘；下方箭头：肾周边缘。

侵犯（histopathological organ invasion，HOI）情况。结果表明，高达 25% 的被切除器官在没有术中肉眼肿瘤侵袭证据的情况下，术后病理确定存在 HOI。这一事实证明了用更广泛的切除来确保腹膜后软组织肉瘤的边缘必要性。2017 年，一项来自 Dana Farber/Brigham 和女子癌症中心的研究表明，HOI 是一种 5 年 OS 较差的不良预后的独立预测因子（34% $vs.$ 62%，$P = 0.04$）。在这项研究中，26% 的联合切除器官表现出 HOI。然而，HOI 只能被认为是肉瘤攻击性生物学行为的标志，而不是联合器官切除确切依据，还应该以腹膜后软组织肉瘤组织学类型为指导。HOI 的病理评价是困难的，且尚未被标准化。在肉瘤中，不应只定义 HOI 为内脏实质性浸润，也可定义为肿瘤对脏器的黏附。例如，在腹膜后脂肪肉瘤中，将肿瘤与黏附器官分离将会保证 R1 切除。另外，关于手术并发症，主要的回顾性系列研究反映出大型肿瘤治疗中心作为拥有大量患者的多学科团队（multi-disciplincary treatment，MDT），依靠多学科决策时进行的手术是安全的，只有联合胰腺切除和血管切除术（血管置换）时才与较高的手术风险相关。

最近，Callegaro 等发表了一项针对 1 942 名腹膜后软组织肉瘤切除患者的多机构的研究，调查了 2002—2017 年 10 个肉瘤转诊中心治疗策略变化的相关结果。本研究描述了随着时间的推移，R2 切除率如何减少和切除器官的中位数如何增加。它得出的结论是，在过去 15 年中，接受联合器官切除术的腹膜后软组织肉瘤患者的长期生存率有所提高，并在研究的最后阶段（2012—2017 年）得出了最好的生存结果。这是一项关于如何降低 R2 切除率和术中肿瘤破裂的发生率以及如何提高腹膜后软组织肉瘤疾病特异性生存率的验证性研究。不可否认，由于该类肿瘤的低发病率和异质性，我们缺乏前瞻性随机试验，而且很难从回顾性研究中推断出强有力的证据。然而，近年来切除腹膜后软组织肉瘤的存活率增加的事实表明，即使没有浸润，也应根据每种组织学亚型、肿瘤定位、患者表现状态和合并症对具有黏附器官的肿瘤进行自由整块切除，这将成为腹膜后软组织肉瘤手术的"金标准"。间室手术已被肉瘤外科医师提倡并被指南推荐。

以上所述，由组织类型指导的靶向手术方法已经在 E-Surge 和欧洲癌症研究与治疗组织（European Organization for Research and Treatment，EORTC）- 软组织和骨肉瘤小组（Soft Tissue and Bone Sarcoma Group，STBSG）会议期间以及 TARPSWG 小组的几份出版物中进

行描述和标准化，TARPSWG 目前的建议是通过标准化的扩展方法将显微镜下阳性切缘的风险降至最低，尤其是在第一次手术时。以下我们称之为扩大整块切除标准化技术。

其第一步是规划切口和术野的暴露。很重要的一点就是有充分暴露的手术视野，选择腹部正中切口，在必要时可以做上下延长切口，还可以做左右横切甚至是腹部十字大切口（图 5-9，见文末彩插）。这样可以在肿瘤较大的情况下横向延伸，例如侧腹或肋下切口，以提供更好的血管控制和暴露。对于沿腰大肌延伸并进入腹股沟或腿部的腹膜后软组织肉瘤，可以选择自腹部向腹股沟斜向切口。在肝后或膈肌延伸的肿瘤中，需要开胸以暴露和控制膈肌、下腔静脉及其进入右心房的入口。另外，建议使用多功能腹部牵开器，例如 Thompson 手术牵开器，带有斜面的切割器械，以获得手术区域的稳定暴露和腹部内脏的牵拉。

右侧：右侧腹膜后软组织肉瘤可能需要与肿瘤一起进行右侧内脏旋转，以评估下腔静脉的受累情况。宽大的 Kocher 切口可充分暴露十二指肠和肝下腔静脉的延伸，还可有助于保留十二指肠和胰头。十二指肠 - 胰腺的切除并不能提高无病生存率，实际上与最高的并发症发生率相关，此时手术的目的是穿过肿瘤假包膜（即边缘剥离）将其从这些器官中解剖出来。然而，当胰十二指肠交界处肿瘤切除导致十二指肠穿孔时，应考虑部分切除，这因为肿瘤压迫或侵袭使肠壁变薄。在极少数情况下，需要进行十二指肠 - 胰腺切除术。

左侧：在左侧腹膜后软组织肉瘤手术中，在不损伤十二指肠的情况下，广泛切开 Treitz 韧带很重要。当十二指肠第 3 部分明显浸润时，我们可以通过十二指肠 - 空肠转流术，将其完整切除并重建消化道。对于左上腹肿瘤，必要时可以进行远端脾 - 胰切除术，甚至膈肌切除术。

（四）原发性腹膜后软组织肉瘤的个性化治疗策略

依靠当前和改进的腹膜后软组织肉瘤生物学行为知识，建议制订个性化治疗策略。我们已经能够更好地定义不同预后因素（年龄、肿瘤大小、组织学分级和亚型、多灶性和手术质量）在预测每位患者的进展和结果方面的影响，从而指导我们的多模式治疗策略。在我们拥有术前预后工具之前，手术策略应以每个病例的生物学行为及其复发模式为指导。因此，有三个主要因素指导肉瘤外科医生来决策：组织学、肿瘤定位和与患者相关特征。

1. 组织学　肿瘤组织学是决定肿瘤侵袭性和复发模式的主要预后因素，最终影响总生存期。原发性腹膜后软组织肉瘤是一组起源于腹膜后的非内脏的间叶性肿瘤。尽管有 60 多种肉瘤亚型可出现在腹膜后，但有六种最常见的组织学占原发性腹膜后肉瘤的 80%：高分化脂肪肉瘤（well-differentiated liposarcpma，WDLPS）、去分化脂肪肉瘤（dedifferentiated liposarcoma，DDLPS）、平滑肌肉瘤（leiomyosarcoma，LMS）、孤立性纤维瘤（solitary fibrous tumor，SFT）、恶性外周神经鞘瘤（malignant peripheral nerve sheath tumor，MPNST）和未分化多形性肉瘤（undifferentiated pleomorphic sarcoma，UPS）。滑膜肉瘤或黏液纤维肉瘤等不太常见。良性实体瘤，如腹膜后脂肪瘤、神经鞘瘤，和其他恶性肿瘤，如胃肠道间质瘤（gastrointestinal stromal tumor，GIST）、硬纤维样纤维瘤病、内脏肉瘤和肾上腺肿瘤，必须从初级腹膜后软组织肉瘤分类中排除，因为不同的组织学导致不同的生物学行为，手术方法应针对每个亚型进行调整和总结：扩展手术在低级别和中级别肿瘤中提供了最佳益处，因为 OS 主要取决于局部控制。在具有远处转移趋势的高级别肿瘤中，扩展手术方法的优势受到质疑。在这种情况下，治疗的目的是进行 R0 手术、辅以最佳的全身治疗，以尽量减少远处转移的风险。这一事实在 2016 年 A. Gronchi 和 2021 年 Callegaro 等人发表的研究中得到了很好的反映。作者强调了高分化脂肪肉瘤和 2 级去分化脂肪肉瘤、3 级去分化脂肪肉瘤、3 级平滑肌肉瘤相比的不同复发模式，其中远处转移是 OS 的主要决定因素。根据这些结果，我们知道脂肪肉瘤的特点是解剖边缘不明确，多灶性高发，附近器官有脂肪浸润；因此，推荐的手术是扩大整块切除，包括肿瘤同侧腹膜后脂肪的邻近器官的切除。高分化脂肪肉瘤往往呈现多灶性的，因此在不清除所有同侧腹膜后脂肪的情况下，肿瘤残留的风险很大。一旦复发，其呈现多灶性的概率增加至 50%。该策略已显示可提高这些亚型的总体存活率。尽管 5 年内治疗失败率仍高达 39%，高分化脂肪肉瘤的预后仍好于去分化脂肪肉瘤。这种局部治疗的失败风险将腹膜后高分化脂肪肉瘤与四肢的非典型脂肪瘤区分开来，非典型脂肪瘤样肿瘤是一种可以通过边缘切除治疗的低风险实体瘤。这表明腹膜后和四肢脂肪肉瘤之间的肿瘤生物学差异在组织学检查中不明显。而且，高分化脂肪肉瘤和去分化脂肪肉瘤 2 级亚型从扩展手术中获益最多。

此外，3 级去分化脂肪肉瘤具有很高的全身进展风险，扩展手术应辅以新辅助或辅助全身治疗，使用具有抗微转移作用的围手术期药物，改善疾病的整体控制。值得注意的是，在腹膜后软组织肉瘤中，肿瘤分级可能与肿瘤生物学和预后比组织学更一致，例如 3 级去分化脂肪肉瘤和 3 级平滑肌肉瘤，具有相似的生存结果。在平滑肌肉瘤中，第一次手术（包括血管结构的整块切除）的质量至关重要。在该组中，肿瘤与邻近器官的界限更清晰，当我们可以将肿瘤从邻近结构分离时，HOI 率较低。因此，在不影响手术激进性的情况下，可以安全地保留未被肿瘤浸润的邻近器官。

SFT 通常为低级别肿瘤，行为惰性，局部复发和远处转移发生率低。在大多数腹膜后孤立性纤维瘤病例中，切除肿瘤连同相邻脂肪的边缘就足够了。这种切除术的目的是阴性切缘和完全切除，同时尽量减少并发症。然而，10% 的病例出现更具侵袭性的肿瘤（大于 10cm），或具有恶性肿瘤的组织学特征，在这种情况下，建议行间室手术切除邻近器官。MPNST 与平滑肌肉瘤一样是高危肿瘤，手术的目的是获得 R0 切除，但保留邻近结构，必须辅以多模式治疗。这些肿瘤是侵袭性病变，需要在其起源处切除神经，会导致不可避免的手术并发症。无论如何，在如此高风险的组织学中，鉴于缺乏其他有效的方式，完整的 R0 手术是首选的治疗方法，也是唯一的治疗方法。

2. 肿瘤定位　腹膜后是一个复杂的解剖空间，位于腹膜腔后面，以大肌肉为界：横膈膜、腹壁和棘旁肌。对于肉瘤外科医生而言，深入了解腹膜后解剖结构及其与主要血管和器官的关系、该空间的手术解剖平面以及与腹膜后空间的连续性至关重要。当我们定义腹膜后软组织肉瘤时，我们不仅要包括了位于腹膜后间隙的肉瘤，还要包括位于骨盆、腰大肌、腹股沟管以及腹膜后大血管和神经的肉瘤（图 5-10）。面临腹膜后巨大肿瘤时，应根据肿瘤左侧或右侧的不同组织

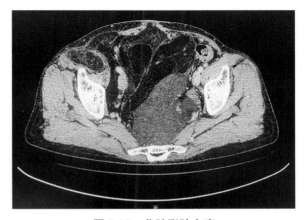

图 5-10　盆腔脂肪肉瘤

结构,以标准化的方式计划解剖入路、手术步骤和将要被切除的器官,再执行该手术。

血管或神经肿瘤,如原发性下腔静脉肉瘤或股神经肉瘤,值得特别考虑。这些肿瘤需要大范围切除,包括它们起源的血管或神经的宽边缘。这些手术意味着更多的并发症。如股神经恶性神经鞘瘤切除部分相关的功能丧失,应让患者了解并告知手术的影响。对于下腔静脉肉瘤可切除性的评估和重建将取决于肿瘤的范围、肿瘤相对于肾静脉的定位,以及预先为恢复自然静脉而发展的侧支循环回路。骨盆延伸的腹膜后软组织肉瘤通常附着在直肠和膀胱腹膜上,并且可以延伸到整个坐骨或闭孔切迹,必须进行术前研究和计划入路。直肠和膀胱以及神经结构,只有存在肿瘤浸润时才应切除。鉴于这些部位的显微切缘阳性风险很高,建议使用术前和/或术中放疗。

当肿瘤向腹股沟延伸时,应继续沿腿部斜向下的中线切口,以增加暴露,避免致命的肿瘤破裂。由于通常需要切除腹股沟韧带,因此应在术前计划使用网片或带蒂肌皮瓣进行重建。

腰大肌肉瘤,如股神经肉瘤、UPS、非典型脂肪瘤和神经鞘瘤,应作为壁层肉瘤而不是腹膜后软组织肉瘤来处理,因为它们大多出现在肌肉深处,因此筋膜将充当天然屏障,有时可以采用腹膜外入路的方法。肿瘤组织学和大小将决定手术方法。在恶性神经鞘瘤中,只要有可能应执行腹膜外方法,以避免在预期连续再次介入时侵犯腹膜腔内脏器。对于UPS,一种预后不良的恶性肿瘤,通常需要采用广泛的经腹膜入路,中线切口延伸到腹股沟,以获得充分的血管控制。对于神经鞘瘤或非典型脂肪瘤,可以通过腹膜外方法进行边缘切除。

目前对于是什么造成原发性腹膜后肉瘤的不可切除性尚无共识。目前的专家意见将不可切除性视为由于主要血管结构(腹腔干、肠系膜上血管和主动脉)、中央纵隔结构和脊髓的侵犯而无法实现完整的肉眼切除。一般来说,假设在没有远处转移的腹膜后肉瘤中,如果R0切除是可能的,则积极手术是合理的。需要进行广泛的手术,例如头部胰十二指肠切除术和右肝切除术,由于主要并发症的风险较高,也被认为是不可切除的标准。血管或神经源性肉瘤之外的血管切除和重建的作用是有争议的,当R0~R1切除不可行时切除和重建也是受限的,所以应谨慎选择病例。目前的专家意见支持切除下腔静脉、髂血管和最多两条肝上静脉。一些团体主张存在肿瘤浸润时进行血管切除,以实现R0切除,因为这能在可接受的手术风险下提高无病生存率,并且已经描述了腹膜后肉瘤手术中血管切除和重建策略的方法。神经切除和重建也是可行的,需要术前计划和整形手术等多学科支持。

3. 患者相关特征 与其他肿瘤手术一样,腹膜后软组织肉瘤中的多模式治疗必须针对患者相关因素进行个体化,例如年龄、合并症指数和体能状态(performance status,PS)。为了获得患者选择和治疗决策的共同理由,需要权衡的患者相关变量尚未得到严格重视或研究。以前的一些报告指出,在老年患者中,应该进行更保守的手术,考虑到对年龄较大者的预后有负面影响,间室手术甚至可能是禁忌的。然而,目前尚未确定年龄限制,在大多数情况下,患者的一般状况应该是最重要的决定因素。在某些情况下,应考虑将一些合并症,如术前慢性肾功能衰竭和充血性心力衰竭,作为间室手术的明确禁忌证。在癌症治疗中,PS恶化(评分≥2)和身体机能能力有限的患者对积极的癌症治疗的耐受性较差,造成较差的生存结果。EORTC-STBSG和法国肉瘤组(French Sarcoma Group,FSG)的一项研究发现,根据早期死亡率,PS(评分≥2)是晚期软组织肉瘤接受化疗患者最有力的预后因素。因此,对于 PS 差（评分≥2）和出现合并症的老年患者，多学科团队和患者本人必须仔细考虑手术的适应证和范围。如前所述，对于患有局部晚期腹膜后软组织肉瘤的老年患者，肿瘤对术前治疗的反应，以及患者在手术时的 PS，可以根据对患者最大受益作为治疗策略选择的衡量标准。其他因素，例如术前营养状况和术后早期恢复方案的使用，目前正在被纳入手术前的患者选择和优化标准中。

（五）腹膜后软组织肉瘤复发的再手术治疗

腹膜后软组织肉瘤复发的定义限定于首次手术为 R0 或 R1 切除后的肿瘤复发，R2 切除后的病灶是进展，而非复发。肿瘤复发后再次手术治疗势必较首次手术难度更大，切除复发肿瘤的范围更广，正常解剖层次消失，且存在常见的手术粘连，均会造成无法达到 R0 切除。目前学术界的共识是根据肿瘤的组织学类型、生物学行为特点来确定再手术的指征。手术原则与首次手术相同，争取完整切除复发病灶，必要时行间室切除。临床上经常能够看到高级别腹膜后肉瘤复发，经非手术治疗后病灶缩小再次手术，很多时候只能达到 R1 切除甚至 R2 切除，必要时辅助消融技术，虽然在延长 OS 上尚证据不足，但对减轻肿瘤负荷、缓解疼痛、改善生活质量、降低保守治疗压力均有意义（图 5-11，见文末彩插）。

（六）腹膜后软组织肉瘤根治性切除术后的并发症

一些文章详细介绍了此类患者是如何进行安全多器官切除并导致可接受的短期和长期并发症的发生率和死亡率。另一方面，更广泛的切除会增加并发症的发生率，尤其是当切除三个或更多器官时。在 1 007 例连续初次腹膜后软组织肉瘤切除的大型 TARPSWG 研究中，总体而言，术后 30 天内的严重并发症发生率（Clavien-Dindo≥Ⅲ级）和死亡率分别为 16.4% 和 1.8%。最常见的并发症是出血、吻合口瘘和脓肿。严重不良事件的重要预测因素包括年龄、输血需求和切除器官的数量。发病率与每个特定器官相关，包括大血管切除术和脾切除术 / 胰腺切除术的最高风险手术。在最近由 Callegaro 等人发表的一系列切除腹膜后肉瘤中，尽管切除的器官数量增加，但近年来此类切除术后的并发症发病率有所下降，这可能表明患者的围手术期护理较前改善，并且对患者进行了更好的选择性手术。

关于腹膜后软组织肉瘤接受手术治疗的患者的长期并发症发生率数据有限。涉及肾脏、腰大肌或神经以及主要血管的多内脏切除术可能会带来长期的副作用，从而影响超过 60% 存活超过 5 年的患者的生活质量。2015 年，Callegaro 等人在米兰 Istituto dei Tumori 进行了一项横向研究，以评估腹膜后软组织肉瘤切除术后的长期并发症发生率，如术后肾功能衰竭、疼痛和功能改变的发生率，报告称与股神经切除相关的严重慢性疼痛和下肢损伤很少见。在多变量分析中，接受肾切除术的患者的中位肌酐水平没有差异。随后报道了关于术后肾功能的类似结果，表明肾切除术和肾上腺切除术对肾和肾上腺功能的影响很小。

（七）系统性治疗和放射性治疗在腹膜后软组织肉瘤中的作用

1. 系统性治疗　腹膜后软组织肉瘤的化疗目前尚无标准，治疗策略主要以肢体软组织肉瘤以往的经验为指导。然而，由于解剖学限制和不同的疾病类型，不可能将数据从肢体软组织肉瘤推演到腹膜后软组织肉瘤。新辅助策略已被建议用于高风险组织学肉瘤的术前治疗，例如高级别去分化脂肪肉瘤和平滑肌肉瘤，作为血道转移的预防措施，并且被认为是临界可切除高风险腹膜后肉瘤的一些肉瘤治疗中心的治疗标准。目前的 Strass2 研究是一项新辅助化疗后手术与单纯手术的随机对照试验，以改善高危腹膜后肉瘤患者的疾病控制和生存期，预计完成日期为 2028 年；然而，以前的回顾性资料显示这方面的数据会得出相互矛盾的结果。

2. 放射性治疗　考虑到手术后微小残留病灶的高风险因素，腹膜后软组织肉瘤进行术后放射治疗（radiotherapy，RT）的目标是降低局部复发的风险，因为复发往往是治疗失败的主要原因。在放疗方案上，不同中心的策略差异很大。我们缺乏指导放射治疗使用的可靠随机数据。术前使用外放射治疗（external beam radiation therapy，EBRT）是最被接受的方法，往往认为其有几个优势，包括更精确的术前靶区、在没有改变组织氧合的情况下更高的生物学效应、导致肿瘤假包膜的纤维化、缓解关键器官的肿瘤浸润粘连等等。最近发表的多中心随机 3 期 STRASS-1 试验结果，其中新辅助放射治疗与单独手术相比，术前放射治疗在腹部无复发生存期（abdominal recurrence-free survival，ARFS）方面并没有改善，该结果适用于所有腹膜后软组织肉瘤的组织学类型。然而，在汇总队列分析中，放疗与脂肪肉瘤患者的局部无复发生存期改善相关（$P \leqslant 0.05$），特别是高分化脂肪肉瘤和 $G_1 \sim G_2$ 去分化脂肪肉瘤患者。在腹膜后肉瘤中，术前放疗、手术和术中放射治疗的组合似乎实现了较高的局部控制率，优于单独手术或手术 + EBRT。

（八）总结

尽管腹膜后肉瘤的生物学知识和治疗方式取得了巨大进步，但手术仍然是治疗标准和局部解除疾病的唯一治疗方法。必须多学科讨论腹膜后肉瘤手术的适应证和时间，平衡诸如肿瘤扩展、高风险和侵袭性肿瘤特征、患者年龄和合并症，以及疾病快速进展的风险等因素。手术程序方面至关重要，必须根据患者的状况、组织学和腹膜后肿瘤位置进行设计。从技术上讲，手术方法必须标准化，以最大限度地获得完全 R0 切除且显微切缘阴性的机会。

在过去的十多年中，我们观察到腹膜后肉瘤患者切除术后的无病生存率和 OS 显著增加。高度专业化的肉瘤团队的努力和全球合作提高了对这种疾病的了解，并开发了个性化和多学科的治疗途径。更高质量的肿瘤手术、更好的患者选择和围手术期治疗增强（即新辅助治疗、术中放疗和重建手术）使腹膜后肉瘤患者的预后和生活质量发生了明显转变。

三、头颈部软组织肉瘤的外科治疗策略

原发在头颈部的软组织肉瘤占全身软组织肉瘤 5%～15%。主要的病理类型为血管肉瘤、纤维肉瘤、恶性外周神经鞘瘤、滑膜肉瘤、横纹肌肉瘤，最常见为血管肉瘤。头颈部肉瘤可发生于颈部浅表区域、颈根部、鼻窦和鼻腔以及咽喉部等，鉴于头颈部区域的解剖和功能特异性，肿瘤部位是一个重要的治疗影响因素，影响手术选择、切缘阴性的可行性、功能保全以及美学外观等。

（一）诊断

头颈部软组织肉瘤的诊断需要结合临床症状和影像学检查以及病理学诊断。

1. 头颈部的软组织肉瘤临床症状多表现为迅速生长的肿物，并常常伴有疼痛，肿物对周围组织侵袭性高，头颈部功能常因此受影响，如张口受限、视力减弱等。

2. MRI、CT、PET/CT 是临床较为常用的影像学检查手段，应在所有治疗开始前进行检查：MRI 侧重于软组织成像，结合磁共振血管成像（MRA）可以精确显示肿物部位、形态、大小、瘤周反应区，以及与周围神经、血管的关系。CT 扫描可以较好地描述肿物尺寸及其对于周围组织尤其是骨组织侵犯情况；对于钙化程度较高的瘤体，CT 比 MRI 具有更好的显像优势。头颈部软组织肉瘤容易出现肺转移、骨转移；如有条件可行 PET/CT 检查，以明确肿瘤远处转移情况。

3. 病理是头颈部软组织肉瘤诊断的"金标准" 常用标本采集的方法，包括带芯穿刺活检、切开活检、切除活检、细针穿刺活检、内镜下活检等；必要时可在 B 超、CT 引导下进行标本采集。头颈部软组织肉瘤病理学亚型丰富，所得组织除常规病理学染色，还需接受免疫组化以及分子遗传学检测，由经验丰富的病理科医生鉴别方可得出最终诊断。

（二）治疗

头颈部软组织肉瘤的诊治强调遵循多学科综合诊治原则，联合使用手术、放疗、化疗，靶向治疗等措施，为患者制订个性化治疗方案。病理学检查结果对于软组织肉瘤的治疗具有指导意义。一些特殊类型的软组织肉瘤，如腺泡状横纹肌肉瘤，促结缔组织增生性小圆细胞肿瘤，化疗是主要的治疗手段。手术治疗仍是头颈部软组织肉瘤最重要的治疗手段。对于累及颅底、颈动脉、眼眶、颈椎等部位的肿瘤，还需联合神经外科、眼科、耳鼻喉科、胸外科等进行手术。头颈部软组织肉瘤的手术切除应以广泛切除为主（即完整切除肿瘤组织及其肿瘤周围反应区，不进入肿瘤），在肿瘤周围反应区外留有足够正常的边缘，同时要尽可能保留主要的神经血管结构。目前较为推崇的手术切除方式是源于 Enneking 分期的间室切除术。

1. 手术治疗原则

（1）切除范围：对于可完全切除的软组织肉瘤，必须是广泛性切除边界，即肉瘤连同反应区一并切除，也包括活检部位、皮肤、黏膜及其附近的软组织，广泛切除能够降低软组织肉瘤的局部复发率，通常认为安全的外科边界是指 MRI 显示软组织肉瘤反应区外 10mm。由于肿瘤周围的水肿反应区有时在显微镜下可以观察到肿瘤细胞，因此，如果手术保留肿瘤周围的水肿反应区，那么将可能有 40% 的复发概率。此外，手术切除范围应根据肿瘤周围组织的类型，肿瘤的侵袭性，与邻近神经、血管的关系以及重要器官功能损伤程度来确定。

手术对于头颈部外形功能破坏较大，术前诊断为化疗敏感型肿瘤，如尤因肉瘤 / 原始神经外胚层肿瘤、胚胎性横纹肌肉瘤和其他小圆细胞恶性肿瘤，实施术前新辅助化疗，不仅可以有效地降低肿瘤负荷、最大限度保护头颈部重要器官的功能、提高 R0 切除的比例、防止出现早期肿瘤远处转移，而且可以根据肿瘤坏死率选择术后化疗方案。同期，皮瓣修复可最大限度恢复头颈部外形及功能，保护重要的器官及结构，如硬脑膜、颈动脉等，使广泛切除得以实施。由于头颈部解剖结构复杂，尤其是颈部、鼻腔、鼻窦、眶内、下咽、咽旁间隙、颅底等部位毗邻重要血管神经，当肿物邻近或粘连重要血管神经时，难以完整切除甚至不可切除，因此广泛切除可能造成患者功能丧失甚至大出血而死亡。此特点造成了广泛或根治切除术的困难和限制性，导致较高的局部复发率及远处转移率。

（2）手术切缘：手术的目标不仅是完整切除肿瘤，而且要求获取安全的外科边缘。手术切缘阳性对于术后局部是否复发是非常好的预测指标。头颈部组织肉瘤的治疗目标是尽量减少局部复发，改善生活质量，提高生存时间。NCCN 指南推荐手术切除结合放射治疗的方式来治疗软组织肉瘤，特别是肿瘤周围存在重要的血管神经等组织结构，手术切除不能够获得足够的安全边界时，需要放疗来辅助治疗，以降低局部的复发率。为增加术后放疗的准确性，手术医生可以在没有足够安全边界的位置放置血管夹等标记瘤床，对放射治疗师的术后放射治疗提供引导。

对于低级别或不太具有侵袭性的肉瘤，10mm 的切缘是足够的；相反，高级别肉瘤如果沿着组织平面扩散并有转移倾向，则可能需要更广泛的手术切除。黏液纤维肉瘤以侵袭筋膜及其他组织为特征，这类肿瘤较其他组织亚型的侵袭性更为显著，局部复发率接近 60%，转移率为 15%。

（3）颈部淋巴结处理：在大多数情况下，无论组织学肿瘤类型如何，软组织肉瘤很少侵犯淋巴结，只在具有淋巴结区域淋巴结转移的临床或影像学证据时，才建议区域淋巴结切除和清扫。有淋巴结转移倾向的软组织肉瘤类型有胚胎性横纹肌肉瘤、血管肉瘤、透明细胞肉瘤和滑膜肉瘤，如果发现淋巴结扩散而没有全身转移的迹象，这些患者的生存率与局限性高级别肉瘤的患者预后相似。

（4）减瘤术：姑息减瘤术仅对某些低级别的肉瘤是一种合理的治疗选择，对于高级别肉瘤患者虽然可以暂时缓解部分临床症状，但不能改善总生存时间，手术并发症和死亡率都很高，需要对手术利弊进行权衡。

（5）局部复发：对于局部复发头颈部软组织肉瘤，手术为主的综合治疗为主要的治疗方案。复发后软组织肉瘤再次手术时，边界是否阳性仍然是影响是否再次复发的关键因素，复发后手术边界为阳性时，5 年内复发的概率是 80%，而复发后手术的切缘是阴性，5 年内再次复发的概率只有 11%。可切除的局部复发病灶，应努力争取获得再次完整切除；但因肿瘤复发后往往侵犯重要神经血管，如广泛切除或根治性切除手术难度极大时，我们既要手术根治肉瘤，也应考虑患者术后的生存质量及远期疗效。

（6）远处转移的外科治疗：软组织肉瘤最常见的远处转移器官是肺，是否能够完整切除转移病灶对患者的生存期至关重要。孤立病灶一次性手术切除；可切除的多发转移者，建议经化疗病情稳定后再接受手术治疗。对于化、放疗较敏感的多部位转移灶，经化、放疗病情控制后，姑息性切除影响患者生活质量的病灶，也已经被学界广泛接受。

2. 综合治疗

（1）对于部分化疗敏感的肿瘤，如尤因肉瘤 / 原始神经外胚层肿瘤、胚胎性横纹肌肉瘤和其他小圆细胞恶性肿瘤，可以考虑新辅助化疗方案。利用全身化疗控制肿瘤生长，肿瘤"降期"缩小、边缘清晰、质地改变后，将有利于手术治疗，部分原本不适合手术的肿瘤可以重新获得手术机会，甚至实现整块切除（En-bloc 切除）。

（2）考虑到放疗的耐受性，对放疗极为敏感且瘤体较小的患者可行术前放疗，或通过一半剂量的术前放疗使肿瘤病灶缩小，有利于术中完整切除。术中放疗适用于那些无法广泛切除边界的、只能边缘切除边界的部位，既可以控制 R1 边缘的肿瘤残留，又可以避免影响皮肤切口愈合。术后放疗作为综合治疗的一部分，对于敏感患者局部病灶的控制具有一定的疗效。

（3）随着靶向治疗、免疫治疗以及生物治疗等综合治疗手段的进步，部分肿瘤不再依赖手术切除，甚至可以依靠药物控制肿瘤的进展。对于这一部分肿瘤，外科治疗应充分考虑手术风险与获益者之间的平衡。

（4）对于无手术指征的头颈部肉瘤，经影像学检查发现，以下情况应判断为肿瘤不可完整切除：①累及颈总动脉、颈内动脉，暂时性球囊阻断试验未通过；②广泛累及颅内、颅底肿瘤；③出现多发、远处转移；④脊髓侵犯。针对这一类患者，则优先采取手术治疗之外的其他综合治疗措施。

（5）对于转移性软组织肉瘤，手术治疗能缓解局部症状，为后续治疗赢得机会，但延缓疾病的进展还需要坚持全身综合治疗。

第三节　预后

软组织肉瘤的预后取决于治疗后是否复发、转移和疾病进展时间，初诊时肿瘤的分期、分级和初治方法的规范性是与复发和转移有关的主要因素。通常肿瘤部位位于四肢者的预后优于位于躯干者，位于四肢和躯干者优于位于腹膜后和盆腔者，头面部软组织肉瘤预后往往较差，文献报道 5 年生存率为 25.1%～65.3%。目前仍需要提高对该疾病的认识，对于这种复发率高、转移率高的侵蚀性肉瘤应做到早诊断、早治疗，争取做到广泛切除及无瘤切除。

（沈靖南　尹军强　关远祥　梁　垚　刘学奎）

参考文献

1. GROBMYER SR，MAKI RG，DEMETRI GD，et al. Neo-adjuvant chemotherapy for primary high-grade extremity soft tissue sarcoma[J]. Ann Oncol，2004，15（11）：1667-1672.
2. FERGUSON PC，GRIFFIN AM，O'SULLIVAN B，et al. Bone invasion in extremity soft-tissue sarcoma: Impact disease outcomes[J]. Cancer，2016，106（12）：2692-2700.
3. DENLINGER CS，SANFT T，MOSLEHI JJ，et al. NCCN Guidelines Insights: Survivorship，Version 2.2020[J]. J Natl Compr Canc Netw，2020，18（8）：1016-1023.
4. GALY-BERNADOY C，GARREL R. Head and neck soft-tissue sarcoma in adults[J]. Eur Ann Otorhinolaryngol Head Neck Dis，2016，133（1）：37-42.
5. TROVIK CS，SKJELDAL S，BAUER H，et al. Reliability of Margin Assessment after Surgery for Extremity Soft Tissue Sarcoma: The SSG Experience[J]. Sarcoma，2012：290698.
6. ROBINSON E，BLEAKNEY RR，FERGUSON PC，et al. Oncodiagnosis panel: 2007: multidisciplinary management of soft-tissue sarcoma[J]. Radiographics，2008，28（7）：2069-2086.
7. GROBMYER SR，MAKI RG，DEMETRI GD，et al. Neo-adjuvant chemotherapy for primary high-grade extremity soft tissue sarcoma[J]. Ann Oncol，2004，15（11）：1667-1672.
8. SANNIEC KJ，VELAZCO CS，BRYANT LA，et al. Immediate versus Delayed Sarcoma Reconstruction: Impact on Outcomes[J]. Sarcoma，2016，2016：7972318.
9. YIN JQ，FU YW，GAO ZH，et al. A Novel Method to Treat Progressive Desmoid Tumors Involving Neurovascular Bundles: A Retrospective Cohort Study. Neurosurgery. 2021；88（6）：1095-1102.

第六章
软组织肉瘤放射治疗

第一节　概论

　　尽管手术切除是软组织肉瘤的主要治疗手段,但随着保肢手术的出现和患者对术后功能保存要求的提高,肿块扩大切除术逐渐取代截肢手术成为软组织肉瘤的主要手术方式,放射治疗(radiotherapy, RT)引入与手术的联合达到有效控制肿瘤同时保存肢体的目的,被广泛应用于 STS 的治疗。STS 根据部位分类主要包括四肢、头颈、躯干 STS 和腹膜后 STS (retroperitoneal sarcoma, RPS),不同类型 STS 的放疗时机、照射剂量和分割方式、靶区勾画等存在较大差异,本章节主要讲述四肢/躯干 STS 的放射治疗。按放疗模式,可分为辅助放疗和姑息放疗。现代放疗技术的应用如术中放疗(intraoperative radiotherapy, IORT)、调强放疗(intensity modulated radiaotherapy, IMRT)和立体定向放疗(stereotactic body radiotherapy, SBRT)已改善 STS 患者的治疗疗效。近距离放疗(brachyradiotherapy, BRT)包括低剂量率 BRT 和高剂量率 BRT,两者局部控制率相似。IORT 是指手术过程中的放射治疗。IMRT 的优点是能够最大限度地保护周围的正常组织,结合图像引导技术还可以减少靶体积而进一步减少毒性。SBRT 主要用于 STS 的寡转移灶,局部控制率高达 73%～96%。

第二节　放射治疗的适应证

　　STS 的主要放疗适应证包括:

1. 四肢和躯干软组织肉瘤

（1）Ⅰ期肿瘤术后近切缘/切缘阳性或病灶残留或高分级。

（2）Ⅱ～Ⅲ期肿瘤术前或术后放疗。

（3）不可切除肿瘤的局部姑息放疗,转移灶的姑息放疗。

2. 腹膜后软组织肉瘤

（1）可切除肿瘤可以考虑术前放疗或化疗±术中放疗,一般不推荐 RPS 常规术后放疗。

（2）术后残留、复发风险高者可考虑辅助放疗。

（3）不可切除肿瘤姑息放疗。

一、四肢软组织肉瘤

1982 年，Rosenberg 等人在美国国家癌症研究所开展的随机对照试验是放疗纳入四肢和躯干 STS 治疗的第一项临床试验，43 名四肢高级别 STS 患者随机接受截肢术或保肢术（conservative surgery，CS）并联合辅助放疗（60～70Gy），两组患者术后均接受多柔比星、环磷酰胺和甲氨蝶呤化疗，放疗组在首次放疗前 3 天开始化疗，并与放疗同步进行。接受截肢术和保肢术联合 RT 患者的局部复发（local recurrence，LR）率分别为 0（0/16）和 15%（4/27）（P = 0.06），5 年 OS 无显著差异。该试验促进建立了 STS 保留肢体的治疗新标准。如今截肢很少进行，截肢的比例不足 15%。虽然确立了保肢术联合放疗不劣于截肢，但获益是保肢术还是两者联合带来的以及辅助放疗是否必要尚不确定。因此，纪念斯隆 - 凯特琳癌症中心和美国国家癌症研究所分别开展了比较保肢术和手术联合 RT 疗效的随机对照试验，这两项标志性试验都显示辅助放疗可改善局部控制，确定了保肢术联合辅助放疗作为四肢和躯干大多数（高级别）STS 的标准治疗。在美国国家癌症研究所，141 例肢体 STS 患者随机接受保肢术 ± 术后放疗（63Gy），其中高级别肿瘤的两组患者术后均辅以化疗（多柔比星和环磷酰胺），低级别肿瘤术后不辅以化疗。在低级别肿瘤中，保肢术 + 化疗的局部复发率为 20%，而保肢术 + 化疗 + 放疗的局部复发率为 0（P = 0.003）。对于高级别肿瘤，单纯保肢术的局部复发率为 33%，保肢术 + 放疗的局部复发率为 4%（P = 0.016）。两组的生存无显著性差异，单独保肢术的 20 年总生存为 64%，保肢术联合放疗为 71%（P = 0.22）。在纪念斯隆 - 凯特琳癌症中心（MSKCC）的研究中，四肢和躯干 STS 患者被随机分为单纯保肢术或保肢术辅助低剂量率近距离放疗（42～45Gy/4～6D）。高级别肿瘤保肢术的局部复发率为 30%（19/63），保肢术联合近距离放疗的局部复发率为 9%（5/56）（P = 0.002 5）；低级别肿瘤组间局部控制无差异，单纯保肢术和保肢术联合近距离放疗组的 LR 率分别为 26%（6/23）和 36%（8/22）；生存结果与之前的两项试验一致，组间没有显著差异。在该试验中，辅助近距离放疗并没有改善低级别 STS 的局部控制，故不常推荐近距离放疗用于低级别 STS。此外，在接受 BRT 治疗的高级别肿瘤中，阳性切缘患者的 LR 率更高，故单独近距离放疗作为辅助治疗仅推荐用于切缘阴性的高级别肿瘤。对于切缘阳性的高级别肿瘤，首选近距离放疗联合外照射放疗或单独外照射放疗。应用后的研究数据显示，保肢术联合放疗能获得良好的局部控制，报道的 LR 率常 ≤15%。随后，大家才开始探讨引入放疗的时机。值得注意的是，目前大多数肢体和躯干低级别 STS 广泛切除，切缘阴性时 LR 率预计远低于 20%，在低级别肿瘤中，放疗的相对指征包括切缘阳性、初始广泛切除后局部复发以及肿瘤位置不适合后续行挽救性手术。

二、腹膜后软组织肉瘤

腹膜后软组织肉瘤相对罕见，手术切除是主要的治疗方式。根据 NCCN 指南，治疗决策的第一个关键点就是评估患者是否可手术切除，但由于肿瘤的解剖位置和大小，实现 R0 切除通常具有挑战性。根据几个大型综述，RPS 的完全切除率，包括 R0 和 R1 切除率，为 50%～67%。R1 切除者局部复发的风险增加，生存率也较低。虽然一些回顾性研究显示切除后辅助外照射放疗对局部控制有好处，但没有直接比较是否辅助放疗的随机试验证据。欧洲癌症研究和治疗组织进行了一项前瞻性随机Ⅲ期研究（EORTC STRASS），纳入 266 例患者，比较 RPS 患者单独接受手术治疗与术前放疗（50.4Gy/1.8Gy/28F）后手术。但结果显示术前放疗未改善腹部无复发生存(disease-free survival，DFS)，RT + 手术组和手术组的中位腹部 DFS 分别为 4.5 年和 5.0 年(P = 0.95)，术后放疗较术前放疗毒性增加。

目前，对于可切除的中、高级别 RPS，术前应考虑进行放疗。如果可行的话，术中放疗(IORT)也可以考虑，以改善局部控制。根据 NCCN 指南，对于不可切除或潜在可切除肿瘤的患者，可尝试术前放疗，联合多柔比星 / 异环磷酰胺 / 美司钠(AIM 方案)化疗或同步放化疗。术前放疗后，通常 3～8 周后手术。术前放疗后，手术 R1 切除可考虑术后补充外照射；但无术前放疗的 R1 切除，不鼓励常规术后放疗，仅在特殊解剖位置、局部复发会导致严重后果时考虑，否则建议再次手术切除后观察，为局部复发时的术前放疗留空间。R2 切除时，应讨论行再切除术。一项基于美国国家癌症数据库的倾向评分匹配病例对照研究比较了 RPS 的术前放疗(n = 563)、术后放疗(n = 2 215)与单纯手术(n = 6 290)。与单纯手术相比，术前和术后放疗均提高了 OS(术前放疗 HR = 0.70，95% CI: 0.59～0.82，P ≤ 0.000 1；术后放疗 HR = 0.78，95% CI: 0.71～0.85，P ≤ 0.000 1)，但没有直接比较术前和术后放疗的疗效，并且由于回顾性研究普遍存在的选择偏倚，并没有改变术后辅助放疗在治疗 RPS 中的地位。

由于 RPS 的局部侵袭性，R0 切除难度较大，IORT 有一定应用。在一项随机前瞻性试验中，35 例潜在可切除的 RPS 患者随机接受术后外照射(50～55Gy；20 例)或 IORT(20Gy)+ 术后外照射(30～35Gy；15 例)。至少随访 5 年，两组的 OS 和远处转移率无显著差异，但 IORT 组局部复发率显著降低，仅为 20%，而单纯术后外照射组为 80%(P ≤ 0.001)。安全性方面，两组急性和晚期毒性类型不同，常规术后外照射组胃肠道毒性显著增加，联合 IORT 组周围神经毒性更大。但已有多项非随机、单中心的研究支持使用 15Gy 或更少的 IORT 剂量来改善局部控制，降低周围神经毒性。MSKCC 的一项前瞻性非随机试验纳入 32 例患者(12 例原发 + 20 例复发)，在肿瘤切除后深 0.5cm 处给予 14Gy 的高剂量率 IORT，原发性和复发性肿瘤患者的 5 年局部控制分别为 74% 和 54%，5 年 OS 分别为 55% 和 30%。来自法国居里癌症中心的 46 例原发性或复发性 RPS 在肿瘤全切除后(30 例 R0 切除，16 例 R1 切除)接受了 20Gy 的 IORT，总体 5 年 OS 和局部复发生存率分别为 55% 和 51%。

第三节　放射治疗的模式

一、术前与术后放疗

术前放疗适用于肿瘤体积较大、位置较深或与神经、血管关系密切的情况，直接手术预期无法达到 R0 切除或难度太大者，可缩小肿瘤体积，提高 R0 切除和保肢的概率，增加不可切除肿瘤的手术机会。术前放疗相较于术后放疗有几个优点，术前靶区无需包括术区，肿瘤位置更明确，靶体积更小，可以降低正常组织毒性；术前肿瘤血供更好，充足的氧合使其对放疗更加敏感；且术后邻近器官可能会落入切除腔，使术后放疗剂量受限。

(一)疗效与长期预后

术后放疗的疗效如何？一项前瞻性随机研究在 91 例高级别和 51 例低级别四肢和躯干

STS 患者中分析了术后放疗的疗效。术后放疗显著降低了高级别 STS 的 10 年 LR 率，术后放疗的患者无局部复发，单独手术组 LR 为 22%（$P=0.0028$）。低级别患者组间的 10 年 LR 率分别为 5% 和 32%（$P=0.016$）。20 年的随访结果支持术后放疗，但差异没有统计学意义。手术 + 术后放疗组和单纯手术组的 10y-OS 分别为 77% 和 82%，20y-OS 分别为 64% 和 71%（$P=0.22$）。为探索术后放疗的必要性，MSKCC 亦回顾性分析了 200 例接受保肢手术患者的长期结果，中位随访 82 个月，切缘阴性、豁免术后放疗的 LR 率为 9%，老年人和Ⅲ期患者有较高的 LR 率。综上，术后放疗的决策应个体化，而非仅基于切缘的状态。近距离放疗也可作为术后放疗，在一项对 202 例原发性高级别 STS 成人患者的回顾性分析中，保肢术后接受近距离放疗的伤口并发症发生率较低，还可取得良好的 5 年局部控制、无远转率和 OS，分别可达 84%、63% 和 70%。

　　术前放化疗已被证明可以改善肢体和躯干高级别 STS 患者的 OS、DFS 和局部控制，但需考虑到急性毒性。O'Sullivan 等人开展的随机对照研究为 STS 术前和术后放疗的选择提供了参考依据：该研究计划入组 226 例患者，但因术前放疗较术后放疗组的切口并发症发生率显著升高（35% $vs.$ 17%），研究提前终止，最终 190 例四肢 STS 患者被随机分配至术前或术后放疗组，术前放疗组的靶区包含肿瘤及其远近端 5cm，剂量 50Gy/25F，若术后切缘阳性再局部补量 16～20Gy。术后放疗组的靶区包括复发高危区域及其远近端 5cm，予 50Gy/25F，肿瘤或复发高位区域及其远近端 2cm 的范围予补量至 66Gy。主要终点：术后 4 个月内的急性切口严重并发症。中位随访 6.9 年的结果显示，术前放疗的中位照射野大小比术后小，疗效方面，术前和术后放疗的 5 年局部控制率（93% $vs.$ 92%）、无复发生存率（58% $vs.$ 59%）及 OS（73% $vs.$ 67%）均无显著差异。肿瘤大小和分级是 OS 的不良预后因素，肿瘤分级和切缘状态分别与无复发生存和局部控制相关。由此可见，术前和术后放疗的疗效相当。对美国国家癌症数据库中 27 969 名四肢 STS 患者分析也发现术前和术后放疗均能改善 OS，术前 RT 还能提高 R0 切除率。除临床试验外，一些系统综述和荟萃分析也比较了术前放疗和术后放疗的疗效。一项荟萃分析纳入 5 项研究、1 098 名局部可切除 STS 患者，结果显示与术后放疗相比，虽然术前放疗组的肿瘤平均大小更大，但局部控制更好，平均时间依赖性生存率更高，术前和术后分别为 76% 和 67%。以上结果提示术前放疗导致的手术延迟并不会增加远处转移风险，并可能带来更佳的局部控制。但考虑到该研究的异质性，结果需谨慎采纳。

　　（二）治疗相关副反应

　　四肢 STS 放疗后的急性毒性包括高剂量区域的皮肤红斑和脱皮，伤口愈合问题，局限性脱发和疲劳。湿性脱皮可能会很不舒服，但通常会在放疗后很快缓解。位于躯干 STS 的放疗可能会带来额外的毒性，如恶心、肠易激综合征及食管炎。

　　急性毒性中最重要的就是伤口愈合问题。一些回顾性单中心研究报道了经历术前放疗的患者术后急性伤口并发症的发生率为 25%～46%，术后放疗的发生率则较低，为 6%～29%。上述 O'Sullivan 等人开展的临床试验为术前和术后放疗的毒性问题提供了可靠的依据。与术后放疗相比，术前放疗的急性皮肤红斑、晚期纤维化、关节僵硬和水肿发生率较低，但无统计学意义。总体来看，术前放疗有较高的伤口并发症风险（35% $vs.$ 17%，$P=0.01$），下肢 STS 和较大肿瘤（直径 > 10cm）的发生率更高，是伤口并发症的危险因素。而术后放疗则增加了晚期纤维化的风险（31% $vs.$ 48%，$P=0.07$）。考虑到术前和术后放疗的疗效相当，虽然术前放疗有较高的急性伤口并发症风险，但这些伤口愈合问题通常可逆，而晚期纤维化不可逆，所致后果更严重，故更倾向于术前放疗，同时临床实施中也必须注意放疗科和外科的配合。Baldini 等人总结了 103 例接受术前放疗的四肢或躯干 STS 患者的经验。在多因素分析中，伤口并发症的独立预后因素包括肿瘤直径≥10cm、肿瘤距离皮肤表面≤3mm、带血管蒂的吻合皮瓣和糖尿病。为了减少术前放疗的伤口并发症，O'Sullivan 等人又对 59 例下肢肉瘤患者开展了 II 期临床试验，主要措施在于将放疗医生和外科医生一起勾画的术后皮瓣的放疗靶区作为危及器官。术后伤口并发症的发生率为 30.5%，较随机试验中报道的 43% 低，但差异无统计学意义。然而，对于皮瓣和放疗靶区重叠很小（≤1%）的患者，伤口并发症发生率为 14.3%，而对于皮瓣和放疗靶区重叠的患者，伤口并发症发生率为 39.5%（$P = 0.04$）。皮瓣受照剂量更高与更多的伤口并发症有关，这与 Baldini 报告的结果一致。

四肢放疗后主要的远期毒性包括水肿、皮下组织纤维化、肌力下降、活动度下降、疼痛和骨折（较少见）。各种研究报道的这些毒性的发生率各不相同，因为纳入标准不同，肿瘤部位和接受的治疗不同，有的结果只报告中度或重度并发症，而另一些结果会报告所有的并发症。在二维或三维适形放疗的各研究中，报道的水肿、皮下组织纤维化和骨折的发生率分别为 10%～20%、30%～60% 和 0.04%～7%。此外，放射剂量越高、放射野越大，各并发症的发生率也越高。剂量大于 60Gy 或 63Gy 与更高的纤维化、水肿、骨折、疼痛、肌力下降和活动度下降相关。大的放射野也与更多的水肿、纤维化和关节僵硬有关。此外，RTOG-0630 试验的结果表明图像引导放疗可显著降低晚期毒性，在图像引导下减少受照靶体积不会增加肿瘤边缘复发率。

总体而言，术前和术后放疗的疗效相同，但毒性特征不同，其中最显著的是术前放疗的伤口并发症虽然增加但可逆，术后放疗不可逆的纤维化、水肿和关节僵硬的长期毒性增加。目前虽无定论，但术前放疗通常是四肢或躯干 STS 的首选，因为大多数伤口问题都是高度可治疗的，最终可恢复良好的功能。

二、复发后的放疗

对于头颈部和躯干以外部位的孤立复发病灶，病灶的可切除性、复发或转移时间间隔及转移灶的数量被认为是长期生存的重要预测因素。局部复发的 STS 应当作新的原发性疾病来决定治疗。一些研究提示保肢术联合放疗比单独局部再切除具有更好的局部控制。但其他研究提示，对于少数手术切除 + 放疗后局部复发的患者，单纯手术也可达到良好的局部控制。因此，如果局部复发可切除，需要根据具体情况来决定是否放疗。传统上应用术后近距离放疗实施再照射，但现在近距离放疗可以和适形调强放疗联合使用，使再照射的风险得以降低。

对于转移性复发的患者，若为局限性区域复发或仅淋巴结受累的患者，可选择：①区域淋巴结清扫伴或不伴放疗或化疗；②转移切除术伴或不伴术前化疗和 / 或放疗；③立体定向放射治疗；④隔离热灌注或隔离热输注化疗联合手术。具体病例应由多学科专家讨论决定，参与临床研究也可作为一种选择。

三、姑息放疗

姑息放疗一方面是控制局部肿瘤生长，联合介入、化疗等争取延长患者的生存，如局部晚期 STS 患者经新辅助治疗后仍无法手术切除或无法保肢、患者拒绝截肢手术等情况；另一方面也是减轻症状，提高患者的生活质量，如肿瘤疼痛、压迫邻近组织等，根据肿瘤体积和可以耐受的照射剂量合理选择局部姑息照射。

第四节　放射治疗技术

一、定位技术

定位需满足舒适性和可重复性，一般来说，选取仰卧位，当仰卧位使肿瘤受压变形时使用俯卧位。上肢 STS 可选择仰卧位，手臂外展，根据肿瘤位置决定手臂旋前或旋后。还有一种适合上肢病变的定位体位是"游泳姿势"，即患者俯卧，手臂伸展到头部上方。对于下肢 STS，患侧腿应保持伸直，对侧腿稍弯曲分开形成间隙。若病灶在大腿，对侧腿保持蛙腿的姿势，膝盖下予以支撑，并将生殖器拉到对侧（使用补片或其他技术）。所有肿瘤靠近生殖器的男性如果希望保留生育能力，应该考虑精子冻存。同样，若治疗部位邻近卵巢，如大腿近端、臀部、腹壁肿瘤，希望保留生育能力的女性应在放疗前进行生殖咨询。肿瘤位于下肢前方或后方的筋膜室时采取仰卧位、腿部外旋，使用斜向照射可以达到良好的靶区覆盖。

放疗期间患者需以一种可重复的方式固定，保证治疗准确性，四肢 STS 需要用个人定制模具固定相应照射部位，上肢肿瘤固定手。同时，需要在前方和侧方分别做 3 个体表标记。3 个前侧标记在同一矢状面上间隔约 15～20cm，并在每个点的同一轴向平面上放置一个额外的横向标记。这 6 个点需标记在稳定的解剖位置上，即较硬的骨面，由此来确定整个肢体摆放的位置和等中心参考点。

二、靶区及计划设计

四肢和躯干 STS 术前放疗和术后放疗的靶区有所不同，但都推荐在 MRI 和 CT 图像融合后勾画。对于术前放疗，肿瘤靶区（GTV）为 T_1 MRI 所见的肿瘤区域，临床靶区（CTV）为 GTV 头脚方向外扩 4cm、四周外扩 1.5cm，不超过肌间隔或完整的筋膜屏障、骨或皮肤。大多数情况下，建议靶区收至皮下 5mm，以减少皮肤剂量，但需确保皮肤未受侵或者手术切除皮肤。此外，T_2 MRI 上的瘤周水肿通常也应被包进 CTV。如果水肿范围很广，性质可疑，则根据放疗医师的经验酌情包括。但具体什么情况下需要将瘤周水肿包括在 CTV 尚需进一步研究明确。一份报告显示，15 例患者中有 10 例在大体肿瘤范围之外存在肉瘤细胞，细胞在肿瘤外 1～4cm 之间，但具体位置与 MRI 上瘤周水肿的位置或范围无关。不过尝试将水肿纳入 CTV 依然认为是合理的，除非水肿区域的纳入导致照射区域显著扩大。CTV 外扩 5～10mm 形成计划靶区（PTV）。根据以上靶区勾画原则，STS 术前放疗展示出极好的局部控制率，达 85%～90%。此外，大多数局部复发均位于靶区内部，而非靶区边缘。

对于术后放疗，虽然实际上大体肿瘤已切除，但最好在术前 MRI 显示大体肿瘤与定位 CT 融合，以勾画 GTV 确定加量区域，勾画术区轮廓也很有帮助。CTV 应包括手术过程中处理的所有组织,包括切口和必要的引流口。通常将术区在头脚方向外扩 4cm、四周外扩 1.5cm 形成 CTV,同样不超过肌间隔或完整的筋膜屏障、骨或皮肤。PTV 通常是 CTV 外扩 5～10mm,各医院根据摆位误差略有不同。术后放疗通常会用到二程缩野,通常是初始 GTV 缩小 2cm。

标准的术前和术后放疗产生的良好的局部控制率证明了靶区勾画范围足够大,但靶区范围是否可以再缩小尚不明确,设计如此大的治疗范围的必要性存疑。这些靶区勾画最初形成时还没有 CT 和 MRI 的辅助,对 STS 肿瘤的具体情况成像是不理想的。此外,MSKCC 的 BRT 经验也有极好的局部控制率,使用的治疗范围仅超过瘤床 1.5～2cm。一些单中心的数据显示单独手术治疗也能达到很好的局部控制,LR 率从 0～20% 不等。Baldini 等人的研究结果也证实了单独手术的疗效,36 例切缘≥1cm 的患者均没有复发,在切缘≤1cm 的患者中 10 年 LR 率为 13%(4/38)。综合以上结果,缩小照射野的考量就变得十分必要,主要有两项研究回答了这个问题。第一项研究是 RTOG-0630 试验,一项使用图像引导放疗并减少肢体 STS 术前照射野的Ⅱ期研究。对于 2～3 级和≥8cm 的肿瘤,CTV 为 GTV 纵向外扩 3cm、径向外扩 1.5cm;对于 1 级或≤8cm 的肿瘤,CTV 仅在 GTV 基础上纵向外扩 2cm、径向外扩 1cm。此外 CTV 还包括 MRI T_2 相的可疑水肿。结果显示 2 年的 LR 率为 11%,所有复发的 5 例患者都发生在治疗区域内,鉴于没有边缘复发,适当缩小靶区是合理的。但距离广泛应用尚需更长时间的随访和外部验证。第二项研究是 VORTEX 试验,将接受术后放疗的肢体 STS 患者随机分为 GTV 纵向外扩 5cm、径向外扩 2cm 的标准组和 GTV 各方向外扩 2cm 的研究组。在 216 例患者中,标准组和研究组的 5 年无局部复发生存率分别为 86% 和 84%,组间无统计学差异。该研究初步说明缩小术后放疗的靶区是可能的。

除肿瘤组织外,计划设计时还需保护邻近正常组织。对于四肢 STS,重要的危及器官是患侧肢体、软组织、骨骼和关节。对于大腿近端病变,会阴和生殖器也很重要。对于躯干的 STS,邻近的正常结构可包括小肠、肾、脊髓、胃、肝脏、心脏和肺。治疗四肢 STS 的基本原则是保护肢体外围,防止随后的淋巴水肿和疼痛,尽可能多地减少肢体外围的剂量,至少保证 1cm 厚的肢体受照剂量低于 20Gy。避免高剂量照射骨质的所有层面以减少骨折的风险。避免高剂量照射整个关节以降低关节僵硬的风险。在任何犹像的情况下,都应该建议进行精子冻存或生育咨询。应将睾丸尽可能地远离照射野,避免直接照射。

三、剂量

术前放疗的标准剂量为 50Gy/2Gy/25F,术后切缘阳性者再外照射补量 16～20Gy,常规分割 1.8～2Gy 每次。但这种术后补量的有效性尚未得到证实,可能会增加毒性。此外,还可通过近距离放疗或术中放疗进行补量。由于研究患者的异质性,很难确定这种术中或术后补量的绝对优势,可能对高危患者是有意义的。对于术后外照射放疗,治疗通常在手术后 4～6 周左右,一旦伤口完全愈合即可开始。切缘阴性者推荐总剂量为 60～66Gy,1.8Gy 或 2Gy 每次;切缘阳性者,推荐总剂量为 66～68Gy,一程剂量为 45～50Gy,缩野后二程放疗给予剩余剂量。若术后进行近距离放疗,低剂量率近距离放疗的剂量为 45Gy,高剂量率近距离放疗的剂量为 30～50Gy,每日放疗 2 次,每次 2～4Gy。若近距离放疗和外照射联合放疗,剂量通常是外照射 45～50Gy,联合低剂量率近距离放疗 15～25Gy 或高剂量率近距离放疗 12～20Gy,总剂量约为 65Gy。

四、质子和重离子

质子和重离子比光子治疗具有更优的物理和生物学特性，在临床应用中很有价值。具体表现为布拉格峰值剂量分布的特性，高剂量区边界剂量急剧衰减，使得邻近的正常组织受照剂量显著降低，且靶区剂量有增加的空间。质子治疗在某些中心已经使用几十年，目前已有治疗颅底软骨肉瘤、脊索瘤及脊柱旁和骶骨肿瘤的数据发表。虽然还没有比较光子和质子治疗 STS 的随机研究，但有几个单中心的质子治疗显示出非常好的效果：质子治疗颅底脊索瘤的局部控制率为 46%～90%，颅底软骨肉瘤的局部控制率为 75%～100%。直到 20 世纪 90 年代，碳离子才被用于临床治疗，据报道，碳离子治疗颅底脊索瘤的 4 年局部控制率为 74%，颅底软骨肉瘤为 90%。另有一项日本的研究显示不可切除性骨肉瘤和 STS 的局部控制率为 73%，骶骨脊索瘤的为 96%。对于四肢 STS，Brady S 等人对 2 家机构使用质子治疗四肢 STS 的患者进行了回顾性研究。纳入 20 例患者，中位随访 13.7 个月，其中原发性肿瘤和复发肿瘤分别为 17 例和 3 例。结果显示 1 年的局部控制率为 100%，急性伤口并发症的发生率和标准治疗相似。总体而言，目前的早期研究结果显示出了质子和重离子治疗的优秀潜力，但尚需长期随访来进一步验证。

五、近距离放疗

除常规外照射放疗以外，近距离放射治疗在 STS 中也有应用。优点在于适形瘤床照射、对周围正常组织的照射剂量更少、区域氧合良好和治疗时间短。近距离放射治疗可作为切缘阴性的中高级别四肢或体壁 STS 的辅助治疗，改善局部控制率。在一项前瞻性随机研究中，164 例完全切除的肢体或躯干 STS 患者在术中随机接受 BRT。中位随访 76 个月，BRT 组和非 BRT 组的 5 年局部控制率、无远转率分别为（82% vs. 69%）和（83% vs. 76%）。通过术中 BRT，高级别肿瘤患者可获得更高的局部控制率，BRT 和无 BRT 组的局部控制率分别为 89% 和 66%。但低级别患者的局部控制不能从中获益。现最常见的是高剂量率 BRT 联合外照射放疗，总剂量 12～20Gy，每日两次，治疗 2～3 天。此外，也可不联合外照射单独作为辅助治疗，30～40Gy/10F/5D，每日两次，是既往放疗患者局部复发切除后的首选。初次术后实施的近距离放疗应推迟至术后第 5 天，以减少伤口并发症的风险，若使用负压伤口治疗临时闭合，可立即开始近距离放疗。

（金　晶　高剑铭　李　宁　李巧巧）

参考文献

1. ROSENBERG SA，TEPPER J，GLATSTEIN E，et al. The treatment of soft-tissue sarcomas of the extremities: prospective randomized evaluations of（1）limb-sparing surgery plus radiation therapy compared with amputation and（2）the role of adjuvant chemotherapy[J]. Ann Surg, 1982, 196（3）: 305-315.

2. PISTERS PW，HARRISON LB，LEUNG DH，et al. Long-term results of a prospective randomized trial of adjuvant brachytherapy in soft tissue sarcoma[J]. J Clin Oncol, 1996, 14: 859-868.

3. YANG JC，CHANG AE，BAKER AR，et al. Randomized prospective study of the benefit of adjuvant radiation therapy in the treatment of soft tissue sarcomas of the extremity[J]. J Clin

Oncol, 1998, 16（1）: 197-203.

4. BONVALOT S, GRONCHI A, LE PÉCHOUX C, et al. Preoperative radiotherapy plus surgery versus surgery alone for patients with primary retroperitoneal sarcoma （EORTC-62092: STRASS）: a multicentre, open-label, randomised, phase 3 trial[J]. Lancet Oncol, 2020, 21（10）: 1366-1377.

5. O'SULLIVAN B, DAVIS AM, TURCOTTE R, et al. Preoperative versus postoperative radiotherapy in soft-tissue sarcoma of the limbs: a randomised trial[J]. Lancet, 2002, 359（9325）: 2235-2241.

6. WANG D, ZHANG Q, EISENBERG BL, et al. Significant reduction of late toxicities in patients with extremity sarcoma treated with image-guided radiation therapy to a reduced target volume: results of radiation therapy oncology group RTOG-0630 trial[J]. J Clin Oncol, 2015, 33（20）: 2231-2238.

7. BALDINI EH, LAPIDUS MR, WANG Q, et al. Predictors for major wound complications following preoperative radiotherapy and surgery for soft- tissue sarcoma of the extremities and trunk: importance of tumor proximity to skin surface[J]. Ann Surg Oncol, 2013, 20（5）: 1494-1499.

8. ROBINSON MH. Vortex trial: a randomized controlled multicenter phase 3 trial of volume of postoperative radiation therapy given to adult patients with extremity Soft Tissue Sarcoma （STS）[J]. Int J Radiat Oncol Biol Phys, 2016, 96: （2S）S1.

9. LAUGHLIN BS, GOLAFSHAR MA, AHMED S, et al. Early experience using proton beam therapy for extremity soft tissue sarcoma: a multicenter study[J]. Int J Part Ther, 2022, 9（1）: 1-11.

第七章
软组织肉瘤化学治疗

化学治疗,又称化学药物治疗(简称化疗)是软组织肉瘤综合治疗的重要组成部分之一。软组织肉瘤组织学类型多,不同亚型生物学行为差别大,对药物的敏感性大相径庭。化疗敏感性是软组织肉瘤是否选择化疗的重要依据。

第一节　软组织肉瘤的化疗原则

一、化疗的发展简史

化疗是通过应用细胞毒性药物杀灭肿瘤细胞达到治疗目的。肿瘤化疗始于20世纪40年代,"氮芥"是当时战争中使用的一种化学武器,Goodman等发现该物质具有抑制淋巴细胞增殖的功能,随后他们与外科医生配合在1例非霍奇金淋巴瘤患者的肿瘤内注入盐酸氮芥,结果发现该患者的肿瘤体积显著减小,尽管这种疗效只持续了数周,但这被认为是最早的将化学药物用于恶性肿瘤的治疗,由此揭开了恶性肿瘤化疗的历史。

二、化疗的简要作用

化疗是目前肿瘤治疗最有效的手段之一,和手术、放疗一起并称肿瘤治疗的三大治疗手段。手术和放疗属于局部治疗,只对治疗部位的肿瘤有效,对于潜在的转移病灶和已经发生临床转移的病灶难以发挥系统治疗的目的。而化疗是一种全身治疗的手段,无论采用何种途径给药(口服、静脉和腔内给药等),化疗药物都会随着血液循环遍布全身的绝大部分器官和组织。因此,对一些有全身播散倾向的肿瘤及已经转移的中晚期肿瘤,化疗都是主要的治疗手段。化疗一般分为根治性、新辅助、辅助以及姑息化疗等,其中根治性化疗常见于化疗高度敏感的血液系统恶性肿瘤,比如白血病及淋巴瘤等,通过根治性化疗可以达到治愈目的;而在软组织肉瘤中,很少通过单纯的化疗获得根治,需要根据疾病的不同时期,结合不同的其他综合治疗手段,进行新辅助、辅助或姑息化疗。

三、化疗的基本原理

化疗是利用不同的细胞对化疗药物的敏感性不同进行的:增殖旺盛的细胞对于化疗的敏感性高于增殖缓慢的细胞;幼稚细胞对化疗的敏感性高于成熟细胞。肿瘤细胞相对于正常组织细胞,增殖更为旺盛,而分化更为幼稚,因此化疗药物对肿瘤细胞有选择性的杀伤作用，这是肿瘤化疗的基本原理。

按照作用于细胞周期内时期的不同，可以将化疗药物分为细胞周期特异性药物和细胞周期非特异性药物。细胞周期特异性药物是作用于细胞周期中的某一个特定的时期，这些药物主要是抗代谢药，代表药物是氟尿嘧啶；而细胞周期非特异性药物作用于细胞周期中的各个时期，这些药物包括烷化剂、铂类药物，代表药物是顺铂和环磷酰胺。

四、化疗在软组织肉瘤中的意义和作用

目前对于软组织肉瘤的治疗，仍以根治性手术切除为主。低度恶性的软组织肉瘤患者在局部达到广泛切除后，90% 左右可以达到治愈，化疗的意义有限。但部分软组织肉瘤患者，尤其是高级别的软组织肉瘤，转移潜能高，即使接受了根治性手术，也容易发生肺等部位的远处转移，同时也可以发生局部复发，5 年生存率在 40%～50% 左右，预后不良，因此化疗有可能在这部分患者中有获益，包括新辅助化疗和辅助化疗。

术前化疗的意义在于使瘤体缩小，从而提高切除率，降低截肢率，同时通过减少微转移并提高治愈率；术后应用辅助化疗有助于减少复发与转移，以提高生存率。对于晚期软组织肉瘤患者，化疗是姑息治疗最主要的选择。通过化疗缩小肿瘤缓解症状，延长疾病控制时间并达到延长生存期的作用。

五、软组织肉瘤患者选择化疗的重要依据

软组织肉瘤患者的化疗选择及方案需要依据肿瘤的类型、发生的部位、分期和患者的身体状况来综合评估。由于病理亚型多样，不同病理亚型的肉瘤生物学行为和肿瘤特点迥异，化疗的有效性差异也较大，因此，化疗敏感性是软组织肉瘤是否选择化疗的重要依据。根据化疗的敏感性，常见类型的软组织肉瘤大致分为：

1. **高度敏感**　如未分化小圆细胞肉瘤、胚胎性 / 腺泡状横纹肌肉瘤。

2. **中高度敏感**　滑膜肉瘤、黏液样脂肪肉瘤、子宫平滑肌肉瘤。

3. **中度敏感**　多形性脂肪肉瘤、黏液纤维肉瘤、上皮样肉瘤、多形性横纹肌肉瘤、平滑肌肉瘤、恶性外周神经鞘膜瘤、血管肉瘤、促结缔组织增生性小圆细胞肿瘤。

4. **不敏感**　去分化脂肪肉瘤、透明细胞肉瘤。

5. **极不敏感**　腺泡状软组织肉瘤、骨外黏液性软骨肉瘤。

六、软组织肉瘤化疗的基石药物

以多柔比星（阿霉素）为代表的蒽环类抗生素，通过嵌合于 DNA 碱基对之间并紧密结合到 DNA 上，嵌合所致的空间障碍能抑制 DNA 以及 RNA 的合成。蒽环类药物作为细胞周期非特异性药物，可作用于各期细胞，但 S 期细胞对其最为敏感。蒽环类药物既是软组织肉瘤中最早开始使用的化疗药物，也是软组织肉瘤治疗的基石药物。蒽环类药物单药或联合，如 AIM（多柔比星 + 异环磷酰胺 + 美司钠）、AD（多柔比星 + 达卡巴嗪）、MAID（美司钠 + 多柔比星 + 达卡巴嗪 + 异环磷酰胺）等方案是软组织肉瘤中常用的组合方案。

软组织肉瘤另一个基石药物——异环磷酰胺，在软组织肉瘤中的应用始于 20 世纪 90 年代，其中尤因肉瘤仍占绝大多数。

1. 尤因肉瘤对化疗高度敏感，关于尤因肉瘤的众多研究都非常强调化疗的重要性。在

INT-0091 研究中,对于无转移的尤因肉瘤患者,随机分为 VDC(长春新碱 + 多柔比星 + 环磷酰胺)/IE(异环磷酰胺 + 依托泊苷)交替方案和 VDC 方案,分别进行术前化疗 4 周期新辅助化疗,再进行局部治疗(手术、放疗或手术联合放疗),术后进行 13 次化疗。结果显示,两组间的 5 年 EFS 分别为 69% 和 54%($P=0.005$),5 年 OS 分别为 72% 和 61%($P=0.01$)。而在 EICESS-92 研究中,647 例尤因肉瘤患者分为标危组和高危组,标危组(局限期,肿瘤体积≤100ml)79 例患者,术前接受 4 周期 VAIA(长春新碱 + 放线菌素 D + 异环磷酰胺 + 多柔比星)方案诱导化疗后进行手术,术后随机接受 10 周期 VAIA 或 VACa 方案辅助化疗(环磷酰胺代替异环磷酰胺)。高危组(肿瘤体积≥100ml 或伴转移)的患者,随机接受 14 周期的 VAIA 或更大强度的 EVAIA(依托泊苷 + 长春新碱 + 放线菌素 D + 异环磷酰胺 + 多柔比星)。研究结果显示,对于标危组的患者,无论是 EFS 还是 OS,VAIA 和 VACa 组均相当,但 VACa 组有更高的血液学毒性。对于高危组的患者,EVAIA 方案化疗的疗效优于 VAIA 方案,疾病进展风险降低 17%,死亡风险下降 15%。强化治疗的获益在高危组肿瘤体积大但不伴有转移的患者中比伴有转移的患者更为显著。此外,尤因肉瘤还可以使用 VAI(长春新碱 + 放线菌素 D + 异环磷酰胺)、VIDE(长春新碱 + 异环磷酰胺 + 多柔比星 + 依托泊苷)、VACa(长春新碱 + 放线菌素 D + 环磷酰胺 + 多柔比星)等方案化疗。在一项前瞻性、随机对照研究中,587 例局限期、初治、年龄小于 50 岁的尤因肉瘤患者,随机接受 VDC/IE 交替方案每 3 周重复或每 2 周重复的密集方案,剂量密集组显示出更好的 5 年 EFS,EFS 由 65% 提高到 73%($P=0.048$),且毒副反应没有明显增加。

2. 未分化小圆细胞肉瘤中其他亚型:伴有 *EWSR1-* 非 *ETS* 融合的圆细胞肉瘤、*CIC* 重排肉瘤、伴有 *BCOR* 遗传学改变的肉瘤,这是一组原发于骨或软组织,具有高度侵袭性、预后极差的肉瘤。这些不同的亚型各自具有其独特的临床和预后特征。虽然从临床病理学层面上认识到了这些不同于尤因肉瘤的小圆细胞肉瘤,但目前缺乏针对这些类型的临床研究,化疗方案仍参考尤因肉瘤。现有研究表明,伴有 *EWSR1-* 非 *ETS* 融合的圆细胞肉瘤和 *CIC* 重排肉瘤对化疗的敏感性和预后更差,但关于伴有 *BCOR* 遗传学改变肉瘤生物学特性的研究较少,有报道显示伴有 *BCOR* 遗传学改变的肉瘤患者的预后与尤因肉瘤相似,优于 *CIC* 重排肉瘤,对化疗的反应也比 *CIC* 重排肉瘤更好。

第二节　软组织肉瘤的新辅助化疗

新辅助化疗也被称之为术前化疗或诱导化疗、转化化疗,其主要目的是使患者体内的肿瘤病灶体积缩小或消灭微转移肿瘤细胞。

新辅助化疗主要用于肿瘤巨大、与周围重要血管神经关系密切或累及重要脏器、预计手术切除无法达到安全外科边界或切除后会造成重大机体功能残障甚至危及生命的高级别软组织肉瘤患者。新辅助化疗具有以下优点:①可以使肿瘤与神经、血管、肌肉的边界清晰,降低截肢风险,提高保肢率和肢体功能;②腹膜后肉瘤的术前化疗可以减少对正常器官的切除;③提高手术切缘阴性率,降低局部复发风险;④与术前放疗联合使用时具有增敏的效果;⑤具有杀灭微小转移灶的效果;⑥依据术前化疗的病理缓解率可以制订后续化疗方案。

软组织肉瘤是一种异质性非常明显的肿瘤,不同的组织学类型、部位、病理分级和肿瘤的不同大小可能对化疗有着不同的反应。采用以化疗为主的综合治疗,已肯定对横纹肌肉瘤、尤因肉瘤这些化疗高度敏感的病理亚型有效,在外科手术前基本都需要新辅助化疗,但对大部分其他类型的成人软组织肉瘤患者,术前新辅助化疗作用尚未完全肯定。

一、横纹肌肉瘤

横纹肌肉瘤是婴幼儿和儿童最常见的软组织肉瘤,大部分的研究来源于儿童横纹肌肉瘤的研究,横纹肌肉瘤的病理亚型有可分为胚胎性横纹肌肉瘤、腺泡状横纹肌肉瘤、多形性横纹肌肉瘤,以及梭形细胞/硬化性横纹肌肉瘤四类,其中多形性横纹肌肉瘤的化疗方案参考非特指型软组织肉瘤。非多形性横纹肌肉瘤包括胚胎性横纹肌肉瘤、腺泡状横纹肌肉瘤、梭形细胞/硬化性横纹肌肉瘤。目前关于成人横纹肌肉瘤的研究报道较少,一般认为其预后比儿童要差。意大利米兰国家癌症研究所通过对 171 例成人横纹肌肉瘤的随访发现,如果成人横纹肌肉瘤患者按照儿童横纹肌肉瘤方案化疗,能取得与儿童患者相似的疗效。

1. 胚胎性横纹肌肉瘤和腺泡状横纹肌肉瘤对化疗非常敏感,对于肿块巨大或累及重要脏器和结构、无法完整切除的患者,可在行活检术明确诊断后予以术前化疗。其化疗方案需要根据病理类型、是否存在 *FOXO1* 融合基因、年龄、TNM 分期和 IRS 分组、是否中枢受累等因素进行危险度分级来选择。完成 12 周左右化疗后,经外科会诊若能达到完整切除者可以选择手术治疗。其中胚胎性横纹肌肉瘤预后较好,腺泡状横纹肌肉瘤中 70%~80% 存在 13 号染色体的 *FOXO1* 基因与 2 号染色体的 *PAX7* 或 1 号染色体的 *PAX3* 基因易位,预后较差。

2. 梭形细胞/硬化性横纹肌肉瘤是非多形性横纹肌肉瘤中的罕见类型,占 5%~10%,2013 版 WHO 软组织肉瘤分类将其列为一类单独的亚型。针对这类亚型化疗的临床研究较少,且均为回顾性研究,目前并无标准化疗方案推荐。大多选择 VAC 作为初始化疗方案,但相比胚胎性横纹肌肉瘤和腺泡状横纹肌肉瘤,其化疗的敏感性和预后都更差。

3. 多形性横纹肌肉瘤的化疗方案参考非特指型软组织肉瘤,以蒽环类为基础化疗,单药多柔比星或多柔比星联合异环磷酰胺为主。

二、未分化小圆细胞肉瘤

近年来软组织肿瘤的分子遗传学研究发展迅速,在临床病理诊断中起着非常重要的作用。新版《世界卫生组织软组织和骨肿瘤分类》首次提出"未分化圆细胞肉瘤"的诊断,其中包括 4 种亚型:尤因肉瘤、伴有 *EWSR1*- 非 *ETS* 融合的圆细胞肉瘤、*CIC* 重排肉瘤、伴有 *BCOR* 遗传学改变的肉瘤。这些新的亚型展示了其自身的形态学、免疫表型、分子和临床特征,其中尤因肉瘤仍占绝大多数比例。

1. 尤因肉瘤对化疗高度敏感,关于尤因肉瘤的众多研究都非常强调化疗的重要性。在 INT-0091 研究中,对于无转移的尤因肉瘤患者,随机分为 VDC(长春新碱 + 多柔比星 + 环磷酰胺)/IE(异环磷酰胺 + 依托泊苷)交替方案和 VDC 方案,分别进行术前化疗 4 周期新辅助化疗,再进行局部治疗(手术、放疗或手术联合放疗),术后进行 13 次化疗。结果显示,两组间的 5 年 EFS 分别为 69% 和 54%($P=0.005$),5 年 OS 分别为 72% 和 61%($P=0.01$)。而在 EICESS-92 研究中,647 例尤因肉瘤患者分为标危组和高危组,标危组(局限期、肿瘤体积≤100mL）79 例患者，术前接受 4 周期 VAIA（长春新碱＋放线菌素 D＋异环磷酰胺＋多柔比星）方案诱导化疗后进行手术，术后随机接受 10 周期 VAIA 或 VACa 方案辅助化疗（环磷酰胺代替异环磷酰胺）。高危组（肿瘤体积≥100mL 或伴转移）的患者，随机接受 14 周期的 VAIA 或更大强度的 EVAIA（依托泊苷＋长春新碱＋放线菌素 D＋异环磷酰胺＋多柔比星）。研究结果显示，对于标危组的患者，无论是 EFS 还是 OS，VAIA 和 VACa 组均相当，但 VACa 组有更高的血液学毒性。对于高危组的患者，EVAIA 方案化疗的疗效优于 VAIA 方案，疾病进展风险降低 17%，死亡风险下降 15%。强化治疗的获益在高危组肿瘤体积大但不伴有转移的患者中比伴有转移的患者更为显著。此外，尤因肉瘤还可以使用 VAI（长春新碱＋放线菌素 D＋异环磷酰胺）、VIDE（长春新碱＋异环磷酰胺＋多柔比星＋依托泊苷）、VACa（长春新碱＋放线菌素 D＋环磷酰胺＋多柔比星）等方案化疗。在一项前瞻性、随机对照研究中，587 例局限期、初治、年龄小于 50 岁的尤因肉瘤患者，随机接受 VDC/IE 交替方案每 3 周重复或每 2 周重复的密集方案，剂量密集组显示出更好的 5 年 EFS，EFS 由 65% 提高到 73%（$P = 0.048$），且毒副反应没有明显增加。

2. 未分化小圆细胞肉瘤中其他亚型：伴有 *EWSR1-* 非 *ETS* 融合的圆细胞肉瘤、*CIC* 重排肉瘤、伴有 *BCOR* 遗传学改变的肉瘤，这是一组原发于骨或软组织，具有高度侵袭性、预后极差的肉瘤。这些不同的亚型各自具有其独特的临床和预后特征。虽然从临床病理学层面上认识到了这些不同于尤因肉瘤的小圆细胞肉瘤，但目前缺乏针对这些类型的临床研究，化疗方案仍参考尤因肉瘤。现有研究表明，伴有 *EWSR1-* 非 *ETS* 融合的圆细胞肉瘤和 *CIC* 重排肉瘤对化疗的敏感性和预后更差，但关于伴有 *BCOR* 遗传学改变肉瘤生物学特性的研究较少，有报道显示 *BCOR* 型肉瘤患者的预后与尤因肉瘤相似，优于 *CIC* 重排的肉瘤，对化疗的反应也比 *CIC* 重排型更好。

三、非特指型软组织肉瘤

非特指型软组织肉瘤是除外以下三种类型以外肉瘤的统称：①化疗高度敏感的肉瘤：如尤因肉瘤、非多形性横纹肌肉瘤等。②化疗极不敏感的肉瘤：如腺泡状软组织肉瘤、骨外黏液性软骨肉瘤等。③需要特殊处理的肉瘤：如胃肠道间质瘤、侵袭性纤维瘤病等。非特指型软组织肉瘤类型众多，异质性强，新辅助化疗疗效未获统一共识。具有高危复发风险或具有较高转移潜能的非特指型软组织肉瘤，如组织学级别较高（G_2/G_3）、肿瘤体积较大（大于 5cm）、累及重要脏器、与周围重要血管神经关系密切、预计手术切除无法达到安全外科边界或切除后会造成重大机体功能残障甚至危及生命等，在经过多学科团队讨论后，可考虑进行术前新辅助化疗。

关于非特指型软组织肉瘤的新辅助化疗方案选择，一项随机临床试验 ISG-STS-1001 比较了术前表柔比星联合异环磷酰胺的标准化疗和根据组织学亚型制订的个性化化疗方案之间的疗效差异。在该研究中，组织学个性化的治疗方案包括：针对黏液样脂肪肉瘤患者选择曲贝替定单药化疗、针对平滑肌肉瘤患者选择吉西他滨联合达卡巴嗪方案、针对滑膜肉瘤患者选择大剂量异环磷酰胺、针对恶性外周神经鞘肿瘤患者选择异环磷酰胺联合依托泊苷方案、针对未分化多形性肉瘤患者选择吉西他滨联合多西他赛方案。这些根据特定组织学类型所优选的个性化治疗方案是根据以前的临床经验而选择的，证据水平并不高，在临床上也大多用于姑息二线治疗中。因此，在新辅助化疗中，这些个性化的化疗方案是否可能取代标准的蒽环类药物联合异环磷酰胺方案,是该项研究的主要目的。结果显示,应用表柔比星联合异环磷酰胺方案的患者,无论是 5 年 DFS 还是 OS 均明显优于根据组织学亚型所制订的个性化化疗方案。因此,目前国内外软组织肉瘤指南均推荐以蒽环类为基础的方案是软组织肉瘤新辅助化疗方案,最常用的为蒽环类药物联合异环磷酰胺,其他可选择的化疗方案包括 MAID(美司钠 + 多柔比星 + 异环磷酰胺 + 达卡巴嗪)、多柔比星单药等。新辅助化疗的目标是缩小肿瘤并争取降期以达到安全手术切除。在此基础上,蒽环类药物是选择单用或多药联合用药,需要根据患者的一般情况、对治疗的耐受性和意愿选择。

目前,随着新药的不断涌现,临床医生和患者对治疗效果的期待值逐渐增加,尤其是有些初诊手术相对困难的患者,外科医师和患者双重期待能通过新辅助治疗缩瘤以便手术,因此,对于高危患者,化疗联合靶向治疗、放化疗同步,或靶免联合等多种新辅助治疗研究应运而生。但这些治疗方案需要在设计合理的临床试验中获得其有效性和安全性的验证,才能在临床实践中推广。

第三节 软组织肉瘤的辅助化疗

软组织肉瘤的辅助化疗是指患者在接受根治性手术后接受的化疗,也被称为术后化疗,其目的就是消灭术前影像学中无法显示的微小病灶和远处潜在可能转移的病灶,起到强化手术效果和预防肿瘤复发和转移的作用。

软组织肉瘤亚型繁多,生物学行为和转移潜能各不相同,并不是所有软组织肉瘤患者术后辅助化疗都获益,特别是低度恶性软组织肉瘤。对于原发于腹膜后或内脏起源的软组织肉瘤患者,支持辅助化疗的证据有限,还需要进行更多的研究。

1. 术后化疗可改善非多形性横纹肌肉瘤的无病生存期和总生存期。横纹肌肉瘤好发于一些特殊部位,比如头面部、盆腔及泌尿生殖系等,这些特殊位置决定了如行扩大根治性切除势必造成功能障碍,加之横纹肌肉瘤对化疗高度敏感,因此化疗在横纹肌肉瘤的综合治疗中占有重要地位,可用于术前、术后及晚期转移性病例的治疗,部分患者配合手术或放疗可取得较好疗效。

化疗、手术及放疗的综合应用使横纹肌肉瘤患者的生存率明显提高。美国 RMS 研究组报道,对于非多形性横纹肌肉瘤患者术后给予以 VAC(长春新碱 + 放线菌素 D + 环磷酰胺)或 VDC(长春新碱 + 多柔比星 + 环磷酰胺)为基础的方案化疗 12~18 个月,5 年总生存率可高达 71%。其中,Ⅰ、Ⅱ、Ⅲ期的横纹肌肉瘤患者 5 年生存率分别为 80%~90%、60%~80%、40%~50%,而Ⅳ期的横纹肌肉瘤患者也可达 0~20%。

非多形性横纹肌肉瘤患者,根据病理亚型、术后病理分期、TNM 分期可进一步分为低危组、中危组、高危组。

(1)对于低危组患者,IRS Ⅲ-Ⅳ研究提示此类患者接受 VAC 或者 VA 方案化疗,5 年 EFS 达到 83%,5 年 OS 95%;而 D9602 研究对比了低危患者分别接受 VA 方案化疗和 VAC 方案化疗的情况,结果显示 VA 方案化疗组的 5 年无进展生存期(EFS)为 89%,VAC 方案化疗组的 5 年 FFS 则为 85%,两者没有明显差别,VA 方案也成为低危组患者的标准化疗方案之一。因此低危组患者建议选择 VAC 方案（长春新碱、放线菌素、环磷酰胺）或 VA 方案（长春新碱、放线菌素 D）。

（2）对于中危组患者，儿童肿瘤协作组软组织肉瘤委员会探索了在 VAC 方案中加入 VI（长春新碱 + 伊立替康）方案是否会改善中危患者的 EFS，研究结果提示 VAC/VI 方案和 VAC 方案组的 4 年 EFS 没有明显差别，分别为 68% 和 65%，但 VAC/VI 方案组较少出现 3/4 级发热性中性粒细胞减少、贫血和血小板减少。此外，46 例中危组横纹肌肉瘤患者接受 VDC/IE（异环磷酰胺 + 依托泊苷）方案化疗，并与 IRS-Ⅳ 研究中的患者进行比较，结果显示 VDC/IE 方案组发生疾病进展的风险低于 VAC 方案组，但没有统计学差异。因此对于中危组患者，建议选择 VAC 方案或 VAC/VI 交替方案，或 VDC/IE 交替方案。

（3）对于高危组患者，儿童肿瘤协作组（COG）进行了 ARST0431 研究，采用 VAC/VI/VDC/IE 方案治疗高危横纹肌肉瘤患者获得了较好的数据，研究共入组了 109 例受试者，3 年的 EFS 为 38%（95% CI：29%～48%），3 年的 OS 高达 56%（95% CI：46%～66%）。因此，高危组患者建议选择 VAC/VI/VDC/IE 交替方案。

（4）对于中枢侵犯患者，由于许多药物难以通过血脑屏障，预后极差。有研究报道 27 例中枢侵犯组患儿采用 VAI（长春新碱 + 放线菌素 D + 异环磷酰胺）/VACa（长春新碱 + 放线菌素 D + 卡铂）/VDE（长春新碱 + 多柔比星 + 依托泊苷）/VDI（长春新碱 + 多柔比星 + 异环磷酰胺）交替方案治疗，其中 17 例患儿复发进展，也获得一定疗效，2 年 EFS 为（31±10）%，2 年 OS 为（36±11）%。

然而，多形性横纹肌肉瘤化疗敏感性较非多形横纹肌肉瘤差，最主要的治疗方式是手术切除，完整手术切除患者的无复发生存率为 37%，而无法手术的患者为 0，其化疗方案选择可参照非特指型软组织肉瘤的方案。

2. 未分化小圆细胞肉瘤患者，术后同样推荐辅助化疗，多项研究提示在尤因肉瘤中辅助化疗可以改善无复发生存率和提高总生存率。长春新碱、多柔比星、环磷酰胺、异环磷酰胺、依托泊苷、放线菌素 D 等为此瘤肿常用的化疗药物，不同化疗药物联合或序贯化疗是其主要药物治疗手段。术后方案的选择通常要参照术前方案，此类软组织肉瘤患者化疗高度敏感，多数患者使用新辅助化疗有效，术后方案多沿用术前方案，其中 VDC（长春新碱、多柔比星、环磷酰胺）/IE（异环磷酰胺、依托泊苷）交替方案是最经典的未分化小圆细胞肉瘤化疗方案，术后化疗与术前化疗一起共计 49 周，当多柔比星剂量达到 375mg/m² 后可改为放线菌素 D，推荐术前术后共计完成 14 周期化疗。

3. 非特指型软组织肉瘤的辅助化疗一直存在争议，尽管有部分文献支持非特指型软组织肉瘤的辅助化疗，但 EORTC-62931 研究表明，软组织肉瘤患者中术后采用 AI（多柔比星 + 异环磷酰胺）方案辅助化疗未改善 OS、RFS、5 年局部复发率和 5 年远处转移率。但是，其他的一些临床研究提示，在部分经过选择的肢体原发软组织肉瘤患者中，辅助化疗具有生存获益。1997 年发表的一项 meta 分析显示，在软组织肉瘤中，以多柔比星为基础的辅助化疗可以明显延长局部复发及远处转移的时间，改善无复发生存时间，并显示出有延长总生存期的趋势。2008 年的一项 meta 分析在此基础上更新了部分临床研究，将辅助化疗和无术后辅助化疗的软组织肉瘤患者进行对比，辅助化疗组的局部复发风险比为 0.73（$P \leqslant 0.05$），远处转移及总复发风险比为 0.67（$P \leqslant 0.05$），单药多柔比星方案的死亡风险比为 0.84（$P=0.09$），而多柔比星联合异环磷酰胺方案的风险比为 0.56（$P=0.01$），提示联合化疗在延长总生存期方面更具有优势。

2001年，意大利肉瘤研究组发表了一项将表柔比星与异环磷酰胺联合（EI）方案用于软组织肉瘤辅助治疗的研究，该研究共纳入了104例高级别（$G_3 \sim G_4$）、高危（肿瘤直径≥5cm或复发）的软组织肉瘤患者，随机分为辅助化疗组和观察组，辅助化疗组共接受5个周期EI方案的化疗。研究结果显示，两组患者的中位无病生存期分别为48月和16月（$P=0.03$），中位总生存期分别为75个月和46个月（$P=0.04$）。因此，对于高级别、肿瘤直径≥5cm或复发的软组织肉瘤患者，辅助化疗可以显著改善无病生存和总生存。

通过对以上的这些研究进行综合分析，提示辅助化疗不适用于所有软组织肉瘤患者，高危患者才有可能获益。有学者对美国国家癌症数据库进行大数据分析，筛选出1998—2012年间Ⅲ期的软组织肉瘤患者16 370人，其中5 377人可以纳入生存分析，术后化疗组的中位OS为82.7个月，而观察组的中位OS为51.3个月（$P \leqslant 0.01$），进一步提示部分软组织肉瘤患者术后辅助化疗可能生存获益。此外，法国肉瘤组的随访数据也显示FNCLCC分级为3级的患者可从辅助化疗中获益，5年无转移生存率由49%提高到58%，5年OS由45%提高到58%。因此，对于软组织肉瘤辅助化疗的较为公认的观点为：对于Ⅲ期、化疗敏感的软组织肉瘤患者推荐术后化疗；Ⅱ期患者具备以下高危因素时也可考虑术后化疗：肿瘤位置深，肿瘤累及周围血管，包膜不完整或突破间室，FNCLCC分级为G_3，局部复发需行二次切除术等。

第四节　软组织肉瘤的姑息化疗

姑息化疗是指对于转移或复发不能完整切除肿瘤患者采取的化疗，其主要目的是为了减轻症状，提高生活质量，适当延长生存期，但考虑到软组织肉瘤的多样性和化疗较重的毒副反应，姑息化疗方案的制订需要因人而异。尽管随着目前靶向和免疫药物的发展，部分化疗不敏感的特定病理亚型的晚期软组织肉瘤患者的药物治疗已经开始尝试去化疗的药物组合，但化疗在绝大多数晚期软组织肉瘤的治疗中仍具有重要地位。对于晚期软组织肉瘤的化疗选择首先要考虑肿瘤病理亚型类型。

一、一线化疗

1. 转移的非多形性横纹肌肉瘤患者通常属于高危组，一线化疗方案应按照高危组选择VAC/VI/VDC/IE方案交替，中枢侵犯组选择VAI/VACa/VDE/VDI交替方案治疗。部分化疗效果好但仍存在病灶残留者也可积极选择手术或放疗等局部治疗。一线化疗失败后，目前临床对于转移性非多形性横纹肌肉瘤患者而言，也无标准的二线化疗方案，可选方案包括：环磷酰胺＋托泊替康、长春瑞滨、环磷酰胺＋长春瑞滨、吉西他滨＋多西他赛、多柔比星＋异环磷酰胺、卡铂＋依托泊苷等。

2. 以尤因肉瘤为主的未分化小圆细胞肉瘤患者，其5年生存率仅10%~15%。INT-0091以及EICESS-92研究将转移或不可切除的尤因肉瘤患者使用VAC/IE方案与VAC方案的疗效作对比，结果显示采用多药联合化疗在客观缓解率方面更具优势，但不能改善总生存期，但考虑到联合方案具有较高的客观缓解率，对疗效较好且潜在可切除的患者仍建议多药联合方案化疗。晚期患者的一线化疗方案与新辅助化疗和辅助化疗推荐方案一致，一般情况较好的患者可以 VAC/IE 序贯方案为主，如果患者一般情况较差可选用单纯 VAC 方案进行一线化疗，近 5～10 年研究进展甚微，常用的药物包括托泊替康（TOPO）、环磷酰胺（CTX）、伊立替康（I）、替莫唑胺（TMZ）等 VIT 方案是临床应用较多的一个方案，近期国内报道了一项晚期尤因肉瘤一线进展后的前瞻、随机对照、II 期临床研究，纳入患者随机分为短程 5 天 VIT 治疗组[伊立替康 50mg/（m²•d），第 1～5 天；长春新碱 1.5mg/m²，第 1 天和第 8 天；替莫唑胺 100mg/（m²•d），第 1～5 天]和长程 10 天 VIT 治疗组[伊立替康 20mg/（m²•d），第 1～5 天，第 8～12 天；长春新碱 1.5mg/m²，第 1 天和第 8 天；替莫唑胺 100mg/（m²•d），第 1～5 天]，在疗效方面，12 周客观缓解率（ORR）在 5 天组为 20.8%（5/24），10 天组为 54.5%（12/22），两者有显著统计学差异（$P=0.019$）。但两组间 PFS 还是 OS 均无显著差别，其中 5 天组中位 PFS 为 2.3 个月，10 天组为 4.3 个月；在 OS 方面，5 天组和 10 天组分别为 14.8 个月和 12.8 个月。在 3/4 级 AE 中，腹泻/腹痛、恶心呕吐等常见的不良反应 10 天组发生率低于 5 天组，其他 AE 大致相当。这项研究也为 VIT 方案在二线尤因肉瘤中的应用提供了更多证据。

其他未分化小圆细胞肉瘤亚型化疗方案参照尤因肉瘤方案。

3. 非特指型软组织肉瘤的姑息一线治疗方案：蒽环类单药、蒽环类药物联合异环磷酰胺为非特指型晚期软组织肉瘤的一线化疗药物。以蒽环类为基础的新型药物联合在晚期软组织肉瘤中也进行了多项临床研究。

（1）EORTC-62012 研究评估了与单药多柔比星相比，多柔比星联合异环磷酰胺是否会进一步提高晚期软组织肉瘤患者的生存期。这项 III 期、随机对照研究共纳入 455 例患者，患者年龄在 18～60 岁之间，1:1 随机分配至单药多柔比星组或多柔比星联合异环磷酰胺组。研究结果显示：两组间的总生存期（OS）无显著差异，单药多柔比星组的中位 OS 为 12.8 个月，多柔比星联合异环磷酰胺组的中位总生存期为 14.3 个月；但联合组的平均无进展生存期（PFS）和客观缓解率（ORR）明显高于单药多柔比星组，联合化疗组有更多的 3 级和 4 级白细胞减少、中性粒细胞减少、发热性中性粒细胞减少、贫血和血小板减少。因此，单药多柔比星方案仍为晚期软组织肉瘤患者的标准一线化疗方案，而对于年轻、一般情况较好、肿瘤负荷较大或症状明显的患者，可选多柔比星联合异环磷酰胺方案，但需要密切关注并预防联合化疗可能出现的严重不良反应。临床观点认为在软组织肉瘤化疗中，多柔比星剂量强度可能与疗效相关，因此在 EORTC-62012 研究基础上，另外一项 III 期随机对照临床研究将 AI 方案中的多柔比星剂量由 50mg/m² 提高到 75mg/m²，结果显示，中位的 PFS 虽然由 19 周提高到了 29 周（$P=0.03$），但中位 OS 由 56 周降到了 55 周（$P=0.98$）。因此姑息性化疗的一线方案可以个体化选择 A 或者 AI 方案。对于体能状态好、年轻、症状明显的患者，可考虑选择 AI 联合化疗。

由于多柔比星在晚期软组织肉瘤中的地位不可或缺，但心脏毒性和血液学毒性方面的不良反应限制了临床应用。表柔比星和多柔比星脂质体的不良反应尤其是心脏毒性和血液学毒性均小于多柔比星。因此，对于多柔比星接近最大累积剂量或年龄较大、存在基础心脏疾病的患者，可以考虑使用聚乙二醇化多柔比星脂质体代替多柔比星，但缺乏大规模临床证据。聚乙二醇化脂质体多柔比星（PLD）是一种多柔比星脂质体制剂，循环时间延长，在肿瘤中的浓度增加，这些特性可能使聚乙二醇化脂质体多柔比星在安全性方面比传统多柔比星更有利，特别是可能减少心脏毒性及血液学毒性，可以作为多柔比星的一种替代选择。

（2）由于软组织肉瘤病理类型的复杂性，在一些特殊的亚型中，表现为对特定的化疗药物更敏感。LMS-04研究是探讨多柔比星联合曲贝替定对比多柔比星单药一线治疗局部晚期或转移性平滑肌肉瘤患者的一项Ⅱ期临床研究。研究纳入了150例初治的局部晚期或转移性平滑肌肉瘤患者，按照1∶1比例随机分为单药多柔比星75mg/m² 治疗组（DOXO组）、多柔比星60mg/m² 联合曲贝替定1.1mg/m² 治疗组（DOXO＋Trab组），中位随访时间为37个月，单药组的中位OS为24.1个月，联合组为30.5个月。结果提示，单药组的完全缓解（CR）率为0，联合组为5%。单药组和联合组的PR率分别为23%和32%，SD率分别为66%和54%，中位缓解持续时间分别为5.6个月和12.5个月。该研究提示，多柔比星联合曲贝替定一线治疗局部晚期或转移性平滑肌肉瘤，与标准多柔比星单药相比，显著改善患者PFS，可使患者临床获益率（CBR）及OS获益。LMS-04研究提示，多柔比星联合曲贝替定有可能会成为局部晚期或转移性平滑肌肉瘤治疗新的标准治疗选择之一。

（3）由于异环磷酰胺在软组织肉瘤化疗中的重要地位，艾伏磷酰胺（evofosfamide，TH-302）作为异环磷酰胺的前药，可以在低氧的肿瘤细胞中转化为其DNA烷化活性形式。在Ⅲ期临床研究（TH CR-406/SARC021）中，纳入了640例不能手术切除的局部晚期或转移性软组织肉瘤患者，患者随机接受多柔比星或多柔比星联合艾伏磷酰胺。研究结果显示，联合组和单药组的生存期分别为18.4个月和19.0个月，常见的3级以上不良事件为血液系统毒性，联合组与单药组的对比如下：贫血（48% *vs.* 21%）、白细胞减少（7% *vs.* 6%）、中性粒细胞减少症（10% *vs.* 13%）、血小板减少（14% *vs.* 1%），其他不良事件包括口腔炎（8% *vs.* 2%）。严重不良事件发生率联合组为46%，单药组为32%；联合治疗组发生了5例治疗导致的患者死亡（2例脓毒症、1例感染性休克，1例充血性心力衰竭、1例不明原因），单药组有1名患者死于药物导致的乳酸性酸中毒。TH CR-406/SARC021研究结果提示，相比于多柔比星单药，艾伏磷酰胺联合多柔比星不能提高局部晚期或转移性软组织肉瘤患者的生存期，且该联合方案的化疗毒性反应明显增加。

（4）此外，GD（吉西他滨＋多西他赛）方案在软组织肉瘤中除作为较常用于二线方案外，也有作为一线治疗晚期STS的临床研究。但目前这些研究均未超越AI方案，尚缺乏足够的疗效证据显示其可以替代目前蒽环类药物作为基础的姑息一线化疗的地位。

（5）临床上，60岁以上的软组织肉瘤患者超过30%，这部分患者对于化疗的耐受性需要临床仔细评估，通常这些患者对化疗的耐受性比儿童或年轻成年人差。一项随机、对照、开放、多中心、Ⅱ期非劣效性试验纳入了初治老年（≥60岁）的晚期软组织肉瘤患者，以1∶2的比例随机分配至培唑帕尼800mg/天口服作为一线治疗组，对比组使用多柔比星75mg/m²静脉注射化疗，有81例患者接受了培唑帕尼治疗，39例多患者接受了多柔比星治疗，所有患者的中位年龄为71岁（范围60～88岁）。研究结果显示，培唑帕尼一线治疗不劣于多柔比星化疗，PFS相当，两组的总生存率分别为12.3%和15.4%，两组间差异无统计学意义（*HR*=1.08；95% *CI*：0.68～0.72；*P*=5.735）。而4级不良反应如中性粒细胞减少症和发热性中性粒细胞减少的发生率在培唑帕尼组中显著低于多柔比星组。该研究提示，在蒽环类化疗风险高的高龄、晚期软组织肉瘤患者中，一线小分子酪氨酸激酶抑制剂（TKI）可以作为一种尝试。

二、二线化疗

目前国内仅有靶向药物安罗替尼在国内获得软组织肉瘤二线治疗适应证，并无获批的软组织肉瘤二线化疗药物，临床上应用上软组织肉瘤的二线化疗药物可以参照病理类型进行选择，如平滑肌肉瘤可以选择吉西他滨联合达卡巴嗪、吉西他滨联合多西紫杉醇或者曲贝替定；脂肪肉瘤可以选择曲贝替定、艾立布林；滑膜肉瘤可以选择大剂量异环磷酰胺；未分化多形性肉瘤可以选择吉西他滨联合多西紫杉醇；血管肉瘤可以选择紫杉醇等。

1. 艾立布林在软组织肉瘤中显示出抗肿瘤活性，尤其是 L 型肉瘤，包括脂肪肉瘤（LPS）和平滑肌肉瘤（LMS），临床研究提示与达卡巴嗪相比，在脂肪肉瘤亚组中，艾立布林治疗组患者的中位 OS 由 8.4 个月提高到 15.6 个月。基于此，艾立布林被 FDA 批准用于脂肪肉瘤的二线化疗，然而在国内艾立布林可及，但暂未获得软组织肉瘤二线化疗的适应证。

2. 另外一个 FDA 批准用于软组织肉瘤二线化疗药物为曲贝替定，用于晚期平滑肉瘤和脂肪肉瘤的二线化疗，研究表明与达卡巴嗪相比，曲贝替定治疗组的中位 PFS 由 1.5 个月提高到 4.2 个月（$P \leq 0.001$），分层分析显示对平滑肌肉瘤和脂肪肉瘤均有效，在脂肪肉瘤中以黏液样/圆细胞型脂肪肉瘤疗效更佳，然而在国内曲贝替定暂不可及。

3. 软组织肉瘤新探索　软组织肉瘤治疗上，以多柔比星为主的全身治疗仍是基石方案。诚然，我们发现单纯化疗在软组织肉瘤治疗已经进入平台期，探索新药和联合治疗方式迫在眉睫。

（1）TKI 与化疗的联合：吉西他滨联合多西他赛（GT 方案）作为进展期软组织肉瘤的二线治疗已被应用数年，培唑帕尼在很多肉瘤亚型的治疗中均显示出了较好的疗效。培唑帕尼联合吉西他滨能否作为 GT 的替代方案其实也是晚期软组织肉瘤患者关注的焦点。一项随机开放的Ⅱ期临床研究共入组了 90 例晚期软组织肉瘤患者，吉西他滨联合培唑帕尼组和 GT 组患者的 mPFS 均为 4.1 个月（$P=0.3$）；临床获益率（PR+SD）分别为 68% 和 66%（$P \geq 0.99$）；中位 OS 分别为 12.4 个月和 15.9 个月（$P=0.3$）。两组≥3 级的不良反应发生率相当（20.6% $vs.$ 19.9%）。研究结论提示吉西他滨联合培唑帕尼对比 GT 方案，两组患者的 mPFS 接近，不良反应发生率相似。这意味着对于不适用 GT 方案或多西他赛不耐受的患者，吉西他滨联合培唑帕尼亦可考虑用作替代方案。此项研究为抗血管生成药物联合化疗治疗 STS 奠定了基础。

一项在德国进行的多中心、随机、Ⅱ期临床试验纳入了 ECOG 评分为 0~2、具有可测病灶、至少 1 次蒽环类药物和/或异环磷酰胺治疗后进展的 86 例软组织肉瘤患者，随机分为吉西他滨联合培唑帕尼组（吉西他滨 1 000mg/m²，第 1 天和第 8 天，q.3w.）和单药培唑帕尼组（800mg q.d.），其中主要的组织学亚型为平滑肌肉瘤（26%）和脂肪肉瘤（19%）。中位随访 12.4 个月（范围：1~48 个月），该研究达到主要终点，联合用药组 12 周无进展生存率（PSFR）为 74%，单药组为 47%（$P=0.01$），中位无进展生存时间分别为 5.6 个月和 2.0 个月（$P=0.02$，$HR=0.58$；95% CI：0.36~0.92），中位总生存无明显差异，分别为 13.1 个月和 11.2 个月（$P=0.83$，$HR=0.98$；95% CI：0.60~1.58），客观反应率均较低，分别为 11% 和 5%（$P=0.10$）。在不良反应方面，两组患者无明显差异，最主要的 3/4 级毒副反应为白细胞减少、贫血、血小板减少及疲乏等。该研究表明，相比单药培唑帕尼，培唑帕尼联用吉西他滨能够提高患者的 12 周无进展生存率，并且毒副作用无明显增加，但需要进一步Ⅲ期临床试验证实。

（2）化疗与免疫检查点抑制剂的联合：众所周知，晚期软组织肉瘤的有效治疗手段相对较少，二线以上化疗疗效有限，而免疫治疗在其他瘤种中有明显获益，但在软组织肉瘤中单药免疫治疗疗效欠佳，化疗联合免疫治疗是否可以提高疗效需待验证。前期研究显示，多柔比星可通过增加钙网蛋白释放和杀伤免疫抑制细胞而增加帕博利珠单抗的敏感性。在一项Ⅰ/Ⅱ期研究中评估了多柔比星（DOX）联合帕博利珠单抗（PEM）治疗未接受过多柔比星治疗的软组织肉瘤和骨肉瘤患者（除外软骨肉瘤、尤因肉瘤、胚胎性和腺泡状软组织肉瘤患者）。这是肉瘤中进行的第一项免疫联合化疗的研究，观察终点为安全性和缓解率。患者入组后首次给予帕博利珠单抗 200mg，第二周期开始应用多柔比星 + 帕博利珠单抗，联合使用最多 6 周期，之后给予帕博利珠单药直至 2 年或疾病进展。Ⅰ期研究为"3+3"设计，多柔比星设置 45mg/m² 和 75mg/m² 两个剂量。Ⅱ期研究为 Simon2 阶段设计。该研究第一阶段入组 20 例患者，如果 ≥2 例患者缓解，进入第二阶段，第二阶段入组 15 例患者。最终入组的 35 例患者中 ≥10 例患者达到缓解（29%），同时研究使用回顾性分析，将该中心使用多柔比星单药的患者作为对照组，结果显示多柔比星 + 帕博利珠单抗方案安全性良好，没有观察到额外的心脏毒性，除了甲状腺功能减退外，其他都是多柔比星的毒性表现。Ⅰ期临床研究中未观察到剂量限制毒性（dose limiting toxicity，DLT），Ⅱ期临床研究多柔比星推荐的剂量为 75mg/m²。该研究达到了扩展到第二阶段的标准，但是缓解率（22%）未达到目标缓解率（29%）。因此第二阶段提前终止了，Ⅱ期共入组 31 例患者。总共入组患者为 37 例，缓解率为 22%，疾病控制率为 81%，中位 PFS 为 8.1 个月，明显优于对照组的 4.1 个月。该项研究中多柔比星联合帕博利珠单抗的耐受性良好，虽然未达到缓解率终点，但观察到 PFS 显著延长，这和其他肿瘤如头颈部肿瘤中观察到的结果类似，提示化疗与免疫检查点抑制剂的联合应用具有一定的潜力。

第五节　软组织肉瘤化疗中常见不良反应管理

1. 蒽环类药物的心脏毒性　蒽环类药物（以多柔比星为主）的抗瘤谱广，抗瘤作用强，疗效确切，不可或缺，但是心脏毒性是蒽环类药物最严重的毒副作用。临床研究和实践观察都显示蒽环类药物导致的心脏毒性往往呈进展性和不可逆性，特别是初次使用蒽环类药物就可能造成心脏损伤，因此早期监测和积极预防蒽环类药物引起的心脏毒性显得尤为重要，已经引起临床上的高度重视。近年来，一系列新的研究表明低剂量蒽环类药物也可能引起心脏毒性，一些接受低剂量多柔比星治疗的患者，在长期随访时发现有心功能的异常。在使用蒽环类药物尚未达到最大累积剂量时，已可观察到相当比例的心脏损害。因此，蒽环类药物没有绝对的"安全剂量"，可能是因为存在着个体差异，即患者体内代谢蒽环类药物相关基因的差异性导致其对蒽环类药物的易感性不同。越来越多的研究证实蒽环类药物对心脏的器质性损害从第 1 次应用时就有可能出现，呈进行性加重，且不可逆。对于具有高危因素的肿瘤患者，例如有高血压病史者、原有心血管疾病者、先前接受过蒽环类药物化疗或放射治疗、年轻患者、年龄 ≥65 岁、非 - 美洲后裔、女性及 21- 三体综合征患者等，蒽环类药物心脏毒性的预防更加重要。

减少蒽环类药物心脏毒性的策略：心脏毒性药物治疗前应充分评估心脏毒性的风险，酌情适当调整用药剂量或方案，加强监测心功能，采用其他剂型（如脂质体剂型）等。右雷佐生可以有效地预防蒽环类药物所致心脏毒性的药物，目前已经列入临床实践指南，并且广泛应用。另外，聚乙二醇脂质体多柔比星在心肌的药物分布浓度减低，降低了毒素在心肌细胞内累积的趋势，因此相对于传统的多柔比星，其心脏毒性降低，提高了安全性。

2. 骨髓毒性 单药多柔比星或多柔比星联合异环磷酰胺等化疗方案，都属于高风险化疗方案（骨髓抑制发生率≥20%的化疗方案），通常推荐预防性应用粒细胞集落刺激因子（G-CSF）。

总而言之，化疗仍是晚期软组织肉瘤系统治疗的基石，多柔比星和异环磷酰胺是晚期软组织肉瘤化疗的基石药物，吉西他滨、紫杉醇、达卡巴嗪等传统化疗药物可能对其中某些亚型更为敏感，但是总体数十年间化疗药物没有大的突破。近年来，一些新型化疗药物如艾立布林和曲贝替定的获批，虽并未突破改善目前化疗在软组织肉瘤中的治疗瓶颈，但为患者提供了更多的药物治疗选择；同时，探索新的化疗联合方案成为了一大热点。

（周宇红　黄　真）

参考文献

1. MUNHOZ RR, D'ANGELO SP, GOUNDER MM, et al. A Phase Ib/II Study of Gemcitabine and Docetaxel in Combination With Pazopanib for the Neoadjuvant Treatment of Soft Tissue Sarcomas[J]. Oncologist, 2015, 20(11): 1245-1246.

2. SOMAIAH N, VAN TINE BA, WAHLQUIST AE, et al. A randomized, open-label, phase 2, multicenter trial of gemcitabine with pazopanib or gemcitabine with docetaxel in patients with advanced soft-tissue sarcoma[J]. Cancer, 2021, 127(6): 894-904.

3. SCHMOLL HJ, LINDNER LH, REICHARDT P, et al. Efficacy of Pazopanib With or Without Gemcitabine in Patients With Anthracycline- and/or Ifosfamide-Refractory Soft Tissue Sarcoma: Final Results of the PAPAGEMO Phase 2 Randomized Clinical Trial[J]. JAMA Oncol, 2021, 7(2): 255-262.

4. PERVAIZ N, COLTERJOHN N, FARROKHYAR F, et al. A systematic meta-analysis of randomized controlled trials of adjuvant chemotherapy for localized resectable soft-tissue sarcoma[J]. Cancer, 2008, 113(3): 573-581.

5. WOLL PJ, REICHARDT P, CESNE AL, et al. Adjuvant chemotherapy with doxorubicin, ifosfamide, and lenograstim for resected soft-tissue sarcoma (EORTC 62931): a multicentre randomised controlled trial[J]. Lancet Oncol, 2012, 13(10): 1045-1054.

6. ALMOND LM, GRONCHI A, STRAUSS D, et al. Neoadjuvant and adjuvant strategies in retroperitoneal sarcoma[J]. Eur J Surg Oncol, 2018, 44(5): 571-579.

7. GRONCHI A, FERRARI S, QUAGLIUOLO V, et al. Histotype-tailored neoadjuvant chemotherapy versus standard chemotherapy in patients with high-risk softtissue sarcomas (ISG-STS 1001): an international, open-label, randomised, controlled, phase 3, multicentre trial[J]. Lancet Oncol, 2017, 18(6): 812-822

8. ISSELS RD, LINDNER LH, VERWEIJ J, et al. Effect of Neoadjuvant Chemotherapy Plus Regional Hyperthermia on Long-term Outcomes Among Patients With Localized High-Risk Soft Tissue Sarcoma: The EORTC 62961-ESHO 95 Randomized Clinical Trial[J]. JAMA

Oncol，2018，4（4）：483-492.

9. ANGELE MK，ALBERTSMEIER M，PRIX NJ，et al. Effectiveness of regional hyperthermia with chemotherapy for high-risk retroperitoneal and abdominal softtissue sarcoma after complete surgical resection: a subgroup analysis of a randomized phase-Ⅲ multicenter study[J]. Ann Surg，2014，260（5）：749-754.

10. GOLDBLUM JR，WEISS SW，FOLPE AL. Enzinger and weiss's soft tissue tumors e-book[M]. Amsterdam：Elsevier Health Sciences，2013.

第八章
软组织肉瘤分子靶向治疗

肿瘤分子靶向治疗是近年来随着分子生物学的快速发展和人们对肿瘤认识的逐渐加深而研发的一种治疗方法。它以肿瘤细胞在癌变过程中发挥关键作用的标志性分子作为靶点，开发出针对性、有效的抑制剂，干预肿瘤的发生、侵袭、扩散和转移。治疗机制包括抑制肿瘤细胞增殖、干扰细胞周期、诱导细胞分化、抑制转移、诱导凋亡和抑制血管生成等。目前，在肿瘤多学科综合治疗中，除传统手术、放疗和化疗外，肿瘤分子靶向治疗是应用最广泛的重要手段之一。随着二代测序技术的飞速发展，分子基因检测在肿瘤精准治疗中越来越多地被应用，各种新型靶向药物层出不穷。由于分子靶向治疗是针对已知的肿瘤发生发展机制的异常信号转导通路实现对肿瘤细胞的精准杀伤，所以相比于化疗，它的优势在于能够在准确打击肿瘤细胞的同时减少对正常细胞的损伤。例如，表皮生长因子受体（epidermal growth factor receptor，EGFR）和酪氨酸激酶抑制剂（tyrosine kinase inhibitor，TKI），在 *EGFR* 基因突变的肺癌患者中疗效显著，而毒副反应相对较小。

晚期软组织肉瘤（soft tissue sarcoma，STS）的治疗方法有限，化疗作为治疗的"基石"存在较大的副作用。随着对肉瘤分子生物学行为和基因表达模式的更深入了解和研究，靶向治疗已成为晚期 STS 治疗重要手段之一，越来越多的分子靶向药物，例如培唑帕尼（pazopanib）、安罗替尼（anlotinib）和伊马替尼（imatinib）等，已被证明对晚期 STS 有效。肿瘤分子靶向药物在临床实践中已经取得了显著疗效，随着新靶点的发现，更多的药物研发正在进行，引领肿瘤治疗走向精准化和个体化的新时代。

肿瘤分子靶向治疗可分为两类：一类是针对肿瘤细胞本身的特定靶点，另一类是针对肿瘤生长微环境。针对肿瘤细胞本身的治疗包括以下几种方法：①靶向生长因子受体和细胞分化抗原的肿瘤细胞膜表面分子；②靶向细胞内信号转导分子；③靶向细胞周期蛋白；④靶向细胞凋亡调节因子；⑤靶向细胞表观遗传学。肿瘤生长微环境包括间质细胞、血管、细胞外基质和一些免疫细胞。目前在 STS 中应用最多的针对肿瘤生长微环境的治疗方法是抗肿瘤血管和新生血管的治疗。

靶向治疗作为新的治疗方式，应用于多种病理类型的肉瘤治疗中，并通过影响肿瘤细胞发展和生长过程中的必需蛋白质来抑制肿瘤细胞的增殖。必需蛋白可能存在于正常组织的生理活动过程中，但会以突变或过表达形式存在于肿瘤细胞中。STS 靶向药物的作用位点通常是细胞簇分化抗原或生长因子家族蛋白（EGFR、VEGF 等）。在 STS 的临床实践和临床试验中，靶向药物可以是单独使用，也可以是与细胞毒性药物、免疫药物等联合使用。大多数情况下，STS 靶向药物的短期效果相较于传统化疗没有明显优势，但总体的疗效获益率较高，且临床运用过程中出现副作用的情况也较传统化疗药物少见，以至于 STS 的患者对靶向药物的耐受度高。现在可用于 STS 的靶向药物中，已有多种成为美国国家综合癌症网络(National Comprehensive Cancer Network，NCCN)指南的推荐用药。

第一节　抗血管生成靶向药物治疗

一、概述

在人体正常组织中，血管生成是一个复杂、多阶段的生理过程。异常血管生成是肿瘤发生和发展的关键因素和主要过程。在正常情况下，血管生成处于相对动态的稳定状态，受到促进血管生成和抑制血管生成调节因子的严格控制。一旦这种内部稳态被打破，血管生成的开关(即表型)将更加活跃，从而启动肿瘤血管生成。

血管生成的调节因子可以来自内皮细胞、肿瘤细胞、基质细胞、血液和细胞外基质。其中，促血管生成的调节因子主要包括：血管内皮生长因子(vascular endothelial growth factor，VEGF)、成纤维细胞生长因子(fibroblast growth factor，FGF)、转化生长因子-α和转化生长因子-β(transforming growth factor-α and transforming growth factor-β，TGF-α 和 TGF-β)、表皮生长因子(epidermal growth factor，EGF)、血小板衍生生长因子(platele derived growth factor，PDGF)、胎盘衍生生长因子(placental growth factor，PLGF)和血管生成素-1、血管生成素-2 等。而抑制血管生成的调节因子包括：血管抑制因子、内皮抑制因子、肿瘤抑制因子、血小板因子4、白介素-12、血小板反应蛋白1(thrombospondin-1，TSP-1)、金属蛋白酶抑制因子(tissue inhibitor of metalloproteinase，TIMP)和干扰素-α、干扰素-β 和干扰素-γ。肿瘤血管生成的重要导火线包括：基因突变(如激活或抑制血管生成调节因子的基因、代谢应激(如缺氧、低 pH 值或低血糖)、机械应激(如增殖细胞产生的压力)和免疫/炎症反应(如已渗透到组织中的免疫/炎症细胞)。其中，缺氧是促进肿瘤血管生成的重要因素之一，它导致血管生成刺激因子如 VEGF 在缺氧细胞中的表达增加。此外，基质重塑酶，特别是基质金属蛋白酶，通过降解细胞外基质，导致肿瘤组织微环境的变化。缺氧诱导 VEGF 的表达上调，进而引发了血管生成，以满足缺氧组织的需求。

STS 是间质来源的肿瘤，这种异质性肿瘤的生长和转移高度依赖于新生血管的形成。结合抗血管生成治疗在实体瘤中的显著疗效，越来越多的抗血管生成治疗策略被逐渐尝试用于肉瘤。大量研究表明，STS 中具有多种与肿瘤血管生成密切相关的生物标记物。例如，多项研究显示在胃肠道间质瘤(gastrointestinal stromal tumor，GIST)中，肿瘤组织 VEGF 的表达水平增加与患者不良预后相关，肝转移风险增加。另一项研究通过酶联免疫吸附试验定量检测发现，在 115 例 STS 患者的肿瘤组织中，较高的 VEGF 水平与较高的肿瘤分期、较高的肿瘤分级及较高的局部和远处肿瘤复发风险相关。STS 中 VEGF 水平是总生存率、局部和远处肿瘤复发的独立预测因子。VEGF 可能通过增加血管通透性、增加营养利用率来刺激肿瘤生长，促进肿瘤转移。抗血管生成靶向药物是通过特异性阻断的方式起效，针对肿瘤血管生长发育的复杂过程中暴露出来的多个关键分子而研制的分子靶向药物可精准攻击肿瘤血管生成的各个环节，从而达到阻断肿瘤血管生成、抑制肿瘤生长的效果。靶向药物治疗发展迅猛，全球范围内已有成百上千种抗血管生成药物进入临床前和临床试验阶段。

二、抗血管生成靶向药物的分类及临床应用

抗血管生成是 STS 靶向治疗的一个重要组成部分。抗血管生成药物可以阻断与血管生成相关的调控信号通路，从而抑制肿瘤生长。多项临床研究表明，抗血管生成药物在晚期 STS 患者中疗效确切，不良反应可控。

目前，针对 STS 的血管靶向治疗药物主要分为两类：小分子抑制剂和单克隆抗体。小分子抑制剂包括培唑帕尼（pazopanib）、安罗替尼（anlotinib）、阿帕替尼（apatinib）以及瑞戈非尼（regorafenib）。阻断肿瘤血管新生重要信号通路的单克隆抗体在肿瘤治疗中应用广泛，贝伐珠单抗（bevacizumab）是一种重组人源化单克隆抗体，能结合 VEGF 并阻断其生物学活性，是美国食品药品监督管理局（Food and Drug Administration，FDA）批准的首个抗肿瘤血管生成药物。此外，抗血管生成药物还包括重组内皮抑制因子，例如重组人血管内皮抑制素注射液（recombinant human endostatin injection），这是国内自主研发的一种靶向肿瘤血管的注射药物，能显著抑制血管内皮细胞增殖，促进细胞凋亡，阻断肿瘤血管生长，从而抑制肿瘤生长。本节将对抗血管生成靶向药物的分类、作用机制和临床应用等方面进行详细介绍。

（一）培唑帕尼

培唑帕尼（pazopanib）是一种口服的小分子受体酪氨酸激酶抑制剂，它的靶点包括 VEGFR-1、VEGFR-2、VEGFR-3、PDGFR-α、PDGFR-β、FGFR-1、FGFR-3、细胞因子受体（kit）和白细胞介素 -2 受体。它能够通过诱导 T 细胞激酶（itk）、白细胞 - 特异性蛋白酪氨酸激酶（lck）和穿膜糖蛋白受体酪氨酸激酶（c-fms）来发挥相应的生物学效果。一项Ⅲ期随机对照临床试验（PALETTE 研究）共纳入了 369 例经标准化疗失败的晚期软组织肉瘤患者，研究结果显示，与安慰剂相比，培唑帕尼延长患者无进展生存期（中位 PFS：4.6 个月 *vs.* 1.6 个月）。基于这项研究，FDA 批准了培唑帕尼用于晚期或不能手术的除脂肪肉瘤外的 STS 的二线治疗。此外，在一项培唑帕尼治疗中国晚期 STS 的回顾性研究中，培唑帕尼单药疾病控制率高达 76%，中位 PFS 时间 5.1 个月，安全性良好。

培唑帕尼推荐起始剂量为 800mg，每日 1 次口服，在中度肝损伤患者中剂量应降至 200mg/d，对于严重肝损伤患者，不建议使用培唑帕尼。培唑帕尼的不良反应包括腹泻、高血压、毛发颜色变化、恶心、食欲丧失、呕吐、疲劳、虚弱、腹痛和头痛等。培唑帕尼潜在有导致严重肝功能损伤的风险，患者开始使用该药物治疗前和治疗期间建议监测肝功能。

（二）伊马替尼

伊马替尼（imatinib）是一种选择性的小分子酪氨酸激酶抑制剂，其作用靶点主要包括 BCR-ABL、KIT 及 PDGFR。其通过与 ATP 竞争性结合酪氨酸激酶催化部位的核苷酸结合位点，使得激酶不能发挥催化活性，底物的酪氨酸残基不能被磷酸化，使其不能与下游的效应分子进一步作用，从而导致细胞增殖受抑，诱导细胞凋亡。伊马替尼最早被批准用于治疗胃肠道间质瘤和慢性粒细胞白血病，其对硬纤维瘤、脊索瘤和隆突性皮肤纤维肉瘤也有较好的疗效。多项大规模临床试验表明，伊马替尼在 KIT 阳性胃肠道间质瘤患者中具有高效而持久的疗效（详见第十二章胃肠道间质瘤），可用于术前新辅助治疗、术后辅助治疗及

晚期胃肠道间质瘤治疗。

由于大部分隆突性皮肤纤维肉瘤（dermatofibrosarcoma protuberans，DFSP）患者具有 17 号染色体 *COL1A1* 和 22 号染色体的 *PDGFB* 基因融合，促使 PDGFRB、Ras-MAPK 和 PI3K-AKT-mTOR 等通路异常活化，这也是伊马替尼可用于治疗隆突性皮肤纤维肉瘤的主要依据。一项针对 EORTC 和 SWOG 的两项伊马替尼治疗局部晚期或转移性 DFSP 患者的Ⅱ期临床试验的汇总分析结果显示，ORR 为 45.8%（11/24），中位进展时间为 1.7 年，1 年 OS 率为 87.5%。此外，几项研究显示，伊马替尼新辅助治疗使 DFSP 肿瘤缩小，提高手术全切率，减少术后早期复发率。

伊马替尼可有效治疗复发和进展性侵袭性纤维瘤病 / 硬纤维瘤（AF/DT），为大部分患者提供更长的无进展生存时间。2010 年肉瘤研究协作组织（SARC）发起了一项前瞻性Ⅱ期试验，旨在评估伊马替尼在硬纤维瘤患者中的疗效。该研究纳入了 51 例 10 岁及以上患有硬纤维瘤但无法手术或手术会导致功能障碍的患者，其 2 个月、4 个月及 1 年无进展 PFS 率分别为 94%、88% 及 66%，客观缓解率为 6%（3/51）。2011 年的一项Ⅱ期临床试验进一步评估了伊马替尼在复发或进展性 AF/DT 患者中的疗效。该研究纳入了 40 名晚期 AF/DT 患者并接受伊马替尼治疗，在 3 个月时观察到 1 例完全缓解（3%）和 3 例部分缓解（9%），2 年总生存率为 95%。伊马替尼对脊索瘤也有比较理想的疗效。一项针对伊马替尼治疗脊索瘤的回顾性研究显示，DCR 为 74%，中位 PFS 为 9.9 个月（95% *CI*：6.7～13）。8 例患者（16.5%）治疗时间超过 18 个月，10 例患者（21%）治疗超过 18 个月无进展。中位 OS 为 30 个月（95% *CI*：20～40）。

伊马替尼最常见的不良反应包括恶心、腹泻、头痛、腿痛 / 痉挛、液体潴留、视力障碍、瘙痒、皮疹、抵抗力降低、瘀斑或出血、食欲不振、体重增加、血细胞减少（中性粒细胞减少症、血小板减少症、贫血）以及水肿等。发色恢复亦被报道过，尽管比较少见。充血性心力衰竭并不常见，但也被认为是伊马替尼的不良反应之一。

（三）索拉非尼

索拉非尼（sorafenib）是一种小分子 B-raf 和 VEGFR 抑制剂，可应用于特定的肉瘤亚型。血管肉瘤本身就是抗血管生成药物的靶标，研究表明抗血管生成药物如索拉非尼及舒尼替尼可以有效治疗血管肉瘤。恶性孤立性纤维瘤（solitary fibrous tumor，SFT）是罕见的 STS 亚型，通常被认为是低度恶性肿瘤，但在 20% 的病例中仍可能表现出转移潜能。在转移性或局部晚期及不可切除的恶性孤立性纤维瘤中，标准治疗（如基于蒽环类的化疗方案）效果较差时，可尝试采用索拉非尼靶向治疗。

基于 2005 年开展的一项针对晚期难治性实体瘤的Ⅰ期研究中在观察到索拉非尼的有效性结果。Robert G. 团队在 2009 年进一步对复发性或转移性肉瘤的患者进行了索拉非尼的多臂多中心Ⅱ期研究。该研究纳入 145 名患者，其中 37 例血管肉瘤患者中，有 5 例缓解（14%，1 例 CR 及 4 例 PR），21 例（56.8%）达到稳定，11 例（29.7%）进展。其 3 个月及 6 个月的 PFS 为 64% 及 31%，中位 PFS 为 3.8 个月，中位 OS 为 14.9 个月。该研究结果表明，索拉非尼作为单一药物在血管肉瘤中具有较好的抑瘤效果，毒性可耐受，并有与细胞毒性或激酶特异性药物联用的潜能。

索拉非尼对恶性孤立性纤维瘤亦有一定疗效。一项来自法国的Ⅱ期临床研究纳入 5 例进展性恶性孤立性纤维瘤患者接受索拉非尼 800mg/d 治疗,有 2 名患者实现了 9 个月的疾病控制。索拉非尼在 SFT 治疗中有潜在疗效,值得进一步研究探索。

除血管肉瘤及恶性孤立性纤维瘤外,索拉非尼对硬纤维瘤亦有一定效果。美国纪念斯隆 - 凯特琳癌症中心在 2011 年发表的一项回顾性分析中,纳入 26 例接受索拉非尼治疗的硬纤维瘤患者,22 名患者中有 16 名(约 70%)症状明显改善,6 名(25%)达到 PR,17 名(70%)达到 SD。

（四）安罗替尼

安罗替尼(anlotinib)是一种小分子多靶点酪氨酸激酶抑制剂,能有效抑制 VEGFR、PDGFR、FGFR、c-Kit 等激酶,具有抗肿瘤血管生成和抑制肿瘤生长的作用。在一项安罗替尼二线治疗晚期软组织肉瘤的Ⅱ期研究中(NCT01878448),安罗替尼单药有效率为 12.6%,12 周无疾病进展生存率 68.4%,中位 PFS 时间为 5.63 个月,中位 OS 为 12.33 个月。在与安慰剂对照的ⅡB 期研究中(ALTER0203),安罗替尼显著延长 STS 患者无进展生存时间,降低疾病进展风险(6.27 个月 *vs.* 1.47 个月,*HR* = 0.33)。按病理亚型进行亚组分析发现,安罗替尼能显著延长滑膜肉瘤、平滑肌肉瘤及腺泡状软组织肉瘤等多种亚型的 PFS,其中腺泡状软组织肉瘤和透明细胞肉瘤可考虑一线使用。该药物的主要不良事件包括乏力、高血压、手足综合征等,通过对症治疗或降低药物剂量等方式能够得到有效控制。

2023 年一项由中山大学肿瘤防治中心牵头的单臂、多中心、Ⅱ期临床研究(ALTERS006)结果提示安罗替尼作为一线含多柔比星方案化疗后的维持治疗展现出良好的疗效及安全性。该研究入组了 49 例既往接受一线含蒽环类药物化疗(至少 4 个周期)后疾病稳定或部分缓解的晚期软组织肉瘤,安罗替尼维持治疗的中位 PFS 可达 9.1 个月(95% *CI*:5.7～12.5),中位 OS 未达到,而 1 年 OS 率为 98%;总体 ORR 为 16%(95% *CI*:7～30),总体疾病控制率(disease control rate,DCR)达 94%(95% *CI*:83～99)。亚组分析也发现,安罗替尼维持治疗对脂肪肉瘤、平滑肌肉瘤、纤维肉瘤等多种病理亚型都有显著疗效,尤其是对一例原发于胃部的滑膜肉瘤患者,更是达到了 CR。这项研究揭示了安罗替尼可以成为标准化疗后获益的晚期软组织肉瘤患者后续维持治疗的新选择。

（五）舒尼替尼

舒尼替尼(sunitinib)是一种口服的小分子多靶点受体酪氨酸激酶(receptor tyrosine kinase,RTK)抑制剂。FDA 于 2006 年 1 月 26 日批准舒尼替尼用于肾细胞癌(renal cell carcinoma,RCC)及伊马替尼抵抗的胃肠道间质瘤。舒尼替尼具有抗血管生成和直接抗肿瘤的双重作用。舒尼替尼通过靶向多个受体 TKI 抑制细胞信号通路,这些靶点包括 PDGFR 以及 VEGFR,在肿瘤血管生成及肿瘤细胞增殖中起到重要作用。同时抑制这些靶点能减少肿瘤血管生成、引发肿瘤细胞凋亡,并最终使肿瘤缩小。舒尼替尼也能抑制大部分胃肠道间质瘤受体酪氨酸激酶 CD117(c-KIT),因此,推荐其作为对伊马替尼抵抗的 c-KIT 突变或不能耐受药物的患者的二线治疗。

舒尼替尼在多种软组织肿瘤中显示出潜在疗效。Stacchiotti 等的研究中,11 例转移性孤立性纤维瘤患者接受舒尼替尼 37.5mg/d 的治疗,在 10 例可评价患者中,6 例患者 PR,1 例 SD(Choi 标准)。此外,还有研究表明舒尼替尼在腺泡状软组织肉瘤(alveolar soft part sarcoma,

ASPS）中显示出抗肿瘤活性。2011年发表的一项回顾性分析评估了舒尼替尼在ASPS中的疗效，并报告了其产生疗效的分子基础。在9例患者中，5例患者出现PR，3例SD，中位PFS为17个月。该团队另一项针对舒尼替尼影响ASPS患者通路的研究表明使用舒尼替尼3个月后，2/5例患者出现PR，1/5为SD，其中一名患者在12个月后仍有效果。一项针对不能使用伊马替尼的胃肠道间质瘤患者的大型Ⅲ期临床试验显示，在第一个研究终点时，与安慰剂相比，舒尼替尼显著延长患者至肿瘤进展的中位时间（time to tumor progression，TTP）（26.6周 vs. 6.4周，$P \leqslant 0.001$）。在第二个研究终点时，舒尼替尼及安慰剂PFS的差异与TTP（22.9周 vs. 6.0周，$P \leqslant 0.001$）的相似。舒尼替尼及安慰剂组的ORR分别为7%和0（$P = 0.004$），DCR分别为60%及42%。

舒尼替尼最常见的不良反应包括疲乏、腹泻、恶心、无力、厌食、高血压、皮肤黄色斑点、手足皮肤过敏以及胃炎等。大部分为轻度，容易通过剂量干预或对症治疗缓解。

（六）瑞戈非尼

瑞戈非尼（regorafenib）同样是一种口服多靶点TKI，不仅可抑制VEGFR1~3、PDGFR和FGFR，还可以抑制TEK酪氨酸激酶2（TEK receptor tyrosine kinase，Tie-2）、V-raf鼠类肉瘤病毒癌基因同源物B（v-raf murine sarcoma viral oncogene homolog B，BRAF）、受体型酪氨酸激酶（receptor tyrosine kinase，RTK）和RET原癌基因（ret proto-oncogene，RET），从而发挥阻断肿瘤血管生成和抑制肿瘤细胞增殖的多重抗肿瘤作用。一项针对转移性骨肿瘤的随机、对照、Ⅱ期临床研究结果显示，口服瑞戈非尼（26例）和安慰剂（12例）患者的8周PFS率分别为65%和0，瑞戈非尼组中位PFS、OS分别为16.4周、11.3个月，严重不良事件比例为24%（安慰剂组为0）。一项关于瑞戈非尼治疗晚期STS的随机、双盲Ⅱ期临床试验（REGOSARC研究）纳入了182例患者，研究队列被分为脂肪肉瘤（liposarcoma，LPS）、平滑肌肉瘤（leiomyosarcoma，LMS）、滑膜肉瘤（synovial sarcoma，SS）和其他肉瘤4组，研究结果提示与安慰剂组对比，除LPS组以外的试验组患者中位PFS时间均明显延长，其中SS组患者PFS时间可达5.6个月。一项随机对照的Ⅲ期临床研究显示阿伐替尼（Avapritinib）对比瑞戈非尼治疗胃肠道间质瘤的中位PFS（4.2个月 vs. 5.6个月）及疗效持续时间（7.6个月 vs. 9.4个月）无显著差异，ORR（17.1% vs. 7.2%）及DCR（41.7% vs. 46.2%）无明显改善。总体不良反应的发生率相仿（阿伐替尼：92.5%，瑞戈非尼：96.2%），3级以上严重不良反应的频率相仿，分别为55.2%（阿伐替尼）及57.7%（瑞戈非尼）。

（七）贝伐珠单抗

贝伐珠单抗（bevacizumab）是一种重组人源化单克隆抗体，特异性靶向VEGF，主要通过抑制VEGF的表达水平，来抑制肿瘤的新生血管，使肿瘤血管正常化，而达到治疗肿瘤的作用。被广泛应用于直肠癌等多种恶性肿瘤的治疗。Agulnik等进行了一项Ⅱ期临床试验以评估贝伐珠单抗治疗血管肉瘤和上皮样血管内皮瘤的有效性，研究共纳入30例患者接受贝伐珠单抗治疗，ORR为17%，整体中位PFS时间为12.4周，中位OS时间为107周。其中23例血管肉瘤患者中位OS时间为52.7周，与另外一项紫杉醇治疗血管肉瘤的Ⅱ期临床研究相比，OS时间显著延长了6个月，表明贝伐珠单抗对于血管肉瘤治疗安全有效。因此，确定了贝伐珠单抗在这种罕见肿瘤类型中抗血管生成效应的重要性。尽管一项单中心回顾性研究结果显示,吉西他滨及多西他赛联合贝伐珠单抗二线治疗晚期肉瘤青少年患者(14例,中位年龄20岁)的ORR及DCR可分别达到57%和79%,中位PFS和OS分别为7个月和19个月,但一些随机、对照临床研究结果则提示,贝伐珠单抗联合化疗并不能显著提高晚期软组织肉瘤(包括非横纹肌肉瘤、血管肉瘤、子宫平滑肌肉瘤等)的疗效。贝伐珠单抗常见的副反应有出血、头痛、高血压以及皮疹等。其他严重的副反应包括胃肠道的穿孔、过敏反应、血栓栓塞及感染风险增高等。

(八)奥拉单抗

特异性靶向PDGFR-α的人源化单克隆抗体奥拉单抗(olaratumab)在STS中取得了一定效果。Tap等开展了一项Ⅰb/Ⅱ期临床试验,旨在比较单药多柔比星和奥拉单抗联合多柔比星治疗STS的有效性,虽然联合用药后中位PFS时间仅延长了2.5个月,但OS时间较单药多柔比星明显延长了近12个月。但2020年公布的Ⅲ期临床试验结果中,与单药多柔比星相比,奥拉单抗联用多柔比星未能达到OS的研究终点。奥拉单抗的作用还需后续研究证实,目前该药物已经撤出市场。

第二节 特定靶点药物治疗

一、ALK抑制剂

作为泛瘤种的治疗靶点,ALK抑制剂在存在 *ALK* 或 *ROS1* 融合的多种实体瘤中也显示出良好的抗肿瘤作用。炎性肌纤维母细胞瘤(inflammatory myofibroblastic tumor,IMT)是一种独特的间充质肿瘤,大约50%的IMT携带染色体2p23上的 *ALK* 基因座的重排,导致ALK表达异常,可作为诊断的依据和治疗的靶点。常规病理学手段在识别这些复杂基因突变时具有局限性,NGS为精准识别该类基因融合提供了有效的检测手段。

(一)克唑替尼

克唑替尼(crizotinib)是一种抑制ALK(anaplastic lymphoma kinase,ALK)及 *ROS1* 融合基因的小分子靶向药物,已被批准用于ALK阳性的局部晚期或转移性非小细胞肺癌患者。2010年,新英格兰医学杂志报道ALK抑制剂克唑替尼对ALK易位的IMT患者可有持续缓解效果,其中一例患者对克唑替尼表现出快速和显著的部分反应,持续达到至少6个月。另有一项针对晚期或不能手术的IMT患者的多中心、前瞻性、非随机Ⅱ期临床试验结果显示,克唑替尼单药治疗ALK阳性及ALK阴性患者的ORR分别为50%和14%。这些结果支持 *ALK* 重排肿瘤对ALK介导的信号转导的依赖性,为具有该类基因异常的软组织肿瘤的患者提供了治疗策略。分子检测方法通常被应用在 *ALK* 融合基因的检测中,与肺癌中表达的 *EML4-ALK* 等融合基因不同,炎性肌纤维母细胞瘤中常见的 *ALK* 融合基因包括 *PM3-ALK*、*TPM4-ALK*、*CLTC-ALK*、*RANBP2-ALK*、*CARS-ALK* 和 *ATIC-ALK* 等。

（二）塞瑞替尼

塞瑞替尼（ceritinib）是新一代 ALK 抑制剂，可抑制 ALK、IGF-1R 以及 ROS1 等靶点。2014 年 4 月被 FDA 批准作为克唑替尼治疗失败的非小细胞肺癌的治疗用药。研究表明，塞瑞替尼可作为使用克唑替尼后进展或有转移的、无法切除的炎症型肌纤维母细胞肉瘤治疗用药。一项发表在肿瘤学年鉴的研究表明，对于具有 *TPM3-ALK* 染色体重排的 IMT 患者在克唑替尼治疗进展后仍对塞瑞替尼有效。一例具有 *TFG-ROS1* 基因融合的 IMT 患者经塞瑞替尼治疗达到 PR。

塞瑞替尼严重的不良反应包括胃肠道毒性、肝毒性、间质性肺疾病、长 QT 间期综合征、高血糖症、心动过缓以及胰腺炎。最常报道的副反应为腹泻、恶心、肝酶升高、呕吐、腹痛、乏力、胃口下降以及便秘等。

二、mTOR 抑制剂

mTOR 通路整合来自胰岛素、生长因子和氨基酸的上游通路信息，参与基因转录、蛋白质翻译、核糖体合成和细胞凋亡等生物过程，在细胞生长中发挥了重要作用。mTOR 途径激活会导致转移风险增高，降低生存率，意味着预后不良。大量研究显示，在多种肉瘤亚型中存在 mTOR/PI3K/AKT 通路的激活。

mTOR 抑制剂包括西罗莫司（sirolimus）、替西罗莫司（temsirolimus）、依维莫司（everolimus）和地磷莫司（ridaforolimus）等。白蛋白结合型西罗莫司、依维莫司、西罗莫司和替西罗莫司用于恶性血管周上皮样细胞肿瘤的一线治疗。

（一）西罗莫司

西罗莫司（sirolimus）又名雷帕霉素，是一种已获得美国 FDA 批准的 mTOR 抑制剂，与 FK 结合蛋白 -12 形成复合物并使 mTORC1 靶标失活，从而抑制肿瘤细胞生长增殖。研究显示，对 mTOR 的小分子抑制剂可在体内和 / 或体外抑制平滑肌肉瘤、血管周上皮细胞肿瘤（PEComa）、骨肉瘤、尤因肉瘤、横纹肌肉瘤以及促纤维增生性小圆细胞肿瘤的生长。

一项关于西罗莫司的 I 期临床试验结果表明，在晚期实体瘤的成年患者中，西罗莫司的最大耐受剂量为每日 6mg。浓度限制性毒性发生在浓度大于或等于 9mg 时，包括黏膜炎、血小板减少、腹泻及高血糖症等。2010 年一项病例报告报道了 3 例转移性恶性 PEComa 患者使用西罗莫司治疗均有效，并证实了 TSC2 蛋白表达的缺失和基线 mTORC1 活化。TSC1/TSC2 肿瘤抑制复合物的缺失及病理性激活的 mTORC1 的抑制是 PEComa 治疗的合理机制靶标。2021 年，一项针对白蛋白结合型西罗莫司治疗恶性 PEComa 的前瞻性、单臂、II 期临床研究结果显示，ORR 为 39%，中位缓解持续时间为 2.5 年，其中伴有 TSC2 突变的患者 ORR 为 89%（8/9），而不伴 TSC2 突变患者的 ORR 仅为 13%（2/16），中位 PFS 为 10.6 个月，中位 OS 为 40.8 个月，大部分治疗相关不良事件为轻度。

西罗莫司联合化疗对肉瘤亦有一定疗效。2012 年一项针对西罗莫司治疗晚期肉瘤患者的 II 期临床试验结果显示，环磷酰胺与 mTOR 抑制剂联用可增加肉瘤患者生存率。

（二）替西罗莫司

替西罗莫司（temsirolimus）在 2007 年 3 月被 FDA 批准上市，同年 7 月通过欧洲药物评审组织（The European Agency for the Evaluation of Medicinal Products，EMEA）批准。替西罗莫司是西罗莫司的前体药物，可在体内进行转化，同时也是一种特异性 mTOR 抑制剂，并且通过对蛋白综合体的干扰，调节肿瘤细胞的增殖、生长及生存。使用替西罗莫司可使细胞循环停留在 G_1 期，同时也通过减少 VEGF 综合体抑制肿瘤血管生成。

替西罗莫司通过 CYP3A4 酶转化为西罗莫司，在 II 期试验纳入 40 例既往未接受过治疗的转移性肉瘤患者，PR 有 2 例（未分化的纤维肉瘤和子宫平滑肌肉瘤），中位 PFS 为 2 个月。

替西罗莫司的临床应用范围与西罗莫司基本一致，推荐用量为每周一次，每次 25mg，静脉推注 30～60 分钟。其主要不良反应包括黏膜炎、血细胞减少以及生化异常（甘油三酯升高、血糖升高、血磷升高等），某些病例还表现出肺毒性。替西罗莫司可否成为一线用药或者能否与其他靶向药（如舒尼替尼、索拉非尼）序贯使用，仍需要更多的研究证明。

（三）依维莫司

依维莫司（everolimus）是一种口服的西罗莫司衍生物，临床上可单独用于肾细胞癌及非小细胞肺癌的治疗。关于依维莫司的临床试验已超过 250 项，包含头颈癌、肝细胞肝癌、胰腺癌、肺癌、胶质瘤以及血液肿瘤等。

依维莫司目前被批准治疗使用舒尼替尼或索拉非尼后进展的晚期肾细胞癌。通常大部分肉瘤类型中都能检测出 mTOR 通路的下调，因此这条通路对于肉瘤治疗非常重要，已有依维莫司在恶性 PEcoma 治疗成功的病例报道。

（四）地磷莫司

最大规模的 mTOR 抑制剂研究为一项关于地磷莫司（ridaforolimus）的维持治疗的 III 期临床试验，纳入了 711 例已至少接受 4 个化疗周期后无进展的转移性 STS 患者，大多数（90%）患者为 STS，约 2/3 属于高级别肉瘤。结果显示，治疗组中位 PFS（主要终点）为 17.7 周，而安慰剂组为 14.6 周，具有统计学差异，维持治疗组相当于疾病进展或死亡风险降低 28%，总生存期分别为 91 周和 85 周，未见显著差异。

目前，mTOR 和其他化疗药联合的临床试验正在开展，包括细胞毒性药物，如脂质体多柔比星、环磷酰胺和伊立替康等。最令人期待的是与 PI3K/AKT 抑制剂和 RAS/MEK 通路抑制剂的联合，双重抑制 RAS/MEK 和 mTOR 可能会达到更好的疗效。

三、CDK 抑制剂

细胞周期蛋白依赖性激酶（cyclin-dependent kinase，CDK）以及细胞周期蛋白负责调节细胞周期的进展。各种 CDK 沿细胞周期时相交替活化，磷酸化相应底物，使细胞周期有条不紊地循环下去，这个过程的异常在恶性肿瘤中非常常见。CDK 抑制剂通过与细胞周期素 D 相互作用，阻止细胞由 G_1 期向 S 期转换，从而达到抗肿瘤作用。CDK4 扩增存在于 90% 以上的高分化或去分化肉瘤中，为 CDK 抑制剂类药物在该类患者中的治疗提供了基础。

哌柏西利（palbociclib）是一种能够选择性抑制 CDK4/6 的小分子抑制剂，阻断肿瘤细胞的异常增殖。2012 年 ASCO 会议上公布的一项开放性 II 期研究探讨了哌柏西利在晚期高分化脂肪肉瘤 / 去分化脂肪肉瘤（WDLPS/DDLPS）患者中的安全性和有效性，共入组 48 名患者（44 例存在 CDK4 扩增，其中有 41 名患者为 RB 阳性）。12 周的 PFS 为 66%（90% CI：

51~100），中位 PFS 为 18 周，有一例患者获得 PR。3~4 级不良事件包括贫血（17%）、血小板减少（30%）、中性粒细胞减少（50%）和发热性中性粒细胞减少（3%）。哌柏西利可作为 WDLPS/DDLPS 患者的潜在治疗选择之一。CDK4 基因扩增可作为脂肪肉瘤患者选哌柏西利靶向用药的参考依据。

参照哌柏西利在乳腺癌患者中的临床应用，该药物的推荐剂量是 125mg/d，口服 3 周，停药 1 周，每 4 周为一疗程。哌柏西利的常见不良反应包括：中性粒细胞减少、白细胞减少、疲乏、贫血、上呼吸道感染、恶心、口炎、脱发、腹泻、血小板减少、食欲减退、呕吐、乏力、周围神经病变和鼻衄。

夫拉平度（flavopiridol）是一种非选择性的 CDK1、CDK2、CDK4、CDK6、CDK7、CDK9 抑制剂，是源于原产于印度的植物红果樫木 Dysoxylum binectariferum 的黄酮类化合物。Morris 等进行了单药夫拉平度的 II 期临床试验，纳入了 18 例晚期 STS 患者，结果显示 SD 为 47%（中位持续时间为 4.3 个月）。Luke 等进行了夫拉平度结合多柔比星的 I 期临床试验，纳入 31 例晚期 STS 患者，其中 2 例 PR，16 例 SD；在 WDLPS/DDLPS 亚组中，67% 患者达到 SD 超过 3 个月。

四、MEK 抑制剂

Ras/Raf/MEK/ERK 信号通路参与细胞增殖、分化、血管生成。丝裂原活化蛋白激酶（mitogen-activated protein kinase，MAPK）信号通路发生在 RAS 的下游，由三个不同的激酶，包括 RAF、丝裂原活化酶（mitogen activated kinase，MEK）和胞外信号调节激酶（extracellular signal-regulated kinase，ERK）。MAPK 通路的变异及激活在多种 STS 亚型中存在，临床前研究发现 MEK 抑制剂在肉瘤细胞系和小鼠模型中有抑瘤效果。NF1 失活突变可介导 RAS 信号过度活化，MEK 抑制剂在 NF1 相关肿瘤中显示出良好的抗肿瘤效果。

司美替尼（selumetinib）是一种新型的口服、强效、选择性 MEK1/2 激酶抑制剂。一项 II 期研究中（SPRINT 研究），司美替尼单药治疗神经纤维瘤病 I 型患者的客观缓解率高达 71%，可持续缩小患者肿瘤体积、缓解疼痛，改善日常功能和总体生活质量。基于此研究，司美替尼成为第一种获批用于治疗 NF1 相关肿瘤的药物。另一项注册 II 期临床试验（NCT01206140）探索了替西罗莫司联合司美替尼在 71 例既往接受小于两种化疗方案的晚期 STS 患者中的疗效。患者被随机两组，一组接受司美替尼（75mg 口服，b.i.d.）单药治疗，另一组接受司美替尼（50mg 口服，b.i.d.）＋替西罗莫司（20mg 静脉注射，每周一次）联合治疗；单药组进展患者允许交叉到联合组。结果显示两组患者的 PFS 无差异（1.9 个月 vs. 2.1 个月）。亚组分析中平滑肌肉瘤中联合用药组疗效优于单药组，中位生存有差异（3.7 个月 vs. 1.8 个月，P=0.01）。

五、MDM2 为靶点的治疗

p53 是一种转录因子，通过激活多种与 DNA 修复，新陈代谢，细胞周期重排，细胞衰老、代谢和细胞凋亡的基因来响应细胞内外的压力。它被 MDM2 和 MDM4 负调节，MDM2 与 MDM4 通过不同机制协同对 p53 产生抑制作用。该通路异常在肉瘤的发生、发展中常见，是潜在的治疗靶点。

在 STS 中，WDLPS/DDLPS 与染色体区域 12q13-q15 的扩增密切相关的突变最终导致 p53 活性的抑制并引起肿瘤发生。一项研究纳入 20 例 WDLPS/DDLPS 的患者使用 MDM2

抑制剂（RG7112）治疗，其中 1 例达到 PR，14 例获得 SD，主要治疗相关毒性为骨髓抑制。更多的 MDM2 抑制剂研发还在探索中。

六、靶向表观遗传和代谢相关通路抑制剂

表观遗传调控在软组织肉瘤的发生发展中占据了重要的地位。与遗传学改变不同，表观遗传学不涉及基因核苷酸序列的变化，主要通过 DNA 甲基化，组蛋白修饰，非编码 RNA 调控及染色质重塑等方式导致表型状态的改变。利用表观遗传靶点抑制软组织肉瘤发生，发展过程中涉及的表观遗传调节失衡成为了软组织肉瘤治疗的新途径。其中，抑制异常 DNA 甲基化、组蛋白甲基化、组蛋白乙酰化等已成为表观遗传学在癌症领域中的研究热点。

（一）EZH2 抑制剂

SWI/SNF 复合物关键亚基 INI1（SWI/SNF-related matrix-associated actin-dependent regulator of chromatin sub-family B member 1/integrase interactor 1，SMARCB1/INI1）蛋白在 90% 的上皮样肉瘤患者中存在表达缺失。而 SMARCB1/INI1 蛋白表达缺失可导致组蛋白甲基化转移酶（enhancer of zeste homolog 2，EZH2）异常增殖，促进肿瘤发生发展。在一项 Ⅱ 期临床试验中，观察到 15% 的上皮样肉瘤患者对 EZH2 抑制剂他泽司他（tazemetostat）治疗有反应，且不良反应较少。基于此研究，他泽司他于 2020 年 1 月在美国被批准用于治疗 >16 岁的青少年和成人不可切除的上皮样肉瘤。

（二）HDAC 抑制剂

近期不少临床前研究表明，靶向组蛋白脱乙酰酶（histone deacetylase，HDAC）抑制剂可以增强化疗在 STS 中的促凋亡作用并抑制肿瘤生长。越来越多的数据表明，HDAC 影响多种细胞过程，并通过多种机制促进肉瘤的生长和进展。HDAC 抑制剂可以通过作用于组蛋白和非组蛋白来调节基因表达，而不改变基因序列，成为一种潜在的治疗选择。HDAC 抑制剂已获批用于血液肿瘤的治疗。在肉瘤中，HDAC 抑制剂虽未获批准，但相关的临床试验已经取得了初步的进展。在一项评估帕比司他（panobinostat）单药治疗晚期软组织肉瘤患者疗效的 Ⅱ 期临床试验中，入组 47 名患者，其中 17 名患者病情稳定，6 名患者在 6 个月时无疾病进展。在另一项 Ⅱ 期试验中，对复发或转移性肉瘤患者使用普拉诺司他（Pracinostat，SB939）治疗，14 名患者通过特定染色体检测进行了药效评估。其中，8 名患者病情稳定，3 个月无进展生存率为 49%。在伏立诺他治疗局部晚期或转移性软组织肉瘤的 Ⅱ 期临床试验中，入组 40 名患者，23% 的患者疾病稳定，中位无进展生存期为 3.2 个月。在一项转化研究中，HDAC 抑制剂西达本胺联合 PD-1 抑制剂不论体内还是体外试验均可显著抑制肿瘤生长活性。在肉瘤中 HDAC 抑制剂的应用初见曙光，与免疫治疗的联合值得进一步探索。

（三）IDH1 抑制剂

异柠檬酸脱氢酶 1（isocitrate dehydrogenase 1，IDH1）在 65% 的软骨肉瘤中存在突变。临床前研究表明 IDH1 抑制剂以剂量依赖性方式抑制软骨肉瘤细胞系的增殖。艾伏尼布（ivosidenib）在推荐剂量下，对 *IDH1* 突变的酶活性具有显著抑制作用。一项旨在评估艾伏尼布安全性及耐受性的多中心、开放标签、剂量递增的 Ⅰ 期临床试验共纳入 168 例 *IDH1* 突

变晚期实体瘤患者，其中包括 21 例晚期软骨肉瘤患者。研究结果显示，经艾伏尼布单药治疗后，软骨肉瘤患者耐受性良好，中位 PFS 为 5.6 个月（95% CI：1.9～7.4），6 个月时的 PFS 率为 39.5%（95% CI：17.9～60.6）。靶向 IDH1 抑制剂或可为 $IDH1$ 突变型软骨肉瘤治疗带来新突破。

（四）IGFR1 单克隆抗体

特异性靶向胰岛素样生长因子受体 1（insulin-like growth factor receptor 1，IGFR-1）的免疫球蛋白 G1 类抗体西妥木单抗（cixutumumab）治疗 STS 也取得了较为满意的效果。一项 Ⅱ 期临床研究报道了西妥木单抗在 STS 中的治疗疗效，西妥木单抗在 STS 患者中有一定的治疗活性，其中 LPS 的中位 PFS 时间可达 3 个月。Schwartz 等开展了一项西妥木单抗联合哺乳动物雷帕霉素靶蛋白抑制剂替西罗莫司治疗化疗难治性肉瘤的 Ⅱ 期临床研究，结果发现 IGFR-1 阳性组和 IGFR-1 阴性组患者临床获益无显著差异，均有超过 30% 的患者 PFS 时间大于 12 周，初步表明两药联用显示了一定的抗肿瘤活性。

七、NTRK 抑制剂

神经营养性原肌球蛋白受体激酶（neurotrophic tyrosine kinase，NTRK）家族基因包含 $NTRK1$、$NTRK2$ 和 $NTRK3$，分别编码原肌球蛋白受体激酶（TRK）家族 TRKA、TRKB 和 TRKC 三种蛋白。$NTRK$ 与其他基因融合可通过 PI3K/AKT、RAS/RAF/ERK 通路的激活从而导致癌症的发生。近年研究发现，$NTRK$ 融合基因突变在所有实体瘤包括肉瘤中的发生率约为 1%。在公布的临床试验中 NTRK 靶向药对多种实体瘤展现出良好的治疗效果。恩曲替尼（entrectinib）用于晚期或转移性 $NTRK$ 融合阳性实体瘤患者的 3 项 1～2 期临床研究汇总分析中（ALKA-372-001、STARTRK-1 及 STARTRK-2），54 例晚期或转移性 $NTRK$ 融合阳性实体肿瘤的成年人有 31 例（57%）患者达到客观缓解，其中 CR 4 例（7%），PR 27 例（50%），中位缓解持续时间为 10 个月。一项针对恩曲替尼治疗 $NTRK$ 融合阳性实体瘤患者的 Ⅱ 期临床研究纳入的 26 例软组织肉瘤患者的 ORR 为 57.7%（15/26），中位缓解持续时间为 15 个月，中位 PFS 为 10.1 个月，中位 OS 为 18.7 个月。基于其良好疗效，美国 FDA 已经批准了 NTRK 靶向药治疗存在 $NTRK$ 融合突变的多种实体瘤。拉罗替尼（larotrectinib）是一种口服、高选择性 pan-TRK 抑制剂，一项针对拉罗替尼治疗标准治疗失败的不可手术或转移性 $NTRK$ 融合实体瘤患者的 Ⅰ/Ⅱ 期研究结果显示，软组织肉瘤（其中 7 例为婴儿型纤维肉瘤）的 ORR 较高，且缓解持续时间较长，大部分不良反应轻微。拉罗替尼亦被批准用于携带 $NTRK$ 基因融合的成人和儿童实体瘤患者。

第三节　不同亚型 STS 靶向治疗

软组织肉瘤亚型不同，所对应的基因突变状态也有所不同，可依据其组织学亚型进行相应靶点筛查，并选择相应的靶向药物治疗。

一、侵袭性纤维瘤 / 韧带样纤维瘤

侵袭性纤维瘤 / 韧带样纤维瘤（aggressive fibromatosis/desmoid tumor，AF/DT）又称硬纤维瘤，是一种罕见的、非转移性结缔组织克隆性增殖肿瘤，不易转移，但通常具有局部侵袭性。尽管硬纤维瘤在一般人群中罕见，但它们是家族性腺瘤性息肉病（familial adenomatous polyposis，FAP）的常见结肠外表现。由于 AF/DT 复发率高，手术治疗效果并不理想。

如前所述，伊马替尼是一种多重酪氨酸激酶抑制剂。伊马替尼可有效治疗复发和转移性的 AF/DT，为大部分患者提供更长的无进展生存时间。除伊马替尼外，索拉非尼作为一种易广泛应用于临床的多靶点口服酪氨酸激酶抑制剂，被发现对硬纤维瘤亦有一定效果。

散发性 AF/DT 和家族性腺瘤性息肉病相关的 DT 分别与编码 β-catenin 的癌基因 *CTNNB1* 或肿瘤抑制基因 *APC* 突变的 Wnt 信号通路的组成性激活有关。Notch 和 Wnt 通路之间的交互影响，以及由 Wnt 通路失调导致的 Notch 通路的激活，提示了 Notch 通路可能是 AF/DT 的治疗靶点。由于 γ- 分泌酶通过切割 Notch 细胞内结构域，随后转位到细胞核激活基因转录，在 Notch 信号通路活化中发挥重要作用。γ- 分泌酶抑制剂是最早发现和最大的一类靶向 Notch 通路的药物。一项随机、双盲、安慰剂对照的 3 期 DeFi 临床试验（NCT03785964）评估了 γ- 分泌酶抑制剂在硬纤维瘤成人患者中具有较好的疗效和安全性。2023 年，基于此项研究结果，γ- 分泌酶抑制剂 nirogacestat（PF-03084014）和 AL102 获 FDA 批准用于需要全身治疗的进展性硬纤维瘤成人患者。

二、血管肉瘤

抗血管生成药物对血管肉瘤有一定效果。Robert G. 团队在 2009 年进一步对患有复发性或转移性肉瘤的患者进行了索拉非尼的多臂多中心 II 期研究。该研究结果表明，索拉非尼作为单一药物，具有抵抗血管肉瘤的活性，毒性在可耐受范围内，并有与细胞毒性或激酶特异性药物联用的潜能。

此外，另一项研究发现，连续每日服用舒尼替尼对包括血管肉瘤在内的晚期非 GIST 肉瘤患者有潜在效果。舒尼替尼具有抗 VEGFR-1、VEGFR-2、VEGFR-3、PDGFR-α、PDGFR-β、KIT、FLT3、RET 和 CSF-1.7 的广泛作用。根据肿瘤亚型，舒尼替尼可能会产生抗血管生成作用和直接抗肿瘤作用。

对于血管肉瘤来说，除了上述抗血管生成类靶向药外，贝伐珠单抗（抗 VEGF 人源化重组抗体）亦是主要的治疗选择之一。贝伐珠单抗治疗转移性或局部晚期血管肉瘤和上皮样血管内皮瘤亦是一种有效且耐受性良好的治疗选择，非常有必要继续开展后续的贝伐珠单抗与其他小分子药物和 / 或放射治疗相结合的 III 期研究。

三、孤立性纤维瘤

孤立性纤维瘤是罕见的 STS 亚型，通常被认为是低度恶性肿瘤，但在 20% 的病例中表现出转移潜能。转移性或局部晚期及不可切除的 SFT 对蒽环类等化疗方案效果较差。多项研究显示舒尼替尼、索拉非尼、培唑帕尼等多靶点抗血管生成药物治疗 SFT 具有较高的疾病控制率及缓解持续时间，可作为晚期恶性孤立性纤维瘤全身治疗的选择。此外，贝伐珠单抗联合替莫唑胺也可作为孤立性纤维瘤的治疗选择之一。美国德克萨斯大学安德森癌症

中心（University of Texas MD Anderson Cancer Center，UT MDA）的一项回顾性研究中纳入 14 例经组织病理学证实的血管外皮细胞瘤和恶性孤立性纤维瘤患者接受贝伐珠单抗联合替莫唑胺治疗，根据 Choi 标准，其中有 11 名患者（79%）达到 PR，中位反应时间为 2.5 个月；2 名患者（14%）为 SD；中位无进展生存时间为 9.7 个月，6 个月无进展生存率为 78.6%。

四、腺泡状软组织肉瘤

腺泡状软组织肉瘤（alveolar soft-part sarcoma，ASPS）是一种独特的软组织肉瘤亚型，肿瘤血供丰富，具有 t(17-X)(p11.2;q25) 易位，产生 ASPACR1-TFE3 融合蛋白，引起 MET 自身磷酸化和下游信号转导，如 PI3K/AKT 和 MAPK 等的激活。此外，PDGF、VDGF、HGF、GDNF、EGFR 等信号通路也参与了 ASPS 的发生发展。ASPS 对常规化疗无效，抗血管生成药物及针对上述靶点的小分子靶向药物，如安罗替尼、贝伐珠单抗、舒尼替尼、培唑帕尼等在转移性患者中具有较好的疗效。

五、血管周上皮样细胞肿瘤

血管周上皮样细胞肿瘤（perivascular epithelioid cell tumor，PEComa）十分罕见，常继发结节性硬化症，部分散发。遗传性 PEComa 患者常携带带 TSC1 或 TSC2 基因突变，导致 mTOR 通路过度激活，mTOR 通路的遗传激活也被认为与 PEComa 的散发病例有关。恶性 PEComa 对常规治疗效果欠佳，多项小样本研究证实 mTOR 抑制剂，如替西罗莫司在 PEComa 患者中可获得较高的有效率。

六、伴有 ALK 易位的炎性肌纤维母细胞瘤

大约一半的炎性肌纤维母细胞瘤（inflammatory myofibroblastic tumor，IMT）携带染色体 2p23 上的 ALK 基因座的重排，导致 ALK 表达异常，为 ALK 抑制剂的使用提供了理论依据。克唑替尼、色瑞替尼等靶向药物能为部分患者带来持久的疗效。对于 IMT 患者，推荐进行 ALK 重排检测寻找治疗靶点。

七、腹膜后高分化 / 去分化脂肪肉瘤

脂肪肉瘤是恶性间充质肿瘤，分为四个主要分型：高分化脂肪肉瘤（well differentiated liposarcoma，WDLPS）、去分化脂肪肉瘤（dedifferenciated liposarcoma，DDLPS）、黏液样 / 圆细胞脂肪肉瘤和多形性脂肪肉瘤。WDLPS/DDLPS 被认为是双相性疾病，侵袭性和转移性的去分化成分被认为来自分化良好的成分，生长较为缓慢，对化疗抵抗。

随着二代测序技术的迅猛发展，大量基因检测结果显示 CDK4 基因在 90% 的 WDLPS 和 DDLPS 中存在扩增，90% 的 DDLPS 患者存在 MDM2 基因扩增。靶向 CDK 及靶 MDM2-P53 通路的抑制剂为该类患者的治疗带来了希望。多个 I、II 期研究证实 CDK4/6 抑制剂如哌柏西利及 MDM2 抑制剂为晚期 WDLPS/DDLPS 患者带来生存获益。

STS 是一种由多个基因和多种因素共同介导的复杂恶性肿瘤，大部分患者对化疗敏感性较低。近年来，靶向药物在晚期 STS 治疗方面取得了一定的进展，缓解了部分患者用药难的困境。目前，软组织肉瘤的靶向治疗以多靶点抗血管生存的 TKI 为主，部分肿瘤亚型的特异性靶点的发现为 STS 的个体化治疗带来了希望。然而，靶向治疗的早期或适应性耐

药相对常见,靶向治疗联合化疗或免疫检查点抑制剂可能进一步提高有效率,改善患者生活质量。因此,深入研究 STS 治疗的相关机制以及寻找影响预后的分子标志物将是未来的重要任务和挑战。

(张　星　文习之　徐步舒)

参考文献

1. LI T,KANG G,WANG T,et al. Tumor angiogenesis and anti-angiogenic gene therapy for cancer[J]. Oncol Lett,2018,16(1):687-702.

2. VAN DER GRAAF WT,BLAY JY,CHAWLA SP,et al. Pazopanib for metastatic soft-tissue sarcoma(PALETTE):a randomised,double-blind,placebo-controlled phase 3 trial[J]. Lancet,2012,379(9829):1879-1886.

3. LI S. Anlotinib: A Novel Targeted Drug for Bone and Soft Tissue Sarcoma[J]. Front Oncol,2021,11:664853.

4. XU B,PAN Q,PAN H,et al. Anlotinib as a maintenance treatment for advanced soft tissue sarcoma after first-line chemotherapy(ALTER-S006):a multicentre,open-label,single-arm phase 2 trial[J]. EClinicalMedicine,2023,64:102240.

5. CASALI PG,LE CESNE A,VELASCO AP,et al. Final analysis of the randomized trial on imatinib as an adjuvant in localized gastrointestinal stromal tumors(GIST)from the EORTC Soft Tissue and Bone Sarcoma Group(STBSG),the Australasian Gastro-Intestinal Trials Group(AGITG),UNICANCER,French Sarcoma Group(FSG),Italian Sarcoma Group(ISG),and Spanish Group for Research on Sarcomas(GEIS)[J]. Ann Oncol,2021,32(4):533-541.

6. VIALLARD C,LARRIVÉE B. Tumor angiogenesis and vascular normalization: alternative therapeutic targets[J]. Angiogenesis,2017,20(4):409-426.

7. FOLKMAN J. Tumor angiogenesis:therapeutic implications[J]. Engl J Med,1971,285(21):1182-1186.

8. GRÜNEWALD TG. Sarcoma treatment in the era of molecular medicine[J]. EMBO Mol Med,2020,12(11):e11131.

9. ODA Y,TSUNEYOSHI M. Recent advances in the molecular pathology of soft tissue sarcoma:implications for diagnosis,patient prognosis,and molecular target therapy in the future[J]. Cancer Sci,2009,100(2):200-208.

10. PERCY C,SCHUBERT T,GALANT C,et al. Larotrectinib in a NTRK-rearranged soft tissue sarcoma in the neoadjuvant setting: A case report[J]. Clin Case Rep,2021,9(3):1694-1698.

第九章
软组织肉瘤免疫治疗

第一节　肿瘤免疫治疗的历史背景

　　肿瘤免疫治疗是指通过激活机体的细胞免疫和体液免疫的内在能力，从而直接靶向攻击肿瘤细胞，达到控制肿瘤发展和杀灭肿瘤细胞的目的。肿瘤免疫治疗的发展历程已有100多年（图 9-1，见文末彩插）。1893 年，美国纽约骨科医生 William Coley 意外发现术后化脓性链球菌感染的肉瘤患者发生肿瘤消退，揭开了肿瘤免疫疗法的序幕。但肿瘤免疫治疗一度进展缓慢，直至 20 世纪 70 年代，Burent 发现了具有免疫原性的肿瘤特异性抗原，并提出机体的免疫系统能够识别并杀伤癌细胞的免疫监视理论，才促进了肿瘤免疫治疗的发展。20 世纪 90 年代，研究发现抗肿瘤免疫反应是由 T 细胞介导的细胞免疫反应，包括抗原识别、抗原递呈、免疫激活等步骤。肿瘤抗原首先被抗原递呈细胞（antigen-presenting cell，APC）识别，加工成的多肽分子与主要组织相容性复合体分子结合后递呈至细胞表面，与 T 细胞受体结合形成抗原识别的第一信号，在肿瘤细胞表面的共刺激分子形成的第二信号作用下，T 细胞被激活并增殖分化，发挥针对肿瘤的免疫反应。此后，多种恶性肿瘤的免疫治疗策略陆续出现，根据作用机制不同，肿瘤免疫治疗主要包括细胞因子治疗、过继细胞治疗、肿瘤疫苗、免疫检查点抑制剂 / 共刺激受体激动剂以及溶瘤病毒等。

第二节　肿瘤免疫治疗的分类

一、细胞因子治疗

　　细胞因子是引入临床的第一类免疫疗法，大部分被认为是细胞表面受体的配体，另一部分是转录因子，包括趋化因子、白介素、干扰素和肿瘤坏死因子。细胞因子通过影响细胞的运输、成熟、生长和靶细胞的响应能力，发挥着直接或间接抗肿瘤作用。干扰素 -α（IFN-α）、白细胞介素 -2（IL-2）和粒细胞 - 巨噬细胞集落刺激因子（GM-CSF）是当前用于免疫治疗的三种主要细胞因子，其中 IFN-α 和 IL-2 的临床应用的最为广泛。IFN-α 在软组织肉瘤方面的应用主要是治疗 HIV 感染相关的卡波西肉瘤。研究发现，IFN-α 单用或者与齐多夫定和粒细胞 - 巨噬细胞集落刺激因子联用，可以使 38%～41% 的 HIV 感染相关卡波西肉瘤产生客观缓解，而 IFN-α 对其他软组织肉瘤的研究尚未见报道。IL-2 通过激活 Th1 信

160

号，刺激细胞毒性T细胞杀伤肿瘤。由于大剂量应用IL-2会产生引起细胞因子诱导的毛细血管渗漏综合征，所以大剂量IL-2未被广泛使用。Schwinger等研究了大剂量IL-2对经多线治疗的儿童癌症患者的影响，招募了10名儿童肉瘤、转移性神经母细胞瘤、骨肉瘤、尤因肉瘤或肾母细胞瘤患者，5例（50%）患者在中位随访28个月后对IL-2治疗有完全缓解（CR）和持久缓解，其中2名应答患者为骨肉瘤患者。另一项研究评估36例儿童肿瘤患者（20例肉瘤，9例神经母细胞瘤，5例肾细胞癌，黑色素瘤和淋巴瘤各1例）接受IL-2治疗的疗效，仅在1例肾癌患者中观察到肿瘤完全缓解。这些研究结果表明，IL-2单药治疗在软组织肉瘤中的疗效欠佳。目前IL-2主要用于过继性细胞治疗后的维持治疗，用于维持回输细胞在体内的活性。近年来，利用定向进化等手段精确设计和改良，去除细胞因子不利的生物学特性以减轻细胞因子毒副作用，成为细胞因子治疗领域的新亮点。

二、过继细胞治疗

过继细胞治疗（adoptive cell therapy，ACT）即将自体或同种异体的免疫细胞在体外进行扩增、激活等操作后，回输至肿瘤患者体内，发挥抗肿瘤免疫应答。20世纪80年代，Gross等人合成并表达了嵌合T细胞受体基因，首次提出了嵌合抗原受体T细胞（CAR-T细胞）的概念，揭开了ACT的序幕。目前用于ACT的免疫细胞主要包括淋巴因子激活的杀伤细胞（lymphokine activated killer cell，LAK cell）、肿瘤浸润淋巴细胞（tumor infiltrating lymphocyte，TIL）、细胞因子诱导的杀伤细胞（cytokine-induced killer cell，CIK cell）、自然杀伤细胞（natural killer cell，NK cell）、T细胞受体工程T细胞（engineered T cell receptor-T cell，TCR-T）、嵌合抗原受体T细胞（chimeric antigen receptor T cell，CAR-T cell）等。TIL细胞、CIK细胞、NK细胞、TCR-T细胞和CAR-T细胞针对各类肿瘤的临床试验均在进行中。其中TIL细胞治疗黑色素瘤疗效理想，并在结直肠癌、肺癌和乳腺癌等恶性肿瘤治疗中显示出巨大的治疗潜力，针对新抗原的TCR-T疗法也展示出良好效果。近年来CAR-T细胞在血液肿瘤治疗领域已取得显著疗效，表现出特异、快速、高成功率和效果持久等优势。但由于实体瘤缺乏理想的肿瘤特异性抗原，CAR-T细胞疗法治疗实体瘤的疗效不理想或存在大量脱靶毒性。因此寻求理想肿瘤特异性抗原并在保持抗肿瘤功效的同时降低脱靶毒性是目前CAR-T细胞疗法亟需解决的问题。而T细胞基因工程的发展以及更先进的CAR-T细胞的应用有望实现ACT的新突破。

目前在软组织肉瘤的过继性细胞治疗中，CAR-T细胞和TCR-T细胞是研究热点，因其可克服肿瘤新抗原少或抗原识别错误而导致的肿瘤免疫逃逸。

（一）嵌合抗原受体T细胞治疗

CAR-T细胞治疗不受HLA限制，可以MHC非依赖性的方式接受来自CAR分子的常规激活信号。2015年一项利用靶向HER-2的CAR-T细胞的Ⅰ/Ⅱ期试验（NCT00902044）纳入了19例HER-2阳性肉瘤患者，发现回输HER-2特异性CAR-T细胞可在体内存活至少6周，在可评估的17名患者中，4名患者疾病持续稳定12周至14个月，所有患者的中位OS为10.3个月。2020年，基于大多数软组织肉瘤表达血管内皮生长因子受体2（VEGFR-2），特异性嵌合抗原受体T细胞被开发出来。2021年Yudai Murayama等人开发了一种新型人表皮生长因子受体2（HER-2）靶向嵌合抗原受体的疗法，据称这是第一项表明HER-2靶向的 CAR-T 细胞在细胞水平对滑膜肉瘤细胞发挥直接有效的细胞毒性作用的研究。除此之外，双唾液酸神经节苷酯（GD2）、白细胞介素 11 受体亚单位 α（IL-11RA）、成纤维细胞活化蛋白（FAP）、B7-H3、CD44v6、胰岛素样生长因子 1 受体（IGF-1R）和酪氨酸激酶孤儿样受体1（ROR1）等肿瘤抗原特异性 CAR-T 细胞也在肉瘤治疗中进行临床前和临床研究。软组织肉瘤的 CAR-T 细胞治疗仍任重道远，有待开发一些新型、有效的靶点。

（二）T 细胞受体 T 细胞治疗

TCR 是 T 细胞表面与抗原肽和 MHC 分子特异性识别结合，并介导免疫应答的受体。TCR-T 细胞能够识别更大范围的潜在的肿瘤特异性抗原，特别是对低水平变异的胞内抗原能够进行超敏感性识别。

癌症睾丸抗原（cancer testis antigens，CTA）是一组肿瘤相关抗原，在胚胎和睾丸中表达，在正常成熟细胞中不表达，但在恶性肿瘤中高度表达。纽约食管鳞状细胞癌 1（New York esophageal squamous cell carcinoma 1，NY-ESO-1）、黑色素瘤相关抗原（melanoma-associated antigen，MAGE）是肉瘤中最常表达、研究最广泛的两种 CTA。NY-ESO-1 最初在食管癌中被发现，在 49%～82% 的滑膜肉瘤和 88%～100% 的黏液圆细胞脂肪肉瘤中表达。MAGE 在 45%～88% 的滑膜肉瘤和 11%～68% 的黏液圆细胞脂肪肉瘤中表达。基于此，一系列靶向 MAGE-A4、NY-ESO-1 的 T 细胞疗法在软组织肉瘤中陆续开展。

来自美国癌症研究所的一项评估针对 NY-ESO-1 的 TCR-T 细胞治疗转移性滑膜肉瘤（synovial sarcoma，SS）患者的临床试验结果表明 6 例滑膜肉瘤患者接受 NY-ESO-1 特异性TCR-T 细胞治疗后，4 例患者取得部分缓解，总体有效率达 66.6%（4/6）；后续的扩展研究同样获得了 61% 的客观缓解率。2019 年，另一个研究团队公布了 NY-ESO-1 TCR-T 细胞治疗在 42 例滑膜肉瘤中的疗效，1 例患者完全缓解，14 例患者部分缓解，总缓解率为 35.7%。2023 年，中山大学肿瘤防治中心的一项 NY-ESO-1 特异性 TCR-T 细胞治疗晚期软组织肉瘤的 I 期临床试验，入组 10 例滑膜肉瘤、2 例脂肪肉瘤，其中 5 例患者达到部分缓解，有效率为 41.7%，疾病控制率为 83.3%，中位至缓解时间为 1.9 个月，中位缓解持续时间为 13.1 个月，中位无疾病进展生存时间为 7.2 个月。这些研究结果均显示 NY-ESO-1 可作为 TCR-T 细胞治疗晚期肉瘤的有效靶标，有望成为晚期肉瘤一种新的治疗手段。靶向 MAGE-A4 抗原的 T 细胞疗法（afamitresgene autoleucel，afami-cel）曾称 ADP-A2M4，在治疗晚期滑膜肉瘤或黏液圆细胞脂肪肉瘤（MRCLS）的关键性 II 期临床试验中获得积极结果，达到 34% 的总缓解率，在 SS 患者中的缓解率为 36%，在 MRCLS 患者的缓解率为 25%。该疗法于 2019 年 9 月被美国 FDA 授予软组织肉瘤孤儿药资格。2024 年 8 月 1 日已获得美国 FDA 批准上市，用于治疗既往接受过化疗的 MAGE-A4 阳性表达的滑膜肉瘤。在最近更新的结果中，MAGE-A4 特异性 TCR-T 细胞在 MAGE-A4 阳性表达的滑膜肉瘤中取得 7/16（44%）的客观缓解率，中位缓解持续时间达到 28.1 周。

靶向 NY-ESO-1 或 MAGE-A4 的 TCR-T 细胞治疗毒性可控，主要是清淋化疗相关的骨髓抑制、低级别的细胞因子释放综合征。CTA 靶向工程化 TCR-T 细胞疗法是软组织肉瘤患者一种有前途的免疫治疗方式，虽然目前研究仅限于特定类型的软组织肉瘤，但是有越来越多的其他免疫疗法与之相结合，用于协同软组织肉瘤治疗。

三、肿瘤疫苗

肿瘤疫苗旨在利用肿瘤特异性抗原激活机体 T 细胞和 B 细胞，触发抗肿瘤免疫应答。肿瘤疫苗可分为治疗性肿瘤疫苗和预防性性肿瘤疫苗。根据制备方法不同，肿瘤疫苗主要分为肿瘤细胞疫苗、树突状细胞（dendritic cell，DC）疫苗、多肽疫苗、核酸疫苗和抗独特型抗体疫苗。目前治疗性肿瘤疫苗成功的例子如 DC 疫苗 Sipuleucel-T，2010 年基于 3 项 II 期临床试验和 1 项 III 期临床试验展现的生存获益，FDA 批准了首个肿瘤疫苗 Sipuleucel-T 用于晚期激素抵抗性前列腺癌患者的治疗。此外针对黑色素瘤、胶质母细胞瘤及转移性肺癌等多种实体瘤的个体化肿瘤疫苗的临床试验正在进行中。预防性肿瘤疫苗同样值得我们重视，其通过预防已知会导致肿瘤的病毒感染来间接阻碍肿瘤的发生。目前与肿瘤预防研究相关的病毒包括乙型肝炎病毒、人乳头瘤病毒（human papilloma virus，HPV）和人类疱疹病毒。应用最成功的预防性肿瘤疫苗为 HPV 疫苗，已有 2 种针对宫颈癌的 HPV 疫苗（cervarix 和 gardasil）经 FDA 批准上市。但由于肿瘤疫苗的肿瘤相关抗原可同时存在于肿瘤细胞和机体自身细胞中，多数疫苗疗效不佳。除缺乏理想肿瘤抗原外，如何打破肿瘤发展过程中形成的耐受性以重新激活抗肿瘤免疫细胞是肿瘤疫苗研究的另一挑战。肿瘤新佐剂和肿瘤新抗原相关研究的发展为未来肿瘤疫苗的发展带来了新的机遇。

癌症疫苗在非小细胞肺癌、前列腺癌、结直肠癌和黑色素瘤等实体瘤方面取得了令人欣喜的结果，也为软组织肉瘤患者提供了治疗的新机遇。由于 CTA 表达的独特解剖部位，存在一定免疫豁免，较少引发自身免疫并发症；且其在恶性肿瘤中高表达，CTA 成为在肉瘤疫苗中具有吸引力的靶点。一项 I/II 期临床试验在 74 例晚期软组织肉瘤患者中评估基于 CTA 的自体树突状细胞疫苗（CaTeVac），一组患者在接受一线或二线全身治疗后接受该疫苗作为辅助或维持治疗，另一组患者在一线化疗后接受疫苗治疗。第一组的中位 OS 为24.4 个月，第二组为 14.2 个月，表明疫苗接种对总生存期有积极影响。一项 I 期研究尝试针对 MAGE-A1、MAGE-A3 和 NY-ESO1 的树突状细胞疫苗联合地西他滨治疗 10 例患有神经母细胞瘤、尤因肉瘤、骨肉瘤和横纹肌肉瘤的儿童。9 例患者中有 6 例在接种疫苗后对MAGE-A1、MAGE-A3 或 NY-ESO-1 肽产生应答，这表明使用地西他滨 /DC-CT 疫苗的化学免疫治疗方法是可行的。2019 年的一项临床研究，用表达 NY-ESO-1 抗原的树突状细胞疫苗治疗了 24 名 NY-ESO-1 阳性肉瘤患者，仅 1 名滑膜肉瘤患者获得部分缓解。目前，肉瘤中的 CTA 主要通过基于疫苗的靶向免疫疗法。但迄今为止的总体结果并不乐观。

目前关于软组织肉瘤的 mRNA 疫苗尚未开发出来。尽管已有研究者筛选出四种潜在的肿瘤抗原：HLTF、ITGA10、PLCG1 和 TTC3，每种抗原都与软组织肉瘤的预后和抗原呈递细胞浸润有关。但由于软组织肉瘤各亚型异质性高，肿瘤免疫微环境（tumor immune microenvironment，TIME）复杂，总体而言，基于 CTA 靶向疫苗的免疫疗法尚未在临床试验中证明对肉瘤患者有益。癌症疫苗要在软组织肉瘤治疗领域开辟一片新天地仍有很长的路要走。

四、免疫检查点抑制剂 / 共刺激免疫激动剂抗体

免疫检查点抑制剂治疗的基本原理是采用共抑制分子或配体的单克隆抗体阻断负性免疫调节受体和信号，增强肿瘤免疫和杀伤肿瘤细胞的能力。免疫检查点的出现使肿瘤治疗

的观念由传统的靶向肿瘤转变为通过调控免疫系统治疗肿瘤。目前研究较多的两种免疫检查点分别是程序性死亡受体1（programmed death-1，PD-1）和细胞毒性T淋巴细胞相关抗原4（cytotoxic T lymphocyte-associated antigen-4，CTLA-4），且PD-1/PD-L1（programmed death-ligand 1，PD-L1）抑制疗法已经在多种肿瘤的治疗中取得显著疗效。虽然免疫检查点抑制剂可提高患者生存率，但接受治疗的患者可能会出现免疫相关不良事件（irAE），最常见的是皮肤、胃肠、肝脏、呼吸道和内分泌相关不良反应。多数研究表明，免疫检查点抑制剂联合其他药物治疗肿瘤的效果优于单药治疗，但副反应较大，临床需密切关注患者用药后的不良反应。随着CD47、LAG-3、TIM-3、TIGIT、VISTA等新型免疫检查点的发现，针对这些免疫检查点来设计药物成为免疫治疗药物研发的发展趋势之一，目前FDA已批准抗LAG-3抗体用于治疗晚期黑色素瘤，已有多项针对TIGIT靶点的药物临床试验正在进行中。

除了免疫检查点抑制剂外，靶向共刺激通路的激动剂也可增强T细胞活性及抗肿瘤免疫应答，免疫检查点抑制剂可通过与共刺激检查点分子结合保持平衡，维持对自身组织的耐受，避免自身免疫反应，包括CD27/CD70，CD40/CD40L，4-1BB/4-1BBL，OX40/OX40L，GITR/GITRL和ICOS/ICOSL在内的共刺激途径。迄今为止，已研发了多种针对GITR（NCT02598960、NCT01239134、NCT02628574等）和OX40（NCT01862900、NCT02315066、NCT02410512等）的激动剂抗体，目前正在临床研究中。

免疫检查点抑制剂在软组织肉瘤中进行着不断的尝试。SARC-028试验作为免疫检查点抑制剂在软组织肉瘤患者的先驱研究，获得18%的客观缓解率，显示出抗PD-1抗体治疗特定软组织肉瘤的抗肿瘤活性。基于SARC-028的临床结果，一系列免疫联合方案的临床研究很快展开，包括伊匹木单抗（ipilimumab）联合纳武利尤单抗（nivolumab），帕博利珠单抗（pembrolizumab）联合阿昔替尼（axitinib）以及度伐利尤单抗（durvalumab）联合曲美木单抗（tremelimumab）。但后续的临床结果并未让人惊艳。Alliance A091401临床试验探索纳武利尤单抗单药或与伊匹木单抗联用在局部晚期、不可切除或转移性肉瘤患者中的疗效，联合组ORR为16%，单药组ORR仅为5%。另一项Ⅱ期临床试验评估了帕博利珠单抗在一组罕见肉瘤患者队列中的疗效，研究共纳入98例患者，其中脊索瘤34例，ASPS 14例，*SMARCA4*缺陷型恶性横纹肌样瘤（SMRT）11例，结缔组织增生小圆细胞瘤（DSRCT）8例，其他组织型31例。ASPS有7例客观缓解（50%），SMRT有3例（27%），DSCRT有1例（12.5%），脊索瘤有3例（8.8%），其他组织类型有1例（3.2%）。12个月PFS率分别为35.7%（ASPS）、31.2%（脊索瘤）和18.2%（SMRT）。目前CSCO及NCCN指南均推荐帕博利珠单抗用于ASPS患者的治疗。

免疫检查点抑制剂在软组织肉瘤中的疗效远不及在恶性黑色素瘤、肺癌中令人惊叹的结果。PD-L1、MSI、TMB是目前公认的预测免疫治疗疗效的生物标志物，但在软组织肉瘤免疫治疗中生物标志物的潜力尚未得到充分证实。Emily等人对帕博利珠单抗治疗软组织肉瘤的SARC-028试验进行分析，显示对PD-L1治疗有反应的患者并不都表达PD-L1。一项纳入1 072例肉瘤（22种组织型）的研究发现PD-1和PD-L1的表达很少见，分别在10%和22%的肉瘤病例中见到；而LAG-3和TIM-3分别在42%和54%的肉瘤病例中表达。目前已有多个针对LAG-3和TIM-3的抑制性药物进入临床试验。在一项LAG-3单抗（LAG525）联合PD-1单抗（spartalizumab）的Ⅱ期篮子研究中，入组了10例肉瘤患者，其中4例有临床获益。基于LAG-3和TIM-3在肉瘤患者中的高表达，可能会为软组织肉瘤患者带来福音。

软组织肉瘤通常肿瘤突变负荷（tumor mutation burden，TMB）低，具有抑制性肿瘤免疫微环境（tumor immune microenvironment，TIME），遗传信息具有高度异质性。Adam 等人的一项研究纳入 206 例软组织肉瘤，包含 6 种组织学亚型，平均 TMB 为 1.06 个突变 /Mb。Chalmers 等人的研究发现黏液纤维肉瘤、脂肪肉瘤和滑膜肉瘤的 TMB < 2 个突变 /Mb，而血管肉瘤、平滑肌肉瘤和未分化多形性肉瘤的 TMB > 20 个突变 /Mb。此外，有研究报道微卫星不稳定性（MSI）仅存在于 2.3%～2.8% 的软组织肉瘤患者。

Petitprez 等人根据肿瘤微环境建立了肉瘤的免疫分类，确定了五种不同的表型：免疫低（A 和 B）、免疫高（D 和 E）和高血管化（C）组。SARC-028 是第一个证明免疫检查点抑制剂在某些特定亚型软组织肉瘤患者中疗效的临床试验。Petitprez 等人分析了参与该试验的患者组织标本，与其他肉瘤免疫分类（sarcoma immune classes，SIC）组相比，SIC E 型肿瘤对帕博利珠单抗有最高的反应率，ORR 为 50%（$P = 0.026$），此类肉瘤特征是存在含有 T 细胞、滤泡树突状细胞及大量 B 细胞的三级淋巴结构。研究发现 B 细胞高的亚组对 PD-1 抑制剂的反应更好，这可能成为获悉软组织肉瘤对免疫检查点抑制剂获益与否的生物标志物指标。

五、溶瘤病毒

溶瘤病毒（oncolytic viruse，OV）是一种新型免疫疗法，使用天然的或基因修饰的病毒，通过选择性地感染肿瘤细胞，然后释放肿瘤抗原和免疫刺激，激活机体抗肿瘤免疫应答的机制治疗肿瘤。目前腺病毒、疱疹病毒、麻疹病毒、柯萨奇病毒、脊髓灰质炎病毒、呼肠孤病毒、痘病毒和新城疫病毒等溶瘤病毒正在进行用于治疗癌症的临床前和临床开发。近年来，溶瘤病毒作为一种有潜力的抗肿瘤治疗手段，在抗肿瘤研究领域取得重大进展。2004 年，拉脱维亚批准了第一个溶瘤病毒产品 Rigvir，用于治疗黑色素瘤。2004 年和 2005 年，中国分别批准了今又生和 H101 用于治疗肝细胞癌和鼻咽癌为主的头颈部肿瘤。2015 年，FDA 批准了 T-VEC 用于治疗黑色素瘤。2021 年，日本批准了 Delytact 用于治疗恶性胶质瘤。虽然针对溶瘤病毒的研究不断取得进展，但由于其本身存在免疫原性并且进入人体后易引发强烈的免疫应答，使得溶瘤病毒疗法有效率低、适应证范围小，限制了溶瘤病毒的临床使用。目前，新型溶瘤病毒的研发、靶向路径的研究、多种治疗性基因的插入等手段将有助于提高溶瘤病毒的安全性和有效性。

目前在肉瘤治疗领域，溶瘤 I 型单纯疱疹病毒（talimogene laherparepvec，T-VEC）、腺病毒已表现出较好的临床反应。一项单纯疱疹病毒联合帕博利珠单抗的 II 期临床试验获得 35% 的客观缓解率，是迄今为止肉瘤特异性免疫治疗试验中所报告的获得最高反应率的试验之一。由于 OV 良好的安全性，很多其他的抗肿瘤方案，如免疫检查点抑制剂、化疗等与之联合可提高疗效。

OV 治疗肉瘤仍存在局限性：肉瘤亚型众多，各组织学亚型又具有特异的免疫表型，相较于其他 OV，是否一些 OV 在特定的肉瘤亚型中会更具相关性和临床有效性，仍待更多的临床研究加以证实。

六、联合免疫治疗

近年来，随着对肿瘤免疫学研究的深入，免疫检查点抑制剂、CAR-T 细胞、肿瘤疫苗、溶瘤病毒等新的免疫治疗陆续出现，肿瘤免疫治疗获得了快速发展。但由于肿瘤存在高度异质性,肿瘤逃避免疫的机制多样,仍有很大一部分患者无法对单一的免疫治疗策略产生有效应答,而联合免疫治疗可能是提高肿瘤应答率和改善患者预后的可行策略之一。

（一）免疫检查点抑制剂联合化疗

PD-1 抗体与化疗联合治疗是提高抗肿瘤活性的一种潜在方法。细胞毒性药物引起的 DNA 损伤导致细胞死亡,随后释放 DAMPs 和作为"危险信号"的蛋白质,上调 PD-1 并增强效应淋巴细胞的活性。

一项研究帕博利珠单抗联合多柔比星治疗 30 例不可切除软组织肉瘤患者的Ⅱ期试验显示,DCR 为 80%,总体 ORR 为 36.7%。这些患者之前未接受过蒽环类药物治疗。ORR 最高的亚型为 UPS（4/4）、上皮样血管肉瘤（1/1）、平滑肌肉瘤（4/10）和脂肪肉瘤（2/7）。中位 PFS 和 OS 分别为 5.7 个月和 17 个月。在这项研究中,PD-L1 的表达与 ORR 改善有关。但 Pollack 等人对 37 例未接受过蒽环类药物治疗的晚期软组织肉瘤患者的另一项Ⅰ/Ⅱ期试验则显示,帕博利珠单抗联合多柔比星的 ORR 为 19%,中位 PFS 为 8.1 个月,中位 OS 为 27.6 个月。一项Ⅰ/Ⅱ期研究评估抗 PD-L1 单抗联合曲贝替定治疗 33 例晚期脂肪肉瘤和 LMS 患者中的疗效,ORR 为 13%,DCR 为 56%（3 例部分缓解,10 例疾病稳定）,中位 PFS 为 8.3 个月。曲贝替定联合度伐利尤单抗的一项Ⅰb 期研究（TRAMUNE）,治疗 16 例软组织肉瘤患者,ORR 为 7%,6 个月 PFS 率为 28.6%。

PD-1 抗体联合化疗治疗目前还在探索阶段,这些联合策略的结果差异可能与患者异质性有关。但从现有结果看,早期使用免疫检查点抑制剂联合化疗可能有利于取得更好的疗效。此外,免疫检查点抑制剂联合化疗在某些组织学亚型软组织肉瘤（如脂肪肉瘤和 UPS）中似乎获得了更好的缓解率。

（二）免疫检查点抑制剂联合靶向治疗

多靶点抗血管生成的酪氨酸激酶抑制剂（tyrosine kinase inhibitor,TKI）目前可作为化疗难治性肉瘤的后线治疗。除了阻断 VEGF 外,多靶点 TKI 似乎可以减少 MDSCs/TAM 到达 TME,并增加树突状细胞、NK 细胞和 CD8＋淋巴细胞的浸润,为它们与联合免疫检查点抑制剂提供了理论依据。

IMMUNOSARC 试验探索了纳武单抗联合舒尼替尼治疗晚期肉瘤的疗效。入组了包括 40 例骨肉瘤患者和 50 例软组织肉瘤患者。在骨肉瘤队列中,40 例可评估患者中有 1 例 CR（2.5%）,1 例 PR（2.5%）和 22 例 SD（55%）,中位 PFS 为 3.7 个月。在软组织肉瘤队列中,43 例可评估患者中有 1 例 CR（2.3%）,3 例 PR（7%）和 26 例 SD（60%）,中位 PFS 为 5.9 个月。

帕博利珠单抗联合阿昔替尼治疗 36 例晚期肉瘤患者的临床试验,入组了 12 例 ASPS、6 例 LMS、5 例 UPS、2 例 DDLPS 和 8 种其他亚型软组织肉瘤,2 例 BS。51% 的患者先前接受过 TKI 治疗,15% 的患者接受过免疫治疗。在 32 名可评估的患者中,意向治疗分析的 ORR 为 25%（8 例 PR）,中位 PFS 为 4.7 个月。8 名 PR 患者中有 6 名为 ASPS 患者。事后分析证实,ASPS 亚组的中位 PFS 为 12.4 个月。度伐利尤单抗联合培唑帕尼治疗 47 例患者的Ⅱ期试验也显示出令人鼓舞的活性,ORR 为 28.3%（1 例 CR 和 12 例 PR）,中位反应持续时间为 11 个月,中位 PFS 为 8.6 个月。

抗 PD-L1 抗体联合安罗替尼用于一线治疗失败的晚期转移性软组织肉瘤的Ⅱ期临床研

究，共入组 30 例晚期软组织肉瘤，ORR 为 36.67%，中位 PFS 为 7.85 个月。在 12 例 ASPS 中取得 70% 的 ORR，中位 PFS 达到 23.06 个月。

对于标准化疗失败的晚期软组织肉瘤患者，可考虑将免疫检查点抑制剂联合抗血管生成多靶点 TKI 作为后续治疗方案。但仍需要扩大样本量进一步的研究来评估这一联合策略的益处。

（三）免疫检查点抑制剂联合局部治疗

局部治疗可能改善软组织肉瘤对免疫检查点抑制剂治疗的反应。局部治疗破坏肿瘤细胞，从而释放肿瘤相关抗原（TAA），TAA 可以启动免疫系统，促进更有效的全身抗肿瘤免疫反应。其中一种策略是局部注射溶瘤病毒 T-VEC。Kelly 等人发现，在接受 T-VEC 和帕博利珠单抗治疗后，总体 ORR 为 35%，中位反应持续时间为 56.1 周。另一种局部疗法是放疗，可促进新抗原的产生，增强低 TMB 肿瘤的免疫原性，增加免疫检查点抑制剂治疗的敏感性。目前放疗联合免疫检查点抑制剂疗法仍在进行临床试验。此外，局部给予高剂量化疗，如隔离肢体灌注（isolated limb infusion，ILI）可用于治疗四肢软组织肉瘤。有研究报道了 2 例复发性黏液纤维肉瘤患者在使用帕博利珠单抗联合 ILI 后肿瘤消退。

目前联合免疫治疗策略主要以 PD-1/PD-L1 抑制剂为基础，联合其他免疫检查点抑制剂、共刺激受体激动剂、细胞因子、溶瘤病毒、放化疗及靶向治疗等。目前，PD-1/PD-L1 抑制剂与 CTLA-4 抑制剂、化疗或抗血管生成药物的联合在部分肉瘤中取得了一定疗效。随着肿瘤免疫微环境研究的进展，如何通过联合免疫治疗增强机体抗肿瘤免疫反应可能成为未来肉瘤免疫治疗的新策略。

（吴 荻　张红梅）

参考文献

1. FINCK, AV, BLANCHARD T, ROSELLE CP, et al. Engineered cellular immunotherapies in cancer and beyond[J]. Nat Med, 2022, 28（4）: 678-689.

2. AHMED N, BRAWLEY VS, HEGDE M, et al. Human Epidermal Growth Factor Receptor 2（HER2）-Specific Chimeric Antigen Receptor-Modified T Cells for the Immunotherapy of HER2-Positive Sarcoma[J]. J Clin Oncol, 2015, 33（15）: 1688-1696.

3. ROBBINS PF, KASSIM SH, TRAN TL, et al. A pilot trial using lymphocytes genetically engineered with an NY-ESO-1-reactive T-cell receptor: long-term follow-up and correlates with response[J]. Clin Cancer Res, 2015, 21（5）: 1019-1927.

4. D'ANGELO SP, MAHONEY MR, VAN TINE BA, et al. Nivolumab with or without ipilimumab treatment for metastatic sarcoma（Alliance A091401）: two open-label, non-comparative, randomised, phase 2 trials[J]. Lancet Oncol, 2018, 19（3）: 416-426.

5. KEUNG EZ, BURGESS M, SALAZAR R, et al. Correlative Analyses of the SARC028 Trial Reveal an Association Between Sarcoma-Associated Immune Infiltrate and Response to Pembrolizumab[J]. Clin Cancer Res, 2020, 26（6）: 1258-1266.

6. PETITPREZ F, DE REYNIÈS A, KEUNG EZ, et al. B cells are associated with survival and immunotherapy response in sarcoma[J]. Nature, 2020, 577（7791）: 556-560.

7. KELLY CM, ANTONESCU CR BOWLER T, et al. Objective Response Rate Among Patients

With Locally Advanced or Metastatic Sarcoma Treated With Talimogene Laherparepvec in Combination With Pembrolizumab: A Phase 2 Clinical Trial[J]. JAMA Oncol, 2020, 6（3）: 402-408.

8. MERIC-BERNSTAM F, LARKIN J, TABERNERO J, et al. Enhancing anti-tumour efficacy with immunotherapy combinations[J]. Lancet, 2021, 397（10278）: 1010-1022.

9. PAN Q, WENG D, LIU J, et al. Phase 1 clinical trial to assess safety and efficacy of NY-ESO-1-specific TCR T cells in HLA-A＊02: 01 patients with advanced soft tissue sarcoma[J]. Cell Rep Med, 2023, 4（8）: 101133.

10. ALBARRÁN V, VILLAMAYOR ML, POZAS J, et al. Current Landscape of Immunotherapy for Advanced Sarcoma[J]. Cancers（Basel）, 2023, 15（8）: 2287.

第十章
软组织肉瘤介入治疗

介入治疗（interventional treatment）是介于外科、内科治疗之间的新兴治疗方法，治疗方法包括血管性介入和非血管介入治疗。血管性介入包括肝动脉插管化疗栓塞术（transcatheter arterial chemoembolization，TACE）、血管支架等，非血管介入包括粒子植入、热/冷消融术等。作为软组织肿瘤综合治疗的重要组成部分，介入治疗已成为中晚期软组织肉瘤治疗的特色手段之一，在软组织肉瘤的治疗中占有非常重要的地位。

在软组织肿瘤的综合治疗中，介入治疗在缩小肿瘤，抑制术后复发，减轻患者症状，提高生存质量等方面取得了较肯定的疗效，因此能够成为外科、内科治疗以外的良好补充。临床应用中需要综合运用，如 TACE 联合消融、消融联合免疫治疗等，从而提高疗效，延长生存期。

第一节　经血管栓塞术及动脉灌注化疗术

针对潜在可切除软组织肿瘤，术前选择性灌注栓塞化疗具有积极的意义：

1. 可以达到静脉给药途径难以达到的局部高血药浓度，取得更好的抑制肿瘤效果。动脉化疗使大剂量的化疗药物直接作用于肿瘤部位，局部肿瘤药物浓度可高于全身静脉给药的 10～30 倍，使肿瘤边缘生长活跃的区域得以控制。

2. 年老体弱耐受性差的患者在减少化疗药物剂量的情况下获得肿瘤区域较高的血药浓度，有助于扩大新辅助化疗适应证和减少全身化疗副反应。

3. 可促使软组织恶性肿瘤组织坏死、体积缩小、肿瘤新生血管闭塞及形成假包膜，减少肿瘤与周围组织的粘连，使之分界清楚而有利于完整切除，减少术中扩散、术后复发的机会，同时减少术中出血。

同时，也有部分学者提倡为预防术中大出血行肿瘤供血动脉的栓塞治疗。预防性栓塞肿瘤供血动脉能够使肿瘤发生广泛的坏死，减少术中出血，有利于将肿瘤彻底切除。Gellad 等认为术前栓塞成功的标准是栓塞后造影显示肿瘤染色较栓塞前减少 75% 或以上，且术中出血量≤3 000ml。

第二节　消融治疗

一、消融治疗概述

近年来随着影像导引技术的发展，经皮途径应用射频、微波、康博刀、氩氦刀、高强度聚焦超声、酒精化学消融等各种微创治疗手段治疗良恶性软组织肉瘤得到了越来越广泛的应用。微波消融是近年来一项新兴的微创技术，虽然其治疗软组织肉瘤报道较少，但其消融后的效果与射频消融基本相同。相较于外科术中的微波消融治疗，影像导引下的微波消融治疗无疑创伤性更小、患者的恢复速度更快，对于较小且局限的肿瘤，微波消融可达到与外科手术相媲美的结果，而且对于易复发的肿瘤其手术的重复性更强。对于骨转移瘤也可以达到较好的姑息性止痛的效果。

提高转移性肉瘤患者生活质量的一种方法是最大限度地延长化疗时间——一段无化疗的间隔期。Charles Sutton 等对 2007—2018 年期间接受图像引导消融手术的肉瘤患者进行了研究，采用 Kaplan-Meier 分析计算消融后中位总生存率、中位无进展生存期（局部和远处）和中位无化疗间期（全身性和细胞毒性）。单因素分析采用对数秩检验，多因素分析采用 Cox 比例风险模型。共有 100 名肉瘤患者被纳入分析。最常见的组织学亚型是平滑肌肉瘤（38%），肉瘤转移瘤消融后的中位总生存期为 52.4 个月。肉瘤转移瘤消融后系统无化疗间期的中位数为 14.7 个月，肉瘤转移瘤消融后无细胞毒性化疗的中位间期为 31.3 个月。总而言之，肉瘤转移瘤的消融可以延长一年以上的全身无化疗间隔。肉瘤转移瘤的消融可以通过延长无化疗间期来改善患者的生活质量。

（一）射频消融术

射频消融术（radiofrequency ablation，RFA）是经皮将消融电极导入肿瘤治疗靶区中，利用高频电流的物理原理，使治疗靶区组织在离子运动下转化热能，导致靶区肿瘤完全坏死的一种微创治疗方法。其特点是对周围正常组织损伤小、术后恢复快、操作简单、不良反应小、可一次同时治疗多个肿瘤等。适形射频电极还可以适应不同的肿瘤形态，同时避免邻近脏器受到热损伤。高文等针对肉瘤肝转移灶进行超声引导下射频消融，12 例患者累计 59 个病灶，平均大小 2.5cm，局部肿瘤灭活率为 96.6%，中位生存时间为 26 个月。

（二）微波消融术

微波消融术（microwave ablation，MWA）是利用微波能使生物组织中极性分子及离子通过在交变电场中摩擦碰撞而产生热能的原理，表面温度达 50℃以上，中心温度达 108℃以上，从而达到杀灭肿瘤的目的。微波产热快，产热区中心温度较射频更高，消融效率较高，同时可以有效地预防出血，并缩短手术时间，而且对于大肿瘤和靠近血管的肿瘤更有明显的优势。

（三）冷冻消融术

氩氦刀冷冻消融是一种介入治疗，是新型的微创治疗技术。可在 X 光、B 超、CT 或腔镜引导下直接将消融针准确地穿入肿瘤组织，将肿瘤组织冷却至 −160∼−180℃，在癌细胞内迅速降温,形成胞内冰晶,导致组织内肿瘤细胞脱水和破裂,并破坏肿瘤内小血管而致缺氧,死亡的肿瘤组织可作为抗原,促进机体发生抗肿瘤免疫反应。氩氦冷冻消融比射频、微波可以达到更大范围的消融,从而减少患者的疼痛,达到较为满意的控制肿瘤的效果。冷冻消融通过多针组合,可使冷冻区域达到足够大小,更合适肿瘤形状,从而达到矩形消融的目的,对周围组织的损伤更小,更安全,可治疗离大血管等危险部位较近的肿瘤。疼痛感低,不需要术中全身麻醉,可以降低麻醉带来的风险。但血小板消耗量大是其不足之处。

二、软组织肉瘤微波消融治疗

高温治疗恶性肿瘤已有超过数百年的历史,大量的基础研究显示,肿瘤细胞对高温较正常细胞更为敏感。目前,高温杀灭肿瘤细胞已经得到公认。有研究表明,肿瘤细胞能够耐受的温度上限为43℃,在此温度水平,肿瘤细胞可被选择性地杀灭或损伤,而正常组织所受损伤甚微。

目前,用于临床肿瘤治疗的微波热疗系统有两种方式,一种是外部加温法,另外一种是内部加温法。外部加温法是采用放射型的微波辐射器,从体外向肿瘤体发射微波,从而将肿瘤加温、杀灭;内部加温法是采用棒状或针状的微波辐射器,插入到瘤体的腔内或组织内进行加温,杀灭肿瘤。内部加温法使用较普遍,因为可以方便有效地控制微波天线的方向、作用时间、消融功率、肿瘤灭活的程度等。

(一)适应证与禁忌证

1.适应证

(1)当某些侵袭性软组织肿瘤或肉瘤侵及骨质,在手术过程中不易完整分离或分离时容易造成肿瘤污染播散时,可以考虑在切除肿瘤之前对软组织肿瘤及被侵及的骨质行微波消融治疗,这样既能彻底地灭活局部肿瘤及被侵及的骨质,又可安全地尽可能保留相应的骨组织,同时还可以减少肿瘤污染播散的发生概率与术中出血。

(2)当软组织肿瘤为血供丰富、估计出血很多的病例,也可以先行微波处理,再切除肿瘤。微波消融术为外科手术中处理病灶的一个方法,与肿瘤的扩大切除、低温冷冻、离体照射等治疗方法处理方式不同,但目的完全相同。

(3)软组织肿瘤伴随出现的多发寡转移灶,如肺、肝、骨转移等;一般将少于三个转移器官,共五个靶病灶范围内称为寡转移瘤。

2.禁忌证

(1)包裹重要血管和神经的肿瘤。

(2)有严重出血倾向或凝血机制障碍的患者。

(3)全身多发转移预计生存期较短者。

(4)预计消融后有较大可能发生病理性骨折者。

(二)治疗前准备

1.详细询问病史及全面的体格检查,特别是肿瘤治疗史以及心血管疾病史、糖尿病等基础疾病病史。

2.三大常规检查、凝血功能检查、肝炎血清标志物、肿瘤标志物、胸片、心电图以及详细的影像学检查（CT 或 MRI、PET/CT）等。

3．术前仔细研究患者影像学资料，明确肿瘤位置、大小及数目，尤应注意肿瘤与周围重要血管、神经以及其他重要结构的关系，根据病灶大小和部位，选择穿刺进针路线，设定消融参数等。

（三）操作步骤、注意事项及病例分享

1．操作步骤、方法

（1）体位要求：骨肿瘤分布较为广泛，全身骨骼均可发生转移，体位的选择灵活多变，通常以方便临床穿刺操作为原则，同时兼顾静脉麻醉的要求。

（2）模拟定位：以 CT 引导下操作为例，先于治疗侧体表贴附定位标记后行 CT 扫描，在扫描后图像上拟定穿刺点及进针路线，根据模拟图及定位标记，找出患者皮肤上实际的穿刺进针点。进针路线的设计要求既能满足消融要求，又要尽量避开邻近的重要解剖结构。

（3）穿刺点部位皮肤消毒、铺孔巾、中单及大单，穿刺点以 2% 利多卡因局部麻醉，作 3mm 小切口。

（4）穿刺及消融：穿刺过程中宜先将消融天线尖端贴近肿瘤，经影像扫描确定进针方向基本符合模拟定位的线路时，再将消融天线穿刺入肿瘤内部行消融治疗，以减少反复穿刺所引起的出血或肿瘤针道转移等并发症。对于较大肿瘤，消融过程宜由浅至深逐次消融。对于成骨性肿瘤，可先用骨穿针穿刺出针道，然后再置入微波天线进行消融。消融后可即刻行平扫或增强扫描，以确定肿瘤是否已完全消融。

2．注意事项

（1）术前了解肿瘤周围解剖关系，注意穿刺深度，防止损伤血管和神经，治疗中要观察治疗侧肢体有无活动、抽搐等症状，若发生以上症状时则应停止治疗。

（2）对于位置表浅的肿瘤，即使应用水冷循环微波天线也应注意防止烫伤的发生。

（3）术中穿刺时用力要适当，操作轻柔缓慢，避免骨折发生。

（4）术后适当固定患肢，防止骨折发生。靠近关节的肿瘤，注意保护关节。

（5）微波治疗后，肿瘤周围正常组织会受到一定热损伤，术后可出现非特异炎性反应，如有组织炎性渗出，处理不当有可能出现感染，因此在治疗中应严格无菌操作，必要时术后给予抗感染治疗。

3．疗效评价

（1）原发性软组织肉瘤：一般于治疗结束后 1、2、3 个月行肿瘤 CT/MRI 检查，第 3 个月复查若无残余肿瘤，于治疗后 6、9、12 个月分别行 CT/MRI 复查，若无肿瘤残余，可延长至 6 个月复查一次 CT。转移瘤的 CT 随访时间一般要结合原发肿瘤情况。有条件时可在行 CT 检查的基础上行 PET/CT 检查。

1）完全消融（complete response，CR）：肿瘤部位 CT/MRI 检查，肿瘤消融区无强化病灶，或 PET/CT 随访示肿瘤消融区无异常放射性浓聚。

2）不完全消融（incomplete response，ICR）：肿瘤部位 CT/MRI 检查，肿瘤消融区残留强化病灶，或 PET/CT 随访示肿瘤消融区出现异常放射性浓聚。

3）局部肿瘤进展（local tumor progression）：先前判定为肿瘤完全消融区内或其相连部位出现新发强化病灶或异常放射性浓聚。

（2）转移性软组织肉瘤：对于伴多发转移的软组织肉瘤的消融治疗常不以肿瘤完全消融为目的，通常仅仅是为了姑息性止痛，或者减轻压迫症状。这时消融效果的评价应以疼痛的缓解为标准。疼痛评估采用视觉模拟评分法（VAS）或简明疼痛调查表（brief pain inventory，BPI），要求评价患者每日最严重的疼痛程度和平均疼痛程度，评价范围为 0～10（0 = 无疼痛，10 = 难以想象的疼痛），对肿瘤微波消融术前、术后在缓解疼痛方面的临床疗效进行评估。生活质量评估采用 KPS 评分标准，即疼痛对日常生活的影响，用关于一般活动、心情、行走能力、一般工作、与其他人的关系、睡眠和享受生活等问题来评价，评价范围为 0～100（0 = 完全影响，100 = 无影响）。止痛药用量的增加或减少也可以用来评价疼痛缓解的程度。

（3）肢体功能评价：对微波消融后肢体的功能是否受到影响而应作出功能评价。按 Enneking 标准，根据疼痛、生活能力、接受程度、辅助用具、行走能力和步态 6 个指标评价肢体功能，每个指标分为 0～5 级，共 6 级，总分 30 分。＜15 分时功能低于正常的 50%，为差；15～20 分时功能基本正常，生活能自理；＞21 分时功能相当于正常的 70%，能正常生活。

4．典型病例

（1）病例 1：患者女，10 岁。诊断：左肱骨骨肉瘤，行微波消融 + 骨水泥病灶清除 + 异体骨粒复合材料填充 + 克氏针内固定术（图 10-1）。

（2）病例 2：患者男，25 岁。诊断：左髂骨翼恶性血管内皮瘤，行微波消融 + 骨水泥病灶清除 + 异体骨粒复合材料填充术（图 10-2）。

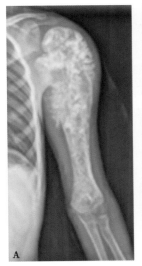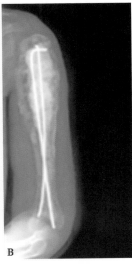

图 10-1　微波消融 + 骨水泥病灶清除异体骨粒复合材料填充 + 克氏针内固定术

A. 术前 X 线片显示左肱骨骨质破坏；B. 术后 1 年 X 线片显示骨质破坏明显减轻。

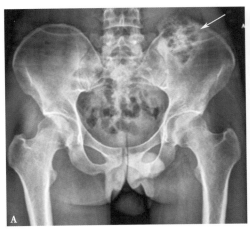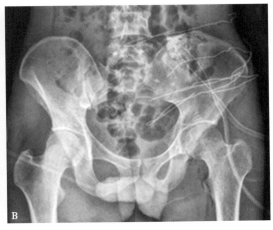

图 10-2　微波消融 + 骨水泥病灶清除异体骨粒复合材料填充术

A. 术前 X 线片示左侧髂骨骨质破坏（箭示）；B. 术后床边 X 线片。

（3）病例 3：患者男，33 岁，右髋部疼痛 7 个月，疼痛评分 7 分，2007 年 CT 示右髋部巨大占位，大小为 13cm×15cm×9cm，穿刺活检病理：髂骨腺泡状软组织肉瘤，遂行 CT 引导下右髂骨腺泡状软组织肉瘤微波消融术，行多位点叠加微波消融术 +^{125}I 粒子植入术（图 10-3）。

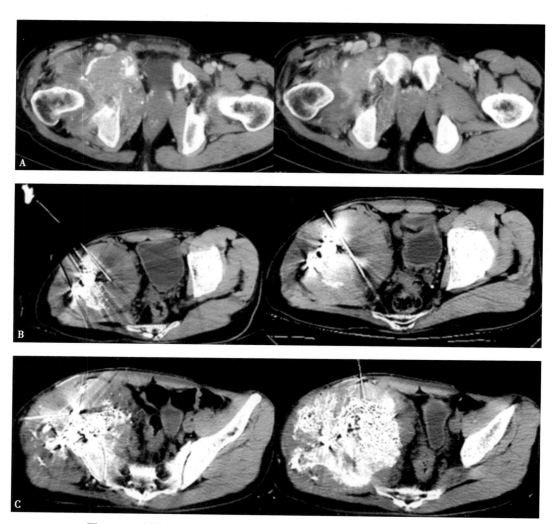

图 10-3　髂骨腺泡状软组织肉瘤多位点叠加微波消融术 +^{125}I 粒子植入术

A. CT 示右髂骨巨大占位，大小为 13cm×15cm×9cm，穿刺活检病理证实为髂骨腺泡状软组织肉瘤；B. CT 引导下行右髂骨腺泡状软组织肉瘤多位点叠加微波消融术；C. 两个月后再次行右髂骨腺泡状软组织肉瘤微波消融术 + 酒精化学消融术。

（4）病例 4：患者女，37 岁，右髋部疼痛 1 年余，2010 年 8 月行 CT 检查，CT 显示右髋部占位，大小为 10cm×9cm×7cm，穿刺活检病理：右髋软骨肉瘤，遂行 CT 引导下右髂骨软骨肉瘤多位点叠加微波消融术（图 10-4）。

（5）病例 5：患者男，47 岁，诊断：右肺鳞癌伴左髂骨转移，行 CT 引导下左髂骨转移瘤微波消融术 + 骨水泥填充术（图 10-5）。

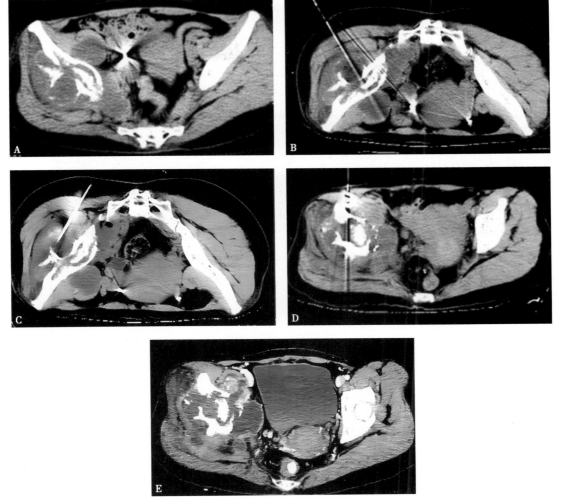

图 10-4　右髋骨软骨肉瘤多位点叠加微波消融术

A. CT 示右髋部占位,大小为 10cm×9cm×7cm;B~D. CT 引导下行右髋骨软骨肉瘤多位点叠加微波消融术;
E. 2 个月后复查 CT,肿瘤组织内坏死明显,患者疼痛缓解。

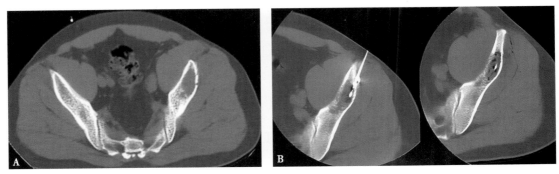

图 10-5　左髂骨转移瘤微波消融术

A. 右肺鳞癌伴左髂骨转移;B. CT 引导下行左髂骨转移瘤微波消融术,消融后肿瘤内可见坏死气化。

（6）病例6：患者男，47岁，左肺鳞癌，发现左坐骨结节转移，遂行CT引导下左坐骨结节微波消融术（图10-6）。

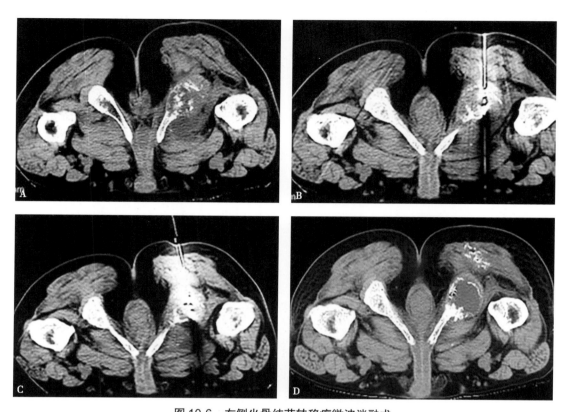

图10-6　左侧坐骨结节转移瘤微波消融术

A. CT显示左坐骨结节转移病灶；B、C. CT引导下行左侧坐骨结节转移瘤微波消融术；D. 10个月后复查CT，显示病灶内明显坏死，患者疼痛明显缓解。

（7）病例7：患者女，76岁，左肺腺癌，腰椎转移，放疗效果欠佳。行CT引导下微波消融姑息治疗术（主要止痛）（图10-7）。

（8）病例8：患者女，36岁，左肺小细胞癌，腰椎转移，放疗后无效。遂行CT引导下微波消融姑息治疗术（主要止痛）。术后24小时后疼痛评分2，无肢体活动障碍，无大小便异常（图10-8）。

（9）病例9：患者男，56岁，左肺腺癌，左侧肋骨转移，放疗后复发。行CT引导下微波消融姑息治疗术（主要止痛）（图10-9）。

（10）病例10：患者男，48岁。诊断：左小腿近端恶性纤维组织细胞瘤，行微波消融术（图10-10，见文末彩插）。

（11）病例11：患者女，18岁。诊断：左大腿高级别表面骨肉瘤，行微波消融术（图10-11，见文末彩插）。

（12）病例12：患者女，27岁。诊断：左大腿低度恶性血管外皮细胞瘤/孤立性纤维瘤，行微波消融术（图10-12，见文末彩插）。

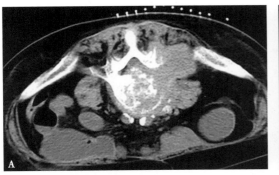
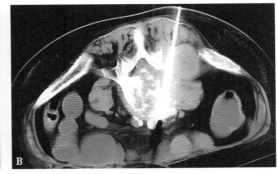
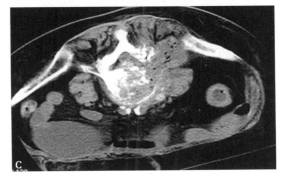

图 10-7　腰椎转移瘤微波消融姑息治疗术
A. CT 显示腰椎转移病灶，患者疼痛评分 9；B. CT 引导下微波天线准确穿刺到病灶内；C. 消融后肿瘤内可见气化，术后 24 小时后疼痛评分 2。

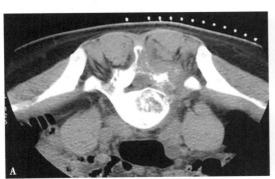
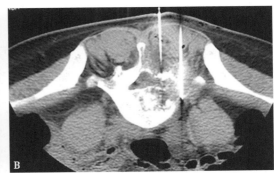
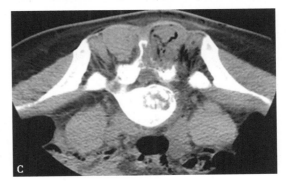

图 10-8　腰椎转移瘤微波消融姑息治疗术
A. 微波消融术前，腰椎转移病灶，疼痛评分 10；B. 两根微波天线准确穿刺到消融病灶内；C. 消融后病灶内可见气化，术后 24 小时后疼痛评分 2。

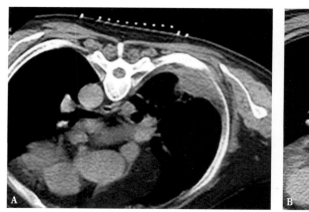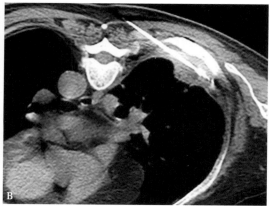

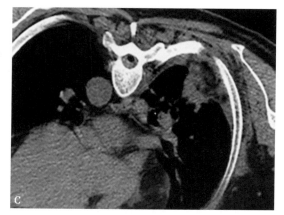

图 10-9 肋骨转移瘤微波消融姑息治疗术
A. CT 示左肋骨转移病灶，患者疼痛评分 10；B. CT
引导下将微波天线准确穿刺到病灶内；C. 消融后病
灶内可见气化，术后 48 小时后疼痛评分 2。

（13）病例 13：患者女，75 岁。诊断：腹壁炎性肌纤维母细胞瘤，行栓塞联合微波消融术
（图 10-13）。

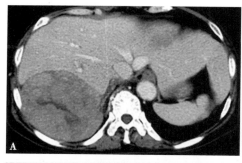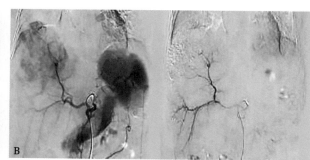

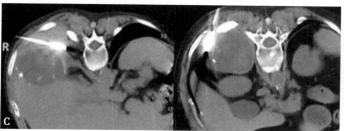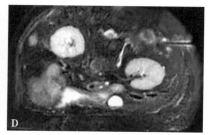

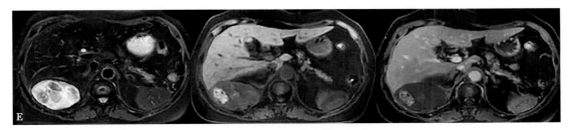

图10-13 腹壁炎性肌纤维母细胞瘤，行栓塞联合微波消融术

A. 术前 CT 示右侧腹横筋膜-右侧后腹壁软组织肿物，累及右侧膈脚，侵犯右侧第 11、12 后肋，病理活检明确为炎性肌纤维母细胞瘤；B. DSA 造影显示肿块血供来自腹腔干动脉，行超选栓塞术；C. 栓塞后残存活性灶行 CT 引导下微波消融术；D. 栓塞后残存活性灶行 MRI 引导下微波消融术；E. 治疗后 4 年，患者随访肿瘤未见复发/残留。

（四）常见并发症及预防和处理

1. 血管、神经损伤 只要在行微波原位灭活治疗之前先将血管、神经显露并保护，在灭活过程中密切监测周边正常组织的温度变化并及时采取降温措施，血管、神经的损伤绝大部分可避免。脊柱肿瘤应确实将周边组织、神经根、脊髓及硬脊膜等结构显露清楚并加以有效保护。

2. 伤口感染 术后感染与以下因素有关：①手术创伤大，创面引流不畅致积液、积血；②肿瘤广泛侵袭，造成瘤段切除后局部软组织薄弱、吸收渗出液及抗感染的能力减弱；③术中软组织牵拉较重使血运受损，切口愈合能力差甚至皮缘坏死而继发感染；④骨水泥单体释放而影响中性粒细胞和淋巴细胞的功能。所以术中应严格无菌操作、严格止血，去除灭活后的肌肉、周边软组织及肿瘤组织，良好的软组织覆盖、术后引流通畅和合理使用抗生素是术后恢复的必要条件。

3. 骨骺损伤 有学者建议，对于 10 岁以下骺板闭合前的儿童，在保肢手术时，不推荐采用微波治疗。理由是如采用微波热疗，在灭活肿瘤细胞的同时可造成骺板的损伤，导致骺板早闭、骨骺分离和发育障碍从而造成肢体不长。但与可调式人工关节，微波仅破坏半个关节的骨骺，对关节和生长的影响有限。

4. 病理性骨折 是微波原位灭活最常见并发症之一，文献报道为 7% 左右。微波灭活后的骨框架，除肿瘤侵蚀破坏者外，最大限度地保留了剩余的组织结构，保证了骨的完整性和关节的稳定性，而且应用各种复合材料填充及内固定修复加固骨缺损，使被修复局部形成力学上的统一整体。但微波灭活后，使残存骨的生物活性和力学强度明显下降，需要较长时间才能完成骨的再血管化和功能重建。尤其对下肢的负重骨，更易造成关节面附近的骨塌陷、骨骺分离、成角移位、内固定断裂等并发症（图10-14）和肌腱附着点撕脱骨折（图10-15）等病理性骨折。灭活骨段的重建遵循骨再生规律，一般至术后 2 年左右才逐渐恢复正常的力学强度。在此期间多数患者因关节功能良好，并有内固定存在，易产生麻痹思想，恢复行走，最容易造成骨折。

此外温度过高对骨的生物力学的影响也是导致病理性骨折的原因。卢世璧等报道，在 25 例应用微波原位加热治疗的恶性骨肿瘤患者中，4 例发生病理性骨折者均为开展早期加热温度为 70～90℃的病例，而后期控制在 50℃、15 分钟以内，未再发现病理性骨折。范清宇等认为负重骨行微波灭活病灶清除后行异体腓骨移植再行内固定可大大降低发生病理性骨折的概率。同时，韧带附着点，如髌韧带止点，在微波原位灭活过程中虽然韧带得到保护未发生损伤，然而附着点处骨质灭活后发生生物力学强度的降低，用力牵拉止点时亦可发生骨折（图10-15）。

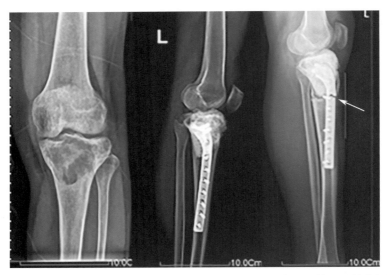

图 10-14　左胫骨巨细胞瘤，采用微波灭活联合骨水泥异体骨粒复合材料填充后锁定钢板行内固定
从左至右依次为术前、术后即刻及术后 1 年复查 X 线片；术后 3 个月患者完全负重行走，1 年后发生胫骨上段骨折、内固定断裂（箭示）。

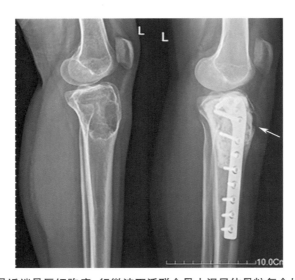

图 10-15　左胫骨近端骨巨细胞瘤，行微波灭活联合骨水泥异体骨粒复合材料填充内固定术
左胫骨近端骨巨细胞瘤，行微波灭活骨水泥异体骨粒复合材料填充内固定术。术后行连续被动运动（continuous passive motion，CPM）、股四头肌肌力训练等常规功能康复。术后 2 周突感胫骨结节疼痛，复查 X 线片证实胫骨结节止点发生撕脱性骨折（箭示）。

（五）影像技术的应用及温度监测

为达到肿瘤热消融的成功，影像技术需要满足以下条件：精确显示病变，在影像导引下能将消融天线精确穿刺到靶点；在消融过程中或消融后即刻以及随访过程中能评价肿瘤消融的效果。

多平面成像技术可以较理想地将微波天线置于要消融的靶点。对于骨肿瘤，超声有其局限性，仅适用于较表浅的溶骨性肿瘤。CT 成像对骨肿瘤的灵敏度和特异度均较好，其密度分辨率也明显优于 X 线。CT 对肿瘤累及范围、邻近组织尤其是神经、重要血管显示良好，在显示肿瘤病灶内的结构与钙化、细小骨皮质破坏及病理性骨折等方面有其自身优势，但对骨肿瘤软组织变化的显示欠佳。CT 良好的分辨率和断面解剖关系提高了穿刺的精确度和安全性。CT 引导下活检技术的开展可提供肿瘤影像特点的组织学依据，使肿瘤的诊断、鉴别诊断、治疗和预后的评估有了明显的提高。MRI 能够提供肿瘤与组织间的最大对比度，且可多平面导向，更为重要的是可实时监测靶组织的温度变化。MRI 的多平面成像优势，能更好地显示肿瘤全貌。MRI 对骨髓的显示非常敏感，因此在侵袭骨质的肿瘤疗效评估中起着极其重要的作用，信号强度的变化可提示病灶内骨化和纤维组织成分的变化。动态增强 MRI 不仅能反映肿瘤强化效果和肿瘤实际轮廓，还能显示肿瘤不同的增强类型，反映肿瘤内部不同的血管强化程度与灌注状态。另外 MRI 可对热消融灶的大小和形状进行精确引导和测量。

为了保证治疗过程的安全性，必须监测靶组织内的温度分布，因为热消融技术的生物学效应主要取决于肿瘤每一部分所达到的温度。应用磁共振热成像的介入性 MRI 具有很高的空间和时间分辨力，允许非侵入性地监测体内的介入步骤。与 CT 或超声导向治疗相比，磁共振环境对微波设备的要求更高。磁共振弛豫机制的温度依赖性和 MRI 的高度敏感性，特别适用于显示和控制组织的热能蓄积，这是介入性 MRI 在间质治疗中应用的基础。MRI 能够显示热消融治疗中 T_1 和 T_2 加权像的信号变化，T_2 加权像中信号减低可用来作为凝固坏死的标志。影像学和病理对照研究说明，MRI 与 CT 可清楚显示 2～3mm 的凝固坏死区域。当然，MRI 的优势是它的实时显示能力，这对治疗与重要结构毗邻的病变特别有用。MRI 和 CT 都可用于随访检查。

热剂量问题是一个值得重视的问题。人们一直在寻找一种简单的热剂量表达方式，旨在通过临床试验能得到热剂量与局部控制率的量化对应关系，从而有利于重复、比较、选择治疗方案及预测治疗结果，以便不断改进治疗方案，提高疗效。但目前对热剂量的监控认识还非常肤浅，不能满足临床研究的需要，如肿瘤的温度分布通常是很不均匀的，温度监控只能给出有限监测点处与热剂量有关的原始参量（温度、时间），无法给出整个肿瘤在三维空间与时间上的热剂量分布，即使能监测到具有典型意义监测点（指关键点）的温度、时间数据，但如何从热剂量角度去处理这些大量变化着的数据，以便能得出一个与热疗生物学效应或肿瘤局部控制率相关的物理量（热剂量），仍是一个需要探讨的课题。

（六）应用评价

影像导引下的经皮穿刺微波消融治疗软组织肉瘤是一种有效的微创治疗手段，它可使骨肿瘤发生凝固性坏死，同时凝固了肿瘤周围的血管，使之不能继续向肿瘤供血，肿瘤缩小后,既可恢复患者的脏器及肢体功能,缓解症状,又避免了截肢,保持骨的连续性和原状,利于骨的重建。文献报道微波治疗后有新生骨形成,说明微波灭活的骨有良好的修复能力,而坏死肿瘤与正常组织粘连是再血管化和骨爬行替代的前提,利于新生骨的形成。外科术中微波治疗软组织肉瘤时,表面与内部温度不均匀,导致坏死不均匀,有残癌的可能,而且手术时间长、损伤大,易发生感染、骨折等并发症。影像引导穿刺治疗时间短、损伤小,减少了感染、转移及骨折等并发症的发生率,提高了患者的生活质量和生存率。

综上所述,影像导引下的微波消融是一种治疗软组织肉瘤的微创有效的方式,克服了手术治疗的不足,为肉瘤的治疗提供了一种新的途径,值得临床进一步推广应用。

第三节　放射性粒子植入治疗

放射性粒子植入(也称近距离放疗)是将微型放射源植入肿瘤组织内或受肿瘤侵犯的组织中,通过放射源发出持续低能量的射线,杀死肿瘤细胞并使肿瘤细胞失去繁殖能力。常用放射性粒子为 ^{125}I,初始剂量低,适用于永久性植入。^{125}I 粒子半衰期为 59.6 天,有效照射的时间为 200 天。其所释放出来的 γ 射线能量为 27kV,能够实现剂量于靶区边缘陡降,提高了肿瘤与其周围组织的剂量分配比;由于 ^{125}I 粒子在对瘤细胞进行杀伤时对氧的依赖性会降低,此时有效克服了对乏氧细胞的辐射抵抗性;由于需要对不同周期的细胞进行持续的照射,这样也就有效弥补了外照射分次治疗的不足;在治疗的过程中,一般不会诱发新的恶性肿瘤细胞出现。由于 ^{125}I 粒子所引起的生物损伤主要是通过射线或者直线而作用于机体内的 DNA,导致 DNA 因子出现单、双链的断裂,此种射线或者直线不但对肿瘤细胞的增殖力造成了破坏,而且还在电离组织内部水分的影响下产生了更多的自由基,这些自由基进行反应后就会对机体内的组织细胞造成损伤。朱丽红等对 12 例不同部位的软组织肉瘤行 ^{125}I 粒子植入,共治疗局部可评价病灶 15 个。1 年及 2 年局控率均为 83%,临床获益率为 93.3%,1 年存活率为 72.9%,2 年存活率为 62.5%。伴疼痛的 6 例中 5 例疼痛缓解。影像引导下 ^{125}I 粒子植入治疗复发性软组织肉瘤局部控制好,是一种安全、有效的挽救治疗手段,肿瘤大小及 D90(靶区 90% 的体积达到处方剂量)是影响 OS 和 PFS 的主要因素。

(范卫君　沈露俊)

参考文献

1. PARVINIAN A, THOMPSON SM, SCHMITZ JJ, et al. Update on Percutaneous Ablation for Sarcoma[J]. Curr Oncol Rep, 2024, 26(6): 601-613.

2. DE BAERE T, TSELIKAS L, GRAVEL G, et al. Interventional radiology: Role in the treatment of sarcomas[J]. Eur J Cancer, 2018, 94: 148-155.

3. HORIGOME H, NOMURA T, SASO K, et al. Standards for selecting percutaneous ethanol injection therapy or percutaneous microwave coagulation therapy for solitary small hepatocellular carcinoma: Consideration of local recurrence[J]. Am J Gastroenteol, 1999, 94(7): 1915-1917.

4. VAN DER ZEE J. Heating the patient: a promising approach[J]. Ann Oncol, 2002, 13 (8): 1173-1184.

5. SCHOLL BM, JAFFE KA. Oncologic uses of the retrograde femoral nail [J]. Clin Orthop, 2002, (394): 219-226.

6. 徐万鹏, 李佛保. 骨与软组织肿瘤学 [M]. 北京: 人民卫生出版社, 2008.

7. 胥少汀, 葛宝丰, 徐印坎. 实用骨科学 [M]. 北京: 人民军医出版社, 2008.

8. 蔡郑东, 纪方. 实用骨肿瘤学 [M]. 北京: 人民军医出版社, 2004.

9. 范清宇, 马保安, 周勇, 等. 骨盆恶性或高度侵袭性骨肿瘤微波高温灭活保肢术 [J]. 中国矫形外科杂志, 2009, 17 (13): 961-964.

第十一章
软组织肉瘤多学科综合治疗

软组织肉瘤总体发病率低，占成人全身恶性肿瘤的 1%，儿童恶性肿瘤的 15%。根据美国 SEER 数据库发布的信息显示，2000—2018 年，软组织肉瘤的发病率略有上升，但病死率并没有下降，5 年总生存率徘徊在 65.4% 左右，治疗效果亟须进一步改善。

软组织肉瘤病理分类复杂，各组织亚型在形态学、基因表达、免疫环境、生物学行为等方面均存在显著差异。从发病部位来看，软组织肉瘤可发生于全身各处。从临床表现来看，软组织肉瘤的生物学行为差异巨大，有的表现为惰性、发展极其缓慢，例如高分化脂肪肉瘤，而有的则表现为极具侵袭性、发展极为迅速，早期即可出现广泛转移，例如部分横纹肌肉瘤、未分化小圆细胞肿瘤等。

软组织肉瘤目前的治疗手段主要包括手术、放疗、化疗、靶向治疗、免疫治疗、介入治疗等。手术是多数软组织肉瘤的主要手段，正确的外科手术是治疗多数软组织肉瘤最有效的方法，也是多数软组织肉瘤唯一的治愈措施。以肿瘤彻底切除为目标的外科切缘与保肢和功能重建之间的平衡及兼顾，是外科始终追求的目标。放射治疗在软组织肉瘤的局部治疗中也占有举足轻重的地位，围手术期放疗能提高局部控制率。对于晚期软组织肉瘤患者，放疗可以作为一种姑息治疗的手段，达到姑息减症的目的。化疗是软组织肉瘤综合治疗的重要组成部分之一，其疗效极大程度上依赖于肉瘤的组织学分型及分级。对于化疗敏感及高度敏感的肉瘤亚型如非多形性横纹肌肉瘤及未分化小圆细胞肉瘤，化疗的地位极其重要。靶向及免疫治疗在软组织肉瘤中整体疗效还不尽如人意，仅有部分组织亚型获益，仍需积极探索相关的生物标志物及联合治疗策略。

由于发病率低、组织病理学分类复杂、生物学行为差异巨大、临床表现千差万别等多种原因，使得软组织肉瘤的误诊率远高于其他瘤种。而当前对于软组织肉瘤的临床处理手段及疗效仍非常有限，临床常需根据肿瘤的生物学特性、肿瘤分期、患者身体耐受情况等综合采用各种手段。因此，对每一例软组织肉瘤患者都建议多学科综合诊疗，以达到最佳的临床疗效。从诊断之初，就需要以病理学、影像学、临床表现"三结合"的方式来综合判定其诊断。而治疗方面，也更强调多学科合作，发挥外科各专科、肿瘤内科、放疗科等各学科优势，予以个体化的综合治疗。如针对骨转移灶的手术或 / 及放疗用以预防病理性骨折或缓解疼痛，对脊柱转移灶的手术或 / 及放疗以缓解脊髓压迫造成的神经功能损伤，对肺部转移灶的放疗以缓解肿瘤对气道的压迫或者对血管的侵蚀，从而达到改善呼吸、镇咳、止血的目的，对脑部转移灶的放疗以缓解相关的神经症状或者颅内高压等。

第一节　多学科综合治疗

多学科综合治疗（multi-disciplinary team，MDT）是指由多个相关学科专家以共同讨论、互相协作的方式，为患者提供更规范化、系统化、个性化的治疗方案，以提高医疗质量和效率，避免单一学科的局限性，为患者提供更全面、个性化的治疗方案。多学科综合治疗尤其适用于肿瘤、肾功能衰、心力衰竭等复杂疾病的诊疗。其关键在于多学科协作、规范化诊疗以及个体化治疗。

软组织肉瘤多学科诊疗（soft tissue sarcoma multi-disciplinary team，STS MDT）是以来自外科、内科、放疗科、影像科、病理科的专家团队为核心，并由在诊断、治疗过程中涉及的其他相关科室专家组成的多学科资深专家团队，针对某个复杂的软组织肉瘤病例，通过会议的形式协作讨论，在综合各学科意见的基础上，为患者明确诊断和制订出适合患者的最佳治疗方案，继而由相关学科或多学科联合执行的治疗模式。

一、MDT 的起源与发展

20 世纪 40 年代，美国 MD Anderson 癌症中心成立，并开始针对复杂的肿瘤病例推行肿瘤病例讨论会（tumor board conference），成为了现代 MDT 的雏形。之后，直到 20 世纪 60 年代，美国的梅奥诊所正式提出"MDT 模式"的概念。到了 20 世纪 90 年代后期，随着美国 MD Anderson 癌症中心在全美率先全面实施肿瘤亚专科化临床路经，更加强调以器官系统为中心的各个亚专科之间的协作，MDT 模式开始得到迅速发展。根据相关研究显示，经过 MDT 模式治疗，不同癌症患者的五年生存率明显增高 15%～40%。与此同时，MDT 模式还显著降低了不同癌症治疗的手术死亡率及术后并发症，提高了患者的总体生活质量。

随着美国国家综合癌症网络（NCCN）发布了新的 MDT 相关指南，以加强治疗的规范性，电子病历及信息化医学的发展又将 MDT 推入全新的时代，MDT 模式仍在不断的发展与完善中，逐步向规范化、体系化、网络化推进。

二、MDT 在中国的发展

中国的 MDT 起步较晚，发展时间较短，目前仍主要集中应用于癌症的治疗。

由于结直肠癌在我国发病率高，但总体治疗疗效与欧美国家尚存在较大的差异。而结直肠癌规范化手术、寡转移性肝转移或者肺转移病灶患者通过有效的多学科合作，可以明显提升其治疗效果，因此，结直肠肿瘤成为我国率先开展 MDT 诊疗的病种。2010 年 11 月 4 日，卫生部医政司在公布的《结直肠癌诊疗规范（2010 年版）》中首次提及了"多学科协作"的理念，建议结直肠肿瘤诊疗过程中 MDT 的参与，成为首个部级指南官方推荐。

2011 年，在《三级综合医院评审标准实施细则（2011 年版）》中，则正式开始对医院开展多学科诊疗进行全面系统的要求，要求对疑难危重患者、恶性肿瘤患者实施多学科综合诊疗，建立相应的协作机制。此后，MDT 开始在全国范围内逐步发展起来。

2015 年 5 月 15 日，中国医师协会外科医师分会 MDT 专业委员会成立并发布了《MDT 的组织和实施规范（第一版）》，旨在规范 MDT 组织和行为，使我国的 MDT 诊疗模式有据可依，更加规范。2017 年，由国务院办公厅印发《关于建立现代医院管理制度的指导意见》就全面深化公立医院综合改革，建立现代医院管理制度做出部署。意见中要求推行多学科联合诊疗模式，此后多学科模式诊疗才开始在全国范围内正式推行。2018 年，由原国家卫生和计划生育委员会联合国家中医药管理局又印发了《进一步改善医疗服务行动计划（2018—2020 年）实施方案》，明确提出创新医疗服务模式，形成多学科联合的新时代医疗服务格局要求医院开设多学科诊疗门诊，为患者提供"一站式"诊疗服务。2021 年，国务院办公厅印发的《关于推动公立医院高质量发展意见》又再次强调了要推进医疗服务模式创新，推广多学科诊疗模式。

当前，我国的 MDT 模式主要应用于肿瘤相关疾病，其次是急危重症及心血管相关疾病。个别医院的康复科、妇产科也开展了 MDT 模式。根据研究结果分析，目前国内医院开展 MDT 诊疗服务大致可分为"三类七型"。MDT 诊疗服务开展形式按照应用场景，可分为 MDT 门诊、MDT 住院、远程 MDT，其中 MDT 门诊又分为申请会诊及固定门诊形式，MDT 住院又包含 MDT 会诊、MDT 查房以及 MDT 病例讨论（回顾性）等；按照作用对象划分，MDT 又可分为单一病种 MDT 及非单一病种 MDT。其中非单一病种 MDT 一般包含疑难杂症患者、多器官多系统疾病患者以及孕产妇、老年人等特定人群。

软组织肉瘤 MDT 由于疾病发病率低、大众对其认知度低，专科医师极其缺乏，规范化治疗尚未能全面普及，因此软组织肉瘤 MDT 的成立与推广在全国范围内更是极其有限，目前仅有几个大型的医疗中心或者肿瘤中心设置有专门的软组织肉瘤 MDT 团队，专门从事软组织肉瘤的诊疗。

三、MDT 的目的及任务

（一）MDT 目的

当前就医模式中，患者往往需要往返多个专科就诊，这就导致就诊过程烦琐且科室之间信息不互通，容易致重复医疗、过度医疗；其次，由于疾病谱的改变，恶性肿瘤、非传染性慢性疾病发病率逐年增高，而医学分科越来越细，单一的科室或者专业无法准确地诊断和制订最佳治疗方案；而现代医学发展已经由传统医学模式转变成为"以患者为中心"的"多学科诊疗"的模式，体现了"个体化"向"团体化合作"的诊疗中心趋势。因此在国内开展MDT 是极其必要的，综合治疗是肿瘤治疗的必然趋势。它需要多学科参与，也需要不同学科对肿瘤专业的共同认识，更需要学科间的团结协助。多学科协作治疗模式是能促进肿瘤综合治疗的组织保障。

多学科协作强调不同学科从理论到实践对肿瘤治疗的参与，而绝非不同治疗方法的简单相加，是遵循循证医学的要求，合理地把各种治疗方法按具体需要有计划地使用，从而真正实现肿瘤治疗个体化及规范化。在肿瘤综合治疗中，有目的地邀请外科、内科、放疗科、影像科、病理科、核医学科等进行协商，制订总体治疗方案。患者住院期间按计划执行多学科联合制订的治疗方案，相关科室共同完成各专业的治疗，由最后完成治疗的科室执行随访医嘱。在这种模式下，患者面对的是医院的医疗团队，而不是某专业科室。不仅可以充分有效地利用各相关科室的专家资源，还能促进并加强各专业的协作。

（二）MDT 任务

核心任务是以患者为中心，实现以多学科专家为依托的诊疗模式。具体任务包括：根据肿瘤分期的要求进行相关的实验室检查、影像学检查、病理分子检查以及必要的特殊检查；在明确分期后按照临床治疗指南或临床研究方案结合患者的个体情况制订治疗计划；有计划地执行多学科联合制订的治疗方案，执行随访医嘱，并定期信息反馈。

1. 软组织肉瘤开展 MDT 的必要性　软组织肉瘤作为一种发病率低的罕见肿瘤，开展大规模的临床试验非常困难，因此目前大规模临床试验数据较少，作为循证医学的证据也比较少，证据级别也不高。其次，软组织肉瘤的组织学分类极其复杂，病理极易误诊，有时还需结合多种分子检测手段、影像表现等等进行综合判断，对病理科医生要求极高。同时，软组织肉瘤可发生人体任何部位，临床表现迥异，肿瘤生物学行为差异巨大，治疗手段有限，对临床医师也是极大的挑战。因此，软组织肉瘤的临床诊疗存在相当大的复杂性，很难依靠单一学科解决，亟需多学科通力协作，为患者带来更明确的诊断及更有效的治疗策略。

尽管多学科 MDT 诊疗模式已成为肿瘤治疗的国际标准，但我国目前尚无完善的 STS MDT 指南。由于我国各地区医疗资源差异较大，STS MDT 实施程度不同，而 STS 诊疗中心的专业性要求高，且是影响 STS 患者生存率的最重要因素，所以制定 STS MDT 指南和建立区域性或医院专业性 STS MDT 综合治疗团队具有非常重要意义。

2. 软组织肉瘤 MDT 优势　MDT 模式经过多年临床数据及经验总结表明，已经越来越受到肿瘤患者的认可，被称为肿瘤治疗的"最佳途径"，无论对患者还是医务人员都有极大的帮助。

（1）对患者的优势体现

1）准确诊治，避免过度诊疗和误诊误治：软组织肉瘤 MDT 诊疗模式的应用使患者面对的不是一个接诊医生，而是一个诊疗专家团队，包含其所患疾病可能涉及的外科、内科、影像科、病理科、放疗科、介入科、核医学科、超声科等多个科室的资深专家。专家团队依据目前指南及病情共同制订科学、合理、规范的个体化治疗方案。由于保证了软组织肉瘤的高质量诊治建议和最佳的治疗计划，从而能够避免过度诊疗和误诊误治，使患者受益最大化。患者不需要权衡来自不同科室医师的不同意见，一站式服务，就医体验良好。

2）改善预后，提高生存质量：传统软组织肉瘤诊疗模式中，患者通常辗转于多个科室之间，很难得到最佳的综合性、系统性的治疗方案。不仅浪费了大量的时间成本及费用支出，更重要的是可能延误了最佳的、最合适的治疗时机。而软组织肉瘤的 MDT 诊疗模式则从一开始就制订出系统的治疗方案，在诊疗过程中精确掌握软组织肉瘤患者病情可能的进展方向，在最合适的时机采用最佳治疗手段，避免了患者盲目从一种治疗方案转向另一种方案的过程，抓住了最佳治疗时机，从而大大改善了预后。

3）省时省力，显著降低患者医疗费用：传统软组织肉瘤诊疗模式中，患者从诊断到治疗可能经历多个科室，也可能得不到专业的治疗，且他们每到一个科室又要重新制订适合本科室的治疗方案。比如患者确诊软组织肉瘤并在外科完成手术后，下一步才会考虑化疗还是放疗，而后转到相应科室重新制订治疗方案，无形中增加了时间成本和人力成本。而在 MDT 模式中，患者会在治疗前得到外科、内科、放疗科、病理科、介入科、影像科的医生做出的综合评估，确定是手术前化疗或者放化疗结合，还是手术后进行放疗或化疗，并且制订出放化疗具体方案；术后直接去相应的放化疗科室进行治疗，无需再次辗转就医；最终患者得到的是连续系统的治疗，不仅减少了治疗等待时间、节省费用，更减轻了重复检查、重复治疗给患者家庭带来的经济负担。

4）增加 STS 患者战胜疾病的信心，提升其对治疗方案的依从性：软组织肉瘤的发病率低、病理亚型多，生物学行为差异巨大、临床表现多样决定了诊断难，治疗方法上更加强调综合治疗。传统软组织肉瘤治疗模式中，往往因多次转诊、反复检查以及各个专家解释的差异，引发患者对治疗方案的不信任。而 MDT 诊疗模式则是多位专家共同制订的治疗方案，不仅避免单一片面的诊疗方案，还最大程度地增加了治疗方案的合理性以及个体化。增强患者战胜疾病的信心，降低不良反应、改善生活质量，提高了患者对治疗方案的依从性，最终有利于疾病的转归，提高了患者的临床疗效和预后。

5）有机会被纳入临床研究招募对象，获得最新的、更有效的治疗方法：很多研究已经证实，软组织肉瘤 MDT 诊疗能提升肿瘤患者的生存，改善患者的预后，提高生存质量。并且通过软组织肉瘤的 MDT 会诊，会有更多的机会被纳入临床研究中，获得最新的、更有效的治疗方法。

（2）对医疗方面的优势体现

1）STS 诊断方面：软组织肉瘤是一组高度异质性肿瘤，隐匿性强，初期无典型临床表现。通过 MDT 诊疗模式可以有效地提高疾病检出率，避免误诊、误治。另外软组织肉瘤亚型众多，生物学行为多种多样，诊断又比较困难，难以被公众甚至非专科医生所认识。而良、恶性软组织肉瘤的手术方式和综合治疗策略完全不同，所以对 STS 进行治疗前，需外科、影像科或超声科医师协助活检，并由病理科医师和影像科医师协助明确病理诊断和疾病范围及分期。

MDT 是以患者为中心，以 STS 专科医生为依托，构成一个先进的诊疗模式，能打破学科之间的堡垒，弥补单个医生诊疗知识的局限，进而提高 STS 的诊断质量，给出更精准诊断和病理分型及分子分型。

2）STS 治疗方面：在 STS 治疗方法的发展过程中，手术、放疗、化疗三种手段互有特点，互为补充，逐渐构成了现代 STS 治疗的三大支柱。近年来，化疗、靶向治疗、免疫治疗等方法的发展，给一部分难治性 STS 患者的治疗带来希望。新辅助化疗或放疗使一些原本困难或者不可行的手术变得可行。是选择几种方法同时进行，还是先后序贯，如何做到个体化、精准化，优选出最佳治疗方案，是现代 STS 治疗的难题。

目前 MDT 已成为一种最佳的 STS 诊疗模式。通过 MDT 讨论制订的方案，有助于在保证医疗安全的前提下，使患者获得较理想的疗效，对于 STS 的治疗非常重要。MDT 可以为 STS 患者提供比较精准的分期，同时根据患者全身情况、肿瘤特征等作出预估，为患者制订切合其病情的综合治疗策略和方案。

MDT 团队要依托循证医学的证据，为患者提供规范化精准治疗及高质量的医疗服务。不同分期的 STS 的预后和治疗原则有很大差别，根据 STS 患者的病理分型、疾病分期、身体状况等等情况，通过 MDT 来确定当前主要治疗科室，之后随着疾病的发展变化而变更治疗科室。比如 STS 早期通常采用手术治疗，外科医生将进行安全边界下的根治性或广泛性切除手术治疗。对于瘤体毗邻血管和神经的 STS，为了降低局部复发风险，则可根据实际情况选择术前新辅助放疗或者术后辅助放疗。部分切除困难的 STS 患者可从术前化疗中获益，而术后辅助化疗能够降低患者的转移和复发风险，内科医生会根据 STS 的病理亚型，制订相应的新辅助化疗和辅助化疗方案。对于晚期 STS 患者，控制疾病发展，延长患者生存时间，缓解疾病痛苦成为主要的治疗目的。此时肿瘤内科医生作为 MDT 团队的治疗核心，需要对患者情况评估后,制订全身的姑息性系统治疗(如化疗、靶向治疗、免疫治疗等)方案,并进行随访。同时在必要时予以姑息性的放疗或者手术等局部治疗措施,以缓解疾病并发症等。

综上所述,软组织肉瘤MDT的主要优势可总结如下几点:

MDT能够制订出更系统、更全面、更优化的治疗方案,减少个人主义、经验主义弊端,防止非计划手术和治疗,有利于诊疗规范化,改善STS患者的预后。

MDT可以优化医疗资源,节省医生与患者的时间,及时快速做出诊疗计划,提高医疗效率。

MDT在治疗过程中可以增加STS患者认知,有利于治疗的顺利进行。

MDT有利于不同科室间的团队交流与合作,提升诊疗水平,推动优质医疗改革。

MDT可以通过协作建立良好的数据管理及共享机制,方便临床研究的开展及实施。

3. 软组织肉瘤MDT的具体模式　软组织肉瘤MDT治疗模式是一种由多位专家共同参与的、定时间、定地点,有制度、有要求、有专人主持负责的组织形式。

(1)MDT成员组成

1)诊断协作组:包括外科、内科、影像科、病理科(包括分子病理检测)、放疗科、介入放射学科、核医学科、超声科、检验科、心电图室。

在MDT中外科是与患者接触最早、最密切、最频繁的科室,医生能够提供患者的一般信息、病史、症状和临床查体,以及活检结果。影像科医生能够提供软组织肿瘤的影像信号特征、位置、与毗邻结构的关系以及转移情况,进而给出影像诊断。病理科医生能够提供切缘情况、组织细胞来源、组织学形态学、生物学特征、分级、核分裂比率、免疫组化结果、组织学分型和分子基因分型,给出病理诊断。介入放射学科能够提供软组织肿瘤的供养血管及肿瘤内部血流情况。核医学科能够提供非计划手术后肿瘤残留,以及复发、远处转移情况。超声科能够提供部分软组织肉瘤性质、范围、与周围邻近组织关系及其区域淋巴结转移情况,并能帮助心脏功能测定和引导肿瘤穿刺活检。

2)治疗协作组:外科、内科、放疗科为核心科室;根据具体情况STS手术可能还需要其他科室:整形外科、重建外科、胸外科、头颈外科、血管外科、泌尿外科、普外科、神经外科、麻醉科、介入科、超声科等;术后需要康复科、护理及营养专家等等。

(2)MDT时间安排:MDT会议召开的频率一般为每周或每两周1次,根据患者情况可做具体调整。每次MDT会议前由秘书或者协调员与相关科室专家协定安排,并规定参与MDT的时间长度和讨论问题的完成时间。

(3)MDT具体内容:由相关科室主管医生提交MDT会诊申请,并经审核小组初步筛选,批准需讨论病案。MDT组成员对这些病案进行综合讨论,最后对每位患者的诊疗形成一致性意见。MDT需完成下列基本工作内容:明确诊断,建立诊疗流程,确立临床决策,评估决策执行结果获得反馈信息。

(4)MDT内容记录及反馈:每次MDT完成后,需要对本次MDT会议的情况进行记录及总结,提取有效的数据和信息并存档,并可以会议简报形式发向各科室。

MDT结束后需定期反馈,追踪MDT会议的决议是否得到了有效的执行。对患者的病程、预后变化定期随访,并及时向MDT成员进行汇报。

4. 软组织肉瘤MDT的实施原则　因为软组织肉瘤在诊断及治疗上的复杂性,因此,在对疑似软组织肉瘤做出任何处理之前，都应该首先进行多学科会诊。MDT 应该贯穿于软组织肉瘤诊疗的每个阶段，包括影像学检查、活检、手术、辅助治疗和新辅助治疗等阶段，以确保诊断的正确性和治疗的合理性及最优化。在具体实施过程中，软组织肉瘤 MDT 应遵循以下基本原则：

（1）平等讨论、互相尊重原则：团队协作中需尊重各成员意见，明确各成员角色，交流中平等对待，客观评价，不允许出现"一言堂"等现象。

（2）以患者为中心原则：治疗围绕"患者取得最大获益"为目的，最大程度减少患者痛苦，减轻患者疾病负担，同时平衡其经济付出及家庭负担等。

（3）遵循循证医学原则：遵循现有国内外治疗指南，如 NCCN 指南、ESMO 指南、CACA 指南、CSCO 指南等等。结合当前疾病最新进展、会议报道、临床试验等，给予患者合理和规范的治疗。

（4）结合病理分型及临床分期精准治疗原则：软组织肉瘤病理分类复杂，不同亚型生物学行为差异巨大，对不同治疗的敏感性差异也不同，因此，分型治之、分期治之的个体化治疗尤为重要。

（5）肿瘤治疗与功能保全兼顾原则：软组织肉瘤常常发生于四肢或者腹膜后区域，手术时为了保证足够安全的手术切缘，通常需要权衡肢体及部分脏器的"保"与"去"的问题。除了充分与患者及其家属沟通，在肿瘤复发概率与生活质量和肢体功能之间做到统一认识，权衡利弊之外，合理使用有效的辅助治疗手段，如放疗、化疗、消融等，最大程度地减少手术并发症及手术创伤，提高患者远期生活质量，也是 MDT 团队在治疗中需要着重考虑的问题。治疗疾病，更是治疗患疾病的人，加大人文关怀力度。

（6）规范化治疗与个体化治疗并重原则：遵循现有指南规范、各科医师通力协作，正确有序运用各种治疗手段以达到治疗最佳效果，此为"规范化治疗"。这是保证患者获益的基础。但是对于复杂的、常规治疗失败的患者，规范治疗之外，更需结合患者自身情况，考虑肿瘤的生物学特点、基因特点等等，结合最新的研究进展、临床研究等，个体化施治方可争取更多的治疗机会。

第二节　软组织肉瘤多学科诊疗策略

软组织肉瘤病理类型的多样性、发病的少见性、不同病理类型之间生物学行为的差异性决定了软组织肉瘤专科医生必须具备软组织肉瘤的综合知识，这样才有利于综合治疗的实施，使患者治疗有效率提高。

一、诊断方面

按照 WHO 第五版（2020 年）软组织与骨肿瘤分类，软组织肉瘤组织病理学分类非常复杂，有 50 多种亚型，每一种组织亚型在肿瘤细胞形态、肿瘤间质组成、免疫组化、基因分子表达上都有一定的特点，但又有所重叠交叉。加之软组织肉瘤虽然可以发生于全身各个地方，但不同的病理亚型却有一定的发病年龄、部位等偏好。例如腺泡状软组织肉瘤主要影响年轻人,结缔组织增生性小圆细胞肿瘤常见于青少年,横纹肌肉瘤则常发生于儿童;血管肉瘤及纤维肉瘤经常发生于接受过放疗的部位,皮肤隆突性纤维肉瘤经常发生于躯干或者四肢,而脂肪肉瘤则常发生于腹腔。同一病理亚型在不同患者中可能有不同的临床表现,而同一发病部位的肿瘤也可能来源于完全不同的病理亚型。因此,相对于其他肿瘤性疾病的诊断,软组织肉瘤的诊断更强调"临床 - 病理 - 影像"三结合的多学科合作模式,最大限度避免误诊。

二、治疗方面

目前,肿瘤专科医生对软组织肉瘤的治疗存在一些误区,尤其对放化疗在治疗中的价值存有疑虑,在如何把握放化疗的适应证存有异议,这就要求各个专业的肿瘤专科医生相互沟通、相互协调,并根据软组织肉瘤不同病理亚型、各自的生物学特性、患者的身体耐受情况及治疗意愿等多因素综合分析,使手术、放疗、化疗、靶向治疗、免疫治疗等多种治疗手段在软组织肉瘤的综合治疗中得到合理应用,最终确立最佳治疗方案,最大程度改善患者预后、提高诊疗疗效。

对于早期软组织肉瘤患者,手术是最重要的治疗手段。正确的外科手术是治疗早期软组织肉瘤最有效的同时也是唯一可达到治愈目的的措施,而不规范的、非计划的手术切除则容易导致软组织肉瘤局部复发,甚至可以导致低度恶性的软组织肉瘤去分化为高级别,恶性程度升高,引起更大概率的局部复发及远处转移。因此,手术的目标不仅在于完整地切除肿瘤,而且必须获取安全的外科边缘。通常,安全外科边界是指患者 MRI 影像所显示软组织肉瘤及其反应区外 1cm 处。当术后功能恢复与安全边界发生矛盾时,通常需要为了获取更好更长久的肿瘤局部控制效果而以牺牲部分功能为代价。早期软组织肉瘤患者经过规范的手术后,通常不需要补充进一步的辅助治疗,而只需要定期的复查随访。

对于局部晚期的软组织肉瘤患者,手术仍是最主要的治疗手段,但围手术期的放疗、化疗是重要的辅助治疗手段,对降低局部复发概率、提高患者的总体生存都有确认的益处。

对于初诊时手术困难、难以达到 R0 切除、瘤体毗邻重要的组织脏器(血管神经)或者对化疗极为敏感的局限期软组织肉瘤患者,可以结合肿瘤的病理亚型先予以新辅助放疗来达到缩小肿瘤、形成较为明晰的手术边界的目的,提高局部根治性手术的概率,降低手术难度和手术的损伤;或者先予以新辅助化疗来缩小肿瘤争取根治性手术治疗机会、预判肿瘤细胞对系统治疗的敏感性以指导辅助治疗并帮助判断预后,例如尤因肉瘤、胚胎性横纹肌肉瘤等。手术之后,再结合手术具体情况、手术后大体病理表现以及患者前期新辅助治疗反应及术后一般情况等辅以适当的辅助治疗。

对于初诊时经充分评估,手术可以达到理想的根治性治疗效果且肿瘤切除对肢体功能无重大影响、对化疗中度敏感的软组织肉瘤,则应当先予以根治性手术治疗。手术后,根据患者手术具体情况、肿瘤病理分型、患者一般情况等等多种因素来予以辅助治疗。术后辅助化疗应用广泛,但其具体实施选择依赖于肿瘤的生物学特点和临床预后因素。其中,转移风险、化疗敏感性、复发风险是主要的考量因素。组织学级别 G_2/G_3、> 5cm、部位深、复发、多灶性、累及血管 / 神经、包膜不完整、切缘不足等因素均是重要的预后指标。而术后辅助放疗的主要目的则是作为手术的有效补充以提高局部控制率,主要针对局部复发高风险的术后患者。对于非计划切除后的软组织肉瘤患者,切缘阳性且再次扩大切除困难,或扩大切除后将丧失重要功能、严重影响生活质量的,或者手术切缘离肿瘤组织距离小于1cm,应补充术后放疗以降低局部复发率。

特别提到的是,对于化疗不敏感肿瘤,如腺泡状软组织肉瘤(ASPS),高分化(WDLPS)/去分化脂肪肉瘤(DDLPS),积极的外科手术仍然是主要的治疗手段。而系统化疗疗效非常有限,一般不会常规实施辅助性的系统化疗。

随着综合治疗在软组织肉瘤中的广泛应用,也对手术切缘再次提出了新的挑战。尤其是新辅助治疗有效的患者,如何定义其治疗后的切除边界,反映了肿瘤的生物学行为、治疗反应之间的相关性。2022年《CSCO 软组织肉瘤诊疗指南》(第2版)将外科边界、肿瘤的生物学特征、综合治疗等理念和策略进行了整合,提出根据软组织肉瘤不同的生物学行为进行外科分层治疗。安全的外科边界与肿瘤性质(包括恶性程度)相关,不同类型软组织肉瘤其安全边界的标准并不一致。这一点也是综合治疗时代对外科医师提出的新挑战。

对于晚期的软组织肉瘤患者,延长其生存时间、缓解肿瘤带来的相关症状是主要的治疗目的。因此,系统治疗是最主要的治疗手段,但需要注意的是,系统治疗的选择极大地依赖于肿瘤的病理亚型及患者的一般状况。例如腺泡状软组织肉瘤及透明细胞肉瘤对化疗极不敏感,但对靶向治疗及免疫治疗却有着相当的敏感性,因此无法手术的患者首选靶向治疗或者免疫治疗。对化疗中度敏感、一般情况较差、老年患者等可选择单药蒽环类药物等。

在晚期肿瘤中有一部分特殊患者,出现的肺转移灶数目有限(<5个),转移部位局限,我们称之为"寡转移灶"患者。对这部分患者,局部治疗与系统治疗的联合使用,有可能使他们也获得根治性治疗的机会。因此,充分评估疾病状态、合理使用系统治疗与局部治疗手段显得更为重要,更需要多学科充分讨论、谨慎实施。

第三节　软组织肉瘤 MDT 的发展及成效

随着 MDT 在全国范围内逐步推广,软组织肉瘤 MDT 也在逐步发展中。由中国抗癌协会发起,诸多院士及学科带头人参与编写的中国恶性肿瘤防治领域的全流程指南——《中国肿瘤整合诊治指南》,简称《CACA 指南》,于2022年发布。该指南在参考美国 NCCN 和欧洲 ESMO 等国际指南的基础上,特别聚焦中国人群的流行病学特征、遗传背景、原创研究成果及诊疗防控特色,纳入中国研究,注重中国特点,兼顾医疗可及性,关注"防-筛-诊-治-康"全程管理,体现整合思维"MDT to HIM",是兼具中国特点和国际视野,更加适合中国人群的肿瘤指南规范体系。该指南涵盖了29个恶性肿瘤领域,53种肿瘤。其中在软组织肉瘤分册中,特别提到"MDT to HIM 团队建立和管理实施"。所谓的 MDT-HIM(multidisciplinary team to holistic integrative medicine)诊疗模式是由我国樊代明院士最先提出来的,是多学科整合诊疗团队达到效益最大化的诊治,是升级版的 MDT,普通的 MDT 可能只有外科、肿瘤科、影像科、病理科、放疗科、介入科、超声科等少数科室参加,MDT-HIM 则会在这些治疗过程中再加入中医科、营养科,甚至心理科干预,关注患者的整体身心健康。"MDT-HIM"的目的是组建多学科整合诊疗团队、制订个体化整合诊治方案、实现最优化整合诊治效果。

在国家政策的推动和国内外各大指南的指引下，我国软组织肉瘤 MDT 也逐步取得了一些成效。我国中山大学附属第一医院、北京积水潭医院、复旦大学附属中山医院、中山大学肿瘤防治中心、华中科技大学同济医学院附属协和医院肿瘤中心及大连理工大学附属辽宁省肿瘤医院等肉瘤 MDT 团队陆续成立。2021 年 10 月 17 日，"中国抗癌协会肉瘤专业委员会多学科诊疗学组"在武汉成立，标志着我国肉瘤 MDT 正式进入组织化、规范化、系统化的进程。其定期举办的年会多以成熟的 MDT 团队作为示范和引领，在全国层面继续深入地推广肉瘤 MDT 诊疗模式。

第四节　如何进一步提高我国软组织肉瘤 MDT 诊疗模式

软组织肉瘤 MDT 虽然是目前软组织肿瘤诊疗最主要推崇的治疗模式，对患者及医疗均可以带来极大获益，但在现阶段，我国的软组织肉瘤 MDT 仍存在以下问题亟需解决：

1. MDT 模式需要团队成员间高度合作，平等交流。目前中国大多数医院并没有团队合作条件与氛围。低程度的团队合作会导致 MDT 模式的有效性降低。因此，明确 MDT 团队中的成员角色及任务，加大成员各自对疾病本身的认识，加强成员之间的交流合作可以提高 MDT 本身的实施效力。

2. 加强 MDT 重要人才培养。软组织肉瘤作为一种罕见少见的恶性肿瘤，专科的临床医师、影像医师及病理医师均十分匮乏。医院组织定期讨论、合作高效的 MDT 团队的人力成本也居高不下。因此，加大对专科医师的培养、组织定期的专科医师培训学习、定期开展团队讨论交流学习，对于提高软组织肉瘤 MDT 的整体水平非常重要。

软组织肉瘤虽然少见但分型极为复杂，不同的亚型具有不同的生物学特征、预后及治疗反应。对于这类疾病更需要多学科合作，发挥综合治疗优势。精准诊疗、个体化治疗的理念也将成为这类肿瘤未来的主流方向。

MDT 作为目前国内外专家最为认可的、对于复杂疾病最有优势的诊疗模式，必将成为软组织肉瘤的重要诊疗形式。通过定期举办学术会议，以成熟的 MDT 团队作为示范和引领，在全国层面深入推广软组织肉瘤 MDT 诊疗模式，以提高软组织肉瘤患者的总体治疗疗效。

（蔡建强　陈　静　张晓晶）

参考文献

1. SKUBITZ KM, D'ADAMO DR. Sarcoma[J]. Mayo Clin Proc, 2007, 82(11): 1409-1432.

2. KALLEN ME, HORNICK JL. The 2020 WHO Classification: What's New in Soft Tissue Tumor Pathology?[J]. Am J Surg Pathol, 2021, 45(1): e1-e23.

3. O'SULLIVAN B, DAVIS AM, TURCOTTE R, et al. Preoperative versus postoperative radiotherapy in soft-tissue sarcoma of the limbs: a randomised trial[J]. Lancet, 2002, 359(9325): 2235-2241.

4. YANG JC, CHANG AE, BAKER AR, et al. Randomized prospective study of the benefit of

adjuvant radiation therapy in the treatment of soft tissue sarcomas of the extremity[J]. J Clin Oncol，1998，16（1）：197-203.

5.　SAMPATH S，SCHULTHEISS TE，HITCHCOCK YJ，et al. Preoperative versus postoperative radiotherapy in soft-tissue sarcoma：multi-institutional analysis of 821 patients[J]. Int J Radiat Oncol Biol Phys，2011，81（2）：498-505.

6.　WORTMAN JR，TIRUMANI SH，JAGANNATHAN JP，et al. Radiation Therapy for Soft-Tissue Sarcomas：A Primer for Radiologists[J]. Radiographics，2016，36（2）：554-572.

7.　ZER A，PRINCE RM，AMIR E，et al. Multi-agent chemotherapy in advanced soft tissue sarcoma（STS）-A systematic review and meta-analysis[J]. Cancer Treatment Reviews，2018，63：71-78.

8.　RATAN R，PATEL S. Chemotherapy for soft tissue sarcoma[J]. Cancer，2016，122（19）：2952-2960.

9.　FREZZA AM，STACCHIOTTI S，GRONCHI A. Systemic treatment in advanced soft tissue sarcoma：what is standard，what is new[J]. BMC Medicine，2017，15（1）：109.

10.　中国临床肿瘤学会. 软组织肉瘤诊疗指南 2022 版 [M]. 北京：人民卫生出版社，2022.

第二篇

各　论

第十二章
胃肠道间质瘤

第一节 流行病学

胃肠道间质瘤（gastrointestinal stromal tumors，GIST）是一类起源于胃肠道间叶组织的肿瘤，现在认为 GIST 是源于胃肠道的间质干细胞 -Cajal 细胞（intestinal cell of Cajal，ICC）的软组织肉瘤。Stout 等人最早提出胃肠道间质肿瘤这一概念，在 20 世纪 40 年代，普遍认为它仅是胃肠道平滑肌肿瘤，包括平滑肌瘤、平滑肌肉瘤、平滑肌母细胞瘤和多形性母细胞瘤。但在 20 世纪 60 年代，随着电子显微镜的应用，发现在一些胃肠道平滑肌瘤中，缺少典型平滑肌细胞的特点。而后在 80 年代早期，免疫组织化学的应用表明该类肿瘤细胞同时缺乏平滑肌细胞的免疫表型，Mazur 和 Clark 在 1983 年最早将这种缺乏平滑肌细胞超微结构且缺乏神经鞘瘤免疫组化特征的非上皮肿瘤称为"GIST"。1998 年 Hirota 研究发现大多数 GIST 中存在编码 *KIT* 蛋白原癌基因的功能性突变，从而揭示出 GIST 的最显著特征之一。2000 年研究人员发现分子靶向药物甲磺酸伊马替尼能抑制 GIST 细胞突变 c-kit 蛋白的酪氨酸激酶的活性，导致 GIST 细胞生长受限和凋亡，临床应用于 GIST 的治疗获得了突破性的进展，成为目前实体瘤诊治的一个成功样板。总之，GIST 的分子生物学研究已经到了一个成熟的阶段，但是其流行病学研究与分子流行病学研究还不够完善，有待进一步研究。

随着研究的深入，人们逐渐发现大多数（75%～80%）GIST 具有 *KIT* 突变，10%～15% 的 GIST 有 *PDGFRA* 突变，*KIT* 和 *PDGFRA* 突变是互斥的，约 15% 的 GIST 没有 *KIT* 或 *PDGFRA* 突变，被称为野生型，进一步研究结果表明，野生型 GIST 中约一半为琥珀酸脱氢酶（succinate dehydrogenase，SDH）缺陷型，其余为非 SDH 缺陷型，又包括 *K/H/N-RAS*、*B-RAF* 和 *NF1* 基因突变，以及 *FGF*R1 和 *ETV6-NTRK3* 基因重排等。GIST 占消化道间叶源性肿瘤的大部分，可以发生在整个胃肠道以及网膜和肠系膜上，以原发于胃的多见，占 60%～70%，其次小肠占 20%～30%，十二指肠占 5%，结直肠占 5%，食管和阑尾占比 <1%。位于消化道外的 GIST 为胃肠道外 GIST（extra-gastrointestinal stromal tumor，EGIST），包括大网膜、肠系膜或腹膜后间隙，真正原发性 EGISI 极少见（<1%），大部分可能来源于隐性病灶的转移或 GIST 过度壁外生长后播散在腹腔内。据报道，GIST 可发生在任何年龄，但 20 岁以下少见，患者确诊时的中位年龄为 59～63 岁，其中男性患者比例略高于女性患者。

由于诊断技术不断进步，不同时期各个研究的入选标准不一致，导致绝大多数流行病学调查提供的 GIST 临床流行病学资料不完全一致，对发病率、生存率及其影响预后因素等研究结果的争议也很大。在 1992—2000 年期间，美国 GIST 占所有软组织恶性肿瘤的 1/6～1/3，美国每年有 5 000～6 000 例的新增病例。在我国，GIST 的年发病率为 1/10 万～2/10 万。但由于有大量无症状的胃肠道间质瘤未被诊断，上述发病率或被严重低估，而随着临床病理诊断技术、免疫组化技术的普及和对 GIST 认知能力的提高，临床上新发现的 GIST 病例数正逐渐增多。许多小病灶并无症状，由内镜医师意外发现，在因非肿瘤性疾病而行胃手术或死亡的患者胃标本中，20%～35% 有隐匿性的 GIST 存在；德国的资料表明，大于 50 岁的死者中消化道中存在胃肠道间质瘤者超过 22.5%。

第二节　临床特征

GIST 症状与肿瘤的部位、大小和侵袭性有关。发生于食管者，主要表现为吞咽困难。发生于胃肠道者表现为腹部不适、疼痛、呕血、便血（20%～30%）、黄疸、穿孔、腹膜炎、肠梗阻、腹部包块（50%～70%）等，偶有以晕厥、GIST 破裂致急腹症或远处转移表现为主诉就诊。

早期一般无症状，偶有食欲缺乏、消瘦、腹部不适等非特异性消化系统表现，常在体检、胃镜检查或接受其他手术时发现。至少 10%～30% 患者是在开腹手术、内镜检查或者进行其他影像学检查时无意发现的。有 15%～50% 的患者在诊断时即有明显转移，少数是在因腹膜炎、肠梗阻或者出血行开腹手术时确诊的。晚期 GIST 未控的患者可导致乏力、食欲减退、消瘦等。食管 GIST 可有吞咽困难；胃 GIST 可有上腹部不适、疼痛或上消化道出血；十二指肠 GIST 可见出血、肠梗阻或梗阻性黄疸；空回肠 GIST 可出现腹腔出血、腹痛、肠梗阻、黑便或穿孔等；直肠 GIST 可出现排便困难、大便带血等。GIST 的常见转移部位主要在腹部，主要以肝、腹膜为主，骨转移、肺转移以及淋巴结转移少见。

第三节　诊断与鉴别诊断

一、胃肠道间质瘤的诊断

临床上诊断胃肠道间质瘤较困难，虽通过患者的临床表现、主诉、体征以及影像学检查可以提示 GIST 诊断可能，但获得确定性诊断仍需要对活检或手术组织进行病理组织学和免疫组织化学检测，因此 GIST 术前确诊率较低。组织学符合典型 GIST、DOG-1 和／或 CD117 阳性的病例可作出 GIST 的诊断。对疑难病例需要应用分子生物学手段检测 KIT 和 PDGFRA 等基因的突变情况来辅助诊断。

对高度疑似 GIST 患者，估计手术能够完整切除且不会明显影响相关脏器功能者，可以直接进行手术切除。如拟进行新辅助治疗需行活检，应该慎重考虑经皮穿刺活检，因不适当的活检可能引起肿瘤的破溃、出血，且增加肿瘤播散的危险性，首选内镜下进行活检，如果存在肝脏转移病灶，可考虑通过肝穿刺活检明确病理学诊断。在巨大的胃原发、十二指肠、直肠和阴道后的 GIST，内镜超声增强则非常具有诊断价值，可以发现黏膜下病变，并可指导进行相应的穿刺活检明确病理学诊断。

由于 GIST 多起源于肌层，可向消化道内或消化道外生长，因此对于内镜表现为食管、胃、十二指肠和直肠的黏膜下肿瘤（submucosal tumors，SMT），应常规行内镜超声（endoscopic ultrasonography，EUS）检查。普通的消化内镜多可见一黏膜下隆起，但往往和肿瘤的实际大小相差较大，只有极少部分的 GIST 可破坏黏膜层，因而通过内镜活检明确诊断的 GIST 极少。而通过 EUS 则可明确病变的层次、特征、边缘、质地均一性、有无完整包膜、囊性变或出血坏死，甚至帮助判断肿瘤的起源。肿瘤早期可表现为黏膜下球形或半球形质硬可推动的隆起，表面黏膜光滑，色泽正常，基底宽，不均质中等偏低回声，有时其间可存在片状高回声区、不规则无回声区或囊状无回声区。进展期肿瘤可浸润黏膜层，表现为胃肠壁充血，其上可见多个细小颗粒状突起伴不同程度的糜烂出血，顶部中心凹陷或呈溃疡样，覆白苔及血痂，触之易出血。目前，EUS 只限于对食管、胃、十二指肠和直肠病变进行检查，对小肠的病变尚无法进行 EUS。

（一）CT

CT 扫描是目前诊断 GIST 的首选方法，具有检查速度快、密度分辨率高等优势。GIST 大小相差悬殊，多数肿瘤呈膨胀性生长，依据瘤体与胃肠壁的关系，其生长方式可分为腔外型、腔内型及混合型（同时向腔内、外生长），以腔外型最为常见。CT 平扫肿瘤表现为大小不等的类圆形、不规则低密度软组织肿块。生物学行为偏良性 GIST 直径多 <5cm，形态规则，多呈圆形或类圆形，边界清楚，中心坏死少见，CT 增强多呈均匀强化，动脉期呈中轻度强化，门脉期及平衡期可见延迟强化。恶性 GIST 多为 >5cm 的分叶状肿块，边缘模糊，侵犯邻近组织器官；肿瘤内部常见坏死囊变，增强扫描多呈不均匀强化，大部分边缘模糊，与邻近脏器分界不清，内部坏死囊变区呈无强化区，瘤体实性部分可见肿瘤血管显影。尽管 GIST 的 CT 表现具有一定的特征性，但仍然有局限性，较大的 GIST 由于和多个脏器毗邻，反而不能明确其起源部位。例如，起源于胃小弯、胃窦及十二指肠的巨大 GIST 常被误诊为肝脏外生性肿瘤，起源于胃底的巨大 GIST 常被误诊为肾上腺或肾源性的肿瘤，而部分腔外型巨大 GIST 常被误诊为肠系膜来源的肿瘤。近年来广泛应用的多层螺旋 CT（MSCT）由于具有更高的密度分辨率及更好的组织对比度、横断面图像辅以多平面重组（MPR）可清晰显示胃肠道管腔、管壁及周围组织结构的形态，对 GIST 的定位、定性和分期有重要作用，同时可以观察周围及远处脏器有无转移。

（二）MRI

MRI 目前主要作为 CT 的补充方式及有 CT 禁忌证患者的首选方式。MRI 除了能反映肿瘤的部位、大小和周围组织有无侵犯，还能很好地反映肿瘤内部出血、坏死、囊性变等特征。肿瘤的实质部分常表现为 T_1WI 低信号，T_2WI 高信号，增强扫描明显强化。肿瘤出血区域依据出血时间的长短在 T_1WI 和 T_2WI 图像中由高信号向低信号变化。由于 MRI 检测肝转移瘤较敏感，可更清晰地描述转移瘤的组织结构和构成特征，因而 MRI 对诊断肝转移较 CT 更有优势，此外 MRI 对直肠 GIST 的诊断也优于 CT。

（三）PET/CT

目前，应用 ^{18}F- 氟脱氧葡萄糖（18F-FDG）作示踪剂行 PET/CT 评估 GIST 病灶正越来越受到关注。研究表明 18F-FDG 与 GIST 具有很高的亲和力，可显示腹腔内转移情况，能清楚显示大网膜上直径＜1cm 的转移灶，有助于提高分期的准确性，减少不必要的开腹手术，但费用较高，在中国还不是常规检查项目。

1. 经自然消化道穿刺 绝大多数的胃或直肠 GIST 无法通过普通内镜活检取得病理，可尝试超声内镜引导下细针穿刺活检（fine needle aspiration，FNA），但由于单点组织量较少，建议多点穿刺以取得较多的组织，便于基因诊断。此法较经皮穿刺可以减少肿瘤针道转移和破裂种植的风险。

2. 超声或 CT 引导下经皮空芯针穿刺 对于无法经自然消化道取得组织的小肠 GIST 或初诊伴有肝转移的 GIST 可考虑经皮穿刺活检。

3. 术中冰冻活检 理论上术中冰冻切片病理学检查明确肿瘤性质能为外科医生选择术式提供重要的依据，但由于 GIST 的诊断常需参考免疫组化结果，故术中冰冻切片病理学检查往往不能明确肿瘤的性质，对于可完整切除的肿瘤，并不主张行术中冰冻切片病理学检查。

二、胃肠道间质瘤的鉴别诊断

（一）胃肠道平滑肌肉瘤

胃平滑肌肉瘤占胃恶性肿瘤的 1%～3%，胃肉瘤的 20%。可见于胃的任何部位，但以近侧胃为多见，表现为类似水蜥样的腔内肿块，有分化较好的平滑肌细胞特征，多见于老年人。X 线钡餐检查所见：胃内型呈半圆形充盈缺损，边缘整齐，有时其中央可见脐样的溃疡龛影；胃外型表现为胃受压，胃壁黏膜完整，皱襞有拉平现象。胃镜检查可见黏膜下肿块的特征。病理免疫组化表现为 CD117 阴性、SMA 阳性及 desmin 阳性。

（二）胃肠道平滑肌瘤

胃肠道平滑肌瘤是发生于平滑肌细胞组织的一种良性肿瘤，是发病率最高的一种良性肿瘤，好发部位是在胃底以及胃体，胃部小弯侧比大弯侧要常见，胃部后壁比前壁要常见。瘤细胞稀疏、分散，核小，胞质呈深嗜伊红染色，细胞边界不清，瘤细胞呈平行的条束状或不规则状排列，也可呈栅栏状或波浪状排列。免疫组化以平滑肌肌动蛋白（α-SMA）、结蛋白（desmin）和 H-caldesmon 阳性表达为特征，部分病例可能会弱阳性或散在性表达 CD117 和 DOG1，不足以诊断为 GIST，特别是 desmin 呈弥漫强阳性表达的病例。该类肿瘤以食管为主，年轻人常见；病理免疫组化表现为 CD117 阴性、SMA 阳性及 desmin 阳性；而发生在结直肠的只有仅侵及黏膜肌层的小肿瘤才被认为是真正的平滑肌瘤，大多数壁内肿瘤是 GIST，真正的平滑肌瘤罕见。

（三）胃肠道型神经鞘瘤

最常见部位为胃，其次为结肠。镜下肿瘤由交叉条束状排列的梭形细胞组成，细胞之间可见多少不等的胶原纤维，有时可见模糊的栅栏状排列，常见微梁状结构，于肿瘤周围可见淋巴细胞套。免疫组化提示瘤细胞弥漫强阳性表达 S100 蛋白质、Leu-7、GFAP 和 PGP9.5 等神经标记，可表达 CD34，但 CD117（-）。

（四）炎性纤维性息肉

细胞呈梭形或星形，伴随明显间质炎症细胞浸润，以淋巴细胞和嗜酸性粒细胞常见，多数细胞免疫组化常表达 CD34。一些变异与血管和肉芽样组织高度类似，伴有疏松的结构组织。同 GIST 相比，细胞异形性更大；大体上类似腔内溃疡型息肉；病理免疫组化表现为 CD117 和 DOG1 阴性。可伴有 *PDGFRA* 突变，但无 *KIT* 突变。

（五）血管周上皮样细胞肿瘤

可发生于胃肠道，瘤细胞呈圆形、多边形或梭形，胞质透亮，常呈巢状排列，周围有小血管围绕，与上皮样 GIST 相似，病理免疫组化表现为抗黑色素瘤特异性单抗（HMB45）、Melan-A 阳性，SMA 常阳性，少数病例 CD117 阳性。可伴有 *TSC1/TSC2* 基因突变或 *TFE3* 基因重排。

（六）其他表达 KIT 蛋白的肿瘤

转移性黑色素瘤、血管肉瘤、小细胞肺癌、尤因肉瘤、肌腱或腱膜的透明细胞肉瘤、子宫内膜癌、间变大细胞淋巴瘤、霍奇金淋巴瘤、肥大细胞增多症、急性髓性白血病、神经胶质瘤、精原细胞瘤，这些肿瘤细胞形态、组织学背景远不同于 GIST，因此较容易鉴别。

（七）脂肪瘤

脂肪瘤为黏膜下隆起性病变，内镜下呈现黄色，表面黏膜光滑，EUS 呈现低密度，切除后见黄色，病理组织学形态特异，容易鉴别。

（八）食管癌、胃癌、结肠癌等消化系统上皮细胞恶性肿瘤

食管癌、胃癌、结肠癌等起源于消化道上皮细胞，早期临床表现缺乏特异性，体征不明显，病灶局限于黏膜下层；进展期最常出现的症状为吞咽困难、腹痛、厌食、纳差、呕血、黑便等，内镜下病灶表现为向腔内生长或浸润生长、溃疡和形成出血，肿瘤表面明显异常，病理表现为癌细胞呈管状或腺腔样排列等，伴黏液聚集。GIST 起源于间质组织，常无特殊肿瘤标志物，内镜下表现为黏膜下隆起或呈球形或半球形，质稍硬，色多正常，表面大致正常，免疫组织化学可以鉴别。

第四节　手术治疗

一、原发性 GIST 的手术治疗

（一）手术指征

1. 对于肿瘤最大径线 >2cm 的局限性 GIST，原则上可行手术切除；而不能切除的局限性 GIST，或临界可切除，但切除风险较大或严重影响脏器功能者，宜先行术前药物治疗，待肿瘤缩小后再行手术。

2．对于肿瘤最大径线≤2cm 的可疑局限性 GIST，有症状者应进行手术。位于胃的无症状 GIST，一旦确诊后，应根据其表现确定超声内镜风险分级（不良因素为边界不规整、溃疡、强回声和异质性）。如合并不良因素，应考虑切除；如无不良因素，可定期复查超声内镜（6～12 个月）。位于直肠的 GIST，由于恶性程度较高，且肿瘤一旦增大，保留肛门功能的手术难度相应增大，倾向于及早手术切除。

（二）基本原则

1．R0 切除　　外科手术是原发性 GIST 的首要治疗选择。R0 切除是原发性 GIST 外科治疗的基本要求，能否实现 R0 切除是影响 GIST 患者预后最重要的因素，R0 切除后原发性 GIST 患者 5 年存活率为 54%，中位生存时间 66 个月。R0 手术要求完整切除肿瘤，保证切缘无瘤。由于扩大切除并不能提高生存率，若 GIST 累及邻近器官，考虑需行联合脏器切除术，可行术前治疗以求避免复杂的联合脏器切除或有严重并发症发生的手术治疗。

2．无瘤操作　　因 GIST 质地较脆，血供丰富，易破溃和发生血行转移引起肿瘤种植和复发，术中应严格遵循无瘤操作的原则，减少医源性播散。术中忌过度探查和挤压肿块而引起肿瘤破溃，注意保护肿瘤假性包膜的完整性。如判断可行 R0 切除，即用纱布垫覆盖肿瘤并缝于胃壁或系膜上或用生物胶喷洒至肿瘤表面。瘤体与周围脏器有粘连或浸润时，避免钝性分离。切除过程中尽量先结扎静脉，再结扎动脉，起到预防血行转移的作用。

3．淋巴结清扫　　GIST 淋巴结转移率较低，为 0～5%，因而无需常规行淋巴结清扫。但是对术中高度怀疑琥珀酸脱氢酶（SDH）缺陷型 GIST、儿童型 GIST、Carney 三联征或小于 40 岁的年轻患者，淋巴结转移率可达 20%～59%，故对这些患者可考虑行瘤体周围淋巴结清扫术。如果术中发现有肿大淋巴结，可考虑行淋巴结清扫术。

（三）特殊情况的处理

1．R1 切除后处理　　R1 切除是指切除肿瘤标本的镜下切缘有肿瘤残留，由于没有证据提示再次手术可能有生存获益，一般不主张再次补充手术，可综合肿瘤的危险度评估建议观察或辅助治疗，但由于对于这部分患者的辅助治疗时限没有定论，故可对某些评估患者行补充广泛切除术，评估并发症发生率较低的病例，可在和患者在充分沟通的基础上考虑再次补充广泛切除。

2．肿瘤破裂后的处理　　肿瘤破溃包括术前发生的自发性肿瘤破溃及术中操作不当造成的医源性破溃，胃肠道内破裂可造成出血，胃肠道外破裂则腹腔内种植转移不可避免，一旦发生破裂，建议术中仔细探查，手术以处理解决外科急症（出血、梗阻等）和获取病理学诊断为主要目的，根据术中手术风险程度考虑尽量清除肉眼可见肿瘤组织，术毕应用大量的 0.9% 氯化钠溶液冲洗腹盆腔，尽量减少残留肿瘤细胞的可能。由于肿瘤一旦破裂，肿瘤的危险度评估依据 NIH 改良版即为高危患者，因而这类患者应积极地予以术后辅助治疗。

二、复发和转移性 GIST 的手术治疗

（一）手术治疗的地位

现对于复发 / 转移性 GIST 的一线治疗基于两项大型Ⅲ期临床研究结果，推荐伊马替尼

治疗。临床研究发现，肿瘤大小是影响复发/转移性GIST治疗的独立预后因素之一，故有学者推测靶向治疗时肿瘤负荷越大，产生继发性耐药灶的可能性越大，推测通过减瘤手术，可降低伊马替尼治疗时肿瘤负荷，提高伊马替尼的疗效，延长肿瘤控制时间。现无前瞻性的临床研究来证实此假设，韩国的一项回顾性研究分析了249例复发或转移性GIST患者，中位随访44个月，其中伊马替尼治疗前行减瘤手术，且减瘤体积>75%的患者有35例，其余214例患者直接接受靶向治疗或先接受<75%的减瘤手术后接受靶向治疗。尽管减瘤术使得前者在伊马替尼治疗时的肿瘤体积明显小于后者，但多因素分析提示突变类型、首诊时肿瘤大小及中性粒细胞计数与PFS相关；年龄及首诊时肿瘤大小与OS相关；而减瘤术与预后无关。可见影响复发或转移性GIST患者预后的肿瘤负荷为就诊时的瘤体负荷，人为干预的瘤体负荷减少并不能改善患者的预后，因而复发转移性GIST的一线治疗仍为伊马替尼治疗，而非手术治疗。

（二）手术指征

分以下几种情况区别对待：

1. 未经分子靶向药物治疗，但估计能完全切除且手术风险不大，可推荐药物治疗或考虑手术切除全部病灶。

2. 分子靶向药物治疗有效，且肿瘤维持稳定的复发或转移性GIST，估计在所有复发转移病灶均可切除的情况下，建议考虑手术切除全部病灶。

3. 局限性进展的复发转移性GIST，鉴于分子靶向药物治疗后总体控制比较满意，常常只有单个或少数几个病灶进展，可以考虑谨慎选择全身情况良好的患者行手术切除。术中将进展病灶切除，并尽可能切除更多的转移灶，完成较为满意的减瘤手术。

4. 分子靶向药物治疗下广泛性进展的复发转移性GIST，原则上不考虑手术治疗。

5. 姑息减瘤手术只限于患者能耐受手术并预计手术能改善患者生活质量的情况。

（三）手术治疗策略

一线治疗后，根据治疗疗效可分为：CR、PR、SD、PD，其后续治疗的原则不同。

1. PR/SD　多个小样本的回顾性研究提示当肿瘤获得PR或SD的状态下，手术治疗可使患者获益。因而当外科医师评估所有复发或转移病灶均可切除的情况下，可考虑行手术切除复发或转移灶。由于大样本的回顾性研究提示，R0/R1切除者的疗效优于R2切除，R2切除的患者从手术治疗中获益率较低，因而手术原则为在控制手术风险下，尽可能地切除全部病灶或完成较满意的减瘤手术。肠系膜和腹膜种植GIST应尽量避免切除过多的肠管和壁腹膜，应尽可能地避免联合脏器切除，保留脏器功能。尽量避免并发症发生风险过高的手术方式，因为手术只是起到减瘤的作用，患者的长期获益可能还是依赖于靶向治疗，而严重并发症的发生如消化道瘘，可使患者无法在术后短期恢复应用靶向治疗，则潜在残留的肿瘤可能很快进展。术前影像学评估往往会低估肿瘤负荷的数目，有些小的转移病灶在术前的影像检查中不能发现，术中需对全腹盆腔进行探查，避免遗漏。复发或转移性GIST常较原发性GIST血供更丰富，有时打开腹腔还未进行充分的探查时，就可发现肿瘤出现自发性出血，因而术前应充分备血，手术应尽量沿着肿瘤包膜分离，使包膜完整，可减少出血。当肿瘤无法完整切除时，肿瘤的囊内出血有时对于常规的止血方法都无效，往往只有依赖填塞止血。对于复发的患者，由于手术次数过多，腹盆腔粘连，解剖结构可发生变异，应注意耐心分离粘连，辨认解剖结构，考虑肿瘤可能压迫输尿管，可术前逆行置管，减少输尿管损伤机会。肝脏是 GIST 最常见的转移部位，对于单个病灶或多个病灶但范围尚局限者仍可选用手术切除；转移灶边界较清楚者可沿肿块边缘切除；若有局限一叶的多个转移灶宜行肝叶切除；对切除困难的肝转移灶，由于转移瘤血管丰富且供血主要来源于肝动脉，肝动脉栓塞是积极有效的姑息治疗手段。对无法切除的 <5cm 的病灶可考虑行射频消融（radioirequency ablation，RFA）。手术时机的选择是关键，理论上应选在药物疗效最佳、肿瘤缩小至最小时进行手术，这样能使得手术范围最小，并发症发生的概率最低，同时保留脏器功能的可能性最大。但是由于某些患者维持 SD 的时间段很短，因而目前认为如果外科医生评估可对所有的肿瘤灶进行完整切除，即可进行手术治疗。术后治疗应继续进行原剂量靶向药物的长期治疗。

2. PD 根据 PD 出现的时间分为原发性耐药和继发性耐药。前者指在治疗的 6 个月内即出现 PD，多见于 *KIT* 基因外显子 9 突变、*PDGFRA* 基因 18 号外显子 D842V 突变和 WT（野生型）患者，这类患者多无继发性基因突变检出。后者指病灶在出现 SD 或 PR 后，在治疗过程中出现肿瘤进展，多是由于肿瘤获得继发性基因突变而导致伊马替尼耐药，但是在野生型患者中未发现有继发性耐药基因检出。

（1）局限性 PD：主要指伊马替尼治疗期间，部分病灶出现 PD，而其他病灶仍然 SD 甚至 PR。鉴于分子靶向药物治疗后总体控制满意，在手术可以完整切除局灶 PD 病灶的情况下，建议可以考虑选择全身情况良好的患者实施手术治疗，术中在将 PD 病灶切除的前提下，应尽可能地切除更多的转移灶。对于部分无法实施手术的 GIST 肝转移患者，也可给予动脉栓塞与 RFA。后续靶向治疗可考虑换用舒尼替尼或予以伊马替尼加量治疗，也可根据耐药病灶的原发和继发基因突变类型选择靶向治疗药物。

（2）广泛性 PD：对于标准剂量伊马替尼治疗后出现广泛 PD 者，此类患者不建议进行手术治疗，除非出现急诊手术指征，常规建议换用舒尼替尼或伊马替尼加量治疗。

三、特定部位 GIST 的手术治疗

（一）食管 GIST

因其不易随访或随访过程中肿瘤增大对手术切除和术后脏器功能影响更为严重，因此应重视以外科手术为主的治疗措施。主要方式有肿瘤摘除术和食管切除术。在有经验的医院已经开展内镜下挖除术、经黏膜下隧道内镜切除及经左开胸肿瘤切除等不同术式。在技术条件允许、保证切缘阴性的情况下，可行肿瘤完整切除，避免食管节段性切除。

（二）胃 GIST

60% 的 GIST 发生于胃部，以胃中上部最多见，一般采取局部切除、胃次全切除或全胃切除；切缘 1～2cm 即可满足 R0 要求；胃淋巴结很少在 GIST 中转移，因此不主张行 R2 根治术。

1. 局部切除 是最常用的胃 GIST 手术方式，对于较小的肿瘤，应考虑局部切除。距离肿瘤边缘 1cm 切除即可，局部切除的方式有时并不限于肿瘤大小，还要考虑肿瘤的部位，有

时甚至需行楔形的切除方式。

2.近端胃切除 位于贲门处的肿瘤一般均需行近端胃切除,如果位于胃体上端的肿瘤,切除缝合后如会造成贲门口的狭窄,需行近端胃大部切除。

3.远端胃切除 常用于胃角、胃体远侧、幽门处的 GIST,局部切除缝合后造成幽门狭窄的,则需行远端胃大部切除,重建方式建议采用毕Ⅱ式吻合。手术切除基本上采用 R0 或 R1 方式。

4.全胃切除 较少应用,除非肿瘤巨大,基底超过 10cm,位于胃体部的肿瘤需采用全胃切除。术中手法要轻柔,避免过度挤压肿瘤,手术过程力求简单。全胃切除后的重建方式可以有不同种类,但要避免过于复杂、烦琐。

5.联合脏器切除 术中发现肿瘤巨大且累及周围脏器,单独切除肿瘤困难,或由于勉强剥离易造成肿瘤破溃及术中播散,应尽量将包括原发灶肿瘤在内的周围受侵脏器一并切除,可能会防止复发及减少转移。

（三）十二指肠 GIST

十二指肠是腹部器官毗邻解剖关系最为复杂的空腔器官,应尽量保护肝胰壶腹(又称 Vater 壶腹)和胰腺功能,并行符合生理的消化道重建。从保护器官功能的角度,争取行局部手术切除肿瘤,在保证肿瘤完整切除的基础上,尽量减少实施胰十二指肠切除术等扩大手术。手术中根据原发肿瘤的大小、部位、肿瘤与周围脏器的粘连程度以及有无瘤体破裂等情况来综合决定手术方式;切缘距离肿瘤基底至少 1～2cm;注意保护十二指肠乳头部的胆胰管开口。肿瘤直径>5cm,且肿瘤位于十二指肠降部胰腺侧,距离十二指肠乳头 3cm 以内者,行胰十二指肠切除术为宜。若肿瘤位于十二指肠降部外侧壁,距离十二指肠乳头较远,可行局部切除区肠壁修补。十二指肠节段切除主要适用于十二指肠水平部或升部的 GIST,一般切除十二指肠 3～4 段及近端部分空肠,行十二指肠空肠端端吻合。十二指肠球部或乳头平面以上降部的 GIST,若切除十二指肠过多难以行修补和肠吻合,或修补后可能引起幽门管狭窄时,可行胃大部切除毕Ⅱ式吻合。

（四）空回肠 GIST

需行 R0 切除,对于直径 2～3cm 的空肠、回肠 GIST,如包膜完整、无出血坏死者可适当减少范围,达到切除干净即可。空肠 GIST 相对较小,切除后行小肠端端吻合。回肠肿瘤一般较大,活动度较好,易出血、坏死,产生多发肿瘤,易在腹腔膀胱、直肠内形成多发结节及腹膜小结节,这些小结节术中应尽量摘除。

（五）结直肠 GIST

结直肠来源的 GIST 由于恶性程度较高,一旦诊断明确,均建议尽早实施 R0 手术切除。中低位直肠位于周围器官、神经、血管毗邻关系复杂的盆腔,该部位的 GIST 一旦增大,可能面临需要切除直肠甚至肛门以及联合盆腔器官切除的风险。手术方式一般分为局部切除、直肠前切除、直肠腹会阴联合根治术。局部切除根据病变的位置,分为经腹切除或经肛门局部切除。经腹局切应用于距肛门 5cm 以上的病变,术中要保护好局部创面,避免肿瘤破溃。较大的肿瘤局切后,要考虑创面缝合、管腔狭窄、术后剥离面广、影响神经、术后排尿困难而留置导尿管时间较长等相关问题。经肛门行局部切除，应用于距肛门 5cm 以下的病例，且肿瘤较小，不超过 5cm 者。若超过 5cm，肿瘤切除困难，建议先行药物术前治疗，如无效常需行腹会阴根治术。直肠前切除通常适用于肿瘤距肛门 5cm 以上，无法行局部切除的直肠 GIST。腹会阴根治术以往较多见，近年来由于靶向药物的使用，此手术日益减少，手术指征需很好掌握。推荐手术适应证为：①药物治疗后肿瘤未见缩小，即肿瘤对药物无疗效或耐药；②肿瘤巨大，位于肛门 5cm 以下，且与直肠壁无法分离；③复发的病例，在经过一、二线药物治疗后，未见明显改善，影响排便功能时。

（六）胃肠外 GIST

外科手术仍为胃肠外 GIST 首选的治疗方式，推荐行病灶的整块完整切除，而手术治疗的彻底性也被认为与疾病预后密切相关。在部分患者中，肿瘤可与周围组织广泛粘连或播散，有时也可采用活检术或姑息性手术，以达到明确诊断或减瘤缓解症状的目的。

四、GIST 急诊手术治疗

急诊手术的指征包括完全性肠梗阻、消化道穿孔、保守治疗无效的消化道大出血以及肿瘤自发破裂引起腹腔大出血。急诊手术以挽救患者的生命为主，在患者生命体征平稳的前提下，可尽量按照手术治疗原则进行手术治疗，若患者一般情况较差，可先外科对症处理，维持生命体征后再寻求二次手术治疗的机会。

第五节　分子靶向治疗药物

一、治疗药物

（一）伊马替尼

20 世纪 90 年代早期开发的一种酪氨酸激酶抑制剂（tyrosine kinase inhibitor，TKI）是一个选择性的酪氨酸激酶小分子抑制药，用于治疗慢性粒细胞白血病（chronic granulocytic leukemia，CML），其作用靶点主要包括 c-Abl、Bcr-AbI，PDGFRA 以及 KIT。伊马替尼（imatinib）通过与 ATP 竞争性结合酪氨酸激酶催化部位的核苷酸结合位点，使得激酶不能发挥催化活性，底物的酪氨酸残基不能被磷酸化，从而导致细胞增殖受抑，诱导细胞凋亡。伊马替尼首次用于临床治疗一名 50 岁女性的转移性 GIST，其疗效显著。大规模的国际临床试验表明，伊马替尼在 70%～85% 的晚期 KIT 阳性 GIST 患者中实现了疾病控制，中位无进展生存期为 20～24 个月。目前，伊马替尼是 GIST 的一线治疗药物，接受伊马替尼治疗的晚期 GIST 患者的中位生存期为 5 年左右，34% 的患者存活时间超过 9 年。

伊马替尼是一种选择性的小分子酪氨酸激酶抑制剂，其作用靶点主要包括 BCR-ABL、KIT 及 PDGFR。其治疗 GIST 的主要机制包括：一是特异性阻断酪氨酸激酶的活化；二是显著抑制配体依赖性生长。伊马替尼通过直接作用于 C-KIT 和 PDGFRA 靶点，竞争性抑制酪氨酸激酶活化，在晚期 GIST 治疗中取得了令人惊奇的临床疗效。《新英格兰医学杂志》

于 2001 年以论著形式发表的一篇病例报告，呈现了一个对传统治疗无效疾病进展的 GIST 患者尝试性采用伊马替尼治疗的"patient zero"，获得了既往从未曾有过的疗效，革命性地开创了 GIST 靶向药物治疗的新纪元，树立了靶向药物治疗实体瘤的典范。由于一项Ⅱ期研究显示伊马替尼在晚期 GIST 治疗中的疗效显著，2002 年 2 月被美国 FDA 快速批准用于治疗晚期 GIST。在这项名为 B2222 的Ⅱ期随机对照临床研究中，比较 400mg/d 及 600mg/d 剂量的伊马替尼治疗晚期 GIST 的疗效和安全性，结果显示 53.7% 患者获得 PR，27.9% 患者 SD，只有 13.6% 表现为原发耐药，2008 年的随访结果显示中位 OS 为 4.75 年，和历史数据 19 个月的 OS 相比，OS 取得了 2 倍的延长，27.9% 患者仍在接受伊马替尼治疗，外显子 11 突变患者疗效最佳，预计中位 OS 为 5.25 年，外显子 9 突变者为 3.67 年；而中位随访期为 9.4 年的研究结果显示 17.7% 患者仍在接受伊马替尼治疗，预计 9 年 OS 率为 35%。因此，B2222 研究作为早期关键性临床研究显示了伊马替尼治疗晚期 GIST 患者的惊人疗效，颠覆了 GIST 对传统放、化疗无效的观念，确立了靶向治疗作为晚期 GIST 治疗的新标准。尽管 B2222 的研究结果可以将伊马替尼的剂量作为一线治疗选择的参考标准，但是在临床实践和研究过程中，对于如何优化药物的剂量和应用，选择分子标志物作为预测或预后因素一直是探索和研究的目标。

在伊马替尼一线治疗中，对以下问题进行了相关的临床研究：①患者的初始治疗是给予标准剂量 400mg/d 还是高剂量 800mg/d，哪种剂量水平疗效更佳？②采用何种分子标志物预测临床近期和远期疗效？③伊马替尼初始治疗后疾病控制的患者，药物治疗是否可以中断？采用低剂量 400mg 还是高剂量 800mg 伊马替尼治疗，其安全性和疗效是两项大规模Ⅲ期 RCT 研究的主要目标。在北美和欧洲分别进行了 Intergroup S0033 和 EORTC 62005 两项研究，主要评价每日 1 次 400mg 和每日 2 次 400mg 伊马替尼治疗晚期 GIST 的有效性和安全性。两组研究结果均显示高剂量 800mg/d 没有增加 ORR 和 OS；EORTC 62005 研究中，高剂量 800mg 组 PFS 有改善，也得到了随后对此两项临床试验的荟萃分析所证实。荟萃分析发现，患者接受 800mg/d 治疗和 400mg/d 相比，PFS 从 19 个月延长至 23 个月（$HR=0.89$, $P<0.05$），但是 OS 差异不大，原因可能在于 400mg/d 组患者治疗失败后交叉至 800mg/d 治疗有关。在两项研究中，400mg/d 组失败患者交叉到对照组接受 800mg/d 高剂量治疗，交叉后大约 30% 患者能够获得疾病控制，控制时间在 2.7～5 个月，生存期大约为 1 年半。治疗相关毒性在接受高剂量治疗后可加重，因此选择接受高剂量治疗的患者宜慎重。两项研究结果说明对于患者的初始治疗，400mg/d 剂量水平即可，如果病情进展可以通过增加剂量使一部分患者再次获益。这两项研究在 2017 年均公布了长期随访的生存结果，S0033 研究中有 27% 的患者生存超过 8 年，10 年的 OS 率为 23%，PFS 率为 7%，10% 的患者仍然只接受伊马替尼单药治疗。

在探索分子标志物疗效预测和预后的研究中发现，*C-KIT* 基因突变类型能够预示伊马替尼治疗的疗效和患者生存，早在 2003 年，Heinrich 等在一项Ⅰ期临床研究中已经发现 *C-KIT* 基因的突变状态和伊马替尼的敏感性有关。*C-KIT* 基因 11 号外显子突变迄今已知是最常见的基因突变类型，GIST 常见基因突变频率为 *C-KIT* 基因外显 11>外显子 9>*PDGFRA* 基因外显子 18>*C-KIT* 基因外显子 13 和 17>*PDGFRA* 基因外显子 12。11 号外显子突变的患者使用 400mg 伊马替尼的缓解率可高达 83.5%，而 9 号外显子突变的患者只有 47.8% 对伊马替尼敏感，在生存期上同样也表现出了具有 11 号外显子突变状态的患者生存要优于 9 号外显子突变的患者及野生型（无基因突变型）患者，S0033 最终随访结果显示，外显子 11 突变患者的中位 OS 为 66 个月，外显子 9 为 38 个月，而野生型患者为 40 个月（$P<0.01$）。但对于 9 号外显子突变的患者，如果给予高剂量即 800mg 伊马替尼治疗，患者也可能从中获益。S0033 研究亚组分析表明，对于外显子 9 突变患者，400mg/d 与 800mg/d 剂量组相比，有效率从 17% 增加到 67%（$P<0.05$），TTP 从 9.4 个月延长到 18 个月，但是差异无统计学意义（$P>0.05$），对 S0333 及 62005 两项研究的荟萃分析显示在外显子 9 突变患者中，800mg/d 伊马替尼治疗组进展或者死亡风险和标准剂量相比降低 42%（$P<0.05$）。因此，晚期 GIST 患者在进行伊马替尼治疗之前进行 *C-KIT* 基因或 *PDGPRA* 基因突变状态的检测有助于选择最佳的剂量进行治疗，对于增加治疗成功的机会及预测患者的治疗疗效将有很大的作用。外显子 11 突变患者可采用标准的 400mg/d 剂量进行初始治疗，而外显子 9 突变患者则采用更高剂量的伊马替尼治疗，一线治疗效果更佳，尽管临床研究结果建议采用 800mg/d 的治疗剂量，但是考虑到国人的耐受性问题，推荐我国 GIST 患者优先考虑给予 600mg/d 的剂量治疗。靶向治疗与传统细胞毒性药物的不同之处可能在于靶向药物更多扮演的是一种细胞静止剂，即使获得 CR 的患者也需要长期治疗，一旦停药仍然会发生疾病进展。法国肉瘤协作组的一项 BPR14 研究拟从药物治疗周期上判断对于得到伊马替尼控制的晚期 GIST 患者，如中断药物治疗对患者的影响。在该研究中，将伊马替尼治疗后 1、3、5 年疾病获得控制的患者重新进行随机化，一组患者不接受伊马替尼治疗，给予观察随访，另外一组患者连续接受治疗。结果发现，伊马替尼治疗 1 年后停药患者在 19 个月内，中断治疗组有 81% 的患者发生疾病进展，中断治疗组随机后 TTP 只有 6.1 个月，而连续治疗组为 18 个；而 3 年后停药者，TTP 为 9 个月，1 年内 68% 的患者复发或进展；在 5 年后停药者，1 年内 45% 的患者疾病仍然未控。但是重新治疗后，仍然有高比例患者在重新开始伊马替尼治疗下出现疾病控制，在 1 年组和 3 年组分别为 92% 和 100%，说明因中断治疗而不是伊马替尼耐药致进展的患者，重新开始伊马替尼治疗仍然可以得到疾病缓解。因此，该研究也明确了伊马替尼治疗获得临床疗效之后，不应中断伊马替尼治疗，而应该维持其治疗。一项Ⅲ期临床研究还发现，即使患者在伊马替尼和舒尼替尼治疗都耐药的情况下，继续给予伊马替尼治疗仍然能够延缓疾病进展速度，延长患者生存期。

（二）舒尼替尼

舒尼替尼（sunitinib）于 2006 年获美国 FDA 批准用于治疗伊马替尼治疗失败或不耐受的晚期 GIST，并于 2008 年在我国批准上市。通用名为苹果酸舒尼替尼，是一种口服的小分子抗瘤物质，抑制与肿瘤增殖、血管生成和转移有关的多种受体酪氨酸激酶（RTK）。具体来讲，舒尼替尼是强效 ATP 竞争性抑制药，抑制一组密切相关的 RTK 的催化活性，其中包括 VEGFR-1、VEGFR-2、VEGFR-3、PDGFR-α、PDGFR-β、KIT、CSF-1R、FLT-3 和 RET。由于其多靶点的特征，舒尼替尼的药理学活性可能是由抑制多种 RTK 靶点和通路介导的。

在伊马替尼治疗失败或不能耐受的患者中进行了一项Ⅲ期随机、双盲、安慰剂对照的多中心研究，两组患者分别采用舒尼替尼和安慰剂治疗，在舒尼替尼治疗组，获得缓解的患者为 7%，疾病稳定的患者为 58%，在安慰剂组缓解率为 0，稳定率为 48%，至肿瘤进展时间在舒尼替尼治疗组为 27.3 周，而安慰剂组为 6.4 周，同样在总生存期上舒尼替尼也明显优于安慰剂，基于此临床研究结果舒尼替尼批准用于晚期 GIST 患者的二线治疗。与舒尼替尼治疗相关的常见不良反应有乏力、腹泻、高血压、皮肤变黄、手足综合征、骨髓抑制、恶心和呕吐以及心脏射血分数下降、甲状腺功能减退等。不良反应多为轻度，可耐受且可通过降低剂量、中断治疗或常规医疗处理而控制。较为严重的不良反应主要为消化道出血、心功能受损等。在治疗的过程中，应该严密监测患者的不良反应，及时给予患者积极的对症处理以及进行药物剂量的调整，舒尼替尼的标准用法为 50mg/d，连服 4 周，休息 2 周的 4/2 方案，如果采用连续给药（continue daily dose，CDD）的 37.5mg/d 方案，在疗效不受影响的前提下，治疗的耐受性和依从性均可得到明显的改善，因此，目前在临床上，GIST 患者舒尼替尼二线治疗多采用 CDD 方式给药。和伊马替尼一线治疗相似的是，*C-KIT* 基因的突变状态包括原始突变和伊马替尼耐药后出现的继发突变也能预测舒尼替尼二线治疗的临床疗效。如果原始突变的基因型为 *C-KIT* 基因外显子 9 突变或者是野生型的患者，对舒尼替尼二线治疗的疗效优于外显子 11 的原始突变，PFS 可以达到 19 个月左右，而外显子 11 突变者的 PFS 只有 5.1 个月。而如为耐药病灶出现的继发性突变，则以 *C-KIT* 基因外显子 13、14 突变的患者与外显子 17、18 突变的患者作比较，PFS 分别为 7.8 个月和 2.3 个月，而 OS 也是反映同样的预测作用。

（三）瑞戈非尼

2013 年获得美国 FDA 批准，用于治疗既往接受过伊马替尼及舒尼替尼治疗的局部晚期、无法手术切除或转移性的 GIST，于 2017 年在国内获批上市，作为 GIST 的标准三线治疗。尽管它已经证明对 A 环中的某些突变具有活性，但由于不能抑制 p.D816V 突变，因此其临床益处相当有限，并且在一年内会再次发生不良进展。

瑞戈非尼（regorafenib）也是一种抗血管生成的可口服的多靶点激酶抑制剂，其作用靶点和舒尼替尼非常相似，包括 VEGFR-1、VEGFR-2、VEGFR-3、PDGFRA、PDGFRB、TTE2、成纤维细胞生长因子受体（firbroblast growthfactor receptor，FGFR）1、FGFR2、RET、C-KIT、BRAF 等，因其也作用于其他生长因子受体，故亦可发挥抗肿瘤增殖作用。和索拉非尼相比，瑞戈非尼通过引入氟原子使得药物结构发生改变，增强药物在靶组织的分布，提高生物利用度，并且增强配体与靶点蛋白的相互结合能力，以及对其他靶点蛋白的选择性，改变药物的代谢途径及代谢速率，延长药物在体内的作用时间，提高药物代谢稳定性。GRID 研究为一项国际多中心Ⅲ期 RCT 临床研究，旨在评价瑞戈非尼在伊马替尼和舒尼替尼治疗失败的晚期 GSIT 患者中的疗效和安全性。该研究共纳入了 199 例患者，以 2∶1 随机分配到瑞戈非尼治疗组（133 例）和安慰剂对照组（66 例），瑞戈非尼的治疗剂量为口服每次 160mg，每天 1 次，连续 3 周，停药 1 周。试验的主要研究终点 PFS 两组分别为 4.8 个月和 0.9 个月（$HR = 0.27$，$P < 0.001$）。最常见的 3 或 4 级不良事件为高血压（23%）、手足皮肤反应（20%）和腹泻（5%）。该研究证实了难治性 GIST 患者应用伊马替尼和舒尼替尼治疗失败后，使用瑞戈非尼治疗具有良好的有效性和安全性。GRID 研究中共有 57 例韩国患者入组，无 CR 或 PR，25 例患者（44%）达到 SD，中位 PFS 和 OS 分别为 4.5 个月和 12.9 个月。最常见的 3 或 4 级不良事件为手足皮肤反应（25%），44 例患者（77%）因药物毒性下调瑞戈非尼的剂量。该研究也证实了在亚洲患者中瑞戈非尼具有相似的有效性和安全性。

（四）阿伐替尼

阿伐替尼（avapritinib）是一种口服的、强效选择性的 KIT 和 PDGFR-α 抑制剂。阿伐替

尼在 *KIT* 和 *PDGFRA* 突变的胃肠道间质瘤（GIST）中显示了广泛的抑制作用，是一种新型的 C-KIT 及 PDGFRA 激酶抑制剂，对几乎所有的 *C-KIT* 外显子 11 原发突变和继发突变，包括外显子 13、14 以及 17、18 均比伊马替尼敏感，特别是对外显子 17 和 18 敏感性更高，此外对伊马替尼和舒尼替尼原发耐药的 *PDGFRA D842V* 突变也非常敏感。有项研究纳入 32 例 *D842V* 突变患者，在 25 例可评价疗效患者中，按照 CHOI 标准 PR 率为 100%，如按照 RECIST1.1 标准为 60%，SD 为 40%，所有的 *D842V* 突变患者经阿伐替尼治疗后都有肿瘤退缩。此外这种抑制特殊突变的活性并不完全依赖于药物剂量，甚至在剂量低至 30mg 时仍有 PR 患者，但仍对多个 *KIT* 及 *PDGFRA* 突变无效。一项开放标签的剂量递增/剂量扩增研究 NAVIGATOR（NCT02508532）中，204 例安全分析及结果显示受试者普遍耐受良好。其中 *PDGFRA* 外显子 18 的（中心影像评估）客观缓解率（ORR）达 86%，临床获益率 95%，中位 PFS 未达到，12 个月的无进展生存率为 74%。在四线或以上的受试者，非 *PDGFRA D842V* 突变人群 ORR 为 17%，中位 PFS 为 3.7 个月。

（五）瑞派替尼

瑞派替尼（ripretinib）是一种口服多种 TKI，其作用位点包括 KIT、PDGFRA、巨噬细胞集落刺激因子受体（CSFIR 或 FMS）、VEGFR-2 和内皮细胞酪氨酸激酶受体 TIE2，是一类广谱的 KIT 和 PDGFRA 激酶开关控制元件抑制剂。体外实验显示，其对 *KIT/PDGFRA* 突变体存在广泛抑制作用。2019 年欧洲肿瘤年会公布的瑞派替尼对比安慰剂四线治疗 GIST 的 III 期临床研究 IVICTUS 显示，瑞派替尼组 PFS 6.3 个月显著优于安慰剂组的 1.0 个月，疾病进展风险降低 85%（*HR* = 0.15）。中位总生存期（OS）治疗组为 15.1 个月，安慰剂组 6.6 个月（*HR* = 0.36），死亡风险降低 64%。但值得注意的是，作为多靶点药物，瑞派替尼的 3/4 级不良反应达到 49.4%。因为瑞派替尼适用于先前接受过 3 种或 3 种以上激酶抑制剂治疗的成人患者，包括伊马替尼、舒尼替尼、瑞戈非尼等，因此，瑞派替尼的上市进一步解决了 GIST 的临床耐药问题。

二、原发性 GIST 术前治疗

由于 GIST 增长迅速，部分患者瘤体较大，手术完整切除存在困难，同时伊马替尼治疗晚期 GIST 已被证实具有肯定客观疗效，因此，对于肿瘤难以完整切除的 GIST，术前采用伊马替尼新辅助治疗成为研究热点。

有两项 II 期随机试验评价了术前伊马替尼治疗的安全性和有效性，对象为原发 GIST 或转移灶可切除者。RTOGO132/ACRIN 6665 评价了对潜在可切除原发 GIST（30 例）或潜在可切除复发/转移灶（22 例）患者进行术前伊马替尼（600mg/d）治疗的有效性。原发 GIST 的有效率为 PR 7%、SD 83%；复发/转移灶的有效率为 PR 4.5%、SD 91%。两者的 OS 分别为 93% 和 91%，2 年 PFS 分别为 83% 和 77%。Fiore 等的前瞻性研究表明，术前伊马替尼治疗可有效提高手术切除率并减少死亡率。肿瘤中位大小减少 34%，3 年 PFS 为 77%，所有患者给予 2 年的术后辅助治疗。

对于局部晚期的原发性 GIST，通过术前靶向治疗可缩小肿瘤体积，提高 R0 切除率；缩小手术范围，减少联合脏器切除率，最大限度地保留器官功能，降低术后并发症发生率，提高患者术后生存质量。现已有临床研究证实了伊马替尼术前治疗的有效性和安全性。尽管近年来多个临床研究证实了伊马替尼新辅助治疗提高手术切除率、改善无进展生存期（progression free survival，PFS）与总生存期（overall survival，OS），但这些研究样本量均较小，循证医学证据仍不充分。美国国立综合癌症网络（National Comprehensive Cancer Network，NCCN）指南推荐伊马替尼新辅助治疗适应证为局部进展或有潜在切除可能的 GIST、处于能手术切除边缘的或手术并发症可能很高的 GIST；欧洲肿瘤内科学会（European Society for Medical Oncology，ESMO）指南推荐无法行 R0 切除 GIST 或手术损伤周围脏器可能性大或经术者判断新辅助治疗可以使手术更安全为新辅助治疗适应证；中国 GIST 专家共识推荐适应证为：估计难以获得阴性切缘、估计需要进行联合脏器切除或导致器官功能显著丧失、转移复发及不可切除 GIST。新辅助治疗的疗效和肿瘤的基因突变类型有关，因此拟行术前治疗的患者都需要行基因检测分析突变类型。原发性耐药基因 *PDGFRA D812V* 突变患者不适宜行术前靶向治疗。由于术前治疗的目标在于通过靶向治疗使得肿瘤体积的缩小，野生型患者的客观缓解率（CR + PR）仅为 23.08%～37.3%，*KIT* 外显子 9 突变者客观缓解率为 34.48%～37.5%，*KIT* 外显子 11 突变者客观缓解率为 63.6%～67.74%。因而 *KIT* 外显子 11 突变者最可能从术前治疗中获益。

1. 术前用药的剂量和时限　术前药物的选择以及剂量的推荐剂量依据基因突变类型，对于 *KIT* 外显子 11 突变者及野生型患者推荐剂量为 400mg/d，而 *KIT* 外显子 9 突变者，考虑到中国患者的耐受性，推荐剂量为 600mg/d；对于 *PDGFRA* 外显子 18 *D842V* 突变的病人，则推荐阿伐替尼术前治疗。

2. 疗效判断及手术时机　在药物治疗期间，应定期（每 3 个月）评估治疗效果，因为部分患者会很快进展至无法切除。如有出血和 / 或明显症状，应该尽早手术。由于 *KIT* 外显子 9 突变者及野生型患者的客观缓解率较低，因而须及早进行疗效评估，以避免延误手术治疗时机。PET/CT 检查可对肿瘤应答作出早期评估，有条件者可考虑使用。因为最佳治疗时间还不明确，所以术前伊马替尼应该用至效果最大时（定义为连续 2 次 CT 检查无好转）。但是不一定必须等到效果最大时再手术，如果肿瘤无进展且可切除，也可考虑手术。

3. 术前治疗停药的时间和术后恢复药物治疗时间　因伊马替尼可导致水肿，建议术前停药 1 周左右，待患者的基本情况达到要求，即可考虑进行手术。某些水肿严重的患者，可适当给予利尿剂。患者术后可经口进食时即可恢复服药，应尽快进行药物治疗。对于 R0 切除者，术后药物维持时间可以参考辅助治疗的标准。

三、原发性 GIST 术后治疗

手术治疗不足以完全治愈 GIST，约有 50% 的患者在术后 5 年内复发并最终死于该疾病，回顾性研究发现肿瘤的核分裂象、大小和原发部位都是能预测术后肿瘤复发的独立风险因素，甚至有些研究认为肿瘤的病理学形态、突变类型等也能影响到患者的术后复发或转移，因此鉴定哪些患者具有术后复发风险对于临床判断患者的预后和治疗决策至关重要。

1. 危险度分级　原发性 GIST 术后的预后因素主要包含肿瘤大小、核分裂数、肿瘤部位和肿瘤有无破裂，现国内常用的复发风险分级主要有 AFIP 和 NIH 改良的危险度分级。前者基于 1 600 病例的长期随访数据，依据肿瘤部位、肿瘤大小和核分裂数分为极低危、低危、中危和高危。后者主要综合多个回顾性研究，依据肿瘤部位、肿瘤大小、核分裂数和有无肿瘤破裂将原发性 GIST 分为极低危、低危、中危和高危。NIH 改良的危险度分级得到了

2017 年版《中国胃肠道间质瘤诊断治疗共识》推荐,并在国内得到广泛推荐用于临床实践。尽管 NIH 分级易于临床应用,但只是进行了粗略的风险分级,而没有将复发风险进行量化。美国国防病理研究所(Armed Forces Institute of Pathology, AFIP)的 Miettinen 等人根据一项在 1 784 例近期最大队列的 GIST 患者回顾性研究分析结果,根据不同部位、不同肿瘤大小和核分裂象将 GIST 分为 6 类 8 级的风险标准,并将每一级别的复发概率列举出来,供临床医生决定术后辅助治疗时参考,而此分级标准也得到了 NCCN 指南的采用。

2. 辅助治疗适应证 目前推荐具有中高危复发风险的患者作为辅助治疗的适应人群。对于不同基因突变类型患者,辅助治疗的获益存在差异。因此,基因突变分析对辅助治疗的临床决策非常关键,辅助治疗前需进行 KIT 和 PDGPRA 基因突变检测。KIT 外显子 11 突变患者可以从辅助治疗中获益;KIT 外显子 9 突变和野生型 GIST 能否从辅助治疗中获益有待进一步研究。不建议对 PDGFRA D842V 突变患者进行辅助治疗。

3. 辅助治疗剂量和时限 辅助治疗的证据主要来自两项Ⅲ期随机对照临床研究,第一项研究是美国外科医师协会(ACOSOG)Z9001 临床试验,该研究共入组 713 例局限性并接受根治性切除术、肿瘤直径≥3cm 且 C-KIT 阳性的 GIST 患者,比较伊马替尼 400mg 治疗 1 年与使用安慰剂的疗效和安全性。患者随机进入治疗组(359 例)和对照组(354 例),分别为 1 年的伊马替尼治疗或安慰剂对照,对照组一旦发生进展则开始伊马替治疗,该研究结果显示,和对照组相比,给予伊马替尼辅助治疗能显著提高 1 年无复发生存时间(RFS)($HR=0.35$, $P<0.01$),两组 OS 相似,可能与随访时间较短和研究设计上允许交叉换组有关。进一步分析显示,在肿瘤直径 >6cm 的患者中,治疗组的 RFS 优势更明显。在 2010 年 ASCO 年会中公布了 Z9001 的后续随访结果,显示 2 年 RFS 在伊马替尼组和对照组分别为 91% 和 65%($P<0.01$),2014 年发表的随访 74 个月结果显示,伊马替尼组和对照组相比更具有 RFS 优势($HR=0.6$, $P<0.01$),因此说明 1 年伊马替尼治疗的效应可以延续至术后 2 年甚至更长时间。但在 Z9001 研究中,即使在长达 6 年的随访中,也未观察到 OS 的获益。另一项大型Ⅲ期 RCT 研究为来自德国与北欧国家的 SSGXVIII/AIO 研究,该研究旨在进一步比较伊马替尼辅助治疗 3 年和治疗 1 年的疗效,该研究入选的患者和 Z9001 研究不同的是,只有确定为高危复发风险的患者才能入选。SSGXVTI/AIO 研究显示高复发风险 GIST 患者术后接受伊马替尼治疗,随机分为 3 年组和 1 年组,中位随访时间 54 个月,结果 3 年组显著优于 1 年组,RFS 及 OS 分别为(66% *vs.* 48%)及(92% *vs.* 82%)。因而基于此研究,推荐术后具有高危复发风险的患者至少给予 3 年伊马替尼辅助治疗。如上所述,对于中危患者,应至少给予伊马替尼辅助治疗 1 年;高危患者及非胃的中危患者辅助治疗时间 3 年,发生肿瘤破裂的患者,可以考虑延长辅助治疗时间。

第六节　预后

在伊马替尼治疗之前的时代,转移或复发性 GIST 的 mOS 在 10~20 个月,而在伊马替尼引入临床治疗之后,有转移性病变患者的生存期得到实质性延长,mOS 得到 3 倍延长,可达 51~57 个月。总体伊马替尼治疗的转移性 GIST 患者中,9 年 PFS 和 OS 率分别为 14%

和 35%，而在肿瘤负荷为最低 1/4 象限的患者中，9 年 PFS 和 OS 率则分别可达到 29% 和 58%，这些生存数据的提高很可能是因为进行 CT 随访可以早期发现转移病灶以及在伊马替尼治疗失败后可选择接受更多有效的全身治疗。

前文所述，局限期可手术切除的 GIST 患者，其预后因素包括肿瘤原发部位、大小、核分裂象和术中是否破裂等。在一项基于 10 个人群队列的集合性分析研究中纳入 2 459 例患者，单纯手术治疗后预计 5 年和 15 年的无复发生存率分别为 70.5% 和 59.9%，只有小部分患者在前 10 年随访期间出现复发，表明多数患者通过单纯手术即可治愈。国内的研究表明肿瘤直径 >5cm 患者的预后较 <5cm 的差，3 年生存率分别为 54% 和 72%。胃 GIST 以 7cm 为界，大的肿瘤容易发生转移，但 35% 转移患者的肿瘤直径 <7cm；而 <7cm 患者中，33% 患者 5 年随访却未发生转移。一般认为肿瘤越大，复发转移率也越高，预后越差。

手术切除方式与 GIST 的预后密切相关，肿瘤需完整切除并在术中避免肿瘤包膜破裂。国内报道完全切除组存活率优于未完全切除组，完整切除组 1 年、3 年、5 年存活率分别为 97.2%、83.7%、66%，而未完全切除组，1 年、3 年存活率分别为 75.0%、31.3%，最长生存期为 53 个月。GIST 的术后复发转移率较高，虽有患者再次行手术切除，但难以提高生存率。

最佳的术后随访计划仍不明确，在口服伊马替尼辅助治疗期间，建议 1～3 个月进行血常规、血生化等常规检验；因 GIST 术后最常见的转移部位是腹膜和肝脏，故推荐进行腹、盆腔增强 CT 或 MRI 扫描作为常规随访项目，必要时行 PET/CT 扫描。对于中、高危患者，应该每 3 个月进行 CT 或 MRI 检查，持续 3 年，然后每 6 个月 1 次，直至 5 年；5 年后每年随访 1 次。对于低危患者，应该每 6 个月进行 CT 或 MRI 检查，持续 5 年。由于肺部和骨骼转移发生率相对较低，建议至少每年 1 次胸部 X 线检查，在出现相关症状情况下推荐进行 ECT 骨扫描。

对转移复发、不可切除或术前治疗患者，治疗前必须将增强 CT 或 MRI 检查作为基线和疗效评估的依据。治疗以后，至少应每 3 个月随访，并同时进行与基线采取相同的影像学评价手段进行疗效评估。如果涉及治疗的改变，可以适当增加随访频次。治疗早期（前 3 个月）的密切监测非常重要，必要时可进行 PET/CT 扫描确认肿瘤对治疗的反应，并应监测血药浓度，指导临床治疗。

（邱海波）

参考文献

1. 李健. 胃肠道间质瘤诊治的发展历程与方向 [J]. 中国普外基础与临床杂志，2017，24（2）：137-140.

2. 沈琳，曹晖，秦叔逵，等. 中国胃肠道间质瘤诊断治疗共识（2017 年版）[J]. 肿瘤综合治疗电子杂志，2018，4（1）：31-43.

3. BLAY JY，KANG YK，NISHIDA T，et al. Gastrointestinal stromal tumours[J]. Nat Rev Dis Primers，2021，7（1）：22.

4. HIROTA S，ISOZAKI K，MORIYAMA Y，et al. Gain-of-function mutations of c-kit in human gastrointestinal stromal tumors[J]. Science，1998，279（5350）：577-580.

5. SØREIDE K，SANDVIK OM，SØREIDE JA，et al. Global epidemiology of gastrointestinal stromal tumours（GIST）：A systematic review of population-based cohort studies[J]. Cancer

Epidemiol，2016，40：39-46.

6. MIETTINEN M，LASOTA J. Gastrointestinal stromal tumors: Pathology and prognosis at different sites[J]. Semin Diagn Pathol，2006，23（2）：70-83.

7. HUANG WK，WU CE，WANG SY，et al. Systemic Therapy for Gastrointestinal Stromal Tumor: Current Standards and Emerging Challenges[J]. Curr Treat Options Oncol，2022，23（9）：1303-1319.

8. CASALI PG，BLAY JY，ABECASSIS N，et al. Gastrointestinal stromal tumours: ESMO-EURACAN-GENTURIS Clinical Practice Guidelines for diagnosis，treatment and follow-up[J]. Ann Oncol，2022，33（1）：20-33.

9. KELLY CM，GUTIERREZ SAINZ L，CHI P. The management of metastatic GIST: current standard and investigational therapeutics[J]. J Hematol Oncol，2021，14（1）：2.

10. 曹晖，高志冬，何裕隆，等. 胃肠道间质瘤规范化外科治疗中国专家共识（2018 版）[J]. 中国实用外科杂志，2018，38（9）：965-973.

第十三章
脂肪肉瘤

第一节　流行病学

脂肪肉瘤（liposarcoma，LPS）是最常见的软组织肉瘤之一，约占成人软组织肉瘤的20%。它起源于人体脂肪细胞，由脂肪细胞恶变所产生。在我国软组织肉瘤中LPS发病率排第四，在美国软组织肉瘤中LPS发病率排第二，仅次于未分化多形性肉瘤（undifferentiated pleomorphic sarcoma，UPS）。

一项在中国台湾地区开展的研究收集了基于人口的2007—2013年台湾癌症健康登记处和台湾福利数据科学中心的软组织肉瘤数据，这项研究将LPS的发病率与西方国家相关数据做了比较，数据表明，瑞士沃州地区发病率为0.32/10万人年（1990—1994年间），欧洲地区为0.99/10万人年（2005—2008年间），美国为0.59/10万人年（1978—2006年间），不同地域之间存在一定的差异。

2019年美国佐治亚大学进行了一项基于人口的国家癌症随访数据库研究，数据显示，LPS在男性和白人种族中更容易发病，分别占60%和82%~86%，最常见的组织学亚型是高分化LPS（分别占33%和31%），其他依次是去分化LPS（均占20%），黏液样LPS（均占19%），多形性LPS（占7%和8%）和其他不明确类型（占21%和23%）。常见的发病部位是四肢（占39%~41%）、腹膜后（占21%~22%），和其他部位（占39%）。

LPS男性发病高峰年龄是75~84岁，发病率为4.36/10万人年（SEER）和4.95/10万人年；女性的发病高峰年龄也是75~84岁，发病率为1.89/10万人年和1.97/10万人年。与许多其他癌症一样，LPS的发病率随着年龄的增长呈增加趋势。发生于腹膜后的LPS较四肢部位的年发病率增加更多，分别是2%和0.58%。五年生存率在性别和种族之间没有差异，为79%~81%。不同组织学类型的五年生存率存在差异，预后最好的是高分化LPS，为95.5%，黏液样LPS次之，为85.7%，多形性LPS为64.1%，去分化LPS为57.2%。位于四肢部位的LPS五年生存率为89.9%，位于腹膜后的LPS仅为63.9%。

第二节　临床特征

LPS多发生于成年人，儿童的发病率很低，30岁之后，发病率增加，随着年龄增加，发病率也逐渐增加，男性较女性更多见。LPS最常见发生的部位是大腿（25%~30%）和腹膜后（20%），其余的发病部位分布在全身各处，手、足部位很少累及。腘窝和腹股沟区域也是常见的发病部位。LPS 常常深及浅表筋膜，很少发生在皮下组织，常位于肌肉之间和血管周围。

和其他软组织肉瘤相比，LPS 发现时相对来说体积较大，这是因为它一般不会引起明显的症状，通常表现为无痛性包块。肢体 LPS 患者常无不适的主诉，或伴有轻微的疼痛。查体的体征是非特异性的，肿块与炎症体征无关，无搏动，无明显的压痛。当它的解剖部位深在，尤其是发生在腹膜后时，也不容易被察觉。有些发生于腘窝处的 LPS，发现时直径8～12cm，常常被误认为是腘窝囊肿。

腹膜后 LPS 可发生于任何年龄组，其发病高峰期 60～70 岁。其中大多数从一开始就是恶性的，只有少数例外，起源于良性脂肪瘤。通常生长缓慢，会在一段时间内保持惰性，然后生长迅速，表现出快速的增长率。由于在腹膜后的区域，LPS 有很大的生长空间，一半的腹膜后肉瘤患者诊断时直径大于 20cm。多数患者发现时表现为无痛性腹部包块。当症状发生时，通常表现为腹痛 / 饱胀感、早饱、下肢肿胀等。腹膜后肿瘤局部浸润或压迫其他组织和器官时可能表现为神经系统、肌肉骨骼和梗阻性泌尿 / 肠道症状。

LPS 是一类有复发转移倾向的软组织肉瘤，发生率仅次于 UPS。按照 2020 版软组织肉瘤的 WHO 病理学分类，LPS 包含五种亚型，分别是高分化脂肪肉瘤（well-differentiated liposarcoma，WDLPS）、去分化脂肪肉瘤（dedifferentiated liposarcoma，DDLPS）、黏液样脂肪肉瘤（myxoid liposarcoma，MLPS）、多形性脂肪肉瘤（pleomorphic liposarcoma，PLPS）和黏液多形性脂肪肉瘤（myxoid pleomorphic liposarcoma，MPLPS）。

WDLPS，又称为非典型性脂肪瘤样肿瘤（atypical lipomatous tumor，ALT），这一类型是一种中间性、局部侵袭性的间叶源性肿瘤，占所有 LPS 的 40%～50%，也是最常见的 LPS 类型。最常见于老年人，可以发生在四肢、腹膜后、腹腔、睾丸旁、纵隔等部位，最常见于四肢的深部软组织。发生部位是最主要的影响预后的因素，发生于四肢的复发率低，预后相对好，称为非典型性脂肪瘤样肿瘤；发生于体腔的肿瘤期复发 / 去分化风险相对增加，预后更差，称为高分化脂肪肉瘤（WDLPS）。

DDLPS 占所有 LPS 的 15%～20%，也是 LPS 的一种常见形式。DDLPS 大部分为首发，少数由 ALT/WDLPS 恶变而来，这种恶性转化的风险是时间依赖性的，腹膜后 DDLPS 的发生率是四肢的五倍。男女发病率相当，多发生于老年人，最常见于腹膜后和腹腔，也可发生于其他部位，如躯干、四肢、头颈部和精索。腹膜后 / 腹腔内 DDLPS 的生物学行为差，但预后要好于腹膜后多形性高级别肉瘤。约 40% 的病例出现局部复发，15%～20% 的病例出现远处转移，肺和肝是最常见的转移部位，5 年的死亡率为 30% 左右。过去认为，去分化区域的范围、类型和组织学分级是不良预后因素，最近的研究认为 FNCLCC 分级和出现横纹肌母细胞去分化特点是不良预后因素。

MLPS 是一类从低级别分化良好的黏液样肿瘤出现成脂细胞分化，到高级别分化差的圆细胞 LPS 的连续谱系。现在根据其圆细胞 / 富细胞区域的比例，将圆细胞 LPS 这一名词改为高级别 MLPS。MLPS 占所有 LPS 的 20%～30%。40～50 岁为发病高峰，男女发病比例相当，最常见于四肢软组织，大约三分之二的病例发生在大腿肌肉内。与大多数软组织肉瘤相比，MLPS 对放、化疗有反应，尤其是当含有更多的圆形细胞成分时。黏液样 LPS 的预后取决于圆形细胞或高级别成分所占的比例。低级别 MLPS 发生转移的风险小于 10%，高级别 MLPS 发生转移的风险明显增高（40%～60%），最常见的转移部位为其他软组织、骨、腹膜后、肺，总体死亡率为 25%～40%。肿瘤直径＞10cm，圆形细胞成分超过 25%，年龄＞45 岁，自发性坏死是预后不良的相关因素。

PLPS 是 LPS 中发病较少的一种亚型，占 5%～10%。大多数病例发生在 50 岁之后，70 岁是发病的高峰期，男性发病更多见。大约 67% 的病例发生在四肢，大多数发生于筋膜深处，25% 发生在皮下组织中。PLPS 是一种具有转移性和侵袭性的恶性肿瘤，最常见的转移部位是肺部，总体 5 年生存率约为 60%。浅表肢体肿瘤预后较好，局部复发率为 10%，转移率很低；肿瘤大、腹膜后肿瘤、发病年龄大（＞60 岁），则与较差的预后相关。

MPLPS 是 2020 年 WHO 分类中恶性 LPS 中新增的组织学亚型，它多见于儿童和年轻人，最常发生于纵隔部位，是一种十分罕见的、复发率高、极具侵袭性的肿瘤。

第三节　诊断及鉴别诊断

一、脂肪肉瘤的诊断

1. 病史和临床表现

（1）发病部位：脂肪肉瘤多发生在肢体，以下肢为著，如大腿、臀部、腘窝等部位，其次是腹膜后、小腿、肩部和上臂，很少发生于头颈部、手足等部位。

（2）发病年龄：多见于中老年人，男性发病较女性多见。

（3）症状：无痛性肿块为首要临床症状，多为偶然发现，位置较大，部位较深。初期可有肢体的软组织肿胀，但往往不易察觉，肿瘤增大时可出现肢体疼痛、局部压迫症状。腹膜后 LPS 出现症状往往较晚，可以出现恶心、呕吐、消化不良、腹部疼痛、肾积水、肠梗阻等症状。

2. 影像学诊断

（1）脂肪肉瘤的影像学表现

1）超声检查：超声检查是诊断脂肪肉瘤的临床首选方法，但是超声检查的图像在不同肿瘤之间没有特征性的区别，要准确确定肿瘤的性质比较困难。超声诊断可以发现肿瘤，确定肿瘤的大小、形态、位置，与周边血管的关系，在初诊时具有重要作用，同时可以对术后患者进行动态随访复查，了解病情变化情况。良性的脂肪瘤一般有包膜，境界清楚，回声均匀。脂肪肉瘤通常无包膜，质地软。包块较大时，边界不清楚，内部回声不均，有低弱暗区，血流信号丰富。包块质地疏松时，体积较大，供血较丰富，内部回声不均，低弱回声较明显；包块质地致密时，供血较少，内部增强回声较多，低弱回声相对较少。

2）X 线检查：从普通 X 线检查上看，它的表现为非特异性软组织包块，它的密度接近于正常软组织，边界不清，两者之间常常无法区分，但有助于判断邻近骨质有无受侵或破坏。

3）CT 检查：CT 检查的表现与 LPS 的分化程度和脂肪含量多少有关。在 CT 上，脂肪的 CT 值通常为≤80～130Hu，与肌肉相比 CT 值较低，与空气相比 CT 值更高。当肿块的密度均匀，密度与脂肪的密度相当或更低时，通常是良性脂肪瘤。脂肪肉瘤是由恶性的脂肪母细胞组成，其细胞质中含有不同量的脂肪成分。高级别脂肪肉瘤常常境界不清，呈浸润性生长，密度也不均匀。

CT 由于其密度分辨率高，可以显示脂肪肉瘤的存在、肿块的大小、范围及与周围组织的关系，以及有无骨质破坏，强化后可以显示肿瘤的血供情况，肿瘤与周围血管的关系。当肿块中含有更高密度的结节或条纹时，提示是实质性成分或分隔。当肿块的密度均匀，密度在 −40～30Hu 之间时，需要考虑是否为黏液脂肪肉瘤。增强扫描情况下，脂肪肉瘤会由于血管形成出现明显强化。

4）磁共振检查：MRI 以其较高的软组织分辨率和多参数多方位的扫描成为脂肪肉瘤主要影像学检查手段，能精确显示肿瘤与邻近肌肉、皮下脂肪、关节，主要神经血管束的关系和肿瘤在软组织内侵及的范围。在 MRI 上，脂肪呈短 T_1 长 T_2 信号，在压脂时呈低信号，如果压脂后没有信号改变，则需与出血性疾病鉴别。脂肪肉瘤在 MRI 上主要表现为混杂信号的软组织肿块影，非脂肪成分在 T_1 加权像上显示为中等信号，T_2 加权像显示为混杂中高信号。脂肪瘤由成熟的脂肪细胞组成，在 MRI 上与脂肪信号一致，增强扫描无明显增强，可与脂肪肉瘤鉴别。

5）PET/CT 检查：PET/CT 不仅可以显示原发肿瘤的代谢情况，也可以评价患者的区域和全身情况。[18]F-FDG PET 在区分不同级别的 LPS 时具有一定实用性，低级别（例如 WDLPS、MLPS）和高级别肿瘤（例如 DDLPS、RLPS、PLPS）相比，后者的代谢值更高，有助于鉴别诊断及制订治疗策略。

（2）不同类型脂肪肉瘤的影像学诊断

1）WDLPS/DDLPS：WDLPS 通常含有超过 75% 的脂肪组织，具有较厚的间隔（厚度 >2mm）和内部小结节。在 CT 上表现为以脂肪密度为主的不均质肿瘤，其内含有软组织密度的小结节，有的呈条纹状。在 MRI 上表现为以脂肪的短 T_1 长 T_2 信号为主的肿块，伴有不规则的线样分隔或小结节，在 T_1 上呈低信号，在 T_2 上呈中高信号，增强扫描显示分隔或小结节有强化表现。如果肿瘤组织内有梭形细胞，脂肪母细胞或纤维组织混合时，病灶内可见条索状或云雾状强化灶。

DDLPS 的影像学特征与 ALT/WDLPS 相似，但 DDLPS 的区别是存在更大和更突出的非脂肪瘤成分和结节区域（通常 >1cm）。这些非脂肪瘤成分代表去分化的区域，与脂肪高分化（WD）病变区域有明显的分界。DDLPS 肿瘤多是混合的，包含 WD 和去分化（DD）成分。DDLPS 肿瘤成像也可以更加复杂，具有异质性非脂肪瘤的成分。比如 CT 上出现强化结节，钙化成分，或是非脂肪性坏死结节，可能是 DD 成分。

2）MLPS：MLPS 多为发生在四肢深部皮下/肌内的肿块。由不同分化阶段的脂肪母细胞、丛状分支状的毛细血管和黏液样基质组成。超声显示 MLPS 具有复杂的低回声结构，在 CT 和 MRI 上，这些病变的脂肪含量低（<10%），含水量非常高，在 CT 上表现为囊性，肿瘤密度均匀，近似水的密度，部分肿瘤中央呈软组织密度，或出现坏死。由于肿瘤内有毛细血管丛，故强化明显。如果增强扫描后呈网状延迟强化，提示病灶内可能存在黏液基质和纤维成分。MRI 上表现为 T_1 低信号和 T_2 高信号。T_1 在低信号强度的背景下显示出高信号强度的线性和结节性结构，具有相应的特征性大理石状外观，病变有不同程度的增强。原发性 MLPS 在腹部和盆腔中罕见，然而它们可能以腹膜后或肠系膜脂肪转移的形式发生。发生在腹部的 MLPS 的 CT 影像学表现是非特异性的，与发生在四肢的病变表现相似。

3）PLPS：PLPS 是高度恶性的浸润性软组织肉瘤，在影像学上类似于其他高级别肉瘤，CT 或 MRI 上几乎没有脂肪成分。它们通常体积很大，CT 上表现为不均质软组织肿块，可见多结节形状，呈骨骼肌密度，其内见斑片状低密度坏死区，MRI 的 T_2 信号略高或为混杂信号。

4）MPLPS：由于 MPLPS 在组织学上具有类似于 MLPS 的黏液样池，并且含有多形性细胞区域，所以影像学上类似于 MLPS 和 PLPS 的表现。

3. 病理学诊断

（1）ALT/WDLPS：大体检查可见肿瘤界限清楚，呈黄色或褐色，分叶状，切面呈质韧脂肪样，可见增厚的纤维带，偶见肿瘤坏死。显微镜下 ALT 的典型形态是增厚的纤维带具有非典型间质细胞及具有数目不一的成脂肪细胞的小叶。免疫组化示 MDM2 及 CDK4 过表达，分子检测示 *MDM2* 扩增。WDLPS 也分为 3 个亚型：硬化性、炎症性和黏液样。

（2）DDLPS：大体检查可见肿瘤边界清楚，体积往往较大。去分化成分表现为褐色和灰白色伴质韧或鱼肉样切面，高分化成分呈黄色或脂肪样。在显微镜下，特征性病理表现多为从 ALT/WDLPS 突然转变为非脂肪源性富于细胞的肉瘤，非脂肪源性成分具有广泛的形态学表现，可以是低级别，但多为高级别。可以表现为富于细胞的多形性形态，类似于 UPS，或显著的黏液间质样形态，类似于中高级别黏液纤维肉瘤，或束状梭形细胞形态等，偶有逐渐移行的形态。肿瘤细胞显示细胞核弥漫性表达 MDM2 和 CDK4，分子检测显示 *MDM2* 和 *CDK4* 扩增。

（3）MLPS：大体检查呈界限清楚的多结节状肿瘤，体积较大。低级别病变切面呈胶冻样，高级别病变切面呈鱼肉样，很少见到明确的坏死。显微镜下，MLPS 由原始的非脂肪源性间叶细胞、数目不等的成脂肪细胞以及具有特征性分支状毛细血管网结构的显著黏液样间质组成。结节样的成脂肪细胞区域周边环绕黏液样基质和血管结构。因为部分肿瘤细胞失去脂肪细胞分化，表现为更多的圆形细胞成分，圆形细胞成分可达 5%～80%。尽管两种细胞的微观外观差异很大，但都存在特征性的 t（12;16）（q13;p11）基因重排，导致 95% 的病例中出现 *FUS-DDIT3*（*CHOP*）基因融合。少数病例可见少见变异型 t（12;22）（q13;q12），涉及 *DDIT3* 及 *EWSR1* 基因。

（4）PLPS：大体检查可见边界清楚或不规则浸润性肿瘤。显微镜下，有浸润性边界，在高级别多形性肉瘤背景下，可见不同的成脂肪细胞。成脂肪细胞的存在是将其与未分化肉瘤进行鉴别诊断所必需的条件。成脂肪细胞常存 S100 蛋白质阳性，MDM2 和 CDK4 阳性。PLPS 的细胞遗传学特征与多形性软组织肉瘤相似，有多种染色体结构异常，未找到特异性的染色体畸变。

（5）MPLPS：在组织学上，MPLPS 它具有类似于 MLPS 的黏液样池，并且含有多形性细胞区域，且缺乏其他类型 LPS 中常见的 *FUS/EWSR1-DDIT3* 融合和 *MDM2* 扩增，被认为是一种独立的组织学类型。

二、脂肪肉瘤的鉴别诊断

1. 不同类型脂肪肉瘤之间的鉴别诊断（表 13-1）。

表 13-1 五种主要 LPS 的鉴别诊断

组织学亚型	WDLPS	DDLPS	MLPS	PLPS	MPLPS
在脂肪肉瘤中的发生比例 /%	40~50	15~20	20~30	5~10	罕见
常见发病部位	四肢腹膜后	腹膜后、四肢睾丸、纵隔、头颈部	大腿、近端肢体	下肢、上肢	纵隔
病理学特征	增厚的纤维带、非典型间质细胞、脂肪细胞常大小不一,可见多少不等的成脂肪细胞	从 ALT/WDLPS 突然转变为非脂肪源性富于细胞的肉瘤,偶有逐渐移行的形态。肉瘤可以呈现纤维肉瘤、未分化多形性肉瘤等不同特点	较一致的卵圆形肿瘤细胞伴丰富的"鸡爪样"分支血管,间质黏液样,局灶出现"肺水肿"样结构	在高级别多形性肉瘤细胞背景下,可见不同比例有异型性的成脂肪细胞	具有类似于 MLPS 的黏液样池,并且含有多形性细胞区域
分子检测	*MDM2* 和 *CDK4* 扩增	*MDM2* 和 *CDK4* 扩增	t(12;16)*FUS-DDIT3* 融合基因	多个染色体异常 更高的突变率	缺乏 *FUS/EWSR1-DDIT3* 融合和 *MDM2* 扩增
CT 特征	脂肪密度,其内有高密度的结节或条纹	有更多非脂肪瘤成分和结节区域,可有强化、钙化、坏死	囊性,肿瘤密度均匀,近似水的密度,部分中央呈软组织密度,可有强化、钙化	实质性肿块,其内无脂肪成分	类似于 MLPS 和 DLPS 的表现
MRI 特征	短 T_1 长 T_2 信号为主的肿块,伴有间隔或小结节,增强有强化	肿块中具有异质性非脂肪瘤的成分	长 T_1 长 T_2 信号为主的肿块,特征性大理石状外观,增强有强化	无脂肪信号,T_2 略高或混杂信号	类似于 MLPS 和 DLPS 的表现
复发方式	局部复发多,转移少见	局部复发和远处转移	局部复发和远处转移	局部复发和远处转移	局部复发和远处转移
治疗反应	放化疗不敏感	放化疗不敏感	放化疗敏感	化疗敏感性不一	化疗敏感性不一

2. 与其他疾病的鉴别诊断

(1) WDLPS: WDLPS 需与炎症病灶、脂肪组织坏死、假体植入物的炎症反应以及脂肪瘤相鉴别。脂肪瘤大部分体积较 WDLPS 小,病理上缺乏伴有不规则、核深染和多形性的非典型间质细胞和脂肪细胞,免疫组化示 MDM2 和 CDK4 常阴性,*MDM2* 和 *CDK4* 基因无扩增。

(2) DDLPS: DDLPS 需与 WDLPS 鉴别,前者大部分为原发,少部分由 WDLPS 恶变转化而来,后者较少或无核分裂象,缺乏纤维性或肉瘤样外观及非脂肪源性富于细胞的肉瘤成分。DDLPS 需与很多高级别肉瘤相鉴别,例如大部分伴有未分化多形性肉瘤形态的腹膜后肿瘤实际上为 DDLPS,可伴有 / 不伴有 ALT/WDLPS 成分。而真正的未分化多形性肉瘤缺乏 ALT/WDLPS 的成分,无 *MDM2* 和 *CDK4* 的扩增。DDLPS 其中的肉瘤成分可显示纤维肉瘤样、平滑肌肉瘤样及横纹肌肉瘤样等,免疫组化可符合纤维肉瘤、平滑肌肉瘤、横纹肌肉瘤的相关表达,鉴别困难,需完善分子检测来鉴别。

（3）MLPS：MLPS 因其含有丰富的血管网,可与肌内黏液瘤鉴别,后者通常体积较小,边界清楚,缺乏 MLPS 的成脂肪细胞及分支状毛细血管网,无 *DDIT3* 融合。也可以与 ALT/WDLPS 相鉴别,因后者缺乏纤细、分支状血管网。MLPS 需与成脂肪细胞瘤鉴别,后者最常见于婴幼儿及学龄前儿童,伴有 *PLAG1* 重排,无 MLPS 的分子特征。骨外黏液样软骨肉瘤缺乏成脂肪细胞及分支状毛细血管网,具有特征性 *NR4A3* 基因重排,无 *DDIT3* 基因融合,还需与黏液纤维肉瘤鉴别。

高级别 MLPS（RLPS）需与圆细胞肉瘤相鉴别,例如胚胎性横纹肌肉瘤,后者特有的横纹肌母细胞为主要鉴别的组织学依据以及免疫表型特征。还有酷似 MLPS 圆细胞丰富的肿瘤,如尤因肉瘤、*CIC* 重排肉瘤、*BCOR* 遗传学改变的肉瘤等,其中滑膜肉瘤（低分化）缺乏分支状毛细血管网,免疫组化示 TLE1 蛋白弥漫性核表达,CK,EMA,Vim,CD99,Bcl-2 阳性,SS18-SSX 及 SSX 阳性,特征性的出现 *SS18* 基因重排。

（4）PLPS：PLPS 需与未分化多形性肉瘤鉴别,形态上两者可高度重叠,后者含有席纹状、条束状或无结构性排列的高度异型梭形细胞,无成脂肪细胞、脂肪细胞,无特异性遗传学改变。需与 DDLPS 鉴别,后者多同时具有 WDLPS 成分,富于细胞的非脂肪源性肉瘤伴有广泛的形态学改变,可出现同源性去分化,免疫组化示 MDM2 和 CDK4（+）,分子检测示 *MDM2* 和 *CDK4* 扩增。高级别黏液纤维肉瘤形态上可与 PLPS 高度重叠,但缺乏成脂肪细胞分化。多形性横纹肌肉瘤可见弥漫片状的多形性横纹肌母细胞或梭形细胞,但缺乏多形性成脂肪细胞是鉴别要点,免疫组化检测也有辅助鉴别诊断作用。

（5）MPLPS：MPLPS 是 2020 年 WHO 分类中新增一种新的组织学亚型,组织形态上需与 MLPS、PLPS 等相鉴别。

第四节 治疗

一、肢体 / 躯干脂肪肉瘤的治疗

1. **外科手术治疗** 肢体 / 躯干 LPS 占 LPS 的大多数,其中最常见的是 ALT/WDLPS,其次是 MLPS 和圆细胞性 LPS,DDLPS 和 PLPS 相对少见。外科手术治疗中,肿瘤 R0 切除仍然是关键的治疗手段。根据肿瘤部位、大小、深度、有无血管神经受累,决定手术方式是保肢或截肢。手术治疗的目标是尽可能达到安全外科边界,并保留肢体的正常功能。手术切除肿瘤后,部分患者需要进行功能重建（皮肤覆盖、血管修复和移植、骨骼重建等）。

ALT/WDLPS 占所有 LPS 的 40%,和腹膜后 LPS 不同的是,发生于肢体或躯干的这一类型的 LPS 通常具有良性病程,外科手术切除治疗是最为重要的一种治疗手段。局部复发以后,仍然可以再次行外科手术切除治疗。目前,尚没有最合适的关于 ALT/WDLPS 手术切缘的共识。有人认为，为了减少复发风险，应进行广泛切除手术，通常定义切除范围为肿瘤外正常组织 1～2cm。也有人认为，对于这类低转移潜能的肿瘤，边缘切除是足够的，即切除肿瘤及其假包膜和/或肿瘤周围的反应性组织。

加拿大 Calgary 大学做了一项分析，共纳入 18 项研究，包括 793 名接受外科手术治疗的 ALT/WDLPS 患者。580 名患者接受了边缘切除手术，局部复发 69 例（11.9%）。213 名患者接受了广泛切除手术，局部复发 7 例（3.3%）。复发患者成功地再次接受边缘或广泛切除手术。9 例复发患者（1.1%）诊断为 DDLPS，出现远处肺转移 1 例（0.1%）。这项研究表明，肢体/躯干的 ALT/WDLPS 接受边缘切除手术较广泛切除手术的局部复发率稍高，然而复发后几乎都可以再次切除，因此支持对肢体/躯干的 ALT/WDLPS 进行边缘切除手术。尤其是对于本身侵犯重要血管和神经的肢体或躯干 LPS，如果在扩大手术范围时，有可能引起严重的功能缺损时，应慎重把握手术的安全边界。

非计划手术切除是指将软组织肉瘤误诊为良性肿瘤而实施的不恰当外科手术切除，导致肿瘤标本切缘阳性或肿瘤残留。多中心研究数据显示非计划性手术未对远处转移率和总生存率产生影响，但对于局部无复发生存及局部控制率影响显著。对于非计划性手术切除的患者，可以根据实际情况进行再次手术切除治疗，或者予以放疗、化疗等治疗。

波兰学者 Piotr 回顾性分析了单中心的 181 例肢体/躯干的可切除 LPS 患者的手术和生存数据。他们针对 AJCC 分期、手术质量、切缘状态等因素对 LPS 患者生存和局部控制的影响进行了分析。这其中 110 例为原发性初治患者，50 例为临床复发患者，21 例为非计划、非根治性切除术后再次手术患者。研究发现，这些患者的五年疾病特异性生存率（disease-specific survival，DSS）、无病生存率（disease-free survival，DFS）和局部无复发生存率（local-free recurrence-free survival，LRFS）分别为 80%、58% 和 75%。原发性初治患者、临床复发患者、非根治性切除术后患者的五年 LRFS 分别为 86.1%、52.1% 和 73.3%。AJCC 分期超过 IIb 期是 DSS 的独立阴性预后因素；组织学分级 3 级、临床复发和皮肤侵犯是 DFS 的独立阴性预后因素；临床复发和 R1 切除术是 LRFS 的独立阴性预后因素。非计划性手术切除虽然会影响 LRFS，但是对 DSS 并无影响，这与软组织肉瘤人群的研究数据一致。这项研究证实并确认了 AJCC 分期在预测肢体/躯干 LPS 的 DSS 中的价值，并认为在非计划性切除术后再次予以患者根治性手术并联合放疗可以提高 DSS 和 LRFS，仍然有机会达到根治的效果。

2. 放射治疗　肢体/躯干 LPS 的放疗遵循软组织肉瘤的原则，更推荐行术前放疗，这是基于多项软组织肉瘤临床研究的结果。术前放疗的优势在于靶区体积明确，肿瘤范围清晰，放疗后使肿瘤体积缩小，有助于手术的实施，提高 R0 切除率，提高局部控制率和总生存，并能更好地保留肢体功能。术前放疗主要用于 II 期或 III 期不可切除或预期难以达到理想外科边界的患者。和术后放疗相比，术前放疗能够降低远期并发症发生，如关节僵硬、纤维化和水肿；劣势在于术前放疗对发生早期术后并发症的影响较大，例如需要二次有创修复手术伤口，深部创面超过 2cm，伤口需要延迟护理等，尤其是存在发生于下肢、肿瘤直径 >10cm 等危险因素时。

术后放疗与单纯手术相比，显著提高了高级别软组织肉瘤的局部控制率，但是对总体生存并无影响。术后放疗的指征为手术切缘不足或阳性，AJCC 分期 II 期或 III 期，组织学分级 G2/G3 等情况。其优势在于急性手术并发症发生率低，但是由于术后放疗的靶区较术前放疗更大，发生晚期并发症的概率更高。

术后放疗和术前放疗的剂量 50Gy/25F，是目前推荐的处方剂量。由于放疗并发症的影响，学者们也在进行降低放疗剂量的探索。因为 MLPS 是放疗敏感的软组织肉瘤，荷兰的学者在 MLPS 中进行了将放疗剂量减低到 36Gy 的尝试。这项 DOREMY 研究是在欧洲和美国的 9 个三级肉瘤中心进行的前瞻性、单组、Ⅱ期非随机对照研究，研究发现 36Gy 剂量的术前放疗的病理反应率为 91%，局部控制率为 100%，伤口并发症的干预率为 17%，2 级或更高毒性反应的发生率为 14%。研究提示我们，MLPS 术前放疗剂量减低至 36Gy 是有效可行的，同时放疗的毒性反应更低，但这一结论还需要更多的病例数据进行验证。

二、腹膜后脂肪肉瘤的治疗

腹膜后脂肪肉瘤（retroperitoneal liposarcoma，RPLPS）是腹膜后软组织肉瘤常见的一种类型，由于解剖部位深在，临床症状往往出现较晚，在诊断和治疗上面临一些挑战，往往预后不良。尽管手术切除完全，复发率仍很高，因此需要长期随访。腹膜后 LPS 的综合诊治通常需要在腹部外科、泌尿外科、肿瘤内科、病理科、影像科等多学科协作下完成。

前文已提到，WDLPS 和 DDLPS 是起源于腹膜后的最常见的 LPS。WDLPS 是一种生长缓慢的肿瘤，局部经常复发，转移可能性最小。肿瘤去分化可以导致部分 WDLPS 转变为更高级别的 LPS。DDLPS 可能是原发性的，也可能在原来的 WDLPS 基础上转化演变而来。MLPS 的临床病程更具侵袭性，也有明显的转移倾向。PLPS 通常发生在老年人中，并且侵袭性很强，具有转移潜力。混合性 LPS 是最少见的类型，并显示出 MLPS、PLPS、WDLPS 和/或 DDLPS 的形态学特征，通常预后不良。

1. 外科手术治疗 腹膜后 LPS 的根治性治疗手段是完全性手术切除，以获得阴性的手术切缘（R0 切除）。但由于肿瘤生长的潜在空间很大，肿瘤在被发现时往往已非常大，并且经常侵及邻近的器官和组织结构，所以手术的难度和挑战性很大。

手术切缘是影响患者生存和预后的重要因素。手术可切除性需要在术前仔细检查高质量术前横断面成像以确定疾病范围。手术切除的目标是 R0 切除，即镜下切缘阴性。无法实现完整的切除对预后有显著的负面影响，与疾病特异性高死亡风险相关。研究表明，R2 切除患者的预后仅相比不可切除疾病患者（接受探查术和活检的患者）略有改善。R2 切除患者的中位生存期仅为 18 个月，而接受完全性切除术的患者中位生存期为 103 个月。与肉眼完整切除肿瘤但镜下切缘阳性的 R1 切除相比，R0 切除延长了近 2 年的无瘤生存时间（37.5 个月 *vs.* 15.9 个月），生存时间可延长约 5 年。在另一项研究中发现腹膜后肉瘤切除术后，R0 状态与腹部复发减少和 OS 改善显著相关（$P=0.008$）。但是，手术切缘准确评估的难度比较高，手术范围多依靠术者的判断、经验和观念来确定。R0 切除在实际手术中很难达到，很多肉眼确定切净的肿瘤其镜下切缘阳性，故目前多数学者将腹膜后 LPS 的彻底切除（R0+R1）定义为"术者判定彻底切除肉眼可见肿瘤"。

在肢体软组织肉瘤中，安全外科边界的范围是整块切除肿瘤确切边缘及其以外 1～2cm 内的所有组织。基于这样的外科理念，为了提高腹膜后软组织肉瘤（retroperitoneal sarcoma，RPS）的生存率，近年来一些外科学者提出"扩大区域切除"的观点。扩大范围的手术包括肿瘤及其周围可能受侵脏器（即使探查未发现明显受侵）、血管及其他组织结构的联合切除，已取得降低局部复发率、改善生存的效果。

法国的肉瘤协作组（French Sarcoma Group）回顾性研究中，首次报道了关于扩大区域切除手术的疗效。这项 382 例 RPS 的多因素分析研究发现，对于接受三种手术方式的患者（原发肿瘤的简单切除，切除原发肿瘤和受累邻近结构，切除原发肿瘤和相邻的、未受累的器官），镜下的阳性切缘率依次是 40%、36% 和 19%，提示扩大区域切除术的确提高了 R0 手术率。腹部复发率不仅与肿瘤级别、手术切缘（R1 与 R0）相关，还与扩大区域切除术相关（$HR=3.29$，$P=0.04$）。高级别、肿瘤破裂、大的残留病灶和切缘阳性与 OS 降低相关。低级别、无肿瘤破裂、组织学切缘阴性、每个中心接受手术的患者数量高以及扩大区域切除术与腹部复发率减少有关。来自米兰国家肿瘤研究所（Istituto Nazionale Tumori，INT）的研究中，Bonvalot 也报道了扩大区域切除术与局部无复发生存率（recurrence free survival，RFS）相关，但并没有在统计学上证明扩大区域切除术与 DSS 或 OS 相关。直至 Gronchi A 在研究中指出，在低 - 中级别的 RPS 中，扩大区域切除术较传统手术在 OS 上有显著提高（66% *vs.* 48%）。这一观点仍有待更多循证医学依据的佐证。

2. 放射治疗　除手术切除以外，放射治疗也是治疗腹膜后软组织肉瘤的一种重要手段。LPS 被认为是放疗相对敏感的软组织肉瘤，同时也取决于其病理亚型。一项来自玛格丽特医院的 88 例 MLPS 患者的研究显示，放疗的局部控制率为 97.7%。

手术联合术前放疗的治疗模式，在 RPLS 中的应用目前仍存在争议。随着 EORTC-62092（STRASS）研究结果的发布，尽管术前放疗与手术联合的治疗模式在腹膜后软组织肉瘤中疗效对比的结果总体上是阴性的，但 LPS 患者的事后敏感性分析显示放疗与 WDLPS 和 1～2 级 DDLPS 亚型更好的 ARFS 相关（$HR=0.6$），不过对总生存率并没有影响。来自跨大西洋澳大利亚腹膜后肉瘤工作组（TARPSWG）的一项 607 例 RPLS 患者的研究未显示放疗与局部控制率和生存率上的关联。Nussbaum 等进行的一项回顾性美国国家癌症数据库（NCDB）研究统计了 9 068 名 RPS 患者，该研究使用病例对照、倾向评分匹配法进行分析。在此队列中，563 患者接受术前放疗，2 215 例患者接受术后放疗，6 290 例患者未行放疗。研究发现，术前放疗与单纯手术相比，总生存率得到提高（110 个月 *vs.* 66 个月）（$HR=0.7$）；术后放疗与单纯手术相比，总生存率得到提高（89 个月 *vs.* 64 个月）（$HR=0.78$）。因此我们需要更多针对特定组织学亚型的 RPLS 进行前瞻性临床研究，以明确术前放疗对于此类患者的应用价值。

原发性局限性 RPLS 患者在手术治疗后，不常规推荐使用术后放疗。美国 M.D.Anderson 癌症中心的学者回顾分析了在 1965—2012 年间通过手术和放疗治疗的 121 名腹膜后软组织肉瘤患者，其中最常见的组织学是 LPS（占 35%）。研究发现，五年局部控制率和总生存率分别为 56% 和 57%，阳性或不确定的切缘与腹腔内复发的风险较高有关，10 年并发症发生率为 5%，与放疗相关并发症相关的因素分别是术后放疗和大于 60Gy 的放疗剂量。还有学者在美国国家癌症数据库（NCDB）中对 2004—2016 年间复发高危的 R1 切除的 RPLS 术后辅助放疗的价值做了分析。在 322 例的患者中，有 99 例患者（23.5%）接受了术后辅助放疗，和单纯手术相比，5 年 OS 率分别是 69.7% 和 76.2%，并未见 OS 率的改善。

基于目前循证医学证据，美国 ASTRO 指南推荐，原发性局限性 RPS 患者在肿瘤切除术外，不常规推荐使用放疗，局部复发风险高的患者可考虑选择性使用放疗。如果在原发性局限性 RPS 患者中除了肿瘤切除外还计划进行放疗，建议行术前放疗。如果计划对原发性局限性 RPS 患者进行术前放疗，剂量推荐为 5 000cGy/25F 或 5 040cGy/28F。对于原发性局限性 RPS 患者，术后常规使用放疗并不合适推荐。高度选择性的患者可考虑选择性使用术后放疗，包括局部复发风险高且无法进行挽救性手术的患者，并且要有能够体积定义明确的靶区。对于无法手术切除的原发性局限性病灶或复发转移性病灶，也可以酌情行姑息性放射治疗，改善局部症状，提高局部控制率。

三、全身药物治疗

1. 辅助／新辅助化疗　对于 LPS 是否行辅助／新辅助化疗，取决于其组织学亚型、生长部位和手术可切除程度等多种因素。由于化疗的敏感性根据组织学亚型的不同差异很大，所以了解它们的组织学类型和截然不同的生物学特性，对优化治疗策略至关重要。

WDLPS 预后最好，组织学分级低，几乎只出现局部复发，很少发生远处转移，对化疗几乎无效。DDLPS 是预后较差的高级别肿瘤，它的复发模式与 WDLPS 相似，易出现局部复发，化疗的有效率差。在 Jones 等人的研究中，对 88 例晚期 LPS 患者（43% 位于腹膜后）化疗的有效率进行分析，发现 MLPS 与所有其他 LPS 相比，化疗的客观有效率显著更高（48% *vs.* 18%，$P = 0.012$）。DDLPS 的客观有效率为 25%，而 WDLPS 对化疗无效。其中 RPLPS 的化疗有效率比肢体的更低，化疗反应率的差异也与原发部位有关。在另一项研究中，Italiano 等人在 208 例不可切除和／或转移性 LPS 患者中分析化疗的有效率，其中大多数病例为 RPLPS（占 77.5%）。该回顾性研究表明，总体的化疗客观有效率只有 1% 达到完全缓解，11% 达到部分缓解，48% 为疾病稳定，39% 为疾病进展。其中 DDLPS 和 WDLPS 对化疗的反应差。

WDLPS 和 DDLPS 占腹膜后软组织肉瘤的大多数，且对化疗相对耐药，因此关于 RPLPS 辅助／新辅助化疗缺乏前瞻性临床研究的数据。新辅助化疗策略治疗可能会延迟手术治疗，获益有限。因此，对于可切除的 RPLPS，不推荐常规行新辅助化疗。同样地，辅助化疗目前也不能被视为 RPLPS 的标准治疗方法。

MLPS（包括 RLPS）是对蒽环类药物化疗最敏感的 LPS 亚型，由于化疗敏感，故而辅助／新辅助化疗具有一定作用。在一项国际多中心Ⅲ期研究（ISG- 软组织肉瘤 1001）中，针对高危的软组织肉瘤患者（高级别、肿瘤直径 >5cm、位置深）进行了标准化疗（EI）和不同组织学亚型个体化化疗在新辅助化疗中的疗效对比。研究发现总体人群中，标准化疗和个体化化疗组预期 46 个月的 RFS 分别为 62% 和 38%（$P = 0.004$），提示标准化疗仍是高危软组织肉瘤的标准新辅助化疗方案。在 MLPS 亚组中，个体化化疗方案（曲贝替定）和标准化疗疗效相当。在一项针对局部晚期 MLPS 新辅助化疗的Ⅱ期研究中，采用曲贝替定进行术前新辅助化疗 3～6 周期，在 23 例可评价患者中，7 例（24.0%）患者达到 PR；病理学评估中，3 例患者（13.0%）达到完全组织学缓解，2 例（8.7%）和 10 例（43.5%）达到良好或较好组织学缓解。对于Ⅲ期术后的 MLPS 患者，可以参照高级别软组织肉瘤的治疗方案，推荐蒽环类或联合异环磷酰胺方案进行辅助化疗。对于Ⅱ期、伴有复发高危因素的患者（肿瘤位置深、累及神经和血管、包膜不完整或突破间室、圆细胞比例高、既往术后复发等），也可以考虑行辅助化疗。

PLPS 占 LPS 的 5%～10%，比例较少，因其对化疗有一定反应率，对于特殊部位不易手术切除、肿瘤 >5cm、毗邻大血管和神经的情况下，可以考虑尝试辅助／新辅助化疗。MPLPS 是 2020 版 WHO 软组织肉瘤分型中新提出来的亚型，目前对其认识和研究均有限，故可参照高级别软组织肉瘤的治疗方案，经过多学科讨论后进行治疗。

2. 一线化疗　蒽环类药物是第一类被证明对软组织肉瘤有效的全身化疗药物。迄今为止，它仍然是转移性软组织肉瘤患者的标准一线治疗药物。一线化疗最常用的化疗方案是多柔比星或联合异环磷酰胺方案，化疗的应答率为 12%～20%，生存期为 12～20 个月。

一项研究将多柔比星单药或联合异环磷酰胺一线治疗不可切除和/或转移性软组织肉瘤患者的疗效作了对比。这项研究纳入了 25% 的 LPS 患者，包括 MLPS/RLPS、PLPS、DDLPS。研究结果显示，两组之间的中位总体生存率（OS）无显著性差异，多柔比星单药组为 12.8 个月，联合治疗组为 14.3 个月（$HR=0.83$，$P=0.076$）。联合治疗组的中位无进展生存率（PFS）显著延长（7.4 个月 $vs.$ 4.6 个月，$HR=0.74$，$P=0.003$），客观缓解率（objective response rate，ORR）更高（26% $vs.$ 14%，$P=0.0006$）；但联合治疗组的不良反应率更高，主要是血液学毒性，白细胞减少（43% $vs.$ 18%）、中性粒细胞减少（42% $vs.$ 37%）、中性粒细胞减少性发热（46% $vs.$ 13%）、贫血（35% $vs.$ 5%）和血小板减少症（33% $vs.$ 1%）。因此，在选择一线化疗方案时，需要根据患者的身体状况、治疗预期和患者意愿等因素综合决定。

3. 二线化疗 在 LPS 的二线治疗方案中，大剂量异环磷酰胺方案是一个选择。一项意大利的单中心、回顾性研究共纳入 2002—2013 年间的 28 例 WDLPS/DDLPS 患者（6 例 WDLPS 和 22 例 WDLPS/DDLPS），给予大剂量异环磷酰胺治疗，剂量为 $14g/m^2$，分 14 天连续输注。24 例（86%）以前接受过化疗（19 例使用蒽环类药物和异环磷酰胺，4 例使用蒽环类药物单药治疗；1 例使用曲贝替定治疗），其中 7 例达部分缓解（partial response，PR）（全部为 DDLPS），2 例轻微缓解（mild response，MR）和 11 例疾病稳定（stable disease，SD），中位 PFS 是 7 个月，其中 9 例 PR 或 MR 患者中有 6 例在先前使用蒽环类药物联合异环磷酰胺治疗时疗效为 SD。

2016 年报道了比较曲贝替定与达卡巴嗪用于 LPS 和平滑肌肉瘤二线治疗疗效的多中心Ⅲ期试验的结果。该研究共纳入 518 名患者，在 PFS 的最终分析中，和达卡巴嗪组相比，曲贝替定组减少了 45% 的疾病进展风险，PFS 分别为 4.2 和 1.5 个月（$P<0.001$）。OS 的中期分析显示，曲贝替定组降低了 13% 的死亡风险，OS 分别为 12.4 和 12.9 个月（$P=0.37$），在统计学上没有显著性差异。在 LPS 中以 MLPS 疗效更佳。因此曲贝替定被 FDA 批准用于 LPS 的二线治疗，但我国目前尚未上市。

同年，Lancet 报道了一项旨在比较艾日布林与达卡巴嗪用于晚期或转移性 LPS 和平滑肌肉瘤患者的随机、开放性Ⅲ期临床研究。这项研究纳入了 452 例中度或高级别晚期 LPS 或平滑肌肉瘤患者，既往至少接受过两种晚期疾病的全身性治疗方案（包括蒽环类药物）。结果显示艾日布林组较达卡巴嗪组，PFS 均为 2.6 个月，两组之间无差异，12 周时的无疾病进展率（progression free rate，PFR）和临床获益率（clinical benefit rate，CBR）也无差异；艾日布林组的 OS 为 13.5 个月，达卡巴嗪组为 11.5 个月（$HR=0.77$，$P=0.0169$），有显著性差异。在 LPS 亚组中，艾日布林组的 OS 为 15.6 个月，达卡巴嗪组为 8.4 个月；在平滑肌肉瘤亚组，分别是 12.7 个月和 13.0 个月，艾日布林在 LPS 亚组的生存获益更大。因此，艾日布林被批准用于 LPS 的二线治疗。

吉西他滨单药或联合多西他赛方案对于 LPS 有一定的疗效。一项Ⅱ期研究对进行吉西他滨单药或联合多西他赛方案二线治疗的软组织肉瘤患者疗效做了分析。该研究的主要终点是肿瘤反应率，定义为 24 周内完全或部分缓解，或疾病至少持续稳定 24 周。研究显示总体软组织肉瘤人群中，吉西他滨联合多西他赛组的 24 周时的肿瘤反应率为 32%，单药组为 27%；联合治疗组及单药组的部分缓解率为 14% 比 8%。吉西他滨联合多西他赛组的中位 PFS 为 6.2 个月，单药吉西他滨组为 3.0 个月；吉西他滨联合多西他赛组的中位 OS 为 17.9 个月，单药吉西他滨组为 11.5 个月。在 LPS 亚组（包括 WDLPS/DDLPS、MLPS、PLPS）

中，单药组（12 例）无一例患者达到 CR 或 PR，2 例 WDLPS/DDLPS 患者稳定超过 24 周，3 例 WDLPS/DDLPS 患者和 2 例 MLPS/RLPS 患者稳定时间小于 24 周；联合组（8 例）有 2 例 PLPS 患者达到 PR，4 例 WDLPS/DDLPS 患者和 1 例 PLPS 患者稳定时间小于 24 周。

4. **靶向治疗**　近年来针对 LPS 驱动分子靶点的靶向治疗备受关注。抗凋亡蛋白 MDM2 和 CDK4 存在于 90% 以上的 WDLPS 和 DDLPS 中。这些蛋白已成为 LPS 初步诊断的分子特征性标记。关于 MDM2 和 CDK4 抑制剂的临床研究正在进行。RG7112 属于小分子 MDM2 抑制剂，称为 nutlins，是一类咪唑啉化合物。I 期临床研究发现在 20 例 LPS 患者中，有 14 例患者的病情稳定，1 例患者达到部分缓解，提示 RG7112 在 LPS 的靶向治疗中具有应用前景。同样地，CDK4/CDK6 抑制剂的安全性和活性也在 II 期研究中得到证实，60 例 DDLPS 和 WDLPS 患者应用哌柏西利，12 周时的 PFS 率为 57.2%，中位 PFS 为 17.9 周。

小分子酪氨酸激酶抑制剂在 LPS 的全身治疗中发挥作用。在 Mahmood 等人的 II 期研究中，LPS 患者接受舒尼替尼治疗，3 个月的无进展率超过 40%。安罗替尼是一种多靶点酪氨酸激酶抑制剂，具有抑制血管新生及直接抑制肿瘤生长的双重作用。II 期研究显示，最终分析纳入的 166 例软组织肉瘤患者，12 周的 PFR 为 68%，客观缓解率为 13%，PFS 和 OS 分别为 5.6 个月和 12 个月。LPS 的 PFR 为 63%，客观缓解率为 7.7%，PFS 为 5.6 个月，OS 为 13 个月。因此安罗替尼获批软组织肉瘤（包括 LPS）二线治疗的适应证。

Exportin-1（XPO1）抑制剂塞利尼索（selinexor）在 DDLPS 中显示出一定的治疗前景。SEAL（selinexor in advanced liposarcoma）研究评估了晚期不可切除的 DDLPS 患者单药口服塞利尼索与安慰剂的疗效比较。研究显示两组的中位 PFS 在统计学上有显著差异，塞利尼索组为 2.8 个月，安慰剂组为 2.1 个月（$HR = 0.70$，$P = 0.011$），中位至下一次治疗时间为 5.8 个月对比 3.2 个月（$HR = 0.50$，$P < 0.001$）。塞利尼索组 ORR 为 2.7%，两组间 OS 未见明显统计学差异。最常见 3 级或 4 级不良反应为恶心、食欲下降和疲劳。探索性 RNA 测序分析发现，*CALB1* 表达缺失与 PFS 持续时间延长有关（中位 PFS 6.9 个月 *vs.* 2.2 个月，$HR = 0.19$，$P = 0.001$）。但塞利尼索尚未获批 LPS 的适应证，国内亦未上市。

5. **免疫治疗**　免疫检查点抑制剂帕博利珠单抗（PD-1 抑制剂）在 SARC-028 研究中显示对 DDLPS 有一定疗效，有效率为 20%，10 例患者中，2 例患者达到 PR，4 例患者疗效为 SD。一项 I/II 非对照研究评价了多柔比星联合帕博利珠单抗用于晚期软组织肉瘤患者的疗效。37 例患者中，ORR 为 19%，中位 PFS 为 8.1 个月，中位 OS 为 27.6 个月。其中，3 例 UPS 患者有 2 例以及 4 例 DDLPS 患者有 2 例达到持久性部分缓解，不良反应可控。肿瘤浸润淋巴细胞存在于 21% 的可评估性肿瘤组织中，并与较好的 PFS 相关（$P = 0.03$）。免疫治疗在 LPS 中的应用价值还需要更多的临床研究探索，并通过生物标记物来选择合适的优势人群，以期进一步提高疗效。

第五节　预后

LPS 的预后与其组织学亚型、原发部位、手术切缘状态等因素有着密切的关系。肢体及躯干部位的预后较腹膜后 LPS 预后好。

在原发于肢体 LPS 中，ALT 是 LPS 最常见的亚型，DDLPS 很少见。MLPS 和高级别 RLPS 是第二常见的肢体 LPS 亚型，预后与圆细胞所占比例密切相关，圆细胞所占比例越高，预后越差。多形性 LPS 是最少见的 LPS 亚型，在肿瘤组织中可见到多形性成脂细胞，这种侵袭性的 LPS 最常出现在老年人，并且具有转移倾向。

2018 年 Vos 等对 1985—2015 年来自两个专业医学中心共 456 名肢体 LPS 患者的数据进行了回顾性分析，总结了 5 年局部无复发生存期（local recurrence free survival，LRFS）、5 年无远处转移生存期（distant metastasis free survival，DMFS）和 5 年总生存期（OS）的数据。研究发现局部复发（local recurrence，LR）最常见的是 DDLPS（5 年 -LRFS 62.4%），其次是 PLPS（71.4%），WDLPS（77.0%）和 MLPS（84.5%）。远处转移（distant metastasis，DM）最常见于 PLPS 患者（5y-DMFS 46.9%），其次是 MLPS（74.0%）、DDLPS（86.3%）和 WDLPS（97.3%）。5 年 OS 在 PLPS（47.6%）和 DDLPS（54.4%）患者中最低，其次是 MLPS（79.7%）和 WDLPS（92.4%，$P < 0.001$）。男性性别显著增加 LR 和 DM 的风险。MLPS 和 PLPS 亚型是 DM 和 OS 的重要预后因素。

Edmund 等报道了从 1982—2017 年来自纪念斯隆 - 凯特琳癌症中心的所有原发性、非转移性、肢体或躯干的 LPS 患者的数据。以临床病理为变量，使用竞争风险分析法，以确定临床病理类型与疾病特异性死亡（disease specific death，DSD）、远处复发（distant recurrence，DR）和局部复发（local recurrence，LR）之间的关联。在 1 001 例患者中，幸存者的中位随访时间为 5.4 年。肿瘤大小和组织学亚型与 DSD 和 DR 独立相关。肿瘤大小、组织学亚型、R1 切除术与 LR 独立相关。远处复发常见于多形性和圆细胞 LPS，前者多出现早期复发（43% 在 3 年内复发），后者在较长时间内复发（23% 在 3 年内复发，37% 在 10 年内复发）。局部复发在 DDLPS 中最常见，且复发出现时间早（24% 在 3 年内复发，33% 在 5 年内复发），其次是多形性 LPS（18% 在 3 年内复发，25% 在 10 年内复发）。

与 RLPS 预后关系最为密切的是手术是否完整切除，手术切缘是否为阴性。由于手术因素、解剖学限制等因素无法达到阴性的手术切缘，是 DSS 的预后相关因素。腹膜后 DDLPS 具有较高的局部复发和远处复发风险。软组织肉瘤的组织学分级包括 G_1（分化良好）、G_2（中度分化），G_3（差分化 / 未分化），其分级程度取决于细胞学异型性、有丝分裂数量以及坏死的范围。组织学分级和组织学亚型也是影响临床病程和 RPS 患者预后的重要因素。

2006 年 Kimberly 等制订了一个针对 LPS 的列线图表用于判断预后。该研究总结了来自纪念斯隆 - 凯特琳癌症中心的 800 余例 LPS 患者的数据。发现疾病特异性生存率（DSS）根据不同组织学亚型，由高到低依次是 MLPS、WDLPS、RLPS、PLPS 和 DDLPS；根据不同原发部位，由高到低依次是上肢、下肢、躯干、腹膜后 R0 切除术后、腹膜后 R1/2 切除术后；根据切缘状态，由高到低依次是切缘阴性，镜下阳性和肉眼切缘阳性。该研究根据各个参数（如年龄、性别、原发部位、组织学亚型、肿瘤深度和负荷、切缘状态）制作了预测 LPS 患者预后的 5 年和 12 年 DSS 的列线图，以用于判断 LPS 的预后，可供临床作参考。

（于世英　张莉红）

参考文献

1. YANG Z, ZHENG R, ZHANG S, et al. Incidence, distribution of histological subtypes and primary sites of soft tissue sarcoma in China[J]. Cancer Biol Med, 2019, 16（3）: 565-574.

2. HUNG GY, HORNG JL, CHEN PC, et al. Incidence of soft tissue sarcoma in Taiwan: A nationwide population-based study（2007—2013）[J]. Cancer Epidemiol, 2019, 60: 185-192.

3. BOCK S, HOFFMANN DG, JIANG Y, et al. Increasing Incidence of Liposarcoma: A Population-Based Study of National Surveillance Databases, 2001-2016[J]. Int J Environ Res Public Health, 2020, 17（8）: 2710.

4. ANDERSON WJ, DOYLE LA. Updates from the 2020 World Health Organization Classification of Soft Tissue and Bone Tumours[J]. Histopathology, 2021, 78（5）: 644-657.

5. TENIOLA O, WANG KY, WANG WL, et al. Imaging of liposarcomas for clinicians: Characteristic features and differential considerations[J]. J Surg Oncol, 2018, 117（6）: 1195-1203.

6. BANSAL A, GOYAL S, GOYAL A, et al. WHO classification of soft tissue tumours 2020: An update and simplified approach for radiologists[J]. Eur J Radiol, 2021, 143: 109937.

7. CHOI KY, JOST E, MACK L, et al. Surgical management of truncal and extremities atypical lipomatous tumors/well-differentiated liposarcoma: A systematic review of the literature[J]. Am J Surg, 2020, 219（5）: 823-827.

8. RUTKOWSKI P, TREPKA S, PTASZYNSKI K, et al. Surgery quality and tumor status impact on survival and local control of resectable liposarcomas of extremities or the trunk wall[J]. Clin Orthop Relat Res, 2013, 471（3）: 860-870.

9. O'SULLIVAN B, DAVIS AM, TURCOTTE R, et al. Preoperative versus postoperative radiotherapy in soft-tissue sarcoma of the limbs: a randomised trial[J]. Lancet, 2002, 359（9325）: 2235-2241.

10. LANSU J, BOVÉE JVMG, BRAAM P, et al. Dose Reduction of Preoperative Radiotherapy in Myxoid Liposarcoma: A Nonrandomized Controlled Trial[J]. JAMA Oncol, 2021, 7（1）: e205865.

第十四章
纤维源性肿瘤

第一节 成人型纤维肉瘤

一、流行病学

成人型纤维肉瘤极为罕见。大多数以前被归类为成人型纤维肉瘤的病例目前最好归类为另一种类型的梭形细胞肉瘤或特定的纤维肉瘤亚型。严格意义上讲,成人型纤维肉瘤可能占成人软组织肉瘤的<1%。这些肿瘤最常发生在中年和老年人(中位年龄: 50 岁),男性略多。

二、临床特征

成人型纤维肉瘤表现为伴或不伴疼痛的肿块。影像表现上,在 CT 上主要表现为类圆形或分叶状的软组织密度肿块,密度不均、大小不一,边界模糊,增强扫描不均匀强化,但边缘多呈中度 - 明显强化。当瘤内出现囊变、坏死时,可见液性密度影,并且该区域在增强扫描中未见强化;当瘤内有出血时,可见斑片状稍高密度影。肿瘤主体 MRI 表现 T_1WI 一般呈低、等信号,T_2WI 上大部分呈混杂信号,病灶的内部有较为明显的脑回状高信号;在 T_1WI、T_2WI 上,病灶内条索状的低信号为分隔,T_2WI 上更明显(图 14-1)。肿瘤周围的 T_2WI 高信号征象是指肿瘤周围反应区,其表现为肿瘤周围组织 T_2WI 信号增高,边界模糊,无明显占位及变形征象。弥散加权成像中的 ADC 值作为量化指标,与肿瘤周边的 T_2WI 高信号影一起可以帮助确定肉瘤的良、恶性。在增强扫描上,90% 以上的成人型纤维肉瘤患者影像学检查结果存在明显的外周强化或为"轮辐"状强化。

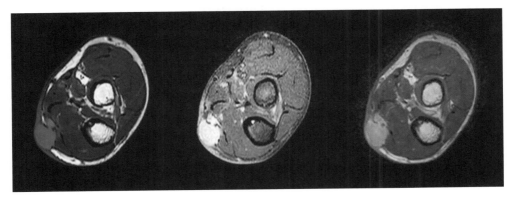

图 14-1 成人型纤维肉瘤 MRI 图像

三、诊断

主要依靠组织病理学。成人型纤维肉瘤组织镜下是由相对单一的梭形细胞组成伴胶原纤维构成，呈特征性鱼骨样、人字形或条束状排列。细胞核深染，胞质较少，有不同程度的突出的核仁，核分裂象常见。胶原纤维组织纤细或弥漫，有时呈瘢痕疙瘩样（图 14-2，见文末彩插）。一些成人型纤维肉瘤可能含有类似纤维瘤病的相对温和的区域。免疫组化局灶 SMA 或钙调素表达，代表局灶性肌纤维母细胞的分化。分子遗传学缺乏特异性基因异常。辅助检测主要作为排除性诊断手段。需要鉴别的肿瘤包括：单相型滑膜肉瘤与成人型纤维肉瘤形态高度相似，该肿瘤常出现上皮 / 间叶双向表达，特异性 *SS18* 基因重排是鉴别要点；恶性外周神经鞘瘤镜下也可类似成人型纤维肉瘤，该肿瘤通常与神经关系密切，坏死常见，S100 蛋白质、SOX10、H3K27Me3 等可辅助鉴别；梭形细胞未分化肉瘤的梭形肿瘤细胞除异型性明显外，还有多形性，且缺乏鱼骨样特殊排列方式，免疫组化及分子检测的意义不大；纤维肉瘤样隆突性皮肤纤维肉瘤（DFSP）多位于皮肤浅表位置，部分病例可有 DFSP 病史，形态学常非常酷似成人型纤维肉瘤，免疫组化 CD34 表达不一，可使用 FISH 或其他分子检测方法检测 *PDGFB* 基因协助鉴别。其他还需鉴别的梭形细胞肿瘤包括恶性孤立性纤维性肿瘤、单相纤维型滑膜肉瘤、梭形细胞黑色素瘤、恶性周围神经鞘瘤等。

四、治疗

首选治疗方法是根治性切除。放疗可以作为辅助治疗手段。通常认为此类肿瘤对化疗中度敏感或不敏感，可尝试以多柔比星和异环磷酰胺等药物治疗和根据基因检测结果使用相应靶向药物或泛靶点 TKI 类靶向药物。

五、预后和预测

超过 80% 的严格定义的成人型纤维肉瘤是高级别的，2 年的总生存率 <70%，5 年 <55%。这些肉瘤会转移到肺部和骨骼，特别是中轴骨骼，很少转移到淋巴结。局部复发的概率与切除的完整性有关。

第二节　低度恶性肌纤维母细胞瘤

一、流行病学

低度恶性肌纤维母细胞肉瘤主要发生于成人，儿童较少患此类肿瘤，男性稍多。

二、临床特征

大多数患者报告无痛性肿胀或肿大。疼痛或相关症状的报道较少。放射学上，这些病变具有破坏性生长模式。肿瘤主体 MRI 表现 T_1WI 一般呈等信号，T_2WI 上大部分稍高信号，少数呈高信号或等、稍低信号，信号混杂不均匀。复发肿瘤的 T_2WI 呈高信号或稍高 / 高混杂信号，肿瘤组织内可见黏液变性、梭形细胞及胶原纤维增生；部分肿瘤 MRI 影像上可见火龙果切面征，即 T_1WI 及 T_2WI 上线样或小片状低信号影，肿瘤边缘或内部流空，增强扫描见血管强化影。增强扫描肿瘤强化明显，可能与肿瘤间质内丰富的薄壁血管有关。

三、诊断

主要依靠组织病理学。形态上肿块多呈分叶状或不规则，边界不清，无包膜，多呈浸润性生长，易侵犯邻近的脂肪、纤维或肌肉组织，少数呈挤压生长（图 14-3，见文末彩插）。组织学上，低度恶性肌纤维母细胞肉瘤的特征是弥漫性浸润性生长模式。大多数病例由梭形的肿瘤细胞组成，排列在细胞束状排列或呈席纹状生长。肿瘤细胞胞浆淡嗜酸性，染色质均匀，细胞核有轻 - 中度异型性（图 14-4，见文末彩插）。免疫组化梭形肿瘤细胞 SMA 和 / 或 desmin 表现出不同程度阳性。少数病例还可表达 β-catenin 核着色。

四、治疗

首选治疗方法是根治性切除。放疗可以作为辅助治疗手段。通常认为此类肿瘤对化疗不敏感。

五、预后和预测

低度恶性肌纤维母细胞肉瘤常在局部复发，转移很少见，多在间隔时间较长后发生。

第三节　黏液炎性纤维母细胞肉瘤

一、流行病学

此为罕见肿瘤。报告的年龄范围为 4～91 岁（中位年龄：40 岁），没有性别偏好。

二、临床特征

这些肿瘤表现为孤立的无痛性肿块，通常发生在四肢远端。大多数样本的长度约为 3 cm，但尺寸范围很宽。在影像学检查中，它们位于皮下中心（约 2/3）或更深，通常显示向邻近组织的浸润，因此类似于感染性腱鞘巨细胞瘤或腱鞘囊肿。肿瘤通常表现出非特异性的 MRI 信号特征（图 14-5）。黏液炎性纤维母细胞肉瘤多表现为不均匀强化的软组织肿块，T_1WI 呈均匀低信号，在压脂序列 T_2WI、STIR 及 PD 图像呈不均匀高信号。由于黏液样组织的存在，MIFS 在非

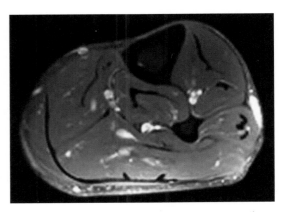

图 14-5　黏液炎性纤维母细胞肉瘤 MRI 图像

增强 MRI 序列上常表现均匀（在这种情况下，肿瘤在 T_1WI 上均匀低信号，在 T_2WI、STIR 和 PDWI 上均匀高信号），可能与黏液瘤或囊肿相似。然而，与囊肿不同的是，在增强后的 MRI 图像上，病变呈弥漫性强化，表明为实性病灶。

三、诊断

主要依靠组织病理学。肿瘤界限不清，常呈多结节状，组织学特征为纤维、炎症和黏液区域混杂并含有片状和小灶上皮样和梭形细胞（图 14-6，见文末彩插）。一些病变含有泡沫组织细胞、巨细胞和含铁血黄素。不同病变的细胞密度差异很大。在炎症背景下，可见散在的具有大囊泡核和大核仁的奇异细胞，酷似里 - 施细胞（Reed-Sternberg cell）或病毒细胞。可见类似于黏液纤维肉瘤的假成脂细胞，胞质内黏多糖基质压迫细胞核。梭形细胞有时与黏液样间质边缘融合形成网状结构。炎症细胞由不同比例的淋巴细胞、浆细胞、组织细胞和嗜酸性粒细胞组成。尽管细胞学有异型性，但核分裂象很少。免疫组化可局灶表达 CD34 和 SMA。鉴别诊断包括黏液纤维肉瘤、炎性肌纤维母细胞瘤、结外霍奇金淋巴瘤等。

四、治疗

首选治疗方法是根治性切除。

五、预后和预测

局部复发很常见，而且经常反复。转移很罕见，在多次复发后，< 1% 的病例会发生转移，最初的完全切除是预后良好的最佳因素。

第四节 炎性肌纤维母细胞瘤

一、流行病学

主要影响儿童和年轻人，尽管年龄范围贯穿整个成年期。年龄范围扩大到整个成年时期。女性发病率略高。

二、临床特征

起源部位决定了症状。腹部肿瘤可引起胃肠道梗阻或出血。肺部病灶有时伴有胸痛和呼吸困难。多达三分之一的患者有临床综合征，可能是细胞因子介导的，表现为发热、乏力、体重减轻和实验室异常，包括小细胞低色素性贫血、血小板增多、多克隆高 γ 球蛋白血症、ESR 升高和 C 反应蛋白升高。上皮样炎性肌纤维母细胞肉瘤（EIMS）主要发生在腹腔内，具有较强的侵袭性。影像学研究显示肿瘤为伴或不伴钙化的分叶状异质性实质性肿块。肿瘤主体 MRI 表现与低度恶性肌纤维母细胞瘤类似，T_1WI 一般为等信号，T_2WI 多为稍高信号，少数信号不均匀，呈高信号或等、稍低信号。在部分 T_1WI 及 T_2WI 上肿块内发现线样或小片状低信号影，称之为"火龙果"切面征。肿物富含血管，可发生粘连、压迫并浸润局部,极似恶性肿瘤(图 14-7)。CT 及 MRI 增强扫描呈均匀／不均匀中度至明显增强,较大病变显示中心区坏死,可出现钙化。

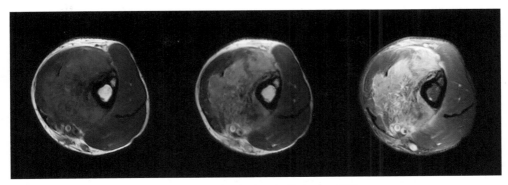

图 14-7　炎性肌纤维母细胞瘤 MRI 图像

三、诊断

主要依靠组织病理学。炎性肌纤维母细胞瘤(IMT)大体呈实性结节状,少数可伴有出血、坏死和钙化,中位直径 5～6cm。组织学上,生长方式多呈膨胀性推压式生长,可见假包膜,少数呈浸润性生长。由梭形纤维细胞和肌纤维母细胞条束状或交织状排列伴间质炎细胞浸润,主要以淋巴细胞和浆细胞为主。间质可出现水肿、黏液变性及玻璃样变性。当松散排列的纺锤形肌纤维母细胞伴黏液样背景中有丰富的血管和浆细胞、淋巴细胞和嗜酸性粒细胞浸润时,类似肉芽组织或反应过程。当密集束状梭形细胞增生明显时,需警惕误诊为其他梭形细胞肉瘤。有时大量胶原成分伴少数梭形细胞及稀疏炎细胞浸润,类似侵袭性纤维瘤病。甚至可出现营养不良钙化和骨化生。在同一肿瘤中通常可以看到异质性表现(图 14-8,见文末彩插)。典型的肌纤维母细胞有泡状核、1～3 个小核和嗜酸性细胞质,有时表现为神经节样外观,坏死不常见,核分裂象少见。上皮样炎性肌纤维母细胞肉瘤(EIMS)是一种侵袭性亚型,具有丰富的上皮样或组织细胞样肿瘤细胞,染色质呈泡状,核仁突出,嗜两性或嗜酸性细胞质,常与中性粒细胞混合在丰富的黏液样基质中。通过免疫组化,IMT 显示 SMA、MSA、calponin 和 desmin 有不同程度的染色。在多达 30% 的病例中可见局灶性角蛋白免疫反应。在 50%～60% 的病例中可检测到 ALK 的免疫反应性,并与 *ALK* 基因重排的存在密切相关。值得注意的是,ALK 免疫染色类型根据 *ALK* 融合伙伴的不同而不同,例如,*RANBP2-ALK* 与核膜型有关,*RRBP1-ALK* 与核周强化细胞质型有关,*CLTC-ALK* 与颗粒细胞质型有关;许多其他 *ALK* 融合变异体表现为弥漫性细胞质型(最常见于 IMT)。高灵敏 ALK 抗体克隆(5A4,D5F3)可提高 IMT 中 ALK 蛋白的检测。*ROS1* 重排的 IMT 典型表现为细胞质内 ROS1 的表达。除了 ALK 蛋白的免疫组化检测外,*ALK* 的分子检测也可用于确诊,但通常不需要。特殊情况下,如同一染色体臂上的 *ALK* 倒置可能导致假阴性的 FISH 结果。在 ALK 阴性的病例中,ROS1 免疫组化和／或非 *ALK* 基因融合的分子检测(如 *NTRK3*)可能有用。鉴别诊断包括结节性筋膜炎,这是一种好发于青年人软组织良性肿瘤,病史常较短,镜下以梭形纤维母细胞／肌纤维母细胞样细胞增生伴水肿黏液变性的间质及炎细胞构成,可见红细胞外渗,无病理性核分裂象,常伴随 *USP6* 基因重排。滤泡树突细胞肉瘤的肿瘤细胞呈胖梭形,可见核沟,免疫组化 CD21,CD23,CD35 等有助于鉴别。ALK 阳性的肿瘤,*ALK* 重排的肿瘤有多种,需要结合组织学形态特点及免疫组化综合判读。

四、治疗

治疗方式首选手术切除。化疗是对于转移性病变的一种治疗选择。对于 *ALK* 融合 IMT 的复发或转移性病变,靶向药 ALK 抑制剂(如克唑替尼、塞瑞替尼)可以作为一线治疗选择。

五、预后和预测

大约 25% 的肺外肿瘤可出现局部复发,这取决于其解剖学部位和可切除性。ALK 阴性的 IMT 可能有较高的转移可能性,但 ALK 免疫反应性似乎与复发无关。远处转移是罕见的(<5%),一般涉及肺、脑、肝和骨。然而,对于传统的 IMT 来说,尚未开发出可靠的预后指标。腹腔内 EIMS 的表现更具侵袭性。

第五节　黏液纤维肉瘤

一、流行病学

黏液纤维肉瘤是老年患者最常见的肉瘤之一,男性占多数。虽然总体年龄范围很宽,但这些肿瘤主要影响 60~80 岁的患者,很少出现在 30 岁以下的患者中。

二、临床特征

大多数患者表现为缓慢扩大的无痛肿块。CT 上肿块呈分叶状或类圆形,为等低密度肿块,部分病灶内部可见条索状软组织密度分隔影,分隔排列较为紊乱,粗细不等,黏液纤维肉瘤的钙化较为少见,呈现出斑点状的高密度灶。MRI 表现肿瘤内部信号较混杂,同肌肉信号相比较,T_1WI 主要以低信号、等低信号为主。T_2WI 上信号比较复杂,当病灶内含水丰富时,表现为高信号(图 14-9);当纤维母细胞含量较高时,其结果显示以高信号或等高信号

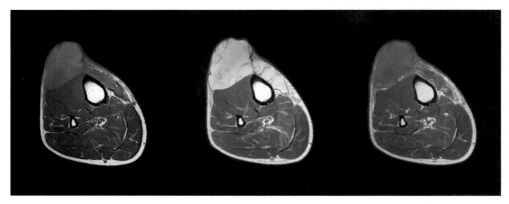

图 14-9　黏液纤维肉瘤 MRI 图像

为主,若是胶原纤维物质含量较高时,其结果显示以等信号或等高信号为主。如有出血,因含铁血黄素沉着而呈现低信号。高度恶性的黏液纤维肉瘤由于侵袭性较强,往往向周围组织内浸润生长,其边界往往不清。MRI 上显示从主要肿块或局限性筋膜增强延伸的尾状增强,即"尾征",可能表明沿筋膜平面的肿瘤浸润,对比其他类型的软组织肿瘤,尾部增强在黏液纤维肉瘤和未分化多形性肉瘤中比较常见。

三、诊断

主要依靠组织病理学。黏液纤维肉瘤有低、中、高级别之分,常表现为广谱的细胞学形态特点伴不同密度、不同黏液间质比例的特点。大体观察肿瘤多位于皮下浅表,常呈多结节生长。镜下观察伴有不完整的纤维间隔和黏液样间质,通常具有非常明显的边缘浸润,超出临床预测范围。低级别黏液纤维肉瘤的特征是细胞少,由少数非黏附性、饱满的梭形或星状肿瘤细胞组成,胞质边界不清,稍嗜酸性,核不典型、增大、深染,核分裂象少见。存在明显的细长、曲线状的薄壁血管,血管周围有肿瘤细胞和 / 或炎性细胞(主要是淋巴细胞和浆细胞)聚集。通常,含有细胞质黏蛋白的假脂肪母细胞以空泡化的肿瘤性纤维母细胞的形式出现。相比之下,高级别黏液纤维肉瘤由梭形和多形性肿瘤细胞所形成的实性片状和细胞束组成,有大量的(通常为不典型的)有丝分裂以及出血和坏死区域。在许多病例中,可观察到胞质丰富的嗜酸性多核巨细胞(类似肌样细胞)和形状不规则的细胞核(图 14-10,见文末彩插)。然而,高级别病变也可同时伴随局灶低级别肿瘤的特征,具有显著的黏液样基质和大量细长的毛细血管。相对于单纯的低级别肿瘤,中等级别病变的细胞密度更大并具有多形性,但缺乏肿瘤细胞实性区域、明显的细胞多形性和坏死。

黏液纤维肉瘤的罕见上皮样亚型主要由非典型上皮样肿瘤细胞组成,这些细胞具有丰富的嗜酸性细胞质和圆形囊泡核,在黏液区排列成小的粘连簇或在高细胞区形成片状,类似转移癌或黑色素瘤。免疫组织化学示黏液纤维肉瘤偶见局灶性 SMA 和 / 或 CD34 阳性,而结蛋白和 S100 蛋白阴性。

鉴别诊断主要包括低度恶性纤维黏液样肉瘤、富于细胞的黏液瘤、黏液样脂肪肉瘤、富含黏液的神经纤维瘤及黏液炎性肌纤维母细胞肉瘤等。

四、治疗

手术完整切除肿块是治疗黏液纤维肉瘤的首选方式。术后可采取辅助放疗。化疗是备选,目前国内认为 4～6 个周期的辅助化疗可能有益于预后。

五、预后和预测

30%～40% 的病例发生与组织学分级无关的局部反复复发,通常是由于不适当的手术造成。转移和肿瘤相关死亡率与肿瘤分级密切相关。总体 5 年死亡率为 30%～35%。虽然低级别肿瘤没有转移,但高级别肿瘤有 20%～35% 的病例发生转移。除肺和骨转移外,有时还可见淋巴结转移。12 个月内局部复发增加肿瘤相关死亡率。考虑到与高浸润性生长相关的持续局部复发倾向,建议对黏液纤维肉瘤进行积极的手术联合放疗治疗,以改善局部控制,这可能转化为生存获益。与其他高级别躯体软组织多形性肉瘤相比,中等级别和高级别黏液纤维肉瘤的转移率较低。肿瘤大小、形态分级(与黏液成分的百分比呈负相关)

和手术切缘是生存的重要预测因素。黏液纤维肉瘤的上皮样亚型表现出更强的侵袭性，转移风险增加（＞50%）。

第六节　婴儿型纤维肉瘤

一、流行病学

75%以上的病例发生在1岁以内，15%发生在2岁以内，年龄较大的儿童发病率＜10%。男性发病率略高于女性。

二、临床特征

这类肿瘤通常表现为局限性、快速扩大、无痛性肿块或肿胀，或表现为外生结节。1/3的病例在出生时发现，14%的病例在产前超声检查中发现。肿瘤可导致皮肤表面溃烂，并类似血管肿瘤表现。子宫内或出生时肿瘤内出血可能导致贫血或出血性休克。肿瘤瘤体较大，可以压迫邻近骨发生变形，但较少出现骨质破坏。影像学显示具有非特异性特征的非均匀强化肿块，有时可见出血。肿瘤主体MRI表现为T_1WI上低信号，T_2WI上为高信号（图14-11）。在T_2WI上见流空的低信号血管影。肿瘤的MRI增强明显强化，在新生儿期及婴幼儿期出现较大的软组织肿块时应考虑该疾病。

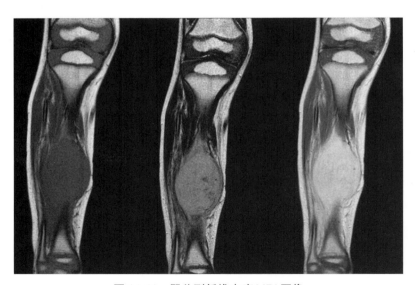

图14-11　婴儿型纤维肉瘤MRI图像

三、诊断

主要依靠组织病理学。在组织学上，婴儿型纤维肉瘤可以显示出广泛的形态特征。最常见的是由单一梭形及卵圆形细胞组成，细胞质稀少，细胞核轻微成角。细胞可以随机排列成致密的片状或人字形束状浸润性生长。背景基质可以是胶原性的，也可以是黏液性的（图 14-12，见文末彩插）。通常存在突出的血管外皮瘤样形态特点。有时还可见到类似纤维瘤病或肌纤维瘤病的区域。部分病例伴混合性慢性炎细胞浸润或灶片状坏死。免疫组化呈非特异性表达，SMA、CD34、S100 蛋白质和 desmin 的表达程度不一。有 *NTRK* 基因重排的婴儿型纤维肉瘤 pan-TRK 抗体常为阳性。

鉴别诊断包括婴儿纤维瘤病、梭形细胞滑膜肉瘤、婴儿肌纤维瘤、梭形细胞横纹肌肉瘤、*NTRK* 重排梭形细胞肿瘤等。

四、治疗

手术完整切除是首选的治疗方式。化疗或靶向药物（如 NTRK 抑制剂拉罗替尼、恩曲替尼）也有报道使用。

五、预后和预测

婴儿型纤维肉瘤是局部侵袭性疾病，转移相对较少，总体结果较好。采用标准治疗方案（各种手术和 / 或标准化疗组合）的婴儿型纤维肉瘤的 10 年总生存率约为 90%。据报道，局部复发率为 25%～40%，复发与不完全切除高度相关。然而，对于许多肿瘤来说，完全的手术切除会导致严重的并发症，因此不是理想的治疗方法。8%～15% 的肿瘤可出现转移。已观察到罕见的肿瘤自发消退的病例。靶向酪氨酸激酶抑制剂的出现可能会改变晚期或难治性疾病的预后和临床治疗。

第七节　孤立性纤维性肿瘤

一、流行病学

孤立性纤维性肿瘤（solitary fibrous tumor，SFT）对男性和女性的影响相同，在成年人中最为常见，发病高峰在 40～70 岁。

二、临床特征

孤立性纤维性肿瘤可发生在任何解剖部位，包括浅层和深层软组织以及内脏器官和骨骼内，更常见于胸膜外部位。临床表现取决于其发病的解剖部位，30%～40% 的胸膜外 SFT 出现在四肢，30%～40% 出现在深部软组织、腹腔、盆腔或腹膜后，10%～15% 出现在头颈部，10%～15% 出现在躯干。深部肿瘤比表层肿瘤更常见，占病例的 70%～90%。在头颈部，鼻窦道和眼眶是最常见的部位，其次是口腔和唾液腺。MRI 在 T_1 加权图像上显示中等强度，在 T_2 加权图像上显示不同的低强度到高强度，分别对应于纤维和细胞或肌样区域（图 14-13）。较大或侵袭性病例可能由于纤维化、出血、坏死、肌样和囊性变性或钙化而显示出更高的异质性。

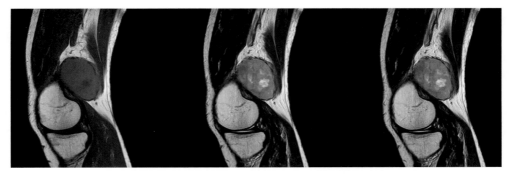

图 14-13　孤立性纤维性肿瘤 MRI 图像

三、诊断

主要依靠组织病理学。组织学上孤立性纤维性肿瘤由束状、交织状、人字状排列的梭形和卵圆形细胞组成，部分区域可见特征性的鹿角状血管，伴随不同比例的胶原组织（图 14-14，见文末彩插）。本肿瘤形态学变化多样，从含有大量间质瘢痕疙瘩型胶原的少细胞病变到由间隔紧密的梭形细胞组成的富细胞肿瘤，间质很少或没有间质的情况均常见。黏液样变性也不少见。肿瘤内通常有核分裂少，没有病理性核分裂象，缺乏明显的核多形性或坏死。具有高有丝分裂计数伴或不伴细胞增多、异型性、坏死和浸润性生长的肿瘤传统上被划分为恶性孤立性纤维性肿瘤，但新的风险分层模型可更准确地预测预后。

脂肪瘤样孤立性纤维性肿瘤含有成熟脂肪组织的组成部分。富含巨细胞的 SFT，以前被称为巨细胞血管纤维瘤，表现为传统孤立性纤维性肿瘤的特征，在基质和假血管间隙内混杂有多核的巨细胞。去分化（间变性）的孤立性纤维性肿瘤向高级别肉瘤转变，包括或不包括异源性成分，如横纹肌肉瘤或骨肉瘤。免疫组化结果显示，孤立性纤维性肿瘤典型表现为 CD34 和 STAT6 的强弥漫表达，而去分化的孤立性纤维性肿瘤二者表达可能丢失。

鉴别诊断包括单相型滑膜肉瘤、隆突性皮肤纤维肉瘤、梭形细胞脂肪瘤、神经纤维瘤。

四、治疗

孤立性纤维性肿瘤的首选治疗为完整切除及长期随访。对于去分化、肉瘤变的肿瘤可采取辅助放化疗的治疗方式。对于转移性 SFT 可考虑使用贝伐珠单抗联合替莫唑胺方案治疗，或者 TKI 类抗血管生成治疗。

五、预后和预测

10%～30% 的孤立性纤维性肿瘤会发生复发，10%～40% 的复发出现在 5 年后，罕见复发见于 15 年后。

第八节　隆突性皮肤纤维肉瘤

一、流行病学

这类肿瘤发病以青年到中年人为主，男性比例略高。然而，大量的病例见于儿童（不包括先天性表现）和老年人。尽管它是一种罕见的肿瘤（<1 例 /10 万人年，但仍是最常见的皮肤肉瘤之一。

二、临床特征

隆突性皮肤纤维肉瘤典型表现为结节状或多结节状的皮肤肿块，通常有缓慢但持续的生长史。早期病变可表现为斑块状生长，周围呈红色。这些肿瘤在孕期或由于肿瘤进展时可迅速增大。影像学上，实性成分由瘤细胞紧密排列形成，细胞外间质成分较少，坏死、囊变及出血、钙化较为少见，CT 平扫呈现等或稍低密度，增强 CT 扫描强化程度较为明显，T_1WI 多呈现等或稍低信号，T_2WI 多呈现等或稍高信号，DWI 上自由水弥散受限呈现高信号，与之相对应 ADC 呈低信号，因肿瘤富血供，增强 MRI 扫描呈明显强化（图 14-15）。发生于皮肤与皮脂下的原发与复发病灶均与皮肤分界不清，提示肿瘤皮肤来源。肿瘤可出表现出向邻近组织内的尾状浸润，即隆突性皮肤纤维肉瘤的影像学特征性表现"尾征"，根据其浸润部位被称为"皮肤尾征"（浸润邻近皮肤，多伴有皮肤增厚）、"脂肪尾征"（浸润至脂肪层）及"筋膜尾征"（浸润至筋膜层）。"尾征"表明了肿瘤对邻近组织的侵袭水平，与恶性程度相关，对手术范围的划定具有重要的参考意义。

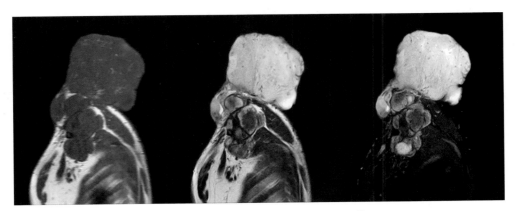

图 14-15　隆突性皮肤纤维肉瘤 MRI 图像

三、诊断

主要依靠组织病理学。经典型隆突性皮肤纤维肉瘤的特征是真皮和皮下的弥漫性浸润。肿瘤细胞浸润皮下脂肪，形成典型的蜂窝状外观。表皮通常不受累，肿瘤细胞包裹皮肤附属物而不破坏它们。肿瘤由细胞学上均匀的纺锤状肿瘤细胞组成，包含饱满或细长的波浪状细胞核，排列成层状、涡旋状或车轮状生长模式。细胞异型性不明显，核分裂象不活跃。胶原基质中含有小血管（图 14-16，见文末彩插）。肿瘤的表层部分可能细胞较少，对小样本活检的鉴别诊断造成相当大的挑战。很少有病例表现为皮下肿块伴深部软组织浸润。罕见病例可显示突出的血管、颗粒细胞变化、突出栅栏状细胞核和 Verocay 小体形成。病理亚型分为色素型、纤维肉瘤样型、黏液样型、含巨细胞型、硬化型和萎缩或斑块型。

免疫组化经常示肿瘤细胞 CD34 阳性，部分病例可表达 EMA。纤维肉瘤样型隆突性皮肤纤维肉瘤中 6%～10% 的病例可出现 CD34 表达缺失。肿瘤肌瘤结节和肌束中的肿瘤细胞 SMA 染色明显。隆突性皮肤纤维肉瘤的分子特征为巨大环状染色体易位 t(17;22)(q22;q13)，或不平衡线性易位 der(22)，从而导致 PDGFB 基因 2 号外显子与 COL1A1 基因中多个外显子（涉及 6～49 号外显子）的融合。该融合可见于 85%～96% 的病例。

鉴别诊断包括富于细胞的真皮纤维瘤、纤维肉瘤、未分化多形性肉瘤、非典型纤维黄色瘤、硬化型恶性黑色素瘤、Kaposi 肉瘤、孤立性纤维性肿瘤等。

四、治疗

隆突性皮肤纤维肉瘤对放疗和化疗不敏感，手术治疗为主要治疗方式。首次手术的广泛切除是治疗此类肿瘤成功的关键。部分肿瘤巨大的患者可能受益于术前放疗或如伊马替尼、舒尼替尼等特定靶向药物。

五、预后和预测

隆突性皮肤纤维肉瘤的特点是局部侵袭性生长，除非广泛切除，否则经常反复局部复发。在有足够外科边界的情况下，局部复发率为 20%～50%。但该疾病几乎不会发生转移。5% 的病例会出现较高等级的纤维肉瘤性进展。纤维肉瘤性进展后肿瘤表现出更强的侵袭性，10%～15% 的患者发生远处转移，最常见的是转移到肺部。

第九节　硬化性上皮样纤维肉瘤

一、流行病学

硬化性上皮样纤维肉瘤通常发生于中年及老年人，性别分布均等。

二、临床特征

肿瘤位置深在，最常发生在上肢或下肢或四肢带，其次是躯干和头颈部。大多数患者表现为持续时间不等的肿块。肿瘤与肌肉的 CT 值相似，肿瘤内出现囊性变或者黏液样变病灶 CT 密度低，可能有少量钙化，坏死罕见。肿瘤中央 MRI 表现为大片极低 T_1WI、T_2WI 信号是其 MRI 特点（图 14-17），提示含铁血黄素或致密胶原的沉积。增强扫描提示病变周围强化明显。

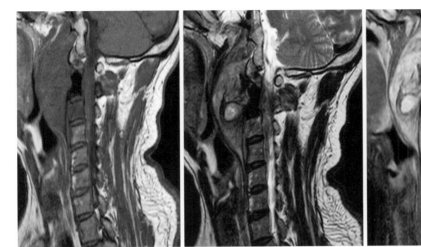
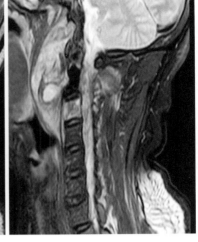

图 14-17　硬化性上皮样纤维肉瘤 MRI 图像

三、诊断

主要依靠组织病理学。大体标本上硬化性上皮样纤维肉瘤通常边界清楚,分叶状或多分叶状,累及深肌层和筋膜。骨膜粘连常见,偶有下方骨侵蚀。切面坚硬,呈白色。可能存在钙化区域。大多数肿瘤<10cm。

硬化性上皮样纤维肉瘤的边缘通常浸润至肌肉、筋膜或骨膜。典型特征是显著的玻璃样硬化性胶原基质,其中相对温和的较一致上皮样细胞排列成条索状、巢状或偶有片状。有些肿瘤含有较多的细胞束状区域。偶见假肺泡或腺泡生长方式(图 14-18,见文末彩插)。伴有黏液样或纤维性间质的低细胞区常见。肿瘤细胞通常有清亮的细胞质和不明显的核仁。少见的特征包括明显的多形性、坏死、显著的核分裂象和血管外皮细胞瘤样血管分布。可见钙化或软骨-骨分化。可能存在传统的低度恶性纤维黏液样肉瘤区域。

MUC4 在 80%~90% 的病例中弥漫强阳性表达,且强烈、弥漫和细胞质表达。大约 40% 的病例表达 EMA 和 SMA。角蛋白通常为阴性,这有助于与癌的鉴别诊断。*FUS-CREB3L1/2* 或 *EWSR1-CREB3L1* 的检测有助于明确诊断。

鉴别诊断包括转移癌、低度恶性纤维黏液样肉瘤、硬化性横纹肌肉瘤、硬化性神经束膜瘤、骨化性纤维黏液样肿瘤、骨外骨肉瘤等。

四、治疗

其治疗方式与成人型纤维肉瘤相同。首选治疗为局部广泛切除,必要时辅以术后辅助放疗。可尝试以多柔比星和异环磷酰胺等药物治疗和根据基因检测结果使用相应靶向药物或泛靶点 TKI 类靶向药物。

五、预后和预测

硬化性上皮样纤维肉瘤的临床病程比相关的低度恶性纤维黏液样肉瘤更具侵袭性,约 50% 的病例会复发(通常为多发性)。转移常见,40%~50% 的病例转移至肺胸膜、骨和脑。

不良预后特征包括肿瘤大小和近端位置。低度恶性纤维黏液样肉瘤背景下发生的硬化性上皮样纤维肉瘤是否具有相同的预后尚未确定。

第十节 浅表性CD34阳性成纤维细胞性肿瘤

一、流行病学

目前报告的病例不到60例。大多数发生在中年人（中位年龄：37岁），主要累及下肢浅表软组织，男性发病率略高。

二、临床特征

这种肿瘤最常发生在下肢浅表软组织，特别是大腿，其次是手臂、臀部、肩膀和外阴（极少）。肿瘤大小在1.5～10cm，但通常＜5cm。肿瘤通常表现为生长缓慢、无痛的浅表软组织肿块。活检前的病史通常很长（＞5年）。影像学上有一定特点，B超示形态规则、边界清的低回声团块，部分病例内部回声不均匀，MRI上显示肿瘤皮下境界清晰。肿瘤实质在T_1WI上呈均匀的低信号，T_2WI上呈稍高信号，增强扫描肿瘤呈轻度强化，部分病灶内可见局部明显强化。CT平扫常示皮下脂肪组织内边界清晰的等密度肿块，增强肿块呈轻度强化，PET/CT显示肿瘤的最大SUV值约为2.57。

三、诊断

主要依靠组织病理学。大体标本中肿瘤为边界清晰、坚实的黄色至棕褐色软组织肿块，有胶样外观（图14-19，见文末彩插）。

镜下可见病变界限清楚，也可出现浸润生长，由密集的胖梭形细胞或多边形细胞组成，具有丰富的嗜酸性细胞质，呈颗粒状或玻璃样外观。多数瘤细胞表现为中度或显著的核多形性，通常具有奇异的深染核，含有明显的核仁和核内假包涵体（图14-20，见文末彩插）。尽管有这些显著的核特征，肿瘤细胞核分裂象却非常少，坏死也很少见。间质可伴有炎性细胞浸润。与报道的*PRDM10*重排软组织肿瘤在形态上有重叠。免疫组化结果显示，浅表CD34阳性成纤维母细胞性肿瘤均表达CD34，并且在近70%的病例中对角蛋白有局灶性免疫反应（最常见的是AE1/AE3），偶可表达结蛋白，Ki67指数非常低。

鉴别诊断包括软组织未分化多形性肉瘤、非典型性纤维黄色瘤、多形性真皮肉瘤、黏液炎性肌纤维母细胞肉瘤等。

四、治疗

局部广泛切除为该类肿瘤的首选治疗方式。

五、预后和预测

该肿瘤患者预后极好，仅报道一例淋巴结转移，随访30例无局部复发。据报道，在最后一次随访时，所有患有这种疾病的患者都健在，且无病生存。

（李浩森　杜少华）

参考文献

1. BAHRAMI A, FOLPE AL. Adult-type fibrosarcoma: A reevaluation of 163 putative cases diagnosed at a single institution over a 48-year period[J]. Am J Surg Pathol, 2010, 34（10）: 1504-1513.

2. KUO YR, YANG CK, CHEN A, et al. Low-Grade Myofibroblastic Sarcoma Arising From Keloid Scar on the Chest Wall After Thoracic Surgery[J]. Ann Thorac Surg, 2020, 110（6）: e469-e471.

3. SUSTER D, MICHAL M, HUANG H, et al. Myxoinflammatory fibroblastic sarcoma: an immunohistochemical and molecula genetic study of 73 cases[J]. Mod Pathol, 2020, 33（12）: 2520-2533.

4. GROS L, DEI TOS AP, JONES RL, et al. Inflammatory Myofibroblastic Tumour: State of the Art[J]. Cancers（Basel）, 2022, 14（15）: 3662.

5. VANNI S, DE VITA A, GURRIERI L, et al. Myxofibrosarcoma landscape: diagnostic pitfalls, clinical management and future perspectives[J]. Ther Adv Med Oncol, 2022, 14: 17588359221093973.

6. WONG V, PAVLICK D, BRENNAN T, et al. Evaluation of a Congenital Infantile Fibrosarcoma by Comprehensive Genomic Profiling Reveals an LMNA-NTRK1 Gene Fusion Responsive to Crizotinib[J]. J Natl Cancer Inst, 2015, 108（1）: djv307.

7. APRA C, EL ARBI A, MONTERO AS, et al. Spinal Solitary Fibrous Tumors: An Original Multicenter Series and Systematic Review of Presentation, Management, and Prognosis[J]. Cancers（Basel）, 2022, 14（12）: 2839.

8. UGUREL S, MENTZEL T, UTIKAL J, et al. Neoadjuvant imatinib in advanced primary or locally recurrent dermatofibrosarcoma protuberans: a multicenter phase Ⅱ DeCOG trial with long-term follow-up[J]. Clin Cancer Res, 2014, 20（2）: 499-510.

9. ARBAJIAN E, PULS F, ANTONESCU CR, et al. In-depth Genetic Analysis of Sclerosing Epithelioid Fibrosarcoma Reveals Recurrent Genomic Alterations and Potential Treatment Targets[J]. Clin Cancer Res, 2017, 23（23）: 7426-7434.

10. HAMADA T, KATSUKI N, HOSOKAWA Y, et al. Additional case of superficial CD34-positive fibroblastic tumor in a Japanese patient[J]. J Dermatol, 2019, 46（4）: e134-e136.

第十五章
脉管肿瘤

第一节　概述

脉管肿瘤种类较多，涉及的范围包括良性的血管瘤、以局部侵袭为主的卡波西型血管内皮瘤、具有淋巴结及远处转移潜能的假肌源性血管内皮瘤以及恶性程度高的血管肉瘤。表 15-1 参照 WHO 骨及软组织肿瘤分类（2020）列出了常见的脉管肿瘤及预后相关信息。本章主要讨论交界性以及恶性脉管肿瘤。

表 15-1　脉管肿瘤 WHO 分类（2020）

脉管肿瘤	ICD-O 编码	生物学行为	预后相关信息
血管瘤（非特指）	9120/0	良性	预后良好
吻合性血管瘤			可能为多灶性，亦可局灶性侵及邻近组织。多数具有 *GANQ* 或者 *GAN14* 激活突变。预后良好
静脉性血管瘤	9122/0	良性	深部者难以根治性切除，因此可见局部复发；浅表肿瘤根治性切除术后一般不复发
动静脉血管瘤	9123/0	良性	难以实现完全切除，局部复发常见
上皮样血管瘤	9125/0	良性	超过 1/3 局部复发，罕见局部侵袭性，很少发生淋巴结转移
肌内血管瘤	9132/0	良性	局部复发率高（30%～50%）
获得性丛状血管瘤	9161/0	良性	可能伴发卡萨巴赫 - 梅里特现象（KMP）
淋巴管瘤（非特指）	9170/0	良性	20% 局部复发
淋巴管瘤病			复发率远高于淋巴管瘤，内脏累及的弥漫性淋巴管瘤病可能危及生命
囊性淋巴管瘤	9173/0	良性	预后很大程度上取决于解剖部位及患者是否出现继发的并发症；产前诊断出的囊性淋巴管瘤通常比出生后诊断出的预后差
卡波西型血管内皮瘤	9130/1	交界性	局部侵袭性，偶见淋巴结受累，未见远处转移的报道，可能伴发卡萨巴赫 - 梅里特现象（KMP）
乳头状淋巴管内血管内皮瘤	9135/1	交界性	完全切除后预后良好，罕见淋巴结转移
网状血管内皮瘤	9136/1	交界性	60% 的患者多次发生局部复发，很少会发生淋巴结或局部软组织转移，没有远处转移的报道

脉管肿瘤	ICD-O 编码	生物学行为	预后相关信息
复合型血管内皮瘤	9136/1	交界性	有发生淋巴结转移的可能性。神经内分泌亚型较其他亚型更具侵袭性,有一半的患者报告发生远处转移
假肌源性血管内皮瘤	9138/1	交界性	60% 局部复发,淋巴结及远处转移概率不到 5%
上皮样血管内皮瘤	9133/3	恶性	疾病的范围(肿瘤大小、转移性疾病)和全身症状、体征的存在是重要的预后因素;基因重排亚型的预后价值仍然存在争议
卡波西肉瘤	9140/3	恶性	诊断时的免疫抑制程度是重要的生存预测因素
血管肉瘤	9120/3	恶性	高达 20%~40% 的患者可出现局部复发或转移,5 年生存率仅 26%~40%

第二节　血管内皮瘤

　　血管内皮瘤是一种罕见的、交界性血管源性肿瘤,生物学行为界于良性的血管瘤和恶性的血管肉瘤之间,包括卡波西型血管内皮瘤、网状血管内皮瘤、乳头状淋巴管内血管内皮瘤、复合型血管内皮瘤、假肌源性血管内皮瘤和上皮样血管内皮瘤。其中上皮样血管内皮瘤因为其较高的转移率和死亡率,自 2002 年起,已被 WHO 单独归类为恶性。不同亚型血管内皮瘤治疗策略见表 15-2。

表 15-2　血管内皮瘤治疗方案推荐

类型	情况分类	治疗方案
卡波西型血管内皮瘤	肿瘤较小、未累及重要器官、无症状,不合并卡-梅综合征(KMS)	观察
	肿瘤局限且位置表浅,未累及重要血管、神经及器官,边界较清;呼吸道压迫;消化道梗阻	手术
	浅表型	外用西罗莫司或他克莫司
	有症状或高风险且病灶供血血管明确	动脉栓塞
	复杂、无法完全切除合并或不合并 KMS	西罗莫司±泼尼松或泼尼松龙(一线)长春新碱(二线)
网状血管内皮瘤		手术 + 辅助放疗
乳头状淋巴管内血管内皮瘤		局部扩大切除术
复合型血管内皮瘤	可切除	手术±放疗(高危者)
	不可切除、复发或转移性	放化疗,药物包括干扰素、美法仑、表多柔比星、异环磷酰胺、沙利度胺等

类型	情况分类	治疗方案
假肌源性血管内皮瘤	可切除	广泛性手术切除
	不可切除、复发或转移	放化疗。药物包括：吉西他滨加多西他赛；多柔比星加顺铂；mTOR 抑制剂如依维莫司、西罗莫司；抗血管生成 TKI 如替拉替尼、培唑帕尼；双磷酸盐如帕米磷酸二钠、唑来膦酸
上皮样血管内皮瘤	惰性疾病，无症状的局部或全身转移	主动监测
	单病灶；可切除的、有限的局部区域转移的胸膜病灶；稳定 / 缓慢进展的单灶性或局限性肝脏病灶	手术
	接近或阳性手术切缘	辅助放疗
	肝脏病灶不可切除且无肝外病灶	肝移植
	浆膜腔积液、明显全身症状、疾病进展或器官功能受损	全身治疗，如蒽环类药物为基础的方案，紫杉醇周疗，卡铂加依托泊苷，吉西他滨加多西他赛，环磷酰胺加长春碱，口服环磷酰胺、5- 氟尿嘧啶、干扰素 α、塞来昔布、西罗莫司、贝伐珠单抗、索拉非尼等

一、卡波西型血管内皮瘤

1. **流行病学**　卡波西型血管内皮瘤（Kaposi form hemangioendothelioma，KHE）发病率约为 0.07/10 万人年，男女发病率相近，大多数发生在新生儿时期，一半发生在出生时，在儿童和成人中也可见。

2. **临床特征**　卡波西型血管内皮瘤好发于四肢皮肤及深部软组织，其次是躯体、头颈部区域和腹膜后。大部分病变累及皮肤，浅表病变常呈现为紫癜样或瘀斑样的皮下肿块，局部浸润生长、伴有凝血功能障碍时可变得质硬并伴有疼痛。纵隔、脾、骨和睾丸等部位也可发生。病变通常是单灶的，呈局部侵袭性生长，偶见局部淋巴结受累，但未见远处转移的报道。罕见的多灶性病变通常发生在骨。

50%～70% 的卡波西型血管内皮瘤患者会发生一种危及生命的并发症，卡萨巴赫 - 梅里特现象（Kasabach-Merritt phenomenon，KMP），简称卡梅现象。1997 年以前，KMP 曾采用卡 - 梅综合征（KMS）指代巨大血管瘤合并血小板减少的一类疾病。卡梅现象的主要病因与病理性的肿瘤血管床"捕获"血小板，在肿瘤局部形成凝血级联反应有关。卡梅现象是一种消耗性的凝血功能障碍，主要特征是严重的血小板减少（范围通常为 3 000～60 000/UL），微血管病性溶血性贫血，低纤维蛋白原血症（纤维蛋白原通常 <1g/L），以及 D- 二聚体和纤维蛋白降解产物升高。在 6 月龄之前发现病变、病灶 >8cm 以及病变属于混合型（同时累及皮肤、皮下和深部组织器官）的患者发生 KMP 的风险明显升高。

此外，KHE 还可浸润、破坏骨骼肌肉，造成纤维化，导致运动障碍和慢性疼痛；深部病变可因瘤体压迫造成相应器官功能障碍，如呼吸窘迫，消化道、泌尿道梗阻等。瘤内出血可能造成严重贫血，创伤、溃疡、感染或治疗延迟可能导致疾病进展为弥漫性血管内凝血，发生严重出血，甚至死亡。据报道，因各种严重的并发症 KHE 的死亡率高达 30%。

3. 诊断与鉴别诊断 诊断需要结合临床表现、影像学检查和组织病理。实验室检查发现重度血小板减少、低纤维蛋白原血症和 D- 二聚体升高提示合并 KMP。对于合并 KMP 和病灶较大者，MRI 是首选的影像学检查。T_1 加权序列显示边界欠清的软组织肿块，伴软组织和真皮增厚，钆弥漫增强。T_2 加权序列呈等、高信号，增强呈不均匀显著强化。对于较小和浅表的病变，超声可以用于鉴别丛状血管瘤和卡波西型血管内皮瘤。丛状血管瘤较浅，边界清晰，回声高。卡波西型血管内皮瘤浸润性更强，边界不清，呈混合回声。卡波西型血管内皮瘤的血管密度也比丛状血管瘤高。如可能，尽可能活检病理确诊。若肿瘤血供丰富并存在血小板减少和凝血功能障碍，活检的出血风险将会明显升高，此时活检需慎重。病理镜下可见瘤组织呈多结节或多小叶状病灶，浸润性生长，梭形上皮细胞部分呈束状或旋涡状排列，形成裂隙状毛细管腔，腔内可见红细胞、血小板或微血栓。梭形细胞周围常可见扩张薄壁血管浸润的纤维化区。免疫组化示梭形细胞 CD34、CD31、ERG 阳性，淋巴标记平足蛋白，LYVE1，PROX1 阳性，GLUT1 阴性。丛状血管瘤（tufted hemangioma）为良性肿瘤，发生部位更表浅，组织病理学特征为真皮内散在分布的、呈炮弹模式的毛细血管丛，和 KHE 具有一些共同的组织病理学和临床特征，它们被认为是隶属同一肿瘤谱的不同表现形式或不同发展阶段的疾病。

卡波西型血管内皮瘤大多数发生在新生儿时期，鉴别诊断包括婴幼儿血管瘤、先天性血管瘤、卡波西型淋巴管瘤病、婴幼儿肌纤维瘤病、婴儿型纤维肉瘤、脉管肉瘤、静脉畸形和卡波西肉瘤。

（1）婴幼儿血管瘤：好发于头颈部且不伴有凝血功能障碍，病理表现为内皮细胞增生形成的小叶状团块，高度表达 GLUT1。

（2）先天性血管瘤：在患者出生时已完全长成，表现为头部、颈部或四肢的突起斑块或外生性肿块，其中快速消退型可自行缓解，且组织学无梭形细胞和淋巴管扩张。

（3）卡波西型淋巴管瘤病：常呈多灶性或弥漫性，可出现多器官受累，组织学特征为弥漫性淋巴管畸形伴局灶区域卡波西型梭形细胞。

（4）婴幼儿肌纤维瘤病：罕见，发生于出生后第 1 年，表现为皮下多分叶状团块，可能出现与 KMP 相似的消耗性凝血障碍及出血。组织学特征是圆形和梭形细胞形成边界清晰的结节，具有不同程度的细胞学异型性，无序分布在血管周围，有大量鹿角状分枝的薄壁血管。

（5）婴儿型纤维肉瘤：出生时就有或在出生后几年内发生。病变表现为深部组织的圆形、坚实的肿瘤，先天性病灶可能与 KHE 相似，需要组织学病理鉴别。

（6）脉管肉瘤：在儿童中极其罕见，新生儿和幼儿中有报道，表现为多发性皮肤病变和肝脏病变，其中部分呈 GLUT1 阳性，大型、多发性病变与凝血障碍相关。

（7）静脉畸形：通常出生时就有，表现为质软、可扪及的蓝色肿块，当患区位置低垂、患儿身体活动或哭闹时增大。静脉畸形可为多病灶性，也可为弥漫性。超声、MRI 可鉴别静脉畸形与血管肿瘤。在广泛性静脉畸形中（多病灶性或弥漫性），局限性血管内凝血可导致消耗性凝血障碍，并伴有 D- 二聚体升高及纤维蛋白原降低。但与 KMP 不同，此时的血小板减少为轻度。

（8）卡波西肉瘤：儿童发病者常见于非洲地区，组织学表现为真皮层广泛血管增生，伴有许多扩张的血管腔隙，在参差不齐的血管沟之间梭形细胞排列成实性条索状和束状。所有临床亚型在各期均可检出 HHV-8 病毒基因组，不常伴发凝血障碍。

4. 治疗　治疗方案需要依据肿瘤的大小、部位、浸润深度、症状和凝血障碍的严重程度来制订。常用治疗方法包括观察、手术、药物治疗、动脉栓塞等，有时还需要采用联合治疗策略。

（1）观察：对于肿瘤较小、未累及重要器官、无症状，不合并 KMP 的低危患者，观察是一种选择，部分患者可维持稳定或自发缓解。

（2）手术：如肿瘤局限且位置表浅，未累及重要血管、神经及器官，边界较清，可采用手术切除。另外，对于有呼吸道压迫、消化道梗阻等急症的患者，手术可快速缓解病情。值得注意的是，对于存在严重凝血功能障碍的患者，手术可能加重病情，增加弥散性血管内凝血、大出血等风险。

（3）药物治疗：外用药物如西罗莫司和他克莫司等仅有个案和小样本病例报告，显示对浅表性 KHE 有效，可能起到局部抗炎、抑制局部血管生长因子的作用而改善局部症状。2013 年，对于复杂的、无法完全切除的 KHE 合并或不合并 KMP，美国和加拿大的多学科专家小组推荐将类固醇激素、长春新碱或激素联合长春新碱作为 KHE/KMP 的一线治疗方案。近年来的回顾性和前瞻性研究显示，mTOR 抑制剂西罗莫司改善 KMP 凝血障碍的疗效更优，起效更迅速，且口服方便，许多学者更推荐以西罗莫司加或不加全身性皮质类固醇作为 KHE 伴 KMP 的一线治疗。

1）类固醇激素：类固醇激素能抑制血管内皮细胞增殖，刺激骨髓造血及血小板释放、组织纤维蛋白溶解和血栓形成。常用口服泼尼松或泼尼松龙 2mg/(kg·d)，单用类固醇激素治疗的客观缓解率为 10%～20%。类固醇激素长期使用具有较多副作用，目前多用于联合用药，缓解后逐渐减停。

2）长春新碱：长春新碱可抑制有丝分裂、促进内皮细胞凋亡。长春新碱比全身类固醇激素诱导血液学和肿瘤缓解的概率更高（72% *vs.* 27%；*RR* = 2.08，95% *CI*：1.38～3.16），不良事件更少（52% *vs.* 18%）。一项多中心随机研究在 59 例 KHE 或丛状血管瘤患者中比较了长春新碱与类固醇激素的效果，其中 50 例合并 KMP。研究指标涵盖血小板计数、纤维蛋白原水平以及肿瘤大小、质地和外观等进行综合评分。激素组初始给予甲泼尼龙 4mg/(kg·d)，缓解后改为隔日 1 次，4～6 周逐渐减停；长春新碱组剂量为 0.05mg/kg，初始一周 1 次，持续 4 次，减至一月 1 次，持续 6 次，之后可酌情继续使用。1 个月时，长春新碱组血小板减少和肿瘤质地改善的患者更多（80% *vs.* 44% 和 69% *vs.* 31%）。长春新碱组的整体改善率更高（60% *vs.* 34.5%），不过差异无统计学意义。对于经西罗莫司联合激素治疗疗效不佳的难治性病例，长春新碱也可作为二线治疗选择。也有长春新碱联合激素治疗有效的报道。

3）西罗莫司：PI3K/AKT/mTOR 信号通路可调控血管与淋巴管生成，西罗莫司可通过抑制该信号通路，抑制 KHE 中血管与淋巴管生成。多项回顾性和前瞻性研究发现西罗莫司单药或联合类固醇激素可有效治疗 KHE 合并 KMP，使患儿血液学指标快速改善、肿瘤缓解。鉴于西罗莫司是强效免疫抑制剂，需要监测药物血药浓度。若联用激素，推荐口服抗生素预防肺孢子菌肺炎。四川大学华西医院吉毅等学者最近进行了一项多中心前瞻性Ⅱ期随机对照临床试验，纳入 73 例 KHE 合并 KMP 患者，对比了西罗莫司联合泼尼松龙和西罗莫司单药治疗的疗效和安全性。西罗莫司的起始剂量为 0.8mg/m²、一日 2 次，联合组泼尼松龙的剂量是 2mg/（kg·d）。病情稳定或改善的患儿泼尼松龙在 4～6 周内逐渐减停，西罗莫司继续治疗至 12 个月，并随访 2 年。结果发现，在治疗第 4 周时，联合治疗组和单药治疗组分别有 94.6%、66.7% 的患者获得了持久的血小板反应，分别有 73.0% 和 44.4% 的患者纤维蛋白原恢复到正常水平，总病变缓解率分别为 91.9% 和 80.6%。联合治疗组的 KMP 反弹率低于单药治疗组（5.4% vs. 16.7%）。两组的不良事件发生率接近，最常见的不良事件包括上呼吸道感染、黏膜炎及恶心 / 呕吐等。

4）动脉栓塞：对于有症状或高风险的肿瘤，如病灶供血血管明确，在药物治疗前进行动脉栓塞可阻断瘤体血流、短期内可使肿瘤缩小。如供血血管多而小，不适用于栓塞。

5）放疗：由于存在放疗后二重肿瘤的风险，目前放疗已极少应用于 KHE，只有其他治疗均无效时才考虑。

5. 预后　绝大部分 KHE 治疗后仍会有瘤体残留。KHE 治疗后可遗留各种并发症，常见的皮肤残留病变包括伴丘疹的血管色斑、毛细血管扩张伴软组织肿胀及皮下纤维组织增生等。淋巴水肿、慢性疼痛、心力衰竭、关节挛缩、脊柱侧凸等远期并发症可能严重影响患者生活质量。既往，KHE 合并 KMP 患者的死亡率高，随着药物治疗和支持治疗的进展，死亡率已逐渐下降。常见的死亡原因包括出血、脓毒症、器官衰竭或侵犯重要结构等。肿瘤位于腹膜后及胸腔内更容易出血。

二、网状血管内皮瘤

1. 流行病学　网状血管内皮瘤（retiform hemangioendothelioma, RH）非常罕见，目前仅有不到 50 例报道。1994 年 Calonje 等首次报道，好发于青壮年，有时在儿童中可见，男女比例接近。

2. 临床特征　网状血管内皮瘤是一种生长缓慢的外生性肿瘤，外观平坦，常位于四肢，也可累及头颈部、躯干、阴茎和胸膜，呈质硬的斑块或皮下结节，红色或蓝色，直径通常小于 3cm。特殊病例包括多发病灶，继发于放疗、慢性淋巴水肿、囊状淋巴管瘤等。

3. 诊断与鉴别诊断　组织学上，网状血管内皮瘤位于真皮层和皮下组织。肿瘤由弥漫浸润的、长而窄的树枝状的血管网构成，形成类似睾丸网的模式，血管壁衬覆肿瘤性内皮细胞，细胞核凸起状似墓碑样或鞋钉样，胞质稀少，似与下方间质相融合，罕见核分裂象。大概一半的病例间质及血管内淋巴细胞浸润明显，可能掩盖血管网状结构的特点，变得模糊不清。肿瘤周围间质一般有明显硬化。网状血管内皮瘤可以作为复合型血管内皮瘤的组成部分。血管标记 CD34、CD31 和 ERG 阳性，淋巴标记 PROX1 为阳性，但 D2-40 为阴性，VGGFR3 阴性。

主要鉴别诊断包括皮肤血管肉瘤、Dabska 瘤和血管瘤。

（1）皮肤血管肉瘤是一种高侵袭性肿瘤，预后不佳，局部复发和转移的发生率极高，死亡率高。组织病理学上，血管肉瘤的特点是血管内皮细胞有明显异型性，可出现吻合交通状管腔，核分裂象易见，呈明确的浸润性生长。

（2）RH 和 Dabska 瘤有一些共同的生物学行为和组织学特征。一些学者认为 RH 可能代表成人 Dabska 瘤，并用"鞋钉样血管内皮瘤"来包含这两种肿瘤。与 RH 不同的是，Dabska 瘤多发生在儿童中。组织学上，Dabska 瘤有形态良好的乳头状内皮突出物，缺乏树状网状睾丸样结构。

（3）RH 较容易与皮肤血管瘤区分，后者通常发生在婴幼儿或青年中，通常覆盖身体的较大一部分。组织学上，血管瘤通常由位于管壁或毗邻大静脉的较大静脉血管、海绵状血管和毛细血管大小的血管组成。

4．**治疗**　网状血管内皮瘤的治疗以手术为主，辅助放疗可用于提高局控率。对于晚期不可切除的肿瘤，有个案报道一例盆腔不可切除的网状血管内皮瘤，经低剂量顺铂化疗同步放疗后达到完全缓解。

5．**预后**　该病容易多次局部复发，复发率高达 60%，复发可以发生在几个月至数年后，局部扩大切除术可减少复发风险。少数情况下可发生淋巴结和局部软组织转移，未见远处转移的报道。

三、乳头状淋巴管内血管内皮瘤

1．**流行病学**　1969 年，波兰医师 Dabska 首次描述该瘤，因此又称 Dabska 瘤，非常罕见，目前报道例数少于 50 例，好发于婴幼儿和儿童，约 25% 发生于成人，女性稍多于男性（1∶0.7）。

2．**临床特征**　乳头状淋巴管内血管内皮瘤（papillary intralymphatic angioendothelioma，PILA）常表现为缓慢生长、无症状的皮肤斑块或结节，好发于肢体近端（如臀部或大腿），也可发生于四肢远端、躯干、头颈部、腹内或薄壁组织（包括睾丸）。少数可累及骨，表现为溶骨性骨质破坏并且可为多发。具有局部侵袭性，罕见转移。

3．**诊断与鉴别诊断**　组织病理学上，肿瘤通常累及真皮和皮下组织，由扩张的血管腔构成，类似于海绵状淋巴管瘤。海绵状的或裂隙状的淋巴管样血管腔内衬柱状、火柴棍样或鞋钉样内皮细胞，呈乳头状（簇状）突入管腔，伴有玻璃样轴心。内皮细胞胞质呈嗜酸性，圆形均匀，无异型性，罕见核分裂象。腔内还可见淋巴细胞和蛋白液。肿瘤细胞表达泛内皮标记物，如 CD31、ERG、CD34 以及淋巴细胞内皮标记物，如 podoplanin、VEGFR3 和 PROX1。鉴别诊断包括血管内乳头状血管内皮增生、网状血管内皮瘤和血管肉瘤等。其中血管内乳头状血管内皮增生的组织学形态表现为血管腔内增生的单层、稍肥胖的内皮细胞，呈乳头状生长，乳头轴心为纤维素性或胶原化的纤维组织，常伴有不全机化血栓，内皮细胞并不具备 PILA 中鞋钉样形态和核深染特点。

4．**治疗**　该病的主要治疗方式为局部扩大切除术，如伴淋巴结转移需一并清扫。

5．**预后**　大多数患者经过完整切除手术后预后良好，淋巴结转移、远处转移及疾病相关性死亡很少见。

四、复合型血管内皮瘤

1．**流行病学**　复合型血管内皮瘤（classic composite haemangioendothelioma，CHE）是一种罕见的交界性肿瘤，好发于成人，中位发病年龄约 42.5 岁，儿童少见，女性略多于男性。少数病例继发于慢性淋巴水肿和放疗。

2．**临床特征**　CHE 多表现为生长缓慢的皮肤红蓝色结节，可为单个或多个结节，也可表现为局部边界不清的肿胀，在诊断前往往已存在多年。好发于手、足和头颈部，也可发生于全身其余部位。神经内分泌型 CHE 侵袭性更强，半数患者可发生远处转移，包括骨、肺、肝和脑等。

3．**诊断与鉴别诊断**　组织学上，浸润性病灶主要累及真皮与皮下，少数位于深部、累及内脏。其由良性和恶性血管成分混合构成,包括上皮样血管内皮瘤、网状血管内皮瘤、梭形细胞血管瘤、"血管肉瘤样"区域和良性血管病变(淋巴管瘤、血管瘤病、动静脉畸形和海绵状血管瘤)等,个体成分比例差异性大,但至少含有2种及以上形态学不同的血管肿瘤成分,继发于淋巴管/血管畸形的还需具备另外两种不同的上皮肿瘤成分。常见有液泡的、似假性脂肪母细胞改变的内皮细胞。"血管肉瘤样"区域多数表现为低级别血管肉瘤样形态,内皮细胞异型性少,分裂象少。但也有个案报道局灶病变可类似高级别上皮样血管肉瘤。神经内分泌型CHE往往由网状血管内皮瘤样区、上皮样血管内皮瘤样区和显著的嵌套样成分构成,表达神经内分泌标志(最常见的是突触素)。免疫组化:瘤细胞CD31、ERG和FLI1通常为阳性,约一半患者CD34和D2-40阳性,CAMTA1阴性。

鉴别诊断:因CHE可能包括良性、中间性和恶性血管肿瘤成分,因为必须多点取材进行全面观察和分析,以免被误诊。

4.治疗 CHE虽为交界性肿瘤,但复发风险高,目前该病的最佳治疗模式仍有争议。对于部分高危患者可考虑辅助放疗,辅助化疗的价值仍不确定。不可切除、复发或转移性CHE可考虑放化疗。化疗药物可参考其他血管肿瘤,根据既往个案报道,干扰素、美法仑、表多柔比星、异环磷酰胺、沙利度胺等可能对CHE有效。

5.预后 CHE的侵袭性较血管肉瘤弱,总体预后较好,但容易局部复发,复发率约50%,并可多次复发,常发生在原发灶手术后4个月至10年,淋巴结转移(6%)和远处转移(<1%)少见。神经内分泌型CHE侵袭性强,可在短期内复发和转移,有一半的患者报告发生远处转移,预后可能相对较差。

五、假肌源性血管内皮瘤

1.流行病学 假肌源性血管内皮瘤(pseudomyogenic hemangioendothelioma, PHE)是一种罕见的中间型血管内皮瘤,因形态上类似肌源性肿瘤或上皮样肿瘤分化特点而被命名为假肌源性血管内皮瘤或上皮样肉瘤样血管内皮瘤,2013年世界卫生组织将其列为血管内皮瘤的一个新的独立亚型。该病好发于青年男性,男女比例约为3.5:1,平均发病年龄约30岁,>40岁者仅占20%。

2.临床特征 该病好发于下肢(55%),其次是上肢和躯干(分别占20%),少见于头颈部(5%),大多数患者表现为皮肤和皮下结节,且一半存在疼痛,60%为多发性结节,常累及多个组织层面。一半的患者肌内受累,20%的患者出现溶骨性病变。有些患者可仅有骨病灶而无软组织受累。少见淋巴结转移和远处转移(<5%),可转移至肺、骨和软组织。

3.诊断与鉴别诊断 在PET/CT上,大部分患者的FDG摄取率高,可用于发现深部病灶。在组织病理学上,肥胖的梭形细胞成松散束状或片状分布,胞质丰富,呈亮嗜伊红染色,形态上类似肌源性肿瘤,部分细胞呈上皮样。骨病灶以含嗜酸性胞质的上皮样细胞为主,可出现反应性编织骨出血和破骨样巨细胞。肿瘤细胞含有泡状核,小核仁,核异型性不明显,核分裂象罕见。约10%的肿瘤表现出明显的多形性或大核仁。偶尔可见肿瘤含有局灶性黏液样间质。约50%的病例间质有明显的中性粒细胞浸润。免疫组化显示细胞角蛋白AE1/AE3和FLI1和ERG弥漫性表达。细胞角蛋白MNF-116为阴性。约50%的病例CD31阳性,1/3可观察到SMA灶性表达。核染色显示FOSB呈弥漫性阳性。分子病理学上,最先发现t(7;19)(q22;q13)的平衡易位导致SERPINE1-FOSB基因融合。近年来发现一

半的病例存在 *ACTB-FOSB* 基因融合。

鉴别诊断包括转移癌、横纹肌肉瘤、平滑肌肉瘤、上皮样血管内皮瘤、上皮样血管肉瘤和上皮样肉瘤及富细胞性纤维组织细胞瘤等。可从临床特征、生长方式、是否存在血管形成、组织及分子病理学特点、生物学行为等方面鉴别。

（1）转移癌：PHE 有上皮样细胞组分，免疫组化弥漫表达 CK，但多见于青年人、无癌症病史，镜下细胞核异型性一般比转移癌轻，加做 FOSB、FLI1、CD31 等免疫组化指标可以排除转移癌。

（2）横纹肌肉瘤和平滑肌肉瘤：肌源性肉瘤具有梭形细胞肉瘤形态学特征，异型性更明显，常见坏死，核分裂多见，无明显上皮样细胞。PHE 免疫组化表达 FOSB、CD31、ERG、FLI1 而不表达 desmin 或 Myogenin、MyoD1，有助于鉴别。

（3）上皮样血管内皮瘤：各年龄均可发生，肿瘤细胞上皮样细胞呈索状或巢状排列，常见胞质内空泡，间质呈黏液软骨样。FOSB 阴性，CAMTA1 阳性，CD31、ERG、CD34 阳性（PHE 不表达），通常伴 *WWTR1-CAMTA1* 融合或 *YAP1-TFE3* 融合。

（4）上皮样血管肉瘤：老年人更多见，肿瘤细胞核异型性常为中 - 重度，可见幼稚或交通状血管腔。FOSB 阴性，细胞遗传学复杂，容易局部复发、转移，约半数死于该病。

（5）上皮样肉瘤：是一种少见的来源不明的恶性肿瘤，常呈结节状排列，结节中央常可见地图样坏死，似呈肉芽肿样结构，常表达 CKpan、EMA、Vim，一半病例可表达 CD34，FOSB 阴性，INI1 出现缺失。局部复发及转移风险均高。

4. 治疗　治疗方式包括手术、放疗、化疗和靶向治疗等。局限性病灶患者可行广泛性手术切除，复发或转移者可行放化疗。既往的病例报道显示有效的化疗药物包括：吉西他滨加多西他赛，多柔比星加顺铂等。靶向药物包括 mTOR 抑制剂依维莫司、西罗莫司，抗血管生成 TKI 替拉替尼、培唑帕尼也显示出了一定的疗效。另外双磷酸盐如帕米磷酸二钠、唑来膦酸等可改善骨病灶和相关疼痛症状。

5. 预后　该病约 60% 会出现局部复发，常为多次复发，或在同一解剖部位出现更多发结节，复发时间多发生在术后 1～2 年。区域淋巴结转移和远处转移概率不到 5%，且发生更晚，可发生在多年后。但也有快速进展，短期内发生肺转移的案例报道。

六、上皮样血管内皮瘤

1. 流行病学　上皮样血管内皮瘤（epithelioid haemangioendothelioma，EHE）是一种罕见的、低级别恶性血管肿瘤，发病率为 0.038/10 万人年，患病率 <1/100 万，40～50 岁达到高峰。女性稍多于男性，在儿童中极为罕见。*YAP1-TFE3* 融合的患者通常较 *WWTR1-CAMTA1* 融合的患者年轻。

2. 临床特征　EHE 可以发生在身体的任何部位，并有多种临床表现，可仅有单灶性病变，也可发生局部区域转移（即单器官多灶性受累或单个解剖间室的多个病变）或全身多个器官转移。单一病变通常表现为皮肤和软组织中的孤立性肿块。超过 50% 的患者为转移性疾病，主要累及肺、肝和骨等，且常为多发性病灶。约 50% 的病例起源于血管，可因血管阻塞出现水肿、血栓性静脉炎等症状。诊断时部分患者可完全无症状，偶然发现。在有症状的患者中，最常见的症状是疼痛（40%）、可触及的肿块（6%～24%）和体重减轻（9%）。

3. 诊断与鉴别诊断　高达 90% 的 EHE 具有 t(1;3)(p36.3;q25) 易位，导致 *WWTR1-CAMTA1*

融合基因的形成，10% 因 t（X;11）（p11;q22）易位导致 *YAP1-TFE3* 融合。其他 *WWTRI* 伴侣融合罕见。WWTR1（也称为 TAZ）蛋白是 Hippo 通路的两个末端效应子之一。*WWTR1* 和 *YAP* 都发挥促癌转录功能。融合基因可导致 Hippo 通路的失调，驱动致癌转化。组织病理学上，上皮样细胞呈索状或巢状排列，分布于黏液样或透明样间质中。胞质呈嗜酸性，有时存在空泡，核圆形，核仁不明显。可能含有红细胞（原始的细胞内血管腔）。大多数上皮样细胞异型性不明显，核分裂象低。间质透明样变的程度不一，在某些情况下，透明间质可能会掩盖肿瘤细胞。有时存在囊性变性、出血、硬化和化生性骨化。*YAP1-TFE3* 融合的 EHE 表现出独特的组织学特征，肿瘤细胞通常有明亮的嗜酸性细胞质，更有可能表现出实性片中生长并形成血管间隙，这在经典的 EHE 中通常不会出现。一小部分（<10%）EHE 具有非典型的组织学特征，包括核多形性，有丝分裂活跃，实性片状生长和坏死，侵袭性更强。可能类似于上皮样肉瘤，寻找经典 EHE 的区域或核 *CAMTA1* 表达可帮助鉴别诊断。肿瘤细胞表达内皮标志物 CD34、CD31、podoplanin（D2-40）、FLI1 和 ERG。40% 的病例表达上皮抗原（CK7、CK8、CK18、泛角蛋白），很少表达 EMA。50% 表达 SMA。*WWTR1-CAMTA1* 融合型 EHE 通常显示核 *CAMTA1* 的弥漫性强表达。*YAP1-TFE3* 融合型 EHE 可显示弥漫性核 *TFE3* 表达，然而，*TFE3* 特异性较差，免疫组化表达特异性差，必要时可进行分子检测诊断。

鉴别诊断包括：

（1）转移癌：EHE 的组织病理学表现和免疫表型与转移癌存在重叠，但 EHE 一致性表达内皮细胞分化标志物，转移癌不表达。

（2）恶性间皮瘤：胸膜 EHE 需与恶性间皮瘤鉴别。恶性间皮瘤表达钙调蛋白和 WT1，内皮分化标志物为阴性。

（3）上皮样肉瘤：表现为地图样坏死，具有肉芽肿样结构，CD34 仅灶性表达，在上皮样肉瘤中常见 INI1 核表达缺失。

（4）上皮样血管肉瘤：当 EHE 表现出更大的细胞异型性时，需要排除上皮样血管肉瘤，但血管肉瘤中 *CAMTA1* 或 *TFE3* 表达均为阴性，也没有特异性基因异常。

（5）假肌源性血管内皮瘤：梭形肿瘤细胞异型性不明显，并且缺乏细胞质空泡，与 EHE 相比，表达 FOSB，并且 CAMTA1 和 TFE3 阴性。

（6）软组织肌上皮瘤：瘤细胞也呈梁状或条索状排列，基质呈黏液样或黏液软骨样，免疫组化肿瘤细胞除表达上皮标记外，还可表达 S100 蛋白质，并不同程度表达 SMA、Calponin、P63 和 GFAP 等。

4. 治疗　在治疗前需进行基线检查。由于 EHE 可发生全身多处转移，如资源许可，可考虑进行全身 PET/CT 或 PET/MRI 了解四肢和骨骼受累情况。若资源不许可，建议完善胸、腹、骨盆 CT 和全身骨扫描。软组织和肝脏病变首选 MRI 检查。治疗方式包括观察、手术、放疗、系统治疗（包括化疗、靶向治疗、免疫治疗）等。

（1）观察：对于惰性疾病及无症状的局部或全身转移病例，主动监测是一种选择。据报道，某些病例可长期稳定，偶尔消退。

（2）手术：单病灶 EHE 不建议长时间观察等待，最常用的治疗方式是完整切除手术，获得镜下阴性（R0）边缘。软组织和骨骼的 EHE 切除范围应按肉瘤原则进行。对于胸膜 EHE，经过一段时间观察后，手术切除是单病灶疾病或在技术上可切除的、有限的局部区域转移的病例的首选治疗方法。

对于肝脏 EHE，经过短期观察评估生物学行为后，手术切除被认为是技术上可切除的稳定／缓慢进展的单灶性或局限性疾病的首选治疗方法，文献报道其中至少 50% 的患者可以通过肝切除术治愈。对于患有不可切除的肝 EHE 且没有肝外疾病的患者，肝移植提供的短期和长期结果与具有其他适应证的患者相当。一项包含 149 名患者的研究显示肝移植后中位生存期为 7.6 年。由于多灶性肝 EHE 无需积极治疗即可稳定多年，因此对仅有肝受累的不可切除 EHE，肝移植是一种可以考虑的治疗选择。肝移植后复发的危险因素包括肿瘤破裂、大血管侵犯和肝门淋巴结转移。肿瘤破裂史是肝移植的主要禁忌证。

（3）放疗：EHE 完全手术切除后发生局部复发的风险在 10%～15% 的范围内。对于接近或阳性手术切缘者可辅以放疗。推荐总剂量为 60Gy 的 30 次辅助放疗。对于无法手术者，可考虑常规分割、总剂量约为 60Gy 的根治性放疗。对于骨 EHE，40～60Gy 术后放疗在 2 年内对骨 EHE 局部控制率高。肺部 EHE 多为多灶性疾病，放疗仅被考虑为姑息治疗。立体定向体部放疗（SBRT）、射频消融术（RFA）和微波消融术（MWA）是不适合手术的单病灶患者和肝切除／肝移植后复发性肝结节患者的治疗选择。

（4）系统治疗：有浆膜腔积液、明显全身症状、疾病进展或器官功能受损的患者应考虑及早开始系统治疗。常规化疗对 EHE 疗效有限，对于侵袭性或快速进展的病例常参考软组织肉瘤的化疗方案。以蒽环类药物为基础的方案和紫杉醇周疗方案在晚期患者中表现出有限的活性，总体缓解率分别为 3% 和 9%，中位无进展生存期分别为 5.5 个月和 2.9 个月，其他化疗方案（如卡铂加依托泊苷、吉西他滨加多西他赛、环磷酰胺加长春新碱、口服环磷酰胺、5-氟尿嘧啶等）的最佳疗效大多是稳定。免疫调节在该病中可能有潜在作用，文献报道干扰素 α 的有效率为 7%，PFS 为 8.9 个月。抗炎药物塞来昔布也有有效的病例报道。

鉴于 EHE 含血管成分且表达 VEGF，多种抗血管生成药物在 EHE 中进行了探索。一项 Ⅱ 期研究纳入了局部晚期或转移性 EHE 患者，对贝伐珠单抗的反应率为 29%，57% 的患者病情稳定，中位 PFS 和 OS 分别为 10 个月和 36 个月。然而，尚不清楚参加该试验的患者在进入研究之前是否有疾病进展的证据。另一项 Ⅱ 期研究在 15 名有进展证据的 EHE 患者中进行索拉非尼治疗，结果显示部分缓解 2 例，病情稳定 5 例，9 个月无进展率为 31%。有病例报道使用培唑帕尼获得了部分缓解或完全缓解。

西罗莫司（mTOR 抑制剂）在 EHE 中展现出了较高的抗肿瘤活性。一项来自意大利罕见癌症网络组的多中心、回顾性研究纳入了 38 名存在疾病进展证据的 EHE 患者，西罗莫司显示出显著的临床获益和疾病控制，部分缓解和稳定分别为 11% 和 75%。整体人群的 mPFS 和 mOS 分别为 13 个月和 19 个月。西罗莫司的疗效在没有浆膜腔积液的患者中更为明显。

目前，针对 EHE 尚未进行前瞻性的临床研究比较各种药物的疗效，药物的选择应考虑合并症以及患者的偏好，推荐参加临床研究。临床前研究表明 CAMTA1 融合可能激活甲基乙基酮（MEK）信号通路的生长因子的过度表达，MEK 抑制剂曲美替尼目前正在对该疾病进行研究。另一项临床研究正在对 EHE 患者进行有丝分裂抑制剂艾日布林疗效的评估。临床前研究正在探索激素刺激和炎症在 EHE 发病机制中的作用，有可能成为未来新的治疗靶点。

5．预后 目前关于 EHE 预后因素的证据主要来自回顾性研究。EHE 的临床表现可能非常不同，可表现为惰性、没有症状；也可以出现迅速进展，类似高级别肉瘤的特征，总体

5 年生存率约为 73%。疾病的范围和全身症状、体征的存在是重要的预后因素。有丝分裂活跃度（核分裂象 > 3 个 /50 个高倍视野）、肿瘤大小（> 3cm）及伴有积液的浆膜受累是预后不良因素。与肿瘤相关的全身症状，如发热、体重减轻和疲劳等与较差的生活质量和生存率相关。对于血液学或生化标志物，贫血是负性预后因素。局部区域转移与全身转移的预后影响、基因重排亚型的预后价值仍然存在争议。最近有研究提出突触素表达是负性预后因素。

七、血管肉瘤

1.**流行病学**　血管肉瘤（angiosarcoma, AS）所有软组织肉瘤的 2%～4%，年龄调整的发病率约为 1/100 万人年，男性更常见，可发生于任何年龄，高峰为 60～70 岁，在儿童中很罕见。一些病因学因素可能与 AS 的发生有关。头颈部皮肤 AS 基因组中常见 UV 突变，被认为与紫外线暴露有关。已充分证实 AS 可以表现为其他癌症放射治疗的远期后遗症。在慢性淋巴水肿的情况下发生的血管肉瘤被称为 Stewart-Treves 综合征。少数个案报道提示 AS 与 DNA 修复基因 BRCA1 和 BRCA2 的突变有关。接触化学致癌物，例如氯乙烯、二氧化钍、砷和合成代谢类固醇的使用，尤其与肝脏血管肉瘤的发生相关。少数病例可继发于家族综合征（例如 Li-Fraumeni 综合征、Klippel-Trenaunay 综合征、Maffucci 综合征和神经纤维瘤病 I 型）、异物移植、动静脉瘘、血管瘤、血管畸形创伤或手术等。

2.**临床特征**　AS 可以发生在身体任何器官中，皮肤 AS 约占 60%，且常见于头颈部区域，尤其是头皮。其他发生部位包括软组织、内脏、骨等。初诊时 50%～80% 为局限性疾病，20%～45% 为转移性疾病，症状因发生部位而不同。

（1）皮肤型：皮肤 AS 表现为单个（罕见）或多个紫色结节，有时可伴随出血。这些病变可能类似于一些其他的皮肤病，例如酒渣鼻、血管瘤、黄瘤、面部或眼睑血管性水肿，可溃烂或出血。多灶性是皮肤血管肉瘤的标志。皮肤血管肉瘤可继发于放疗，尤其是乳腺放疗后血管肉瘤，主要累及皮肤。而原发乳腺血管肉瘤常累及乳腺实质。放疗后血管肉瘤可出现在放疗后 3～30 年（乳腺癌放疗后血管肉瘤潜伏期可短至 6 个月），高峰期为放疗后 5～10 年。

（2）内脏型：最常受累的器官是肝脏、脾脏和心脏，通常表现为器官内肿块，症状和体征无特异性，导致诊断充满挑战，需及早行活检。肝血管肉瘤可表现为右上腹痛、乏力、黄疸、腹腔积液和肝肿大等。脾脏血管肉瘤往往较隐匿，可表现为腹痛、疲乏、厌食和体重下降等。心脏血管肉瘤常出现胸痛、呼吸困难、乏力、咳嗽和咯血等，右心房是最常受累的部位，且大多数在诊断时已发生转移，容易转移至肺、肝和脑。

（3）软组织型：可累及四肢、骨骼肌、腹膜后、肠系膜和纵隔，常表现为增大的病灶伴随出血。

（4）骨型：原发骨的 AS 极为罕见，可表现为单灶性或多灶性病变，常见于长管状骨和短管状骨，尤其是下肢的管状骨。骨盆、脊柱和躯干骨也可发生。

3.**诊断与鉴别诊断**　血管肉瘤是少数可以在体内广泛转移的肉瘤之一，包括淋巴结转移和脑转移。因此，基线检查应包括胸部、腹部和骨盆的 CT 扫描或全身 PET/CT 以及头部MRI。在以后的随访中也需要监测胸部、腹部和骨盆的 CT 扫描结果。原发于心脏的 AS 还需完善三维超声心动图；原发于肝脏的 AS 可考虑腹部 MRI 检查；原发于骨的 AS 需要完善全身骨扫描。确诊需要进行活检病理诊断。

在大体标本中，AS 通常为出血性、弥漫性或多结节性、大小不一的肿块（直径 1～15cm；中位数 5cm）。分化较好的肿瘤通常伴出血、海绵状外观，而分化较差的肿瘤通常更坚实，呈灰白色，伴局灶坏死或部分区域出血伴囊变。组织学上，血管肉瘤通常边界不清晰，细胞异型性和结构分化程度变化范围大，可表现为形状良好的交通血管，也可以是成片实性的异型性明显的上皮样细胞或梭形细胞，而无明确的血管形成。通常表现为这两种模式的混合。大多表现出高级别的形态，核异型性、核分裂象（在实性区域最突出）和凝固性坏死的表现程度不一。有时核异形性轻、仅为局灶性，细胞类似于正常血管内皮。罕见多形性。血管形成区域由分支状腔道组成，内衬不典型梭形细胞或上皮样细胞，具有可变的多层内皮，呈出芽样、鞋钉样或乳头状突出于管腔。血管腔也可能形成不良，混杂纤维脂肪组织，或被压缩呈裂缝样腔隙。实性区域的梭形细胞或上皮样细胞具有丰富的嗜酸性或双嗜性胞质，以及大泡状核和突出的核仁。可形成血湖或广泛出血和组织血肿，掩盖大部分肿瘤，造成肿瘤识别困难。上皮样 AS 通常具有坚实的结构，大的、非典型的上皮样或多角形细胞呈弥漫性、片状分布，有卵圆形泡状核，中心有突出的大核仁，胞质丰富，血管形成通常是局灶性的。AS 通常显示 CD31、FLI-1 和 ERG 阳性，CD34 表达不一，大部分 VEGFR3/FLT4 为阳性，上皮样血管肉瘤可出现 CK、EMA 阳性。通常血管周皮细胞缺失导致 SMA 阴性。放疗相关 AS 和淋巴水肿相关 AS 通常 MYC 呈强阳性。

分子遗传学方面，AS 具有复杂的核型改变，缺乏特异性染色体变异。AS 肿瘤形成了一个紧密的基因组簇，不同于所有其他软组织肉瘤类型。与其他具有复杂基因组学的肉瘤不同，血管肉瘤在 TP53 和 PIK3CA/AKT/mTOR 通路上突变较少。血管肉瘤高表达内皮细胞标记以及与内皮细胞功能相关的基因，如 PECAM1、EPHA2、ANGPT2、ENDRB、PGF、Fli1、VWF 等。相对于其他肉瘤，血管肉瘤低表达生长因子相关基因，如 KIT ligand、VEGFA 和 VEGFB 等。聚类分析显示，血管肉瘤基因簇可分为：①辐射诱导基因簇（LYN, PRKCθ），见于放疗相关 AS 及淋巴水肿相关 AS；②非辐射诱导基因簇（FLT1, AKT3），见于非放疗相关 AS。一部分病例，通常是年轻患者，CIC 基因异常，无病生存期较短。约 40% 的患者在血管生成信号通路上（如 KDR、PTPRB 和 PLCG1）反复发生体细胞突变，罕见突变发生于 RAS、PIK3CA、TP53、FLT4 和 TIE1。高水平 MYC 基因扩增（8q24）发生在几乎所有放疗后和慢性淋巴水肿相关性 AS，很少见于原发性血管肉瘤；25% 的继发性血管肉瘤与 FLT4（VEGFR3）在 5q35 的共扩增有关。无论 MYC 状态如何，PLCG1 和 KDR 突变在原发性和继发性的 AS 中均可发生，特别是在乳房和骨骼 / 内脏部位。KDR 和 PLCG1 突变是互斥的，两个基因都参与血管生成。FLT4 扩增的 AS 缺乏 PLCG1 或 KDR 突变，主要发生在 MYC 扩增的肿瘤中，并且与预后不良有关。

鉴别诊断：AS 内部组织形态可能差异很大，分化好的区域需与良性血管肿瘤鉴别。在上皮样 AS 中，可以看到角蛋白和 EMA 表达，需与癌鉴别诊断。分化差的 AS 在组织形态学上与其他类型的梭形细胞恶性肿瘤常难以区分，包括其他软组织肉瘤、肉瘤样癌、无色素的黑色素瘤或梭形细胞黑色素瘤等。例如一些黏液型脂肪肉瘤血管丰富，有新生的血管，类似 AS，而 AS 有些病例由成空泡状的圆形或多边形细胞组成，明显时可类似脂肪母细胞，两者容易混淆。另一些具有腔隙样或裂隙样假血管结构的非血管源性肿瘤可被误诊为血管肉瘤，如假血管肉瘤样鳞状细胞癌和假血管肉瘤样尿路上皮癌等。需要通过免疫组化标记加以鉴别，必要时加做基因检测可协助鉴别。

4. 治疗 血管肉瘤是罕见肿瘤,且为高侵袭性恶性肿瘤,总体预后仍然较差,其治疗依据主要来源于有限的小样本临床研究,故推荐在肉瘤样本量大、有治疗经验的中心进行多学科治疗。

(1)局限性疾病

1)手术:推荐对局限性病灶,尤其是对乳腺、胸壁和四肢的病灶进行扩大切除术(R0切除),R1或R2切除往往与较差的预后相关。但血管肉瘤对组织的浸润常常超出肉眼可见边界,而且进展迅速,这使肿瘤真实范围的评定具有挑战性,可能导致局部治疗计划困难、切缘阳性。头颈部的AS往往需要更广泛范围的切除,若评估手术可能造成容貌毁损,或因解剖位置特殊而无法实施完整切除,可以考虑根治性放疗。Guadagnolo等发现对于非转移性面部和头皮AS,手术联合放疗比不手术的效果更好。一项研究显示对于非转移性头皮AS,切除与未切除的患者相比,5年OS分别为68%和18%。另一项研究纳入了55例非转移性面部或头皮AS,采用多模式治疗时,5年OS为46%,而单一疗法仅为16%。

2)放疗:目前缺乏大型前瞻性随机对照试验探讨放疗的最佳模式与剂量,但现有的证据表明,放疗可用于辅助治疗提高局控率或用于不适合手术的患者。一项针对头颈部皮肤AS患者的研究显示,手术联合放疗相比单纯手术,5年局部控制率分别为84%和25%。一些回顾性研究还表明,手术联合放疗较单纯手术可延长无病生存期和总生存期。另一项纳入了55例头皮和面部AS的综述发现放疗可提高局控率,但不能改善总生存。辅助放疗推荐在术后3周内进行。对于范围较广泛的AS,推荐放疗剂量>50Gy。回顾性研究表明如果采用单纯放疗,增加放疗剂量可以提高局控率,改善患者预后,高剂量的放疗(>70Gy)可将局控率提升至50%以上,尤其是局部晚期的患者。对于放疗相关AS,剂量限制性毒性往往会使二程放疗变得困难。

3)化疗:虽然大样本回顾性研究($n=326$)发现肿瘤大小超过50mm的高危、局限性血管肉瘤患者(Sarculator预估10年总生存率<60%)能够从辅助(或新辅助)化疗中获益,但目前AS辅助化疗尚缺乏确切直接的前瞻性临床试验证据。由于罕见,AS往往是作为软组织肉瘤的一部分参与临床试验,且仅占到研究样本的1%~10%。AS辅助治疗的适应证和方案主要参考非特指类型软组织肉瘤。2008年的一项meta分析显示,对于局限性、可切除的软组织肉瘤,采用多柔比星联合异环磷酰胺辅助化疗对比术后观察可降低局部复发风险($HR=0.73$,$P=0.02$)、远处转移风险和总复发风险($HR=0.67$,$P=0.000\,1$)。EROTC 62931研究是一项随机对照的III期研究,纳入351例软组织肉瘤手术患者,结果显示与不化疗相比,多柔比星加异环磷酰胺辅助化疗不能改善总生存(overall survival,OS)和无复发生存。但该研究设计存在缺陷,例如入组患者肿瘤大小及部位不受限制,为II~III期,异环磷酰胺的剂量偏低(仅为5g/m²,低于常规剂量8~10g/m²)。2019年,该研究更新数据显示,对于肢体或躯干原发、高危患者(Sarculator预估10年总生存率<60%),术后辅助化疗降低了复发风险,有总生存获益。法国肉瘤组数据库的前瞻性研究显示FNCLCC分级为3级的患者可从辅助化疗中获益,5年OS可从45%提高到58%。2020年ASCO会议上,一项网络meta分析纳入了25项研究,共3 489名可手术切除的软组织肉瘤患者,结果显示辅助化疗显著延长高风险软组织肉瘤患者OS($HR=0.86$;95%CI:0.75~0.97;$P=0.017$)。基于以上研究结果,目前CSCO软组织肉瘤指南2022版对于III期化疗敏感患者推荐术后化疗,II期患者具有肿瘤位置深、累及周围血管及包膜不完整或突破间室,FNCLCC分级为G_3,局部复发

二次切除术等高危因素时也可考虑辅助化疗。

皮肤 AS 往往为多灶性，亚临床微卫星病灶降低了长期无复发生存的机会。局限性病变即使进行 R0 切除，也有较高的复发转移风险。新辅助化疗在回顾性研究中显示可带来临床获益。新辅助化疗可通过缩小肿瘤来提高手术切缘阴性率，还可能消除肿瘤细胞的微小转移和多灶巢。欧洲癌症研究和治疗协作组进行的一项多中心研究纳入了 59 名接受新辅助治疗的 AS 患者，这项研究证明了多种治疗方法（包括化疗和抗血管生成治疗）的抗肿瘤活性和临床获益。药物的选择通常取决于原发肿瘤的位置、组织学特征、患者的体力状态和毒性特征。紫杉醇因其良好的疗效和较小的毒性特征成为了皮肤 AS 患者的首选。一项正在进行的前瞻性临床试验采用口服紫杉醇和 P-gp 抑制剂治疗不可切除的皮肤 AS，28% 的患者在治疗后可手术并接受了手术切除。目前对 AS 的新辅助治疗还需要积累更多的研究证据。

4）同步放化疗：多学科治疗较单纯手术可改善局限性 AS 患者预后。最近的研究探索了同步放化疗对于 AS 患者预后的影响。Ihara 等在 19 例局限性皮肤 AS 患者中采用同步放化疗加维持化疗，发现 3 年 OS、PFS 率分别为 52%、33%，该治疗是 PFS 的重要预后影响因素（$P=0.036$）。一项回顾性研究纳入了 57 例非转移性 AS，其中 22 例接受了同步放化疗，35 例接受了其他治疗模式（如单纯手术、手术加放疗、手术加化疗或手术序贯放疗后化疗）。在同步放化疗组，紫杉醇周疗 80mg/m² 共 12 周，同步放疗在化疗最后 6 周进行。放疗剂量为 50～50.4Gy，每次 1.8～2Gy，术后可选择剂量增加 10～16Gy。同步放化疗组年龄大于 60 岁、肿瘤直径 >5cm 者更多，其中 59.1% 为根治性治疗，40.9% 为术前新辅助治疗。结果显示同步放化疗组与非同步放化疗组的局部控制率、远处控制率及 PFS 无显著差异。同步放化疗队列的 2 年 OS 更高（94.1% *vs.* 71.6%，$P=0.033$）。一项紫杉醇同步放疗的前瞻性 II 期研究正在进行中，以进一步验证同步放化疗在局限性 AS 中的作用。

（2）转移性疾病：对于不可切除或复发转移的 AS，一线治疗以化疗为主。一项纳入了 SEER 数据库 2004—2015 年 785 名血管肉瘤的研究发现，对于有远处转移的 AS，外科手术及放疗不影响生存，化疗显著延长患者生存。2021 年亚洲肉瘤联盟通过对 8 个肉瘤学术中心 276 例晚期 AS 患者进行回顾性分析，发现化疗较不化疗显著延长晚期血管肉瘤患者生存，中位 OS 分别为 9.9 个月和 4.4 个月。一线治疗常用药物包括蒽环类和紫杉类；二线治疗包括吉西他滨、抗血管生成靶向治疗和免疫治疗等。另外，一些新药也在探索中。晚期血管肉瘤的常用系统治疗方案及其客观缓解率见表 15-3。

1）蒽环类药物为基础的治疗：一项研究汇总分析了欧洲癌症治疗研究组的 11 个前瞻性随机或者非随机研究，纳入血管肉瘤 108 例，其他软组织肉瘤 2 557 例，均采用多柔比星为基础的方案治疗软组织肉瘤。化疗方案分为三类：单纯蒽环类药物化疗（多柔比星 75mg/m²，聚乙二醇脂质体多柔比星 50mg/m²，表多柔比星 150mg/m²、75mg/m² 和 3×50mg/m²）；多柔比星联合异环磷酰胺（多柔比星 50mg/m²+ 异环磷酰胺 5g/m²，多柔比星 50mg/m² + 异环磷酰胺 10g/m² 及多柔比星 75mg/m²+ 异环磷酰胺 5g/m²）；CYVADIC（环磷酰胺、长春新碱、多柔比星和达卡巴嗪）方案。中位随访 4.2 年，结果发现一线使用蒽环类药物为基础方案化疗的血管肉瘤患者，疗效及生存率与其他大部分肉瘤使用蒽环类药物一线化疗后类似。AS 客观缓解率（objective response rate，ORR）为 25%，中位无进展生存时间（progression free survival，PFS）为 4.9 个月，OS 为 9.9 个月。单因素分析发现，与单药蒽环类药物治疗相比，多柔比星

表 15-3　晚期血管肉瘤常用全身治疗方案

药物	剂量及用法	ORR
紫杉类	紫杉醇 60～90mg/m², 第 1、8、15 天, q.4w. 紫杉醇 135～175mg/m² q.3w.	19%～67%
蒽环类为基础	多柔比星 75mg/m² 脂质体多柔比星 50mg/m² 表多柔比星 75～150mg/m² 多柔比星 50～75mg/m² 加异环磷酰胺 5～10g/m²	25%～33%
吉西他滨	1 000mg/m², 第 1、8、15 天, q.4w.	68%
艾立布林	1.4mg/m², 第 1、8 天, q.3w.	20%
培唑帕尼	400mg, b.i.d.	3%～20%
瑞戈非尼	160mg, q.d.	17.4%
帕博利珠单抗	200mg, q.3w.	23%
纳武单抗联合伊匹木单抗	240mg, q.2w. 和 1mg/kg, q.6w.	25%

联合异环磷酰胺化疗可与改善血管肉瘤患者的 FS 和 OS, 但不改善应答率。EORTC 62012 是一项Ⅲ期随机对照临床研究, 228 例软组织肉瘤患者中含 22 例血管肉瘤, 总体结果发现与多柔比星单药比, 多柔比星联合异环磷酰胺化疗 ORR 更高、mPFS 有延长, 但 OS 并没有显著延长。NC-6300 是一种新型蒽环类药物, 为表多柔比星纳米制剂, 在Ⅰb 期研究中 2 名 AS 患者获得了 PR。在扩展队列中, 采用 150mg/m² 静脉注射, 每 3 周给药 1 次, 纳入 10 例 AS 患者, ORR 为 30%(均为既往未采用蒽环类药物治疗者), 整体 mPFS 为 5.4 个月, 既往使用蒽环类治疗过的 mPFS 为 3.8 个月, 未使用者为 8.2 个月。该药在未使用过蒽环类药物治疗的患者中显示出了较好的应用前景。

2)紫杉类药物:既往Ⅱ期研究显示紫杉类单药对除血管肉瘤外多数软组织肉瘤疗效甚微, ORR 几乎为 0。一项多中心Ⅱ期研究探索了紫杉醇在晚期 AS 中的疗效, 并包含了多种 AS 类型, 中位 PFS 为 4 个月, 中位 OS 为 8 个月, 6 个月的 ORR 为 19%。3 名最初被认为无法切除的患者, 在部分缓解后进行了手术切除;2 名患者最终获得了病理学完全缓解, 无病生存期分别达到了 17 个月和 19 个月。

紫杉醇和多柔比星在 AS 中的疗效对比尚无随机对照临床研究。一项回顾性研纳入了 117 例转移性 AS, 75 例(64%)进行了紫杉醇周疗, 42 例(36%)进行了多柔比星单药治疗组, 多柔比星组可评估患者 34 例, 其中有 2 例(6%)CR, 8 例(23.5%)PR, 10 例(29.5%)SD, 14 例(41%)PD。紫杉醇周疗组可评估患者 68 例, 其中 9 例(13%)CR, 27 例(40%)PR, 20 例(29.5%)SD, 12 例(17.5%)PD。该研究显示多柔比星和紫杉醇周疗对转移性 AS 有相似的疗效, 原发皮肤的 AS 对紫杉醇周疗有更好的客观反应。另一项回顾性研究纳入了 119 例转移性 AS 患者, 结果显示一线治疗中位至疾病进展时间(time to pogression, TTP)为 3.5 个月, 一线治疗的 ORR 为 30%, 多柔比星、脂质体多柔比星和紫杉醇具有相似的疗效(ORR 分别为 25%、33% 和 31%;P = 1.00)及生存。蒽环类联合紫杉类较序贯单药用药并未改善生存。2021 年的一项回顾性研究纳入了 71 例 AS, 74.6% 采用紫杉醇治疗, 16.9% 采用蒽环类药物为主的方案。整体患者 ORR 为 53.3%(均为 PR), SD 为 23.3%;紫杉醇组较蒽环组 ORR 更优（66.7% *vs.* 18.2%，$P = 0.005\ 66$），TTP 也更优（5.5 个月 *vs.* 1.4 个月，$P = 0.023$）。2021 年亚洲肉瘤联盟对 8 个肉瘤中心 276 例晚期 AS 患者进行了回顾性分析，47.6% 的患者一线使用紫杉醇化疗，19.6% 的患者使用脂质体多柔比星化疗，结果中位 OS 为 7.8 月，脂质体多柔比星与紫杉醇单药化疗的 PFS（2.8 个月 *vs.* 4.5 个月）相似，差异没有统计学意义。

紫杉醇与 P- 糖蛋白（P-glycoprotein，P-gp）等药物外排泵有较高的亲和力，导致其口服生物利用度低。HM30181A 是一种具有 P-gp 抑制活性的新化合物，目前 PTX 与 HM30181A 联合口服给药的产品 Oraxol 的研究已经进入Ⅲ期研究。2020 年 ASCO 年会报道了该药物在 AS 中的Ⅱ期前瞻性研究结果，该研究纳入了 22 例不可切除的皮肤 AS，其中 6 例 CR（27.3%），5 例 PR（22.7%），11 例 SD（50%），DCR 为 100%，mPFS36 个月，52 周时的 OS 为 92%，在晚期皮肤血管肉瘤中展示出了令人鼓舞的治疗效果，值得扩大样本进一步研究。

3）吉西他滨：吉西他滨无论单药还是联合紫杉类药物都在 AS 中显示出了一定的疗效。一项回顾性研究纳入了 25 例 AS 接受单药吉西他滨治疗的患者，ORR 为 68%，其中 CR 2 例，PR 14 例，SD 2 例，PD 7 例。8 名放疗后 AS 患者有 6 名对吉西他滨有反应。中位 PFS 为 7 个月，中位 OS 为 17 个月。一项回顾性研究纳入了 17 例蒽环类药物治疗后进展的软组织肉瘤患者，采用吉西他滨联合白蛋白紫杉醇治疗，其中 3 例 AS，1 例 CR，1 例 PR，1 例 SD。

4）艾立布林：艾立布林也是一种抗微管药物，已获接受过蒽环类药物治疗，无法切除或转移的脂肪肉瘤的适应证。一项多中心前瞻性观察性研究纳入了 25 例既往紫衫类药物治疗失败的晚期皮肤 AS 患者，采用艾立布林 $1.4 mg/m^2$，第 1、8 天用药，三周一次，ORR 为 20%，中位 PFS 为 3 个月，中位 OS 为 8.6 个月。主要毒性为血液学毒性，56% 的患者进行了剂量下调。艾立布林有希望成为 AS 患者后线治疗的方案选择之一。

5）抗血生成管靶向治疗：提示抗血管靶向治疗在 AS 中有效的依据包括高表达内皮细胞标记以及与内皮细胞功能相关的基因，如 *PECAM1*、*0EPHA2*、*ANGPT2*、*ENDRB*、*PGF*、*Fli1* 及 *VWF* 等；*VEGFR3* 扩增、*KDR* 突变、*PTPRB* 突变（11%）、*VEGF/VEGFR* 通路家族基因过表达均可导致血管生成活性失控；*Myc* 基因的异常促进血管肉瘤的血管生成；*KDR* 突变（26%）血管肉瘤高表达 KDR 蛋白，使用舒尼替尼或索拉非尼时，两种突变体的 KDR 磷酸化水平均降低。①贝伐珠单抗：贝伐珠单抗是一种抗 VEGF 的单克隆抗体。一项Ⅱ期多中心研究纳入了 23 例局部晚期或远处转移的 AS 患者，给予贝伐珠单抗单药（15mg/kg，第 1 天，q.21d.），结果发现 2 例 PR，11 例 SD，中位 PFS 为 12.4 周，中位 OS 为 107 周，表明贝伐珠单抗对 AS 有一定疗效且耐受性较好。随后的一项Ⅱ期研究对比了紫杉醇加或不加贝伐珠单抗治疗局部晚期或转移性 AS 的疗效，结果发现相较于紫杉醇单药，紫杉醇联用贝伐珠单抗不延长患者 PFS 及 OS，联合组 ORR 25.8%，单药组 ORR 45.8%。②培唑帕尼：培唑帕尼是一种多靶点酪氨酸激酶抑制剂，主要通过抑制肿瘤血管内皮细胞生长因素受体（VEGFR-1、2、3）来抑制肿瘤新生血管形成，还可抑制血小板衍生生长因子（PDGFR-α 和 β）、成纤维细胞生长因子受体（FGFR-1 和 3）、c-Kit、白介素 -2 受体等，抑制肿瘤细胞生长。一项前瞻性Ⅱ期研究纳入了 29 名 AS 患者，其中 48% 是皮肤来源，14% 为放疗相关，83% 非一线治疗（79% 接受过紫杉类化疗）。主要研究终点是 3 个月的 PFS 及 ORR。结果发现 PR 3%（回顾性研究为 20%），SD 45%，ORR 3%（未达到主要终点 20%），3 个月的 PFS 为 54.6%（达到主要终点），mPFS 为 14.4 周，mOS 为 69.8 周。卡罗妥昔单抗（carotuximab）也可称 TRC105，是靶向内皮素的单克隆抗体，内皮素是血管肉瘤中增殖内皮细胞和肿瘤细胞高度表达的重要血管生成靶点。2016 年 ASCO 报道血管肉瘤对培唑帕尼 +TRC105 敏感。随后的Ⅲ期临床研究纳入了 123 名 AS 患者，28% 为一线治疗，结果显示双药组 ORR 为 5%，培唑帕尼组为 13%（$P=0.09$）。相较于培唑帕尼单药，培唑帕尼 +TRC105 未能延长晚期血管肉瘤患者的 PFS 及 OS。另一项前瞻性研究评估了培唑帕尼联合紫杉醇治疗血管肉瘤的疗效和安全性，因为未达到 14 例患者中 6 例不进展的中期目标而提前终止。纳入的 26 例患者中，2 例 CR，7 例 PR，6 个月 PFS 率为 46%，浅表型为 61%（mPFS 为 11.3 个月），内脏型为 13%（mPFS 为 2.7 个月），整体 mOS 为 21.6 个月。③索拉非尼：法国肉瘤组进行的一项Ⅱ期研究纳入了 26 例浅表 AS，15 例内脏 AS，73% 的患者既往接受过传统化疗，口服索拉非尼 400mg，1 天 2 次，9 个月的无进展率浅表组为 3.8%，内脏组为 0，中位 PFS 分别为 1.8 个月和 3.8 个月，中位 OS 分别为 12 个月和 9 个月，既往未行化疗的患者 ORR 为 0，既往曾行化疗的患者 ORR 为 23%。这表明索拉非尼对接受一、二线治疗的内脏和浅表血管肉瘤患者抗肿瘤活性有限，需要进行进一步研究，以更好地筛选受益患者亚群。④瑞戈非尼：是一种小分子多激酶抑制剂，主要靶点为 VEGFR-1、2 和 3，RET，KIT，血小板衍生生长因子受体 β 等。一项单臂、开放、多中心Ⅱ期临床研究纳入了 31 例不可切除或转移性 AS，接受瑞戈非尼 160mg 治疗，一天一次，口服 3 周休息 1 周，主要终点 4 个月 PFR 为 52.2%，mPFS 为 5.5 个月，mOS 为 14.1 个月，2 例 CR（8.7%），2 例 PR（8.7%），ORR 为 17.4%。瑞戈非尼后线治疗血管肉瘤患者达到预期研究终点。

6）免疫治疗：免疫治疗在血管肉瘤中进行了一系列的探索。一项回顾性研究对 143 例不同原发部位（包括头颈部、乳腺、四肢、内脏、其他部位皮肤和原发灶不明等）AS 样本进行了二代测序，结果发现，36.4% 的人群具有与免疫治疗疗效正相关的预测标志物改变，如 TMB-H、MSI-H 或 PD-L1 阳性。高达 65% 的头颈部 AS 发生上述标志物的改变，其中 TMB-H 的发生率为 63.4%，PD-L1 阳性率为 33%。有 13% 的 AS 患者具有高免疫浸润微环境特征，且既往对免疫检查点抑制剂治疗有响应。另一项研究通过对 165 例 AS 样本进行 PD-1、PD-L1 和 CD8+ T 细胞的表达检测发现，高 PD-L1 和 PD-1 表达主要出现在紫外线相关、内脏和软组织 AS 中，RT 相关 AS 主要表现出高 PD-1 表达，大多数 AS 样本中存在 CD8+ T 细胞浸润。在软组织 AS 中，PD-1 和 PD-L1 的联合表达显示出生存率低的趋势（$P=0.051$），而在紫外线相关 AS 中，PD-1 表达与更好的生存率相关（$P=0.035$）。

正常情况下，人体的免疫反应主要发生在淋巴器官和淋巴组织中，但研究发现免疫反应可通过形成高度有序的淋巴细胞集落而独立发生在淋巴器官及组织外的区域（例如包括肿瘤在内的慢性炎症部位），形成的结构称为三级淋巴结构（tertiary lymphatic structure, TLS）。2020 年在 *Nature* 上发表的一项研究采取 MCP-counter 方法对软组织肉瘤进行了免疫分型，这种方法基于标记基因定量肿瘤浸润免疫细胞（CD3+、CD8+、NK 细胞及 B 淋巴细胞等）、成纤维细胞和上皮细胞等，将软组织肉瘤分成了 5 种类型：从极低免疫浸润的免疫沙漠型到高免疫浸润、高免疫检查点相关基因表达的免疫和 TLS 高型。一项 PD-1 抑制剂（帕博利珠单抗）联合环磷酰胺治疗具有 TLS 的软组织肉瘤的多中心Ⅱ期研究显示，6 个月的 PFS 率达到了 40%，未筛选者仅为 4.9%；TLS 队列的中位 OS 为 18.3 个月，优于未筛选者的 14.3 个月。这表明 TLS 是一种精准的生物标记物，能够精准指引免疫检查点抑制剂用于适宜的晚期肉瘤患者。在皮肤 AS 中，研究显示原发肿瘤及任意病灶样本中具有 TLS 的患者预后显著优于没有 TLS 的患者。TLS 的存在提示血管肉瘤可能是一种免疫"热肿瘤"，免疫检测点抑制剂可能具有应用前景。一项单中心回顾性研究分析了 7 例皮肤及乳腺 AS 患者使用免疫抑制剂后的疗效，其中包括帕博利珠单抗联合阿昔替尼（1 例）、CTLA-4 抗体（2 例）、帕博利珠单抗（4 例）。3 月后评估，5 例为 PR，2 例 PD。截至统计分析时，1 例使用 CTLA-4 抗体的患者疗效评价为 CR，安全性可控。另一项回顾性研究纳入了 25 例帕博利珠单抗单药治疗的血管肉瘤患者，显示 ORR 为 23%，mPFS 为 6.2 个月，mOS 为 72.6 个月，皮肤型和内脏型的生存无统计学差异。一项前瞻性多中心 II 期研究探索了纳武单抗联合伊匹木单抗在不可切除的或转移性 AS 中的疗效，伊匹木单抗剂量为 1mg/kg，每 6 周 1 次，纳武单抗 240mg，每 2 周 1 次，研究纳入 16 例患者，结果发现 ORR 为 25%，皮肤型 ORR 为 60%，其中一例 TMB 达 24mut/mb，一例 TMB 8mut/mb 伴 PD-L1 阳性表达（30%TPS）。OS 及 PFS 仍在随访中。总体而言，免疫治疗在血管肉瘤中的作用仅有小样本及个案报告，部分患者获得了部分缓解，皮肤型疗效似乎更优。目前一些以免疫治疗为基础的联合治疗方案也在 AS 中开展临床试验，其结果值得期待。

5. 预后　根据既往研究报道，AS 患者的 5 年生存率为 26%～40%。高达 20%～40% 的患者可出现局部复发或转移。最常转移的部位是肺，其次是淋巴结、软组织、骨、肝和其他器官。预后不良因素包括：高龄，体力状况评分差，肿瘤直径 >5cm，转移性疾病，原发灶位于头颈部、肝、心脏、腹膜后，放疗相关 AS 等。在软组织肉瘤中广泛应用的分级系统（如 FNCLCC 分级）在 AS 中也有应用，但对于 AS 预后的预估仍有争议，一些分化较好的 AS 常常表现出侵袭性行为。

第三节　卡波西肉瘤

卡波西肉瘤（Kaposi sarcoma，KS）是一种多灶性血管源性恶性肿瘤，常表现为皮肤的红色或棕色丘疹。超过 95% 的卡波西肉瘤患者存在人类疱疹病毒 8 型（human herpes virus 8，HHV-8），又称卡波西肉瘤相关疱疹病毒（Kaposi sarcoma-associated herpes virus，KSHV）感染。免疫抑制状态可能是卡波西肉瘤的重要病因。根据临床和流行病学特点，卡波西肉瘤可分为四类：经典型、地方型、流行性 / 艾滋病（acquired immune deficiency syndrome，AIDS）相关型和医源性 / 移植相关型。

1. 流行病学

（1）经典型：经典型 KS 通常表现为惰性的皮肤病损，常位于下肢。病情发展缓慢，可有数年至数十年病史。它最常见于地中海、东欧、中东或犹太血统的老年人，中位诊断年龄 70 岁左右。据报道，男性的发病率是女性的 7～15 倍。

（2）地方型：地方型 KS 发生于非洲赤道区域，特别是撒哈拉以南非洲地区。该类型常见于儿童和年轻人（<40 岁）。尽管地方型也常以皮肤病损起病，并持续数年，但其较经典型 KS 更具侵袭性，更容易累及内脏、骨骼和 / 或淋巴结。地方型在男性中的发病率也明显更高，是女性的 10～17 倍。

（3）流行性 / 艾滋病相关型：AIDS 相关型 KS 是指发生在 HIV 感染患者的疾病类型，又被称作流行性 KS，其侵袭性强。随着抗逆转录病毒治疗（antiretroviral therapy，ART）的发展，AIDS-KS 的发病率明显下降。一项研究纳入超过 37 万艾滋病患者的调查显示，与普通人群相比，AIDS 患者的 KS 标准化发病比从 ART 应用前的 22 100 倍降到 ART 应用后的 3 640 倍。但是，仍有 12%～15% 的 AIDS 患者发生 KS。CD4+ T 细胞计数和 HIV 病毒载量是 KS 的发病风险因素。

（4）医源性 / 移植相关型：医源性 / 移植相关型 KS 是发生在免疫抑制治疗背景下发生的疾病类型，可累及淋巴结、黏膜和 / 或内脏器官。累及内脏是移植相关型患者的重要预后不良因素。尽管该类型的侵袭性强，但在免疫抑制剂减量、调整药物或停药后可能出现自愈。它通常在免疫抑制治疗开始 2～8 个月后发病，男性发病率为女性的 2～3 倍。在实体器官移植患者中，KS 发病率为 0.2%～11%，存在调查者偏倚。风险因素包括受体的性别、移植的类型和种族等。一项纳入 1 328 实体器官移植患者的调查显示，7 名（0.5%）患者发生 KS，移植至 KS 诊断的中位时间为 24 个月（6～108 个月）。一项纳入 1987—2018 年造血干细胞移植（HSCT）患者的多中心调查显示，KS 发生率为 0.11%（12/11 202），其中同种异基因 HSCT 患者的卡波西肉瘤发生率为 0.17%（9/5 345），自体 HSCT 患者的卡波西肉瘤发生率为 0.05%（3/5 857），HSCT 至 KS 诊断的中位时间为 7 个月（2.7～61 个月）。除移植患者外，极少数自身免疫性疾病、淋巴细胞增生性疾病等患者因长期接受免疫抑制剂治疗也可能发生医源性相关型 KS。

2. 临床特征　KS 最典型的首发临床表现为皮肤病损，最常见于下肢皮肤，其次为面部皮肤。皮损早期表现为红色、紫色或者棕色小丘疹，沿着皮肤张力线呈线状排列，可对称分布，偶伴有瘙痒或疼痛等不适。随着疾病发展增大融合形成大的斑块或结节，逐渐出现全身多发皮肤结节，数量可达数十甚至数百个，大小不一，大者直径可超过 10cm。此时患处可出现淋巴水肿、溃疡，甚至坏疽，特别是在面部、生殖器和下肢。这可能与淋巴结肿大引起的血液、淋巴液回流受阻有关，也可能是 KS 诱导的炎症因子释放所致。

KS 几乎可累及所有的内脏器官，最常见的皮肤外部位是口腔、胃肠道和呼吸系统，但内脏受累很少是 KS 的首发临床表现。随着 ART 的应用，内脏受累已较前少见。口腔受累见于大约 1/3 的 KS 患者，约 15% 的患者在初诊时存在口腔病灶。口腔内最常见的受累位置是腭，其次是牙龈。患者可因进食出现口腔病灶损伤，进而出现疼痛、出血、溃疡或继发感染。如果病情严重，会影响营养和讲话。胃肠道病灶可见于没有皮肤病损的患者，可表现为无症状或引起体重减轻、疼痛、恶心、呕吐、上 / 下消化道出血、吸收不良、肠梗阻和 / 或腹泻。胃肠道病灶容易被内镜检查发现，通常表现为出血结节，单个或融合，可见于胃肠道任何部位。肺部受累在 AIDS 相关 KS 患者中常见，可表现为呼吸急促、发热、咳嗽、咯血或胸痛，肺部受累也可以无症状。影像学检查表现多样，包括结节性、间质性和 / 或肺泡浸润、胸腔积液、肺门和 / 或纵隔淋巴结肿大，或仅表现为孤立结节。在支气管镜下的特征性外观为樱桃红色、略微隆起的病灶。

在 AIDS-KS 患者中，KSHV 可致一种系统性炎症综合征，即 KSHV 炎症细胞因子综合征（KSHV inflammatory cytokine syndrome，KICS），其临床表现包括发热、水肿、神经病变、胃肠道和呼吸道症状，同时存在 KSHV 活动性感染、C 反应蛋白升高、IL-6 和 IL-10 升高以及其他实验室检查异常。存在 KICS 的患者预后差，中位生存期仅为 13.6 个月。

3. 诊断　KS 患者的初步评估包括全面体格检查，尤其关注 KS 常累及区域，如下肢、面部、口腔黏膜、生殖器。大便隐血监测是筛查胃肠道受累最简单的方法，内镜适用于大便隐血持续阳性或有胃肠道症状的患者。同样，胸片对筛查肺部病灶有用，支气管镜检查适用于有影像学异常和其他原因无法解释的持续性呼吸系统症状的患者。通常患者不需要进行胸腹盆腔 CT、MIR 或 PET/CT 的常规检查，除非存在可疑内脏或骨受累、KICS、合并多中心卡斯尔曼疾病（Castleman disease）或淋巴瘤以及移植相关 KS。CD4 细胞计数和 HIV 病毒载量是指导分期、预后评价和治疗决策的重要因素，需进行常规检测。

尽管根据特征性临床表现常可以推定 KS 诊断，但应尽可能通过活检确诊。四种类型 KS 的皮肤组织病理变化基本相同，并且不论皮肤还是内脏病变也具有相似的组织学特点：梭形细胞呈交织状或旋涡状排列构成肿瘤主体伴炎细胞浸润，新血管形成伴小血管异常增生。由于异常增生的血管缺少基底膜，因此红细胞外溢和含铁血黄素沉积对本病的诊断具有重要意义。典型的 KS 细胞无明显的异型性，核分裂象不多见，但少数病例瘤细胞分化较差，异型性明显，可见较多核分裂象。KS 的免疫组化特征：肿瘤细胞表达 CD34、CD31、ERG、D2-40、FLI-1，HHV8 阳性，而Ⅷ因子阴性。根据疾病发展情况可分为以下四个时期：

斑片期是早期累及真皮浅层的扁平病变，由增生的血管围绕扩张的大血管组成，在真皮浅层胶原纤维间可见排列疏松的参差不齐的分支状血管网，血管周围可见外渗的红细胞，伴有含铁血黄素沉着，间质内可见散在的淋巴细胞和浆细胞浸润。此期镜下改变轻微，结合临床病史必要时行 HHV-8 免疫组化检测辅助诊断。

斑块期病变累及真皮全层，可累及皮下组织形成皮肤隆起。较斑片期，斑块期血管增生更加弥漫，炎细胞浸润更加明显，有大量血管外红细胞和含铁血黄素。增生血管周围可见形态良好的梭形细胞。

结节期病变形成明显的皮肤结节。镜下梭形细胞成分增加，呈交织状排列，类似分化好的纤维肉瘤，但在梭形细胞和血管之间形成含有红细胞的裂隙样腔隙，其在横切面为筛孔状或蜂窝状。在梭形细胞内或细胞外可见 PAS 阳性的嗜伊红染色的透明小体。结节的边缘可见炎症细胞浸润、含铁血黄素沉着和扩张的血管。

进展期病变累及淋巴结和内脏器官。淋巴结内病变可为单灶性或多灶性，可完全被肿瘤组织取代。内脏器官病变因受累器官的结构而异，沿血管、支气管、肝脏门脉等结构扩散，而后累及周围器官实质。

4. 鉴别诊断　早期表现易被误诊为紫癜、血肿、血管瘤、皮肤纤维瘤或痣，但结合患者的病史，有经验的医生很容易作出鉴别诊断。

杆菌性血管瘤病是最重要的鉴别诊断。该病也发生于免疫受损的患者，是由一种生长缓慢、难培养的巴尔通体属革兰氏阴性杆菌引起的机会性感染疾病，有时与 KS 发生于同一患者。皮损可见全身各处皮肤，但多见于躯干、手臂、颜面部，分为皮肤型和皮下型。皮肤型常表现为大量红色、紫色约 1～2mm 小丘疹，它们可逐渐扩展成为大的、易破损皮损或结节，伴有血性渗出液。皮下型常表现数个或数十个圆形皮下结节，其上皮肤呈正常颜色或暗黑色。除皮损外，患者可有发热、寒战、不适、头痛、厌食等症状，严重者也可累及内脏，出现肝炎、骨髓炎、肺梗死等广泛性病变。活检是鉴别两种疾病的重要手段。杆菌性血管瘤病的典型组织学特征包括：微血管小叶状增生；间质含有无定性嗜碱性物质，Warthin-Starry 银染呈颗粒状阳性，即细菌及其细碎颗粒团；间质含有中性粒细胞、淋巴细胞和细胞碎片。

5. 分期系统和疗效评价

（1）分期系统：目前 AJCC 缺乏 KS 的分期系统。AIDS-KS 最常用的分期系统是由美国国立卫生研究院的 AIDS 临床试验组（AIDS Clinical Irial Group，ACTG）所制定。该分期系统综合考虑肿瘤范围（T）、免疫系统（I）和全身性疾病严重程度（S），将患者分为预后良好组或预后不良组。其他类型的 KS 分期参照了 AIDS-KS 分期（表 15-4）。

表 15-4　KS 分期

项目	预后良好组（具备以下所有条件）	预后不良组（具备以下任意条件）
肿瘤范围（T）	T_0：局限于皮肤和 / 或淋巴结、和 / 或轻微口腔疾病（局限于腭的非结节性 KS）	T_1：肿瘤相关水肿或溃疡、广泛的口腔病变、胃肠道病变、淋巴结以外其他器官的病变
免疫系统（I）[1]	I_0：CD4+ T 细胞计数≥150 个 /μL	I_1：CD4+ T 细胞计数 <150 个 /μL
全身性疾病严重程度（S）	S_0：无机会性感染和鹅口疮史，无"B"[2] 症状，Karnofsky 体力评分≥70 分	S_1：有机会性感染或鹅口疮史、出现"B"症状、Karnofsky 体力评分 <70 分、其他 HIV 相关疾病（如神经系统疾病、淋巴瘤等）

注：[1] 在接受 ART 治疗的患者中，I 期的预后价值低于 T 或 S 期。
　　[2] "B"症状是不明原因的发烧、盗汗、>10% 的体重减轻，或腹泻持续超过 2 周。

（2）疗效评价（表 15-5）

表 15-5　KS 治疗反应的定义

完全缓解（CR）	包括肿瘤相关（局部）水肿在内所有病变全部消退，并持续至少 4 周。内脏受累者应根据基线所涉及部位进行相应的内镜或影像学检查以评估病灶是否完全消退
部分缓解（PR）	无新的黏膜皮肤病变、内脏受累、肿瘤相关水肿或积液的出现或恶化，并满足以下条件之一： 1. 先前存在的病变数量减少≥50%，并持续至少 4 周 2. 至少 50% 以前隆起的病变完全变平（即至少 50% 以前结节或斑块样病变转变为斑） 3. 至少 5 个可测量病变的最大垂直径线的乘积之和减少 50%
疾病稳定（SD）	治疗反应不满足病情进展和部分缓解的情况
疾病进展（PD）	之前存在的病变的大小增加 >25% 皮肤或口腔病变从斑点状到斑块样或结节的数量 >25% 出现新的病变或疾病部位 出现新的或增加的肿瘤相关水肿或积液

注：当病灶符合完全缓解标准时，如有残留的肿瘤相关水肿或积液，也应将其归类为"部分缓解"。

6. 治疗　每个 KS 病灶被认为可能是由于免疫抑制和持续 KSHV 感染的共同作用下产生的不同克隆，而不是转移。因此，现有的治疗可能无法阻止未来病变的发生。优化免疫功能和避免额外免疫抑制对于维持现有治疗疗效和预防未来病变显得非常重要。优化 ART 治疗、抑制病毒复制、重建免疫功能是 AIDS-KS 的基本治疗。其他治疗可能带来额外免疫抑制和不良反应，因此需充分评估肿瘤累及范围、肿瘤生长速度、肿瘤对外观的影响、HIV-RNA 载量、CD4 细胞计数和患者整体的身体状态。总体治疗原则如下：

无症状和外观可接受的有限皮肤病灶者：开始或者优化 HIV 感染者的 ART 治疗，优化移植患者的免疫抑制药物剂量或类别，这样就可能会出现 KS 的缓解或疾病稳定。

有症状或外观不可接受皮肤病灶者：在优化免疫功能的基础上，应尽量使用微创和毒性较小的治疗来控制疾病。必要时，有限（如3～6个）周期的系统治疗就可能足够。

晚期有症状的皮肤、内脏、淋巴结或口腔受累者：应进行系统治疗以缓解症状，减轻或逆转器官损害和心理应激，但完全缓解是罕见的。治疗通常需持续到不可接受的毒性或治疗反应平台期的出现。在平台期确定后，不推荐超过2个周期的维持治疗。如果治疗反应在临床上是可接受的，可以停药观察患者（HIV感染者需继续ART）。否则，应启动挽救治疗。

（1）ART：所有的AIDS相关卡波西肉瘤患者均需要ART。ART可使KS发生率和死亡率双重降低。一项法国数据库研究纳入了54 999例患名，KS的年新发病例从1993—1994年的32例/1 000人降至了1999年后的3例/1 000人。另一项回顾性研究分析发现，ART应用后（1997—2002年）KS患者死亡风险较应用前（1990—1996年）显著降低（$HR=0.24$）。在欧美地区，接近60%的轻中症患者经单纯ART即可出现疾病缓解。一项在资源相对有限的非洲和南美洲开展的随机研究显示，在ART（替诺福韦/恩曲他滨/依非韦仑）基础上立即行8个周期依托泊苷口服化疗较单纯ART仅提高了轻中症KS患者的早期治疗反应率，而非持久的临床获益。在治疗48周后，立即化疗组与单纯ART的治疗失败率（53.8% *vs.* 56.6%）、疾病稳定率（16.3% *vs.* 10.8%）和治疗反应率（30% *vs.* 32.5%）均无显著差异。另一项在未接受治疗的撒哈拉以南非洲的AIDS相关KS患者中进行的随机对照试验显示，ART联合化疗（$n=53$）较单纯ART（$n=59$）可提高治疗12个月时的治疗反应率（66% *vs.* 39%，$P=0.005$），其中化疗方案为博来霉素、多柔比星和长春新碱，或者口服依托泊苷。但是两组的12个月时总生存率和HIV病毒载量<50拷贝/mL的比例没有显著差别。因此在没有更佳治疗方案的情况下，尽管非洲和南美洲地区轻中症患者单纯ART的反应率低于欧美地区患者，立即化疗并不能提供显著的临床益处。

然而，2.4%～39%的ADIS相关KS患者可能会在ART启动几天至6个月内发生免疫重建炎症综合征（immune reconstitution inflammatory syndrome，IRIS），表现为明显的病灶肿胀、疼痛增加和外周水肿，也可能出现新增病灶或原有病灶的进展。其危险因素包括KS晚期阶段（T_1期）、同时或近期使用糖皮质激素、重度的免疫抑制状态、治疗前HIV病毒载量>10^5拷贝/mL、治疗前可检测到的血浆KSHV以及单独启动ART而没有联合化疗。对于KS病变广泛的患者，在ART开始前进行全身化疗有可能降低IRIS的发生。除非出现危及生命的IRIS，否则不应延迟或停止ART。糖皮质激素禁用于卡波西肉瘤相关的IRIS，这是因为糖皮质激素的使用可能增加卡波西肉瘤恶化，增加死亡风险。若患者仅行ART时发生IRIS，可在ART基础上联合化疗和支持治疗；若在ART联合化疗时发生IRIS，则考虑更换化疗方案。尽管目前还没有使用沙利度胺治疗卡波西肉瘤相关IRIS的前瞻性试验，但已有报道称沙利度胺成功控制了难治性IRIS，并且沙利度胺本身是KS的活性治疗药物。

（2）免疫抑制剂的调整：通过降低原有免疫抑制剂剂量、停药或者调整药物，38%～50%的移植后KS患者可出现缓解。但是，免疫抑制剂的减量或停药可能导致患者移植器官功能的丧失。在15例肾移植后KS中的小样本研究显示，停止环孢霉素治疗改为西罗莫司治疗后所有患者获得疾病缓解，具体用法为：口服0.15mg/kg的负荷剂量后，每日剂量为0.04～0.06mg/kg，并维持维持血液浓度为6～10ng/mL。

（3）局部治疗：局部治疗可用于有症状的或外观受损的局限性大块KS病损，但无法预防治疗区域发生新的病损。

1）局部涂抹药物：0.1% 维甲酸凝胶，每天 3～4 次涂抹于受影响的皮肤部位，缓解率为 37%；5% 咪喹莫特乳膏，使用封闭敷料覆盖 8 小时，每周三次，缓解率为 47%。由于治疗后局部炎症和皮肤色素沉着，现已少用。

2）放疗：KS 对放疗敏感，放疗局部完全反应率为 60%～93%，适用于有症状的或外观受损的局限性大块病灶，但放疗可能增加继发癌症、淋巴水肿和长期伤口不愈合等并发症的风险。应谨慎对已有淋巴水肿的部位进行放射治疗。对于晚期或者病变广泛者，放疗仅适用于无法系统治疗患者的短期内姑息治疗以便创造系统治疗的身体条件，或作为难治性患者的系统治疗补充。大分割和常规分割并无疗效的差异，常用放疗剂量和分割方式包括 6～8Gy/1F、20Gy/5F、24Gy/12F、30Gy/10～15F、40Gy/20F，应根据病变部位和周围正常组织耐受性进行选择。

3）冷冻治疗、切除治疗或病灶内化疗：适用于有症状的、直径≤1cm 的小病变。其中，病灶内化疗常选择长春新碱，但具体给药浓度、体积、频率尚未统一，常用用法为：将长春碱配置为 0.2mg/mL 溶液，局麻下按每 0.5cm^2 病灶内注射 0.1mL。对于较大病灶可多点注射，可在 3～4 周后进行第 2 次注射。注射部位疼痛较常见，可能会持续几天，可使用非甾体抗炎药缓解疼痛。在 42 例口腔 KS 患者中的研究发现，74% 的患者通过病灶内注射长春碱病灶缩小超过 50%，平均缓解时间为 4.3 个月。对于有症状和 / 或美容不可接受的有限皮肤病患者，冷冻疗法也是一种选择。一项对 30 名患者进行冷冻治疗的研究中，19 例（63%）患者出现完全缓解。

（4）化疗：系统化疗的指针包括广泛的皮肤病灶（超过 25 处病损）、局部治疗无效的皮肤 KS、大面积水肿、有症状的内脏受累、IRIS、单用 ART 进展的 KS。

1）一线化疗：首选一线化疗为脂质体多柔比星。一项纳入 241 名晚期 AIDS 相关 KS 患者的Ⅲ期 RCT 显示，脂质体多柔比星单药较博来霉素 / 长春新碱（BV）双药化疗提高治疗反应率（59% $vs.$ 23%，$P < 0.001$）。另一项Ⅲ期 RCT（$n = 258$）显示，脂质体多柔比星单药较多柔比星 / 博来霉素 / 长春新碱（ABV）三药提高了晚期 AIDS 相关 KS 患者的治疗反应率（46% $vs.$ 25%，$P < 0.001$）。除反应率提高外，两项研究均发现脂质体多柔比星在总体毒性反应上也更具优势。即使在脂质体同类药物中，脂质体多柔比星（20mg/m^2，每两周一次；$n = 60$）较脂质体柔红霉素（40mg/m^2，每两周一次；$n = 19$）显著提高了治疗反应率（55% $vs.$ 31.6%）和临床获益率（80% $vs.$ 63.2%）。此外，脂质体多柔比星也被证明在经典型和移植相关 KS 中具有活性。

紫杉醇可作为一线系统治疗的替代选择，特别是对于资源有限地区无法获得脂质体多柔比星的患者。一项纳入 73 名晚期 AIDS 相关 KS 患者的随机对照研究显示，尽管紫杉醇（100mg/m^2，每 2 周静脉输注）较脂质体多柔比星（20mg/m^2，每 3 周静脉输注）轻微增加 ≥3 级的毒性反应发生率（84% $vs.$ 66%，$P = 0.077$），但两组具有相似的反应率（56% $vs.$ 46%，$P = 0.49$）、中位无进展生存时间（17.5 个月 $vs.$ 12.2 个月，$P = 0.66$）和 2 年生存率（79% $vs.$ 78%，$P = 0.75$）。此外，一项在非洲和南美洲晚期 AIDS 相关 KS 患者中开展的非劣效性随机（1:1:1）试验对比了在 ART 治疗基础上联合紫杉醇、依托泊苷或者博来霉素和长春新碱（BV）化疗三组患者的 48 周无进展生存率。由于依托泊苷和 BV 两组的 48 周无进展生存率劣于紫杉醇组，分别于 2016 年和 2018 年被提前终止。在 2016 年 3 月分析时，紫杉醇组的 48 周无进展生存率（50%，$n = 59$）对比依托泊苷组（20%，$n = 59$）的绝对获益值为 30%。在

2018年3月分析时,紫杉醇组的48周无进展生存率(64%,$n=138$)也较博来霉素和长春新碱组(44%,$n=132$)提高20%。各治疗组的总体毒性反应相似。但使用紫杉醇需重视两个方面的影响,一是紫杉醇给药前需使用地塞米松预处理,这可能加重AIDS相关KS患者的免疫抑制而加重KS,因此地塞米松可减量至化疗前6小时和12小时分别口服10mg,而不是20mg;二是紫杉醇和ART药物通过细胞色素P450酶代谢,因此药物相关作用可能导致毒副反应增加或者疗效降低。

2)后线化疗:如果一线化疗的耐受性好且反应持续时间超过3个月,一线化疗停药后进展的患者可考虑重复原有化疗方案。如果一线化疗的耐受性差、治疗无反应或反应持续时间小于3个月,则应更换治疗方案,脂质体多柔比星和紫杉醇可互为替代后线治疗。复发/难治性疾病的后续化疗药物包括吉西他滨、白蛋白结合型紫杉醇、多西他赛、依托泊苷和长春瑞滨等。

(5)靶向治疗:在用脂质体多柔比星和紫杉醇治疗后,有专家推荐泊马度胺作为首选方案。7例HIV阴性KS和15例HIV阳性KS的Ⅰ/Ⅱ期试验应用泊马度胺的结果显示16名(73%)患者出现治疗反应,分别为9名(60%)HIV感染患者和所有7名HIV未感染患者(100%)。3/4级不良事件为中性粒细胞减少($n=10$)、感染($n=1$)和水肿($n=1$)。目前,泊马度胺已获得美国FDA加速批准,以用于ART治疗失败后AIDS相关KS成年患者和HIV阴性KS患者。泊马度胺初始剂量水平为5mg,每天一次,持续21天,每28天一个周期;如果不耐受,则降低剂量为3mg;同时需每天口服阿司匹林预防血栓形成。同类的沙利度胺和来那度胺也被推荐用于复发/难治性疾病的治疗。

由于KS肿瘤细胞常常促血管生成相关因子的受体,如VEGFR、PDGFR等,因此抗血管生成治疗可能是卡波西肉瘤的潜在治疗方式。但一项Ⅰb期研究发现,索拉非尼抗血管生成治疗联合利托那韦抗病毒治疗在卡波西肉瘤仅表现出中等抗肿瘤活性,且耐受性差。主要原因为索拉非尼通过CYP3A4途径代谢,而利托那韦是CYP3A4的强抑制剂,导致索拉非尼的毒性增强。这强烈地提醒医生应当充分评估药物之间的相互作用。

KSHV病毒感染内皮细胞后将其诱导转化为KS特有的梭形细胞,并潜伏于此类细胞之中,激活核因子κB(NF-κB)11为该过程的重要机制之一。硼替佐米是一种蛋白酶体抑制剂,具有抑制NF-κB活性的作用。AMC-063试验采用了"3+3"剂量递增设计,探索硼替佐米在抗逆转录病毒治疗后复发/难治性AIDS相关卡波西肉瘤患者中的最大耐受剂量(MTD)。硼替佐米分为$0.75mg/m^2$、$1mg/m^2$、$1.2mg/m^2$和$1.6mg/m^2$四个剂量水平,在每周期的第1、8和15天静脉注射给药,每28天为一个周期。纳入的17名患者均未出现剂量限制性毒性,因此没有获得最大耐受剂量。在15名可评估患者中,9名(60%)患者出现部分缓解,其中$1.6mg/m^2$队列剂量组($n=6$)部分缓解率达到83%,其余患者病情稳定。经1周期治疗后,7名患者HIV病毒载量较基线水平降低。因此,硼替佐米在复发/难治性AIDS相关卡波西肉瘤方面具有良好的耐受性和抗肿瘤活性,值得扩大样本量进一步研究。

(6)免疫治疗:部分医源性和AIDS相关的KS患者通过优化免疫功能即可获得疾病缓解,这暗示免疫治疗在KS中具有潜在的应用价值。一项多中心单臂Ⅱ期试验探索了帕博利珠单抗在晚期经典型(8名)和地方型(9名)成人KS患者中的疗效和安全性。帕博利珠单抗用法用量为200mg,每3周静脉注射,持续6个月(8个周期)或直至出现严重毒性。2名(12%)患者获得完全缓解,10名(59%)患者为部分缓解,5名(29%)患者病情稳定,6个月内的总体缓解率为 71%（95% *CI*：44～90），达到预期的主要结果（即超过 30% 的缓解率）。17 例患者中有 13 例（76%）发生治疗相关的不良事件，包括两例 3 级不良事件（一例急性心功能失代偿和一例纵隔淋巴结肉芽肿反应），无治疗相关死亡发生。另一项研究则探索了纳武利尤单抗联合伊匹木单抗在既往至少接受过一线系统治疗后进展的经典型 KS 患者中的疗效和安全性。纳武利尤单抗剂量为 240mg，每 2 周静脉输注一次，伊匹木单抗为 1mg/kg，每 6 周静脉输注一次，均治疗至疾病进展或出现不可耐受的毒性反应，最长持续 24 个月。共有 18 名男性患者（平均年龄 76.5 岁）入选，根据 RECIST 1.1 标准的总体应答率为 87%。PET/CT 显示在 13 名可评估患者中，8 名（62%）观察到完全代谢缓解，其中 6 名（46%）患者完全病理学缓解。6 个月和 12 个月的 PFS 率分别为 76.5% 和 58.8%。共有 4 名患者（22%）出现 3～4 级不良事件。这两项初步显示免疫检查点抑制剂在经典型或地方型 KS 中具有良好的临床应用前景。但是，免疫检查点抑制剂在 AIDS-KS 患者中仍处于谨慎探索阶段。

7. 预后　尽管 KS 患者治疗后获得持续完全缓解的概率较低，但得益于 ART、化疗、靶向治疗、免疫治疗等药物研发的突破，过去 40 年卡波西肉瘤患者的 5 年生存率已经取得了实质性改善，例如 AIDS-KS 患者的 5 年生存率已经超过 85%，长期存活且具有良好生存质量已成为可及的治疗目标。但是，如何进一步降低卡波西肉瘤发病率、改善难治性患者生存时间和生存质量仍是当代多学科协作的研究突破方向。

（姜　愚　邓窈窕）

参考文献

1. WHO CLASSIFICATION OF TUMOURS EDITORIAL BOARD. WHO classification of tumours of soft tissue and bone[M]. 5th ed. France：IARC Press，2020.
2. JI Y，CHEN S，ZHOU J，et al. Sirolimus plus prednisolone vs sirolimus monotherapy for kaposiform hemangioendothelioma: a randomized clinical trial[J]. Blood，2022，139（11）：1619-1630.
3. HIRSH AZ，YAN W，WEI L，et al. Unresectable retiform hemangioendothelioma treated with external beam radiation therapy and chemotherapy: a case report and review of the literature[J]. Sarcoma，2010：756246.
4. SILVA TS，ARAUJO LR，PAIVA GR，et al. Papillary intralymphatic angioendothelioma: Dabska tumor[J]. An Bras Dermatol，2020，95（2）：214-216.
5. PERRY KD，AL-LBRAHEEMI A，RUBIN BP，et al. Composite hemangioendothelioma with neuroendocrine marker expression: an aggressive variant[J]. Modern Pathology，2017，30（11）：1589-1602.
6. HORNICK JL，FLETCHER CD. Pseudomyogenic hemangioendothelioma: a distinctive, often multicentric tumor with indolent behavior[J]. Am J Surg Pathol，2011，35（2）：190-201.
7. STACCHIOTTI S，MIAH AB，FREZZA AM，et al. Epithelioid hemangioendothelioma, an ultra-rare cancer: a consensus paper from the community of experts[J]. ESMO open，2021，6（3）：100170.
8. SUBRAMANIAM A，GIANI C，NAPOLITANO A，et al. Management of Vascular Sarcoma[J]. Surg Oncol Clin N Am，2022，31（3）：485-510.
9. KAO EY，MANTILLA JG. What's new in soft tissue and bone pathology 2022-updates from the WHO classification 5th edition[J]. J Pathol Transl Med，2022，56（6）：385-386.

第十六章
平滑肌肉瘤

平滑肌肉瘤（leiomyosarcoma，LMS）是一种常见的软组织肉瘤，可发生于身体任何部位的平滑肌，最常见的原发部位是子宫和腹膜后。LMS 的预后与分级有关，发生转移的患者预后不佳。目前 LMS 的治疗方案为手术、化疗和 / 或放疗相结合的综合治疗。

第一节　流行病学

一、流行病学

LMS 是最常见的软组织肉瘤之一，发病率占所有新诊断软组织肉瘤的 10%～20%。来自 SEER 数据库的一项研究显示，平滑肌肉瘤在软组织和腹腔 - 盆腔肉瘤中占很大比例，仅次于脂肪肉瘤。与其他类型的软组织肉瘤相比，四肢 LMS 并不常见，发生率占所有四肢肉瘤的 10%～15%，且好发于下肢尤其是大腿部。此外，子宫 LMS 是最常见的子宫肉瘤之一，估计在妇女中的发病率为 0.64/10 万（详见子宫 LMS 章节）。

二、年龄和性别的影响

LMS 的发病率随着年龄的增长而升高，一般在 70 岁时达到顶峰，而子宫 LMS 的发病年龄则较轻，一般在 30 岁时发病率开始增加，到 50 岁时达到顶峰。此外，不同位置 LMS 的发病率与性别也有关系。例如，发生于腹膜后尤其是下腔静脉的 LMS 在女性中的发病率要高于男性，而皮肤和其他部位的 LMS 在男性中的发病率则要略高于女性。

三、发病风险因素

LMS 发病的风险因素至今并不明确。有研究显示在严重免疫抑制的情况下，EB 病毒（EBV）感染，获得性免疫缺陷综合征（AIDS）以及肾、心脏和肝移植可能与 LMS 的发生有关。并且 EBV 相关的 LMS 主要发生在儿童和年轻人中。此外，遗传性视网膜母细胞瘤患者可继发 LMS。

第二节　临床特征

LMS 可发生于身体的任何部位,子宫和腹膜后是最常累及的两个原发部位。据统计,LMS 占所有软组织肉瘤的 10%～24%,其中 40% 的 LMS 发生在子宫。其他较少见的原发部位包括四肢、皮肤、血管(尤其是下腔静脉)、浅表躯干和头颈部。与其他类型的肉瘤相比,四肢 LMS 并不常见,发生率占所有四肢肉瘤的 10%～15%,且好发于下肢尤其是大腿部。

LMS 可表现为单纯的原发性肿瘤或伴随远处转移。转移常由血液途径引起,是 LMS 治疗失败最常见的原因。据统计,约 20% 的 LMS 伴随着肿瘤的转移,最常见的转移部位是肺(49%),其次是肝脏(19%)、软组织(14%)和骨(5%),淋巴结受累的情况极为罕见(2.7%)。

LMS 的症状和体征与肿瘤的原发部位、大小和转移情况有关。早期 LMS 可能没有任何症状,但随着肿瘤的生长,可导致邻近器官受压或移位出现相应症状体征。子宫 LMS 患者可表现为尿频、异常阴道分泌物以及异常阴道出血。消化系统或腹膜后 LMS 患者可表现为腹部包块、腹痛、食欲不振以及便血等。

第三节　诊断与鉴别诊断

一、病理学诊断

LMS 是平滑肌来源的肿瘤,分化良好的肿瘤表现为典型的平滑肌结构,梭形细胞束呈平行或交织排列伴不同程度的胶原化。梭形肿瘤细胞含有丰富明亮的嗜酸性纤维细胞质,具有明显的细胞边界和雪茄状细胞核。传统的 LMS 也经常包含分散的"奇异型细胞",具有明显的多形性和深染的细胞核。分化较低的肿瘤可能表现出更随意的束状结构,胞质嗜酸性粒细胞增多。LMS 的上皮样和黏液样变性往往表现得更具侵袭性,最常见的是发生在子宫的 LMS,很少能看到如脂肪或骨等异源性成分。

诊断性免疫组化有助于确诊 LMS。一般来说,至少要有以下 2 个以下标记物的表达用于确认平滑肌分化:结蛋白、平滑肌肌动蛋白、平滑肌肌球蛋白、肌钙蛋白、HHF-35 或 h-caldesmon。

二、影像学诊断

腹腔内 / 腹膜后 LMS 的特征是扩张性、非浸润性的生长模式,许多患者的诊断是在腹部成像(CT、MRI)后偶然发现的。腹腔内 / 腹膜后 LMS 常起源于腹膜后大静脉或盆腔深静脉,如下腔静脉、性腺静脉、肾静脉和髂静脉或较小的肠系膜支流。它们也通常起源于胃肠道、膀胱或前列腺或肾上腺。大血管来源的肿瘤可能是腔内、腔外或两者的结合。横断面成像可详细评估肿瘤的大小和局部范围,并确定是否存在转移。初步检查应包括胸部 / 腹部 / 骨盆的 CT 检查,并在适当的时候进行相应的 MRI 检查并给予静脉造影。

LMS 常见的转移部位包括肺、肝、软组织和骨,淋巴结转移并不常见,但应在术前影像中进行评估。颅内转移非常罕见，因此通常只有在存在局灶性神经体征时才需要进行脑成像。对于腹膜后肿瘤，由于 MRI 具有较低的空间分辨率和产生运动伪影的倾向，因此在确定肿瘤与腹部主要血管的关系方面不如 CT。然而，MRI 在描述肿瘤与骨盆邻近器官的关系以及区分血管内肿瘤方面都优于 CT。

三、其他检查

平滑肌肉瘤的确诊需要进行病理活检。经皮粗针穿刺活检是安全的，不会对肿瘤学预后产生不利影响。针道播种的风险仅约为 0.5%，尽量保证穿刺通道进出的一致性，降低播种的风险。此外，对于腹部肿瘤，活检应在 B 超或 CT 引导下通过腹膜后路径进行，尽量不穿透腹膜以避免造成腹膜种植可能。对影像学上表现为高级别和有活性（增强）的肿瘤区域可进行多点穿刺，最好是 5～10 针。不推荐进行腹腔镜或开放切口活检，它会导致肿瘤破裂，使患者面临腹壁种植的风险。同时由于缺乏三维图像引导以及肿瘤存在异质性，腹腔镜或开放切口活检所取的肿瘤表面样本可能并不是最高的肿瘤级别从而未能代表该肿瘤生物学特性。

四、分子学进展

LMS 经过全面的基因组分子分析，包括全基因组测序、RNA 转录组和甲基化谱分析，研究发现，LMS 是一种基因组不稳定的肿瘤，关键的肿瘤抑制因子如 *TP53*、*RB1* 的突变和失调发生在 LMS 的早期，是 LMS 最常见的突变。最近，通过突变特征分析，检查了驱动 LMS 进展的过程，表明 LMS 富集有同源重组缺陷的表型，表明 DNA 修复抑制剂在临床应用的前景。通过多个独立的 RNA 测序进行全面的表达分析，还确定了三种与疾病特征相关的分子亚型：

1. **亚型Ⅰ** 代表 LMS 分化程度较低的形式，并且在未分化的多形性肉瘤患者亚组中部分重叠。

2. **亚型Ⅱ** 表达大多数与平滑肌分化相关的基因（常规 LMS 亚型），具有更好的肿瘤学结果，主要发生在腹膜后。

3. **亚型Ⅲ** 是唯一显示特定解剖部位偏好并且更可能来自子宫的亚型。

第四节　治疗

一、手术治疗

手术切除是局限性 LMS 患者的主要治疗手段。手术需将肿瘤完全切除，且镜下切缘为阴性。然而许多 LMS 很大并且位于腹膜后，由于解剖限制，实现手术完全切除且镜下切缘为阴性十分具有挑战性。

对于子宫平滑肌肉瘤，子宫切除术仅推荐用于病变局限于子宫的患者。因为 LMS 淋巴结转移风险很低，因此一般不需进行淋巴结清扫。此外，尽管没有数据表明卵巢切除术可以提高患者的生存率，目前认为对于围绝经期和绝经后的妇女，实行双侧输卵管 - 卵巢切除术是合理的。

二、放疗

术前或术后放疗可一定程度提高四肢和躯干软组织肉瘤的局部控制率。然而一项前瞻性随机对照试验表明，腹膜后肉瘤术前放疗对于局部控制率的提高仍然没有非常肯定的结论。

三、辅助化疗

LMS 对于化疗的敏感性个体间差异较大，一般认为 LMS 对化疗的敏感性为中等。由于临床试验结果的不一致，软组织肉瘤（包括 LMS）患者的辅助化疗仍存在争议，当前国际指南推荐对四肢和躯干高危软组织肉瘤患者可行术后辅助化疗，化疗原则遵循高级别软组织肉瘤的治疗原则，对于深部、直径 5cm 以上的肿瘤一般推荐行辅助化疗。

尽管进行了手术治疗，仍有大约 50% 的 LMS 患者会发生并死于远处转移。多个临床试验评估了辅助化疗是否可以降低软组织肉瘤（包括 LMS 患者）疾病进展的风险，但它们的结果并不一致。例如，一项大型随机对照试验（EORTC 62931）中，多柔比星联合异环磷酰胺方案辅助化疗与观察相比并不能延长患者的无复发生存时间及总生存时间。相比之下，意大利的一项试验将软组织肉瘤患者随机分为表柔比星 + 异环磷酰胺辅助治疗组和观察组，结果表明，化疗组 4 年的总生存率更高（69% *vs.* 50%）。

四、转移性平滑肌肉瘤的全身治疗

1．一线治疗　LMS 患者经过局部治疗后转移的发生率与肿瘤原发位置有关（四肢 31%、腹部 58%、子宫 53%～71%）。晚期或转移性 LMS 患者的预后较差，平均总生存期为 12～24 个月。晚期或转移性 LMS 患者的主要治疗方案仍然是化疗，一线治疗的最佳方案仍不明确，通常推荐以多柔比星或吉西他滨为主的化疗方案。

（1）蒽环类为基础的化疗：蒽环类药物仍是转移性软组织肉瘤患者的首选治疗，单药有效率为 12%～24%，中位无进展生存期（PFS）为 4.5～6 个月。蒽环类与其他药物组成的联合方案可提高近期有效率及无进展生存期。在一项回顾性研究中多柔比星联合达卡巴嗪、多柔比星联合异环磷酰胺或多柔比星单药一线治疗晚期 LMS 的中位 PFS 分别为 9.2 个月、8.2 个月、4.8 个月，中位 OS 分别为 36.8 个月、21.9 个月、30.3 个月，ORR 分别为 30.9%、19.5% 和 25.6%，结果显示多柔比星联合达卡巴嗪疗效更佳。多柔比星联合曲贝替定对比多柔比星单药一线治疗转移性 LMS，显著改善患者生存，两组中位 PFS 分别为 12.2 月及 6.2 个月，毒性可耐受，是潜在一线治疗选择。

（2）吉西他滨为基础的化疗：一项Ⅲ期临床研究（GeDDiS 研究）比较了吉西他滨联合多西他赛的 GD 方案与多柔比星单药在晚期软组织肉瘤中的疗效，包括在 LMS 患者中的疗效，发现二者在有效率、生存时间及毒副反应方面无显著差异。在二线治疗中，吉西他滨联合多西他赛较多西他赛单药显示出更高的有效率及更长的生存时间（SARC002 研究）。子宫平滑肌肉瘤对 GD 方案具有更高的敏感性，研究报道 GD 方案一线治疗子宫 LMS 的客观缓解率为 35.8%，此外还有 26.2% 的患者疾病稳定。

2. 二线治疗 多种药物在平滑肌肉瘤的二线治疗中进行了探索。基于吉西他滨的方案或基于蒽环类药物的方案可互为一线治疗进展后的二线治疗选择。此外，多种新型药物在 LMS 的后线治疗中进行了探索。其中新型化疗药物曲贝替定已获批用于经一线蒽环类药物治疗进展的不可切除或转移性脂肪肉瘤及平滑肌肉瘤患者，培唑帕尼、艾立布林、达卡巴嗪在研究中被证实对 LMS 有效。

在一项Ⅲ期随机对照临床中比较了曲贝替定与达卡巴嗪在蒽环类治疗失败的晚期脂肪肉瘤及平滑肌肉瘤患者中的疗效，结果显示与达卡巴嗪相比，曲贝替定可显著延缓疾病进展或降低死亡的风险，两组的中位 PFS 分别为 4.2 个月和 1.5 个月（$HR = 0.55$；$P < 0.001$）。甲磺酸艾立布林是一种软海绵素类微管动力学抑制剂，已获批用于蒽环类药物化疗后进展的不可切除或转移性脂肪肉瘤患者。一项随机对照Ⅲ期研究（E7389-G000-309）对比了艾立布林与达卡巴嗪在晚期脂肪肉瘤或平滑肌肉瘤患者后线治疗中的疗效，结果显示艾立布林相比达卡巴嗪可以改善患者的总生存期（OS）（13.5 个月 *vs.* 11.5 个月，$HR = 0.768$，$P = 0.016\,9$）；该研究共入组 309 例 LMS 患者，亚组分析中 LMS 的患者显示出艾立布林与达卡巴嗪相当的疗效，中位 OS 分别为 12.7 个月与 13.0 个月，中位 PFS 分别为 2.2 个月与 2.6 个月，ORR 分别为 5% 与 7%，均无统计学差异。

在针对 LMS 靶向治疗方案的探索性临床试验中，培唑帕尼（针对血管内皮生长因子的小分子抑制剂）在软组织肉瘤中显示出一定的疗效（仅 PFS 获益）。对两项试验中接受培唑帕尼治疗的子宫 LMS 患者进行亚组分析，观察到 3 个月 PFS 的有效率为 11%，总生存期为 17.5 个月。

有研究表明 LMS 对免疫检查点抑制剂（如帕博利珠单抗或纳武利尤单抗）单药治疗的临床反应较差，中位 PFS 为 1.4~1.8 个月。目前有些研究正在探索联合免疫疗法在 LMS 的疗效。研究显示，度伐利尤单抗（PD-L1 抑制剂）联合奥拉帕利（PARP 抑制剂）可以使 30% 的 LMS 患者达到病情稳定，显示了免疫检查点抑制剂多药联合在 LMS 中的治疗价值。有研究发现 LMS 中存在同源重组缺陷，一项联合替莫唑胺与奥拉帕利治疗子宫 LMS 的Ⅱ期临床试验显示，患者产生了 27% 的应答率。

总之，在已行手术切除的 LMS 中，辅助化疗的地位仍有争议，一线治疗仍推荐以蒽环类为主的化疗方案。近年来，随着研究的进步，平滑肌肉瘤可选择的治疗药物逐渐增多，包括曲贝替丁、艾立布林和培唑帕尼等。目前采用联合免疫疗法治疗 LMS 的临床试验正在进行中。此外，PARP 抑制可能是 LMS 的一种有用且重要的治疗策略。

第五节 预后

平滑肌肉瘤的预后与组织学级别（G）、肿瘤体积相关性较高。腹腔包括腹膜后的平滑肌肉瘤预后较四肢及躯干更差。外科 R0 切除是提高预后的最关键治疗。初诊转移的Ⅳ期患者预后差，对于进展期患者，目前仍缺乏提高整体预后的治疗手段。

（华莹奇）

参考文献

1. SERRANO C, GEORGE S. Leiomyosarcoma[J]. Hematol Oncol Clin North Am, 2013, 27（5）: 957-974.

2. DEVAUD N, VORNICOVA O, ABDUL RAZAK AR, et al. Leiomyosarcoma: Current Clinical Management and Future Horizons[J]. Surg Oncol Clin N Am, 2022, 31（3）: 527-546.

3. CANCER IAFRO, EDITOR. WHO classification of tumours of soft tissue and bone[M]. 5 ed. France: Lyon, 2020.

4. ANDERSON ND, BABICHEV Y, FULIGNI F, et al. Lineage-defined leiomyosarcoma subtypes emerge years before diagnosis and determine patient survival[J]. Nat Commun, 2021, 12（1）: 4496.

5. CHUDASAMA P, MUGHAL SS, SANDERS MA, et al. Integrative genomic and transcriptomic analysis of leiomyosarcoma[J]. Nat Commun, 2018, 9（1）: 144.

6. CANCER GENOME ATLAS RESEARCH NETWORK. Comprehensive and integrated genomic characterization of adult soft tissue sarcomas[J]. Cell, 2017, 171（4）: 950-965.

7. HEMMING ML, FAN C, RAUT CP, et al. Oncogenic gene-expression programs in leiomyosarcoma and characterization of conventional, inflammatory, and uterogenic subtypes[J]. Mol Cancer Res, 2020, 18（9）: 1302-1314.

8. O'SULLIVAN PJ, HARRIS AC, MUNK PL. Radiological imaging features of non-uterine leiomyosarcoma[J]. Br J Radiol, 2008, 81（961）: 73-81.

9. GEORGE S, SERRANO C, HENSLEY ML, et al. Soft Tissue and Uterine Leiomyosarcoma[J]. J Clin Oncol, 2018, 36（2）: 144-150.

第十七章
横纹肌肉瘤

横纹肌肉瘤(rhabdomyosarcoma, RMS)是儿童青少年最常见的软组织肉瘤之一。RMS 可发生于身体任何部位的横纹肌，也可发生在无横纹肌的部位，最常见的原发部位是头颈部、泌尿生殖系统和四肢。RMS 恶性程度高，进展快。主要治疗方法为手术、化疗和 / 或放疗相结合的综合治疗。采用现代标准的综合治疗，儿童 RMS 的 5 年生存率已达 65% 以上。

第一节　流行病学

一、流行病学

RMS 约占儿童软组织肿瘤的 60%，约占 0～14 岁儿童肿瘤的 3.5%，15～19 岁青少年恶性肿瘤的 2%，50% 的患者发生在 10 岁以下。<20 岁的患者，RMS 的总发病率约为 4.5/100 万，美国每年约 350 例新发病例。美国 1973—2005 年 SEER 数据库 1 544 例 RMS 的流行病学结果显示，<1 岁儿童占 6%，1～4 岁占 31%，5～9 岁占 25%，10～14 岁占 18%，15～19 岁占 20%。欧洲 RMS 的发病率似乎与美国相似，1978—1997 年数据显示，欧洲 15 岁以下儿童 RMS 发病率为 5.4/100 万，瑞典 2016 年的一份报告显示 15 岁以下的 RMS 患者的年总发病率为 4.9/100 万。有趣的是，RMS 的发病率在亚洲部分地区似乎低于美国及欧洲，据报道，在印度和中国人口 RMS 的发病率为 2/100 万，日本 1993—2010 年 RMS 发病率为 3.4/100 万，中国上海 2002—2005 年报告 RMS 发病率为 3.4/100 万。

二、年龄和性别的影响

SEER 数据库流行病学结果显示 RMS 的发病率因年龄和组织学而异。RMS 发病率受病理亚型和患者本身的几个因素影响。例如，最近对 SEER 计划数据的分析表明，胚胎性横纹肌肉瘤(embryonal rhabdomyosarcoma, ERMS)的诊断频率比腺泡状横纹肌肉瘤(alveolar rhabdomyosarcoma, ARMS)高 2.5 倍。然而，这两种亚型的确切频率受不断变化的诊断标准的影响，尤其是在北美。据 SEER 的数据显示，几个小组报告了 1975—2005 年期间 ERMS 的发病率保持稳定。相比之下，同期 ARMS 发病率显著增加(年百分比变化 4.20%，95% CI: 2.60～5.82)。这种明显的增加可能与诊断标准的波动有关，如基于 t(2;13) 或 t(1;13) 易位的 *PAX3-FOXO1* 或 *PAX7-FOXO* 融合基因的检出率。

年龄也影响 RMS 的发病率。ERMS 发病高峰呈现双峰形式，分别在儿童早期和青春期，在 0～4 岁最常见（占 42%）。然而，发病率双峰在 ARMS 中不明显，ARMS 常见于年龄较大的儿童和青少年。值得注意的是，一份报告显示 PAX7-FOXO1 阳性患儿的中位年龄比 PAX3-FOXO1 阳性的患者小（6 岁 *vs.* 13 岁）小，但这一结论是对有限数量的美国中心进行的小型回顾性分析，其意义不确定。与 ERMS 和 ARMS 相比，多形性横纹肌肉瘤（polymorphic rhabdomyosarcoma，PRMS）主要发生在 60 岁的成年男性。

RMS 发病率也因性别而异，如男性儿童 ERMS 的发病率高于女性儿童（男女比为 1.51，95% *CI*：1.27～1.80）。根据美国五个州癌症登记数据的汇总分析，未观察到种族间的显著差异。唯一的例外是，当父母都是西班牙裔时，儿童患 RMS 的风险显著降低（*OR*：0.65，95% *CI*：0.48～0.88）。

三、发病风险因素

横纹肌肉瘤的病因尚不明确。大多数横纹肌肉瘤是散发型，尚未有公认的易感因素或危险因素，在 RMS 中定义风险因素仍然具有挑战性。近年来，全外显子组和全基因组测序显示 RMS 相关的体细胞突变和种系突变，大量文献支持遗传易感性和环境因素在 RMS 发展中起作用的假设。

1．遗传风险因素　许多研究强调，患有某些遗传疾病的儿童比未受影响的同龄人更容易患上 RMS。ERMS 儿童最常见的综合征包括 Li-Fraumeni 综合征（抑癌基因 *TP53* 的种系突变）、神经纤维瘤病 I 型（*NF1* 基因缺失）、Costello 综合征（*HRAS* 突变）、Noonan 综合征 [RAS-MAPK（丝裂原激活蛋白激酶）途径调节异常]、Beckwith-Wiedemann 综合征和 DICER1 综合征（种系 *DICER11* 突变）（表 17-1）。

然而，根据较小的临床研究，只有 5%～10% 的 RMS 患者被认为患有共病种系易感性综合征。有趣的是，ERMS 患者的癌症易感综合征似乎比 ARMS 患者更常见。

表 17-1　与 RMS 发病风险增加相关的遗传综合征

综合征	表型	相关基因
Li-Fraumeni 综合征	肿瘤遗传易感性	*TP53*
神经纤维瘤病 I 型	全身效应	*NF1*
DICER1 综合征	肿瘤遗传易感性	*DICER1*
Costello 综合征	全身效应	*HRAS*
Noonan 综合征	全身效应	*BRAF*、*KRAS*、*NRAS*、*PTPN11*、*RAF1* 和 *SOS1*
Beckwith-Wiedemann 综合征	生长障碍	*IGF2*、*CDKN1C*、*H19* 和 *KCNQ1OT1*

2．环境因素因素　电离辐射、化学致癌物、致瘤病毒与横纹肌肉瘤的发生有不同程度的相关性。许多已发表的报告都是基于对 RMS 的大规模流行病学病例对照研究，该研究是通过前横纹肌肉瘤研究组（Intergroup Rhabdomyosarcoma Study Group，IRSG）和现在的儿童肿瘤学组（Children's Oncology Group，COG）实现的，该研究推动了北美 80%～85% 的儿童 RMS 的治疗和进步。研究发现包括产前 X 射线暴露、父母吸毒、橙剂接触史和其他几个与 RMS 风险增加相关的因素（表 17-2）。

表 17-2　与 RMS 相关的环境和其他风险因素

危险因素	OR(95% CI)
先天缺陷	2.4(0.9～6.5)
产前 X 线暴露	1.9(1.1～3.4)
产妇用药情况	3.1(1.4～6.7)
父系吸毒	2.0(1.3～3.3)
儿童时期过敏	0.6(0.4～0.9)
使用生育药物	0.7(0.2～2.3)
孕期阴道出血	1.8(1.1～2.7)
早产	2.5(0.7～8.5)
一级亲属 ERMS	2.4(1.5～3.9)
一级亲属 ARMS	1.0(0.3～3.5)
父系橙剂接触史	1.7(0.6～5.4)

第二节　临床特征

　　RMS 可以发生于身体任何部位,最常见的原发部位为头颈部、泌尿生殖道、四肢等。其他较少见的原发部位包括躯干、胸壁、会阴 / 肛门区、腹部、腹膜后和胆道等。转移常由淋巴和血液途径引起,诊断时约 20% 的 RMS 出现远处转移,肺是最常见转移部位(40%～50%),其他转移部位包括骨髓(20%～30%)、骨骼(10%)、淋巴结(20%,取决于原发肿瘤部位)。初诊时内脏器官转移很少见,而复发患者多发生内脏器官转移。在终末期,颅脑、肝脏转移可占 25%。发生在手掌和足部的 RMS 更多见于大龄儿童,常为腺泡型,更易于转移扩散。3%～6% 的青少年及年轻成年女性 RMS 会发生乳腺转移,表现为乳腺肿块,多见于 ARMS。

　　根据肿瘤部位症状体征有差异,症状多取决于肿块的原发部位,临床上多表现为无痛性肿块,多为四肢或头部和 / 或颈部的无痛肿块,其他的症状也可能与肿块好发部位或者肿块对邻近器官或神经血管组织的影响有关,例如,位于眼眶的 RMS 可表现为眼球突出。婴儿的不良预后与婴儿发病率低、对化疗耐受性差、不愿积极配合局部治疗而导致局部治疗失败有关。青少年更多见不良肿瘤特征,包括腺泡型、预后不良部位(主要是四肢)、局部淋巴结受累和转移性疾病,导致其预后差。

　　1. 头颈部　无症状的软组织包块最为多见,眼球突出、鼻塞、出血和颅神经麻痹常常也是头颈部 RMS 的常见症状。约 50% 位于脑膜旁区域(包括鼻咽、鼻腔、鼻旁窦、咽旁、颞下窝、中耳、乳突、翼腭窝),25% 来源于眼眶,眼眶原发部位通常表现为单侧占位性病变,伴有突起,25% 位于除外眼眶、非脑膜旁的其他头颈部位,例如头皮、面部、颊黏膜等。

　　2. 泌尿生殖道　膀胱和前列腺最常见,占 30%～50%。膀胱肿瘤倾向于腔内生长,多在膀胱三角区内或附近，以血尿、尿路梗阻并偶有黏液血性分泌物为主要表现。前列腺肿瘤常出现巨大骨盆内肿物，膀胱肿瘤倾向于局限。前列腺肿瘤常早期转移至肺部。女性生殖道内和男性睾丸旁也可发生。无痛性的阴囊肿块和黏液性的组织息肉挤压阴道是泌尿生殖道横纹肌肉瘤的典型临床表现。

3. **四肢和躯干**　50% 左右是腺泡型，多见局部淋巴结转移。肢体肿胀是肉瘤的特征，但在骨盆、躯干等较深部位的肿瘤症状可表现较晚。随着肿瘤的不断增大，常可出现疼痛，并伴肢体功能障碍。肿块表面皮肤因温度升高而潮红。局部切除原发肿瘤后仍有局部复发和远处转移的倾向。肿瘤也可累及邻近胸腰段脊柱，出现相应的临床表现，如腰背部肿块、下肢无力、压迫或侵犯脊髓导致瘫痪等。

4. **胸腔内和腹膜后骨盆区域**　胸腔内和腹膜后骨盆区肿瘤位置深，诊断时肿瘤常较大，并包绕大血管，而不能完全切除。也可能表现为腹腔积液、胃肠道和尿路梗阻。由于肿瘤广泛浸润，尽管手术切除原发肿瘤，局部复发的可能性较大。

5. **其他**　会阴 - 肛周部位少见，多似脓肿或息肉，常是腺泡型，局部淋巴结转移较多见。胆道肿瘤更少见，常产生阻塞性黄疸并有肝内转移，可转移至腹膜后或肺部。

第三节　诊断与鉴别诊断

一、病理学诊断

明确诊断需依赖病理学诊断，应以循序渐进的方式行穿刺涂片 - 针取活检 - 切取活检 - 切除活检。治疗前应注意判断肿瘤与深层组织的关系，以确定手术的范围。肿块巨大无法行手术切除或已有远处转移的患者选择穿刺活检明确病理诊断。

1. **病理分型**　RMS 的诊断传统上基于使用光和（在某些情况下）电子显微镜识别骨骼肌成肌细胞样肿瘤细胞的特征，并使用骨骼肌蛋白的免疫组织化学染色（IHC）。形态常见瘤体较大，并形成假包膜，质地较软，切面呈鱼肉状，常伴有出血、坏死和囊性病变。由不同分化的横纹肌母细胞组成。瘤细胞可为幼稚的圆形、短梭形的横纹肌母细胞及较成熟的梭形、带状、球拍样细胞或大的多角形细胞。其胞质丰富、嗜酸，易见纵纹，偶见横纹。电镜下可见许多粗细胞丝及 Z 带物质的特征性表现。免疫组织化学标记对于 RMS 的诊断很有帮助。横纹肌肉瘤细胞可通过肌球蛋白和 MyoD 家族，肌红蛋白、结蛋白和肌动蛋白也是重要的诊断标记，其中，肌球蛋白是诊断 RMS 的特异性标记，符合率高达 100%。

2. **组织学类型**　根据 2020 年第 5 版 WHO 病理分类，病理组织学可分为：胚胎性、腺泡状、梭形细胞 / 硬化型、多形性四种类型。葡萄状型已经不再单独从胚胎型中列出。

（1）胚胎性横纹肌肉瘤：最常见，占 50%～60%。绝大多数发生在婴幼儿期，好发于头颈部和泌尿生殖道、腹膜后等。根据不同分化的横纹肌母细胞比例及成熟程度，一般分为三级：低分化、中分化、高分化。

（2）腺泡状横纹肌肉瘤：多见于 10～20 岁青少年。好发于四肢，尤其前臂、股部，其次为躯干、直肠周围、会阴部。ARMS 恶性程度高，5 年生存率（overall survival，OS）不到 30%。

（3）梭形细胞/硬化型横纹肌肉瘤（spindle cell/sclerosing rhabdomyosarcoma，SSRMS）：婴幼儿梭形细胞横纹肌肉瘤预后较好，但好发于头颈部的梭形细胞横纹肌肉瘤对化疗敏感性较差，常伴有 *MYOD1*（*L122R*）突变，预后较差。但成人好发于头颈部，预后较儿童差，约50%会出现复发或转移。硬化型在儿童和成人均好发于四肢，成人中硬化型 RMS 有较高的复发率和转移率。

（4）多形性横纹肌肉瘤（polymorphic rhabdomyosarcoma，PRMS）：占比不到1%，儿童非常罕见，主要见于成人，预后差。

二、分子学进展

1. 分子诊断方法的不断进步极大地提高了 RMS 的鉴定率。70%～80% 的 ARMS 可伴随 13 号染色体的 *FOXO1* 基因和 2 号染色体 t（2;13）（q35;q14）的 *PAX3* 基因或 1 号染色体 t（1;13）（p36;q14）的 *PAX7* 基因的融合。通过检测肿瘤细胞中 *PAX-FOXO1* 融合的存在，使用 FISH 或通过 RT-PCR 检测融合转录物，ARMS 被更准确地诊断为融合基因阳性横纹肌肉瘤（*FOXO1* fusion-positive rhabdomyosarcoma，FPRMS）。*PAX3* 基因异位发生在 59% 的 ARMS，而仅 19% 病例发生 *PAX7* 基因易位。*PAX7* 基因易位常发生在年幼儿童，无论有无转移均比 *PAX3* 基因易位的患者有更长的无事件生存率。*PAX3* 基因易位的患者发病年龄更大，肿瘤侵袭性更强。将分子诊断测试系统地应用于病理诊断为 ARMS 患者的活检样本表明，约 20% 的患者 *FOXO1* 呈阴性。这一发现尤为重要，因为融合基因阴性横纹肌肉瘤（*FOXO1* fusion-negative rhabdomyosarcoma，FNRMS）的 ARMS 的分子特征让人联想到 ERMS，融合阴性 ARMS 患儿与 ERMS 患儿的预后相似。除了成人的多形性 RMS 外，所有 FNRMS 患者都有与 ERMS 预后相当的疾病。8 号染色体三体和 11p15 杂合性缺失在 FNRMS 中也相当常见。因为这些染色体畸变在其他儿童癌症（包括一些 FPRMS 患者）中发现，所以它们不被常规用于诊断 FNRMS。然而，梭形细胞/硬化型 RMS 可能具有不同的临床特征，也可能携带不同的分子缺陷，如 *MYOD1* 突变。

2. 来自美国儿童肿瘤协作组（Children's Oncology Group，COG）和英国的最新研究纳入 641 例患者的分析显示，在 *FOXO1* 融合阴性病例中，50% 的病例中发现任何 RAS 通路成员的突变，21% 的病例中未发现假定的驱动突变。*BCOR*（15%）、NF1（15%）和 *TP53*（13%）突变的发生率高于先前报道的发生率，且 *TP53* 突变与 FNRMS 和 FPRMS 的不良预后相关。有趣的是，RAS 亚型的突变主要发生在 1 岁的婴儿（64% 的患者）。*MYOD1* 的突变与超出先前描述的组织学模式、高龄、头颈部原发部位和低存活率有关。生存分析表明，*TP53* 和 *MYOD1* 突变与更差的无事件生存相关。该研究将 *MYOD1* 突变和 *TP53* 突变指定为融合阴性 RMS 预后不良的指标，将 *TP53* 突变定为融合阳性 RMS 中更具侵袭性疾病的生物标志物。*MYOD1* 突变并不局限于纺锤体组织学，与不良结果的关联突出表明需要准确诊断 *MYOD1* 突变并为这些患者制订新的治疗策略。

3. 除了 COG 和欧洲儿科软组织肉瘤研究组（EpSSG）最近依据 *FOXO1* 基因融合状态进行分组，北美和欧洲试验中的治疗分层目前主要基于临床病理特征，而不是分子或遗传标记。尽管临床特征合理地将患者分为治疗队列中，预后的不精确阻碍了成功升级或降级治疗的努力。

三、影像学检查

对疑似肿瘤活检之前，应获得肿块的基线影像学检查结果。病理确诊 RMS 后，在治疗前应进行全面影像评估以了解受累范围，并确定分期、分组。

1. 影像学检查 肿瘤病灶局部超声、增强 CT、增强核磁共振检查（MRI）、PET/CT 或 PET/MR 检查以决定肿瘤范围，MR 检查在软组织方面更占优势。胸部 CT、全身骨显像、腹部 B 超/CT/MR 等以确定是否存在肺、骨和肝脏等转移。

2. 其他检查 应常规行骨髓细胞学涂片检查以明确是否有转移，应常规做两个部位的骨髓细胞学涂片检查和骨髓活检。若肿瘤位于脑膜旁部位，浸润中枢神经系统概率较高，建议常规行腰椎穿刺送检脑脊液检查。

四、诊断要点

RMS 的诊断主要包括：肿瘤描述包括位置、病理亚型、分期和危险度分组。

1. 肿块的临床特征。

2. 影像学检查、骨髓检查和全身骨显像明确肿瘤原发灶、肿瘤局部的浸润和对周围组织器官的破坏程度以及有无远处转移。

3. 穿刺活检或手术明确诊断。

4. 明确病理组织学类型。

五、分期

RMS 治疗方案的选择和预后的判断，很大程度上依赖于肿瘤局部浸润的程度和转移的情况判定。因此，临床分期很重要。目前国际上使用的分期方法很多，各不完全相同。目前多采用美国儿童肿瘤研究组软组织肉瘤委员会（The Children's Oncology Group-soft tissue sarcoma，COG-STS）制定的 TNM 分期系统、国际横纹肌肉瘤协作组（Intergroup Rhabdomyosarcoma Study，IRS）IRS 分期系统以及根据病理亚型、术前和术后分期制定的危险度分组。

1. 横纹肌肉瘤 TNM 分期系统（COG-STS） 此分期系统主要是根据治疗前原发肿瘤部位、T 分期、肿瘤大小、区域淋巴结和远处转移等情况制定分期，见表 17-3。

表 17-3　横纹肌肉瘤 TNM 分期系统

分期	原发肿瘤部位	T 分期	肿瘤大小	区域淋巴结	远处转移
1	预后良好部位	T_1 或 T_2	任何大小	N_0 或 N_1 或 N_x	M_0
2	预后不良部位	T_1 或 T_2	a，≤5cm	N_0 或 N_x	M_0
3	预后不良部位	T_1 或 T_2	a，≤5cm	N_1	M_0
			b，>5cm	N_0 或 N_1 或 N_x	
4	任何部位	T_1 或 T_2	任何大小	N_0 或 N_1 或 N_x	M_1

注：预后好部位：眼眶、头颈部（非脑膜旁）、胆道、泌尿道（除外肾脏，前列腺和膀胱）；预后不良部位：预后良好部位以外的任何部位；T_1：肿瘤局限在起源部位（非侵袭性）；T_{2a}：肿瘤扩散和/或固定到邻近组织（侵袭性），肿瘤≤5cm；T_{2b}：肿瘤扩散和/或固定到邻近组织（侵袭性），肿瘤>5cm；N_0：无区域淋巴结侵犯；N_1：区域淋巴结侵犯；N_x：区域淋巴结无检查；M_0：无远处转移；M_1：有远处转移。

2. 横纹肌肉瘤 IRS 分期系统　此分期系统主要是根据手术所见和术后病理结果,有无肉眼或镜下切缘残留进行分期。见表 17-4。

表 17-4　横纹肌肉瘤 IRS 分期系统

分期	定义
Ⅰ组	局部病变完全切除,手术边缘无镜下残留;无区域淋巴结侵犯
Ⅱ组	局部病变肉眼切除 (A)切缘显微镜下残留 (B)区域淋巴结侵犯,肉眼切除无镜下残留 (C)A 和 B
Ⅲ组	局部病变部分切除伴肉眼残留 (A)仅活检。 (B)原发肿瘤肉眼切除 > 50%
Ⅳ组	诊断时出现远处转移 (A)影像学肿瘤扩散证据 (B)脑脊液、胸腔积液或腹腔积液肿瘤细胞阳性或种植

3. 危险度分组　RMS 管理的一大进步是能够根据临床、病理和越来越多的分子特征定义风险组。风险分层的改进使得定制治疗成为可能。IRSG 首次提出了 RMS 危险度分层可以用"stage"和临床"group"来描述的概念。RMS 的 TNM 分期为 1～4 期,取决于原发性肿瘤的解剖部位,涉及膀胱和 / 或前列腺,或四肢,肿瘤大小、是否存在局部淋巴结受累以及是否存在远处转移。临床组,Ⅰ～Ⅳ期应用外科和 / 或病理学特征,包括局部或区域扩散肿瘤的切除程度以及远处转移的存在或不存在进行区分。主要根据病理亚型、术前和术后分期制定的危险度分组,指导临床上按不同危险度采用不同的治疗策略,见表 17-5。

表 17-5　儿童横纹肌肉瘤危险度分组

危险分组	组织学	术前分期	术后分期
低危	胚胎型	1	Ⅰ、Ⅱ、Ⅲ
	胚胎型	2, 3	Ⅰ、Ⅱ
中危	胚胎型	2, 3	Ⅲ
	腺泡型	1, 2, 3	Ⅰ、Ⅱ、Ⅲ
高危	胚胎或腺泡	4	Ⅳ

最近以 *FOXO1* 分型的 RMS(即 FPRMS 或 FNRMS)和更详细的临床特征考虑,包括转移部位的数量,提高了我们预测结果的能力,这可能会进一步细化分层。此外,许多"metagene"表达特征可能具有特别是在 FNRMS 中。其中最可靠的是五基因亚基因(five-gene metagene, MG5)标记,该标记首次被定义为欧洲队列中 FNRMS 的预后变量,并已通过其他队列进行验证,包括 COG 的一个队列但已广泛应用于临床实践。

风险分层用于确定临床试验中的治疗分配;然而,北美和欧洲人群的风险分层细节有所不同。例如,最近的一项 EpSSG 方案(RMS 2005)根据肿瘤组织学、解剖部位和原发性肿瘤手术切除的程度以及是否存在可检测性肿瘤,定义了 RMS 儿童的低、标准、高和极高风险组相比之下,最近的一系列 COG 试验(ARST0331、ARST0431 和 ARST0531)仅纳入了三个风险组。EpSSG 高危组和 COG 中等风险组之间的重叠尤其值得注意,因为有组织学定义的 ARMS 和局部淋巴结受累的儿童被归类为 EpSSG 具有非常高的风险,但 COG 具有中等风险。因此,开发信息学基础设施以实现这两个合作组之间的比较是建立 RMS 临床试验数据收集、存储和共享全球资源的挑战和机遇。

第四节 治疗

一、背景

超过 30 余年的大型协作组临床试验研究表明,RMS 的 5 年总生存率已大幅提高,目前儿童 RMS 的总生存率已超过 70%。值得注意的是,成人 RMS 的治疗和预后与儿童差异很大。几个因素有助于提高生存率,包括使用多方面治疗,通常包括手术、放疗、化疗等多学科治疗;临床的发展以及能够进行不同危险分层治疗的病理分期系统;以及在国家或国际范围内进行的多机构临床试验中对新治疗方法的系统评估。

致力于 RMS 的三个主要协作组是北美的 COG 软组织肉瘤委员会;欧洲儿科软组织肉瘤研究小组(European paediatric Soft Tissue Sarcoma Study Group,EpSSG),包括许多欧洲国家、阿根廷、巴西、以色列等;德国儿童肿瘤学会软组织肉瘤合作研究组(Cooperative Weichteilsarkom Studiengruppe der GPOH,CWS),该组织主要包括欧洲的德语国家。不同儿童软组织肉瘤的合作组试验通常包括大多数患有该特定疾病的儿童。例如,最近的一项 EpSSG 研究纳入 2008—2015 年期间参与 EpSSG 临床试验的结果显示 77% 的年龄 <14 岁的 RMS 患者。值得注意的是,老年青少年和年轻人的入组率略低,这突出了未来应将试验重点放在这一人群上的机会。

儿童 RMS 的标准治疗包括手术、化疗、放疗的多学科综合治疗。局部治疗包括手术和放疗。横纹肌肉瘤是化疗高度敏感的肿瘤,所有患者均需要接受全身化疗。手术是软组织肉瘤的主要治疗手段,应争取广泛切除,术后需要行化疗和放疗。无法局部切除及广泛转移的患者应选择新辅助化疗,待肿瘤缩小后再行手术和 / 或放疗。考虑到放疗对于儿童的远期副作用,放疗范围及剂量应该慎重对待。

尽管 RMS 是典型的儿童肿瘤,但它很少发生在成年人身上。然而,所有的研究都强调了比儿童更差的结果,总体生存率在 20%～50%。使用监测、流行病学和 SEER 计划的数据,比较了 1 071 名成年人(年龄 >19 岁)和 1 529 名儿童(年龄 ≤19 岁)的临床特征,研究发现成人有不良的预后变量的概率更高(腺泡组织学或不利的解剖部位,如肢体),并证实成人与儿童相比,预后更差(5 年 OS:26.6% vs. 60.5%),年龄 >19 岁为独立的不良预后因素。不同的治疗方法可能会导致不同的结果,一项研究分析 171 例年龄 >18 岁的胚胎性 RMS 和腺泡状 RMS 患者的研究支持了这一点,结果显示,只有 39% 的患者按照儿科方案进行了治疗。在以与儿童 RMS 治疗相似的方式治疗的成人患者中,5 年 OS 为 61%。相比之下，多形性 RMS 患者的预后通常较差，局部疾病患者的中位总生存期仅有 12.8 个月。尽管儿童和成人之间的疾病机制可能存在根本性差异，但这些研究表明，儿科方案化疗在成人 RMS 患者中是有效的，如果对 RMS 患者进行更为强化的治疗，成人可能会有更好的结果。然而，成人治疗却存在障碍。例如，老年人可能根本无法忍受为儿童开发的强化治疗。医生对这种疾病缺乏了解或对 RMS 成人的临床试验缺乏认识也可能是原因之一。北美 RMS 研究的年龄上限通常为 50 岁，但成年人很少入选，这是青少年和青年癌症人群的普遍问题。在研究试验设计和实施中，继续努力促进成人和儿科合作小组之间的沟通，可能会开始打破成人管理的障碍。

一项 AIEOP 协作组的研究表明，同样的疾病，青少年 RMS 预后差于儿童，青少年和儿童 RMS 的 5 年 OS 和 PFS 分别为 68.9% 和 57.2% 及 64.3% 和 48.1%。这可能与青少年 RMS 更容易合并一切不良预后因素有关，包括腺泡状、淋巴结浸润、初诊时更易转移等。

二、治疗方法

1. 手术治疗 RMS 的恶性程度较高，手术治疗对于横纹肌肉瘤非常重要，最好能做扩大性手术切除。手术范围强调必须包括肿瘤所在区域的全部肌肉，对于肢体的横纹肌肉瘤要行起止点的切除。手术的彻底性与预后直接相关，故应常规进行术中冰冻切片明确切缘情况，必要时扩大切除范围。对于不能进行肿瘤广泛切除的患者建议行辅助化疗以使肿瘤缩小后再行手术切除肿瘤。截肢仅在各种综合治疗无效时方予考虑。

对于特殊部位的肿瘤，手术的指征不同：眼眶尤其是侵犯球后的 RMS 患者，或者病变累及膀胱、胆道、阴道等，为了保存器官及其功能，常常难以直接进行扩大手术，往往活检或仅完整切除肿瘤取得病理，若化疗和放疗无效，才考虑行去核手术及摘除眼球术；脑膜旁 RMS 手术常常很难实施，但是可以在化疗后行大部分切除加以内照射和结构重建术；睾丸旁 RMS 常常需连同睾丸根治性切除；表浅部位的 RMS 常常需要行扩大切除术。手术治疗对于有远处转移的横纹肌肉瘤存在局限性。如果第一次手术仅做肿瘤部分切除，可经化疗和 / 或放疗 3～6 个月（4～8 个疗程）后再手术。为了达到完整切除肿瘤的原发病灶，可以进行二次手术，切除原遗留下的阳性边缘或原仅做活检部位。

2. 化疗

（1）目前，国际上对于初诊儿童 RMS 采用的标准化疗方案主要包括：长春新碱 + 放线菌素 D + 环磷酰胺（VAC）、长春新碱 + 多柔比星 + 环磷酰胺和异环磷酰胺 + 足叶乙甙交替化疗（VDC/IE）、异环磷酰胺 + 长春新碱 + 放线菌素 D（IVA）等方案，应根据危险度分组接受不同强度的化疗。RMS 化疗的总原则如下：

1）RMS 是化疗高度敏感的肿瘤，大约 80% 的初诊患者对化疗敏感，因此化疗是 RMS 必不可少的治疗手段，所有分期危险度的 RMS 均需要接受全身化疗，根据危险度分组，采用不同强度的化疗。

2）放疗期间避免应用放线菌素 D（ACT-D）和多柔比星（ADR），同步化疗的剂量需要减轻。

3）剂量及化疗间隔：放线菌素 D 单次最大剂量 2.5mg，长春新碱单次最大剂量 2.0mg。一般的疗程间隔为 21 天（从化疗第一天算起）。

（2）各危险分层组化疗方案

1）低危组：与患有转移性疾病的儿童相比，低风险疾病的儿童的预后非常好，通常认为这些儿童患有局限性、组织学证实的 ERMS（在预后良好的解剖部位，局限性和大体切除的 ERMS 和仅局限于眼眶的 ERMS）。COG 最新的 ARST0331 研究了两种减轻治疗强度而不影响生存率的策略。在 1 期或 2 期（Ⅰ组或Ⅱ组）或 1 期（Ⅲ组）眼眶 ERMS 患者中，治疗缩短至 24 周，环磷酰胺总剂量减少。这种强度较低的治疗显示 3 年无失败生存率（无疾病复发的生存率）和总生存率分别为 89% 和 98%。第二组患者包括 1 期Ⅲ组患者，非眼眶或第 3 期——Ⅰ组或Ⅱ组 ERMS；在这些患者中，环磷酰胺的总剂量减少，但长春新碱和放线菌素 D 化疗的标准持续时间保持在 48 周。值得注意的是，对于阴道肿瘤的女性患者，无论有无完全缓解，放射治疗也被避免。尽管 3 年总生存率达 92%，但无失败生存率为 70%，位于生殖道肿瘤的女孩的无失败生存率为 57%。

值得注意的是，欧洲协作组"理念"主要集中在减少局部控制，同时保持良好的总生存率。欧洲 EpSSG 研究将年龄 <10 岁、IRS Ⅰ组、肿瘤 <5cm、无淋巴结受累的 RMS 患儿，给予 VA（长春新碱 + 放线菌素 D）共 22 周方案，以避免烷化剂的使用（表 17-6）。因此，但大多数患者不会接受这种局部疾病复发高的治疗方法。北美和欧洲方法的相对收益和成本将是有价值的，尤其是对于那些生存机会很高的国家；因此，对急性和晚期毒性和成本效益的关注变得更加重要。

2）中危组：RMS 的全身治疗是基于长春新碱、烷化剂等多药联合强化疗的基础。在北美，长春新碱、放线菌素 D 和环磷酰胺（被称为 VAC）的组合是 RMS 的标准化疗方案（表 17-7），而在欧洲异环磷酰胺、长春新素和放线菌素 D（IVA）是标准治疗方案（表 17-8）。值得注意的是，对 VAC 或 IVA 作为初始治疗的随机比较（随后对所有患者进行 VAC）显示出相似的结果。

表 17-6　VA 方案（≥3 岁）

药物	剂量	给药途径	给药时间	给药间隔
长春新碱（VCR）	1.5mg/m² （最高 2mg）*	静脉推注	第 1 天	每 3 周重复
放线菌素 D（ACT-D）	0.045mg/（kg·d）** （最高 2.5mg）	静脉滴注	第 1 天	

注：①年龄 <1 岁患者：*0.025mg/（kg·d），**0.025mg/（kg·d）；②年龄 1～3 岁患者：*0.05mg/（kg·d），**0.045mg/（kg·d）（≤2.5mg）；③所有患者放疗期间均停用 ACT-D；④每三周重复，共 15 疗程。目前正在进行新的临床研究，将化疗时间降至 22 周（大约 8 个疗程）。

表 17-7　VAC 方案（≥3 岁）

药物	剂量	给药途径	给药时间	给药间隔
长春新碱（VCR）	1.5mg/m² （最高 2mg）*	静脉滴注	第 1 天	每 3 周重复
放线菌素 D（ACT-D）	0.045mg/（kg·d）** （最高 2.5mg）	静脉推注	第 1 天	
环磷酰胺（CTX）	2 200mg/m²***	静脉滴注 （美司钠解毒）	第 1 天	

注：①年龄 <1 岁患者：*0.025mg/（kg·d），**0.025mg/（kg·d）；②年龄 1～3 岁患者：*0.05mg/（kg·d），**0.045mg/（kg·d）（≤2.5mg）；③年龄 <1 岁患者：***36mg/（kg·d）；年龄 1～3 岁患者：***73mg/（kg·d）；④所有患者放疗期间均停用 ACT-D；⑤每三周重复，共 15 个疗程。目前正在进行新的临床研究，将化疗时间降至 22 周（大约 8 个疗程），将 CTX 总剂量降至 4.8g/m²，即 CTX 1.2g/m² 仅前 4 个疗程用，随用 V 和 C 两药。

EpSSG RMS 2005 试验评估了两个随机问题。首先，在初步初步研究证实 IVA 加多柔比星的活性和安全性后，研究了多柔比星对高危 RMS 患者的疗效和安全性（IVADo）。然而，EpSSG RMS 2005 研究未能表明 IVADo 改善了无事件生存率。其次，该协作组研究了 24 周维持治疗（低剂量连续口服环磷酰胺和长春瑞滨化疗）对局部 RMS 患儿的疗效，这些患儿在 27 周强化治疗后获得了完全缓解（表 17-9）。结果显示，在 EpSSG RMS 2005 试验中，相比对照组，加入维持治疗提高了总生存率（87.3% $vs.$ 77.4%，$P=0.011$），无病生存率略有改善（78.4% $vs.$ 72.3%，$P=0.061$）。

在北美，COG 进行了多个临床研究，在中危患者中随机对照研究中，在 VAC 基础上添加喜树碱药物。1999—2005 年间进行的 D9803 试验显示添加拓扑替康后未能改善无事件生存率。随后的 ARST0531 试验基于长春新碱＋伊立替康在Ⅱ期"窗口期"研究中特别高的活性，比较了标准 VAC 与交替使用 VI（长春新碱-伊立替康）和 VAC，两组的 4 年无事件生存率和总生存率相似。目前，RMS 治疗的 VAC 主干仍然是中危疾病患者普遍接受的北美标准，而 IVA 是局部疾病患者的欧洲标准，包括与 COG 中危阶层相似的患者（表 17-8）。

表 17-8　IVA 方案

药物	剂量	给药途径	给药时间	给药间隔
异环磷酰胺（IFO）	3 000mg/m²	静脉滴注 （美司钠解毒）	第 1~2 天	每 3 周重复
长春新碱（VC）	1.5mg/m²（最高 2mg）	静脉推注	第 1 天	
放线菌素 D（ACT-D）	1.5mg/m²（最高 2mg）	静脉滴注	第 1 天	

注：①年龄小于 1 岁患者需减量（年龄＜6 个月减量 50%，年龄在 6~12 个月之间患者减量 33%）；②每三周重复，共化疗 8 个疗程。

表 17-9　CTX＋vinorelbine 方案

药物	剂量	给药途径	给药时间	给药间隔
环磷酰胺（CTX）	25mg/m²	口服	第 1~28 天	每 4 周重复
长春瑞滨（vinorelbine）	25mg/（m²·d）	静脉推注	第 1 天、第 8 天、第 15 天	

表 17-10　VDC/IE 交替方案

药物	剂量	给药途径	给药时间	给药间隔
长春新碱（VCR）	1.5mg/m²（最高 2mg）	静脉推注	第 1 天	每 3 周交替
多柔比星（DOX）	37.5mg/（m²·d）	持续静脉滴注 18 小时	第 1~2 天	
环磷酰胺（CTX）	600mg/（m²·d）	静脉滴注	第 1~2 天	
异环磷酰胺（IFO）	1 800mg/（m²·d）	静脉滴注（美司钠解毒）	第 1~5 天	
依托泊苷（VP-16）	100mg/（m²·d）	静脉滴注	第 1~5 天	

注：①DOX 在同期放疗时停用；②VDC 与 IE 每三周交替应用，共化疗 14 个疗程。

3）高危组：目前，高危 RMS 特别是转移性 RMS 的总体预后仍较差，年龄＞10 岁的伴骨髓、骨侵犯的预后更差。标准的 VAC 方案以及更强的强化疗依然未改变生存，3 年的 EFS 仅 20%~30%。值得注意的是，尽管进行了全身强化治疗，甚至包括自体干细胞移植在内的治疗，患有转移性疾病的儿童的预后仍然非常差，3 年总生存率为 25%~30%。为了改善这些不良结果，COG 最近进行了一项 II 期研究（ARST0431），测试是否采用"缩短间隔"策略，即减少化疗时间间隔，在 VAC 方案的基础上加用多柔比星、异环磷酰胺、依托泊苷和伊立替康。ARST0431 研究显示，与历史对照组相比，转移性 RMS 患儿的无事件生存率有所提高。

实际上，目前高危 RMS 尚无标准的一线化疗方案，可采用 VAC、IVA、VDC/IE 等方案化疗（表 17-7、17-8、17-10）。综合治疗获得完全缓解采用自体或异体造血干细胞移植未能改善高危患者的生存。

（3）非常小的儿童的 RMS：3 岁以下的儿童，尤其是 12 个月以下的婴儿，面临管理挑战，因为他们的预后往往比大孩子更差。报告表明，预后差可能部分由于毒性问题，无法耐受适用于较大儿童的相同的放疗或化疗剂量强度。RMS 的病理生理学可能因年龄而异。事实上，最近的一项研究显示，在患有梭形细胞 / 硬化性 RMS 的婴儿中，可检测到 *VGLL2-CITED2* 或 *VGLL2-NCOA2* 的基因融合。随着测序技术的进步，分子基因型与临床预后特征（如解剖部位、肿瘤分期和临床组）和年龄的相关性将会得到更好的阐释。

（4）复发难治 RMS 常用化疗方案：复发性 RMS 的预后非常差，RMS 复发后的总生存率取决于几个因素，包括最初诊断时的疾病阶段、复发部位和肿瘤组织学。总的来说，在最初诊断时接受更强化治疗的患者在复发后的结果比在最初诊断的时候接受较少强化治疗的患者更差。例如，1 期 I 组 ERMS 疾病治疗后复发的患者在复发后的 5 年无事件生存率 52%，而最初诊断为 3 期 -III 组疾病的患者约为 20%，4 期疾病患者约为 12%。此外，最初诊断为 1 期 I 组疾病且局部复发的儿童的预后也优于局部或远处复发的儿童。不幸的是，复发后治疗数据尚缺乏大样本分析。复发难治 RMS 的常用化疗方案如下表（表 17-11～17-15）。

表 17-11　VIP 方案（VP-16 + IFO + DDP）

药物	剂量	给药途径	给药时间	给药间隔
依托泊苷（VP-16）	75mg/（m²·d）	静脉滴注	第 1～5 天	每 3 周重复
异环磷酰胺（IFO）	1.2g/（m²·d）	静脉滴注（美司钠解毒）	第 1～5 天	
顺铂（DDP）	20mg/（m²·d）	静脉滴注	第 1～5 天	

表 17-12　VIT 方案（VCR + CPT-11 + TMZ）

药物	剂量	给药途径	给药时间	给药间隔
长春新碱（VCR）	1.5mg/m²（最高 2mg）	静脉滴注	第一天	每 3 周重复
替莫唑胺（TMZ）	100mg/（m²·d）	口服	第 1～5 天 （于 CPT-11 前 1 小时口服）	
伊立替康（CPT-11）	50mg/（m²·d）	静脉滴注	第 1～5 天	

表 17-13　ICE 方案（IFO + CBP + VP-16）

药物	剂量	给药途径	给药时间	给药间隔
异环磷酰胺（IFO）	1.8g/（m²·d）	静脉滴注（美司钠解毒）	第 1～5 天	每 3 周重复
卡铂（CBP）	400mg/（m²·d）	静脉滴注	第 1～5 天	
依托泊苷（VP-16）	100mg/（m²·d）	静脉滴注	第 1～5 天	

表 17-14　VTC 方案（VCR＋TOPO＋CTX）

药物	剂量	给药途径	给药时间	给药间隔
长春新碱（VCR）	$1.5mg/m^2$（最高 2mg）	静脉推注	第 1 天	每 3 周重复
拓扑替康（TOPO）	$0.75mg/(m^2 \cdot d)$	静脉滴注	第 1 天	
CTX（环磷酰胺）	$250mg/(m^2 \cdot d)$	静脉滴注	第 1～5 天	

表 17-15　GD 方案（吉西他滨＋多西他赛）

药物	剂量	给药途径	给药时间	给药间隔
吉西他滨（GEM）	$675mg/m^2$	静脉滴注（＞90 分钟）	第 1 天、第 8 天	每 3 周重复
多西他赛（DOC）	$100mg/(m^2 \cdot d)$	静脉滴注（＞60 分钟）	第八天	

　　鉴于前景黯淡，北美的合作组织一直在研究复发儿童 RMS（和其他肉瘤）的新治疗方法。最近在 COG 中进行了一些新药Ⅱ期试验，如抗 IGF1 受体抗体 R1507 和多 RTK 抑制剂索拉非尼，但不幸的是，这两项研究都没有显示出显著的单剂活性。尽管有良好的临床前数据，但在抗 IGF1 受体抗体西妥木单抗（cixutumumab）中加入替米西莫司（mTOR 抑制剂）也未能显著改善预后。最近的 COG 一项研究（ARST0921）采用了长春瑞滨和环磷酰胺治疗复发 RMS，该研究表明这些药物作为低剂量维持治疗具有一定活性。ARST0921 在长春瑞滨和环磷酰胺基础上随机添加血管内皮生长因子抑制剂贝伐珠单抗或替西罗莫司，选择两种药物中的一种进行进一步研究。基于此研究，COG 决定在中危儿童 RMS 中加或不加替西罗莫司进一步开展Ⅲ期随机对照研究（ARST1431）。尽管使用了替西罗莫司，复发性 RMS 儿童的总体生存率仍然很低，研究人员仍在继续研究复发 RMS 儿童新的治疗方法。

3．放射治疗

　　（1）放疗适应证：放疗是 RMS 治疗的重要手段。除胚胎型Ⅰ期（预后良好位置，术后无镜下残留）可不必放疗外，剩余所有类型和分期患者均需要放疗。

　　（2）放疗剂量：目前放疗的剂量在 40～55Gy 之间，放疗的剂量取决于患者的年龄、对于化疗的反应、肿瘤的大小、部位、术后肿瘤残留灶的大小、肿瘤的组织学类型、等因素。但并非所有类型的肉瘤效果都良好，发生在膀胱及眼眶的胚胎性横纹肌肉瘤经放疗可获得较好效果。由于放疗对儿童远期影响，目前仍不断进行临床研究尝试降低低危患者的放疗剂量或取消放疗。常规分割放疗与超分割放疗无区别。为减少晚期损伤，放疗需采用多分次照射，单次剂量不超过 180cGy。建议采用三维适形或调强放疗技术。RMS 原发和转移瘤灶的推荐放疗剂量见表 17-16。

　　（3）放疗时机：手术已经完全切除瘤灶者，可于术后 1 周内放疗；伴颅底侵犯的患儿，有明显压迫症状，需要紧急放疗者，可于化疗前先放疗。肿瘤较大无法手术者，建议放疗时间在原发瘤灶化疗第 13 周，转移瘤灶可延迟到化疗第 25 周。在有条件的情况下，可以考虑采用质子放疗，能更高地保护靶区周围的正常组织和器官。

　　低/中危组，一般第 12 周开始放疗或手术；高危组，第 12 周或第 16～20 周，针对原发灶和部分转移灶进行放疗，所有化疗完成后，对其余残留转移灶进行放疗。两个局部治疗之间应有全身治疗的衔接：DPE 2～3 周后放疗，或根据化疗后病理调整。高危脑膜旁患者建议诊断 12 周内开始放疗。

表 17-16　RMS 原发和转移瘤灶的推荐放疗剂量

分期	亚型	剂量 /Gy
IRS-I	胚胎性 / 融合基因阴性	0
IRS-I	腺泡状 / 融合基因阳性 / 未分化肉瘤	36.0
IRS-IIA	残留微小病变且无淋巴结受累	36.0
IRS-IIB/IIC	淋巴结受累	41.4
IRS-III	仅眼眶	45.0
	化疗 12 周后残存	50.4
IRS-III	其他部位	50.4
肉眼残留或较大肿物		50.4
脑脊膜旁		50.4～55.0
转移灶	眼眶	45.0
	其他部位	50.4

（4）靶向治疗：近年来，随着分子生物学的发展，我们对 RMS 病理生理学的理解变得越来越复杂，这些研究使我们能够进行更可靠的临床诊断和预后评估，这有助于开发更精确的诊断方法和治疗方法。这些强化或实验方法旨在改善预后不良患者的预后，并试图减少可能通过标准方法治愈的个体的严重急性和持久治疗相关影响。

临床和转化研究工作应继续推动个性化医疗方法的发展。一个短期目标应该是前瞻性验证改善的预后特征，例如前瞻性验证 MG5，它已经应用于几个独立的回顾性队列。此外，应努力开发 MG5 评分，该评分可用于 RMS 患者的治疗分配，以进一步帮助确定危险度分层。此外，研究应关注其他的预后生物标志物特征，如是否存在 *RAS* 基因突变。这些突变在胚胎性横纹肌肉瘤相当常见，可能是 FNRMS 患者更具侵袭性病程的标志。

未来研究的另一个方向应该是分子靶向治疗，这可能会进一步改善结果，特别是在患有转移性或复发性疾病的儿童中。这些儿童的结局仍然黯淡，许多人试图通过添加新的细胞毒性药物或缩短化疗间隔。随着新的分子靶向疗法的确定，它们可以在一个"篮子研究"的背景下进行研究，例如在北美由 COG 和国家癌症组织支持的儿科 MATCH 试验研究机构。这项"篮子"试验提供了一种机制来测试多种药物，如分别针对 TRK（也称为 NTRK1）、MEK 和 CDK4-CDK6 的拉罗替尼、司美替尼和哌柏西利，并在包括 RMS 在内的几种不同类型的肿瘤中进行。这种类型的试验可能会确定一种对 RMS 有活性的药剂，然后可以在更集中的研究中进行。

目前靶向治疗在 RMS 中的应用尚未有显著效果，多处于研究阶段。研究证明贝伐珠单抗在 RMS 患者中有一定的抗肿瘤活性，安全性可。西罗莫司（rapamycin）是雷帕霉素靶蛋白抑制剂，一项 II 期临床试验显示西罗莫司在 RMS 中未见明显疗效。CP2751871 是针对胰岛素样生长因子受体 1（IGFR-1）的完全人源化单抗药物，结果显示疗效不尽人意。其他仍在研究的靶向药物包括酪氨酸激酶抑制剂（如舒尼替尼）、肿瘤坏死因子相关凋亡配体 -2 受体激动剂（如来沙木单抗）等。

第五节　预后

随着医学进步,手术、化疗、放疗等多学科的发展使 RMS 的疗效大大提高,长期生存率从 1970 年的 25%～30% 提高到目前的 70%。国际上多中心临床研究显示:Ⅰ期、Ⅱ期、Ⅲ期、Ⅳ期的 5 年 OS 分别为 93%、77%、65% 和 30%。RMS 低危组、中危组、高危组 3 年的无失败生存率(failure free survival,FFS)分别为 88%、65% 和 <30%。ERMS 低危组和中危组 3 年 FFS 分别为 93% 和 76%,ARMS 低危组和中危组 3 年 FFS 分别为 72% 和 55%。RMS 根据不同部位 5 年 OS 由高到低依次为:睾丸旁、阴道(90%～95%)、眼眶(85%～90%)、膀胱、前列腺(75%～80%)、脑膜旁(70%)、其他部位(60%～65%)、肢体(55%)。

证实的预后良好的因素有:①胚胎性。② IRS 分期为Ⅰ期;肿瘤局限于器官或组织(T_1);肿瘤≤5cm;无区域淋巴结转移(N_0);无远处转移(M_0)。③年龄在 1～10 岁。④预后良好的部位:眼眶、头颈部(非脑膜旁)、胆道、泌尿道(除外肾脏、前列腺和膀胱)。预后不良的因素有:①腺泡状。② IRS 分期为Ⅱ-Ⅲ期;肿瘤有区域浸润(T_2);肿瘤 >5cm;淋巴结转移(N_1);远处转移(M_1-IRS Ⅳ期)。③年龄 >10 岁或 <1 岁。④预后不良部位:预后良好部位以外的任何位置。

(彭瑞清　路素英)

参考文献

1. SKAPEK SX, FERRARI A, GUPTA AA, et al. Rhabdomyosarcoma[J]. Nat Rev Dis Primers, 2019, 5(1): 1.
2. MAURER HM, BELTANGADY M, GEHAN EA, et al. The Intergroup Rhabdomyosarcoma Study-I.A final report[J]. Cancer, 1988, 61(2): 209-220.
3. CRIST WM, ANDERSON JR, MEZA JL, et al. Intergroup Rhabdomyosarcoma Study-Ⅳ: Results for patients with nonmetastatic disease[J]. J Clin Oncol, 2001, 19(12): 3091-3102.
4. STEVENS MC. Treatment for childhood rhabdomyosarcoma: The cost of cure[J]. Lancet Oncol, 2005, 6(2): 77-84.
5. SHERN JF, SELFE J, IZQUIERDO E, et al. Genomic Classification and Clinical Outcome in Rhabdomyosarcoma: A Report From an International Consortium[J]. J Clin Oncol, 2021, 39(26): 2859-2871.

第十八章
周围神经系统肿瘤

　　神经系统是由中枢神经系统和周围神经系统组成的。中枢神经系统在人体的中轴,位于背腔,由脑神经节、神经索、脑、脊髓组成。周围神经系统在中枢神经和其他系统器官之间,其主要成分是神经纤维。周围神经系统不是单独存在的,而是一个形态上的划分,泛指除脑和脊髓外的神经系统。周围神经系统包括12对与脑连接的脑神经和31对与脊髓连接的脊神经。脑神经包括嗅神经、视神经、动眼神经、滑车神经、三叉神经、展神经、面神经、前庭蜗神经、舌咽神经、迷走神经、副神经和舌下神经。脊神经包括颈丛、臂丛、胸神经前支、腰丛和骶丛。就周围神经而言,从组织学角度分析,周围神经由神经外膜、神经束膜、神经内膜、神经鞘(施万细胞)和神经轴突5层结构组成。

　　周围神经系统肿瘤大体可分为神经源性肿瘤、非神经源性肿瘤和瘤样病变三大类。其中,神经源性肿瘤又可分为神经鞘源性肿瘤(如神经鞘瘤、神经纤维瘤、恶性外周神经鞘瘤等)(详见表18-1)、神经细胞源性肿瘤(如神经母细胞瘤、神经节细胞瘤和嗜铬细胞瘤)和周围神经转移瘤,分布范围广泛,体表以颈部、四肢屈侧等多见,深部则以腹膜后及纵隔多见。非神经源性肿瘤包括神经内脂肪瘤、血管瘤、囊肿等;瘤样病变包括创伤性神经瘤及嵌压性神经瘤。

表 18-1　2020 年 WHO 周围神经肿瘤分类

肿瘤名称	ICD-O 编码
良性	
神经鞘瘤 NOS	9560/0
古老型神经鞘瘤	9560/0
富细胞性神经鞘瘤	9560/0
丛状神经鞘瘤	9560/0
上皮样神经鞘瘤	
微囊 / 网状神经鞘瘤	
神经纤维瘤 /NOS	9540/0
古老型神经纤维瘤	
富细胞性神经纤维瘤	
非典型神经纤维瘤	
丛状神经纤维瘤	9540/0
神经束膜瘤 NOS	9571/0

肿瘤名称	ICD-O 编码
网状神经束膜瘤 /NOS	
硬化性神经束膜瘤	
颗粒细胞瘤	9580/0
真皮神经鞘黏液瘤	9562/0
孤立性局限性神经瘤	9570/0
从状孤立性局限性神经瘤	
异味脑膜瘤 /NOS	9530/0
良性蝾螈瘤 / 神经肌肉迷芽瘤	
硬化性神经束膜瘤	
混杂性神经鞘瘤	9563/0
恶性	
恶性外周神经鞘瘤	9540/3
上皮样恶性外周神经鞘瘤	9542/3
恶性蝾螈瘤	
恶性色素性神经鞘瘤	9540/3
恶性颗粒细胞瘤	9580/3
恶性神经束膜瘤	9571/3

本章主要介绍临床中最常见的周围神经系统肿瘤,包括良性肿瘤中的神经纤维瘤和神经纤维瘤病,神经鞘瘤和神经鞘瘤病,以及恶性肿瘤中的恶性外周神经鞘瘤。

第一节　神经纤维瘤

一、流行病学

(一)神经纤维瘤

神经纤维瘤是一种良性的周围神经瘤样增生性病变。一般所指的神经纤维瘤又称孤立性神经纤维瘤。临床男女发病无明显差别,好发年龄为 20～40 岁。神经纤维瘤的发病部位比较广泛,可见于身体的各个部位,其中体表的躯干、四肢、头颈的皮肤和皮下组织是最为常见的部位。在任何神经的末梢和神经干的任何位置都有神经纤维瘤的病例报道,即使在纵隔和腹膜后也有神经纤维瘤的个案报道。神经纤维瘤的发病率很难估计,不同的研究学者之间存在着较大的差异性。神经纤维瘤生长缓慢,病程较长,少数病例术后可复发,部分有恶变倾向。

（二）神经纤维瘤病Ⅰ型

当神经纤维瘤伴有其他系统受累时，则为神经纤维瘤病（neurofibromatosis，NF）。1987年美国国立卫生研究院（National Institute of Health，NIH）提议将神经纤维瘤病分为神经纤维瘤病Ⅰ型（NF1）和神经纤维瘤病Ⅱ型（NF2），即周围型和中枢型神经纤维瘤病。

神经纤维瘤病Ⅰ型（neurofibromatosis type 1，NF1）又称 von Recklinghausen 病，由 von Recklinghausen 在 1882 年首次描述，1987 年美国国立卫生研究院（NIH）将典型的"von Recklinghausen 病"命名为"神经纤维瘤病Ⅰ型（NF1）"，目前国际上以此做为该病的通用命名。NF1 占所有神经纤维瘤病的 96%，发病率为 1/3 000～1/2 600，没有种族和性别差异，是一种常染色体显性遗传病，可累及皮肤、肌肉、周围神经系统甚至中枢神经系统、内脏系统等全身多个系统，并可合并各种良性和恶性肿瘤。发病机制为位于 17 号染色体上的 $NF1$ 基因突变失活。在缺少 $NF1$ 基因编码的神经纤维蛋白后，RAS 信号通路活化，产生瀑布样级联反应，包括 MEK 及 ERK1/2 等活化，从而导致细胞分化异常。此外，RAS 下游的 PI3K-AKT-mTOR 通路也出现活化。据统计，与一般人相比，NF1 患者罹患癌症的概率是正常人的 5 倍，罹患神经源性肿瘤的概率是正常人的 2 000 倍。除了常见的典型 NF1 外，若患者 NF1 相关临床特征局限于身体某一区域，则称为镶嵌型或节段型 NF1。其病理基础是由 $NF1$ 基因致病变异的体细胞与正常体细胞镶嵌所致，患病率估计为 1/40 000～1/36 000。

（三）神经纤维瘤病Ⅱ型

神经纤维瘤病Ⅱ型（neurofibromatosis type 2，NF2）是由于位于染色体 22q12 上的 $NF2$ 抑癌基因杂合子突变，导致其编码的 merlin 蛋白功能障碍引起的一种常染色体显性单基因遗传病，患病率远低于神经纤维瘤病Ⅰ型，约为 1/30 000。NF2 的发病率和早期死亡率都很高，确诊后 20 年的总存活率仅为 38%。NF2 是一种破坏性的疾病，导致全身肿瘤的发生，需要终生持续治疗。与周围脊神经和皮肤病变为主的 NF1 相比，NF2 主要累及中枢神经系统（听神经、脑膜、脊髓等）。患者由于病程多变性和肿瘤多发性，不同部位的肿瘤会导致不同程度的临床表现，如听力障碍、平衡障碍、神经功能缺失、肢体偏瘫等，这些都严重威胁到患者的生命和生存质量。

二、临床特征

（一）神经纤维瘤

由于神经纤维瘤可分布于人体的各个部位，因此其临床表现也是大相径庭。分布在真皮或是皮下浅表部位的神经纤维瘤，可能仅是缓慢生长的无痛性结节或肿块。瘤体一般会随着年龄的增大而增大，并且部分肿瘤患者的神经纤维瘤在青春期或是妊娠期很快增大，部分瘤体重量可达数公斤，并伴有深部组织浸润生长，可波及周边的组织器官。由于重力和挤压的因素，导致局部和邻近器官出现畸形和功能障碍。在纵隔和腹膜后出现的神经纤维瘤在早期可能不会出现任何症状，当瘤体生长到一定程度时可能会挤压周围脏器，压迫神经等可出现相应的症状。

（二）神经纤维瘤病Ⅰ型

神经纤维瘤病Ⅰ型临床表现出现的典型顺序是咖啡牛奶斑、腋窝和／或腹股沟雀斑、虹膜错构瘤（Lisch 结节）和神经纤维瘤。骨发育不良通常在出生后 1 年内出现，视神经胶质瘤通常到患者 3 岁时发生。其他肿瘤和神经系统并发症通常在患者出生 1 年后开始出现。高血压可能在儿童期出现。肿瘤恶变也可出现在儿童期，但更常发生于青春期和成年期。

1．咖啡牛奶斑 最早出现的临床表现。患者在 1 岁前有将近 99% 的概率出现浅棕色、大小及形态不一、不隆起于皮肤表面同时与周围组织界限清楚的牛奶咖啡斑，此时咖啡斑颜色较浅，随着年龄的增长牛奶咖啡斑逐渐加深，成年后颜色又会逐渐变淡。斑块直径一般在 0.1～2cm，数量不等。在儿童期早期数量增加，数量随时间推移而稳定。存在 6 个或以上咖啡牛奶斑，则高度提示 NF1。

2．雀斑 即 Crowe 征，比咖啡牛奶斑小，出现时间更晚，多成群出现于皮肤摩擦部位，尤其是腋窝和腹股沟区域。出生时雀斑通常不明显，到 3～5 岁时出现，常首发于腹股沟区。雀斑还可出现于其他易摩擦部位，可表现为弥漫性。具体发病机制不详，一般认为与这些位置容易受到摩擦、温度及湿度较高有关。

3．虹膜错构瘤（Lisch 结节） 一般只能在裂隙灯下观察到，是虹膜凸起的棕褐色错构瘤，常见于双侧，呈半球形白色或黄棕色隆起斑点，境界清楚的胶样结节，是 NF1 的一种特异性表现，对视力无影响。6 岁以下患儿中检出率不足 10%，但可见于超过 90% 的成人患者。

4．神经纤维瘤 是 NF1 最典型、最具特征性的临床表现，青春期及妊娠是加速其生长的重要因素。

（1）皮肤型神经纤维瘤：为最常见类型，常呈质软、无蒂或有蒂的肿瘤，检查时可随皮肤移动，无压痛。瘤体可累及表皮和真皮，肿瘤边缘清楚，无包膜，皮肤触诊可及质软点。常会影响外观，如加速生长可出现瘙痒症状。这些皮肤病变通常在青春期即将开始前或青春期期间开始出现，但在更年幼儿童患者中亦可见到小病变，病变的大小和数量有随年龄而增长的趋势，数量可从几个到几千个不等，在躯干部分布最为密集（图 18-1，见文末彩插）。

（2）结节型神经纤维瘤：为生长在皮下的离散性病变，也可生长在体内深部，一般不会侵袭周围组织。皮下病变表现为可能有压痛的质硬而富弹性的肿块，瘤体增大压迫周围结构可引起疼痛，可转化为恶性外周神经鞘瘤（MPNST）。

（3）丛状神经纤维瘤：可位于表浅位置并伴有皮肤和软组织过度生长，也可位于体内深部，或者同时分布在浅表和深部。沿神经长轴呈弥漫性生长，可累及多条神经干、分支及神经丛，可侵及周围组织。这类病变通常是先天性的，往往在儿童期生长最为迅速。30%～50% 的患者会出现疼痛、功能障碍、外观缺陷及恶变，出现恶变的最常见特征是病变疼痛且不断扩大。

5．视神经胶质瘤 通常为低级别毛细胞型星形细胞瘤，可出现在沿前视觉通路至视放射的任意位置，累及视神经、视交叉和视交叉后视束。大多数患儿视力正常，如病变扩大，可引起进行性视力丧失，另可表现为色觉下降、瞳孔功能异常、眼球突出和视神经萎缩。15% 的 6 岁以下 NF1 儿童可出现视神经胶质瘤，年龄更大的儿童和成人中极少出现。

6．特征性骨病变 NF1 中的骨异常主要包括骨发育不良和假关节。长骨发育不良在婴儿或年幼儿童中通常表现为胫骨前外侧凸，可进展为髓腔狭窄、骨皮质增厚和骨折。早期容易被忽视，常在负重时或年幼儿童开始尝试走路时发生病理性骨折才被发现。约半数的骨折发生在患者2岁前。假关节是一种当长骨骨折处出现骨折两端不愈合时形成的假性关节，严重影响患肢的功能。在约5%的NF1患者中，长骨假关节出现于婴儿期，男性多于女性（1.7∶1）。此外NF1的骨病变还包括身材矮小、脊柱侧凸、脊椎发育缺陷、蝶骨翼发育不良、非骨化性纤维瘤和骨质疏松等。

7. 其他表现

（1）其他良性和恶性肿瘤：NF1患者发生良性和恶性肿瘤的频率均增加，颅内肿瘤类型以视神经胶质瘤为主，但发生其他中枢神经系统肿瘤的风险也增加，尤其是星形细胞瘤和脑干胶质瘤，通常无症状，常于影像检查时偶然发现，可表现为颅内压增高。NF1患者发生软组织肉瘤的风险增加，如MPNST和横纹肌肉瘤，MPNST一般源于神经纤维瘤恶变，恶变的首发表现通常为显著且持续的疼痛、丛状神经纤维瘤硬度改变或瘤体快速生长。横纹肌肉瘤往往在年龄较小时即出现，通常发生于泌尿生殖系部位。NF1患者罹患某些其他恶性肿瘤，如儿童期的幼年型粒-单核细胞白血病，以及嗜铬细胞瘤的风险也增加。

（2）认知障碍：患者的认知障碍包含多个方面，包括视空间/运动功能障碍、智力下降、语言/阅读/计算障碍、睡眠障碍、执行功能障碍、适应功能障碍等。例如，30%～50%的患者存在运动障碍，52%的患者存在学习障碍。此外，部分NF1患者还存在自闭症谱系障碍（发病率21%～40%）、注意力缺陷伴多动障碍（40%～50%）。其具体发病机制尚不清楚，有研究认为与*NF1*基因突变后神经纤维蛋白表达缺失有关。

（3）高血压：大多是原发性的，但血管病变导致肾血管性高血压在NF1患者中也不少见。因此，对于NF1合并高血压的儿童，应评估是否有肾动脉狭窄。另外，嗜铬细胞瘤也是NF1中高血压的少见病因，应予以鉴别。

（三）神经纤维瘤病Ⅱ型

神经纤维瘤病Ⅱ型临床上表现为全身多系统病变综合征，主要包括神经系统病变、眼科病变和皮肤病变。其中，NF2相关神经系统多发肿瘤是最严重的病变，也是致死、致残的主要原因。中枢神经系统肿瘤包括脑膜瘤、神经鞘瘤、胶质瘤和室管膜瘤等，其中双侧前庭神经鞘瘤为特征性表现。双侧前庭神经鞘瘤是指生长于内耳道和小脑桥角的良性肿瘤，见于95%的NF2患者中，临床表现为双侧感音神经性听力损失、耳鸣、前庭症状等，严重者导致耳聋、面神经功能减弱。周围神经病变包括眼部和皮肤症状，眼部异常症状包括白内障、视神经鞘脑膜瘤和视网膜错构瘤。皮肤肿瘤通常为神经鞘瘤。神经纤维瘤病Ⅱ型相关病变的发生率情况如表18-2所示。其具体临床表现包括：

1. 神经系统病变 包括双侧前庭神经鞘瘤（通常在30岁之前，发生率90%～95%）、其他颅神经鞘瘤（发生率24%～51%）、颅内脑膜瘤、脊柱肿瘤（包括髓内及髓外），以及偶发周围神经病变，最常见发生于第Ⅶ对脑神经，患者会出现持续性的下运动神经元瘫痪，通常在前庭神经鞘瘤前出现，还有一些患儿会出现下肢肌肉群萎缩、足下垂等表现。双侧前庭神经鞘瘤是NF2的特征性表现，其引起的双侧听力丧失会严重降低患者的生存质量。脑膜瘤是NF2第二位常见的肿瘤，发生率约为50%，常为多发病变。发生脑膜瘤的NF2患者的发病年龄小于散发性脑膜瘤患者，且前者肿瘤常具有更高的增殖活性。颅内多发脑膜瘤是影响NF2患者生存期的重要因素，伴有颅内多发脑膜瘤的NF2患者的生存期明显缩短。

2．听力损失　疾病一般伴有前庭神经鞘瘤所致的听力损失。听力损失最初通常是单侧的，可伴有耳鸣、头晕和听力失衡。

3．肿瘤压迫症状　肿瘤增大可能出现脑干受压、颅内压升高和脑积水症状。

4．视力障碍　儿童患者比成人更容易出现视力障碍。60%～80%的患者有晶状体后囊下或皮质混浊（白内障），视网膜错构瘤通常也会影响患儿的视力。

5．皮肤表现　约70%的NF2患者有皮肤表现，但仅10%的患者有10个以上的皮肤肿瘤。最常见的类型是斑块样病变，表现为皮下轻微隆起、粗糙、轻微色素沉着，伴毛发增多。有时能发现更深层次的皮下肿瘤，主要分布在大的周围神经上，绝大多数为神经鞘瘤，偶尔也会出现神经纤维瘤，这些肿瘤通常表现为梭形包块，两头均可触摸到增厚的神经。

表 18-2　NF2 患者相关病变的发生率

病变涉及系统	发生率 /%
神经系统病变	
双侧前庭神经鞘瘤	90～95
其他脑神经鞘瘤	24～51
脑膜瘤	45～58
椎管内肿瘤	63～90
髓外肿瘤（脊膜瘤、神经鞘瘤）	55～90
髓内肿瘤（室管膜瘤）	18～53
周围神经病变	66
眼科病变	
白内障	60～81
视网膜前膜	12～40
视网膜错构瘤	6～22
皮肤病变	
皮肤肿瘤	59～68
皮肤斑块	41～48
皮下肿瘤	43～48

此外，NF2患者一般可分为重型（Wishart型）和轻型（Gardner型）。Wishart型患者常在20岁之前发病，其合并颅内、椎管内多发肿瘤，病情进展较快。Gardner型患者的发病年龄常较大，除听神经瘤外，可不并发其他肿瘤，其病情进展较慢。

三、诊断与鉴别诊断

（一）神经纤维瘤

尽管神经纤维瘤的发病率远比神经纤维瘤病高，但考虑到有些神经纤维瘤病患者在早期的表现即为单纯神经纤维瘤，因此对每一个神经纤维瘤患者，临床诊断时都必须进行详尽检查和病史、家族史的调查，以排除神经纤维瘤病。

1. 临床检查 肉眼观上，神经纤维瘤在病理上一般分为结节型、蔓丛型和弥漫型。结节型多为良性，可发生于大的神经干，也可发生于小的皮神经。肿瘤呈椭圆形或分叶形成结节，为实质性，质软，无明显包膜。切面灰白、光滑、发亮，瘤组织紧密脆嫩，并有胶样物质，退行性变如出血和囊肿形成少见。有些肿瘤瘤体内有许多大小不等的血管窦腔及疏松的蜂窝状组织。部分肿瘤可见神经外膜构成的包膜囊。蔓丛型好发于躯干和四肢，常累及较大的神经干的大段范围，形成大量沿神经走行的大小不一的不规则梭形膨大结节。弥漫型以头颈部多见，表现为神经组织在皮肤及皮下软组织内沿结缔组织间隔弥漫性生长并包裹正常结构。临床上，蔓丛型和弥漫型较为少见。

2. 病理表现 镜下，肿瘤的成分包括神经鞘细胞、神经束膜/神经束膜样细胞、纤维母细胞、肥大细胞、残余有髓鞘和无髓鞘轴突构成。每个肿瘤的肿瘤细胞、黏液和胶原纤维成分不同，最为特征性的神经纤维瘤表现为呈梭形的瘤细胞和胶原纤维束呈漩涡状排列，或呈栅栏状排列，细胞与胶原紧密排列，有时在纤维间有黏液变性，病灶基质中偶见肥大细胞、淋巴细胞和少量的黄色瘤细胞。有些神经纤维瘤没有黏液样物质，均为施万细胞及较均匀的胶原组织，肿瘤内细胞排列为索状或漩涡状。神经纤维瘤的特征性病理学表现是：增生的施万细胞、神经元细胞和胶原纤维细胞呈梭形交织排列。

3. 免疫组化 神经特异性烯醇化酶（NSE）及波形蛋白（vimentin）阳性，S100 蛋白质表达于施万细胞，结蛋白（-），CD34 表达于间质成分，Ki67 增殖指数较低。

（二）神经纤维瘤病 Ⅰ 型

对于 NF1，美国国立卫生研究院（NIH）于 1987 年制定了 NF1 的临床诊断标准，具体为：①6 个或以上咖啡牛奶斑：在青春期前直径 >5mm 或在青春期后直径 >15mm；②2 个或以上任何类型的神经纤维瘤或 1 个丛状神经纤维瘤；③腋窝或腹股沟区雀斑；④视神经胶质瘤；⑤2 个或以上 Lisch 结节（虹膜错构瘤）；⑥特征性骨病变，如蝶骨发育不良或长骨皮质增厚伴或不伴假关节；⑦有一级亲属（父母、同胞或子女）根据上述标准被诊断为 NF1。满足以上 7 条诊断标准中的两条及以上即可在临床上诊断为 NF1。

2021 年，国际神经纤维瘤病诊断标准共识组对 1987 年制定的 NF1 诊断标准提出了修正建议，主要加入了基因学诊断，具体为：①6 个或以上咖啡牛奶斑：在青春期前直径 >5mm 或在青春期后直径 >15mm；②2 个或以上任何类型的神经纤维瘤或 1 个丛状神经纤维瘤；③腋窝或腹股沟区雀斑；④视神经胶质瘤；⑤裂隙灯检查到 2 个或以上 Lisch 结节，或光学相干层析成像（OCT）/ 近红外（NIR）影像检查到 2 个或以上的脉络膜异常；⑥特征性骨病变，如蝶骨发育不良、胫骨前外侧弯曲，或长骨假关节生成；⑦在正常组织（如白细胞）中具有等位基因变体分数达 50% 的致病杂合子 NF1 变异体。对于无父母患病史者，满足 2 条或以上临床特征可被诊断为 NF1；有父母患病史者，满足 1 条或以上临床特征可被诊断为 NF1；如患者只有咖啡牛奶斑和腋窝或腹股沟区雀斑，需同时考虑 Legius 综合征的可能性，尤其是双侧色斑患者。

临床检查：神经纤维瘤病 Ⅰ 型常见的影像学检查如下：

1. B 超 超声检查具有无创性，且操作简单，是筛查高危患儿主要脏器病变及评估儿童肿瘤最常用检查，可用于原发瘤灶的评估及对治疗反应的监测。

2. CT 扫描 通常进行增强 CT 检查，评估原发肿瘤位置、范围及对周围组织侵犯情况，同时用于对治疗后的效果进行评估。

3. MRI 扫描　对于儿童首选增强磁共振扫描确定原发瘤灶情况，以及其对周围邻近组织器官的侵犯情况。脑外神经纤维瘤 T_1WI 信号较肌肉稍高，T_2WI 周边呈稍高信号，中心区为低信号，与局部较浓密的胶原基质有关。增强后瘤灶可有不同程度的强化。

另外，还可对患者进行眼科检查，包括直接检眼镜或裂隙灯检查等，以观察有无 Lisch 结节；对疑有恶变者，可行局部活检术。

对于临床特征不满足诊断标准的可疑患者，可行基因检测明确诊断。

神经纤维瘤病 I 型应与以下疾病进行鉴别：

1. 神经纤维瘤病 II 型　NF2 和 NF1 是由编码不同功能蛋白的不同染色体上基因突变引起，这两种遗传疾病临床表现的部分重叠偶尔可导致混淆。NF2 中，双侧听神经鞘瘤患病率极高；NF2 中可见咖啡牛奶斑，但明显更少见，且无 Lisch 结节；NF2 相关神经鞘瘤不会恶变为 MPNST；两者均可出现脊神经根肿瘤，但 NF2 中为神经鞘瘤，NF1 中为神经纤维瘤；NF2 患者不存在 NF1 患者中常见的认知功能障碍。

2. 恶性外周神经鞘瘤　可来源于神经纤维瘤恶变，如病变处疼痛且不断扩大，应注意鉴别，需病理诊断明确。

3. Legius 综合征　虽有典型的 NF1 样的咖啡牛奶斑，但无神经纤维瘤或视神经胶质瘤，可通过基因检测进行鉴别。

（三）神经纤维瘤病 II 型

在过去的 30 多年中，1987 年制定的美国国立卫生研究院（NIH）标准和 2005 年提出的曼彻斯特诊断标准，一直是 NF2 的公认诊断标准。经多国、多学科专家联合建议，2019 年美国神经纤维瘤病会议对 NF2 的诊断标准再次进行了修订，具体如下：

诊断条件 A：双侧前庭神经鞘瘤作为独立的诊断条件，可以确诊为 NF2。

诊断条件 B：不同部位的 2 个 NF2 相关肿瘤中，检测到同一 *NF2* 基因突变可诊断为 NF2。NF2 相关肿瘤包括神经鞘瘤、脑脊膜瘤、室管膜瘤，由于在散发脑膜瘤和神经鞘瘤中亦常可检测出 *NF2* 基因突变，因此，必须为同一患者 2 个不同部位的肿瘤检测出 *NF2* 基因发生同一位点的突变，方能诊断 NF2。

诊断条件 C：满足以下 2 个主要标准或 1 个主要标准 +2 个次要标准可以诊断为 NF2。主要标准：单侧听神经瘤；NF2 患者的一级亲属；≥2 个脑脊膜瘤；在血液或正常组织中检测到 *NF2* 基因突变。次要标准 a（同类病变可累积计数，如罹患 2 个神经鞘瘤，则视为满足 2 个次要标准）：室管膜瘤、神经鞘瘤（如主要标准为单侧听神经瘤，则应至少包含 1 个皮肤神经鞘瘤）。次要标准 b（同类病变不可累积计数）：青少年囊下或皮质性白内障、视网膜错构瘤、40 岁以下视网膜前膜、脑脊膜瘤。

神经纤维瘤病 II 型的常用的检查方法如下：

1. 影像学检查　增强 MRI 检查是 NF2 的首选检查，怀疑全身多部位病变时可行全身 MRI 检查。MRI 可以发现直径小到 1～2mm 的颅神经根和脊神经根肿瘤。前庭神经鞘瘤表现为实质性结节性肿块，边界清楚，明显强化。T_1WI 呈等信号或低信号，T_2WI 呈不均匀高信号，增强扫描病变实质部分明显不均匀强化，病灶若有囊变、坏死则无强化，通常不存在钙化。另外亦可见来源于其他颅神经的神经鞘瘤，最常见于三叉神经。脑膜瘤常多发，颅内任何部位均可发生，在 MRI 上表现为脊髓、脑或视神经周围脑膜上的明显均匀强化区域，可见脑膜尾征，脑膜瘤的生长速度比前庭神经鞘瘤更快。全脊柱磁共振在高达 90% 的 NF2 患者中检测到脊椎肿瘤，但只有 30% 的患者临床上有脊椎肿瘤的症状。CT 对前庭神经鞘瘤的诊断起到补充作用，它能提供颅底，尤其是岩骨的解剖信息，有利于术前评估。

2．眼科检查 眼科检查用于识别特征性病变，如晶状体混浊、视网膜错构瘤或视网膜前膜病。

3．听力学检查 主要包括纯音测听、言语识别和脑干听觉诱发电位。在 10～72 岁的 NF2 患者中，90% 的患者存在纯音听阈异常。言语识别是功能性听力的衡量标准。脑干听觉诱发电位是一种更敏感的客观听觉功能指标，在有耳部症状的前庭神经鞘瘤患者中均是异常的，常表现为潜伏期延长。

4．皮肤病理活检 在诊断不明确的情况下，任何皮肤病变的活组织检查或其他病理学相关检查都可能是有帮助的。

5．基因检测 虽然 *NF2* 基因检测不是诊断的必要条件，但是 *NF2* 基因突变种类可能会影响疾病的严重程度，基因型与表型存在一定的相关性。对基因型 - 表型相关性的研究发现，一般来说，*NF2* 基因无义突变或移码突变的 NF2 患者比错义突变或大量缺失的 NF2 患者病情更严重。在死亡率的相对风险中也存在基因型 - 表型效应，错义突变的患者比无义突变或移码突变的患者死亡风险更低。

四、治疗

（一）神经纤维瘤

神经纤维瘤和神经鞘瘤因肿瘤与神经干的关系不同，手术方式也有所不同。神经鞘瘤受累神经干只有单根神经纤维受浸润，其他神经纤维不受影响，手术切除肿瘤时，可将其他神经纤维剥离，只将瘤体挖出，而不影响神经干的功能。而神经纤维瘤浸润受累神经干的所有神经纤维，切除时不能将神经纤维从瘤体上分离出来，需将神经干一起切除而影响肢体功能。

此外，手术时应注意以下几点：①手术时机。周围神经纤维瘤可逐渐扩大甚至恶变，因此一经发现应尽早手术切除。并且早期肿瘤侵袭神经组织较轻，手术易做，术后恢复快，复发率低。②术中游离解剖神经时注意保护神经干的分支及血运，以免造成不必要的神经分支功能丧失。同时尽可能地保留一些神经"系膜"内血管，避免过多地游离及切断较大的营养血管，可能时多游离近端而少游离远端，一般游离长度不超过 4～6cm。如游离神经长度太大则其血代偿就无保障，神经缺血后，神经束间瘢痕形成，就会使神经失去功能。当神经游离较长，血运欠佳时，则应将吻合及松解后的神经放置在有健康组织的神经床内，以保护并改进神经血液循环。③游离切除肿瘤时应分别从两端正常神经开始，逐渐向瘤体部位分离，避免一开始就在瘤体部位盲目分离切割而误伤神经。④肿瘤切除必须彻底，否则残留肿瘤组织将有复发之患，使患者遭受二次手术之苦。对疑为恶变者术中作快速病理检查，确定有恶变倾向的，应将肿瘤与此段受累神经一并切除。对于神经缺损，首选术式是通过游离神经，轻柔牵引，神经移位，屈曲关节及缩短骨骼等方法，在无张力下行神经外膜对端吻合。国内文献报道神经外膜对端吻合效果优于自体神经移植。

部分专家认为手术的治疗可能偏积极，允许有临床观察的选择。对于怀疑恶变的肿瘤，术中冰冻决定手术的术式可能会存有争议。因此怀疑恶变的病例一定要拿到恶变的证据再选择病变的彻底切除，因为此手术方式会造成功能障碍等严重后果。

（二）神经纤维瘤病Ⅰ型

对于神经纤维瘤病Ⅰ型，针对不同症状可采取不同的治疗措施。

1. 神经纤维瘤的治疗　对于皮肤型神经纤维瘤，因为多发，症状严重患者临床建议进行治疗。治疗方式包括外科手术切除、二氧化碳激光消融（对体积较小的瘤体尤其有效）、电流干燥术（可一次性治疗数以百计的神经纤维瘤）、激光光凝术、射频消融术等。其中，手术可完全切除瘤体，获得理想美容效果，并能留取组织样本进行病理检查。但患者大多皮肤受累范围广泛且瘤体较多，一般无法切除所有瘤体。此外，手术切除后往往会遗留瘢痕。因此，除生长在乳头或会阴等敏感区域外，一般不推荐手术治疗。

对于结节型神经纤维瘤和丛状神经纤维瘤病的患者，治疗方式包括：

（1）手术治疗：目前，手术治疗是神经纤维瘤的最主要治疗方法，但术后约50%以上的患者会复发，且有些部位的特殊性（如头颈部）常常导致病变难以完全切除，手术治疗通常仅限于对较大病变的特定区域进行减瘤。瘤体大多边界不清，无包膜，瘤体内常形成血管窦，切除时窦壁无伸缩性，因此手术容易出现难以控制的出血，术前必须充分准备并备血，手术难度大。因此，根据实际情况合理确定手术的切除范围以及是否进行分期手术，做好术前准备，对于手术的成功具有十分重要的意义。术中大量出血时的有效止血，以及瘤体切除后残留的大面积组织缺损的修复，是手术成功的关键。中山大学孙逸仙纪念医院整形外科张金明等人认为可以采取以下措施有效减少和控制术中出血：①可于术前对瘤体部位行血管造影、磁共振血管成像或CT血管造影检查+三维重建，明确拟切除的瘤体范围内是否有明显的供血血管主干，如有则可在介入科先行主干供血血管介入栓塞，注意栓塞术后不要等待太长时间，于栓塞后24小时内行手术治疗可有效减少出血，否则栓塞的血管容易再通导致效果不佳；②术中可联合麻醉科实行控制性降压，减少术中瘤体切除时的出血，一次降压时间不宜超过30～45分钟；③肿瘤位于肢体部位时，可用止血带减少术中出血；④可用7-0丝线对瘤体进行结扎，结扎线间可相互交叉，减少瘤体的血供；⑤切除瘤体时使用超声刀切除比传统电刀止血效果更佳，同时也能加速切除手术进程。瘤体切除时多采用边切边止血的方法，某个部位出现暂时难以直接止血的情况时可先局部按压，处理其他部位瘤体，待按压一段时间后再行止血处理。

（2）药物治疗：美国食品药品监督管理局（FDA）于2020年4月批准司美替尼（一种MEK抑制剂）用于治疗2岁及以上儿童NF1，这是第一种获批用于治疗NF1的药物，主要适用于不能手术切除的丛状神经纤维瘤。临床研究显示该药可改善肿瘤相关疼痛程度、生活质量以及功能结局。此外，还可减轻NF1及PNF患者的脊髓神经纤维瘤负担，减少手术干预需求。但由于临床应用病例数较少，临床观察时间尚短，其确切疗效和副作用有待进一步观察。目前，国内也已开始进行相关临床试验。

服用司美替尼可能出现的不良反应主要包括：①胃肠道反应：呕吐、腹痛、腹泻、恶心、便秘、口干等。②皮肤黏膜毒性：皮肤干燥、痤疮样皮疹、斑丘疹、红斑、脓疱疹、荨麻疹、剥脱性皮炎、湿疹、脂溢性皮炎、特应性皮炎、毛发改变、甲沟炎、瘙痒症、皮肤溃疡等。③肌肉骨骼和结缔组织疾病：肌酸磷酸激酶升高、肌肉骨骼疼痛、横纹肌溶解等。④全身表现：疲乏、发热、水肿等。⑤神经系统表现：疲劳、头痛等。⑥呼吸系统表现：鼻衄、呼吸困难等。⑦泌尿系统表现：血尿、蛋白尿、急性肾损伤等。⑧营养及代谢：食欲下降、体重增加等。⑨心血管系统表现：左室射血分数下降、窦性心动过速、高血压等。⑩眼毒性：视力损害、视网膜静脉阻塞、视网膜色素上皮脱离等。⑪其他实验室检查异常：白蛋白、血红蛋白、中性粒细胞、淋巴细胞降低，AST、ALT、ALP、肌酐、脂肪酶水平升高，离子紊乱等。

2. 视神经胶质瘤的治疗 对于没有明显视野缺损的患者，建议观察治疗，予以脑部 MRI 检查密切监测瘤体大小及视功能影响。

（1）化学治疗：目前是本病的首选治疗方案，对于出现进展证据或明显视觉障碍的儿童，建议行化学治疗。化疗的主要目的在于防止视力的进一步丧失。多种联合化疗方案已被用于治疗此类肿瘤。最常用的组合包括：长春新碱和放线菌素 D；长春新碱和卡铂；顺铂或卡铂加依托泊苷；基于亚硝基脲的组合方案。

（2）手术治疗：主要适用于：①孤立性眶内胶质瘤引起眼球突出，明显影响容貌，且视力较差或完全失明；②适当的切除以缓解肿瘤对视路结构造成的影响，从而提高视力；③出现梗阻性脑积水症状的患者。

（3）放射治疗：放射治疗可导致内分泌紊乱、放射性脑病、烟雾病等多种并发症。且有研究发现，NF1 患者的视神经胶质瘤接受放射治疗后发生神经系统第二肿瘤的风险性明显升高，因此在儿童期除非必要不应进行放疗。

3. 特征性骨病变的治疗 胫骨或其他长骨发育不良及脊柱侧凸常常需要骨科干预。胫骨假关节形成可通过矫形、足截肢和安装假肢来改善活动度。脊柱侧凸需支具治疗或手术矫正。骨质疏松仅用钙剂及维生素 D 治疗效果并不好，是否需要早期给予双膦酸盐治疗，还有待进一步研究。

4. 咖啡牛奶斑的治疗 应向患者解释咖啡牛奶斑和雀斑均无潜在恶性，也不会导致任何功能障碍；对于引致美容困扰的斑点，患者可选择皮肤遮瑕相关技术及产品。

5. 对神经纤维瘤病 I 型其他相关疾病的处理

（1）乳腺癌：NF1 患者应从 30 岁开始每年 1 次乳腺 X 线钼靶检查，并建议在 30～50 岁期间行乳腺磁共振增强扫描。此外，根据患者相关家族病史，判断是否需要行乳房切除术以降低患癌风险。

（2）嗜铬细胞瘤：对于 30 岁以上、怀孕或有高血压相关头痛及心悸的高血压 NF1 患者，会诊时应将嗜铬细胞瘤纳入考虑范围，并在手术、妊娠、临产和分娩前筛查嗜铬细胞瘤，以降低诱发心血管危象风险。检测患者的血浆游离甲氧基肾上腺素有助于建立对嗜铬细胞瘤的诊断。如血浆检测不明确，应行 24 小时尿液儿茶酚胺和甲氧基肾上腺素检测协助诊断。不推荐对无症状嗜铬细胞瘤患者进行生化或影像学筛查。

（3）高血压和血管病变：对于 30 岁以下、怀孕或有腹部杂音的高血压 NF1 患者，应先评估其患肾血管性高血压的风险。磁共振血管造影是评估肾血管性高血压的首选方法；对于肾功能受损患者，可采用螺旋 CT 和 CT 血管造影检查；如影像检查结果为阴性，可考虑肾血管造影。其他检测应包括血清肌酐和电解质、血浆肾素和尿液分析。建议同时筛查血浆游离甲氧基肾上腺素以排除嗜铬细胞瘤。治疗 NF1 相关高血压应根据具体病因量身定制。

（三）神经纤维瘤病Ⅱ型

神经纤维瘤病Ⅱ型的治疗非常复杂，临床无法治愈且可持续进展，治疗上需多学科协作，充分评估患者的整体状态、肿瘤负荷、治疗获益以及治疗风险后，制订个体化治疗方案，合理地采用手术、放射外科、药物以及神经功能重建等方法治疗，从而延长患者的生存期，同时保护和维持重要的神经功能，以期提高患者的生存质量。其治疗目标是：以最大程度切除肿瘤和保存有用听力功能为目的，最小限度的神经损伤以及最大限度地保证患者生命安全为前提，同时有效地保存面神经功能。

1. 前庭神经鞘瘤的治疗　NF2 导致的前庭神经鞘瘤，治疗原则是减小肿瘤体积，尽可能保护听力和面神经功能，提高患者的生活质量。目前治疗策略上主要早期的诊断、观察与管理、手术、立体定向放射治疗。

（1）早期筛查：首先早期的筛查是很有必要的，前庭神经鞘瘤的筛查应从 10～12 岁开始，每年进行耳部测试。此外，有家族史的高危人群应每 3 年进行 1 次头颅 MRI 检查，肿瘤患者每 1 年进行 1 次。

（2）手术治疗：一直是 NF2 患者的前庭神经鞘瘤及其他中枢神经系统肿瘤的标准治疗方法，手术的目的在于保留功能和维持生活质量。由于 NF2 的神经鞘瘤具有发展成多发性颅神经、脊神经和周围神经肿瘤的特性，常常难以完整切除，只起到延缓肿瘤生长的作用。目前关于手术时机的选择尚无定论，一些外科医生主张前庭神经鞘瘤最大直径小于 2cm 时应尽早手术，以最大可能的保护听力。另一部分主张延缓手术干预直到肿瘤压迫侵犯导致完全听力丧失，以尽量保护现有听力。

（3）立体定向放射治疗：立体定向放射治疗在前庭神经鞘瘤的治疗方面有着悠久历史，于 1969 年首次在临床上应用。然而传统的高辐射剂量（>50Gy）可导致较多的并发症，促使医学领域逐步降低剂量（12～13Gy）。该剂量保持了较高的肿瘤生长控制率和低水平的放射并发症，可作为肿瘤切除的替代或补充，以延缓部分 NF2 的肿瘤进展。尤其适用于不适合手术，或者因为相关风险而拒绝或希望避免手术的患者。但目前缺乏长期随访结果和全面的数据统计，且立体定向放射治疗会增加后期手术切除难度，及继发性恶性肿瘤的风险，所以应谨慎使用。

2. 脑膜瘤的治疗　脑膜瘤是 NF2 中第二常见的肿瘤类型，多为良性肿瘤，45%～58% 的 NF2 患者被诊断为颅内脑膜瘤，约 20% 的患者被诊断为脊膜瘤。多发性脑膜瘤的发生是 NF2 的一个标志，也是该病的主要诊断标准之一。早期对于较小的脑膜瘤，通常采用保守治疗的方案，如定期行 MRI 检查。对于特殊部位及有症状的肿瘤应尽可能早期切除。但是大多数患者一生中需要经历多次手术治疗，手术风险也相应增高。另外一种方案是手术加术后立体定向放疗，以控制局部残余肿瘤，但此方案有可能诱导继发恶性肿瘤的风险，因此治疗时需要临床医生权衡利弊。

3. 脊髓室管膜瘤的治疗　因脊髓室管膜瘤一般呈多发性且多数病例无明显症状，常常采用保守治疗，尤其是直径小于 5mm 的髓外肿瘤，只需定期行 MRI 检查，但对于髓内肿瘤压迫脊神经的患者，还需早期行手术治疗。

4. 眼部病变的治疗　大多数 NF2 患者都有眼部病变，最常见的病变是由后囊膜下晶体混浊引起的白内障，目前主要治疗方式比较局限，早期定期的复查，必要时行白内障切除等手术治疗。

5. 皮肤病变的治疗 皮肤肿瘤出现在 50%~70% 的患者中，尤其是 Wishart 表型和儿童患者中，皮肤肿瘤可能是其首发特征。治疗上，通常情况下肿瘤不会引起特殊性临床症状，采取保守治疗即可，如果肿瘤增大，影响美观或局部压迫出现相应的临床症状，可以进行手术切除治疗。

6. 潜在的药物治疗 目前尚无药物被中国或美国食品药品监督管理局批准用于治疗 NF2 患者，但临床试验结果表明，已有数种药物可在一定程度上控制肿瘤的生长，改善 NF2 患者的神经功能。目前，抗肿瘤血管生成治疗策略应用较为广泛。血管内皮生长因子抑制剂贝伐珠单抗可抑制部分患者前庭神经鞘瘤的生长并改善听力。应用贝伐珠单抗后亦可不同程度地改善 NF2 室管膜瘤相关症状，但对脑膜瘤的效果尚不明确。对于贝伐珠单抗的最佳应用方案目前尚无共识，其主要的不良反应为高血压和蛋白尿。此外，目前仍有多个针对 NF2 前庭神经鞘瘤的靶向药物处于 II 期临床试验中，包括血管内皮生长因子受体多肽疫苗、小分子酪氨酸激酶抑制剂（厄洛替尼、拉帕替尼等）和雷帕霉素靶蛋白抑制剂（依维莫司）等。

五、预后

NF1 为良性疾病，病情发展缓慢，有时呈静止状态，大多数 NF1 患者可长期生存甚至终身无明显临床症状，但少数患者也会发生恶变。肿瘤存在多年的患者是恶变的好发人群，年龄多处于 20~50 岁，多恶变为恶性外周神经鞘瘤，发展非常迅速，预后也往往比较差。即使采用根治手术方式，其 5 年生存率仍然较低。因此当瘤体出现短时间迅速生长或明显疼痛症状时应及时活检，镜检发现细胞出现明显的异型性和多核分裂相时应考虑恶变可能。

由于 NF2 病变累及多系统和多脏器，尤其是发生于前庭部位的神经鞘瘤严重损害面神经和听神经功能，致残致死率较高。在 1990 年以前诊断的患者，其预期寿命只有 15 年。随着对 NF2 的早期诊断和管理水平的改善，这种情况有所改善，但许多 NF2 患者仍然遗留听力丧失、耳鸣和面瘫等多种严重并发症，且可能会在很年轻便死亡，目前无有效根治方法。

第二节 神经鞘瘤

一、流行病学

（一）神经鞘瘤

神经鞘瘤多起源于神经鞘的施万细胞，由施万细胞及丰富的胶原间质所组成，是唯一有包膜完全包裹的周围神经系统肿瘤。主要发病机制为神经受到慢性刺激、摩擦或压力损伤，导致纤维组织增生，压迫神经纤维并妨碍其营养，最后神经的扩大部变成一个胶原蛋白肿块，纤维组织代替了神经纤维和血管。

神经鞘瘤可发生在任何年龄，但大多数在 20~50 岁，无明显性别差异。可发生于任何部位，主要位于大神经干。国外学者 Antinheimo 通过大样本量回顾性研究发现约 90% 神经鞘瘤为单发，3% 见于神经纤维瘤病 II 型，2% 见于神经鞘瘤病，5% 伴有多发性脑膜瘤同时伴有或不伴有神经纤维瘤病Ⅱ型。一般以一根神经纤维为中心向四周呈偏心膨胀性生长，表现为有包膜的椭圆形或梭形结节，质韧，包块表面光滑，界限清楚，与周围组织无粘连，与神经干垂直的方向可以移动，但纵行活动度小。此外，在不同角度反复叩击肿块可出现麻木感或触电感并向肢体远端放射，即 Tinel 征阳性。

根据 WHO 神经系统肿瘤分类标准，可以将神经鞘瘤分为三个主要的亚型，即富细胞型神经鞘瘤、丛状神经鞘瘤和黑色素型神经鞘瘤。

1．富细胞型神经鞘瘤　由于其富细胞性、活跃的核分裂特性和有时表现为骨破坏，容易被诊断为恶性外周神经鞘瘤。富细胞型神经鞘瘤主要由 Antoni A 区组成（即细胞密集区，为含有大量细胞且排列整齐的结构），倾向于在后纵隔和腹膜后等较深的部位发病，另有约 1/4 的病例在四肢深部软组织中发病，切面为棕褐色但很少有囊性变。诊断富细胞型神经鞘瘤为良性的主要依据有：①有完整的包膜，其周围或下面可见淋巴细胞套；②血管周围有淋巴细胞浸润及玻璃样变性；③施万细胞相对核分裂象和不典型细胞不成比例地增多；④有时可看到局限性 Antoni B 区结构；⑤ S100 蛋白质强阳性，CD34 及 SMA 阴性。

2．丛状神经鞘瘤　呈丛状或多结节形，约占神经鞘瘤的 5%。丛状神经鞘瘤一般不伴有神经纤维瘤病Ⅰ型或者Ⅱ型，这一点和丛状神经纤维瘤不同。丛状神经纤维瘤往往伴有神经纤维瘤病Ⅰ型或者Ⅱ型，并被认为是神经纤维瘤病Ⅰ型的特征性表现。丛状神经鞘瘤多见于真皮及皮下组织，深部软组织中较少见。一般都有完整的包膜，瘤体内主要由 Antoni A 结构组成，排列成短束或交错束状，有时可见核排列成栅栏状，免疫组化示 S100 蛋白质强阳性。

3．黑色素型神经鞘瘤　较少见，多发于中年人。大体观察可见肿瘤界限清楚，呈棕黑色。镜下见肿瘤由多边形上皮样和梭形瘤细胞混合构成。有些瘤细胞质内含有粗块状或细颗粒状色素颗粒。核分裂象不规则，如核分裂象多应视为恶性。S100 蛋白质强阳性，电镜下可见到黑色素小体。

（二）神经鞘瘤病

除了单发的神经鞘瘤，不伴有神经纤维瘤病Ⅱ型的皮下多发性神经鞘瘤，称为神经鞘瘤病，是一种少见的常染色体显性遗传性疾病，大多数病例为散发，其特征是在身体周围的脊神经和外周神经上发生的典型的疼痛的良性神经鞘瘤。神经鞘瘤病和神经纤维瘤病Ⅱ型在临床特征上有很大的重叠。术语"schwannomatosis"可以追溯到 20 世纪 50 年代，但其他术语如"neurilemmomatosis"也被创造出来。早期的文献中二者是混淆的，在日本，"schwannomatosis"和"neurilemmomatosis"都用来描述明显患有双侧前庭神经鞘瘤的神经纤维瘤病Ⅱ型的患者。然而，在 20 世纪 90 年代中期，开始形成一种共识，即神经鞘瘤病不同于神经纤维瘤病Ⅱ型，原因主要是那时发现神经鞘瘤病患者不会患有前庭神经鞘瘤。然而，此后虽然进一步证实神经鞘瘤病和神经纤维瘤病Ⅱ型为两种疾病，但有无前庭神经鞘瘤已不再作为完全排除标准。2007 年，22 号染色体上的一个名为 *SMARCB1* 的基因被发现可引起家族性和散发性神经鞘瘤病，Smith 等人在 2012 年报道单侧前庭神经鞘瘤发生在非 *SMARCB1* 相关神经鞘瘤病家族以及其他孤立病例中。此外，该基因还与脑膜瘤的发病倾向有关。在 *SMARCB1* 被鉴定为致病基因 7 年后，2014 年，*LZTR1* 基因也被鉴定为神经鞘瘤病的致病基因，部分 *LZTR1* 相关神经鞘瘤病的患者确实发生了前庭神经鞘瘤。儿童肿瘤基金会研讨会（Children's Tumor

Foundation workshop）也建议不应将前庭神经鞘瘤作为神经鞘瘤病的完全排除标准。另外，对于 *SMARCB1* 和 *LZTR1* 基因而言，在 48% 的家族性神经鞘瘤病和 10% 的散发性神经鞘瘤病中发现了 *SMARCB1* 的胚系突变，而在 38% 的家族性神经鞘瘤病和 30% 的散发性神经鞘瘤病中发现了 *LZTR1* 的胚系突变。

由于神经鞘瘤病在 20 世纪 90 年代才真正被认为是独立于神经纤维瘤病Ⅱ型的一个独立疾病，因此其真正的流行病学证据有限。2000 年，一项来自芬兰赫尔辛基大学医院的研究结果得出结论，神经鞘瘤病和神经纤维瘤病Ⅱ型的发病率相似。在 2018 年，Evans 等人更新了相关数据，神经鞘瘤病的出生发病率和患病率不到神经纤维瘤病Ⅱ型的一半，神经鞘瘤病的出生发病率为 1/68 956，患病率为 1/126 315。

二、临床特征

（一）神经鞘瘤

神经鞘瘤发病年龄为 20～50 岁，男女发病率大致相等，在肿瘤体积不大的情况下一般没有临床症状，只有瘤体大到压迫周围的神经时，可能会出现受累神经所支配区域的感觉异常或疼痛，此外还可能出现放射痛。体格检查时，常发现梭形肿块，并能够横向移动，但无法进行上下移动，压触肿块时患者可感觉疼痛。因纵隔及腹膜后的神经鞘瘤在生长初期可能没有临床症状，因此发现较之体表较晚，可生长较大。

（二）神经鞘瘤病

神经鞘瘤病患者最突出的症状是疼痛，没有可见或可触及肿块的疼痛是神经鞘瘤病最常见的临床表现，同时伴有周围神经肿瘤，几乎没有神经功能缺损。切除神经鞘瘤通常会使疼痛症状完全消失。此外，与神经纤维瘤病Ⅱ型不同，神经鞘瘤病患者预期寿命通常不会缩短，但生活质量可能会受到严重影响。在临床上，神经鞘瘤病与神经纤维瘤病Ⅱ型的区别在于没有双侧前庭神经鞘瘤和室管膜瘤。神经鞘瘤病很少发生恶变，少有的几例恶变的病例主要是携带 *SMARCB1* 基因胚系突变的患者。因此，在具有 *SMARCB1* 胚系突变的患者中，特别是引起功能损害的人中，当肿瘤发生变化时应排除恶变可能。

神经鞘瘤病患者的典型特征是多个非皮内神经鞘瘤，主要发生在周围神经（90%）和脊神经（75%），颅神经较少见。而皮内神经鞘瘤是神经纤维瘤病Ⅱ型的特征性病变，在神经鞘瘤病中并不存在。

三、诊断与鉴别诊断

（一）神经鞘瘤

1. 病理检查　肉眼观上，神经鞘瘤瘤体的大体形态和瘤体中所累及的神经纤维相关。纺锤形的肿瘤通常见于小的神经纤维上，其形状与神经纤维瘤相类似，由于神经纤维细小，因此神经纤维常常被包裹在瘤体中。而大的神经纤维肿瘤通常无法完全包绕，因此神经纤维在肿瘤的表面，肿瘤的生长类似于偏心性生长。肿瘤的横径常小于 5cm，肉眼观可见粉红、白色或黄色组织，在纵隔中或是在腹膜后的神经鞘瘤体积可能相当大，因此瘤体常表现为囊性变并伴有钙化等退行性变。

镜下可见神经鞘瘤包括 Antoni A 区（即细胞密集区，为含有大量细胞且排列整齐的结构）和 Antoni B 区（即细胞疏松区，为疏松的黏液样结构），这两种成分的比例可不相同，可逐渐移行或突然转变。Antoni A 区由排列紧密的梭形细胞组成，细胞间分界不清，细胞核呈不规则扭曲状或波浪状，有时可看到细胞核内含有空泡，有时瘤细胞排列成短束状或相互交织成丛。在高度分化的 Antoni A 区，可看到细胞核排列成栅栏状，细胞形成漩涡，有时能看到核分裂象，免疫组化 S100 蛋白质常常阳性。Antoni B 区细胞较少且排列不整齐，这些梭形或卵圆形细胞杂乱地分布于结构疏松的间质中，间质中还可见到囊性变、炎性细胞和胶原纤维。肿瘤血管也主要见于 Antoni B 区，由于有大量的纤维组织，因此血管壁比正常血管偏厚。神经鞘瘤中还可见到腺体和上皮组织，肿瘤内有时可见囊腔，内壁为圆形或上皮样的施万细胞。也有人把这种肿瘤称为假腺体性神经鞘瘤。

2. 影像检查

（1）超声检查：超声检查能够清晰描绘周围神经形态，可以清晰显示周围神经的分布情况、走行、粗细及与周围组织的解剖关系，得到动态图像，直观确定肿瘤的位置、特征及性质，可对临床诊断与治疗提供影像形态学依据。神经鞘瘤的超声声像图呈类圆形或椭圆形，形态规整，边界清晰、规则，大多数具有完整包膜，实性的较均匀低回声，瘤体内血流信号可较丰富（图 18-2，见文末彩插）。纵切面可见瘤体两端呈"鼠尾状"与神经相连。

（2）CT 检查：CT 辅助诊断神经鞘瘤的诊断率较低，因此很多专家建议当 CT 中影像学与患者症状体征不相符合的时候，应行 MRI 检查。

神经鞘瘤主要 CT 表现包括：①平扫时肿瘤密度低于肌肉组织，这主要因为肿瘤细胞间水肿液及黏液成分较多；②肿瘤包膜密度高，边界清楚、光滑，这主要是由于肿瘤有完整的纤维包膜（图 18-3）；③肿瘤密度不均、强化不均匀与肿瘤出血、坏死、囊变有关，也与肿瘤细胞排列有关；④椎间孔扩大，发生在脊髓神经根的神经鞘瘤可使邻近椎间孔扩大。

（3）MRI 检查：神经鞘瘤的 MRI 表现包括：①沿神经干走形的椭圆形肿块：MRI 多平面成像能较好显示这一表现。有研究报道外周神经鞘瘤有 94% 显示为椭圆形肿块。②靶征：是神经鞘瘤的特征性表现之一，由于其内部 Antoni A 区和 Antoni B 区的特殊组织学结构，在 T_1WI 上显示为中心区域中等信号，周缘呈低信号，T_2WI 上显示为中心区域呈不均匀信号，周缘呈高信号，包膜呈低信号（图 18-4）。③神经出入征：表现为肿瘤与神经关系密切，

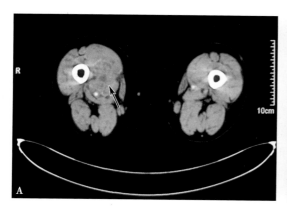
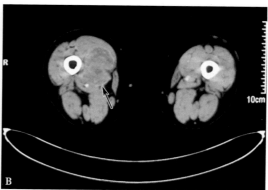

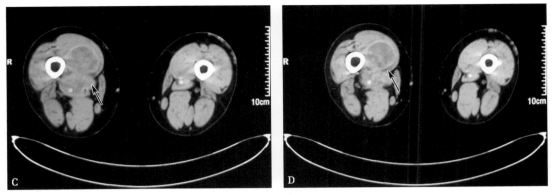

图 18-3　一例右大腿神经鞘瘤患者 CT 表现

A～B. 右侧股内侧肌及大收肌内可见多发不规则稍低密度肿物影（箭），相互融合，边界不清，最大横截面积约 11.3cm×6.7cm×5.2cm，平扫 CT 值约 24Hu；C～D. 增强扫描后稍显强化，强化欠均匀，边缘可见包膜较明显强化，与周围组织分界尚清（箭）。

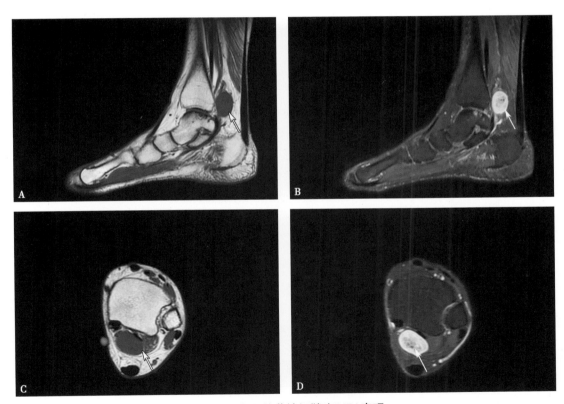

图 18-4　左踝关节神经鞘瘤 MRI 表现

A. 矢状位 T_1WI，呈稍低信号（箭）；B. 矢状位抑脂 T_2WI，周围呈高信号，中心呈稍低信号，呈"靶征"，边界尚清（箭）；C. 横断面 T_1WI（箭）；D. 横断面抑脂 T_2WI（箭）。

肿瘤两级有神经相连，此为神经鞘瘤的另一特征性表现，常发生于深部较大的肌间神经干。而位于皮下的神经鞘瘤由于受累神经较细，在 MRI 上不易显示。④脂肪包绕征：表现为肿瘤周围多有脂肪包绕，在 T₁WI 上显示较好。因神经鞘瘤多生长于肌间脂肪内或正常神经束周围多有脂肪包绕，推移周围脂肪而形成。⑤脂肪尾征：神经鞘瘤上下两极的肌间脂肪影或神经束周同包绕的脂肪影形成脂肪尾征。

3. 鉴别诊断 神经鞘瘤应主要与神经纤维瘤鉴别：①年龄，良性神经纤维瘤整体发病年龄偏年轻，而神经鞘瘤各个年龄阶段均可发病，以中老年为主；②病灶大小，需要与神经鞘瘤区分的是局限型神经纤维瘤，良性神经鞘瘤病灶长径一般小于局限型神经纤维瘤；③肿块形状，丛状神经纤维瘤表现为"葡萄藤"样的长条状，局限型神经纤维瘤表现为分叶状或者团块状，边界欠均匀，而神经鞘瘤表现为梭型或者卵圆形，边界一般很光整，这一点对两者的影像学鉴别至关重要；④神经纤维瘤一般包绕、侵犯神经，所以临床上一般会有相应的感觉或者运动功能障碍，神经鞘瘤虽然与神经干联系紧密，但肿瘤一般只是粘连并不侵犯神经，因而不会造成神经支配的缺损区，手术也容易剥离，临床症状也不如神经纤维瘤明显；⑤二者在超声像图也存在一定区别，神经纤维瘤无包膜回声，边界不清楚，声像图为类圆形低回声区，而神经鞘瘤常单发，有包膜回声，呈偏心性生长，挤压神经干，边界清楚，内部实性低回声，典型者可见"鼠尾征""靶征"表现。虽然包膜结构是否完整为神经鞘瘤和神经纤维瘤的一个主要差别点，但并非所有神经鞘瘤均有完整包膜，而神经纤维瘤过度压迫周围组织时会出假性包膜。

（二）神经鞘瘤病

对于神经鞘瘤病的诊断，欧洲神经鞘瘤病指南小组于 2022 年 4 月发布了神经鞘瘤病指南，分为八个部分：临床概述、诊断、影像学、基因检测、年度临床评估、非手术疼痛管理、手术干预、非手术干预，如表 18-3 所示。

表 18-3 欧洲神经鞘瘤病指南小组建议概览

临床概述推荐		推荐等级
推荐 1	与神经纤维瘤病Ⅱ型不同，神经鞘瘤病的预期寿命通常不受影响。疼痛是一个显著的特征，尤其是对于伴有 *LZTR1* 体系突变的患者	强
推荐 2	在携带 *SMARCB1* 胚系突变的患者中，发生变化的肿瘤，特别是导致功能损害的肿瘤，应排除恶变可能	强
推荐 3	*LZTR1* 胚系突变与单侧前庭神经鞘瘤的高风险相关；因此，前庭神经鞘瘤不应被视为神经鞘瘤病的排除标准	强

诊断推荐		推荐等级
推荐 1	如果患者患有神经鞘瘤，同时伴有 *SMARCB1* 或 *LZTR1* 的胚系突变，应考虑神经鞘瘤病的诊断	强
推荐 2	在可能的情况下，应对散发病例进行神经鞘瘤病和神经纤维瘤病的鉴别，以评估是否同时患有神经纤维瘤病Ⅱ型。神经鞘瘤病的特征是多发肿瘤，在 *NF2* 基因中含有独立的体细胞突变，而这些变异不存在于其构成 DNA 中	强

诊断推荐		推荐等级
推荐 3	证实神经鞘瘤病的基线检查应包括大脑和内耳 MRI，层厚至多 3mm，最好是 ≤1mm，切面穿过内耳道，以排除双侧前庭神经鞘瘤（神经纤维瘤病Ⅱ型）	中
推荐 4	在临床上怀疑神经鞘瘤病的患者中，如果没有 *SMARCB1* 或 *LZTR1* 的胚系变异，并且没有神经纤维瘤病Ⅱ型的诊断特征，则应考虑进行 RNA 检测（例如，与神经鞘瘤病相关的内含子 *SMARCB1* 变异）。由于与 *SMARCB1* 相关的神经鞘瘤病的恶性风险增加，这一额外步骤非常重要，因为一旦发现即可确认诊断，并能够在亲属出现症状前进行相应的检测	中
推荐 5	对于处于生育年龄或过渡期的神经鞘瘤病患者，应讨论可能传播给后代的风险，以及提供妊娠期检测和着床前诊断的选择	强
推荐 6	在具有胚系突变的人群中，应告知患者及其后代，传播风险为 50%。在无家族史的散发病例中，*LZTR1* 和 *SMARCB1* 检测呈阴性，传播风险 <10%	强

影像推荐		推荐等级
推荐 1	对于肿瘤监测或筛查，应使用 MRI。PET/CT 扫描不应用于神经鞘瘤病的诊断或监测	中
推荐 2	诊断后应尽快进行基线评估，包括全颅全脊髓 MRI 和 / 或全身 MRI，因为 MRI 可以在不进行全身麻醉的情况下进行（通常是大龄儿童，12～14 岁），在成年早期或出现症状时应再次评估	中
推荐 3	重复 MRI 的频率应由临床判断决定，并以症状变化为指导	中
推荐 4	预计每隔 2～3 年进行常规 MRI 检查。除非患者症状发生变化，否则不应进行更频繁的 MRI 检查	中
推荐 5	对于有局部疼痛和 / 或相关神经功能局部缺损的患者，如果没有明显的神经鞘瘤，应使用薄层局部 MRI（<3mm）进行检查，以检测非常小但对神经功能有显著影响的神经鞘瘤	中
推荐 6	对于疼痛的针对性研究，超声（对有神经鞘瘤成像经验的人而言）可能是一种有用的解决问题的方式	弱

基因型特异性影像监测建议（请考虑"影像推荐"中的所有建议）		推荐等级
推荐 1	*SMARCB1* 型：诊断时应进行以下基线检查：脑部和脊柱 MRI，以及全身 MRI	中
推荐 2	*LZTR1* 型：诊断时应进行以下基线检查： 1）切面经过内耳道和脊柱的高分辨脑 MRI（层厚 <3mm） 2）全身 MRI* * 请注意，偶然检测到 *LZTR1* 致病性变异的人，如果没有神经鞘瘤病的个人或家族史，也没有疼痛或其他神经鞘瘤症状，则不应进行 MRI 检查来检测神经鞘瘤，因为其风险可能远低于 1%	中
推荐 3	如果在 MRI 基线检查中发现肿瘤，则应每 2～3 年复查一次，除非症状发生变化，或者如果在脑部成像中发现肿瘤，则需要在 12 个月时进行 MRI 检查。如果没有症状或体征出现，在全身 MRI（尤其是肢体）检测到的无症状非中枢神经系统小肿瘤（小于 1cm）可以不重复检查	中
推荐 4	如果症状有变化，应根据临床表现进行局部 MRI 检查，并应根据临床表现增加重复检查频率	中

每年临床评估建议	推荐等级
推荐　在每次评估时,应: 1)全面评估疼痛史 2)全面的神经学检查 3)使用公认的工具(如 EQ-5D)评估生活质量 4)评估患者的心理需求	强

非手术疼痛管理建议	推荐等级
推荐 1　应采用多学科疼痛管理,以症状管理为重点,利用生物 - 社会心理方法针对疼痛相关的残疾	中
推荐 2　放疗可能增加神经鞘瘤病患者恶变的风险。只有在神经鞘瘤逐渐生长并且不能通过手术或其他疗法治疗的情况下才考虑放疗	强
推荐 3　疼痛性神经鞘瘤有明显的神经病变成分,药物如三环抗抑郁药和加巴喷丁类药物应作为一线用药,五羟色胺再摄取抑制剂(SSRI)或其他自闭症药物(托吡酯、卡马西平、奥卡西平)应作为二线用药	中
推荐 4　不建议长期使用阿片类药物,因为它们对神经性疼痛效果较差,并且存在耐受性、依赖性和痛觉过敏的问题	强
推荐 5　瞬时受体电位香草素 1(TRPV1)拮抗剂(辣椒素和一些大麻素受体配体)可能对顽固性疼痛有效,因为施万细胞表达神经生长因子	弱

手术干预建议	推荐等级
推荐 1　对于疼痛性神经鞘瘤患者,如果在没有神经功能缺损的情况下可以进行手术,则应及早进行手术治疗	强
推荐 2　如果对有症状的神经鞘瘤进行手术,应由有切除神经鞘瘤经验的外科医生进行	强
推荐 3　有些病变不能通过手术切除。因此,评估手术成功的可能性和神经功能缺损的风险,应由包括具有丰富切除神经鞘瘤经验的外科医生进行	强
推荐 4　应考虑使用术中神经生理监测,这对于关键部位的手术至关重要	中
推荐 5　如果手术不能缓解局部疼痛或症状,应避免在相同症状区域重复手术,因为它们对疼痛控制的好处越来越小,并可能导致神经鞘瘤病疼痛综合征的恶化	中
推荐 6　脊髓刺激的使用是一种新兴的治疗选择,应该由多学科团队在个体基础上进行考虑	弱

非手术干预建议	推荐级别
推荐　在多学科团队的评估中,贝伐珠单抗应该与所有其他治疗方案一起考虑,特别是在有疼痛和 / 或神经功能障碍症状的多发性快速增大肿瘤患者以及那些不能手术的患者中	弱

　　神经鞘瘤病由于与 NF2 的临床表现有重叠,故在诊断神经鞘瘤病时应注意与 NF2 鉴别,双侧前庭神经鞘瘤是鉴别神经鞘瘤病和 NF2 的关键。① NF2 以双侧前庭神经鞘瘤伴其他一些肿瘤(脑膜瘤、室管膜瘤、神经纤维瘤、非前庭神经鞘瘤等)为主要特征,而神经鞘瘤病的特征是全身多发性神经鞘瘤及疼痛,以椎管内发病居多而没有双侧前庭神经鞘瘤及皮

内神经鞘瘤；②通过提取患者血液标本和不同肿瘤组织中的 DNA，进行 *LZTR1*、*SMARCB1* 和 *NF2* 基因的综合突变检测，可以区分这些病例。

四、治疗

（一）神经鞘瘤

目前治疗神经鞘瘤的最常用的办法是外科手术彻底切除。神经鞘瘤相对于其他肿瘤，其包膜一般比较完整，利于手术治疗，尤其是早期的病例，彻底切除的难度不高，且早期瘤体与神经界限清楚，易于完全切除，并能尽最大可能地保留病变神经的功能。就临床随访情况来看，肿瘤切除后复发的概率很小。在纵隔中或者腹膜后的神经鞘瘤，也可采用胸腔镜、腹腔镜等手段治疗。目前，腔镜技术已经十分成熟，伤害小，痛苦少，成为患者常选用的治疗手段。

可根据神经鞘瘤与神经之间的关系将周围神经鞘瘤分为 2 种类型，根据不同类型而采用不同的方式处理。

1. 中心型 肿瘤源于神经束上鞘膜，位于神经纤维束之间，随肿瘤的增大而将其周围的神经束挤向四周，这些神经束受挤压成扁平膜状包裹肿瘤，从而形成肿瘤的假包膜。术中充分显露肿块后可见其假包膜上有束状物，以显微剪刀纵行切开假包膜后即可见到真正的肿瘤包膜。若肿瘤为实质性则真假包膜易于分开；若为囊肿样型或坏死型则在真假包膜间往往有粘连，应仔细分离以免损伤神经束。临床上周围神经鞘瘤出现误诊和手术失误也多发生于此类鞘瘤，尤其在肿瘤显露欠佳、神经没有解剖好时，很容易将肿块当成普通软组织肿瘤连同神经一并切除，或者未分开神经纤维误认为是神经纤维瘤而切除。

2. 边缘型 肿瘤位于神经外膜下，表面未见明显束状物，打开神经外膜即可见到肿瘤，往往稍稍挤压肿瘤即可脱出，略加分离即可摘除肿瘤。应注意肿瘤的"蒂"，术中神经电生理在确定为小分支而不影响功能时方可切断。此型占神经鞘瘤的大多数。对于四肢神经鞘瘤，患肢应使用气压止血带，使手术野清晰，便于保护神经。术中查清肿瘤与神经干的关系，沿神经干纵行切开神经外膜，从肿瘤上、下正常部位向肿瘤分离神经束。肿瘤表层的神经束多被挤压变扁变薄，粘连较紧，要仔细辨认分离，切勿误伤。显微手术有助于提高肿瘤全切率并保全神经功能，并能减少术后复发。完整切除肿瘤后，放松止血带，创口内彻底止血，而神经干上的出血只能用盐水棉球加压止血，或无创伤缝线结扎，而不能用电凝止血，以防引起神经损伤。切开的神经外膜可不做缝合（图18-5，见文末彩插）。

术中神经电生理监测可为手术过程提供可靠的客观信息，提示更准确的病变情况，从而选择合理的手术方式，避免因解剖、牵拉及剥离肿瘤对神经造成损伤。在分离切除肿瘤时的神经电生理监测，一方面可以直观地监测分离前及分离时动作电位的变化情况，另一方面也可避免肿瘤剥离时可能引起的损伤。

（二）神经鞘瘤病

对于神经鞘瘤病的治疗，包含非手术疼痛管理、手术干预、非手术干预三方面的内容。

1. 非手术疼痛管理 疼痛是神经鞘瘤病患者最常见的特征之一。与神经鞘瘤病相关的疼痛可能局限于肿瘤区域，也可能范围较广。除了肿瘤本身的机械压迫外，肿瘤还可能通过分泌营养物质和炎症物质（如 TNF-α 和神经生长因子）引起疼痛。神经鞘瘤病的非手术疼痛管理旨在帮助患者控制症状及其疼痛相关的残疾和生活质量，不应将重点放在单一模式上，而应考虑采用多学科联合方法，与不同类型的医疗保健专业人员合作。在疼痛评估中，不仅要涵盖疼痛本身，还要涵盖与疼痛相关的残疾、功能丧失和疼痛导致的心理困扰。通常使用止疼药来减轻神经鞘瘤病的疼痛症状。药物如三环抗抑郁药和加巴喷丁类药物应作为一线用药，五羟色胺再摄取抑制剂（SSRI）或其他自闭症药物（托吡酯、卡马西平、奥卡西平）应作为二线用药。强效阿片类药物（特别是羟考酮和吗啡）和肉毒毒素-A 的使用建议级别较低，建议作为神经性疼痛的三线治疗。由于阿片类药物对神经性疼痛和相关耐受性的不良影响，以及依赖性和痛觉过敏的风险，不建议在神经鞘瘤病中长期使用阿片类药物，仅当短期使用时可考虑。此外，由于脊髓和背根神经节的电刺激可能对局灶性神经痛有效，诸如脊髓刺激形式的神经调节等新兴技术可能会得到更广泛的应用。

2. 手术干预

（1）中枢神经系统神经鞘瘤：神经鞘瘤病的中枢神经系统肿瘤最常见的手术指征是脊髓神经鞘瘤，表现为疼痛和/或进行性神经功能丧失。*LZTR1* 型神经鞘瘤病患者的前庭神经鞘瘤和 *SMARCB1* 型神经鞘瘤病患者的脑膜瘤的手术指征与非神经鞘瘤病患者的手术指征类似。中枢神经系统神经鞘瘤手术相关的文献很少，仅有单中心回顾性研究和病例报告可供参考。

（2）周围神经系统神经鞘瘤：周围神经鞘瘤病的手术范围从最简单的、小的、非关键的肿瘤到复杂的、不可切除的多灶性肿瘤。前者可由熟悉该疾病的当地外科医生处理，后者需要进行多学科讨论。与普通神经鞘瘤患者类似，外科手术的目的是切开神经鞘瘤的假包膜，远离正常的神经束，并小心地将神经鞘瘤从神经上分离。显微手术、神经刺激和术中神经监测有助于将神经功能损伤风险降至最低。手术风险包括感觉和/或运动障碍，通常会恢复，但恢复可能缓慢或不完全。先前存在的神经性疼痛可能持续存在，也可能出现新的疼痛。对于难以触及、较大或跨越多个神经根的病变，其手术则更为复杂。应仔细考虑保守治疗的获益与直接神经或邻近结构损伤（如胸导管、膈神经、迷走神经或脊髓副神经损伤或血管损伤）的不良结果风险之间的平衡。也可考虑其他治疗方式。

3. 非手术干预　　放疗可能会增加神经鞘瘤病患者恶变的风险，尤其是在 *SMARCB1* 型神经鞘瘤病患者中。因此，只有在神经鞘瘤逐渐生长并且不能通过手术或其他疗法治疗的情况下才考虑放疗。

此外，VEGF 抑制剂抗体贝伐珠单抗治疗神经鞘瘤病的疗效证据非常有限，仅见于病例报告，然而确实有患者肿瘤出现缩小并且疼痛症状缓解。对于有疼痛和/或神经功能障碍症状的多发性快速增大肿瘤的患者以及那些不能手术的患者可考虑使用。

五、预后

与神经纤维瘤病Ⅱ型不同，神经鞘瘤病患者预期寿命通常不会缩短，但生活质量可能会受到严重影响。需要注意的是，部分患者可能会在原手术部位出现肿瘤复发或在其他部分出现新发肿瘤，需要密切随访，且可能需要再次手术治疗。

第三节　恶性外周神经鞘瘤

一、流行病学

恶性外周神经鞘瘤（malignant peripheral nerve sheath tumor, MPNST）是起源于施万细胞或神经嵴细胞的软组织肉瘤，在普通人群中的发病率约为 1/100 000，占所有软组织肉瘤的 5%～10%，包括恶性蝾螈瘤及上皮样恶性外周神经鞘瘤 2 个特殊亚型。恶性蝾螈瘤系指MPNST 伴横纹肌母细胞分化，是一种极少见的恶性外周神经鞘瘤，占全部 MPNST 的 5%，有文献报道其 5 年生存率大约只有 12%。上皮样 MPNST 是指肿瘤细胞具有上皮样分化特点的 MPNST，仅仅不到 5% 属于此种类型。

2002 年，WHO 神经系统肿瘤分类将原来的神经肉瘤、神经纤维肉瘤、恶性施万细胞瘤及恶性神经鞘瘤统称为 MPNST。随后，WHO 于 2013 年将 MPNST 归类于软组织肿瘤，属Ⅲ～Ⅳ级，通常被认为是高级别肉瘤。按其组织发生主要分为 3 类：约 50% 继发于 NF1，且约 10% 的 NF1 患者会发生恶变；约 40% 呈散发性；约 10% 发生于其他肿瘤放疗后。据报道，放疗诱导的 MPNST 在所有接受放疗的患者中发病率为 0.006%，多发生于乳腺癌或淋巴瘤放疗后，从放射至发生 MPNST 的潜伏时间从 9～26 年不等，有学者预测最短时间为 1～6个月，中位潜伏期为 15～16 年。散发性 MPNST 的中位年龄为 30～60 岁，NF1 型 MPNST的中位年龄为 20～40 岁。MPNST 全身各部位均有发病报道，最常见于四肢的近端，其次为头颈、躯干、腹膜后，偶尔发生于胸腔、腹腔、盆腔等。MPNST 患者预后较差，5 年生存率为 35%～60%。

当前对于 MPNST 分级的实用方法是将肿瘤分为低级别（约 15%）和高级别（约 85%）两种。通常低级别 MPNST 主要应用于从神经纤维瘤前体转变而来的较不明显的间变性肿瘤的分级。此外，法国癌症中心联合会（French Federation of Cancer Centers Sarcoma Group, FNCLCC）分级系统是国际公认的软组织肉瘤通用的分级系统。在 MPNST 中，FNCLCC 1级对应于低级别 MPNST，通常出现在 NF1 转变中，而多形性明显或具有不同分化，核分裂象活跃和坏死的高级别 MPNST 则被认定为 FNCLCC 3 级。

二、临床特征

MPNST 可发生在任何年龄，主要发生于成年人，年龄多在 20～50 岁，无明显性别倾向。NF1 相关的 MPNST 约占所有患者的 50%，发病平均年龄比散发性患者年轻 10～15 岁。

恶性外周神经鞘瘤的临床表现往往与肿瘤的发生部位和进展速度有关。临床表现无特异性，多出现无痛性肿块，也常表现为肿块局部疼痛或因肿块压迫致远侧肢体麻木感或放射性痛，多沿主要神经干出现疼痛。其病程长短不一，为 2 个月至 20 年不等，可发生于身体各处，主要沿主神经根发生，如坐骨神经、臂丛神经和股神经，最常发生在四肢（45%～59%），其次是躯干（17%～34%）、头颈部（19%～24%），也有极少数发生于原发于骨骼、脊柱旁、肺部、纵隔、腹膜后、心脏、乳腺等少见部位。有些肿瘤进展迅速可表现为局部温度高甚至红肿破溃。也有些患者可能无症状，仅在影像学检查时偶然发现。对于 NF1 患者，出现新的神经纤维瘤、原肿块迅速增大或出现持续性疼痛通等症状常是 NF1 恶变的重要信号。

三、诊断与鉴别诊断

由于早期临床症状不明显，恶性外周神经鞘瘤诊断较困难。位于皮肤、头颈及颌面部的较容易早期发现，位于内脏者尤其是位于盆腔和腹膜后的恶性外周神经鞘瘤由于位置隐蔽，周围空间较大，可以体积很大而无明显症状，早期诊断更为困难。

与其他软组织肉瘤类似，所有疑似 MPNST 的患者标准诊断步骤应包括病史采集、体检、原发肿瘤部位的影像学检查，以及区域和全身影像学检查，然后进行活检（首选穿刺活检）获得组织学诊断，完成 MPNST 的分期诊断和分型诊断。

恶性外周神经鞘瘤的分期参照软组织肉瘤 AJCC 分期（第八版）和 SSS（surgical staging system，SSS）分期，两种分期系统具有不同的特点。AJCC 分期系统是目前国际上最为通用的肿瘤分期系统，其中的分级采用 FNCLCC 软组织肉瘤分级系统，在"流行病学"部分中有叙述。Enneking 提出的 SSS 外科分期系统同样是目前临床上使用比较广泛的分期系统。此分期系统与外科治疗密切相关，因此被美国骨骼肌肉系统肿瘤协会（Musculoskeletal Tumor Society，MSTS）及国际保肢协会（International Society Of Limb Salvage，ISOLS）采纳，又称 MSTS/Enneking 外科分期。此系统根据肿瘤的组织学级别、局部累及范围和有无远处转移对恶性骨肿瘤进行分期。肿瘤完全位于一块肌肉内的称为间室内（A）肿瘤，而穿透肌肉到另外一块肌肉或侵犯邻近骨骼、血管或神经，称为间室外（B）肿瘤。其病理分级定义为低度恶性（G_1）和高度恶性（G_2），与 AJCC 病理分级 G_1、G_2 和 G_3 意义不同。AJCC 分期系统对预后的判断更加科学有效，也可反映肿瘤生物学行为对放化疗等综合治疗决策的影响，而患者手术方案的制订更多遵从 SSS 分期系统。需要在临床实践中将两者有机整合，以制订更为科学合理的治疗策略。

1. 病理检查 肉眼观上，表面呈结节状或分叶状，一般无包膜，偶有不完整包膜，质硬或较软，切面灰白色鱼肉状，有出血、坏死，也可见黏液样物质或含有粉红色液体。

镜下，大部分的 MPNST 组织学表现为高级别肉瘤形态，仅有 10%～15% 的 MPNST 呈低级别改变。肿瘤成分包括恶性神经鞘细胞和神经膜细胞，瘤细胞核呈卵圆或梭形，有些为多边形，大小不一，有明显异型，有时见巨核或多核，核有丝分裂象多见。瘤细胞浸润性生长，排列成交织条索状，有时呈羽毛状、漩涡状，偶呈栅栏状或网状结构，伴有出血和坏死灶。MPNST 无特异性的免疫组化标记物，诊断非常困难，目前研究较多的及特异性较高的免疫组化指标是 S100 蛋白质，50%～70% 的 MPNST 肿瘤细胞程度不等地表达 S100 蛋白质，常为局灶性。总的来说，恶性程度越高、瘤细胞分化越原始，S100 蛋白质的表达率越低。不表达 S100 蛋白质的患者预后通常较差。除 S100 蛋白质外，可不同程度地表达 SOX10 和 GFAP，H3K27Me3 丢失见于约 50% 的 MPNST，特别是高级别 MPNST 中，偶可局灶性表达 CK8 和 CK18，但不表达 CK7 和 CK19。

恶性蝾螈瘤是 MPNST 的另一少见亚型，于 1932 年首次报道，发现该肿瘤部分可向横纹肌方向分化，此现象与两栖类动物蝾螈的正常神经一样，因此命名为"蝾螈瘤"，并沿用至今，约占 MPNST 的 5%。肿瘤内除了恶性外周神经鞘瘤细胞成分外，还伴有横纹肌母细胞分化区域，细胞形态不规则，细胞质丰富，嗜酸性强，可见病理性核分裂。免疫组织化学检查提示，该肿瘤具有神经鞘膜细胞和横纹肌细胞两种细胞分化特点。

上皮样 MPNST 是另一种少见亚型，该肿瘤部分或大部分是由多形性、胞质嗜酸的上皮样细胞构成。肿瘤细胞较丰富,排列密集,上皮样细胞区域与梭形区域常常混杂存在。肿瘤细胞多呈巢状、片状排列,细胞核通常大而圆,可出现明显的核仁,类似于黑色素瘤样改变;间质内血管周细胞及内皮细胞可呈现上皮样细胞形态。免疫组化常出现 S100 蛋白质和 SOX10 阳性,H3K27Me3 表达无缺失,近半数病例 INI-1 表达发生缺失,部分病例还可表达上皮性标记。

2. 影像检查

(1)超声检查:彩色多普勒超声能明确肿瘤的位置、大小、形态、与周围组织的关系。对于末梢神经干肿瘤,在检查瘤体形态、轮廓、大小及内部回声后,可选取肿瘤的长轴切面,应用局部放大功能,在瘤体的两端寻找有无与神经相延续的声像图,高频超声可以清晰显示肿物与神经纤维相连,从而确定肿物的来源。但总体而言,当肿瘤较大、位置较深,发生于腹、盆腔或肿瘤起源神经过细时,肿瘤与神经相连的声像图显示率较低,需要与周围组织来源的肿瘤相鉴别,应详细询问病史及观察体征,必要时超声引导下穿刺活检诊断。

(2)X 线检查:X 线对软组织显像效果不佳,不易清楚显示软组织肿块,对诊断帮助不大。仅当肿瘤侵犯破坏周围骨质时可考虑,如累及邻近骨质时,可产生溶骨性骨质破坏,无明显硬化边。

(3)CT 及 MRI 检查:MPNST 的 CT 和 MRI 主要表现包括:①肿瘤尚未突破包膜时多呈圆形或类圆形,边缘光滑,肿瘤突破包膜呈浸润生长时,肿瘤形态多不规则,边缘不光整,可有毛刺征或棘状突起改变,常导致周围软组织受压,瘤周大范围水肿;②肿块以实性、囊实性多见,CT 密度及 MRI 信号不均匀,内含多发片状不规则坏死区,可有囊变或钙化;③ CT 及 MRI 增强检查多呈明显不均匀强化,其内可见迂曲增粗肿瘤血管影,瘤内可见斑块状、网格状无强化区,实质部分呈渐进性或延迟强化(图 18-6,图 18-7);④发生于脊柱的 MPNST 多不累及椎间盘,不引起椎间隙变窄及椎间盘信号改变,且发生明显椎体压缩者较少见;⑤既往稳定的神经纤维瘤突然增大、信号不均匀、边界不清楚、病变周围脂肪层受侵犯、病灶周围水肿等 MRI 征象提示神经纤维瘤恶变。

3. 鉴别诊断　MPNST 应与以下疾病进行鉴别。

(1)神经鞘瘤:神经鞘瘤包膜完整,边界清楚,多沿神经走行,90% 的神经鞘瘤可在肿块旁发现伴行的神经,肿瘤易出现坏死、出血和囊变、钙化,邻近骨质无溶骨性骨质破坏,若位于脊柱旁可伴有椎间孔扩大,瘤周多无水肿,CT 或 MRI 增强后较小者多强化均匀,较大者强化不均。

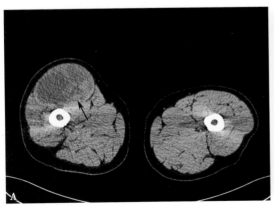
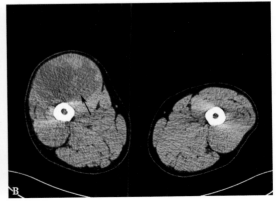

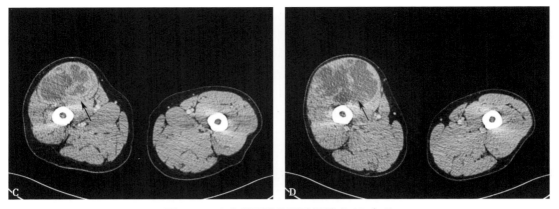

图 18-6　右大腿恶性外周神经鞘瘤 CT 表现

A～B. CT 平扫示右大腿中下段前方可见形态不规则软组织密度肿物（箭）；C～D. 增强后呈不均匀强化，内见多发无强化区，局部与周围肌肉分界不清（箭）。

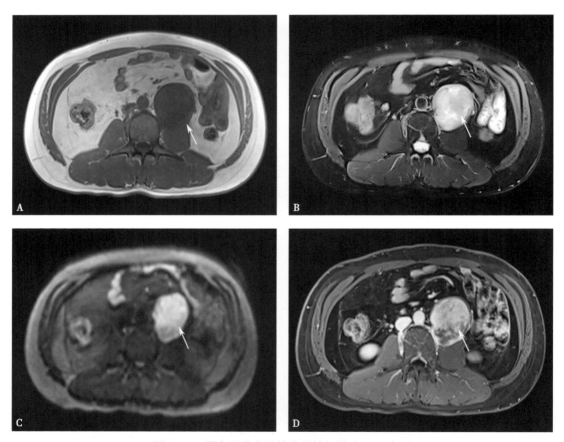

图 18-7　腰大肌前方恶性外周神经鞘瘤 MRI 表现

A. T_1WI 可见左侧腹膜后腰大肌前方形态不规则肿物，呈稍低 - 低信号（箭）；B. T_2WI 呈稍高 - 高混杂信号（箭）；C. DWI 呈不均匀高信号（箭）；D. 增强后呈明显不均匀强化，与椎体左旁神经血管关系密切（箭）。

（2）神经纤维瘤：神经纤维瘤多为肌间隙内无包膜梭形、类圆形或哑铃状肿块，沿神经分布，MRI 的 T_2WI 上可出现"靶征"，增强扫描呈轻度至中度强化；当肿瘤沿着神经生长，受该神经支配的远端肌肉有时可出现萎缩征象；合并多发神经纤维瘤者，肿瘤增大、实性部分增多、密度或信号不均、典型"靶征"消失者往往提示其恶变，同时对于有过神经纤维瘤手术史和神经纤维瘤病的患者，肿块反复复发者恶变的可能性亦较大，需进一步活检或手术切除。

（3）其他肉瘤类型：在病理上，最接近 MPNST 的肿瘤是滑膜肉瘤，特别是其单相型滑膜肉瘤。虽然滑膜肉瘤和 MPNST 都可以显示腺体分化，S100 蛋白质表达可见于两种肿瘤中，但在滑膜肉瘤中未见 CD34 表达。而在基因层面上，*SS18-SSX1* 或 *SS18-SSX2* 基因融合通常由特征性 *X-18* 异位所致，这些基因融合仅发生于滑膜肉瘤，在对于 MPNST 的细胞遗传学中未发现特定的染色体重排。

四、治疗

目前国内外尚没有专门针对 MPNST 治疗的共识或指南，在治疗策略上多借鉴美国国立综合癌症网络（National Comprehensive Cancer Network，NCCN）定期更新发布的软组织肉瘤诊疗指南、欧洲医学肿瘤学会（European Society of Medical Oncology，ESMO）定期更新发布的相关肉瘤诊疗指南、中国临床肿瘤学会（Chinese Society of Clinical Oncology，CSCO）发布的软组织肉瘤诊疗指南和一些国内外相关的肉瘤诊疗共识等。在治疗前需完善影像学检查和一些必要的生化检查，尤其是 MRI 检查，要仔细判断肿瘤的大小、位置、毗邻关系、有无转移等，尽早完成临床分期，并据此结合患者的一般状况来制订个体化、规范化的多学科参与的治疗方案。

根据《中国临床肿瘤学会（CSCO）软组织肉瘤诊疗指南 2022》，包括 MPNST 在内，在对软组织肉瘤治疗前，强烈建议先进行活检，即使临床和影像学都提示非常典型的软组织肉瘤，也需活检确诊。并且活检前一定要先完成必要的影像学检查和分析，因为没有遵循适当的活检程序可能导致不良的治疗效果。对于活检方式，首选穿刺活检，穿刺点必须包括在最终手术的切口范围内，便于最终手术时能够切除穿刺道。切开活检可获得更多的标本，利于诊断，但存在肿瘤污染范围大，以及对再次手术的要求比带芯穿刺活检高等缺点，另外费用也相对较高。当病变较小、位于浅层，手术可完整切除病灶且切除后不会造成重大功能障碍，也可考虑切除活检。

对于恶性外周神经鞘瘤的治疗，主要包括以下几种治疗方式：

1. 手术治疗　与大多数软组织肉瘤相同，广泛切除术为局部 MPNST 的首选治疗方法，手术的最终目的是肿瘤的完全切除并取得切缘阴性（图 18-8，见文末彩插）。由于肿瘤累及神经，为达到手术切缘阴性的效果，手术时常需将侵犯的神经一并切除，这会导致相应的神经功能障碍。此外，肿瘤的可切除性不仅取决于肿瘤的大小及生长部位，也取决于肿瘤的神经侵犯范围。对位于如头颈部、胸腔、腹腔及盆腔等脏器的 MPNST，由于靠近重要器官、血管和神经，扩大切除范围有限，很难获得真正意义上的扩大切除，而对于肿瘤较大、部位较深及存在远处转移灶的患者，不能实现肿瘤的完整切除。对于不同分期的软组织肉瘤患者，应采取不同的手术策略，包括具体的手术方式及是否联合放疗、化疗等，具体可参考《CSCO 软组织肉瘤诊疗指南（2022 版）》。

2. 放疗 与大多数高级别肢体肉瘤相同,放疗能减少 MPNST 患者的局部复发,改善术后的局部控制率,常与手术联合使用,可作为一种辅助或新辅助手段用于术前、术中及术后。

(1) 术前放疗:术前放疗有几个优点。首先,由于不需要覆盖整个手术区域,因此放疗范围可以更小,从而降低了正常组织的接受剂量。其次,术前放疗可以减少晚期并发症发生的风险。此外,术前放疗可缩小肿瘤体积,增加肿瘤的手术切除率,使手术切除简化并降低了复发风险。最后,术前肿瘤区域有更好的氧含量和血管形成,以确保放疗可以获得更好的效果。但同时应注意的是,术前放疗发生伤口并发症的风险相对较高,因此放疗后距离手术的间隔时间至少为 3~6 周。此外,术前放疗也可导致用于诊断的组织减少。术前放疗后拟进行广泛切除前,建议再次进行分期检查,以避免漏诊在此期间可能出现的远处转移。

(2) 术中放疗:当预期在手术切除时切缘距离肿瘤太近或可能出现镜下残留时,可在手术室内行术中放疗。相较于术后放疗,术中放疗可减少对周围组织损伤以及照射的总体剂量。此外,术中将后装管理置于术野,术后围手术期装载放射性物质的治疗对于切缘太近或阳性的患者也是一种选择,这种放疗被称为插植放疗。

(3) 术后放疗:与其他软组织肉瘤类似,术后放疗对于降低恶性外周神经鞘瘤的局部复发率有着积极意义。国外多项研究均表明,术后辅助放疗可明显提高局部控制率。而放疗能否提高患者的总生存仍有争议。应注意的是由于术后放疗的靶区范围大,剂量高,晚期并发症发生率较高,包括纤维化、关节僵硬、水肿和骨折,而这些晚期毒性大多是不可逆的。

3. 化疗 MPNST 属于对化疗中度敏感的软组织肉瘤,化疗方案参照软组织肉瘤,多柔比星类药物联合异环磷酰胺是化疗方案的基石用药,也是一线治疗,而针对 MPNST 的二线治疗尚没有公认的化疗方案。化疗也可分为术前新辅助化疗、术后辅助化疗以及姑息性化疗。

(1) 术前新辅助化疗:主要用于肿瘤巨大、累及重要脏器、与周围重要血管神经关系密切、预计手术切除无法达到安全外科边界或切除后会造成重大机体功能残障甚至危及生命的患者,而一期手术可以达到安全外科边界下完整切除的患者不推荐术前化疗。术前化疗具有以下优点:①可以使肿瘤与神经、血管、肌肉的边界清晰,降低截肢风险,提高保肢率和肢体功能;②提高手术切缘阴性率,降低局部复发风险;③与术前放疗联合使用时具有增敏的效果;④具有杀灭微小转移灶的效果;⑤很多患者因为术后并发症不能按时行辅助化疗,术前化疗可以减少这种情况对生存的影响;⑥依据术前化疗的病理缓解率可以制订后续化疗方案。对于 MPNST 患者,术前化疗方案可以选择:A(多柔比星)、AI(多柔比星 + 异环磷酰胺)、MAID(美司钠 + 多柔比星 + 异环磷酰胺 + 达卡巴嗪),为争取降期,推荐联合化疗的方案,但术前化疗方案需要根据患者的一般情况,对治疗的耐受性和意愿综合制订。推荐剂量为:多柔比星单药 $75mg/m^2$,联合化疗时为 $60mg/m^2$,每 3 周为 1 个周期,不建议增加多柔比星剂量或联合异环磷酰胺以外的其他药物;异环磷酰胺单药剂量 $8\sim12g/m^2$,联合化疗时可考虑为 $7.5g/m^2$,每 3 周为 1 个周期。

(2) 术后化疗:建议伤口愈合后尽早开始,共完成 4~6 周期,但是否选择联合治疗,以及治疗疗程需要根据患者的具体情况及其意愿,综合制订治疗方案。化疗方案可以选择:A(多柔比星)、AI(多柔比星 + 异环磷酰胺)。

(3) 姑息性化疗:是指对于转移或复发不能完整切除肿瘤患者采取的化疗,其目的是为了使肿瘤缩小稳定,以减轻症状,延长生存期,提高生活质量,方案的制订需要因人而异。化疗方案同样为 A(多柔比星)、AI(多柔比星 + 异环磷酰胺)。而 MPNST 的二线治疗则没有公认的化疗方案。

4. 靶向治疗 靶向药物相对于化疗,具有副作用小和耐受性好的特点。已有多种药物应用于晚期或不可切除软组织肉瘤的治疗。目前尚无专门针对 MPNST 患者靶向药物的临床试验,因此 MPNST 可参考其他软组织肉瘤的靶向治疗。

安罗替尼是一种小分子多靶点酪氨酸激酶抑制剂,通常作为软组织肉瘤化疗失败后的二线治疗。继 2021 年 ASCO 会议展示安罗替尼单药作为一线治疗用于不适合化疗的晚期软组织肉瘤患者后,在 2022 年 ASCO 会议更新了 NCT03792542 临床试验最新的长期疗效和安全性数据。该临床试验联合了国内 7 家医院,纳入了 39 例于 2019 年 4 月—2021 年 10 月就诊的局部晚期或转移性软组织肉瘤患者,所有患者接受安罗替尼 12mg,每日 1 次,每 3 周 14 天的治疗,直到疾病进展或不可接受的毒性。病理类型包括脂肪肉瘤($n=11$)、纤维肉瘤($n=8$)、未分化多形性肉瘤($n=5$)、平滑肌肉瘤($n=4$)、滑膜肉瘤($n=4$)、恶性外周神经鞘瘤($n=4$)和其他($n=3$)。截至 2021 年 12 月 27 日,中位 PFS 和中位 OS 分别为 7.1 个月(95% CI:5.42~8.77)、24.3 个月(95% CI:14.9~33.7)。6 个月时 PFS 率为 60.0%,12 个月时 OS 率为 76.6%。37 例患者符合肿瘤疗效评估条件。1 例患者达到部分缓解(PR),客观缓解率(ORR)为 2.7%(1/37),30 例患者达到疾病稳定(SD),疾病控制率(DCR)为 83.8%(31/37)。3 级不良事件发生率为 33.3%,其中高血压(12.8%)、蛋白尿(7.7%)和疲劳(5.1%)发生率较高。该临床试验证实了安罗替尼在不适合化疗的局部晚期或转移性软组织肉瘤一线治疗中的良好抗肿瘤活性和耐受性,有望使安罗替尼成为不适合化疗的软组织肉瘤患者的一线治疗选择。

除了安罗替尼单药治疗,安罗替尼联合化疗也取得了一定进展。一项临床试验纳入了 33 例局部晚期或转移性软组织肉瘤患者,所有患者接受安罗替尼联合表柔比星 6 个周期的治疗,然后单独使用安罗替尼,直至患者进展或无法耐受。结果显示,从 2019 年 6 月—2020 年 8 月,在符合疗效评价的 30 例患者中,平滑肌肉瘤 10 例,纤维肉瘤 8 例,去分化脂肪肉瘤 5 例,滑膜肉瘤 4 例,未分化多形性肉瘤 2 例,上皮样肉瘤 1 例,12 周 PFR、6 月 PFR、ORR、DCR 分别为 70%、53.8%、13.3%、80%。中位 PFS 为 11.5 个月(95% CI:5.0~NA),中位 OS 尚未达到。主要的不良反应为Ⅲ~Ⅳ级中性粒细胞减少症(8/30,26.7%),其中发热性中性粒细胞减少症 7 例(7/30,23.3%),且没有观察到心脏相关不良反应。本临床试验纳入病理类型虽无 MPNST,但对 MPNST 的治疗仍有指导意义。

5. 免疫治疗 近年来在肿瘤微环境中,关于程序性死亡受体(PD-1)及其配体(PD-L1)的免疫治疗方式在各种癌症中取得了突破性的进展,尤其在恶性黑色素瘤中。目前单独针对 MPNST 的免疫治疗的临床试验非常少,且大多正在招募中(表 18-4)。

表 18-4　MPNST 开展的一些免疫治疗临床试验

药物	作用靶点	试验设计	人数/人	结果	临床试验编号
帕博利珠单抗	PD-1	Ⅱ期在 MPNST	18	正在进行中	NCT02691026
纳武利尤单抗 伊匹木单抗	PD-1 CTLA-4	Ⅱ期	—	正在进行中	NCT02834013
纳武利尤单抗 伊匹木单抗	PD-1 CTLA-4	Ⅰ期在 MPNST	18	拟行开展	NCT04465643

五、预后

MPNST 是一种高度恶性软组织肿瘤，极易发生局部复发和远处转移，尽管积极的手术辅以放化疗等多模式治疗，但预后仍较差，尤其是那些无法完全切除的肿瘤。

对于所有高级别 MPNST 患者，5 年生存率仅为 50% 左右，而 5 年无病生存率仅为 27%。多数研究认为 NF1 型 MPNST 患者的预后明显较散发性病例差，根据国外学者 Ducatman 研究结果，散发型 MPNST 的 5 年生存率为 53%，而 NF1 型 MPNST 的 5 年生存率仅 16%。但在也有研究发现两者的预后没有明显的差别。

（牛晓辉　杨吉龙）

参考文献

1. 王智超，李青峰. Ⅰ型神经纤维瘤病临床诊疗专家共识（2021 版）[J]. 中国修复重建外科杂志，2021，35（11）：1384-1395.
2. 中国抗癌协会神经肿瘤专业委员会. 2 型神经纤维瘤病神经系统肿瘤多学科协作诊疗策略中国专家共识 [J]. 中华神经外科杂志，2021，37（7）：663-668.
3. PLOTKIN SR, MESSIAEN L, LEGIUS E, et al. Updated diagnostic criteria and nomenclature for neurofibromatosis type 2 and schwannomatosis：An international consensus recommendation[J]. Genet Med，2022，24（9）：1967-1977.
4. 张剑，张金明，葛鋆，等. 1 型神经纤维瘤病的整形外科治疗决策 [J]. 中华整形外科杂志，2021，37（8）：840-846.
5. EVANS DG, MOSTACCIOLI S, PANG D，et al. ERN GENTURIS clinical practice guidelines for the diagnosis，treatment，management，and surveillance of people with schwannomatosis[J]. Eur J Hum Genet，2022，30（7）：812-817.
6. 国家卫生健康委办公厅. 儿童及青少年神经纤维瘤病诊疗规范（2021 版）[EB/OL].（2021-05-13）[2024-03-14]. http://www.nhc.gov.cn/yzygj/s7659/202105/3c18fec8a37d452 b82fe93e2bcf3ec1e/files/7087a2e1a5cb4fec8fc01f0cab1724ed.pdf.
7. TAOLI, ZHAOMING YE, YONGZHONG WEI, et al. A phase Ⅱ study of anlotinib in the first-line treatment of locally advanced or metastatic soft-tissue sarcoma：Updated results. Journal of Clinical Oncology，2022，40：16_suppl，e23559-e23559.
8. YOHONG ZHOU，ZHIMING WANG，RONGYUAN ZHUANG，et al. A phase Ⅱ study of epirubicin combined with anlotinib followed by anlotinib in the first-line treatment of advanced unresectablesoft tissue sarcoma. Journal of Clinical Oncology，2021，39：15_suppl，e23536-e23536.
9. EVANS DG, BOWERS NL, TOBI S，et al. Schwannomatosis：a genetic and epidemiological study[J]. J Neurol Neurosurg Psychiatry，2018，89（11）：1215-1219.
10. 杨吉龙. 恶性外周神经鞘瘤临床诊疗及新进展 [M]. 天津：天津科技翻译出版公司，2021.

第十九章
滑膜肉瘤

第一节　流行病学

　　滑膜肉瘤（synovial sarcoma）是一种恶性程度较高的软组织肉瘤，约占软组织肉瘤的5%～10%。滑膜肉瘤平均发病年龄为39岁，男性发病率略高，男女比例为1.2∶1。其发病率在儿童及青少年中为0.81/100万，在成人中为1.42/100万。儿童及青少年滑膜肉瘤患者的中位发病年龄为13岁，男女比例为1.16∶1，85%的儿童及青少年滑膜肉瘤患者的肿瘤位于四肢，在诊断时有6%的患者有远处转移。成年滑膜肉瘤患者的中位发病年龄为35岁，男女比例约为1.3∶1，67%的成年滑膜肉瘤患者的肿瘤位于四肢，在诊断时有16%的患者出现远处转移。滑膜肉瘤在种族间发病率未见明显差异，与大部分软组织肉瘤一样，滑膜肉瘤的发病机制目前仍不明确，没有明确的危险因素。

第二节　临床特征

一、临床表现

　　滑膜肉瘤是具有一定上皮分化的间叶组织梭形细胞肿瘤，镜下表现和滑膜组织相似，但是其并非来源于滑膜组织，而是起源于原始间充质细胞。四肢是滑膜肉瘤最常见的原发部位，约占病例的70%。下肢近端或膝关节周围最常见，也可发生在足部和足踝关节、上肢等部位。滑膜肉瘤是足踝部最常见的软组织肉瘤。

　　大多数滑膜肉瘤生长缓慢，与其他软组织肉瘤相比，其症状持续时间较长，在诊断前其平均持续时间约为2年。滑膜肉瘤通常在早期表现为无痛性的肿块，边界不清，活动度差，后期肿瘤逐渐增大可出现疼痛，严重时压迫或侵犯周围组织。

　　除四肢外，滑膜肉瘤也可发生于身体的其他部位。头颈部是滑膜肉瘤第二个常见的部位，约占滑膜肉瘤病例的5%，占头颈部所有肉瘤的2.5%～3.5%。头颈部滑膜肉瘤（head and neck synovial sarcoma）最常见的发病部位是椎旁区，也可见于咽部、腮腺、颞区等部位。临床上，头颈部滑膜肉瘤的部分患者无明显临床症状，当出现症状时，其临床特征通常表现为声音嘶哑，发音困难、喘鸣和呼吸困难等。滑膜肉瘤也可发生于腹腔，原发性腹腔内滑膜肉瘤（primary intraabdominal synovial sarcoma）发病率较低，但往往发现较晚，肿瘤生长更大，易导致邻近结构移位，出现压迫症状。腹膜后是腹腔内滑膜肉瘤的好发部位，原发于的腹膜后的滑膜肉瘤在所有病例中的占比不到1%。其中，肾滑膜肉瘤（renal synovial sarcoma）报道最多，最常发生在青壮年和中年人群体中，其组织亚型主要为单相型，*SS18-SSX2*基因融合较*SS18-SSX1*基因融合多见。胃肠道滑膜肉瘤（gastrointestinal synovial sarcoma）大多数发生在食管，其余也可发生在胃食管交界处、胃窦、十二指肠、空肠和结肠等部位。胃肠道滑膜肉瘤肉眼多表现为息肉状肿块，其临床表现受肿瘤的位置影响，在食管的滑膜肉瘤中，最常见的症状是吞咽困难，而在其他部位出现的滑膜肉瘤则主要表现为各种胃肠道症状，如上腹痛、出血、恶心和呕吐等。头颅滑膜肉瘤（intracranial synovial sarcoma）发生率较小，受累的部位一般发生在颞下窝、鼻旁窦、眼眶、鞍区、颅底和脑实质，临床表现主要包括吞咽困难、疼痛、声音嘶哑、头痛和肿块，部分患者会因脑出血出现相关症状。此外，滑膜肉瘤还可发生于周围神经，可累及臂丛神经、坐骨神经、正中神经、胫神经等，患者主要有放射性疼痛、麻木、肌肉萎缩等临床表现。滑膜肉瘤还可原发于生殖道、胸膜、肺、心包等部位，在生殖道滑膜肉瘤中，可发生于男性的阴茎、女性的子宫、阴道及外阴等部位；通常表现为无痛的、界限清楚的肿块。生殖道滑膜肉瘤存在局部复发和远处转移的临床特征。胸膜肺的滑膜肉瘤（pleuropulmonary synovial sarcoma）发生于胸膜、胸壁、纵隔、心脏、肺等部位，患者表现咳嗽、胸痛或呼吸困难等症状，病灶同侧的胸腔积液在胸膜肺的滑膜肉瘤常见，但相关淋巴结肿大在胸膜肺滑膜肉瘤中不常见。原发性心包滑膜肉瘤（primary pericardial synovial sarcoma）很少见，约占原发性心包肿瘤的5%，患者可表现为胸闷、憋喘等症状。

二、影像学特征

影像学检查对于确定滑膜肉瘤的大小与局部累及范围有着十分重要的意义。X线或CT可以识别邻近的骨重塑、骨侵犯或软组织肿块的钙化，有助于滑膜肉瘤与其他软组织肿瘤之间的鉴别。在X线或CT检查中，典型的滑膜肉瘤表现为不规则、结节状软组织肿块，三分之一的患者可见点状钙化，特别是在病变周围。对于邻近滑膜肉瘤的骨质来说，可见骨质破坏、骨吸收等改变，少数患者可伴有骨样组织形成，这是本病较为特征性的影像学改变。一般来说，钙化广泛的滑膜肉瘤多代表肿瘤分化较好，恶性程度较低，预后较好（图19-1）。

与X线相比，CT可以更清楚地显示肿瘤内部、肿瘤与周围组织的关系，发现较小的骨质破坏及钙化灶。另一方面，CT作为评价局部和远处的肿瘤侵犯的重要手段，有助于滑膜肉瘤临床分期的评估。同时，尽管MRI和CT都可以显示滑膜肉瘤所造成的骨质破坏，但是CT对骨皮质的肿瘤侵袭和病灶内的钙化和骨化有着更好的显示。在其他部位原发的滑膜肉瘤中，肾滑膜肉瘤表现为囊性，周围可见结节成分，胸膜肺的滑膜肉瘤在CT图像上表现为边界清楚的不均匀强化病灶，病灶往往不侵犯邻近的骨组织。在原发性心包滑膜肉瘤中，CT主要表现为低密度，一些周边区域可伴随增强。原发性心包滑膜肉瘤还可以见弥漫性浸润表现，包绕周围纵隔结构和血管，应予以注意（图19-2）。

MRI检查具有优越的软组织对比度，可以很好地显示肿瘤及累及范围，如肌肉、邻近骨骼和神经血管结构的侵犯，是滑膜肉瘤的重要影像学检查方法。滑膜肉瘤在MRI上表现为形态不规则的软组织肿块。病灶包膜可不完整，可沿肌腱及组织间隙蔓延，破坏邻近骨质。在T_1WI上，滑膜肉瘤的实性成分主要呈现为较低的信号，低于脂肪，与肌肉相近。滑膜肉瘤含较多的梭形纤维母细胞及间质血管，部分肿块可见高信号，提示肿瘤内部的出血。滑

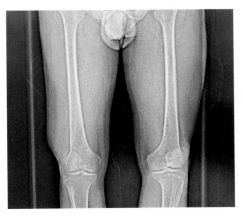

图 19-1　滑膜肉瘤 X 线图像（右大腿肿物，病灶内可见钙化）

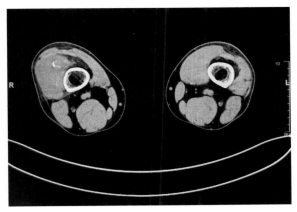

图 19-2　滑膜肉瘤 CT 图像（右大腿肿物，病灶内可见钙化）

膜肉瘤在 T_2WI 上的信号往往混杂；与其不同分化程度的梭形纤维母细胞、间质血管、钙化等成分分布比例不同有关。部分滑膜肉瘤在 T_2WI 上可同时出现高信号、中等信号和低信号的混杂，被叫做"三信号征或三相征"，是滑膜肉瘤的重要特征。脂肪抑制 T_2WI 上可见大小不等的结节样稍高、高信号，伴条索状低信号，这与周围软组织的纤维组织增生有关。在其他部位原发的滑膜肉瘤中，肾滑膜肉瘤在 MRI 上也可见囊性表现和周围结节成分。值得关注的是，在 MRI 中，胸膜肺的滑膜肉瘤表现为结节样软组织和多房样的液体填充，可为胸膜肺的滑膜肉瘤提供一定价值。MRI 是用于评价滑膜肉瘤对周围组织侵犯的最佳手段，增强 MRI 有助于鉴别滑膜肉瘤与周围囊肿和血肿，同时其早期强化与滑膜肉瘤的恶性程度高度相关（图 19-3）。

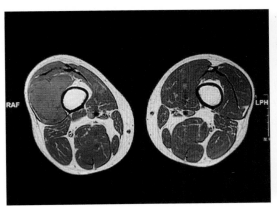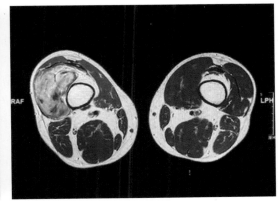

图 19-3　滑膜肉瘤 MRI 图像（右大腿肿物，左 T_1 像，右 T_2 像）

PET/CT 是肿瘤全身评估的方法之一，可以帮助滑膜肉瘤患者进行分期和再分期。PET/CT 可较为容易地检测到滑膜肉瘤的转移和局部扩散。在滑膜肉瘤中，PET/CT 的 SUV_{max} 的范围为 1.2～13.0，中位值为 4.35。值得关注的是，在滑膜肉瘤中 PET/CT 对于预测患者生存和对新辅助治疗反应具有一定价值，较大的 SUV 可能提示较短的无进展生存期、更高的复发及转移风险。

三、病理学特征

滑膜肉瘤的大体病理表现为棕褐色或灰红色，可呈多结节或多囊性，周界多较清晰，低分化的滑膜肉瘤可表现为无明显肿瘤边界。位于肢体末端（手足）者体积多较小，其直径可小于 1cm；位于肢体近端者（如大腿、臀、膝、肩和肘等），其直径通常为 3～10cm，大者可达到 15cm 或 20cm。滑膜肉瘤的质地在不同患者间存在差异，这一变化主要取决于肿瘤组织内的胶原纤维含量。大部分滑膜肉瘤多紧密附着于周围的肌腱、腱鞘、关节囊外壁等，这些组织可与滑膜肉瘤存在粘连。滑膜肉瘤生长速度一般较为缓慢，当向周围压迫可由纤维组织包绕形成纤维性假包膜。低分化的滑膜肉瘤生长速度较为迅速，容易侵犯周围组织导致出血和坏死。而伴有出血、坏死或囊性变的滑膜肉瘤易与血管来源肿瘤混淆。

显微镜下，滑膜肉瘤主要是由上皮样细胞和梭形细胞组成，上皮样细胞和梭形细胞之间可有过渡、移行，显示两者之间关系密切。根据上皮样细胞和梭形细胞的相对含量和分化程度，滑膜肉瘤表现出相关的形态学特征并被分为三种组织类型：①单相型，主要由梭形细胞组成；②双相型，由不同比例的上皮细胞和梭形细胞组成；③低分化型。其中以单相型及双相型滑膜肉瘤最为多见。

单相型滑膜肉瘤是滑膜肉瘤中最常见的一种类型，也是最容易被误诊的一种类型，占滑膜肉瘤的 50%～60%。单相型滑膜肉瘤缺乏上皮样细胞成分，主要由形态较为一致的梭形细胞组成，呈条束状、交织状或漩涡状排列，也可呈长条束状、鱼骨样和人字样排列，类似纤维肉瘤。梭形细胞胞质较少，细胞境界不清；核梭形或卵圆形，形态较温和，常重叠，核深染，核仁不明显，核分裂象多少不等（图 19-4，见文末彩插），但在分化较差的单相型滑膜肉瘤中，核分裂象易见，可超过 15 个 /10HPF。在梭形瘤细胞之间可见散在的肥大细胞，Giemsa 染色或 CD117 标记可清晰显示，对滑膜肉瘤的诊断具有一定提示意义。血管在不同病例中多少不等，部分病例可出现血管外皮瘤样结构，特别是在分化较差的肿瘤中，对滑膜肉瘤的诊断具有一定的提示作用。梭形细胞的密度可不均匀，可呈疏密交替状分布，类似恶性外周神经鞘膜瘤。此外，梭形细胞之间可见多少不等的胶原纤维，也可伴有钙化、骨化及黏液样变性。少数病例可呈囊状，瘤细胞位于增厚的囊壁内，容易被漏诊或误诊为滑膜囊肿、淋巴管瘤等良性病变。单相型滑膜肉瘤与其他类型的梭形细胞肉瘤，如纤维肉瘤、恶性外周神经鞘瘤、孤立性纤维性肿瘤等形态相近，在光镜下难以鉴别；在单相型滑膜肉瘤中也会有核异型性增加和核分裂象增多的低分化区域，常需要借助于免疫组化标记和分子遗传学检测以明确诊断。

双相型滑膜肉瘤，占滑膜肉瘤的 20%～30%，镜下形态最为经典，由不同比例的上皮样细胞和梭形细胞组成，上皮样细胞和梭形细胞之间可有移行（图 19-5，见文末彩插）。上皮样细胞呈立方形或高柱状，胞质丰富，可呈嗜伊红染色、淡染或透亮，胞界较清晰，细胞核较大，圆形或卵圆形，染色质细腻或空泡状，核分裂象可见。上皮样细胞可呈腺腔样、乳头状、梁状或实性巢团状排列，部分病例腺腔内可见有嗜伊红染色分泌样物质，PAS 染色可呈阳性。约 1% 的病例中，上皮样细胞可伴有鳞状上皮化生，并可有角化。网状纤维染色多可明确显示肿瘤内的上皮样成分。梭形细胞形态与在单相型滑膜肉瘤中梭形细胞基本一致。20%～30% 的病例中还可见钙化及骨化，有时钙化较为广泛，被称为钙化性滑膜肉瘤，提示预后较好；但需要注意的是，有时钙化较为明显，可掩盖肿瘤性成分，导致误诊或漏诊。此外，滑膜肉瘤偶尔可有软骨化生，但多邻近钙化或骨化灶。

低分化型滑膜肉瘤，>60%的滑膜肉瘤内可出现多少不等的低分化区域，可为局灶性，低分化型滑膜肉瘤比较少见，占滑膜肉瘤的10%~15%。因低分化滑膜肉瘤具有更高的侵袭性或转移率，因此识别此型滑膜肉瘤具有实际意义。低分化型滑膜肉瘤由双相成分、单相成分及具有高侵袭性的多形性或圆形细胞组成，核分裂象较多，可超过15个/10HPF。组织学上，低分化型滑膜肉瘤包括三种形态学亚型，包括分化差的小圆形细胞，与其他小圆形肿瘤相同；大圆形细胞，由含有大小不等的明显的核仁的圆形细胞构成；高度恶性的梭形细胞，具有高度恶性的细胞核特征，其常伴有坏死或扩张的血管间隙，可见血管外皮瘤样结构。此外，低分化型滑膜肉瘤细胞还可表现为横纹肌样形态。低分化滑膜肉瘤因其形态学特征不够显著，注意要与尤因肉瘤（Ewing sarcoma）、恶性外周神经鞘瘤、恶性间皮瘤、纤维肉瘤等其他各种类型的软组织肉瘤鉴别，可借助免疫组化标记和分子遗传学检测（图19-6，见文末彩插）。

在1/3的滑膜肉瘤中，可以发现钙化区域。钙化可表现于单相型滑膜肉瘤和双相型滑膜肉瘤。其中，钙化在双相型滑膜肉瘤中更为常见。滑膜肉瘤的钙化主要表现为特征性地小范围的、形态不规则的基质钙化，其与腺体结构的消失和梭形细胞区域相关的透明化胶原有关。滑膜肉瘤可表现出广泛的类骨质和骨形成，具体表现为广泛的带状类骨质或板层状和小梁状骨形成，类似于骨外骨肉瘤（extraskeletal osteosarcoma）。除钙化外，在滑膜肉瘤中，其他的罕见的形态学变异还包括横纹肌样细胞灶、颗粒细胞变化、类器官结节和乳头状结构等。

在放射治疗后复发的滑膜肉瘤组织学形态可发生变化，可见到透明质基质胶原蛋白的增加。大约60%的滑膜肉瘤可见血管外皮瘤的血管形态，具体表现为这些区域具有不同大小的扩张、分支的薄壁血管，在这些区域之外，滑膜肉瘤的血管往往相对稀疏。另一方面，处于不同脱粒阶段的肥大细胞是滑膜肉瘤的一个特征，其他炎症细胞往往在滑膜肉瘤中并不常见。在滑膜肉瘤中，网状蛋白染色通常突出小的分散簇或细胞巢，其细胞质比周围的梭形细胞略多。

除单相型、双相型和低分化型外，滑膜肉瘤还有其他较为少见的亚型，如单相上皮型。在单相上皮型滑膜肉瘤中，其组织病理学主要由腺样排列的上皮样细胞组成，但经过广泛取材后，往往能在局部区域发现少量梭形细胞成分（图19-7，见文末彩插）。由于单相上皮型滑膜肉瘤经常与其他类型的腺癌无法有效区分，在临床上难以被充分识别，通常需要免疫组化及分子遗传学手段进行确认。

四、免疫组织化学特征

免疫组织化学染色在滑膜肉瘤诊断过程中扮演重要角色，对滑膜肉瘤的诊断和鉴别具有重要作用。在所有的组织学亚型中，90%以上的滑膜肉瘤都可显示出上皮标记物多少不等的表达。其中，上皮膜抗原（EMA）通常较细胞角蛋白（CK）常见且广泛，特别是单相型和低分化型滑膜肉瘤；CK在上皮样细胞成分的表达强度明显强于梭形细胞成分。在双相型滑膜肉瘤中，上皮样细胞表达AE1/AE3、CAM5.2、EMA、CK7、CK19和vimentin，此外还表达E-cadherin、Ber-EP4、基质金属蛋白酶-2（MMP-2）和MUC4。双相型滑膜肉瘤和梭形细胞型滑膜肉瘤中的梭形细胞成分表达AE1/AE3、CAM5.2、EMA、CK7和CK19，表达的程度和强度因病例而异。

目前针对其特定融合基因设计的免疫组化抗体 SS18-SSX 和 SSX 对滑膜肉瘤的诊断有巨大帮助。

除上述标志物外，在滑膜肉瘤中还有一些免疫标志物也具有特点，可为滑膜肉瘤的临床诊疗提供一定的价值。首先，在滑膜肉瘤中 Bcl-2 的弥漫性表达是在 98% 的病例中可见，而在大约 60% 的病例中可见到局灶性或弥漫性的 CD99 免疫反应。S100 蛋白质在约 40% 的滑膜肉瘤中呈阳性表达，主要见于单相型滑膜肉瘤和低分化型滑膜肉瘤。钙调蛋白（calmodulin）基本上在所有类型的滑膜肉瘤中可见阳性表达，但是其特异性较差，在恶性外周神经鞘瘤、隆突性皮肤纤维肉瘤（dermatofibrosarcoma protuberans）、纤维肉瘤等肿瘤也可见其为阳性表达。TLE1 在诊断滑膜肉瘤时表现出极好的敏感性，但特异性有限，故目前在病理诊断过程中应用较少。NY-ESO-1 在大多数滑膜肉瘤中也有强表达，可用于与其他梭形细胞肿瘤的鉴别诊断。HBMEl 在双相型滑膜肉瘤的腺样上皮细胞呈阳性表达，在单相型滑膜肉瘤及低分化型滑膜肉瘤中呈阴性表达。SMARCB1/INI1 在 88.6% 的滑膜肉瘤中弱表达，21.2% 的病例中表达缺失。绝大部分滑膜肉瘤不表达 CD34，只有在不到 5% 的滑膜肉瘤病例可见罕见的局灶性表达，因此一个梭形细胞肿瘤，如果弥漫表达 CD34，则基本排除了滑膜肉瘤的可能。此外，滑膜肉瘤一般不表达 SMA、desmin、myogenin、pax-3、Syn、TTF-1、NKX2.2、WT1 等。多数病例 H3K27Me3 保留。

五、超微结构特征

双相型滑膜肉瘤是由上皮细胞和梭形细胞以及移行于二者之间的细胞构成的。在双相型滑膜肉瘤中，上皮细胞的细胞核为卵圆形，边缘清晰，可见狭窄致密的染色质带，其细胞质内含有线粒体、高尔基体，但是上皮细胞的核旁中间丝、溶酶体和光面及粗面内质网少见聚集。此外，在鳞状化生区域上皮细胞中可见张力原丝。在双相型滑膜肉瘤中，上皮细胞成群分布或呈腺体样结构，在细胞及结构间隙可见绒毛或丝状伪足。连续的基底膜是特征性结构，可见基底膜将上皮细胞和腺样结构的分离。单相型滑膜肉瘤超微结构的表现与双相型滑膜肉瘤类似，但在细胞或结构间隙可见微绒毛和类似韧带样体的结构。此外，在单相型滑膜肉瘤的超微结构中无明显的基底膜结构，但可偶有基底膜片段。

六、细胞及分子遗传学特征

染色体易位 SYT-SSX 融合基因是滑膜肉瘤重要的分子病理学特征，具有很高的灵敏度和特异度，存在于 95% 以上的滑膜肉瘤病例中，在所有形态学亚型中均可见。这种易位导致不同的 SS18-SSX 致癌融合蛋白的表达，从而驱动肉瘤的发生。其亚型分为 3 种包括 SS18-SSX1、SS18-SSX2 以及较少见的 SS18-SSX4。目前已有 9 个 SSX 基因（SSX1-9）被描述为高度同源。在滑膜肉瘤中，大约 2/3 的病例为 SS18-SSX1 基因融合，1/3 的病例为 SS18-SSX2 基因融合。最常见的 SS18-SSX 融合转录本涉及 410 个 SS18 的 N 端密码子和 78 个 SSX1 或 SSX 的 C 端密码子。SS18-SSX1 和 SS18-SSX2 是相互排斥的融合，特定的基因融合类型不会发生改变，在滑膜肉瘤的原发肿瘤和转移瘤中是一致的，在整个疾病过程中也是一致的。目前，SS18-SSX 基因融合未出现在除滑膜肉瘤外的任何其他肿瘤中显示，所以对它的检测是诊断滑膜肉瘤的重要手段，滑膜肉瘤相关融合基因的分子检测是诊断滑膜肉瘤的"金标准"。福尔马林固定石蜡包埋组织荧光原位杂交（FISH）和逆转录聚合酶链反应（RT-PCR）检测均可用于诊断这类易位，是诊断滑膜肉瘤的常规辅助方法。荧光原位杂交检测滑膜肉瘤的灵敏度一般高于 RT-PCR，尤其针对年代较久的存档组织块。在荧光免疫杂交中，荧光素标记 DNA 的特定探针被采用，与组织切片上的肿瘤组织杂交。因此在荧光显微镜下，相应的染色体的特定区域或整个染色体能被荧光显示。荧光原位杂交可用于新鲜组织，也可用于保存时间较长的组织石蜡包埋切片。逆转录聚合酶链反应也是滑膜肉瘤的重要手段。由于滑膜肉瘤 t（X；18）导致 SYT-SSX 基因融合，产生异常表达的 mRNA，所以可以采用特定引物扩增染色体易位断裂点两端的 cDNA 而获得基因重排的片段。采用 RT-PCR 方法，不仅可以检测出滑膜肉瘤中 SYT-SSX 的基因融合，而且可以对融合类型进行鉴别以判断患者肿瘤类型是属于 SS18-SSX1、SS18-SSX2 还是 SS18-SSX4。在检测中，RT-PCR 方法多采用新鲜组织，但也可用于保存的石蜡组织的检测。但是，在保存时间较久或保存方式不当的石蜡组织中，mRNA 可出现广泛的降解，会对 RT-PCR 检测结果产生较大影响。

值得关注的是，如果在形态学和免疫组化上具有典型的滑膜肉瘤特征，但没有 SS18-SSX 融合被检出，要考虑到异常变异转录本的滑膜肉瘤的可能，这些转录本不能通过常规辅助技术进行检测。在典型的 SS18-SSX 融合转录本中，SS18 的第 10 外显子与 SSX1 或 SSX2 的第 6 外显子融合，但变异或隐匿的 SS18-SSX 染色体重排可能由选择性剪接产生的 SS18 和 SSX 基因的特殊连接导致，也可以由在融合位点外发生的 SSX 或 SS18 基因内的突变产生，如 SSX1 的截断、缺失。此外，还有其余变异也可在滑膜肉瘤中发生，如 SS18L 的 T（x;20）（P11;q13）易位，其与 SS18 基因有很强的同源性。也有研究报道罕见有滑膜肉瘤和骨外黏液样软骨肉瘤重叠形态的软组织肉瘤，分子检测显示 SS18-SSX2 和 EWSR1-NR4A3 基因融合，同时具有滑膜肉瘤和骨外黏液样软骨肉瘤的特征。因此，在对滑膜肉瘤进行诊断时应综合多方面的结果，包括组织学、细胞遗传学、基因检测等。

SS18-SSX 融合类型与滑膜肉瘤组织学类型相关，SS18-SSX1 的滑膜肉瘤多为双相型，SS18-SSX2 的滑膜肉瘤多为单相型。SSX 基因编码组蛋白结合蛋白，通常主要在睾丸和甲状腺中表达。SS18 是一个普遍表达的基因，其编码的蛋白质是人类 SWI/SNF 染色质重塑复合体的成员。SS18 通过参与细胞运动和细胞骨架组织的调节，在胚胎发育中起着重要的作用。SS18 和 SSX 蛋白都不含有 DNA 结合结构域。它们可作为转录调节因子，主要是通过蛋白质与蛋白质相互作用产生功能，这一过程不管是 SS18-SSX1 还是 SS18-SSX2，融合蛋白均主要发生在细胞核内。其中，SS18 作为转录激活物，SSX 蛋白作为转录阻遏物。SS18 和 SSX 的融合导致基因的异常表达。SS18-SSX 被认为是驱动滑膜肉瘤发生的关键因素。

SS18-SSX 介导的表观遗传重编程主要与 SS18-SSX 融合蛋白和染色质重塑机制之间的相互作用有关，特别是与关于表观遗传修饰的两个关键蛋白质复合物家族：SWI/SNF 染色质重塑复合物和多梳蛋白抑制复合物有关。在通常的生物过程中，多梳蛋白抑制复合物会使染色质压缩和基因抑制，但 SWI/SNF 染色质重塑复合物通过重塑核小体促进转录，从而通过更多地允许转录因子进入其结合位点来促进基因活化。SWI/SNF 染色质重塑复合物是 TrxG 蛋白家族的成员。经典 BAF 复合物作为 SWI/SNF 染色质重塑复合物中的一种，含有 SS18，可与 SS18-SSX 融合蛋白相互作用。SS18-SSX 融合蛋白可竞争性取代经典 BAF 复合物中的野生型 SS18，导致染色质 B 亚家族成员 1，SWI/SNF 相关的基质结合肌动蛋白依赖性调节剂，产生蛋白酶体介导的降解。而且，这些致癌的 BAF 复合物会被随机重新定位到多梳蛋白抑制复合物抑制的结构域，通过招募 RNA 聚合酶Ⅱ来启动转录。另一方面，SS18-SSX 融合蛋白通过与 PRC1 和 PRC2 的相互作用介导其转录沉默。典型的 PRC1 主要由 RING1A/B 和 PCGF2/4 等核心亚基组成。PCGF 成分对于维持启动染色质沉默的蛋白质 - 蛋白质相互作用十分关键。SS18-SSX 融合蛋白的存在与 PCGF4 的下调以及随后的 PRC1 活性降低有关。此外，SS18-SSX 融合蛋白可利用赖氨酸特异性去甲基化酶 2B 作为非经典 PRC1.1 的一部分，将经典 BAF 复合物靶向未甲基化的 CpG 岛，产生 BAF 介导的 PRC2 拮抗作用和异常基因的激活。在生物过程中，PRC2 可通过其催化亚基，组蛋白甲基转移酶 Zeste 2 增强子执行染色质沉默功能。而 SS18-SSX 融合蛋白还可以发挥连接功能，激活 ATF2 与 TLE1 连接，从而抑制重要肿瘤抑制基因的表达，如细胞周期蛋白依赖性激酶抑制剂 2A（cyclin-dependent kinase inhibitor 2A）和早期生长反应蛋白 1（early growth response protein 1）。

对 SS18-SSX 融合蛋白直接和间接相互作用的研究表明，它们会影响细胞生长和增殖，并且 SS18-SSX 融合蛋白是细胞周期蛋白 D1（cyclinD1）、β 连环蛋白（βcatenin）、TP53 通路相关蛋白、胰岛素样生长因子 2（insulin-like growth factor 2）及其受体参与肿瘤发生的最重要的靶点。*SS18:SSX1* 和 *SS18:SSX2* 的表达变化可影响的滑膜肉瘤的上皮分化，其对 E-cadherin 转录的抑制被认为是主要原因。研究表明 *SS18-SSX1* 和 *SS18-SSX2* 可通过调节 *Snail* 和 *Slug* 基因的变化以影响 E-cadherin 的表达。此外，*TLE1* 基因是滑膜肉瘤的致癌过程中的重要靶标，是 *Groucho/TLE* 基因家族的四个成员之一。*TLE1* 作为滑膜肉瘤中最常过表达的基因之一，它可与螺旋 - 环 - 螺旋蛋白结合，从而抑制 Wnt/βcatenin 信号通路传导和细胞生物过程中的必须的信号通路，并在抑制分化中发挥作用。

SS18-SSX1 和 *SS18-SSX2* 融合类型在肿瘤发生的过程中存在一些差异。对于 *SS18-SSX1* 融合的滑膜肉瘤，多种金属硫蛋白和组蛋白在其中上调。金属硫蛋白在软组织肉瘤中与预后相关，在组蛋白代谢途径中组蛋白的高表达与高增殖活性有关，而在 *SS18-SSX2* 融合的滑膜肉瘤中上调的是 FOXC1 和 NCAM1。目前，*SS18-SSX* 融合类型在滑膜肉瘤中的预后意义尚不清楚。有研究表明，*SS18-SSX2* 型的滑膜肉瘤患者的预后优于 *SS18-SSX1* 型的滑膜肉瘤患者，但研究组数量有限。一项对 243 名患者的多机构研究表明，*SS18-SSX* 是诊断时局部疾病患者总体生存的最重要的单一预后因素。在另一项研究中，多变量分析表明 *SS18-SSX1* 融合类型可预测滑膜肉瘤患者的早期复发。也有多个研究发现融合类型与临床结果之间未存在显著关联。滑膜肉瘤的转移与成人和儿童患者的基因组复杂性密切相关。与儿童相比，成人滑膜肉瘤患者的基因组更频繁地发生重新排列。具有稳定基因组的儿童滑膜肉瘤患者较少发生转移。另一方面，滑膜肉瘤的侵袭性行为是在肿瘤发生的早期确定的。在局部复发或转移的滑膜肉瘤患者中，原发的滑膜肉瘤与复发或转移性滑膜肉瘤具有共同的分子特征，这与有丝分裂机制的调节受损有关。

目前认为 FNCLCC（French Federation Natinale des centres de Lutte Cotre le Cancer）分级是最有预测意义的组织学因素。FNCLCC 分级通过分配给每个肉瘤组织学亚型 / 分化、肿瘤坏死量和有丝分裂计数的分数计分来对肉瘤进行分级。在 FNCLCC 分级中，滑膜肉瘤的分化评分为 3，通常作为 2 或 3 级肉瘤。对于滑膜肉瘤转移的患者来说，FNCLCC 分级是最具有预测意义的组织学因素。核分裂像 <10/10HPF、无坏死、无低分化区域、儿童患者、肿瘤体积小于 5cm、肿瘤可以完全切除的滑膜肉瘤患者预后较好。

第三节　诊断与鉴别诊断

一、诊断

疑似滑膜肉瘤的患者的诊断步骤包括病史采集、体格检查、原发肿瘤部位的影像学检查、全身影像学检查，以及活检（首选穿刺活检），然后根据以上检查结果完成肿瘤诊断及分期。病史、临床表现和影像学检查有助于作出正确的诊断，而准确的诊断主要依据组织学表现和免疫组化检查，且细胞遗传学和分子遗传学检查发现特征性的染色体易位是滑膜肉瘤诊断的"金标准"（染色体易位 SYT-SSX 融合基因是滑膜肉瘤重要的分子病理学特征，具有较高的灵敏度和特异度，它的出现为滑膜肉瘤的诊断做出了突出贡献）。

二、分期

对新诊断滑膜肉瘤的患者进行肿瘤分期具有十分重要的意义。不同分期的滑膜肉瘤的预后和治疗原则有很大差别，因此，准确的分期是制订和实施有效治疗方案的重要基础。滑膜肉瘤通常使用 SSS 和 AJCC 分期系统，两种分期系统具有不同的特点。

美国癌症联合委员会（AJCC）分期系统是目前国际上最为通用的肿瘤分期系统。第八版分期系统，根据肿瘤大小（T）、淋巴结受累（N）及远处转移（M）进行分类。其中病理分级采用法国癌症中心联合会（French Federation of Cancer Centers Sarcoma Group，FNCLCC）软组织肉瘤分级系统较为常用。

Enneking 提出的 SSS 是目前临床上使用比较广泛的分期系统。此分期系统与外科治疗密切相关，因此被美国骨骼肌肉系统肿瘤协会（Musculoskeletal Tumor Society，MSTS）及国际保肢协会（International Society Of LimbSalvage，ISOLS）采纳，又称 MSTS/Enneking 外科分期。此系统根据肿瘤的组织学级别、局部累及范围和有无远隔转移对恶性骨肿瘤进行分期。肿瘤完全位于一块肌肉内的称为间室内（A）肿瘤，而穿透肌肉到另外一块肌肉或侵犯邻近骨骼、血管或神经，称为间室外（B）肿瘤；通过影像学分期，没有转移证据的患者被归于 M_0，有转移者为 M_1。其病理分级定义为低度恶性（G_1）和高度恶性（G_2），与 AJCC 病理分级 G_1、G_2 和 G_3 意义不同。SSS 的主要特点：①肿瘤位于间室内或间室外能体现软组织肉瘤特有的生物学行为特征，对于治疗方案的选择和肿瘤切除范围的计划有指导意义；②转移灶通常位于肺、淋巴结，预示着预后不良。

三、鉴别诊断

滑膜肉瘤与其他肿瘤的鉴别是有困难的，除了临床表现和影像检查，一般需病理检查结合免疫组化及遗传学检查结果进行鉴别，且不同组织亚型的滑膜肉瘤的鉴别诊断也有所区别。

（1）双相型滑膜肉瘤：双相滑膜肉瘤的诊断相对容易，特别是肿瘤位于青壮年四肢大关节附近。然而，当肿瘤发生在少见部位时，应与癌肉瘤、恶性外周神经鞘瘤（MPNST）和恶性间皮瘤等进行鉴别诊断。滑膜肉瘤亦可发生在心包、胸膜和腹膜，这些部位可与恶性间皮瘤相混淆。然而，后者一般发生在老年人中，常为男性，通常有明显的石棉接触史，而且恶性间皮瘤弥漫性侵及胸膜或腹膜，少见表现为局部的肿块。恶性间皮瘤中梭形和上皮区域的改变通常表现逐渐移行，而滑膜肉瘤界限清晰，但滑膜肉瘤也可表达包括 CK5、calretinin 和 HBME1 在内的间皮性标记，因此染色体易位 t（X：18 等）或 *SYT*、*SSX* 融合基因可以帮助鉴别诊断。

（2）单相型滑膜肉瘤：单相梭形细胞型滑膜肉瘤与其他梭形细胞肉瘤相似，包括纤维肉瘤、恶性外周神经鞘瘤、孤立性纤维性肿瘤、上皮样肉瘤、平滑肌肉瘤、血管外皮瘤及梭形细胞恶性黑色素瘤等，通常需要免疫组化进行鉴别。对于鉴别困难的病例，细胞遗传学或分子遗传学检查能够确定诊断。

1）纤维肉瘤：单相梭形细胞型滑膜肉瘤通常邻近大关节，呈不规则分叶状生长，具有丛状核且梭形细胞呈轮状排列等特点，可以和纤维肉瘤相区别，此外其有丝分裂象较纤维肉瘤少。滑膜肉瘤另外的特异性诊断特征是肥大细胞和钙化灶的存在，以及类似血管外皮细胞的血管结构的存在，细胞中存在细胞角蛋白或上皮膜抗原的表达。而绝大多数纤维肉瘤病例仅表达 vimentin，部分病例可灶性表达肌动蛋白，所有病例均不表达 AE1/AE3、CAM5.2、EMA、CK7 和 CK19，也不表达 Bcl-2；细胞遗传学分析显示 2q14-22 异常，FISH 检测 *SS18*（*SYT*）易位或 RT-PCR 检测 *SS18*（*SYT*）-*SSX* 融合性基因均为阴性。需要引起注意的是，发生于婴幼儿的滑膜肉瘤易被误诊为先天性或婴儿型纤维肉瘤，故在诊断先天性或婴儿型纤维肉瘤之前需除外梭形细胞型滑膜肉瘤的可能性。

2）恶性外周神经鞘瘤（MPNST）：恶性外周神经鞘瘤和单相梭形细胞型滑膜肉瘤非常相似，由于滑膜肉瘤化疗敏感，因此这种鉴别十分重要。明显的神经起源有助于 MPNST 的诊断，因为起源于神经的滑膜肉瘤非常罕见。滑膜肉瘤一般不发生于既往存在神经纤维瘤或神经纤维瘤病Ⅰ型的患者。MPNST 和单相滑膜肉瘤均可有细胞密度高低交替区，在低倍镜下显示为大理石样的外观。神经样的车轮辐状结构和血管周围或间质内肿瘤细胞浸润往往提示 MPNST 的诊断。滑膜肉瘤也可以显示疏密交替，间质也可有黏液样变性，镜下有时与 MPNST 难以区别，可被误诊为 MPNST。但总的来说，滑膜肉瘤的瘤细胞形态相对较为一致，而 MPNST 可显示程度不等的多形性，有时在 MPNST 中可见不同核级的梭形细胞，即可同时含有高级别梭形细胞肉瘤区域和低级别梭形细胞区域，部分由神经纤维瘤恶变的病例中还可见神经纤维瘤区域。因高达 30% 的滑膜肉瘤也可表达 S100 蛋白质，故 S100 蛋白质标记不能有效地鉴别这两种肿瘤。包括细胞角蛋白在内的上皮性标记物有助于滑膜肉瘤与 MPNST 的鉴别诊断。周围神经标记物 SOX10 在 MPNST 中有程度不等的表达，而滑膜肉瘤基本不表达 SOX10，有一定的鉴别诊断价值。另有 50% 左右的 MPNST 失表达 H3K27me3，而梭形细胞滑膜肉瘤表达 H3K27me3。NY-ESO-1 在滑膜肉瘤中有较高的表达率，而在包括 MPNST 在内的其他梭形细胞间叶性肿瘤内表达率低或不表达，对滑膜肉瘤的鉴别诊断有一定的意义。此外，FISH 检测 *SS18*（*SYT*）基因易位可有效地区分两者。同样，尽管 90% 的滑膜肉瘤表达 EMA 或 AE1/AE3，但这两者在部分 MPNST 中也有表达。在这一点上，CK7 或 CK19 可能有所帮助，因为几乎所有的滑膜肉瘤均表达 CK7 或 CK19 或二者均表达，相反，这两种抗原在 MPNST 是罕见表达的。*SYT-SSX* 融合基因的存在是滑膜肉瘤特异性的诊断依据。滑膜肉瘤和 MPNST 的鉴别见表 19-1。

3）孤立性纤维性肿瘤：梭形细胞型滑膜肉瘤中的间质也可伴有胶原化，瘤细胞间可见多少不等的胶原纤维，且肿瘤内常可见到血管外皮瘤样排列结构，可被误诊为孤立性纤维

表 19-1　鉴别诊断

项目	单相梭形细胞型滑膜肉瘤	恶性外周神经鞘瘤
瘤细胞形态	较为一致	可显示程度不等的多形性
低级别梭形细胞区域	−	+
神经纤维瘤样区域	−	+/−
AE1/AE3，EMA	+	−
CD99	+	−
S100 蛋白质	−/+	+/−
SOX10	−	−/+
CD34	−	−/+
TLE1	弥漫 +	局灶 +
H3K27me3	+	−（～50%）
NY-ESO-1	−/+	
FISH（SS18）	+	
CK7	+	−
CK19	+	−
SYT 变异	+	−

性肿瘤，特别是当肿瘤发生于胸膜或肺等部位时。免疫组化标记显示两者均可表达 Bcl-2 和 CD99，但孤立性纤维性肿瘤中的瘤细胞表达 CD34 和 STAT6，而滑膜肉瘤均为阴性，但可程度不等地表达 AE1/AE3、EMA、CK7 和 CK19 等上皮性标记。

4）上皮样肉瘤：因肿瘤好发于肢体，瘤细胞也可表达 AE1/AE3、CAM5.2、EMA 和 vimentin，故有时可与滑膜肉瘤相混淆，但在组织学形态上，上皮样肉瘤中瘤细胞的多形性较滑膜肉瘤明显，除梭形细胞外，还可见多边形或圆形的瘤细胞，胞质呈深嗜伊红染色，瘤细胞常呈结节状或地图状分布，结节中央常见坏死或胶原化。50%～70% 的上皮样肉瘤可表达 CD34，并可弱阳性表达 ERG，且有 INI1 缺失，而滑膜肉瘤不表达 CD34。

5）平滑肌肉瘤：一些单相梭形细胞型滑膜肉瘤包含较多嗜酸性细胞质的梭形细胞，类似于平滑肌肉瘤。然而，典型的平滑肌肉瘤细胞排列更为明显，细胞簇互为直角相邻。细胞核圆钝，常见有核旁空泡，细胞质是较致密的嗜酸性物质。虽然一些平滑肌肉瘤表达角蛋白，特别是角蛋白 8 和 18，但几乎所有这些肿瘤对平滑肌肌动蛋白为强染色，其他的也表达肌肉特殊肌动蛋白或结蛋白。在平滑肌肉瘤中，Bcl-2 蛋白缺失可能有助于鉴别。

6）血管外皮瘤：很多滑膜肉瘤的血管类型类似于血管外皮瘤，其能引起血管外皮细胞瘤的错误诊断。在滑膜肉瘤中，这种血管类型往往为灶性。而血管外皮细胞瘤整个肿瘤均为这种表现。另外，血管外皮瘤在免疫组化上缺乏上皮分化的证据，并且 80% 以上表达 CD34，而该指标在滑膜肉瘤中通常不表达。

7）梭形细胞恶性黑色素瘤：形态上可类似纤维肉瘤或梭形细胞型滑膜肉瘤，但瘤细胞表达 HMB45、PNL2、Melan A、S100 蛋白质和 SOX10。

（3）低分化型滑膜肉瘤：在很多情况下，低分化型滑膜肉瘤类似于其他小圆细胞肿瘤，包括尤因肉瘤等未分化小圆细胞肉瘤、神经母细胞瘤、横纹肌肉瘤、淋巴瘤等。如果肿瘤内部存在单相或者双相滑膜肉瘤的典型成分，那么低分化型滑膜肉瘤的诊断就比较明确，否则可能需要辅助诊断技术。

虽然 CD99 是尤因肉瘤高度敏感的标记物，但该抗原可在约 70% 的滑膜肉瘤包括低分化型滑膜肉瘤中表达。上皮标记物在低分化型滑膜肉瘤中缺乏，而在尤因肉瘤中部分病例存在角蛋白的表达，尤其是 CAM5.2。大部分低分化型滑膜肉瘤表达 CK7 和 CK19，而这些抗原在尤因肉瘤家族中缺乏，*EWSR1-FET* 家族融合基因和 *SYT/SSX* 融合基因分别是尤因肉瘤和低分化型滑膜肉瘤的诊断依据（表 19-2）。

表 19-2　低分化型滑膜肉瘤与 *ES/PNET* 家族肿瘤的免疫组化和分子遗传学对比

项目	PDSS	ES/PNET
CD99	+	−
AE1/AE3	+	−
CAM5.2	−/+	+/−
CK7	+	
CK19	+	
SYT 变异	+	
EWS 变异	−	+

注：PDSS：低分化型滑膜肉瘤；ES/PNET：尤因肉瘤 / 原始神经外胚层瘤。

儿童神经母细胞瘤一般起源于交感神经系统，缺乏 CD99 和上皮标记物的表达；横纹肌肉瘤能通过结蛋白、肌动蛋白及 MyoD1 的缺乏来排除；适当的 B 细胞和 T 细胞标记物可用来排除淋巴瘤。

（4）单相上皮型滑膜肉瘤：单相上皮型滑膜肉瘤比较少见，需注意其与卵巢和输卵管癌或转移性腺癌相鉴别，单相上皮型滑膜肉瘤经全面取材和切片后，多能找到梭形细胞区域。单相上皮型滑膜肉瘤的诊断在排除卵巢和输卵管癌或转移性腺癌后还需经分子遗传学检测证实。

第四节　治疗

一、外科治疗

滑膜肉瘤的治疗仍然是以外科治疗为核心的综合治疗。滑膜肉瘤外科治疗的目的是实现肿瘤局部控制的同时尽可能保留肢体功能。目前尚无关于滑膜肉瘤外科治疗的具体指南，其手术处理与其他软组织肉瘤类似，关键是获取安全的外科边界；对于浅表肿瘤或深部（大小＜5cm）且与关键结构关系不密切相关的肿瘤，广泛切除（1～2cm）即可。对于体积较大、较深或侵犯邻近大血管、神经、骨和关节的肿瘤，预计一期手术难以达到根治切除，需要放化疗等新辅助治疗使肿瘤体积缩小、坏死和形成明显的假包膜，从而为手术获得安全外科边界创造条件；与神经血管结构或骨骼关系密切的滑膜肉瘤，神经外膜、血管外膜或骨膜可做为外科切缘。在这些病例中，可能会出现非常接近或显微镜下的阳性切缘，放疗对于降低局部复发风险至关重要；因此，外科医师在术前确定肿瘤手术切缘时，应同时考虑肿瘤和解剖因素。

由于滑膜肉瘤临床表现不典型（生长缓慢伴疼痛的肿块），非计划性切除后诊断滑膜肉瘤的比例很高。滑膜肉瘤的非计划切除会导致较高的残留率，特别是较大和较深的肿瘤，即使再次切除也会增加局部复发的风险。在非计划切除后转诊的情况下，患者应重新分期，并在肉瘤转诊中心对原始组织行病理会诊。肿瘤残留患者应进行肿瘤扩大切除，以完全切除肿瘤和阴性切缘为目标。

随着外科技术的不断发展，骨与软组织、血管、神经等的重建能满足大部分滑膜肉瘤患者的外科需求，需要截肢的患者越来越少；少部分放化疗后失败的患者为获得局部控制，可选择截肢。

二、放疗

对于较大的肿瘤（>5cm），或需要保留主要神经血管结构或骨结构而无法达到阴性切缘的情况下，建议采用新辅助或辅助放疗。放疗已被证明可以改善滑膜肉瘤患者的局部控制率，并可能提高生存获益。放疗可以在术前（新辅助）或术后（辅助）进行，新辅助放疗与较高的伤口并发症发生率相关，而辅助放疗可导致纤维化和关节僵硬，这可能导致较差的功能，因此应综合考虑各种因素后做出决策。对于有多种合并症或转移的患者，如果手术风险大于潜在获益，则可考虑单独放疗。

新辅助放疗：总辐射剂量较低；疗程更短；辐射场通常较小；可减少晚期辐射毒性；治疗不受伤口愈合问题的影响；在新辅助放疗后广泛切除术前可重新分期，有助于实现保肢。辅助放疗：没有明确的新辅助放疗指征时考虑辅助放疗；辅助放疗伤口愈合并发症发生率较低，尤其是下肢。

综合考虑新辅助放疗与辅助放疗的优缺点，通常推荐新辅助放疗，因为辅助放疗的辐射场通常比新辅助放疗的大。

三、化疗

与其他软组织肉瘤相比，滑膜肉瘤是一种化疗相对敏感的肿瘤。化疗在晚期滑膜肉瘤患者的新辅助治疗和辅助治疗中发挥重要作用，尤其且对儿童青少年患者更有效。有证据表明接受新辅助化疗的儿童滑膜肉瘤患者比未接受新辅助化疗的儿童生存率更高。

对于中危或高危的滑膜肉瘤患者（即肿瘤直径>5cm，淋巴结转移，切缘阳性），通常采用辅助或新辅助化疗。低危患者（FNCLCC分级2级或3级，肿瘤直径<5cm）可通过手术治疗（R0切除），无需全身治疗。在转移性或不可切除的滑膜肉瘤患者中需要进行化疗。

滑膜肉瘤的辅助和新辅助化疗最常用的药物是多柔比星和异环磷酰胺。一般来说，蒽环类化疗药是晚期软组织肉瘤的一线化疗药物，异环磷酰胺的加入取决于软组织肉瘤的亚型。异环磷酰胺在姑息性治疗滑膜肉瘤中有很好的疗效，在化疗毒副反应可耐受的情况下，应考虑联合使用异环磷酰胺进行化疗。因此，在晚期滑膜肉瘤患者的一线化疗中，选择蒽环类单药或与异环磷酰胺联合使用。对于不能耐受蒽环类药物的患者，单用大剂量异环磷酰胺是一种有效的替代选择。在一线化疗失败的情况下，推荐靶向和免疫治疗。

四、分子靶向治疗

（一）酪氨酸激酶抑制剂（TKI）

培唑帕尼（pazopanib）是一种多激酶抑制剂，主要抑制 VEGFR、PDGFR-α、PDGFR-β 及 c-KIT。在一项Ⅲ期临床研究中，38 例滑膜肉瘤患者接受了培唑帕尼治疗，与安慰剂组相比，培唑帕尼治疗提高了中位无进展生存期（PFS）（4.1 个月 vs. 1.0 个月）。

瑞戈非尼（regorafenib）是一种多激酶抑制剂，主要抑制 VEGFR-1、VEGFR-2、VEGFR-3 以及肿瘤细胞信号激酶（RET、KIT、PDGFR 和 Raf）。一项Ⅱ期临床研究纳入蒽环类药物化疗后进展的晚期软组织肉瘤患者，结果显示，在滑膜肉瘤队列中，与安慰剂组相比，瑞戈非尼组提高了 PFS（5.6 个月 vs. 1.0 个月），但该药物使肿瘤缩小的治疗效果有限：1/13 部分缓解（PR），10/13 疾病稳定（SD）。

安罗替尼（anlotinib）是一种多激酶抑制剂，主要抑制 VEGFR/PDGFR。一项Ⅱ期临床研究纳入蒽环类药物化疗后进展的软组织肉瘤患者，接受安罗替尼治疗，主要终点为 12 周无进展率（PFR）；其中滑膜肉瘤（47 例）的 12 周 PFR 75%，PFS 和 OS 分别为 7.7 和 12 个月；研究证明安罗替尼在多种软组织肉瘤中具有抗肿瘤活性。

阿帕替尼（apatinib）是一种高度选择性的 VEGFR 抑制剂。一项Ⅱ期临床研究纳入蒽环类药物化疗后进展的晚期软组织肉瘤患者，接受阿帕替尼治疗，主要终点为 PFS，次要终点为第 12 周 PFR、ORR 和疾病控制率（DCR）；入组的 6 例滑膜肉瘤患者中有 1 例达到客观缓解。研究证明阿帕替尼在多种软组织肉瘤中具有抗肿瘤活性。

（二）EZH2 抑制剂

EZH2 抑制剂是一种能够抑制 BAF47/INI1 缺失肿瘤中 EZH2 的新药物。EZH2 抑制剂他泽司他（tazemetostat）是目前临床上研究最多的滑膜肉瘤表观遗传调节的药物。整合酶互作物 1（INI1）的缺失使得 EZH2 成为肿瘤细胞中的致癌驱动因子。研究已报道 SS18-SSX1 融合基因存在相关的 INI1 缺陷。正在进行的成人 Ⅰ/Ⅱ期和Ⅱ期临床试验的初步数据评估了单药他泽司他在包括滑膜肉瘤在内的多种肿瘤中的活性，证实了他泽司他在 INI1 缺失肿瘤中的临床疗效。他泽司他在 INI1 缺失滑膜肉瘤的Ⅱ期临床试验结果显示，在 33 例接受治疗的患者中，有 11 例（33%）患者 SD，其中 5 例患者持续时间≥16 周，没有观察到 OR。目前更多的研究正在进行中，以检验他泽司他对滑膜肉瘤的疗效。

五、免疫治疗

PD-1 通常在激活的的 T 细胞表面表达，抑制过度的免疫反应。其配体 PD-L1 可在多种细胞中表达，包括巨噬细胞和肿瘤细胞。PD-1/PD-L1 相互作用是肿瘤免疫逃逸的主要途径。有研究表明，在软组织肉瘤中，滑膜肉瘤的 PD-1/PD-L1 表达量最低，T 细胞浸润也最低。一项 PD-1 抑制剂纳武单抗（nivolumab）和纳武单抗联合 CTLA-4 抑制剂伊匹木单抗

（ipilimumab）的临床研究纳入了 85 名软组织肉瘤患者，其中包括 4 名滑膜肉瘤患者，滑膜肉瘤队列中无客观缓解病例。

研究表明约 80% 滑膜肉瘤患者表达的 NY-ESO-1，靶向 NY-ESO-1 的 T 细胞受体工程化 T 细胞（T cell receptor-gene engineered T cell, TCRT）是滑膜肉瘤最有前景的方法。研究发现，表达 NY-ESO-1 的转移性滑膜肉瘤患者行 TCRT 治疗观察到肿瘤消退缓解；长期随访发现 11/18（61%）滑膜肉瘤患者达到部分缓解或完全缓解。后续一项关键的多队列研究中，12 名晚期 NY-ESO-1 阳性滑膜肉瘤患者接受以 NY-ESO-1 为靶点的 TCRT 治疗后，出现了 1 例完全缓解（CR）和 5 例部分缓解（PR），有效率达到 50%。基于此，在 2016 年初，美国FDA 授予靶向 NY-ESO-1 的 TCRT 细胞治疗突破性药物地位。更多以 NY-ESO-1 为靶点的细胞治疗临床研究正在开展中。

六、肺转移的治疗

肺转移可切除者，仍建议新辅助治疗，化疗是首选；肺转移发生越晚，提示原一线化疗药物仍可能有效，应首先尝试一线化疗，否则改用二线治疗。出现肺转移的滑膜肉瘤患者在结合药物辅助治疗的情况下，寡转移灶或数量少可切除病灶应选择手术切除和 / 或 SBRT、介入消融治疗。目前的文献表明，肺转移切除是滑膜肉瘤肺转移患者的合理治疗选择，无病生存期（DFI）大于一年且能够进行完全切除的患者获益最大。

七、多学科综合治疗

个体化治疗在滑膜肉瘤中扮演重要角色。在多学科诊疗（MDT）中应综合考虑患者情况和肿瘤变量，以确定每个患者的最佳治疗方案。滑膜肉瘤 MDT 团队由骨与软组织外科、肉瘤内科、放疗科、介入科、影像科、病理科和分子诊断科等专家组成，其中病理科、分子诊断科及影像科医生的配合对滑膜肉瘤的诊断至关重要。

第五节　预后

在滑膜肉瘤患者中，约 50% 的患者会发生转移，包括远处转移和淋巴结转移。滑膜肉瘤大多数转移灶局限于肺（80%），转移灶也可能出现在淋巴结（高达 20%）、骨（9.9%）和肝脏（4.5%）。值得关注的是，软组织肉瘤的局部复发和转移一般发生在治疗后的两年内，但是对于滑膜肉瘤来说，其往往复发得更晚，平均局部复发时间为 3.6 年（0.5～15 年），平均转移时间为 5.7 年（0.5～16.3 年）。延迟转移是滑膜肉瘤的另一个重要的临床特征，故应采用适当的随访频率和时间对患者进行长期随访，以对转移进行及时的诊断和治疗。随访计划：建议术后 3 年内每 3 个月复查，3～5 年内每半年复查，5 年后每年复查。

滑膜肉瘤预后主要的预后决定因素包括肿瘤分期、肿瘤大小、患者年龄、解剖位置和FNCCLC 病理分级。对于滑膜肉瘤患者来说，病理分级高、核分裂象 >10/10HPF、肿瘤大小 >5cm、肿瘤坏死、肿瘤存在低分化形态学区域是重要不良预后因素，而肿瘤组织学亚型和性别对患者预后无显著影响。四肢性滑膜肉瘤的预后优于非肢体的滑膜肉瘤。滑膜肉瘤患者的五年生存率为 59%～75%。儿童患者预后优于成人，儿童和青少年（＜19 岁）5 年和 10 年疾病生存率分别为 83% 和 75%，成人分别为 62% 和 52%。另外，非计划切除也与较差的预后有关。

（王　晋）

参考文献

1. WHO CLASSIFICATION OF TUMOURS EDITORIAL. In Soft Tissue and Bone Tumours[M]. 5th ed. Lyon：IARC Press，2020.

2. SULTAN I, RODRIGUEZ-GALINDO C, SAAB R, et al. Comparing children and adults with synovial sarcoma in the Surveillance, Epidemiology, and End Results program, 1983 to 2005: an analysis of 1268 patients[J]. Cancer, 2009, 115（15）: 3537-3347.

3. AYTEKIN MN, ÖZTÜRK R, AMER K, et al. Epidemiology, incidence, and survival of synovial sarcoma subtypes: SEER database analysis[J]. J Orthop Surg（Hong Kong）, 2020, 28（2）: 2309499020936009.

4. JO VY, FLETCHER CD. WHO classification of soft tissue tumours: an update based on the 2013（4th）edition[J]. Pathology, 2014, 46（2）: 95-104.

5. KRIEG AH, HEFTI F, SPETH BM, et al. Synovial sarcomas usually metastasize after ＞5 years: a multicenter retrospective analysis with minimum follow-up of 10 years for survivors[J]. Ann Oncol, 2011, 22（2）: 458-467.

6. GUILLOU L, BENHATTAR J, BONICHON F, et al. Histologic grade, but not SYT-SSX fusion type, is an important prognostic factor in patients with synovial sarcoma: a multicenter, retrospective analysis[J]. J Clin Oncol, 2004, 22（20）: 4040-4050.

7. 宋金纲，师英强. 软组织肿瘤学 [M]. 天津：天津科技翻译出版公司，2012.

8. 王坚，朱雄增. 软组织肿瘤病理学 [M]. 2 版. 北京：人民卫生出版社，2017.

9. VON MEHREN M, KANE JM, AGULNIK M, et al. Soft Tissue Sarcoma, Version 2.2022, NCCN Clinical Practice Guidelines in Oncology[J]. J Natl Compr Canc Netw, 2022, 20（7）: 815-833.

10. FERRARI A, CHI YY, DE SALVO GL, et al. Surgery alone is sufficient therapy for children and adolescents with low-risk synovial sarcoma[J]. Eur J Cancer, 2017, 78: 1-6.

第二十章
上皮样肉瘤

第一节　流行病学

　　上皮样肉瘤（epithelioid sarcoma，ES）是一种临床上比较罕见的、高级别、高侵袭性的软组织肉瘤，约占所有软组织肉瘤的 1%。最早在 1961 年报道，但直到 1970 年 Enzinger 等详细报道了 62 例，才逐渐引起大家重视。本病发病率很低，在细胞株的研究方面，肿瘤细胞株百科全书（Cancer Cell Line Encyclopedia，J.B.，personal communication）和 Sanger 的肿瘤细胞株工程（Sanger Cancer Cell Line Project）中汇集了大约 800 种细胞株，但在其中仅有 10 种（约占 1.3%）代表复杂的软组织肉瘤，而上皮样肉瘤在其中比例之少就更是可想而知。近几十年的中外文献中，个案报道占大多数，大宗病例分析较少。由于病例罕见，直到在被发现的 20 多年后，人们才对其进一步加深认识。1997 年 Guillou 总结了部分病例的发病特点，根据肿瘤发生部位的不同，命名了近端型上皮样肉瘤（proximal-type epithelioid sarcoma，PES），并发现近端型与远端型在组织学特征和生物学行为等方面有着很大的差异。远端型又被称为经典型，发病部位主要位于四肢末端的肌腱或腱膜，最常见于手部、手腕至前臂，约占 50%，其次为膝关节及小腿、踝、足和脚趾。可表现为逐渐生长的结节或斑块，一般不伴红肿和瘙痒症状。较浅位置的 ES 可侵犯真皮，并引起溃疡，皮肤损表现为线状排列的溃疡性结节，通常直径 <5cm；较深位置的 ES 可沿血管、神经节及筋膜扩散，如果累及大神经，可出现疼痛、感觉异常，甚至肌肉萎缩。近端型好发于头颈部、盆腔、腹股沟区、会阴肛旁区、外生殖器区及躯干等，通常为深部多发软组织肿块，体积较大，最大直径可达 20cm，发生于盆腔者常易产生压迫症状。多发群体为年龄偏大的中壮年患者。国内近年也陆续有病例报道，本病病因不明，据报道患者中 20%～25% 有创伤史。该病发生于年轻人，主要在 10～35 岁，平均 26 岁，也有研究称好发于 20～40 岁的青壮年，高峰年龄一般在 35 岁。女性发病率为 0.01%～0.02%，男性发病率为 0.04%～0.05%，男女发病率之比为 2∶1。儿童和老年人比较少见，但任何年龄均可发病。

第二节　临床特征

一、发病机制

　　关于上皮样肉瘤多年来一直缺乏足够数量且具有特异性的报道。虽然 ES 与任何特定的遗传变化无关，越来越多的已确定的病例显示了 22q 区域的反复异常和 INI-1 蛋白表达的丢失。因此，近年来染色体 22q11.2 上 SMARCB1（INI1）基因表达的缺失逐步被认为是上皮样肉瘤比较特异性的细胞遗传学特征，可以通过 PCR 检测 SMARCB1 基因表达的缺失。尽管其他个别肿瘤（如肾外横纹肌样瘤）也具有此特点，但它至少可以作为上皮样肉瘤诊断中的一个有力的补充。不管是经典型还是近端型上皮样肉瘤均与 INI1 蛋白表达的缺失有关，但在其他方面则表现为分子相对异质性。ES 经常存在 SMARCB1 基因表达的失活，但报道发生率不一，最高达 93%，这是 ES 发病的重要分子机制之一。SMARCB1 基因位于染色体 22q11，是 SWI/SNF 类 ATP 依赖性染色质重塑复合物的核心成员之一，后者能够利用 ATP 水解产生的能量促进核小体 DNA 构象的改变，从而对基因转录进行调控。SMARCB1 基因表达失活后，该复合物对转录的调控作用减弱，就可能导致细胞癌变的发生。SMARCB1 基因失活的主要原因是基因缺失（包括纯合性缺失、杂合性缺失），但也可能与表观遗传学调控有关，或者两者同时存在。表观遗传学调控主要涉及 miRNA 的过表达，包括 miR-206、miR-381、miR671-5p 和 miR765 等，这些 miRNA 可以沉默 SMARCB1 基因的转录或翻译。除了 SMARCB1 基因，其他一些基因也可能与 ES 的发病机制有关，比如有研究发现 F- 肌动加帽蛋白 β（F-actin capping protein subunit beta，CAPZB）在 ES 中表达明显升高，并且与 ES 的生长、侵袭和转移相关。虽然 ES 的发病机制主要与 SMARCB1 基因失活有关，但该病的病因或危险因素仍不明确，目前只有一些个案报道。Wu 等认为，ES 的发病可能与肿瘤部位的创伤史有关，而 Saha 等在近期报道了 1 例 HIV 患者发生了 ES，因此推测 HIV 感染可能诱发 ES。

二、临床表现

WHO 软组织肿瘤分类（2020）中将上皮样肉瘤归类为分化不确定的肿瘤恶性肿瘤。并将其分为：近端型或大细胞上皮样肉瘤（proximal-type epithelioid sarcoma，PES）和经典型上皮样肉瘤（conventional-type epithelioid sarcoma，CES，亦称远端型上皮样肉瘤）。临床上发现近端型与远端型在组织学特征和生物学行为等方面有着很大的差异。

Hasegawa 等将近端型上皮样肉瘤分为：大细胞亚型 12 例（60%），特征为大细胞呈片状分布，有显著的核仁，常有分化差癌或横纹肌样表型；普通型 6 例（30%）；血管瘤样亚型 2 例（10%），类似于上皮样血管内皮瘤图像。经典型与近端型上皮样肉瘤均男性多发，男女比例 2∶1。目前本病发病原因不明，有文献报道，不少患者是因为外伤引起，具体病因尚不明确。

三、病理学特征

经典型 ES 常表现为真皮内的肿瘤团块呈栅栏状肉芽肿样，常由梭形细胞和上皮样细胞构成，细胞温和，常呈肉芽肿样结构伴中间坏死，也可出现纤维瘤样及血管瘤样等结构。高倍镜下见肿瘤边缘有两种形态不同的瘤细胞排列成栅状，一种呈上皮细胞样，胞体大，多边形，胞质丰富且红染，核深染，常为空泡核；另一种呈梭形，胞质丰富，排列成漩涡状，核呈纺锤状。两型细胞间常见过渡型，易见核分裂相，偶见多核巨细胞形成。近端型 ES 肿瘤细胞主要由上皮样细胞构成，细胞体积较大，异形明显，核呈空泡状，常有横纹肌样细胞的特征，可见肿瘤性坏死。坏死及核分裂象增多预示预后较差。总之，ES 组织形态多样，与很多肿瘤在形态上重叠。在一些病例中可见少量黏液变性区域，周围结缔组织增生，形成假性肉芽肿。此外，还可能出现因细胞松散形成的假肉瘤结构、营养不良性钙化和骨形成及伴有慢性炎症细胞浸润，常见神经周围及血管周围浸润。

四、免疫组化表型

免疫组化是诊断 ES 必不可少的手段。上皮样肉瘤免疫表型多样，主要特点是间叶性和上皮性双向分化，肿瘤细胞可同时表达 vimentin、CK、EMA、CD34。正如 Enzinger 最早描述的那样，它可以类似于皮肤和软组织的一些非肿瘤性病变以及良恶性肿瘤病变。侵袭性软组织肿瘤分化不确定，其特征是上皮样细胞结节状聚集，对细胞角蛋白（cytokeratin，CK）和上皮膜抗原有免疫反应，通常 CD34 阳性。经典型与近端型 ES 在免疫组化表型方面基本相同，EMA、KL1、CK19、CAM5.2、VIM 常阳性；CD34、CK7 等局灶阳性；而 S100 蛋白质、desmin、FLI-1、CK20、CEA、HMB-45、SMA、LCA、CD31、FVⅢ-reg 通常阴性。目前，有些文献报道了 dysadherin 和 emmprin 在 ES 诊断中的作用，dysadherin 是一种与癌相关的细胞膜糖蛋白，它下调 E-cadherin 的表达并促进肿瘤的转移。Izumi 等研究了 72 例 ES，其中肢端型 ES 中 dysadherin 阳性率为 36%，近中心型为 71%，这也支持近中心型 ES 恶性程度更高，同时他们认为 dysadherin 表达是决定上皮样肉瘤侵袭性行为和死亡的重要因素，也是区别近端型上皮样肉瘤和恶性横纹肌样肿瘤的诊断标志，因为恶性横纹肌样肿瘤的细胞生长周期是由 *hSNF5/INI1* 基因调节，而不是由 dysadherin 决定的。有研究表明，ES 细胞弥漫表达 emmprin，刺激周围成纤维细胞产生 MMP-2，后者可能在 ES 细胞间质和血管侵犯中起作用。另外，Kato 等报道 CA125 在 90.9% 的 ES 病例中阳性表达，可能是诊断和检测 ES 进展的有用肿瘤标志物。

五、临床症状

上皮样肉瘤可发生于浅表及深部组织。当肿瘤发生于浅表部位时，肿瘤生长缓慢、无痛，可见局部隆起，常表现为质硬的结节，可单发和多发。当肿瘤位于真皮组织时，肿瘤通常隆起高出皮肤表面，不易诊断，疾病发展易形成溃疡，常被误诊为"硬结溃疡""引流脓肿"或"感染疣"。深在病变通常紧贴肌腱、剑鞘或筋膜结构，肿瘤较大，边界不清，表现为硬化区或多结节包块，有时可随肢体运动而轻微移动（图 20-1，见文末彩插）。肿瘤侵犯大神经时，可疼痛或触痛症状。肿瘤大小不等，但在切除时多介于 3～6cm。区域淋巴结转移较常见。上皮样肉瘤复发率高，高达 40% 的转移率，可转移至区域淋巴结、肺和其他部位，包括头皮。在 Scully 报道的 441 病例中，淋巴结转移占 36%。另外，有相当一部分病例（高达27%）与先前的创伤有关，包括起源于瘢痕组织。

六、影像学表现

X 线检查可见明显的软组织肿物，有时可见斑点状钙化。当肿瘤过大侵犯周围骨组织时，可见骨皮质变薄或骨质缺损，一般很少见有骨膜反应（图 20-2）。CT 显示肿瘤密度不均匀，略低于肌肉密度。增强 CT 可见肿瘤与血管的关系。X 线平片、CT、MRI 和超声均可显示软组织肿块，据报道，20%～30% 的患者肿瘤结节内可出现骨化或斑点样钙化，极少数肿瘤侵犯及相邻骨质，2 例病例均明显侵犯骨质，MRI T_1WI 与肌肉信号相等或略高，T_2WI 信号不均匀或呈高信号,增强扫描肿瘤不均匀明显强化(图20-3、图20-4)。MRI 在判断肿瘤范围及确定手术范围方面具有重要作用。

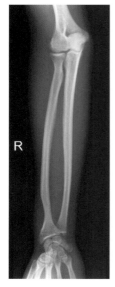

图20-2 右前臂桡骨下段旁软组织病变,桡骨下段局部外压性变细

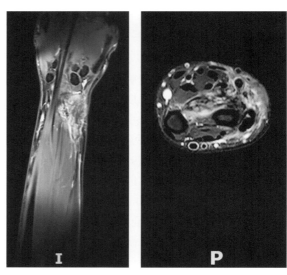

图20-3 累及桡骨的前臂上皮样肉瘤

右桡骨远端掌侧软组织件大片稍短 T_1(左)、T_2(右)异常信号灶,增强扫描明显不均匀强化。

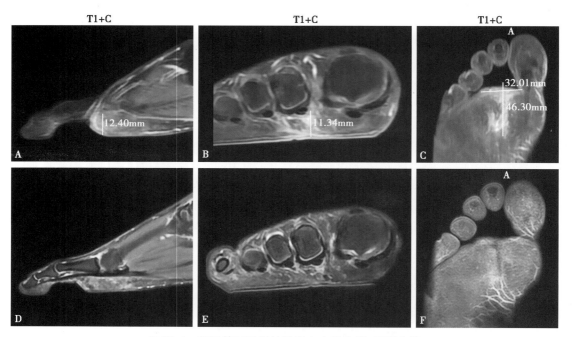

图20-4 累及第二趾骨的足底上皮样肉瘤,界限欠清

A~C. T_1WI 系列下上皮样肉瘤矢状面、冠状面及横断面信号表现及累及范围;T_1 可见足底可见斑片状高信号,增强扫描可见右足底局部软组织见斑片状强化影,长宽深约 4.6cm×3.2cm×1.1cm。D~F. T_2WI 系列下上皮样肉瘤矢状面、冠状面及横断面信号表现及累及范围;T_2 可见原肿瘤位置可见中低信号。

第三节　诊断与鉴别诊断

上皮样肉瘤（epithelioid sarcoma，ES）是一种好发于肢体远端或近中线部位的恶性软组织肿瘤，以前臂、膝关节、小腿和手掌和手指掌面为主，也有少量发生于人体近中线结构如会阴、骨盆、腋窝等。ES 生长速度缓慢，多见于 10～35 岁青少年，男性发病率高于女性。2020 版 WHO 软组织肿瘤分型将 ES 分为近端型或大细胞上皮样肉瘤与经典型上皮样肉瘤两类。其起病缓慢，症状不明显，部分患者病情可持续十余年，且治疗后反复复发，文献报道 ES 的局部复发率可达 15%～60%，且有 30%～50% 的患者会发生转移。由于 ES 发病率很低，极易被误诊为良性肿瘤、炎症类疾病或其他类型软组织肿瘤，在诊断时需将临床资料、影像表现及病理结果相互结合，本节将 ES 的临床、影像和病理学诊断要点及鉴别诊断进行总结，介绍如下。

一、临床表现

ES 临床表现多为逐渐增大的无痛性或疼痛性肿块，可单发或多发，质地硬或韧，肿块与周围组织界限不清，活动度差。浅表部位的 ES 可沿筋膜或滑膜向周围浸润，局部区域可有溃疡或坏死，有时表现为创面反复不愈合。深部的 ES 可与周围神经肌腱或骨粘连，沿着神经血管束生长，引起相应的疼痛或压迫症状。

二、影像学诊断

ES 缺乏典型的影像学表现，可表现为单发或多发边界不清的软组织结节或肿块。X 线上主要有软组织肿块影，可侵犯周围骨皮质，但极少有骨质破坏，CT 上多为等或略低密度软组织肿块或囊实性肿块，可见软组织中有不均匀的密度影，以结节状和分叶状为主，密度不均匀，中心常有液化坏死，偶见钙化灶，增强后显示不均匀显著强化，与周围分界不清。

MRI 可更为清楚地显示肿块的范围、周围重要结构的关系，ES 在 T_1WI 及 T_2WI 上可为等信号或稍高信号，若肿瘤内部有出血性坏死则表现为局部高信号，当合并有钙化可呈低信号，周围组织分界不清。增强扫描可有均匀或不均匀强化，合并坏死时则可见类圆形片状无强化区伴边缘强化。肿瘤周围软组织常有水肿信号，在 T_2WI 上表现为高信号。如有周围骨质侵犯或淋巴结转移，则可见骨质信号改变影及区域淋巴结影。除 X 线、CT 及 MRI 外，也有少量报道采用多普勒超声观察 ES 的形态，与组织学特点相符，ES 在超声上可表现为多个结节样病灶，声像图内部回声不均匀，肿块内部可见不规则无回声区，一般是内部囊性变及出血的表现。此外，超声可观察到肿块内丰富的血流信号，因 ES 内大多有丰富的血管，包括炎性细胞引起邻近血管炎性渗血。

术前 CT 及 MRI 检测除具有一定协助诊断的意义外，其更重要的价值在于根据影像表现结合生长速度等对 ES 的恶性程度及预后进行初步判断，协助制订手术方案和治疗计划。增强 MRI 有助于判断肿瘤范围，是否对周围重要结构有侵犯，当 MRI 显示肿瘤内有大片不规则坏死时，则提示肿瘤可能为高度恶性，预后差，手术后复发或转移风险大。因此，结合术前 CT 及 MRI 检查，可对手术切除范围、术后患者能否获益进行评估。

三、鉴别诊断

ES 因病理组织形态多样且临床症状不典型，需要与多种软组织肿瘤或炎症性疾病相鉴别。首先需要与非肿瘤性疾病或良性病变鉴别，如炎性或坏死性肉芽肿、普通皮肤溃疡、类风湿结节、良性的皮肤纤维组织细胞瘤、腱鞘巨细胞瘤等，这些病变均缺少 CK 及 EMA 的表达，通过这一点与 ES 可以明显区分开。良性病变组织成分一般包括较多的组织细胞及淋巴细胞，细胞缺乏异型性及核分裂象。ES 重要的诊断要点包括：组织学特点是肿瘤细胞具有间叶性和上皮性分化两类成分，结节状生长，多结节也比较常见，病灶之间为正常组织，结节中间可有地图样渐进性坏死周围环绕梭形或上皮样肿瘤细胞；免疫表型可见同时表达 vimentin、CK 和 EMA，部分表达 CD34；染色体 22q11.2 上 *SMARCB1* 位点 *SMARCB1* 基因表达的缺失，可通过 PCR 或免疫组化检测；血液学检测 CA125 可有升高。掌握 ES 的诊断要点，才能对其他类型肿瘤进行鉴别诊断，下面列举一些容易发生误诊的肿瘤类型，以供参考。

（一）上皮样分化的肉瘤

这一类肿瘤包括有上皮样血管内皮瘤 / 血管肉瘤、肾外恶性横纹肌样瘤、滑膜肉瘤。滑膜肉瘤与 ES 鉴别相对较困难，因滑膜肉瘤也具有上皮样和间叶源性特征，但滑膜肉瘤好发于下肢膝髋这些大关节，肿瘤表面无溃疡形成，组织学形态上细胞为密集排列的小短梭形细胞为主，偶有腺状、巢状或鳞状上皮结构，不具有结节性肉芽肿结构，分化差的滑膜肉瘤可有坏死灶，但总体上坏死灶少见。滑膜肉瘤阳性表达 CD99 和 Bcl-2，CD34 表达阴性。上皮样血管内皮瘤 / 血管肉瘤具有特征性的内皮细胞分化，可有幼稚的血管腔形成，内部可有红细胞，肿瘤不具有肉芽肿型结构，且阳性表达血管内皮细胞标志物如 CD31 和第Ⅷ因子等。肾外恶性横纹肌样瘤一般与 PES 需要鉴别，因其也好发于近中线部位，但肾外恶性横纹肌样瘤好发于 10 岁以下的婴幼儿而 PES 多发生在中老年人群，肾外恶性横纹肌样瘤不具有肉芽肿结构，肿瘤细胞表达横纹肌样表型和神经外胚层抗原如 CD99、NSE 和 S100 蛋白质等，阴性表达 CD34、CA125、dysadherin 等。

（二）梭形细胞肉瘤

这一类肿瘤包括纤维肉瘤、未分化多形性肉瘤、恶性外周神经鞘瘤、平滑肌肉瘤和隆突性皮肤纤维肉瘤等。恶性外周神经鞘瘤通常有神经症状，组织学形态上有多少不等的梭形细胞，细胞间质常有黏液变，阳性表达 NSE、S100 蛋白质和 NF 等神经外胚层抗原，不表达 CK，且电镜下观察可见施万细胞分化。其中，上皮样型 MPNST 也可出现 INI-1 蛋白缺失。未分化多形性肉瘤一般在下肢深部组织多见，组织学形态有未分化圆形至梭形细胞及蝌蚪形和多边形细胞构成，没有特异性表达的抗体，也不表达 CK 和 EMA，不出现 INI-1 蛋白缺失。皮肤隆突性纤维肉瘤常见经典型漩涡状排列，梭形细胞 CD34 强阳性，不出现 INI-1 蛋白缺失。隆突性皮肤纤维肉瘤可有染色体 17q22 和 22q13 的环状染色体发生了融合，形成 *COLIAI/PDGFB*，这个基因被认为是隆突性皮肤纤维肉瘤的唯一、特异性的基因，几乎全部阳性表达 CD34 及 vimentin。

（三）皮肤鳞状细胞癌

皮肤鳞状细胞癌主要发生于 50 岁以上人群，一般在有鳞状上皮覆盖区域较为常见，当癌组织发生坏死脱落会形成溃疡，创面经久不愈，组织学观察一般有鳞状上皮细胞分化特定，一般具有细胞间桥、角化等特殊结构，CK5/6 和 P63 阳性，且 vimentin 和 CD34 一般阴性。无 INI-1 蛋白缺失。

（四）上皮样组织细胞瘤

上皮样组织细胞瘤属于少见的良性纤维组织细胞瘤，肿瘤生长位置表浅，主要局限于真皮层内，呈膨胀性生长，边界清楚，细胞大小均一且无异型性，MyoD1、CD117、MSA、SMA、demin 等均阴性表达有助于鉴别诊断。无 INI-1 蛋白缺失。

（五）无色素型恶性黑色素瘤

肿瘤的组织结构复杂，可呈弥漫、巢状、腺泡样排列，肿瘤细胞具有明显多形性，可见梭形、小细胞样、上皮样细胞类型，核分裂象多见，部分肿瘤细胞内或间质可见黑色素颗粒，免疫组化上常阳性表达 HMB45、S100 蛋白质、malen-A、SOX-10 等。无 INI-1 蛋白缺失。

（六）恶性肌上皮瘤

恶性肌上皮瘤是一类主要由肌上皮细胞组成的浸润性肿瘤，好发于大小涎腺，诊断主要依赖组织病理学及免疫组化检测。组织学上细胞多形性明显，核分裂象多见，可见黏液样间质和肿瘤坏死灶。免疫组化特征为阳性表达 SMA、S100 蛋白质、P63、细胞角蛋白和 calponin 等标记，可出现 INI-1 蛋白缺失。

总之，ES 是一种恶性程度很高的软组织肿瘤，肿瘤复发、转移率高。由于 ES 的发病率非常低且发病部位多样，造成临床上对其认识欠缺，误诊误治较多。诊断上主要依靠病理学及分子检测进行确诊，目前发现 INI1 缺失是 ES 的较为典型的表现，且针对这一靶点开发出的靶向治疗药物也显示出良好的治疗效果，相信随着检测手段不断进步，未来对 ES 的诊断治疗能更加精准和个性化。

第四节　治疗

一、上皮样肉瘤的非手术治疗

上皮样肉瘤（epithelioid sarcoma）作为一种缓慢生长的皮内或皮下结节。几乎所有的损害均发生于四肢一半以上发生于手或腕部。结节聚集中央处坏死而周围呈栅状排列。初发皮损为真皮或皮下结节及斑块褐红或灰黑色中央易发生溃疡。四肢近侧皮损常沿筋膜面或血管、神经向心性发展临床表现类似于淋巴管型孢子丝菌病。深部损害附着于筋膜、腱鞘及骨膜伴肢体肿胀、疼痛及活动障碍。

大约一半的上皮样肉瘤可以通过目前的治疗，单独手术或手术、化疗和放疗的组合，达到治愈。但另一半患者由于对治疗不够敏感，无法有效控制肿瘤生长进而扩散到全身，发展为晚期疾病，生存前景不佳。由于上皮样肉瘤较罕见，世界上只有几个大型的癌症中心有专业的完整团队，从发生机制研究，到改良现有治疗手段，再到研发新药并开展临床试验等都是肉瘤领域的先驱。

（一）上皮样肉瘤的靶向药物治疗

从发生机制来看，上皮样肉瘤的基因变异种类繁多，不同的组织学亚型都可能有特定的基因异常，很难有对所有亚型都有效的单一治疗方法。而基于各种亚型特定特征的靶向治疗更有临床价值，个别上皮样肉瘤亚型已经有批准或正在临床试验阶段的药物。

2020年1月，美国食品和药物管理局（FDA）已加速批准表观遗传学药物Tazverik（taze-metostat），用于治疗16岁及以上、不符合完全切除条件的转移性或局部晚期上皮样肉瘤（ES）儿科和成人患者，这是美国FDA批准的首个也是仅有的一个专门针对上皮样肉瘤患者的治疗方法，是上皮样肉瘤治疗的里程碑事件。Tazverik作为一种口服、首创EZH2抑制剂，在2020年1月，获得美国FDA加速批准用于治疗16岁及以上、不符合完全切除条件的转移性或局部晚期上皮样肉瘤（ES）儿科和成人患者，成为初个、仅有的获批的EZH2抑制剂，并被FDA指定为孤儿药。

此次加速批准，基于一项Ⅱ期临床试验中的总缓解率（ORR）和缓解持续时间（DOR）数据，此次研究是一项在转移性或局部晚期上皮样肉瘤患者中进行的关键性2期临床试验，受试者存在INI1蛋白表达缺失，接受Tazverik口服给药。研究结果显示，在接受治疗的总共62例患者中，总缓解率（ORR）为15%，1.6%的患者达到完全缓解，13%的患者达到部分缓解。Tazverik的活性药物成分tazemetostat是一种口服、强效、首创（first-in-class）的EZH2抑制剂。EZH2是一种组蛋白甲基转移酶，如被异常激活，将导致控制细胞增殖的基因失调，从而可引起肿瘤瘤细胞的无限制迅速生长。Tazemetostat可通过抑制EZH2酶活性而发挥抗肿瘤作用。

（二）上皮样肉瘤的放化疗

鉴于上皮样肉瘤局部复发率和远处转移率分别高达77%～87%、45%～58%，所以应首选局部病灶广泛切除术，包括周围正常组织至少2cm。区域淋巴结的处理以可疑淋巴结取样性切除为佳。另外放疗和化疗多作为术后的辅助治疗，单独放、化疗效果不可靠。ES转移是不良预后的重要指标，即使可以合理地控制局部疾病，但约有一半的患者会出现转移性扩散。临床上为了减少局部复发常进行辅助放疗，但辅助化疗的作用尚不清楚。尽管采用了多模式治疗，复发率仍然很高，而且复发往往发生在初始治疗后的许多年后。

由于上皮样肉瘤的发病率非常低，当前临床工作针对上皮样肉瘤的放疗证据非常少见，放射治疗也是当肿瘤被认为无法手术或无法达到宽阔的手术边缘时的一种治疗选择。许多研究表明，辅助性大剂量放疗对降低复发风险、维持功能和改善总体预后有好处，但也有研究分析发现，只要进行了手术，是否进行放射治疗并不重要。到目前为止，放射治疗与化疗相结合的结果只是对反应率的最小改善。近距离放射治疗（一种内部放射治疗，直接向肿瘤提供高剂量的辐射，被认为有较少的长期副作用）的试验产生了一些积极的结果。

化疗在ES治疗中的作用远没有手术和放疗充分。化疗的"金标准"是联合使用多柔比星和异环磷酰胺。最近的研究表明,在多柔比星的基础上加用异环磷酰胺不一定会导致总生存率的提高。传统上也会使用依托泊苷、长春新碱、达托霉素和环磷酰胺。然而,最近的研究称化疗可能与较差的生存率有关,而其他研究则认为化疗的益处不大。关于 ES 的姑息性化疗的现有文献仅限于病例报告和小型回顾性研究。有一个小组报告了吉西他滨与多西他赛联合治疗方案可改善 ES 患者预后,但经验仅限于少数患者。大多数患者通过姑息性化疗最多只能达到疾病稳定。最近由 Gounder 等人对 74 名患者进行的回顾性多中心分析提供了常规化疗有效性的真实数据。在这项真实世界的研究中,接受一线和二线及以上治疗的患者的 ORR 分别为 14.9% 和 9.4%。值得注意的是,51.4% 的患者在治疗期间出现了临床意义上的不良事件。总的来说,一些患者可以从系统性治疗中获益,但这必须与这些治疗的潜在毒性进行权衡。

（三）上皮样肉瘤的其他治疗

1. 冷冻治疗 对多点病灶切除不合适可选用冷冻治疗。冷冻消融疗法是一种重要的消融技术。在 CT 或超声引导下将冷冻探针准确插入上皮样肉瘤组织内,启动氩氦冷冻系统,制冷,利用超低温杀伤肿瘤。其基本原理是将软组织肉瘤组织快速冷至 −160℃ 以下,再复温,可直接引起癌细胞脱水和破裂;或破坏肿瘤小血管而致缺氧,导致瘤细胞死亡。在超声或 CT 引导下,可将冷冻探针准确插入上皮样肉瘤组织内,局部治疗疗效肯定。同时,对于腹腔、胸腔、后腹膜、头颈部肿瘤,因靠近重要脏器,往往不能手术治疗,而冷冻治疗创伤小,可到达常规手术禁区,对特殊部位的肿瘤给予积极治疗。

2. 激光治疗 在治疗之前应行进行全面检查以明确疾病的边缘。1960 年红宝石激光问世,因为激光去除扩张的血管不损害周围组织,所以逐渐取代手术切除、核素敷贴、硬化剂治疗、冷冻等治疗方法,成为治疗皮肤血管性疾病常用方法。参考有关文献,激光可通过以下作用机制治疗上皮样肉瘤:

（1）热效应在激光照射下短时间内,即几毫秒可使血管瘤组织局部温度高达 200~1 000℃ 且可持续 1 分钟,此效应可使蛋白变性,凝固性坏死或使生物组织炎性化、气化。

（2）光效应激光辐射生物组织可引起吸收、反射和传热,色素组织对激光有选择性吸收作用。

（3）电磁场效应激光是一种电磁波,因此激光的存在必然产生电磁场,其强度可达几十万伏,可使焦点处的组织细胞空泡化,细胞核分解。

（4）压强效应激光的辐射压力很强,当激光束聚焦到 0.2mm 以下的光点时,压力可达 200g/cm,比普通光的辐射压力强得多。

3. 其他 包括 5- 氟尿嘧啶软膏的局部应用、干扰素的皮下注射、维甲酸的应用、中药的应用等。5- 氟尿嘧啶软膏为嘧啶类的氟化物,属于一种抗代谢抗肿瘤的药物,对增殖性细胞都具有很好的抑制和杀伤性作用。这一软膏主要适用于恶性葡萄胎、绒毛膜上皮癌,同时也可以用于皮肤癌、外阴白斑以及乳腺癌的胸壁转移等疾病症状,治疗的效果也是很不错的。另外,5- 氟尿嘧啶软膏在体内必须转化为相应的核苷酸才能发挥其抑制肿瘤的作用。这一药物一般会先转变成 5- 氟 -2- 脱氧尿嘧啶核苷酸,从而有效地抑制 DNA 的合成。除此以外,还能够有效的阻止尿嘧啶的渗入,5- 氟尿嘧啶软膏含有大量的有效成分,能够有效地抑制胸苷酸的合成,起到抗肿瘤的功效。在既往工作经验也有研究发现用于治疗上皮样肉瘤可能会获得一定的效果。干扰素可以全身或局部注射治疗多发性、复发性和难治性疣，可以发挥抗病毒作用。中医根据辨证理论，治疗肉瘤主要应用祛邪、扶正、化瘀、软坚、散结、清热解毒、化痰祛湿、通经活络及以毒攻毒等原理。以中药补益气血、调理脏腑，配合化学治疗、放射治疗或手术后治疗，可减轻毒副作用。中药可用于单个或少数肉瘤的浸泡和冲洗。如果是大面积的多发性或融合性疣，将中药煮沸并冷却至室温，在浴缸中反复清洗，每天两次，连续七天，可取得良好的治疗效果。注意应到正规中医院就医，避免自行乱用。

值得注意的是，尽管物理治疗可获得可靠的效果，但物理治疗也会在皮肤表面留下瘢痕和色素沉着。术后化疗的患者可引起胃肠道反应、骨髓抑制、肝功能受损、心肌受损、感染、溃疡等不良反应，应加强护理。康复锻炼计划，指导患者按计划锻炼，调节机体的适应能力，帮助患者恢复生活自理能力。

二、四肢上皮样肉瘤的外科治疗

尽管非手术治疗越来越成为纤维瘤病的标准治疗方法，外科手术仍然是绝大多数软组织肉瘤的主要治疗方法。上皮样肉瘤可发生于全身任何地方，但是大多数病例最初出现在手指、手、前臂、小腿或脚的皮肤下的软组织，但也可以出现在身体的其他部位。

本章节主要介绍近年来上皮样肉瘤的外科治疗进展。临床上根据发病部位分为"远端型"和"近端型"。远端型亦称为经典型，发病主要位于四肢末端的肌腱或腱膜，以手腕部多见，表现为肿瘤生长缓慢的结节或斑块，如侵犯真皮，可引起溃疡。进展期皮损为线状排列的溃疡性结节，通常直径<5cm，沿血管、神经节及筋膜扩散，如累及大神经，可出现疼痛、感觉异常，甚至肌肉萎缩。发病年龄为20~40岁的青壮年，高峰年龄为35岁。女性发病率0.01%~0.02%，男性发病率0.04%~0.05%，男女发病人数之比为2:1。儿童和老年人少见，但任何年龄均可发病。近端型好发于头颈部、盆腔、腹股沟区、会阴肛旁区、外生殖器区及躯干等，通常为深部多发软组织肿块，体积较大，最大直径可达20cm，发生于盆腔者常易产生压迫症状。多发群体为年龄偏大的中壮年男女患者。

（一）四肢上皮样肉瘤的切除范围

外科手术是四肢局限性上皮样肉瘤的最主要治疗方式。标准术式是沿着肿瘤周围1~2cm的正常组织完整切除肿瘤，包括肌肉、皮下脂肪和皮肤等部分正常组织。显微镜下无肿瘤残留（R0切除）对于患者的预后至关重要。

如果肿瘤邻近却没有直接侵犯骨的话，可以切除相邻部分骨膜作为切缘。大血管被肿瘤侵犯或包绕的发生率大约5%。动脉切除和重建往往能够保证良好的局部肿瘤控制和肢体功能。但是静脉切除重建则因缺乏证据支持而受到争议。另外，血管重建可能会出现深静脉血栓和肢体水肿等并发症，甚至增加截肢风险。主要神经被肿瘤侵犯或包绕的发生率大约是1.2%。切除四肢特别是下肢的主要外周神经往往不会引起难以接受的功能损失。下肢肿瘤切除手术的一个目标是保留或重建足底感觉，因为足底感觉丧失容易引起溃疡和外伤，进而导致感染甚至截肢。手术切除坐骨神经、胫神经、腓总神经及其分支可能引起术后疼痛、幻肢感觉、本体感觉减弱和足部溃疡等。所有切除坐骨神经和腓总神经的患者均需使用脚踝支架。股神经切除引起的膝关节伸肌力量减弱容易导致患者跌倒和骨折。上肢主要神经损伤后会导致一些重要的感觉缺失，但仍然会保留部分功能，也可能需要支具固定肢体。自体神经移植是神经重建的标准方式，如果缺损较小，一般用皮肤感觉神经作供体；如果缺损较大，可以采用腓肠神经。

对于四肢的高分化上皮样肉瘤，因其全身扩散的风险极小，所以更倾向于边缘切除以保留更多肢体功能。上皮样肉瘤因其极强的局部浸润能力而具有很高的术后局部复发率，特别是不能获得阴性切缘时。对于上皮样肉瘤，可以选择扩大切除术和 Mohs 显微外科手术，手术切缘阴性被认为是最重要的预后因素。因为上皮样肉瘤局部浸润的特征，扩大切除术一般采用瘤旁 2～3cm 的切缘宽度。Mohs 显微外科手术被认为比扩大切除术能获得更低的原位复发率和更小的手术切口。

部分手术切口的关闭对外科医生来说可能是一个挑战，特别是手术区域曾接受过放射治疗的患者。采用整形手术可以有效降低切口并发症的发生率，甚至可以改善预后。在一些特定手术中，也可以采用封闭负压引流技术（vacuum-assisted closure），以促进切口愈合。

（二）复发性四肢上皮样肉瘤的外科治疗

四肢软组织肉瘤局部复发最重要的预测因素是手术切缘阳性。如果可以完全切除，四肢软组织肉瘤的复发灶建议行扩大切除术，切除范围包括之前手术引流的位置和刀疤。因为边缘切除后上皮样肉瘤局部复发率为 30%，复发灶也建议行广泛切除术。而上皮样肉瘤发生同一肢体的多处局部复发后，最佳治疗方案可能就是截肢术（图 20-5，见文末彩插）。

（三）转移性四肢上皮样肉瘤的外科治疗

四肢上皮样肉瘤的淋巴结转移并不常见（＜5%），所以常规不进行淋巴结活检。淋巴结转移意味着预后很差，而根治性淋巴结清扫能显著延长生存期。上皮样肉瘤最常见的远处转移器官是肺，以血行转移为主。远处转移是四肢上皮样肉瘤患者最重要的死因。一些回顾性分析证明，转移灶切除术能使患者获得更长的中位总生存期和更高的 5 年生存率。转移灶切除术需要满足的标准是：原发病灶已经控制或预期可以控制；转移灶预期可以完全切除；不存在多脏器转移；能够耐受外科手术。上次手术与复发间隔时间越长，提示本病预后越好。

三、腹膜后上皮样肉瘤的外科治疗

（一）腹膜后上皮样肉瘤的切除范围

因为腹膜后解剖学的限制，通常很难对此区域的上皮样肉瘤行广泛切除术，而只能行局限性切除术。因此导致局部复发率较其他部位高（20%～50%），这也解释了为什么腹膜后上皮样肉瘤级别通常较低，预后却较差。因为对此区域行 R2 切除的预后与不可切除的腹膜后软组织肉瘤相似，所以手术目标是行肉眼阴性切除。尽管腹膜后上皮样肉瘤并没有侵犯邻近的器官，但是肿瘤通常已经黏附或者包绕它们，所以要将邻近器官一并切除，最常被切除的是肿瘤同侧的结肠和肾脏。当然，在行一侧肾脏切除术前需要评价对侧肾脏功能。如果对侧肾脏肾功能不全或者患者是孤立肾，可以考虑切除患侧肾包膜而保留肾实质，因为肾实质的侵犯是极为少见的。当肿瘤在腹膜后左侧高位时，胰尾或者脾脏可能需要切除，尽管没有明显的侵犯。但是当肿瘤在右侧，即便侵犯邻近器官，行胰十二指肠切除术或右肝切除术也要慎重考虑，因为可能会引起严重的术后并发症。在处理神经与血管结构时，要权衡肿瘤的局部控制和长期的功能紊乱。一般来说，行姑息性手术是没有意义的，因为其总生存率和仅行活检的患者是一样的。但是对生长缓慢的高分化上皮样肉瘤患者，部分切除后的生存时间远远长于仅行活检的患者，所以推荐不能完全切除肿瘤的高分化上皮样肉瘤患者接受姑息性手术。

（二）复发性及转移性腹膜后上皮样肉瘤的外科治疗

40% 的腹膜后软组织肉瘤患者在首次手术 5 年后复发，局部复发是腹膜后上皮样肉瘤患者最重要的死因，而最重要的预后因素是复发灶的可切除性。完全切除复发灶比原发灶难度更高，复发风险更大，术后无瘤间隔也更短。Park 等报道，对腹膜后上皮样肉瘤局部复发灶行完全切除术后 5 年生存率可达 30%～46%。除高分化的脂肪肉瘤之外，对腹膜后软组织肉瘤包括上皮样肉瘤复发灶进行不彻底的手术切除，其获益是非常有限的。姑息性手术对其他类型腹膜后软组织肉瘤复发的患者带来的获益极其有限，其症状缓解往往不超过 90 天。腹膜后上皮样肉瘤远处转移最常见的器官是肝（44%）、肺（38%），或两者兼有转移（18%）。如果远处转移灶是孤立的，可以考虑行转移灶切除术，因为术后可能获得长期生存。转移灶切除术需要满足的标准与四肢上皮样肉瘤相同。

四、其他部位上皮样肉瘤的外科治疗

（一）胸壁上皮样肉瘤的外科治疗

其他部位如胸腹壁和头颈部上皮样肉瘤相对少见，手术同样是最主要的治疗方法。胸壁上皮样肉瘤如侵犯到肋骨，则需要切除相应节段的部分肋骨，同时还要切除附近的肋间肌肉。因为肋间肌肉并不提供胸廓的稳定性，所以建议尽量扩大切除肋间肌肉以获得阴性切缘。肿瘤如侵犯胸骨，被侵犯的胸骨及与胸骨相连接的部分肋骨需要切除，胸骨切除以后可以使用重建胸廓。肺部有时可能被胸壁的上皮样肿瘤侵犯，在切除肋骨后需要对累及的肺组织完整切除。

（二）腹壁上皮样肉瘤的外科治疗

腹壁上皮样肉瘤切除术后导致的全层腹壁缺损可用聚丙烯网修补，其中一片聚丙烯网可能需要固定于最下位肋骨。而中下部的全层腹壁缺损则不建议用聚丙烯网修补，因为网孔和肠袢之间会粘连，而且有可能形成肠瘘。当然，使用一块游离的腹膜固定于聚丙烯网上可以避免这种情况的发生。如果肿瘤累犯肠道，还需要做累犯肠道的肠切除和肠吻合手术。

（三）头颈部上皮样肉瘤的外科治疗

头颈部上皮样肉瘤的治疗同样以手术为主。头颈部上皮样肉瘤向邻近组织膨胀性生长，局部的炎症反应有助于由正常组织、炎症细胞和肿瘤细胞组成的假包膜的形成。肉瘤也倾向于沿筋膜平面生长。因此，外科切除头颈部上皮样肉瘤需要广泛切除，包括筋膜和部分肿瘤未侵犯的组织。但是由于解剖上的限制，在头颈部获得充足的切缘是比较困难的。

手术切除的范围取决于肿瘤的位置、大小、浸润深度和重建需要。微血管游离皮瓣的广泛应用使肿瘤扩大切除成为可能，改善了肿瘤的治疗疗效和降低了对术后功能影响。因为头颈部软组织肉瘤淋巴结转移率低，选择性淋巴结清扫不推荐。但是如果区域淋巴结受累，仍然需要行淋巴结清扫术。

第五节　预后

上皮性肉瘤患者的 5 年生存率为 50%～70%，10 年生存率为 42%～55%。根据文献总结和临床经验，诊断年龄（高龄）、性别（男性）、部位（近端）、深度、肿瘤大小、肿瘤细胞有丝分裂程度、坏死、血管侵犯和肿瘤出血常被认为不利的预后因素。

与大多数恶性肿瘤一样，预后主要由疾病的临床阶段决定。上皮性肉瘤的预后与肿瘤大小、血管侵犯、可切除性和转移关系最为密切。肿瘤大和早期转移与不良预后独立相关。肿瘤直径超过 2cm，有坏死和血管浸润的肿瘤与较差的预后有关。Callister 等人的报告指出原发肿瘤的大小是与 ES 预后有关的最重要的变量之一，可能直接影响到肿瘤的可切除性和最终的生存率。Livi 等在 23 年的时间里研究了 29 名患者，并报道了随着原发病灶的浸润深度增加，预后不佳。这一观察结果已被其他人证实。肿瘤分级和亚型同样也是 ES 的预后因素，如有研究表明 SMARCB1/INI1 以及 SWI/SNF 在 ES 的发生中起着关键作用，值得作为一种预后标志和治疗目标进行前瞻性研究。

ES 发生的部位影响患者预后，近端型一般被描述为更具侵袭性的肿瘤。Livi 等人的研究曾表明解剖部位是一个重要的预后因素，临床观察发现更靠近远端的肿瘤，如四肢上的肿瘤，其生存率更高。ES 组织学亚型中更常见的远端型也与更高的生存率相关。远端 ES 常出现在四肢，而近端 ES 通常影响躯干、腋窝和腹股沟等近端部位。但实际上，至少有一项研究表明近端型和普通型上皮性肉瘤的总生存期没有明显差异。关于近端型是否在本质上比远端型差，还是由于它们与受影响部位的关联，一直存在争论。

性别和年龄对于预后的影响存在争议。有报道指出 ES 好发于男性，男性也与较差的预后有关，而其他报道的证据则相互矛盾。年龄也可能是影响 ES 预后的潜在危险因素，特别在老年人群为 ES 的预后不良因素。研究指出大多数 ES 患者在 10～35 岁被诊断。也有研究发现大多数患者的年龄在 17～60 岁并且在 75 岁以上年龄组的发病率也达到了一个高峰，可独立预测预后不良。在较早的年龄段出现，预后较好。儿童 ES 患者的预后往往略好于成人，5 年生存率约为 65%。儿童患者的淋巴扩散和转移也往往较少。值得注意的是，Casanova 等人的报道却发现年轻的年龄并不能预测生存率的提高。ES 在年轻患者中表现为肢体的缓慢生长的肿块，易误诊为良性肿瘤，因此对该类患者病理活检提出了更高的要求。

据报道，ES 局部复发率约为 35%。与转移的患者相比，病灶局限的患者预后更好，5 年总生存率（OS）为 75% 和 49%。儿科患者似乎有良好的预后，5 年 OS 为 92.4%，因为他们更有可能被诊断为局部远端型 ES，并且在发病时不太可能有结节或转移性受累。尽管进行了姑息性化疗，但转移患者的预后很差。据报道，中位生存期为 52 周，1 年和 5 年的生存率分别为 46% 和 0。淋巴结受累是 ES 的一个特征，使其区别于大多数其他类型的软组织肉瘤。2.6% 的软组织肉瘤患者会发生淋巴结转移。相比之下，ES 患者中存在 22%～48% 的淋巴结转移。目前有一些临床医生建议对所有患者进行淋巴结活检。因此淋巴结转移也被认为是一个独立的预测不良预后的独立因素。

总的来说，对于 ES 患者预后而言，肿瘤完全切除后可以达到治愈的效果，但局部复发的风险很高，可以通过放射治疗来缓解，尤其是大于 3cm 的肿瘤。在不可切除的病例和转移性疾病中，与肿瘤内科和放射肿瘤科协调的姑息治疗方案仍大多没有确定。

（张　余）

参考文献

1. ENZINGER FM. Epithelioid sarcoma.A sarcoma simulating a granuloma or a carcinoma[J]. Cancer，1970，26（5）：1029-1041.

2. BIGNELL GR，GREENMAN CD，DAVIES H，et al. Signatures of mutation and selection in the cancer genome[J]. Nature，2010，463（7283）：893-898.

3. FLETCHER CD，UNNI K，MERTENS F. World Health Organization classification of tumours.Pathology and genetics of tumours of soft tissue and bone[M]. Lyon: IARC press，2002.

4. CZARNECKA AM，SOBCZUK P，KOSTRZANOWSKI M，et al. Epithelioid sarcoma—from genetics to clinical practice[J]. Cancers，2020，12（8）：2112.

5. HASEGAWA T，MATSUNO Y，SHIMODA T，et al. Proximal-type epithelioid sarcoma: a clinicopathologic study of 20 cases[J]. Modern Pathology，2001，14（7）：655-663.

6. CHASE D R，ENZINGER FM. Epithelioid sarcoma.Diagnosis, prognostic indicators, and treatment[J]. Am J Surg Pathol，1985，9（4）：241-263.

7. IZUMI T，ODA Y，HASEGAWA T，et al. Prognostic significance of dysadherin expression in epithelioid sarcoma and its diagnostic utility in distinguishing epithelioid sarcoma from malignant rhabdoid tumor[J]. Modern Pathology，2006，19（6）：820-831.

8. KATO H，HATORI M，KOKUBUN S，et al. CA125 expression in epithelioid sarcoma[J]. Jpn J Clin Oncol，2004，34（3）：149-154.

9. CHBANI L，GUILLOU L，TERRIER P，et al. Epithelioid Sarcoma A Clinicopathologic and Immunohistochemical Analysis of 106 Cases From the French Sarcoma Group[J]. Am J Surg Pathol，2009，131（2）：222-227.

10. CASANOVA M，FERRARI A，COLLINI P，et al. Epithelioid sarcoma in children and adolescents: a report from the Italian Soft Tissue Sarcoma Committee[J]. Cancer，2006，106（3）：708-717.

第二十一章
腺泡状软组织肉瘤

腺泡状软组织肉瘤（alveolar soft part sarcoma，ASPS）是一种分化方向尚不明确、罕见的软组织恶性肿瘤，好发于青少年，具有独特的组织学特征。在病理学上被描述为一种由嗜伊红染色大多边形细胞组成呈假腺泡状生长结构的间叶源性恶性肿瘤，以具有 der（17）t（X:17）（pll.2:q25）形成 *ASPSCRI-TFE3* 融合基因为待征。最早由 William M.Christopherson 等教授收集来自"纪念斯隆 - 凯特琳癌症中心"的前身"癌症和相关疾病治疗纪念医院"及纽约州卫生部的 12 例软组织肉瘤病例资料，在 1951 年纽约州病理学年会上总结讨论，仔细鉴别了滑膜肉瘤、颗粒状肌母细胞瘤（良性）、恶性肌母细胞瘤、横纹肌瘤、横纹肌肉瘤、脂肪肉瘤、血管内皮瘤、血管瘤和转移性腺癌后，提出了腺泡状软组织肉瘤这一概念，首次界定 ASPS 为瘤细胞排列成巢状（"腺泡样"）由含薄壁裂隙状血管的结缔组织分隔，于 1952 年刊登于 *Cancer*。ASPS 的组织起源不明确，在此之前，曾有过几种描述性的假说：颗粒细胞肌母细胞来源，非嗜铬性恶性肿瘤，非嗜铬性副神经节来源，肾小球球旁细胞来源。越来越多的研究提示 ASPS 可能起源于横纹肌组织，Nakano 等用反转录 PCR 方法支持了这一观点。

ASPS 发病率极低，临床症状缺乏特异性，误诊率高达 96.9%，病理误诊率亦可达 38.4%。治疗上局部手术切除复发率高，且容易早期发生血行转移，化疗抵抗，预后极差。

第一节　流行病学

一、年龄与性别因素

统计研究表明 ASPS 好发于 15～30 岁的年轻女性。腺泡状软组织肉瘤的发病率较低，临床报道文献的病例数相对较少。但是，近 20 年的文献报道提示，腺泡状软组织肉瘤（ASPS）与大多数软组织肉瘤的好发人群有显著的性别差异，女性多于男性、男女患者之比达 1:1.5～3。发病年龄主要集中在 15～35 岁，儿童和婴儿也可见到。

二、好发部位

ASPS 可发生于四肢、臀部及躯干的深部组织，也可发生在舌、咽、口腔、眼眶的头颈部位，亦可在纵隔、腹膜后、胃、膀胱、肛门括约肌及女性的乳腺、子宫、阴道等处。肿瘤的好发部位主要有两大类，且与年龄相关。在成人中，发病部位主要集中在四肢和躯干；儿童和婴幼儿主要集中在头颈部，以舌和眼眶较为集中。

在 Lieberman 等人报告的一组 102 例 ASPS 数据中,性别与发病率有明显倾向性,女性明显多于男性;发病部位:大腿、臀部占 40%,膝部、小腿占 16%,躯干、胸壁占 13%,上肢共19%(前臂 10%、上臂 9%)。ASPS 在早期即可发生转移,也是该病区别于其他类型的软组织肉瘤的特征之一。以血行转移为主,在 Van Ruth 和 Akiyama 等的文献报道中,肺(38%)、骨(33%)、脑(33%)是最常见的转移部位,淋巴结转移少见。Lieberman 等还发现,不同的年龄对预后也有影响,不同年龄段无转移病灶患者中位生存时间存在差异。

三、病因与诱发因素

(一)病因

ASPS 被 WHO 归类为起源不确定类肿瘤,其病因并不明确。部分患者在就诊时提供了肿瘤发生患侧肢体的创伤史,这仅仅引起了患者对肿块的关注,与肿瘤发生之前的时间上没有相关性。对于腺泡状软组织肉瘤的发病原因可能与性激素、血管内皮生长因子受体(vascular endothelial growth factor receptors,VEGFR)的过度表达或基因突变等因素有关。

1. 性激素 部分学者认为性激素可能参与发病过程,但未得到普遍证实。

2. 血管内皮生长因子受体 通过寡核苷酸微数列观察促血管生成因子的表达,结果发现 ASPS 中,有 18 种和血管生成相关的基因过度表达,猜测可能与病因相关。

3. 基因突变 随着研究的深入、细胞遗传学和分子遗传学技术的发展,人们发现 ASPS的发生、发展过程中伴随着染色体结构和数目的异常,尤其是 t(x;17)(p11.2;q25)的不平衡染色体易位,产生了融合基因 *ASPL-TFE3*。这不仅有助于阐明 ASPS 分子发生机制,而且具有重要的诊断学意义。

(二)诱发因素

1. 异物刺激 动物实验和临床观察发现,异物对机体的长期物理学刺激可能诱发软组织肉瘤。

2. 化学药物刺激 化学药物如染发剂、农药等致癌已得到普遍公认。

3. 放射线 长期射线辐射可导致基因突变。

(三)发病机制

腺泡状软组织肉瘤自从 1952 年被 William M.Christopherson 等学者报道以后,虽然有了统一的命名,但是其组织起源仍然未知,在 2020 版的 WHO 软组织肿瘤分类中,依然被归为分化不明来源肿瘤。因此,关于 ASPS 的发病机制尚不明确。

1. 组织起源 关于 ASPS 的组织起源学说出现过多个观点,有上皮源性、神经源性和肌源性,前两者已被病理学界否定。而对于肌源性观点,虽然在免疫组织化学显示,肌相关标记物在 ASPS 中的表达差异较明显,肌动蛋白的表达仅为 20%～30%,结蛋白表达为40%。但是,目前大多数学者支持 ASPS 为肌源性起源的观点。

2. 细胞遗传学改变在 ASPS 发病机制中起重要作用 ASPS 中存在特异性的染色体易位——DER(17)、t(X;17)(P11.2;q25),这种易位导致位于 Xp11.22 的转录因子与位于17q25 的基因发生融合,可能参与肿瘤发生发展。

3. 分子生物学改变参与 ASPS 发病 非平衡移位 der(17)t(X;17)(P11.2;q25)为 ASPS 的特征，这种非平衡移位导致 Xp11.2 上的 *TFE3* 转录因子基因与 17q25 上的 *ASPL* 基因发生融合，形成融合基因 *ASPL-TFE3*。其转录产物 ASPL 氨基末端的 234 氨基酸，分别与 TFE3 羧基末端 280 和 315 氨基酸融合（外显子 4、3），产生 1 型 *ASPL-TFE3* 和 2 型 *ASPL-TFE3* 融合基因。由于 TFE3 激活域定位于外显子 3，因此在 1 型 *ASPL-TFE3* 融合中，*ASPL* 与 *TFE3* 均缺少明显的激活域，导致 *TFE3* 在内的基因转录功能丧失。*ASPL-TFE3* 1 型融合基因可能具有负性调节作用。在 2 型 *ASPL-TFE3* 融合基因中，*TFE3* 的基本域和第一螺旋之间包含一个核定位信号，伴随着 *ASPL* 启动子的连续激活，在 ASPS 的发病中 2 型 *ASPL-TFE3* 融合基因可能通过转录调节对疾病的发生产生影响。

第二节　临床特征

ASPS 缺乏特征性的临床表现。在 30 岁以前的成年人中，女性多于男性，ASPS 常发生在肢体与躯干的深部组织——骨骼肌和深筋膜，浅筋膜内少见到，尤其是大腿，少数见于腰骶部及腹膜后部位。

1. 典型症状——肿块 典型症状是缓慢进展的肢体无痛性包块。由于肿物生长相对缓慢，病史长短不一，容易被误诊"假良性"生物学行为，等到患者就诊时可能已经发生肺转移。患者很少出现疼痛不适，仅有瘤体较大，侵及邻近骨骼、肿瘤合并坏死、出血被膜张力高或者神经受压迫时出现疼痛。

2. 体征 局部皮肤无红肿，无表浅静脉曲张，皮温无异常，可触及质软、略偏实性肿物，肿物大小 1.0～10.0cm 或更大。ASPS 尽管生长缓慢，但血供较为丰富，位置表浅者可触及血管搏动，甚至肿物小于 3.0cm 也可触及。

在儿童与婴儿中，头颈部为好发部位，尤其是眼眶和舌。相对于成年人，就诊时较早，就诊时肿物大小多在 2.0～5.0cm。病发于眼眶的患儿常表现为眼球突出且不随体位改变，头面部肿胀，可伴有局部疼痛等表现，有利于患儿及时发现异常并早期就诊。其他症状包括眼球移位、巩膜外血管扩张、上睑下垂、视神经受压可出现视力下降，以及合并不明原因的头痛等。发生于舌体的患儿，多表现为在舌部出现无痛性缓慢增大的肿块，一般 0.5～1.0cm 即可被发现，部分患者出现打鼾、发声含糊不清、吞咽障碍、声嘶、咽喉肿胀疼痛不适等。

少数患者病发于腹膜后，临床可出现腹部膨隆，或可触及的腹部肿块。随着肿物增大，出现腹胀、腹痛不适。发生于女性生殖道、纵隔、乳腺、膀胱、胃等不典型部位的 ASPS，由于起病隐匿，通常临床难以发现。

3. ASPS 转移瘤 大量的患者以肺、骨、脑、肝转移瘤为首发表现就诊，早期转移是本病典型表现之一。20%～25% 的患者诊断时已伴转移，相对应的患者出现咳嗽、胸痛、呼吸困难，病理性骨折、骨痛，神经功能障碍，肝功能不全、黄疸等转移瘤临床表现。

4. ASPS 并发症

（1）肺部并发症：纵隔部位肿瘤压迫或肺转移 ASPS，患者出现咳嗽、胸痛、胸闷不适，合并胸腔积液患者出现呼吸困难、端坐呼吸等表现。

（2）肝肾并发症：腹膜后ASPS瘤体侵犯周围组织，如肾脏、输尿管等，出现尿痛、肾功能不全、少尿、无尿等相关症状。转移至肝脏的ASPS破坏肝细胞及胆管受压，出现上腹胀痛、食欲减退、肝功能不全、黄疸等表现。

（3）肠梗阻：肿瘤增大压迫或侵犯肠管，出现腹痛、呕吐、腹胀、排便困难等肠梗阻症状。

（4）病理性骨折：原发于骨或者转移至骨骼的ASPS，肿瘤导致骨质破坏，骨的支架作用受到影响，轻微外伤或受力即可出现骨折。四肢发生骨折影响其肢体功能，脊柱部位的病理性骨折往往合并脊髓及神经根受压症状。

（5）颅内转移症状：ASPS比较容易发生颅内转移，颅内神经系统受侵犯，可导致相应的神经功能障碍。值得注意的是，原发肿瘤切除后15年，仍会发生转移。ASPS经常转移到大脑，这被认为是转移性ASPS的普遍特性。

5. ASPS的扩散与转移 ASPS主要通过血行转移至肺、骨、肝、脑、腹膜后和其他部位组织和器官，区域淋巴结转移相对少见。

（1）局部扩散：高度恶性的软组织肉瘤可以突破假包膜，在肿瘤所在的筋膜室内形成转移瘤，被称为"跳跃性转移病灶"。肢体和躯干的腺泡状软组织肉瘤大多发病于深部软组织，起病隐匿、无痛性生长。肿瘤的生长受解剖边界的限制，在起病早期，局部的解剖起到限制肉瘤生长、扩散的自然屏障。一般情况下，肉瘤大多沿阻力最小的生长方向生长，局限于起病时的筋膜内、肌肉间室内；随着肿瘤的增大、周围丰富的血供，筋膜受累及侵犯，ASPS可突破、侵入到邻近的组织和间隙内。

（2）远处转移：肉瘤与癌症不同，大多数为血行转移，而ASPS的血行转移又有其独特的方式和临床表现。大多数肉瘤血行扩散在其转移早期至肺，晚期转移至骨、脑等。ASPS的血行转移可在早期就诊时发现肺、骨、肝、脑的转移，单个脏器或者同时多个脏器转移，且转移以后仍然可带瘤存活3～5年，甚至更长。ASPS肿瘤体积越大，其恶性生物学行为特征越直观，有丝分裂越频繁，出现血行转移的风险也越大。ASPS的早期血行转移也与肿瘤组织本身血管丰富、肿瘤易形成瘤栓、瘤细胞侵袭进入血管扩散至发病部位以远的器官相关。大多数文献的报道显示，ASPS血行转移以肺最常见，其次是骨、中枢神经系统和肝脏。

ASPS的淋巴结转移少见，一般以区域淋巴结为主。

第三节 诊断与鉴别诊断

一、诊断

（一）影像学表现

1. 超声检查 超声表现为软组织肿块，内部呈不均质、低回声，肿瘤内可出现液化坏死区、囊变征象，肿瘤边界尚清晰。彩色多普勒超声（图21-1，见文末彩插）：肿瘤周围及内部有丰富的血流信号、高阻型动脉样血流信号，收缩期最大流速＞60cm/s，阻力指数＞0.7。彩色多普勒超声的高阻型动脉样血流信号对ASPS诊断更有临床参考价值。

2. X线检查 CR/DR表现为软组织内密度略低于肌肉的不规则软组织肿物影，X线对软组织肿物边界判断帮助不大。部分病例低密度肿物影内可见钙化，邻近受侵或来源于骨骼的病变可见到骨质破坏，溶骨性破坏边界不清。

3. CT扫描 CT平扫（图21-2）可见深部软组织内的等密度或低密度肿物影，呈椭圆形、结节状或不规则形，边界欠清晰。瘤体较大的中央见液化坏死区，增强CT（图21-3）肿瘤呈现中度不均匀强化，以动脉期强化较为明显。坏死区无强化，肿瘤边缘强化迂曲的血管影，血管重建可清晰显示瘤内及瘤周血管，借以追溯其供瘤动脉及引流静脉。发生于头颈部ASPS的患儿较少出现肿瘤内出血、坏死、囊变等征象。ASPS侵犯骨骼或起源于骨的患者，CT呈现溶骨性骨质破坏，伴随周围软组织肿块形成，部分病例可见到钙化，未见到骨膜反应。当软组织ASPS侵犯骨骼范围较广泛时，X线与CT均难以区分其来源。因此，在诊断骨原发性ASPS尚需要同时排除软组织的ASPS骨转移。骨原发的ASPS病灶中心多位于骨，可表现为边界清楚或不清楚的溶骨性骨质破坏区，破坏区与正常骨质之间有较宽的移行带，骨质硬化边及骨膜新生骨少见。ASPS骨转移均伴有其他部位的软组织肿瘤，CT表现单发或多发、边界相对清楚的溶骨性骨质破坏区，无移行带、骨膜新生骨及骨质硬化边。CT较X线在判断骨骼是否受侵、骨破坏程度等成像上具有明确的优势。但在诊断

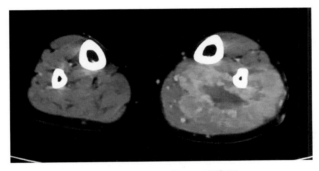

图21-2　ASPS的CT影像图
左侧小腿后侧后ASPS，瘤体累及比目鱼肌、腓肠肌内外侧头肌腹。
瘤体较大、中央见液化坏死区，增强CT肿瘤呈现中度不均匀强化，
坏死区无强化；瘤体部分包裹腓骨、骨膜受累及，未见骨膜反应。

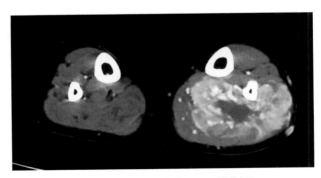

图21-3　ASPS的增强CT影像图
动脉期强化较为明显，坏死区无强化，肿瘤边缘强化迂曲的血管影。

ASPS 的特异性上，CT 与 X 线对比并无优势。肺转移瘤在 CT 上（图 21-4）多表现为位于双侧下肺散在的、沿肺纹理走行的圆形或类圆形阴影，密度增高，边界清晰。薄层 CT 扫描显示病灶数目较常规平扫增多，部分病灶呈周边密度增高、中央低密度改变，呈包壳样改变，与周围肺组织分界清晰。肺转移灶 CT 增强后强化明显，动脉期瘤内见肿瘤血管，实质期中间见低强化。CT 在对 ASPS 的肿瘤位置、形态、大小、边界及邻近骨质是否受侵以及较早地发现肺、骨等转移的评估上具有 X 线不可比拟的优势。

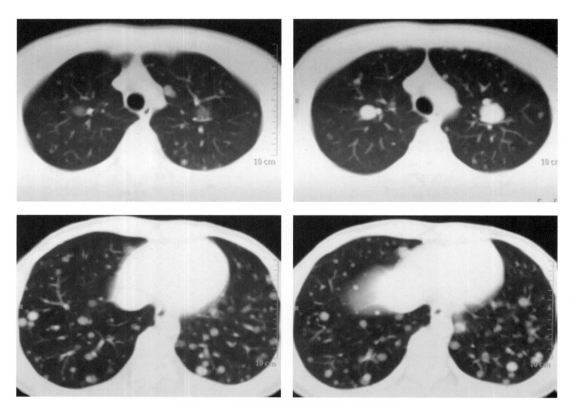

图 21-4　ASPS 肺转移瘤的胸部 CT 影像图
病灶多位于双侧下肺、弥漫沿肺纹理走行的圆形或类圆形阴影，密度增高，边界清晰。薄层 CT 显示病灶数目较常规平扫增多，与周围肺组织分界清晰。

4. MRI 扫描　MRI 对肿瘤位置、大小、形态能够多方位、多序列成像，而且能清晰地显示肿瘤是否浸润邻近组织。在 ASPS 的术前评估与规划手术方案时具有非常重要的临床价值。ASPS 在 MRI 平扫序列（图 21-5）中 T_1WI 多呈不均匀稍高信号、略高于邻近肌肉组织信号，少数呈等、低信号。ASPS 在瘤内、瘤周可见大量流空血管影，与病灶在 T_1WI 呈稍高信号影，共同构成 ASPS 相对特异的 MRI 征象；部分病例可见到动静脉瘘。病灶在 T_2WI 呈高信号，与 T_1WI 相似可见到线样的低信号分隔影。MRI 增强扫描成明显的不均匀持续强化，强化程度与瘤体丰富的血管及血窦关系密切。肿瘤中央的坏死、囊变区无强化，瘤周血管迁曲、丰富，往往也伴有明显的强化。骨病灶在 T_1WI 上低信号、T_2WI 上高信号改变，增强后有强化。

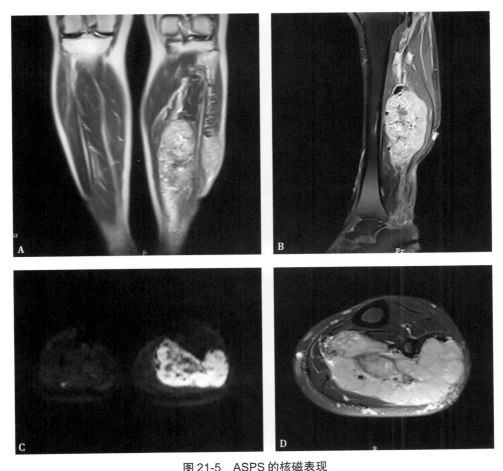

图 21-5　ASPS 的核磁表现

A. T_1WI 呈不均匀稍高信号；B、D. T_2WI 及 T_2WI-FS 呈不均匀高信号；C. DWI 呈高低混杂信号，增强后不均匀强化。

　　肺转移瘤在核磁表现为 T_1WI、T_2WI 等信号结节影，DWI 轻度弥散受限，边界清晰，增强后明显强化。瘤内可见 T_1WI、T_2WI 低信号的条状间隔和周围血管流空改变，与原发灶相似的影像学表现。

　　5. PET/CT　腺泡状软组织肉瘤在 PET/CT 表现为 FDG 异常摄取包块，SUV_{max} 最大值平均大于 4.0；表现为原发灶的高代谢信号，影像表面不规则、和正常组织之间没有明确分界，多呈分叶状或"生姜状"。不同部位的转移灶可表现为异常的 SUV_{max} 值，其中肺转移病灶多呈现 FDG 轻度摄取，转移淋巴结和骨侵犯及破坏区多呈高 FDG 摄取。肺转移灶呈圆形或卵圆形，侵犯胸膜时不规则，邻近结节可融合呈不规则形状，SUV_{max} 值明显高于其他类型软组织肉瘤。受侵犯骨骼冠状面多呈"C"型高信号影像，边界不清，周围可见异常代谢的软组织影。巨大的 ASPS 病灶周围可见区域淋巴结呈高代谢信号，形状椭圆或卵圆形，边界较清。PET/CT 在软组织肿瘤良恶性的鉴别、原发灶的识别、指导穿刺活检、评估肿瘤病灶及跳跃病灶和患者的临床分期方面具有优势。PET/CT 在发现 ASPS 患者早期转移方面的敏感性高。

（二）病理学

1. 大体观 ASPS 大体表现为肿瘤有完整或不完整的假包膜，呈结节状，大小多在 6～10cm，边界尚清，质地中等。切面灰白色或灰褐色，呈鱼肉状外观，瘤体较大时可伴有局灶性出血、囊性变及钙化。与成年患者的标本对比大体观，儿童位于头颈部肿瘤多较小，1～3cm，很少出现出血、坏死、囊变。

2. 镜下检查 可见到具有特征性的假腺泡状生长结构（局灶或明显），器官样或巢状结构，瘤巢中央的细胞往往比较松散，空变由瘤细胞发生退变、失黏附所致。一些婴儿和儿童病例常见呈片状生长的形态。瘤巢周围有薄壁窦隙样血管环绕（图 21-6，见文末彩插），呈巢状或小叶状分布，为细胞巢之间宽窄不等的纤维性间隔，可伴有玻璃样变性。个别病例血管间隙扩大，局部可见假乳头状结构。肿瘤周边可见到扩张的血管，常至少在局部见到肿瘤累及。肿瘤细胞呈多边形，瘤细胞体积大，胞质丰富，嗜伊红染色呈颗粒状或半透明空泡状（图 21-7，见文末彩插）。细胞核呈圆形、卵圆形或不规则形。细胞核居中或偏位，并可见明显的核仁。核分裂象少见（0～4）/10HPF，坏死不常见。部分病例细胞有异型性，少数病例可伴出血、坏死、囊性变。

3. 电镜 ASPS 特征性结构为部分瘤细胞胞质内大量大小不等的棒状或菱形高电子密度结晶体，有膜包被或呈游离状，结晶内部可见深浅交替、周期为 10nm 的平行条纹。

4. 免疫组织化学 TFE3 表达阳性（图 21-8，见文末彩插）。TFE3 在 ASPS 的诊断中有 95% 以上的灵敏度和特异度。部分患者可呈现 desmin 表达阳性，但 vimentin、myogenin、MyoD1、keratin、S100 蛋白质、HMB-45、SMA 阴性。Ki67 增殖指数在 5%～60%。

5. 特殊染色 多数病例胞质内结晶 PAS 染色阳性，耐淀粉酶消化。

6. FISH 检测 *ASPL-TFE3* 融合探针阳性。分子遗传学特征性为 der（17）t（X;17）（p11.2;q25），形成 *ASPSCRI-TFE3* 融合基因。

（三）诊断原则

腺泡状软组织肉瘤的临床诊断依然遵循肉瘤的临床＋影像＋病理三结合原则，病理是关键，早期活检必不可少。

1. 病史、临床表现 成人四肢与躯干部、深在的无痛性软组织肿块，缓慢增大，触之搏动感。儿童头颈部，尤其是眼眶、舌，出现疼痛性肿块，进展较快，伴有眼球突出、发声不清晰，后期视力下降、打鼾等症状。

2. 影像学 增强 CT 可见到瘤体明显的强化，坏死区无强化，肿瘤边缘强化迂曲的血管影，血管重建可清晰显示瘤内及瘤周血管，借以追溯其供瘤动脉及引流静脉。ASPS 在 T_1WI 上瘤内、瘤周可见大量流空血管影，与病灶在 T_1WI 呈稍高信号影，共同构成 ASPS 相对特异的核磁共振征象。CT 或核磁发现肺、骨、脑、肝转移者尤其需要重视。

3. 病理学检查 术前活检病理或术后病理诊断为其"金标准"。

（1）瘤体外观：灰白色或灰褐色，呈鱼肉状外观。

（2）组织学特征：①明显的分隔现象：呈巢状或小叶状分布，为细胞巢之间宽窄不等的纤维性间隔。巢周为血窦样血管网。②肿瘤周边可见到扩张的血管：常至少在局部见到肿瘤累及。③多边形细胞：胞质嗜伊红染色，颗粒状。细胞核居中或偏位，并可见明显的核仁。部分细胞可呈透亮状，弥漫性分布。核多形性少见，但可以见到。④假腺泡状生长结构（局灶或明显）：瘤巢中央空变由瘤细胞发生退变、失黏附所致；一些病例可显示呈片状生长，婴儿和儿童病例最常见形态。⑤核分裂象少见：（0～4）/10HPF，坏死不常见。

（3）免疫组织化学：TFE3（+），TFE3 在 ASPS 的诊断中有 95% 以上的特异度和灵敏度。部分病例结蛋白（+）。

（4）FISH 检测：*ASPL-TFE3* 融合探针阳性。分子遗传学特征性为 der（17）t（X;17）（p11.2;q25），形成 *ASPSCRI-TFE3* 融合基因。

（5）活检：活检为腺泡状软组织肉瘤的病理诊断提供了快速、便捷的途径，是对临床病理分期和分级最有力的支撑。活检包括了穿刺活检与切开/切除活检，目前临床首选采取穿刺活检，成功获取、病理确诊的准确率可高达 90%。切开活检适用于穿刺活检失败或者取材失败的病例；对于切除活检适合于体表浅筋膜以上的疑诊病例。

穿刺活检包括细针针吸活检、粗针切割取芯活检。肖砚斌、张晋煜等报道骨与软组织恶性肿瘤活检的相关报道建议，活检细针穿刺活检主要用于复发病例及转移病例，因其主要用于细胞学的诊断，取材受限，对于组织亚型和分级缺乏敏感性。而粗针活检在确定软组织肉瘤组织学亚型具有优势。

活检前手术医生与外科医生一同评估软组织肿瘤的生物学行为和放射学改变，由二次手术的主刀医生实施穿刺活检。穿刺要点同总论部分。

（6）病理分期与分级：目前临床应用于软组织肉瘤的病理学分级系统主要参考 FNCLCC 系统。FNCLCC 系统通过几个组织学特征的多变量分析评分后进行分级，主要考虑：肿瘤分化、核分裂数和肿瘤坏死比例。该分级系统的缺陷在于组织学参数在不同的肉瘤中的意义是不一样的，分级对包括腺泡状软组织肉瘤（核分裂象少见，但早期容易血行转移）在内的几个少数亚型的预后没有临床参考价值。

软组织肉瘤的临床分期对 ASPS 同样很重要，在对预后和治疗的原则上，不同的分期差别很大。常用的 AJCC 分期和 MSTS 分期基于肿瘤的大小、病理分级、区域淋巴结受累情况、远隔转移等情况进行评估。

二、鉴别诊断

1. 颗粒细胞瘤　该肿瘤以中老年多见，常见于皮肤或皮下组织，也常发生局部淋巴结和内脏器官转移。有两类表现，一类为临床恶性、组织学良性；一类为临床和组织学均为恶性。颗粒细胞瘤在 CT 或 MRI 图像上，表现为孤立的结节或肿块，边界清晰，肿块与邻近肌肉相比呈等密度或等信号，密度或信号均匀，增强后有轻度均匀或不均匀强化，强化程度高于邻近肌肉组织。病理形态体积大于 4～5cm；光镜下瘤细胞呈巢状、片状或宽带状排列，间质缺乏血窦，瘤细胞核小，深染居中。免疫组化标记 S100 蛋白质、NSE 均为阳性。PAS 染色胞质内可见细颗粒状着色，少数病例 TFE3 阳性。联合 SOX10、巢蛋白、抑制素和 PAS-D 鉴别诊断有较高的特异度及灵敏度。SOX10、巢蛋白、抑制素阳性，PAS-D 胞质内见颗粒着色而非结晶体则支持颗粒细胞瘤的诊断。缺乏 *ASPL-TFE3* 基因重排。

2. 血管周围上皮样细胞肿瘤　血管周围上皮样细胞肿瘤（perivascular epithelioid cell tumor, PEComa）是一组由透明或嗜酸性颗粒状胞质的上皮样细胞构成的肿瘤家族，常表达黑色素免疫组化标记和肌源性标记。可发生于实质脏器和腹腔、软组织和骨等，多见于 15 岁以上人群，女性常见。影像学（MRI）在 T_1WI 显示为稍低信号，T_2WI 上呈稍高/稍低信号，DWI 显示为高信号，增强后动脉期中度至明显强化，静脉及延迟期表现为强化程度稍下降，部分病变可观察到点状或线状血管影及延迟强化假包膜。病理学特征：肿块边界清晰、平均直径大约 6～8cm，切面呈红色或者棕褐色。部分呈巢状、团块状，胞质丰富、部分疏松半透明，周围伴纤细毛细血管，免疫组化标记 HMB45 和 Melan A 均阳性，其中具有 *TFE3* 基因重排的 PEComa 可出现 TFE3 蛋白阳性，而 *TSC1/TSC2* 基因突变的 PEComas 则不表达 TFE3。

3. **副神经节瘤**　是一类少见的神经内分泌肿瘤，源于由神经嵴外胚层发育而成的副神经节细胞，属良性肿瘤，生长缓慢，1%～12% 可恶变。主要发生于头颈部，通畅沿交感神经链分布，原发肿瘤几乎不发生在四肢。好发于中老年人。T_1WI 图像上呈低信号强度，其内信号不均匀；T_2WI 图像上呈稍高信号强度，可见多发血管流空信号影；因该肿瘤内血管丰富，高流速血管呈流空低信号，低流速血管呈点状高信号，病灶呈明显的非均匀强化。组织学上副神经节瘤也可显示腺泡状、器官样结构，但瘤巢周围由 S100 蛋白质阳性的支持细胞围绕，胞质嗜碱性，细胞核染色质细腻，有神经内分泌肿瘤细胞核的"胡椒盐"改变，核仁一般不明显，免疫组化神经内分泌标记如 CgA、Syn 等为阳性，而 TFE3 阴性，PAS 染色胞质无阳性颗粒，可借此与 ASPS 相鉴别。

4. **腺泡状横纹肌肉瘤**　是横纹肌肉瘤的其中一个亚型，占所有横纹肌肉瘤病例的 23%，多发生在躯干与四肢。没有性别和年龄的差别，多见于儿童或青少年。T_1WI 呈等信号、T_2WI 呈高信号或混杂信号，增强后强化明显，影像学上与 ASPS 鉴别较困难。鉴别主要依靠病理，组织学上呈现腺泡之间为纤维组织，通常出现水肿或黏液样背景，缺乏窦状血管网，瘤细胞体积相对较小，胞质红染嗜酸性，可见肌母细胞，部分细胞可见横纹，免疫组化肿瘤细胞肌源性标志物如 desmin、myogenin、MyoD1 核阳性，而 TFE3 阴性。

5. **转移性肾细胞癌**　多有肾原发肿瘤病史，或者体检发现肾脏病灶，多见于中老年患者，keratin（+）、pax8（+）、CAIX（+）、vimentin（+）、部分儿童的肾细胞癌亚型具有与 ASPS 相似的形态 TFE3（+），出现 *TFE3* 基因重排，含有 t（X；17）。但 ASPS 的腺泡内缘不整齐，细胞较松散，不似真正的腺腔；其 CK、EMA、CD10 及 RCC 阳性。肾癌极少转移在肌肉内形成大瘤块。

第四节　治疗

软组织肉瘤的治疗已经进入多学科联合诊疗模式，外科手术策略依据肿瘤的外科分期、部位、年龄决定，实施不影响功能的安全外科边界是肉瘤医生追求的诊治目标。影响 ASPS 的手术效果主要包括肿瘤的分期、解剖位置、解剖深度、肿瘤大小、周围毗邻关系、是否需要一期切除与修复重建等相关。同样，患者的年龄、发病部位、患者体质、手术范围、手术方式和肉瘤外科医生的手术技巧也是重要的影响因素。

ASPS 的外科手术切除的边界遵循软组织肉瘤的切除边界评价标准。目前常用外科手术边界评价标准包括美国骨骼肌肉系统肿瘤协会（Musculoskeletal Tumor Society，MSTS）的 MSTS 外科边界和 UICC 的 R 切除手术分类两种。MSTS 提出 4 种切除边界为囊内切除、边缘切除、广泛切除和根治切除。STS 推荐进行广泛或根治切除外科边界。R 切除手术分类包括 3 种手术切除边界。R0 切除,是指显微镜下无肿瘤残留;R1 切除,是指显微镜下肿瘤残留;R2 切除,是指肉眼肿瘤残留。R 切除手术分类对判断局限性 STS 切缘和指导手术后放疗更为科学,肿瘤外科医生在处理软组织肿瘤时可以充分运用切缘概念制订合理有效的整合手术方案。

1. 初治 外科手术是软组织肉瘤的主要治疗手段,同样手术治疗是 ASPS 的主要治疗手段,其对化疗抵抗,对术后切缘阳性的患者可补充放疗,最近的研究和文献提示,新辅助放疗可能对降低软组织肉瘤的局部复发率更能获益。ASPS 的初治一定是实施计划性手术,术前影像学评估、有明确病理、手术医生及相关科室讨论制订手术方案,避免不规范的外科切除、非计划行手术造成医源性复发。

(1)ASPS 根治性切除手术:是躯干与四肢 ASPS 最为理想的切除方式,也就是通常软组织肉瘤的间室切除手术。该手术方式可使软组织肉瘤的手术切除后的复发率降低到 10%～20%,可显著提高局部无复发生存期。但是 ASPS 的起病隐匿、血供丰富、就诊时瘤体过大,真正能够做到根治性切除的病例不多。随着医学技术的进步,人工血管、神经鞘管的应用,肢体原发的 ASPS 累及血管、神经已不再截肢的绝对指征;当然,对肢体 ASPS 的根治性手术来说截肢手术是一种有效的手术方法。

(2)ASPS 的广泛切除手术:对起源于肢体的腺泡状软组织肉瘤,为了提高患者的保肢率,达到理想的安全切缘是保肢的前提。既能实现肿瘤的广泛切除、降低局部复发率,又能保留肢体功能。ASPS 的广泛切除手术的边界目前参考日本川口智义的安全切缘:将能够阻挡软组织肉瘤生长的机体部分组织称为不同厚度的屏障,厚的屏障包括厚的肌膜、儿童骨膜、婴幼儿的骨骺线,按 3cm 计算;薄的屏障包括薄的筋膜、血管外膜、儿童骨骺线,按 2cm 计算;关节软骨按 5cm 计算;肿瘤和屏障之间有正常组织的屏障外按 5cm 计算;没有屏障的部位直接按照距离来计算。ASPS 广泛切缘的切缘应符合:距离屏障 2cm 以上是必要的,无屏障的部位要求 5cm;最近的研究对于软组织肉瘤接收术前新辅助放化疗患者,有屏障部位距离 1cm 亦可以;该原则同样也适合 ASPS 的手术切缘要求。

(3)ASPS 边缘切除:对于 ASPS 边缘切除的复发率可达到 80% 以上,在肉瘤的临床诊治中不做推荐。但对一些初诊即发现远隔部位转移,Enneking Ⅲ期患者,边缘切除可起到最大限度地清除肿瘤组织,减少肿瘤负荷。

(4)ASPS 囊内切除:ASPS 的囊内切除仅适用于穿刺活检未能定性/型,进一步切开活检取病理的备选手术方案。

2. ASPS 非计划再手术 软组织肉瘤的非计划手术是指在缺乏完善的术前影像学检查、活检病理以及病史、体征和未经整体外科切缘的评估等情况下实施切除活检手术,此类手术被认为是软组织肉瘤的非计划手术(unplanned excisions,UPE)。Zagars 等对 666 例肉眼肿瘤切除后的病例进行临床病理学特征等相关资料再分析,其中 295 例作了瘤床再切除,发现有残余肿瘤的 136 例占 46%,包括 73 例肉眼可见肿瘤。其他作者也有类似报道,伴随非计划手术切除之后,总体切缘阳性率在 45%～67%。ASPS 由于其流行病学特征,容易被非专科医生误诊行切除活检。ASPS 非计划手术后 1～3 个月内的建议行再手术治疗。再手术前多学科会诊,争取达到广泛切除,即便非计划再手术前为边缘切除也仍要达到 R0 切除。

3. ASPS 进展后的手术治疗 手术可以显著提高软组织肉瘤Ⅳ期患者的 5 年生存率,

尤其是放化疗不敏感的软组织肉瘤，手术是影响其预后的独立因素。Ⅳ期的ASPS手术治疗仍然是首选的治疗手段，包括原发灶的手术切除和转移病灶的手术切除。其目的是最大限度地清除肿瘤组织，患者无瘤生存，减少肿瘤负荷。

（1）Ⅳ期的ASPS局部复发进展：手术方式的选择参考初治的外科手术和切缘原则。

（2）Ⅳ期的ASPS转移灶的手术：ASPS转移早和播散广是其临床特征，对转移灶的手术切除难度较大的是切除时机的选择。因此，对单个脏器的寡转移，临床多学科评估能够手术切除的，应尽可能行R0手术切除；对多个脏器的单个转移病灶，多学科评估其功能状态后，能达到R0切除的建议行手术。脑转移患者多发病灶，预计生存时间短，建议行放疗，姑息性切除不改善患者的生存时间。MSKCC癌症中心的研究显示：腺泡状软组织肉瘤肺转移后如果切除肺内转移灶，中位生存时间长达218个月，如果仅行其他治疗（化疗、放疗或支持治疗），中位生存时间只有63.5个月。单发脑转移或寡转移能做到全部的病灶切除，仍积极手术治疗。

4. 头颈部ASPS的手术治疗　头颈部ASPS的手术原则同样遵循四肢ASPS的外科手术要求，早期的广泛/扩大切除或者根治性切除是头颈部ASPS最有效的治疗措施。头颈部解剖结构比较复杂，手术难以达到广泛、根治性的切除。切缘达到R0的切除标准，镜下安全边界大于1mm。复发病灶的扩大切除，局部同样可以得到很好的控制。头颈部ASPS淋巴结转移较少见，常规不做预防性的淋巴结清扫，只有存在明显肿大的淋巴结、高度怀疑转移或穿刺证实转移者，才行颈部淋巴结清扫术。

5. 放疗　多年来，辅助性放疗在软组织肉瘤已经明确了其治疗地位，对于术后切缘阳性、高度恶性的软组织肉瘤需要术后补充放疗，以降低局部复发率。辅助性放疗可提高局部的控制率，但对于远处转移的预防、控制和生存率影响有限。而且随着放疗技术的进展，新辅助放疗在降低软组织肉瘤的局部复发率、提高R0切除效果显著。

局限原发的肢体ASPS的治疗以计划性根治性的肿瘤切除术为主，局部复发风险高的患者，放疗可降低局部复发率。局部复发风险评估的因素（参考软组织肉瘤的放射治疗规范）包括：肿瘤因素如FNCLCC分级、大小、位置、组织病理学亚型；手术因素如切缘、复发后果（影响功能、挽救手术的潜在并发症）。通常Ⅱ期、Ⅲ期、选择性的Ⅳ期，即$G_2 \sim G_3$的患者，需行放疗（术前或术后，更推荐术前）。低风险患者若术后切缘阳性，或出现预期外的不良病理学特征如近切缘、侵袭筋膜、分级变高、浸润性或非连续性播散等，考虑扩大切除及术后放疗。若ASPS患者已经接受了非计划性切除，则评估患者是否有行计划性根治性切除的机会。如有，且需要放疗，则推荐术前放疗及根治性切除；如没有，则推荐直接行放疗。不可切除的患者可行根治性放疗，Ⅳ期患者可行姑息减症放疗。术前放疗与术后放疗的局部控制率相同，但可显著提高R0切除率。术前放疗增加急性期伤口并发症的风险，而术后放疗的远期副反应为永久性的功能限制。因此推荐术前放疗，尤其是在需要保留重要器官时。腹膜后ASPS病例罕见，但同大多数腹膜后肉瘤的发病相似，局部复发风险高者选择性行放疗，需从切缘、病理类型、年龄、PS评分、手术考虑、局部复发的影响等多方面整合评估。推荐个体化定位，注意保护健侧肢体、睾丸等重要器官。靶区勾画请参考软组织肉瘤放疗部分章节。

6. 化疗　姑息性化疗是Ⅳ期软组织肉瘤的主要治疗方式之一，出现远处转移的软组织肉瘤预后极差。多柔比星和异环磷酰胺是目前治疗进展期软组织肉瘤疗效较好的两个药物，但 ASPS 无论是新辅助 / 辅助化疗还是转移后对现有的化疗方案效果均不明显。

转移后的腺泡状软组织肉瘤对一般软组织肉瘤的化疗方案反应率很低。国家癌症中心报道的 42 例 ASPS 患者回顾性资料中，转移后接受化疗可评价的患者接受含顺铂、表多柔比星、环磷酰胺、长春新碱、异环磷酰胺、达卡巴嗪、依托泊苷等其中 2~4 种药的联合应用，化疗周期数为 2~8 个周期不等。有疗效评价记载的 14 例患者中 8 例为进展，6 例为稳定，无一例完全缓解或部分缓解。Reichardt 等综合所有病例报道总结了 68 例腺泡状软组织肉瘤远处转移患者的化疗反应率：完全缓解为 4%，部分缓解为 3%，稳定为 41%，进展为 51%。同样，天津市肿瘤医院杨蕴教授的研究结果显示，MAID 方案和 CAVD 方案在辅助治疗上，中位生存期和中位无疾病进展时间无差别，且接受化疗患者的预后均未见改善。

7. 靶向治疗　ASPS 早期就诊阶段即可出现远处转移，手术能改善预后，传统放化疗不敏感，细胞毒性药物的有效率不足 10%，总体预后差。对于出现肺、骨、肝、肾等转移的Ⅳ期 ASPS 患者，新的诊治方式值得期待。随着精准医疗理念的提出，分子靶向药物作为肿瘤治疗的新手段已经广泛应用于恶性肿瘤的治疗中。

抗血管生成类靶向药物在晚期 ASPS 中的使用：

（1）安罗替尼（anlotinib）：安罗替尼是一种口服的多靶点 TKI，能有效抑制 VEGFR-1、VEGFR-2、VEGFR-3、PDGFR-β、c-KIT 等激酶的活性，具有抗肿瘤血管生成和抑制肿瘤生长的作用。在与安慰剂对照的ⅡB期研究中（ALTER0203），安罗替尼显著延长 STS 患者的无进展生存时间，对于腺泡状软组织肉瘤，安罗替尼将患者的中位 PFS 从 3 个月延长至 18.23 个月。安罗替尼已获批用于腺泡状软组织肉瘤的一线治疗。

（2）舒尼替尼（sunitinib）：舒尼替尼是一种口服多把点小分子酪氨酸激酶抑制剂（tyrosine kinase inhibitor，TKI），其作用靶点包括血管内皮生长因子受体（VEGER-1、VEGER-2 和 VEGER-3）、血小板衍生生长因子受体（platelet-derived growth factor recep-tor，PDGFR）（PDGFR-α 和 PDGFR-β）、干细胞生长因子受体（stem cell growth factor receptor，KIT）、集落刺激因子 -1 受体（colony-stimulating factor-1 receptor，CSF-1R）等。在 2019 年 NCCN 的软组织肉瘤指南中，将舒尼替尼作为 ASPS 全身治疗推荐用药（2b 类证据）。我们国家的 Li 等回顾性分析了 14 例进展期 ASPS 的患者，日剂量 37.5mg 治疗后，4 例部分缓解、10 例稳定、mPFS 为 41 个月。2017 年，JAGODZIŃSKA-MUCHA P 等报道随访了 15 例晚期 ASPS 长期服用舒尼替尼 37.5mg/d 的患者，结果显示 mOS 为 56 个月，5 年 OS 率可达到 49%，其中，6 例获得部分缓解、8 例稳定、1 例疾病进展，mPFS 为 19 个月，5 年 PFS 率为 30%。由于 ASPS 发病率较低，需要多中心、更多病例数据临床研究证实。

（3）培唑帕尼（pazopanib）：培唑帕尼是一种特异性靶向血管生成和肿瘤增殖相关受体的小分子 TKI，作为新型多靶点抗血管生成剂，能有效地抑制 VEGFR、PDGFR 和 KIT 等。2012 年 4 月，美国食品药品监督管理总局（Food and Drug Administration，FDA）和欧盟批准培唑帕尼为治疗成人晚期软组织肉瘤的靶向药物。2019 年版 NCCN 指南据此将培唑帕尼作为 ASPS 全身治疗推荐用药（2A 类证据）。培唑帕尼不能透过血脑屏障，在 ASPS 脑转移患者中疗效受限。在一项回顾性病例分析中纳入 30 例晚期 ASPS 患者，29 例可评估，其中 1 例完全缓解、7 例部分缓解、17 例稳定、4 例疾病进展，中位随访时间 19 个月，mPFS 为 13.6 个月，1 年 PFS 率为 59%。培唑帕尼在多个国家被认为是治疗除脑转移外的晚期 ASPS 一线药物。

（4）西地尼布（cediranib）：西地尼布是另一种多靶点小分子 TKI，为高选择性 VEGFR 和 KIT 抑制剂，可与其 3 种亚型（VEGFR-1、VEGFR-2 和 VEGFR-3）结合。西地尼布在多项 II 期临床试验中证实对成年人转移性 ASPS 有用，日剂量有 30mg、45mg，其优点为口服、使用方便、患者用药依从性高。其中一项西地尼布治疗成人转移性 ASPS 的 II 期临床试验研究结果显示，以 30mg 日剂量治疗 46 例患者，43 例可进行疗效评估，经 24 周（6 个周期）治疗后，15 例获得部分缓解，其总缓解率（ORR）为 35%，疾病控制率（DCR）为 84%（36/43）。但在儿童转移性 ASPS 的疗效未观察到缓解病例。

（5）索拉非尼（sorafenib）：索拉非尼作为一种双芳基脲类口服多激酶抑制剂，具有抑制肿瘤新生血管形成和抑制肿瘤生长的双重抗肿瘤活性。何新红等回顾性分析了 9 例晚期肢体 ASPS 患者经动脉介入栓塞化疗联合索拉非尼治疗的疗效及安全性，经过治疗后，原发病灶并无明显缩小，但病灶液化坏死明显，患者疼痛、行动障碍等症状明显缓解。这提示介入栓塞化疗联合索拉非尼治疗可显著改善晚期 ASPS 患者肝转移瘤局部症状及相关并发症，显著提高生活质量，短期生存获益好。因此它被看作为晚期 ASPS 治疗的肝转移治疗的手段之一。

（6）靶向 c-Met 小分子抑制剂在晚期 ASPS 中的使用

1）酪氨酸蛋白激酶 c-Met：也称肝细胞生长因子受体（hepatocyte growth factor receptor，HGFR），是由 *MET* 基因编码的一种蛋白质。肿瘤中异常的 MET 激活与预后不良相关，异常活跃的 MET 可促进肿瘤生长和血管新生，为肿瘤提供营养，并为远处转移创造条件。研究显示，ASPS 可通过 TFE3 上调而诱导 *MET* 基因激活和表达。因此，c-Met 被认为是 ASPS 的潜在治疗靶点。

2）克唑替尼（crizotinib）：是 c-Met、间变性淋巴细胞激酶（anaplastic lymphoma kinase，ALK）和 ROS1 受体的 TKI。在一项克唑替尼治疗 *TFE3* 基因重排的 ASPS 患者疗效安全性和有效性的 II 期临床试验中，受试者接受克唑替尼 250mg，2 次 /d 治疗，在可评估的 40 例 MET 阳性患者中，1 例部分缓解，35 例疾病稳定，1 年 PFS 率为 37.5%，1 年 OS 率为 97.4%；4 例 MET 阴性患者中 1 例部分缓解，3 例稳定，1 年 PFS 率 50%，1 年 OS 率为 75%。该项试验提示克唑替尼对 *TFE3* 基因重排的 ASPS 患者具有一定的治疗效果，可作为抗血管生成靶向药物耐药或疗效欠佳 ASPS 患者的新选择，建议行 *MET* 基因检测。

3）卡博替尼（cabozantinib）：是一种口服小分子 TKI，主要靶点为 c-Met 和 VEGFR-2。Chuk 等在一项儿童和青少年复发或难治性实体瘤的 I 期临床试验中观察到卡博替尼每日剂量 40mg/m^2，1 例 ASPS 患儿获疗效稳定。卡博替尼在 ASPS 中的疗效还需要前瞻性临床试验进一步证实。

8. 免疫治疗　伴随着免疫检查点抑制剂的出现，肿瘤治疗进入新纪元。临床研究显示 PD-1 抗体在未分化多形性肉瘤、去分化脂肪肉瘤、腺泡状软组织肉瘤等亚型软组织肉瘤中显示出一定疗效。在一项帕博利珠单抗联合阿西替尼的 II 期临床试验中，入组 11 例晚期 ASPS 患者。联合用药方案为：帕博利珠单抗 200mg 静脉注射，每 3 周为一周期；阿昔替尼 5mg，口服，每天 2 次。结果显示 3 个月 PFS 为 90.9%，ORR 为 45.5%，临床获益率 72.7%，不良反应可耐受。基于此研究，帕博利珠单抗被 NCCN 指南推荐用于晚期 APS 的治疗。更多的免疫检查点抑制剂，如特瑞普利单抗、纳武利尤单抗（nivolumab）、度伐利尤单抗（durvalumab）和曲美木单抗（tremelimumab）等在晚期 ASPS 的疗效均有个例报道。

9. 其他治疗

（1）血管介入治疗

1）动脉灌注化疗/栓塞：经皮穿刺血管将导管输送至肿瘤滋养血管，用携药微球或注入抗瘤药物后用栓塞剂堵塞血管。适于晚期 ASPS 转移至脏器、症状显著、无法手术且药物及放疗未能缓解病例。如前述索拉非尼靶向联合介入栓塞化疗可显著改善晚期 ASPS 患者肝转移瘤的局部症状及相关并发症，显著提高生活质量，短期生存获益好。

2）隔离肢体热灌注/输注：利用肢体局部高浓度药物及热来杀灭肿瘤，达到缩瘤保肢等目的。主要药物有顺铂、美法仑及肿瘤坏死因子等。对于原发于肢体的 ASPS、直接手术无法 R0 切除的患者，通过肢体隔离热灌注化疗达到降级、降低局部分期，从而达到保肢的疗效。

（2）非血管性介入治疗：经皮穿刺至病灶，利用化学或物理方法破坏肿瘤，适于 STS 原发或转移病灶局部治疗。

1）化学消融：注射无水乙醇或乙酸。

2）热消融：通过射频消融、微波消融、激光诱导间质热疗、高强度聚焦超声等加热≥50℃，使不耐热肿瘤细胞死亡。

3）冷冻消融：借助冷冻治疗仪、液氮、氩氦刀等制冷到超低温，使肿瘤细胞坏死。

4）不可逆电穿孔（纳米刀）：利用高压电场破坏细胞磷脂双分子层完整性，进而失去内稳态而死亡。出现远隔部位转移的晚期 ASPS 患者，尤其合并脏器转移、姑息性手术难以奏效或者无法手术的患者，在接受靶向治疗的同时，对有症状的转移病灶可行非血管介入治疗，杀灭局部肿瘤、缓解局部症状，提高患者生活质量。

（3）中医药治疗：对部分晚期的 ASPS 采取扶正与祛邪相结合辨证施治原则，通过提高患者免疫力、改善全身状况、扶正培本，达到减轻放化疗与靶向治疗毒副作用、延缓肿瘤生长、改善生活质量的目的。

10. 术后康复　康复锻炼有助于 ASPS 患者手术后达到并维持理想的功能状态，尤其是四肢的 ASPS 手术后康复，在诊断 ASPS 后应尽快进行围手术期康复前（prerehabilitation）评估，包括对患者的病情、并发症、基础机体功能等的评估。对于原发于肢体的 ASPS 患者早期功能锻炼的开展主要取决于手术类型及对于负重、关节活动度的限制，皮肤移植和肌皮瓣的闭合也可能限制肢体活动。疼痛控制、伤口管理，以及并发症等也对功能锻炼有明显影响；术前辅助放疗也会延缓功能康复。以下肢为例，术后康复推荐：早期开始足趾联系、小腿关节背伸与跖屈锻炼、股四头肌收缩练习。术后肌肉、小关节主动练习、借助拐杖与支具等下地进行站立训练。康复锻炼过程中主要通过 MSTS（the Musculoskeletal Tumor Society rating scale）及 TESS（the Toronto extremity salvage score）来评定 ASPS 患者的功能结果。ASPS 患者的机体功能通常在术后 4～12 个月稳定，逐步回归日常生活及工作有助于提高康复锻炼质量。

第五节　预后

ASPS 的治疗主要以手术为主，化疗不敏感。因此，术后长期随访监测复发与转移显得尤为重要。在初治手术后或手术＋放疗结束后即应开始定期随访。

1. ASPS 术后半年 随访的重点为外科手术 / 手术 + 放疗后的并发症。例如术区包裹性积液、伤口不愈合、感染等。

2. ASPS 术后随访时间规划 2～3 年内是 ASPS 局部复发的高峰时间，临床高危患者在此期间内易复发，而低危患者可能复发较晚。ASPS 由于其早期转移的特征，在患者整个随访期间内都要重视远隔器官的筛查。ASPS 患者随访频率：术后 2～3 年内，每 3～4 个月复诊一次；术后 4～5 年，每 6 个月复诊一次；此后每年复诊一次。

3. 随访项目 常规均行全面的体检，原发部位 X 线、超声检查，胸部 CT 检查，肝脏超声和 / 或 CT 检查，累及骨病变者每 6～12 个月行全身骨扫描检查。必要时原发部位行 CT 或核磁检查，脑也是 ASPS 常见的转移部位，可考虑常规 CT 或核磁检查。此外还应重视患者的功能评分。

4. 预后 国内外的多项研究一致认为，ASPS 的预后成人与儿童有差异，初诊时无转移 ASPS 病例与已发生转移者有差异。Lieber-man 等人的研究中显示，不同的年龄对预后有影响。越年幼的患者中位生存时间越长，如 0～9 岁患者为 8.2 年，而 30 岁以上者则为 4.3 年。Flores 等报道 69 例 ASPS 患者，5 年无进展生存率为 38%，5 年总生存率为 72%；其中 31 例无转移病例的 5 年无进展生存率和总生存率分别为 80% 和 87%，38 例发生转移的患者 5 年无进展生存率和总生存率分别为 7% 和 61%。刘跃平等分析了 42 例 ASPS 患者的临床资料，5、10 年总生存率分别为 81.7%、63.6%。目前的大多文献报道，儿童患者预后较好、生存时间长；成人患者更易发生转移、预后较差，伴多脏器转移者病死率高。其相关性因素有：儿童 ASPS 好发于头颈部，初发症状容易观察并早期就诊，手术时肿块相对较小、转移较少，而成人 ASPS 多发生在下肢深部软组织，早期症状不明显，就诊时肿块较大，并伴随转移；儿童 ASPS 细胞分化程度相对较高，而部分成人 ASPS 可出现明显核分裂象、坏死、浸润等侵袭性行为。北京积水潭医院骨与软组织肿瘤诊疗研究中心刘巍峰等的研究结论提示 Enneking 外科分期和肿瘤体积是 ASPS 死亡的独立预后因素；Ⅱ、Ⅲ 期病例的 5 年生存率分别为 79.5% 和 23.4%。欧洲多中心研究也表明，AJCC 分期 Ⅳ 期（Enneking 外科分期 Ⅲ 期）患者的预后极差。赵军和杨蕴教授的研究得出同样的结论，AJCC 分期 Ⅳ 期（转移性）ASPS 预后差，其中位生存时间为 32.6 个月，五年生存率为 21.8%。肿瘤大小对于软组织肉瘤预后的影响，在许多文献中均有阐述，被认为是转移的高危因素。肿瘤生长越快，肿瘤体积越大，其恶性生物学行为特征越直观，有丝分裂越频繁，出现转移的风险也越大，间接影响了患者的生存率。

（付来华）

参考文献

1. CHRISTOPHERSON WM, FOOTE FW JR, STEWART FW. Alveolar soft-part sarcomas: structurally characteristic tumors of uncertain histogenesis[J]. Cancer, 1952, 5(1): 100-111.

2. NAKANO H, TATEISHI A, IMAMURA T, et al. RT-PCR suggests human skeletal muscle origin of alveolar soft-part sarcoma[J]. Oncology, 2000, 58(4): 319-323.

3. LIEBERMAN PH, BRENNAN MF, KIMMEL M, et al. Alveolar soft-part sarcoma.A clinico-pathologic study of half a century[J]. Cancer, 1989, 63(1): 1-13.

4. 刘跃平, 李晔雄, 金晶, 等. 腺泡状软组织肉瘤的临床特点和治疗疗效分析 [J]. 中国肿瘤临床，2012，39（8）：461-464.

5. LI T，WANG L，WANG H，et al. A retrospective analysis of 14 consecutive Chinese patients with unresectable or metastatic alveolar soft part sarcoma treated with sunitinib[J]. Invest New Drugs，2016，34（6）：701-706.

6. JAGODZIŃSKA-MUCHA P，ŚWITAJ T，，KOZAK K，et al. Long-term results of therapy with sunitinib in metastatic alveolar soft part sarcoma[J]. Tumori，2017，103（3）：231-235.

7. STACCHIOTTI S，MIR O，LE CESNE A，et al. Activity of Pazopanib and Trabectedin in Advanced Alveolar Soft Part Sarcoma[J]. Oncologist，2018，23（1）：62-70.

8. COHEN JW，WIDEMANN BC，DERDAK J，et al. Cediranib phase-Ⅱ study in children with metastatic alveolar soft-part sarcoma（ASPS）[J]. Pediatr Blood Cancer，2019，66（12）：e27987.

9. 何新红，李文涛，彭卫军，等. 介入栓塞化疗联合索拉非尼治疗肢体腺泡状软组织肉瘤9例分析 [J]. 中国实用外科杂志，2013，33（2）：130-132.

10. LAZAR AJ，DAS P，TUVIN D，et al. Angiogenesis-promoting gene patterns in alveolar soft part sarcoma[J]. Clin Cancer Res，2007，13（24）：7314-7321.

第二十二章
未分化小圆细胞肉瘤

　　未分化小圆细胞肉瘤（undifferentiated small round cell sarcoma）是 2020 年 WHO 第 5 版新增加的一类骨与软组织肉瘤亚型，其具有高度侵袭性且预后较差；由病理学家将各种未分化肉瘤根据细胞形态来框架和归类以利于系统认识；这些肿瘤具有相似的形态学特点，但不同亚型存在特殊的分子遗传学特征，并可作为伴随诊断的分子标记物；同时也存在不同的致病机制、生物学行为和治疗反应。

　　未分化小圆细胞肉瘤主要包含以下四种亚型：尤因肉瘤（Ewing sarcoma）、*CIC* 重排肉瘤（*CIC* rearranged sarcoma，主要为 *CIC/DUX4*）、具有 *BCOR* 基因突变肉瘤（sarcomas with *BCOR* genetic alterations，主要为 *BCOR/CCNB3*）和 *EWSR1-* 非 *ETS* 基因融合圆细胞肉瘤（round cell sarcoma with *EWSR1-* 非 *ETS* fusions，主要为 *EWSR1/NFATC2* 和 *FUS/NFATC2*）。尤因肉瘤是未分化小圆细胞肉瘤的代表亚型，具有特异性的 *EWSR1-ETS* 融合；其他亚型以往被统称为尤因样肉瘤。

第一节　流行病学

一、流行病学

　　未分化小圆细胞肉瘤主要发生在儿童、青少年和年轻人。其发病率在白种人和西班牙裔族中高于黄种人和黑种人；在白种儿童和青少年中，其发病率为 1.5 例 / 百万人年；而在黄种和黑种儿童和青少年中，发病率约为 0.2～0.8 例 / 百万人年；男性高于女性；发病高峰为 10～15 岁。

　　尤因肉瘤是最为常见的未分化小圆细胞肉瘤，约占儿童恶性肿瘤的 2%，在儿童恶性肿瘤中发病仅次于骨肉瘤，男女比例约为 3∶2；既往被诊断为尤因肉瘤的未分化小圆细胞肉瘤患者有 3%～5% 为误诊的非尤因肉瘤。超过 30 岁发病的多为软组织尤因肉瘤，即称为骨外尤因肉瘤。

　　EWSR1- 非 *ETS* 基因融合圆细胞肉瘤发病率为 0.21 例 / 百万人年，多发于 30 岁左右青年男性，男女比例约为 5～7∶1。

　　CIC 重排肉瘤的发病率为 0.042 例 / 百万人年，多发于 30～50 岁的年轻人，男性稍高于女性，男女比例约为 1.2∶1。

　　具有 *BCOR* 基因突变肉瘤发病率为 0.027 例 / 百万人年，多发于小于 20 岁的男性，高峰发病年龄为 15 岁，男女比例约为 6～9∶1。

二、发病风险因素

未分化小圆细胞肉瘤的发病原因尚未被探明；此类肿瘤发病率低，属于罕见肿瘤，难以开展病因调查。但是近来随着分子检测技术的进步，一些特殊的基因变异被发现，表明此类肿瘤的发生和基因的异常有关。

（一）遗传风险

在对尤因肉瘤的研究中发现，某些基因间的变异导致编码蛋白序列的异常，在未分化小圆细胞肉瘤的发病中起着重要作用。基于此类疾病的罕见性，无法开展产前遗传相关未分化小圆细胞肉瘤风险的全基因检测。目前尚未发现未分化小圆细胞肉瘤与某些遗传性肿瘤综合征相关，因此也无法开展关于未分化小圆细胞肉瘤相关的遗传筛查。但是在某些肿瘤遗传综合征中的确有肉瘤发生率提高的现象，如 *TP53* 胚系突变的利 - 弗劳梅尼综合征（Li-Fraumeni syndrome）突出的临床特征是 45 岁前肉瘤的发生。

（二）环境因素

和肉瘤的发生相关的环境因素主要是电离辐射。放射线是致癌物，接受过放疗的患者，其得第二原发肉瘤的概率明显高于普通人群，放疗后导致肉瘤的中位潜伏期是 192 个月，以骨肉瘤和恶性纤维组织细胞瘤多见，放疗后致未分化小圆细胞肉瘤的报道并不多。也有研究发现，母亲孕期接触 X 线或放射性同位素可能会增加子女患肉瘤的风险。

第二节　临床特征

虽然未分化小圆细胞肉瘤可发生于各个部位，但是不同的亚型之间尚存在差异。

尤因肉瘤可以发生于人体任何部位，常见原发于骨盆、脊柱、肋骨和四肢长骨等。尤因肉瘤在青少年中主要发生于骨骼，四肢长骨骨干为主；而骨外原发多见于成人（年龄超过 30 岁的青年人），以软组织中发生为多见，往往发生于躯干、脊柱旁、后腹膜和盆腔内，也有发生于颅脑内的病例。最常见转移病灶为脊柱旁及胸壁软组织、肺、骨及骨髓等。

EWSR1- 非 *ETS* 基因融合圆细胞肉瘤主要发生于长骨的干骺端或者骨干，较少发生于软组织（骨与软组织比例约为 4～5∶1，约 83% 发生于骨，17% 发生于软组织）；该类型未分化小圆细胞肉瘤常见的转移部位为肺和软组织。

CIC 重排肉瘤的主要发生于躯体软组织（四肢、躯干、头颈）和内脏，85% 发生于软组织，10% 发生于内脏，5% 发生于骨骼；常见转移部位包括肺、腹膜和肝脏。

具有 *BCOR* 基因突变肉瘤主要为 *BCOR/CCNB3* 融合的肉瘤，相对常见于骨（例如骨盆、下肢、脊柱），70% 发生于骨，30% 来源于软组织；约有 15% 的患者在诊断时即发现转移。

未分化小圆细胞肉瘤的症状缺乏特异性，主要肿瘤起病部位有关，往往表现为发生部位的肿块，如发生于骨，以局部疼痛为早期主要症状，可呈间歇性，夜间明显，并逐渐加重导致运动障碍；由于疼痛比较轻微，在儿童和青少年间歇性疼痛往往被误认为是"骨骼生长"，成年人患者的疼痛会被误认为是运动或日常活动导致的腱鞘炎或肌肉损伤等，或表现为持续加重的疼痛及随后出现的肿物。常伴有局部肿胀、皮温升高、静脉曲张等，偶可触及搏动。病程可从数天至数月，常因肿瘤增大导致压迫而产生疼痛、麻木、水肿等症状。除非肿瘤广泛转移，非特异性的"B 症状"如中等发热、夜间盗汗和胃纳下降在未分化小圆细胞肉瘤中并不多见，多见于转移患者。尤因肉瘤的中位诊断时间为 3~9 个月，诊断时间与结局并无显著相关性。

发生于软组织的未分化小圆细胞肉瘤早期多为无症状且快速生长的肿块；发生于盆腔和胸腔内的相对隐匿，无法早期被发现。未分化小圆细胞肉瘤以血行转移为主，常见的部位是肺部；少部分患者会出现淋巴结转移。90% 以上尤因肉瘤患者因骨痛去就诊，部分尤因肉瘤患者可发生病理性骨折；在确诊时约有 18% 已经出现远处转移，但是潜在的微小转移率可能更高。BCOR 重排的未分化小圆细胞肉瘤确诊时转移率不到 15%。

总之，未分化小圆细胞肉瘤可发生于人体任何部位，可发生任何的骨骼和软组织及脏器，因此产生的症状也因受累部位而各有不同（表 22-1）。

表 22-1　2020 年 WHO 分类中骨和软组织未分化小圆细胞肉瘤临床特点

类别	年龄	常见部位	性别	发病率
尤因肉瘤	儿童和年轻人	骨骼	男性略高	1.0/ 百万人年
EWSR1- 非 ETS 融合圆细胞肉瘤	30 岁左右	骨骼	男性	0.21/ 百万人年
CIC 重排肉瘤	青壮年	软组织	男性略高	0.042/ 百万人年
具有 BCOR 基因突变肉瘤	儿童	骨骼	男性	0.027/ 百万人年

第三节　诊断与鉴别诊断

对可疑未分化小圆细胞肉瘤患者的诊断检查应包括仔细询问病史，关注相关症状的发生和部位。结合未分化小圆细胞肉瘤主要发生在年轻人，与肿瘤易感综合征的相关性不能排除，因此肿瘤家族史的记录是非常有价值的。此外需予以仔细的身体检查，包括肿瘤部位的触诊。另外需要常规的辅助检查，包括各重要器官功能测试（如心电图、心脏超声心动图，以及肝肾功能测试）。

一、影像学诊断

影像学检查主要用于评估原发灶的部位和周围重要血管及神经或器官的关系，并且可有效判断是否存在远处播散。目前国际上尚无标准的关于未分化小圆细胞肉瘤影像学检查指南和规范。但可以参考 NCCN 及 CSCO 骨与软组织肉瘤指南关于影像学的推荐。对于尤因肉瘤和非尤因肉瘤的未分化小圆细胞肉瘤来说，原发病灶均可采用 MRI 和 / 或 CT（平扫及增强）来诊断。四肢和躯干及头颈部首选采用磁共振检查（MRI），其次为断层影像

（CT）；中枢神经系统和脊柱及骨骼推荐 MRI 检查；肺部首选 CT；腹部和盆腔 CT 或 MRI 均可选择。骨原发的病灶可使用 X 线诊断。尤因肉瘤有较高的全身转移潜能，需要进行系统评估，全身检查可以选择胸部 CT、全腹部 CT 或 MRI、全身骨扫描等，对于含有 2 处及以上骨病灶的患者，建议行骨髓穿刺活检。全身检查和淋巴系统亦可采用 PET/CT/PET/MRI 检查。由于非尤因肉瘤的未分化小圆细胞肉瘤属于高度恶性的肉瘤亚型，转移潜能高，发病率低，可参考尤因肉瘤的系统分期检查策略。

通过全面的体格和影像学检查可初步评估肉瘤的临床分期，有助于进一步判断患者预后。未分化小圆细胞肉瘤的诊断"金标准"是病理诊断，除了通过手术来获取病理组织进而明确病理诊断外，通过影像引导下介入活检是临床上应用最广泛的技术。临床上常采用 CT 或超声定位引导下进行穿刺。

二、病理学诊断

病理诊断是肿瘤诊断的"金标准"，也是最具有临床价值的诊断技术，主要采用基于组织学切片显微镜检查的形态学诊断；可结合免疫组化、分子诊断、细胞遗传学、分子遗传学及二代测序等先进技术（FISH 用于检测尤因肉瘤和 *CIC* 重排肉瘤；RNA-seq 用于检测 *EWSR1*- 非 *ETS* 基因融合圆细胞肉瘤和具有 *BCOR* 基因突变肉瘤；数字 PCR 主要用于检测 *BCOR-ITD*）。还可以通过对新辅助治疗后组织学（坏死率）的评估进行诊断。对于未分化小圆细胞肉瘤这样罕见肿瘤的诊断，需要结合上述两方面技术由经验丰富的肉瘤病理专家综合评判后得出病理诊断结果。

（一）形态学诊断

不同分型的未分化小圆细胞肉瘤组织形态学虽然非常相似，肿瘤细胞呈圆形，体积较小，但是四种不同亚型之间还是存在着一些差异，例如梭形细胞、结缔组织碎片和黏液样间质等。

尤因肉瘤的基本诊断需结合镜下形态、免疫组化和 FISH 检测。尤因肉瘤组织学特征除了均匀的小圆细胞和非透明或嗜酸性的细胞质，核仁不明显或小核仁及不规则的轮廓；胞质稀少透亮状或嗜伊红染色，胞界不清，部分病例可见 Homer-Wright 菊形团。

具有 *EWSR1*- 非 *ETS* 融合圆细胞肉瘤组织形态学特征是细胞呈梭形或圆形排列呈巢状，假腺泡状，弦状或片状，纤维透明间质改变。*CIC* 重排肉瘤镜下形态与尤因肉瘤相似，主要呈圆形细胞表型，上皮样或梭形细胞成分，多样的黏液样基质；肿瘤内常见地图状坏死，部分病例内间质可伴有黏液样变性。

具有 *BCOR* 基因突变肉瘤镜下观察组织常呈原始圆形至梭形细胞，排列成巢状，片状或束状，具有纤细的毛细血管。

（二）分子学诊断

随着分子诊断技术的发展，主要是基因测序技术的进步，不同亚型未分化小圆细胞肉瘤可通过特征性基因变异来鉴别，并可作为伴随诊断的分子标记物。

尤因肉瘤是最常见的未分化小圆细胞肉瘤，具有特征性的 *FET* 家族成员（*EWSR1* 或 *FUS*）与 *ETS* 家族成员（*FLI1*；*ERG*；*ETV14*；*FEV*）形成的融合基因，以 *EWSR1* 与 *FLI1* 融合最常见，发生于 85% 的尤因肉瘤中；其次大概 10% 的患者存在 *EWSR1* 与 *ERG* 融合；少部分患者出现 *FUS* 与 *ERG* 或 *FEV* 的融合。*EWSR1* 与 *FLI1* 融合或 *ERG* 融合的尤因肉瘤临床表型类似，*FUS* 融合更多见于女性儿童尤因肉瘤中。免疫组化标记 CD99 和 FLI1 及 NKX2.2 往往在尤因肉瘤中表达阳性。临床工作中常采用 FISH（*EWSR1* 断裂 / 分离探针）检测明确尤因肉瘤的诊断，确有必要时采用 RT-PCR、FISH（融合探针）和 NGS（RNA-seq）检测相关融合基因的具体类型。

EWSR1- 非 ETS 融合肉瘤指尤因样肉瘤中最罕见的一种亚型，所有 *FUS-NFATC2* 肉瘤和 *EWSR1-NFATC2* 肉瘤都属于此亚型，主要累及骨骼，很少发生于软组织；而 *EWSR1-PATZ1* 肉瘤多发生于胸腔，个别发生于大脑。*EWSR1-NFATC2* 和 *FUS-NFATC2* 肉瘤表现出明显的男性倾向性。免疫组化标记：常弥漫性表达 CD99，50% *NFATC2* 融合的组化 CD99 和 NKX2.2 及 PAX7 阳性。*PATZ1* 融合的组化标记以肌源性和神经源性共表达为特征，可部分或灶性表达 CD99，还可表达 desmin、myogenin、MyoD1、S100 蛋白质、SOX10、CD34、GFAP、PAX7 和 AE1/AE3 等。该类型诊断由于免疫组化不特异，主要依靠 RNA-seq 检测相应的融合基因。

CIC 重排肉瘤是最常见的尤因样肉瘤，男性高发，发病年龄略高于尤因肉瘤发病年龄，发生部位和尤因肉瘤不同，多发生于软组织，是预后比尤因肉瘤更差的一类未分化小圆细胞肉瘤。*CIC-DUX4* 融合是特征性的基因变异，罕见的变异有 *CIC-NUTM1* 融合、*CIC-NUTM2a* 融合及 *CIC-FOXO4* 融合；不同融合亚型之间临床特征和预后无明显差异。免疫组化往往存在 ETV4 和 WT1 表达。CD99 标记常呈斑驳状阳性，瘤细胞常弥漫表达 WT1 和 DUX4，不表达 NKX2.2；涉及 *NUMT1* 重排还可表达 NUT 蛋白。该类型常采用 FISH 检测（断裂 / 分离探针）确诊 *CIC* 重排肉瘤，必要时采用 RNA-seq 方法检测相关融合基因。

具有 *BCOR* 基因突变肉瘤往往发生于 30 岁前的男性，多发生于骨盆和四肢骨骼，很少发生于内脏。*BCOR-CCNB3* 融合是最常见的亚型，其预后类似于尤因肉瘤，5 年生存率 75%；*BCOR* 与 *MAML3* 或 *ZC3H7B* 的融合也有文献报道。免疫组化往往表达 PAX7 和 BCOR 蛋白；CD99 表达率与 *CIC* 重排肉瘤接近。该类型诊断主要依靠分子检测，此外，还可采用 RNA-seq 检测 *BCOR* 基因重排及其融合基因和使用数字 PCR 等方法检测 *BCOR-ITD*。

总之，随着基因检测技术的进步，使得未分化小圆细胞肉瘤的分型更加科学。临床中需结合上述融合基因改变协助肉瘤的精准诊断。不同亚型未分化小圆细胞肉瘤分子特征见表 22-2。

表 22-2　不同亚型未分化小圆细胞肉瘤病理学特征

类别	组织学特点	免疫组化特征	分子特征
尤因肉瘤	均匀的小圆细胞和非透明或嗜酸性的细胞质，核仁大而突出及不规则的轮廓	CD99 FLI1 NKX2.2 ERG	*EWSR1-FLI1*（85%） *EWSR1-ERG*（10%）
EWSR1- 非 ETS 融合圆细胞肉瘤	细胞呈梭形或圆形排列呈巢状，假腺泡状，弦状或片状，纤维透明间质改变	CD99 NKX2.2 PAX7	*EWSR1-NFATC2* *FUS-NFATC2* *EWSR1-PATZ1*

类别	组织学特点	免疫组化特征	分子特征
CIC 重排肉瘤	圆形细胞表型,上皮样或梭形细胞成分,多样的黏液样基质	CD99 ETV4 WT1	*CIC-DUX4*(最常见) *CIC-NUTM1* *CIC-NUTM2a* *CIC-FOXO4*
具有 *BCOR* 基因突变肉瘤	原始圆形至梭形细胞,排列成巢状,片状或束状,具有细腻的脉管系统	BCOR TLE SATB2 CD99	*BCOR-CCNB3*(最常见) *BCOR-MAML3* *BCOR-ZC3H7B*

三、肿瘤分期

未分化小圆细胞肉瘤治疗方案的制定主要根据肿瘤分期,同时肿瘤分期也是影响预后的最直接因素。可惜目前尚无专门针对未分化小圆细胞肉瘤的分期,现阶段更多的是采用2017年更新的《AJCC 癌症分期指南》第8版中的骨与软组织肉瘤分期。该分期结合了肉瘤的部位、大小和组织学分级及核分裂相等综合因素。

第四节 治疗

鉴于未分化小圆细胞肉瘤的罕见性及复杂性,建议应在具有治疗肉瘤经验丰富的专业中心开展此类肿瘤的诊疗。需采用包含多药联合化疗和局部措施的综合治疗。除了尤因肉瘤已经有相应指南推荐,其他三种亚型均无指南推荐,往往都参考尤因肉瘤方案治疗;所有未分化小圆细胞肉瘤治疗前应先予以多学科会诊。免疫检查点抑制剂和细胞免疫治疗及靶向治疗在未分化小圆细胞肉瘤中尚未成为标准治疗。

未分化小圆细胞肉瘤的治疗是以外科治疗、化疗及放疗为主的综合治疗。成功的外科局部控制是建立在良好的化疗反应上。新辅助化疗的应用是保证肿瘤能够得到更好的控制、成功的外科局部控制以及良好的保肢手术效果的关键。

一、尤因肉瘤

对于尤因肉瘤,通过临床和影像学技术可定义肿瘤在原发部位以外没有扩散或区域淋巴结受累时为局限性;包含发生连续延伸至邻近软组织情况。如果有区域淋巴结受累的疑似,则需要病理证实;区域淋巴结受累或原发灶以外播散者定义为转移性。

确诊尤因肉瘤后,治疗前行多学科评估,因绝大多数对化疗敏感,所以推荐行诱导化疗,肿瘤在化疗后出现退缩,减少远处播散的机会,并为后续手术创造便利条件。化疗含蒽环类、烷化剂及拓扑异构酶抑制剂和长春花生物碱等组合方案,常用方案为 VDC/IE(长春新碱、多柔比星、环磷酰胺/异环磷酰胺和依托泊苷);9周后评估治疗疗效;全面评估肿瘤处于局限期且可根治,推荐手术治疗,术后辅助化疗或放化疗;局限期无法手术者,推荐放化疗综合治疗。

（一）外科手术

手术是最常用的局部控制方式,需由经验丰富的肿瘤外科专家进行,如在手术会严重影响功能或美容的情况下,可选择放射治疗。外科治疗可分别参照 NCCN 及 CSCO 指南,指南建议外科手术有周密的术前设计,术中按计划严格实施,术后准确评估外科边界,术前设计-术中实施-术后评估系统是保证手术成功的关键。一旦合并转移,必要时可以考虑原发灶姑息手术以提高生活质量。

（二）放射治疗

尤因肉瘤对放射治疗非常敏感,放疗是一种重要、有效的局部控制的替代方式,主要包括术前放疗和术后放疗。一项回顾性研究提示,放疗时机对原发骨盆的尤因肉瘤患者预后具有一定影响,术前放疗组与无放疗对照组的局部无复发生存率为 88.0% 和 66.5%（$P=0.028$）,两组无转移生存率分别为 60.0% 和 54.5%（$P=0.728$）,总生存率分别为 57.7% 和 63.6%（$P=0.893$）。因此,对于化疗后可切除的病灶,可采取术前放疗方式。而对于化疗后潜在可切除的病灶,可使用手术 + 术后放疗；而对于化疗后不可切除病灶,则推荐使用根治性放疗。对于手术切除不彻底、切缘阳性或近切缘的肿瘤,放疗可以降低局部复发率。

一项回顾性 EE99-R1 研究提示,接受术后辅助放疗患者的局部复发率显著降低（$HR=0.43$,95% CI: 0.21～0.88, $P=0.02$）。另一项回顾性研究提示,原发骨盆的尤因肉瘤行术后放疗可提高 5 年 OS 率。因此,无论术后切缘是否阳性,都推荐应用术后放疗。放疗剂量一般推荐：原发椎体肿瘤的放疗剂量为 45Gy/25F,其余部位 R2 切除者为 55.8Gy/31F,R1 切除者为 50.4Gy/28F。

姑息性放疗可缓解肿瘤转移灶引起的疼痛或脊髓压迫等症状,且对于转移灶负荷相对较小的寡转移病变,行 SBRT 治疗可以相对安全、有效缓解症状并提高局部控制。而对于存在肺转移且化疗有效的患者,无论化疗后肺部病灶是否完全缓解,全肺放疗均可改善患者的预后。

然而,在儿童和青少年未成熟的骨骼中,放射治疗可导致长期的畸形,这种畸形可能比手术造成的畸形更为严重,这种情况下需谨慎选择。当手术病理切缘阳性时,需要术后放疗,应由经验丰富的放射治疗专家结合多学科讨论后决定放射治疗方案。

（三）化学治疗

尤因肉瘤对化疗亦具有较高的敏感性,多项研究强调了尤因肉瘤化疗的重要性。

1. 围手术期化疗　指南推荐,尤因肉瘤在手术或放疗等局部治疗前,应接受至少 9 周的多药联合化疗,且可根据初诊时是否存在转移而适当延长化疗时间。而对于术后患者,无论切缘是否阳性,都推荐进行 28～49 周的联合化疗。

根据多项研究结果,尤因肉瘤的围手术期一线化疗方案一般推荐 VDC/IE 交替（长春新碱 + 多柔比星 + 环磷酰胺 / 异环磷酰胺 + 依托泊苷、VDC（长春新碱 + 多柔比星 + 环磷酰胺）、VIDE（长春新碱 + 异环磷酰胺 + 多柔比星 + 依托泊苷）、VAI（长春新碱 + 放线菌素 D + 异环磷酰胺）、VAIA（长春新碱 + 放线菌素 D + 异环磷酰胺 + 多柔比星）、EVAIA（依托泊苷 + 长春新碱 + 放线菌素 D + 异环磷酰胺 + 多柔比星）及 VACa（长春新碱 + 放线菌素 D + 环磷酰胺＋多柔比星）等方案。一项大型随机对照Ⅲ期临床研究 INT-0091 的研究结果提示，尤因肉瘤患者经过围手术期共 17 个周期 VDC/IE 交替方案化疗后，对比标准治疗组（VDC 方案化疗），5 年 EFS（69±3% *vs.* 54±4%，$P=0.005$）及 5 年 OS（72±3.4% *vs.* 61±3.6%，$P=0.01$）均延长；对于局限期患者，密集型 2 周化疗方案比 3 周化疗方案的 5 年 EFS 率由 65% 提升至 73%（$P=0.048$），且毒副反应并未增加。

2. 晚期患者化疗 化疗后评估为远处播散型，建议继续系统化疗，或姑息支持治疗。尤因肉瘤的首次化疗维持时间建议 6～12 个月。对于初诊时即伴有转移的尤因肉瘤，一线化疗仍参照围手术期化疗方案。一线化疗方案一般可选择 VDC、VDC/IE 交替、VAIA、VIDE 等方案，二线方案则推荐选择伊立替康＋替莫唑胺、VIT（长春新碱＋伊立替康＋替莫唑胺）、托泊替康＋环磷酰胺、依托泊苷＋卡铂/顺铂、吉西他滨＋多西他赛等方案。

若患者在完成围手术期化疗后仍出现不可切除或复发、转移等情况，后续化疗方案需根据一线化疗的疗效、化疗停止至复发的时间、药物的累积剂量、毒副反应以及患者的耐受情况等因素综合判断来慎重选择。对于一线化疗后半年内进展的患者则考虑采用二线化疗方案；而对于一线化疗结束后 6 个月以上出现的患者，可以再次尝试一线化疗方案。由于尤因肉瘤二线及以上治疗缺乏高级别循证证据、客观疗效总体不理想，因此，参加临床试验亦是该类患者的指南Ⅰ级推荐方案。

对于非转移性局部复发性疾病的患者，即使预后有限，也可以考虑采用积极的手术治疗（如截肢或半骨盆切除术）；肺转移切除术在复发性疾病和孤立性肺转移患者中的作用是有争议的。

由于目前缺乏针对非尤因肉瘤的小圆细胞肉瘤的临床研究，其化疗方案多参考尤因肉瘤，但由于非尤因肉瘤小圆细胞肉瘤与尤因肉瘤的预后、疗效均存在不同，仍需进一步深入认识。有证据表明，*EWSR1-* 非 *ETS* 融合圆细胞肉瘤和 *CIC* 重排肉瘤对化疗的敏感性和预后比尤因肉瘤差，而具有 *BCOR* 基因突变肉瘤的化疗敏感性及预后均优于 *CIC* 重排肉瘤。

二、*EWSR1-* 非 *ETS* 基因融合圆细胞肉瘤

多发生于成年人长骨，*EWSR1/NFATC2* 和 *FUS/NFATC2* 融合的患者预后和化疗反应均差于尤因肉瘤，一项针对 43 例 *EWSR1/FUS-NFATC2* 型未分化小圆细胞肉瘤，在 13 例中仅有 1 例接受尤因肉瘤化疗方案的患者有较好的疗效；而在一些小样本的报道中，*EWSR1-NFATC2* 型未分化小圆细胞肉瘤在术前接受 VAC/IE、VIDE 方案或骨肉瘤方案化疗后疗效仍较差。上述融合也可发生于骨良性病变中。

指南推荐该类型围手术期化疗一般参照尤因肉瘤，如评估可切除者亦可考虑直接手术切除。

三、*CIC* 重排肉瘤

CIC 重排肉瘤主要发生在年轻的成年人中，男性居多，多发于躯干和四肢的软组织中，预后要差于尤因肉瘤。因 *CIC* 重排肉瘤对诱导化疗敏感性欠佳，因此局限期患者首选手术治疗，术后进行辅助化疗。在一项 64 例 *CIC* 重排肉瘤的研究发现，采用尤因肉瘤方案诱导化疗，和采用成人肉瘤化疗方案相比并未显示优势；因此需强调局限期患者首选局部治疗。相反，对于存在远处播散的患者，能从尤因肉瘤多药化疗方案中获益，尤其是剂量密集型疗

效优于常规剂量。

指南推荐 *CIC* 重排肉瘤的围手术期化疗一般参照尤因肉瘤，亦可推荐 AI 方案化疗；如评估可切除者亦可考虑直接手术切除。

四、具有 *BCOR* 基因突变肉瘤

该类型约占 *EWSR1* 阴性未分化小圆细胞肉瘤的 5%。从新辅助化疗的疗效来看，其对诱导化疗的敏感性类似尤因肉瘤，优于 *CIC* 重排肉瘤。一项针对 10 例接受术前化疗的 *BCOR-CCNB3* 基因融合肉瘤的回顾性分析结果显示，9 例采用尤因肉瘤方案，7 例检测到病理缓解（77.7%）。而采用诱导化疗的患者预后优于未用者。2023 年，一项针对 33 例 *BCOR/CCNB3* 基因融合肉瘤的全球性回顾性研究显示，对于接受尤因肉瘤化疗方案进行新辅助化疗的患者（$n=10$），ORR 率可达 70%，采用骨肉瘤的方案化疗患者的 ORR 率为 50%（$n=4$），采用 AI 联合方案患者 ORR 率为 100%（$n=1$），均显示一定疗效。

具有 *BCOR* 基因突变肉瘤的围手术期化疗方案一般参照尤因肉瘤，亦可考虑选择骨肉瘤的化疗方案及 AI 方案化疗。

五、靶向及免疫治疗

目前，在靶向治疗及免疫治疗方面，未分化小圆细胞肉瘤的相关临床研究较少，证据级别较低，发展仍十分缓慢。靶向治疗方面，一项针对卡博替尼治疗晚期尤因肉瘤患者的多中心、单臂、Ⅱ期临床试验纳入了 39 例尤因肉瘤患者，其中 ORR 为 25.6%（均为 PR），疗效维持时间长（6 个月）。另外，部分靶向药物联合化疗可能对于尤因肉瘤有一定疗效，如替西罗莫司联合替莫唑胺和伊立替康、奥拉帕利联合伊立替康/伊立替康＋替莫唑胺等。此外，还有部分新型靶向药物正处于临床研究阶段。免疫治疗方面，单药免疫检查点抑制剂治疗的效果极有限。根据 SARC028 研究亚组分析结果，帕博利珠单抗治疗 13 例尤因肉瘤患者的 ORR 率为 0。目前，针对联合免疫治疗尤因肉瘤的临床研究正在开展。

第五节　预后

未分化小圆细胞肉瘤的预后主要和确诊时患者的特征及对治疗的反应率相关，前者包括肿瘤部位、大小、发病年龄及性别和确诊时 LDH 水平等情况。以尤因肉瘤为例，四肢末端的、发生于骨骼外、肿瘤小于 8cm、15 岁以下、女性及局限期并且对治疗有反应或达到病理完全缓解的患者预后最佳。诊断时的临床分期是最重要的预后因素。

尤因肉瘤的总体 5 年生存率约为 70%，在未分化小圆细胞肉瘤中预后相对较好，最重要的预后因子是诊断时是否存在远处转移（不存在远处转移对比合并转移，5 年生存率为高于 70% 和不足 30%）。对于诊断时未发生转移的尤因肉瘤，最重要的预后因素是肿瘤的部位，原发于中轴部位（骨盆、脊柱）的预后较肢体更差。而对于诊断时已发生远处转移的患者，转移灶局限于肺的预后相对较好。其他的不良预后因素包括：较大的肿瘤体积、年龄大于 18 岁及偏高的乳酸脱氢酶。尤因肉瘤预后：5 年 OS 为 70%～80%，儿童 76%，成人 49%，

转移性或复发难治者有 15%～30%

其他未分化小圆细胞肉瘤的预后相关数据相对较少。其中，具有 *BCOR* 基因突变肉瘤 5 年生存率与尤因肉瘤类似，约为 75%，*CIC* 重排肉瘤 5 年生存率约 40%，预后更差。

由于多数非尤因肉瘤的未分化小圆细胞肉瘤的化疗敏感性低于尤因肉瘤，诊断时可手术切除的患者预后更好（特别是 *CIC* 重排肉瘤）。

而对于 *EWSR1-* 非 *ETS* 基因融合圆细胞肉瘤来说，预后相关报道较少。报道显示，*EWSR1/PATZ1* 融合未分化小圆细胞肉瘤预后较差，可能与携带高比例的 *CDKN2A/CDKN2B* 缺失突变相关。

（方美玉）

参考文献

1. CIDRE-ARANAZ F，WATSON S，AMATRUDA JF，et al. Small round cell sarcomas[J]. Nat Rev Dis Primers，2022，8（1）：66.

2. GAJDZIS P，PIERRON G，KLIJANIENKO J. Cytology of Undifferentiated Round-Cell Sarcomas of Bone and Soft Tissue: Ewing Sarcoma or Not Ewing Sarcoma, That Is the Question[J]. Acta Cytol，2022，66（4）：295-306.

3. ANDREOU D，RANFT A，GOSHEGER G，et al. Which Factors Are Associated with Local Control and Survival of Patients with Localized Pelvic Ewing's Sarcoma? A Retrospective Analysis of Data from the Euro-EWING99 Trial[J]. Clin Orthop Relat Res，2020，478（2）：290-302.

4. LASKAR S，SINHA S，CHATTERJEE A，et al. Radiation Therapy Dose Escalation in Unresectable Ewing Sarcoma: Final Results of a Phase 3 Randomized Controlled Trial[J]. Int J Radiat Oncol Biol Phys，2022，113（5）：996-1002.

5. GRIER HE，KRAILO MD，TARBELL NJ，et al. Addition of ifosfamide and etoposide to standard chemotherapy for Ewing's sarcoma and primitive neuroectodermal tumor of bone[J]. N Engl J Med，2003，348（8）：694-701.

6. YOCK TI，KRAILO M，FRYER CJ，et al. Local control in pelvic Ewing sarcoma: analysis from INT-0091--a report from the Children's Oncology Group[J]. J Clin Oncol，2006，24（24）：3838-3843.

7. PALMERINI E，GAMBAROTTI M，ITALIANO A，et al. A global collaboRAtive study of CIC-rearranged，BCOR::CCNB3-rearranged and other ultra-rare unclassified undifferentiated small round cell sarcomas（GRACefUl）[J]. Eur J Cancer，2023，183：11-23.

8. KAO YC，OWOSHO AA，SUNG YS，et al. BCOR-CCNB3 Fusion Positive Sarcomas: A Clinicopathologic and Molecular Analysis of 36 Cases With Comparison to Morphologic Spectrum and Clinical Behavior of Other Round Cell Sarcomas[J]. Am J Surg Pathol，2018，42（5）：604-615.

9. ITALIANO A，MIR O，MATHOULIN-PELISSIER S，et al. Cabozantinib in patients with advanced Ewing sarcoma or osteosarcoma（CABONE）: a multicentre，single-arm，phase 2 trial[J]. Lancet Oncol，2020，21（3）：446-455.

10. TAWBI HA，BURGESS M，BOLEJACK V，et al. Pembrolizumab in advanced soft-tissue sarcoma and bone sarcoma（SARC028）: a multicentre，two-cohort，single-arm，open-label，phase 2 trial[J]. Lancet Oncol，2017，18（11）：1493-1501.

第二十三章
韧带样纤维瘤病

韧带样纤维瘤病(desmoid tumor, DT),又称侵袭性纤维瘤病或硬纤维瘤等。"desmoid"一词由 Mueller 于 1838 年首创,源于希腊语中的 desmos(像肌腱),暗指韧带结缔组织与肌腱的相似性。韧带样纤维瘤病通常起源于深部筋膜及肌腱膜结构,是由单克隆纤维母细胞或肌纤维母细胞增生而形成的纤维性肿瘤。本病组织结构上表现良性,无远处转移能力,但其具有浸润性生长和局部复发倾向,可侵犯邻近重要结构及脏器,在 WHO 软组织肿瘤分类中被归类为介于良性和恶性之间的交界性(局部侵袭性)。尽管长期存活时间较长,但频繁的复发和治疗后遗症会严重影响患者生活质量。

第一节　流行病学

韧带样纤维瘤病较为罕见,全年龄组的总发病率为 2.4～4.3 例 /100 万,约占所有肿瘤的 0.03%,占软组织肿瘤的 3%。由于缺乏报道,儿童特异性韧带样纤维瘤病的发生率尚不清楚。通常发病年龄为 20～40 岁,发病高峰在 30 岁左右。女性明显多于男性,男女比例为 1:2～5,而在生育年龄范围内(18～36 岁),女性与男性的比例甚至高达 11.5:1。在儿童中,发病呈双峰型,在婴儿期和 10 岁之后达到高峰,男女发病比例相当(1:1～3)。

第二节　临床特征

一、病因

本病病因尚不清楚,一般认为是多因素相互作用的结果,物理、基因和内分泌等因素在其发生发展中起着重要作用。

1.**物理因素**　有学者统计,约 25% 的韧带样纤维瘤病患者有手术或外伤史,从手术创伤到发病平均间隔 2.75 年。产后妇女的发病率明显高于其他年龄阶段,可能是妊娠时腹肌受到长期牵拉或分娩时腹肌剧烈收缩,造成肌纤维不同程度破坏,为肿瘤的发生提供了条件。

2.**基因因素**　遗传性或突变缺陷致结缔组织生长调控异常是韧带样纤维瘤病发病可能的原因之一。目前认为其形成的分子遗传学机制主要为 *CTNBB1* 和 *APC* 的基因突变,导致核

内 β-catenin 水平上调，Wnt 通路被激活，进而激活下游的靶基因如 c-myc、cyclinD1 及 COX-2 等的转录，引起纤维细胞增殖和分化失控，形成肿瘤。这种基础遗传异常将韧带样纤维瘤病又分为两种临床类型：散发型和家族性腺瘤性息肉病（familial adenomatous polyposis，FAP）相关型。

（1）散发型：大多数（85%～90%）韧带样纤维瘤病是散发性的，其中 88% 的散发肿瘤与体细胞 *CTNNB1* 突变有关。*CTNNB1* 是一种原癌基因，通过编码 β- 连环蛋白调节细胞黏附和细胞转录。在韧带样纤维瘤病中，最常见的 *CTNNB1* 突变是 T41A（约 50%）、S45F（约 25%）和 S45P（约 9%）。这些突变影响 APC/β- 连环蛋白相互作用的部位，降低 APC 降解 β- 连环蛋白的能力，而异常核积聚的 β- 连环蛋白可结合转导素样蛋白 1 形成复合体，进而刺激 Wnt/APC/β- 连环蛋白通路的基因表达，包括一些增殖因子如 S100A4 或 CTHRC1。最近的研究表明，与成人相比，儿童病例具有更高的额外突变率，包括 *AKT1*、*BRAF*、*KIT* 和 *TP53*。

（2）FAP 相关型：1923 年，Nichols 描述了韧带样纤维瘤病与 FAP 的关系，指出其可能与抑癌基因 *APC* 和错配修复基因突变有关。10%～15% 的韧带样纤维瘤病呈现与 FAP 有关的遗传模式。目前认为，在 FAP 中，会产生一种与 β- 连环蛋白具有低亲和力的截短 APC 蛋白，同样会导致 β- 连环蛋白在核内病理性积累，导致大量癌基因的有害过度表达，刺激细胞增殖和分化，最终导致韧带样纤维瘤病的发展。在 FAP 患者中，韧带样纤维瘤病发病率高达 10%～25%，发病相对风险较一般人群高 852 倍，而遗传性肠息肉综合征（Gardner 综合征）是 FAP 的变种，常伴有骨肿瘤和结肠息肉病，其同时伴发韧带样纤维瘤病的概率可高达 29%。

3. 雌激素　患者多为育龄期妇女，大部分肿瘤组织有雌激素或孕激素受体表达；绝经后和卵巢切除后或应用他莫昔芬治疗时，肿瘤可消退或处于稳定状态；在动物实验中雌激素可诱发该肿瘤的形成，而睾丸酮和孕酮可抑制肿瘤形成，以上均提示本病发展过程可能与雌激素水平或激素平衡紊乱有关。

二、发病部位

韧带样纤维瘤病可发病于全身任何部位，临床上根据解剖位置，将其分为腹部外型（占 50%～60%）、腹壁型（25% 左右）及腹内型（15% 左右），不同部位的病灶形态基本类似，但生物学特性和复发潜能却存在较大的差异。

1. 腹外型　多为散发，男女发病比例相近。主要累及颈、肩、四肢等骨骼肌系统，最常见的是位于上肢（大约占 30%），少数累及颅内、胸腔、乳腺等部位。发生在头颈部的肿瘤，侵袭性更高，一旦累及腋窝血管、臂丛神经或气管，会增加手术切除的难度。

2. 腹壁型　最常见的腹壁软组织肿瘤，多起源于腹直肌或腹内斜肌筋膜和腱膜，通常是孤立的而且生长很缓慢。

3. 腹内型　肿瘤体积一般较大，主要累及肠系膜、腹膜后和盆腔，其中 80% 位于小肠系膜，另小部分可位于回结肠系膜，极少数可见于胰腺、胃食管结合部、膈肌及阑尾等处。多呈家族聚集性发病，尤其多见于 FAP 患者。

三、症状

韧带样纤维瘤病病程个体差异较大，往往经历侵袭性生长到稳定再到自发消退的过程，确诊后 2 年内 30%～50% 自发消退，20%～30% 局部进展，30% 病灶大小稳定，其临床症状可因肿瘤大小、发展速度及发生部位不同而存在明显差异。

1. 腹外型 多见于散发型，常于无意中发现躯干或四肢有不能推动且无波动的硬性肿块，界限不清，压迫相邻器官、包绕神经时可有器官梗阻、麻木、放射性疼痛症状，后期出现活动能力减弱、运动功能受限等表现，严重时可导致肢瘫、截瘫等。侵袭至重要器官，如咽喉等，可导致呼吸困难、受限，常常是致死原因。

2. 腹壁型 常见于育龄期或妊娠后女性，特别是有腹部手术史或剖宫产史者。常以无痛、生长迟缓的肿块为就诊的唯一症状，查体时可触及质韧、边界不清、活动度小、表面光滑的无痛肿块，多固定在肌肉或腱膜上。

3. 腹内型 多于体检或邻近器官出现受压迫症状（如腹胀、肠梗阻等）时才被发现，且腹腔内肿块明显大于腹壁肿块，其原因可能是腹壁肿块更容易被早期发现，而腹腔内肿块发现一般较晚致其长时间生长。与 FAP 相关型更常见于腹内肿瘤，且病程更具侵袭性，在 FAP 患者死因中排名第二，可并发小肠瘘、胃肠道出血和肠梗阻等。

第三节 诊断与鉴别诊断

根据病史和临床表现，除腹壁型外其他部位韧带样纤维瘤病一般难以确诊。该病在影像学中也尚无特异性，超声、CT、MRI 等检查虽有助于诊断，但不能与其他实质性肿块鉴别，确诊仍应依靠病理学检查。

一、影像学检查

韧带样纤维瘤病的个体差异较大，部分肿瘤进展较快，部分肿瘤则自发消退。影像学前后的对比对诊断、随访非常重要。

肿块在普通 X 线检查中不能显示，彩色多普勒超声可用于初步评估，特别是对四肢或腹壁的肿瘤，并可以指导活检。主要表现为沿肌纤维浸润性生长的低回声软组织肿块影，无完整包膜，无坏死出血和囊变，血流信号不丰富，与周围组织界限多不清楚，但无卫星病灶或转移结节征象。肿瘤向筋膜平面的线性延伸呈现"尾征"，肌内肿瘤的数字状突出呈现"鹿角征"。

CT 表现缺乏特异性，往往与恶性软组织肉瘤或良性炎性病变相似，因而较难鉴别。肿瘤的强化方式与肿瘤内胶原含量、细胞成分、肿瘤坏死和血供无明显相关。平扫时可呈等密度、稍高密度或低密度（与肌肉相比），动脉增强扫描后强化方式更为多样，多呈现不均匀轻度强化特点，门脉期病灶轻中度强化，延迟期病灶明显加强，可见低密度未强化区。病灶与周围组织界限不清，多向周围组织浸润性生长，可表现为毛糙、模糊的边缘，若侵袭骨质，可出现骨膜反应、骨质破坏等表现。CT 能评价腹内病变的侵犯范围，通常用于腹内韧带样纤维瘤病的常规随访。

磁共振成像检查是腹外肿瘤和对碘造影剂过敏的患者的首选检查，可清楚地显示肿瘤的部位、范围和形态，以及与神经、血管等结构的关系，较 CT 更能精确地显示出病灶内有无脂肪组织、周围是否有水肿区，不仅有助于诊断及鉴别诊断，更有助于术前制订手术计划。60%～90% 的肿瘤内存在线状条带，T_1 和 T_2 呈低信号，呈"条带征"。位于肌肉内的肿瘤周围有时有一层薄薄的脂肪组织，称为"裂开脂肪征"或呈现胃火焰状边缘的"火焰征"。根据 Vande venne 等的分期理念，肿瘤病理过程一般可分为三期，各期由于组织病理的变化，使 MRI 的表现各异。早期，病变含有大量的细胞和间隙，而透明的胶原质较少，肿瘤在 T_1WI 上等同于肌肉组织，呈现低信号，而在 T_2WI 上病变可呈肌肉与脂肪组织之间的高信号；中期，肿瘤中的胶原质逐渐增多，故在 T_1WI 上表现为信号的不均一性，在 T_2WI 上可呈现条带状的低信号；后期，大量胶原增生，纤维组织增多，细胞和细胞间隙逐渐减少，在 T_1WI、T_2WI 上均表现为低信号。韧带样纤维瘤病的生长和 T_2 信号强度之间的关系一定程度上可反映肿瘤的生物学活性，当肿瘤在 T_2 中表现出 90% 以上的高信号时，可能会从早期的干预中获得好处。随着时间的推移，T_2WI 信号逐渐降低提示有更多的胶原蛋白沉积，说明肿瘤进入"惰性"阶段。

二、病理

由于组织学形态缺乏特异性，一些中心报告韧带样纤维瘤病初诊时的误诊率高达 30%～40%。影像学虽是其重要的辅助检查，但最终确诊还需依靠病理检查。建议使用 14G 或 16G 穿刺针进行活检，而不建议切开或切除活检。

1. **大体**　肉眼可见肿瘤切面呈灰色或灰白色，呈漩涡状排列的纤维性纹理。直径多为 5～10cm，病变主要来源于肌肉和／或与其相连的筋膜层结缔组织，质地坚韧，有沙砾切割感，瘤体无包膜，边界欠清，向周围组织浸润生长，少见坏死病灶。

2. **镜下表现**　可见均一的梭形细胞（纤维母细胞／肌纤维母细胞）被丰富的胶原束围绕，呈编织状或漩涡状排列，二者的比例在不同的区域存在较大的差异，有些区域胶原纤维少，细胞相当丰富；有些区域细胞少而胶原丰富，形似腱膜或筋膜结构。肿瘤无囊性变或坏死区，边缘无包膜，可见增生的纤维组织浸润横纹肌而使肌纤维包绕于肿瘤细胞中，受累肌纤维萎缩、退变为多核横纹肌巨细胞。在浸润前缘瘤细胞无间变，形态与肿瘤中心相一致，这有别于肉瘤细胞的浸润表现。瘤细胞长且纤细，细胞核稍肥胖，卵圆形，大小规则，核仁小，偶见核分裂象（通常 20 个高倍视野不超过 1 个核分裂），但无明显异型性。间质还可见扩张充血的毛细血管伴散在及灶状炎性细胞浸润。

3. **免疫组化**　70%～75% 的病例（尤其是 FAP 相关型）显示 β- 连环蛋白阳性，这有助于与其他类型的纤维／肌纤维母细胞病变鉴别。常常表达 vimentin、SMA、MSA、COX-2、雄激素及雌激素 β 受体，但不表达雌激素 α 受体。极少数表达 desmin，不表达 S100 蛋白质，h-caldesmon，CD34 和 c-Kit（CD117）。

4. **分子及基因检测**　85%～90% 的韧带样纤维瘤病存在 *CTNNB1* 基因突变，导致 β- 连环蛋白的核积累，因此 *CTNNB1* 的突变分析常常用于该病的诊断。*CTNNB1* 和 *APC* 突变似乎在韧带样纤维瘤病中是相互排斥的，因此，如果韧带样纤维瘤病中的 *CTNNB1* 如呈野生型，则应增加对 FAP 的怀疑并进行进一步检查（如结直肠镜检查）。但值得注意的是，在非韧带样纤维瘤病的软组织肿瘤中也可观察到 β- 连环蛋白的核积累，而相比之下，*CTNNB1* 的突变则仅限于韧带样纤维瘤病。因此，在诊断模棱两可或不确定的病例中应进行 *CTNNB1* 基因突变检测。

三、鉴别诊断

韧带样纤维瘤病虽是交界性肿瘤，但呈侵袭性生长，所以要与软组织的良恶性肿瘤进行鉴别诊断。

1. 腹外型　需与其他软组织间叶肉瘤鉴别，韧带样纤维瘤无出血、坏死及钙化，为其与原发恶性软组织肿瘤的一个重要鉴别点。纤维肉瘤生长速度快，肿瘤内出血、坏死及钙化比较常见，肿瘤的边界较腹壁韧带样纤维瘤病清晰，在 T_2WI 序列上病灶呈高信号，可见瘤巨细胞或病理性核分裂相；未分化多形性肉瘤也常见出血、坏死及囊变，有时出现瘢痕样改变而类似韧带样纤维瘤病，但是韧带样纤维瘤病并不出现明显的车辐状（storiform）结构，不含有异型性明显的肿瘤细胞及坏死、活跃的病理性核分裂象；滑膜肉瘤影像学方面常常有斑点状或条状钙化，梭形细胞更为密集，可出现双相或单相分化特定，上皮和间叶双表达伴有特异性基因重排；脂肪肉瘤常有完整的包膜，肿瘤内可见到脂肪成分，与韧带样纤维瘤病密度较均匀，近似肌肉密度不同，病理学检测有助于鉴别。以上肿瘤多见于中老年人，病史较短，瘤周有广泛水肿，对邻近骨骼、血管神经表现为侵蚀破坏，可伴肝肺等器官远处转移；肌肉淋巴瘤呈浸润性生长，影像学表现平扫和腹壁韧带样纤维瘤病无明显区别，但淋巴瘤强化程度没有腹壁韧带样纤维瘤病明显，呈中等程度的强化，淋巴瘤内也无致密胶原纤维，所以在 T_2WI 其内少见低信号。

2. 腹壁型　需与剖腹产切口子宫内膜异位症、腹壁炎性病变、腹壁疝及反应性纤维组织增生等鉴别。剖腹产切口子宫内膜异位症病灶位于瘢痕深面，形态欠规则，回声不均，大小与月经周期明显相关；腹壁炎性病变常常可见渗出，边缘在影像学上表现模糊，可以累及皮下组织，疼痛比较明显，强化多不均匀，抗炎治疗病灶明显缩小；腹壁疝肿物大小与腹压明显相关，可见腹壁局部延续性中断（疝环口），加压可还纳腹腔，内容物为肠管或网膜声像；反应性纤维组织增生生长方式杂乱多样呈非浸润性生长，常有炎细胞浸润，铁染色组织内可见含铁血黄素颗粒。免疫组化 β-catenin 和基因检测 *CTNNB1* 可协助鉴别。

3. 腹内型　需与胃肠道间质瘤、腹腔淋巴瘤及腹腔转移瘤等鉴别。胃肠道间质瘤多合并出血、囊变及钙化，瘤体血供较丰富；腹腔淋巴瘤主要发生于腹主动脉旁，表现为多发软组织结节影，易融合呈团块状，常包绕或推移周围血管，呈"主动脉淹没"征，血供较丰富；腹腔转移瘤多有原发肿瘤病史。病理组织学检测及免疫组化、分子检测有助于鉴别诊断。

四、分期

由于极少见，且临床表现多变使得其随机化研究难以开展，加之没有区域淋巴结转移或远处扩散倾向，AJCC 软组织肉瘤分期系统也将其排除在外，所以韧带样纤维瘤病尚没有被广泛接受的分期系统。Church 等曾以肿瘤的临床表现、大小、生长模式为依据，提出了 FAP 相关韧带样纤维瘤病分期系统，见表 23-1。

表 23-1　FAP 相关韧带样纤维瘤病分期系统

分期	特征
I 期	无症状，最大直径 <10cm，无生长
II 期	无症状，最大直径 <10cm，无生长

分期	特征
Ⅲ期	中度症状或肠、输尿管梗阻，或最大直径 10～20cm，缓慢生长
Ⅳ期	重度症状，或最大直径 >20cm，或生长快速（3 个月内增长超过 50%），致命性并发症

注：轻度症状：扪及包块、疼痛，但器官功能不受限；中度症状：扪及包块、疼痛，器官功能受限但不需住院治疗；重度症状：扪及包块、疼痛，器官功能受限需住院治疗；无生长（稳定）：6 个月内无可测量的增长；缓慢生长：3 个月内体检或 CT 发现增长，最大直径增长 <50%；快速生长：3 个月内体检或 CT 发现增长，最大直径增长 >50%。

第四节　治疗

韧带样纤维瘤病的自然病程在不同患者之间有很大差异，使最佳治疗策略的确定也变得复杂。治疗手段包括积极的随访观察、激素治疗、化疗、放疗或手术治疗等。目前，手术已经不再是韧带样纤维瘤病的标准治疗方法，而推荐阶梯式的治疗模式：即对于确诊的初诊患者，可先进行 1～2 年的观察治疗，如果病情稳定或肿瘤缩小，则继续观察，如果进展或症状明显，再选取最安全的治疗方法，逐步递增。

一、积极监测

由于大约 50% 的韧带样纤维瘤病患者在 14～19 个月内进入稳定期，20%～28% 的患者有自愈倾向，加之外科术后并发症的发生，药物治疗等疗效又不确切，因此有越来越多的学者提出将主动监测（active surveillance）或者观察等待（watchful waiting）作为韧带样纤维瘤病的首选治疗策略。具体是指在确诊前两个月每月都接受 MRI 或 CT 检查，然后在第一年每 3 个月监测一次，在第二年开始每 6 个月监测一次，直到第五年，然后每年监测一次。这样的监测强度和计划有助于及早筛选出进展迅速的病例。有回顾性研究显示，采用"观察等待"方法治疗的无症状患者 5 年无进展生存率为 50%，所有部位的肿瘤均观察到自行消退，腹壁肿物尤为明显。另有研究发现在进行观察治疗后，只有一小部分患者（16% 的腹壁型患者和 4% 的腹外型患者）还需要手术切除。疾病进展通常是发生在观察的第一个月，而在进行了 3 年观察后几乎没有患者发生进展的情况。一项大宗数据的研究显示，在初始治疗时，采用手术的患者与采用积极监测治疗的患者在无事件生存率和长期疾病控制率方面没有任何差异。进一步分析发现，解剖位置似乎影响疾病的进程。在腹壁、腹腔内、乳房、消化器官和下肢的肿瘤，接受手术和非手术治疗的 2 年无事件生存率相似；但肿瘤位于胸壁、头颈和上肢的患者中，非手术治疗的 2 年无事件生存率反而显著优于接受初始手术的患者。将监测观察与药物治疗进行比较的研究也得到类似的结果。接受观察的患者并不比接受药物治疗（无论激素还是化疗）的患者预后差。在儿科患者中也得到相似的结论，欧洲儿科软组织肉瘤研究组的研究显示观察组和化疗组的 5 年无进展生存期无统计学差异，采用保守观察策略，最终有超过一半的患者避免了手术和放疗。基于这些数据，并考虑到韧带样纤维瘤病的惰性和自发消退的可能性，法国和意大利肉瘤研究组建议将观察等待作为大多数患者的初始治疗选择。而欧洲癌症研究和治疗组及软组织和骨肉瘤组建议初始观察等待期为1或2年。

作为韧带样纤维瘤病治疗的主要初始治疗,"观望"策略避免了对部分患者的过度治疗,可以将不需要治疗的患者与需要积极处理的患者区分开来,肿瘤生长速度、肿瘤部位和肿瘤大小可能是二者的关键鉴别因素,但目前尚缺少观察治疗适应证的共识。笔者认为,对没有危及生命或器官的、无严重症状的,或者无法行切缘阴性的根治性切除以及切除会造成重大功能损伤的肿瘤,均可先选择保守观察治疗,而不应强行进行扩大切除或边缘性切除(R1切除)。

二、局部治疗

1. **手术治疗** 在2000年以前,与其他软组织肉瘤相同,手术治疗一直是散发性韧带样纤维瘤病的首选治疗方法。然而,虽然广泛切除后的5年局部控制率可达80%左右,但复发率仍较高,可达24%~77%,其他保守的切除方式还会更高,并且因广泛手术而致残或功能障碍的情况也很常见。目前对于韧带样纤维瘤病的手术指征尚存在争论。结合自身实践经验,笔者认为,对于肿块>5cm、侵犯周围结构、有症状的腹外型和腹壁型的肿瘤以及与FAP无关的腹腔肿瘤,或者密切随访观察却发现增大的肿瘤,应综合考虑肿瘤位置和患者年龄等因素,积极进行手术治疗。

对于切除范围,原发的韧带样纤维瘤病应强调首次治疗的彻底性。由于肿瘤细胞可浸润瘤旁组织2~3cm,故一般认为手术范围应包括肿瘤边缘至少2~3cm的正常腱膜、肌肉和筋膜组织,侵犯腹膜可行腹膜切除,如有侵犯邻近脏器应联合脏器切除,在特殊部位无法保证足够切缘时,只要切缘阴性亦可。但值得注意的是,对于手术切缘与术后肿瘤复发是否相关,文献报道存在不同观点。在一些研究中,切缘阳性(R1)被认为是局部复发的独立预测因素,但有研究却得出相反的结论。目前多数学者主张将切缘阴性作为根治性切除的标准,术中切下标本后应肉眼观察切缘是否为正常组织,如发现白色质硬组织,说明切缘未净,应扩大切除范围,如无法确定,应作冰冻病理检查确保四周和基底切缘阴性,使手术切除范围达到根治要求。然而,有时患者就诊时肿瘤已经很大,侵袭广泛,根本无法行广泛切除,或者为了实现阴性切缘所需的切除范围会导致重要的功能损伤,这种情况应允许手术切缘为阳性,以保证患者肢体功能为前提,即使残留部分肿瘤,术后也可以采取其他辅助治疗来加强局部控制。只有在其他治疗方法无效或者不能执行而肿瘤又即将危及生命时,才考虑忽略患者病灶局部功能的手术(如截肢术)。

针对局部复发的肿瘤,对于能再次手术的患者,多数学者仍主张先行手术,但与首次手术相比,再次手术临床效果较差。特别是手术创伤本身就是复发的高危因素,激进的手术切除可能进一步加速刺激肿瘤的生长。

2. **放疗** 由于潜在的长期毒性,放射治疗在韧带样纤维瘤病中的应用一直存在争议,尤其是在年轻人群中。近年来几项回顾性研究先后证实了放射治疗的疗效。一项包括22篇文献的回顾分析表明,与单纯手术相比(61%),手术加放射治疗或单纯放射治疗可产生更好的局部控制率(分别为75%和78%)。因此,有学者认为,放疗具有一定抑制肿瘤生长的作用,对于手术将涉及功能损伤的关键部位(如头颈部、骨盆)的肿瘤,或者对于无法手术的、对其他治疗方法无效的进展性疾病,单独放射治疗可以作为其他治疗方案的替代选择,成为更加合理的治疗策略。在意大利和法国的共识中,放射治疗被推荐用于进展性疾病或在没有其他治疗替代方案的情况下。

在腹外型韧肿瘤的治疗中,放疗的地位已逐渐得到肯定,主要用于无法切除、切除不完全、切缘阳性或切缘较近和术后再次复发的患者,有利于提高对该病的局部控制率。对于腹内肿瘤,放疗也可以作为决定性治疗手段,单独运用于因肿瘤巨大或接近重要神经和血管等丧失手术机会的患者,其不仅能有效控制肿瘤进展,而且能促进部分肿瘤部分或完全消退。而考虑到腹壁与腹腔内对辐射敏感的器官较近且伴有呼吸运动,腹壁型肿瘤的放射治疗本身虽并不是禁忌,但也应该谨慎开展应用。

对于手术后是否常规给予辅助放疗,由于没有大样本循证证据,尚无确切定论。2017年发表的一项荟萃分析显示,辅助放射治疗可能会降低不完全手术切除(R1或R2)后复发的风险,特别是在复发再次手术的患者中。目前主流观点认为,术后辅助放疗能提高切缘阳性的患者的治愈率,减少复发,经放疗后甚至可达到切缘阴性的效果。而对于关键部位(即头部和颈部)手术后或者复发后 R1/R2 切除的四肢/肩周腰带疾病,建议进行辅助放射治疗。对于完整充分切除肿瘤的患者,一般不推荐术后放疗。

放疗外照射的总剂量多推荐 56Gy,28 次,每次照射剂量为 2Gy,对于大多数进展期患者,可获得很好的控制(长期控制率为 81%,局部控制率为 77%,完全缓解率为 17%)。也有研究超过 56Gy 的剂量,但未能改善局部控制,并且可能会引发更多的相关毒性,包括水肿、病理性骨折、纤维化、软组织坏死、血管并发症以及放射性肿瘤。放射时放疗面积要充分,放疗边缘距肿瘤 5～8cm,尽可能覆盖肿瘤全部,至少应当包括手术瘢痕。但放疗后肿瘤一般消退缓慢,完全缓解可能需 2 年左右的时间。

3. 冷冻消融治疗 有研究发现,对于较小的腹外型韧带样纤维瘤病,经皮冷冻消融技术可使患者临床获益,并一定程度上减轻疼痛,可作为有效的替代治疗方法。但此方式并不适用于较大的或者紧邻重要器官的肿瘤,也还需要更大规模的研究进一步验证(NCT02476305)。

4. 肢体热灌注治疗 一项多中心回顾研究发现,肢体热灌注(isolated limb perfusion,ILP)肿瘤坏死因子 α 和美法仑可用于肢体局部进展期和多灶性韧带样纤维瘤病的治疗。在25 例接受 ILP 的患者中,2 名达到完全缓解,16 名部分缓解,7 名疾病稳定。值得注意的是,尽管使用了低剂量的肿瘤坏死因子(1mg)和适中的温度(始终低于 39℃)使这一治疗方式更加安全,但接受该治疗后仍可能会出现严重的副作用。因此,仅对于那些不可切除的或手术会导致严重功能丧失的病例,以及不能接受系统药物治疗或者治疗无效的肿瘤,可以谨慎考虑孤立肢体灌注。

三、系统治疗

腹外韧带样纤维瘤病通过局部治疗通常可获得很好的效果,药物治疗只是预防复发。而对于腹内或者腹壁韧带样纤维瘤病,可尝试予药物治疗。已经有一系列的回顾性研究探索了几种药物的疗效。当患者拒绝主动监测、疾病快速进展或反复局部复发、局部治疗失败或无法接受局部治疗时,以下几种治疗方式可以作为替代方案:激素疗法、非甾体抗炎药(NSAID)、细胞毒性化疗和靶向治疗。

1. 激素疗法与 NSAID 抗激素药,如他莫昔芬、雷洛昔芬、托瑞米芬、黄体酮及甲地孕酮等,在一些回顾性研究或病例报道被证实可应用治疗韧带样纤维瘤病。在临床实践中,高剂量他莫昔芬（120mg/d）和雷洛昔芬（120mg/d）可使肿瘤在短时间内消退，且副作用较低，有望作为有症状韧带样纤维瘤病的一线治疗药物。一项纳入了 25 名患者的研究显示，大剂量他莫昔芬（120～200mg/d）比小剂量他莫昔芬（10～40mg/d）更有效，但由于缺乏大数据量证据支持和潜在的毒性风险，临床实践尚需谨慎。另一项回顾分析显示，44 名进展期或者疼痛剧烈的韧带样纤维瘤病患者，每天接受 180mg 的托瑞米芬治疗，其中 28 名患者将托瑞米芬被作为一线治疗，而 11 例患者是在他莫昔芬治疗失败后使用托瑞米芬。结果显示，有 75% 的患者症状得到缓解，24 个月的无进展生存率为 89.6%。根据 RECIST 标准，部分缓解、稳定和进展率分别为 25%、65% 和 10%。有 10 名患者（23%）报告了 2 级不良事件；未观察到 3 级或更高级别的不良事件。

NSAID 包括舒林酸、吲哚美辛、塞来昔布和美洛昔康等，在多个病例报告中也展现较好的缩瘤能力，已被研究用于晚期和不可切除的韧带样纤维瘤病。其可能的机制是通过抑制环氧合酶 -2（COX-2）或前列腺素来下调 β-catenint 信号通路而发挥作用。

NSAID 和激素的联合治疗的证据也较有限，具体疗效也尚待进一步确证。一项回顾性研究中，134 名患者（64 名 FAP 相关型和 70 名散发性型）接受了舒林酸和大剂量选择性雌激素调节剂（如他莫昔芬、雷洛昔芬或托瑞米芬）联合治疗，有 114 名患者（85%）表现出肿瘤的消退或稳定。另一项评估舒林酸和大剂量他莫昔芬联合用药的 II 期研究招募了 59 名19 岁以下的儿童韧带样纤维瘤病患者，其中包括了 37 例（63%）复发患者，在这 37 名复发患者中，6 名曾接受过全身化疗，15 名曾接受过放射治疗。他莫昔芬和舒林酸用量均为每日 3mg/kg，一天两次。最终只有 10 名患者（17%）没有出现疾病进展或停止治疗，完整地完成了计划的一年治疗。结果显示，30 名女性患者中有 12 名（40%）出现卵巢囊肿，有 4 名患者局部缓解，1 名患者完全缓解，总有效率仅为 8%。2 年无进展生存率和总生存率分别为36% 和 96%。此外，最近发表的一篇论文发现，他莫昔芬治疗与肿瘤大小、MRI 信号变化和症状改善之间没有明确的关系。因此作者认为，没有证据表明韧带样纤维瘤病患者可以从抗激素治疗和 NSAID 治疗中获益。

2. 细胞毒性化疗　对于肿瘤增长迅速、有症状、不可切除以及晚期韧带样肉瘤，细胞毒性化疗是首选治疗策略。化疗方案包括采用甲氨蝶呤加长春碱 / 长春瑞滨的"低剂量"方案，或使用类似用于治疗软组织肉瘤的蒽环类药物为基础的方案。

甲氨蝶呤联合长春碱是韧带样纤维瘤病最常用的化疗方案之一。一项纳入 27 名儿童患者的 II 期试验中，18 名接受化疗的患者的无进展中位时间为 43 个月。然而，这种方案在成人中毒性很大，经常会出现 3～4 级神经系统病变、肺炎和肝炎。相比之下，甲氨蝶呤联合长春瑞滨毒性相对更低，可能是一种更容易接受的方案。也有回顾性研究评估了单药口服长春瑞滨的疗效，结果显示 80% 的患者在三个月时症状缓解，32% 达到部分缓解、58%为疾病稳定，10% 疾病进展。3、6 和 12 个月的无进展生存率分别为 98%、92% 和 88%，没有发现 3～4 级毒性。

基于蒽环类药物的化疗是韧带样纤维瘤病系统治疗的另一种选择，有望实现更快的肿瘤反应。在两个回顾性研究中，使用脂质体多柔比星的缓解率分别为 37% 和 54%。通常推荐每 4 周 50mg/m²，给药 6～8 个周期，直到达到蒽环类药物的最大耐受量，也有研究在达到最大反应后建议继续维持治疗 6～12 个月。值得注意的是，有高达 86% 的患者化疗期间会出现疼痛，由于毒性，大多数患者需要减少剂量。有研究报道了每 4 周使用 40mg/m²

的减量方案,发现其反应率约为 35% 且毒性水平在可接受的范围内,心脏毒性也远低于常规剂量。

基于目前证据,笔者认为,对于激素治疗失败或侵袭性生长、有症状的肿瘤,建议化疗时使用甲氨蝶呤和 / 或长春碱 / 长春瑞滨的"小剂量"方案。如果需要更快的反应(如胸内或头颈部肿瘤),可选择蒽环类药物为基础的常规剂量方案。

3. 靶向治疗 尽管潜在分子机制并不清楚,近年来已有许多靶向药物开始探索治疗晚期韧带样纤维瘤病。

伊马替尼是第一个测试用于治疗韧带样纤维瘤病的酪氨酸激酶抑制剂(tyrosine kinase inhibitor, TKI)。该药物靶向 KIT、ABL、ARG 和血小板衍生生长因子受体 -α/β(PDGFR-α/β)激酶。有研究纳入 51 名不能切除的或手术切除后将出现明显功能障碍的患者,经过 19～26 个月的伊马替尼治疗后,有 6% 的肿瘤消退,84% 的患者有临床获益,3 年的无进展生存率达 58%,但超过 1/3 的患者需要减少剂量,有 5 名患者因毒性而停止治疗。另一项前瞻性、非随机的 II 期研究纳入了 35 名患者,每天给予伊马替尼 400mg,持续 1 年。结果显示其 3、6 和 12 个月的 PFS 率分别为 91%、80% 和 67%,ORR 率为 11%(4/35)。最近公布的 GISG-01 研究,纳入了 38 名在入组前 6 个月内肿瘤进展的晚期患者,每天服用伊马替尼 800mg,97% 的患者在治疗 6 个月后肿瘤停止进展,ORR 为 19%。以上三个单臂试验都显示了伊马替尼的活性,尽管应答率(6%～19%)相当低,但疾病稳定率(60%～80%)却很高。因此,美国国家综合癌症网络(National Comprehensive Cancer Network,NCCN)将伊马替尼列为韧带样纤维瘤病的推荐治疗药物。但值得注意的是,对于有自限性倾向的韧带样纤维瘤病,伊马替尼的长线治疗是否在肿瘤退缩中发挥确切作用,尚需谨慎思考。如果想要疾病快速地缓解,伊马替尼显然不是首选策略,其更适用于局部治疗或其他药物治疗无效的韧带样纤维瘤病的挽救治疗。另外,受伊马替尼的启发,其他的酪氨酸激酶抑制剂药物,包括索拉非尼、培唑帕尼及舒尼替尼等也正在进行二期临床试验,并取得不错的初步结果。

索拉非尼是另一种 PDGFR、RAF、RET 和血管内皮生长因子受体(VEGFR)的多靶点抑制剂,也是目前研究较多的 TKI 药物。早期一项针对 26 名患者的回顾研究报告,每天给予口服 400mg 索拉非尼后,有 70% 的患者症状得到控制,ORR 达 25%。随后的 III 期随机对照研究纳入 87 名患者,结果显示与安慰剂组相比,索拉非尼组的患者进展风险可降低 7 倍,ORR 为 33%,2 年无进展生存率为 81%;然而,安慰剂组 ORR 也高达 20%,显示出韧带样纤维瘤病自发消退的疾病特性,因此该研究也提前揭盲。在接受索拉非尼治疗的患者中,最常报告的不良事件是 1 级或 2 级事件,包括疲劳、皮疹、高血压和胃肠道症状。值得注意的是,接受 200mg 减量剂量的患者也出现了肿瘤退缩,并且毒性方面也明显下降。

培唑帕尼是一种靶向 VEGF 和 PDGFR 的多靶点 TKI。一项 II 期随机前瞻性研究,评估了培唑帕尼(800mg/d)与甲氨蝶呤(30mg/m²)联合长春碱(5mg/m²)在 72 名疾病进展的韧带样纤维瘤病患者中的疗效。结果显示,与化疗组(45%)相比,培唑帕尼组的 6 个月无进展率为 83.7%,反应率与索拉非尼相似,不良事件的耐受性良好。

总而言之,越来越多的研究显示,TKI 可以为韧带样纤维瘤病患者带来临床获益。与伊马替尼相比,索拉非尼和培唑帕尼的效果似乎更好,甚至降低剂量也可以带来不错的疗效,并降低潜在的副作用。

四、疗效评估

由于韧带样纤维瘤病常常生长缓慢，病灶对于药物治疗的应答可能在数月里都不明显；而且肿瘤局部的缩小就能明显缓解症状，例如肿瘤最长径缩小 29% 时，患者的症状极大可能会得到改善，但根据 RECIST 标准却仅仅被列为稳定，因此 RECIST 标准在韧带样纤维瘤病疗效评估中的价值有限。有研究将 MRI 显示的肿瘤大小及稳定肿瘤成分结合用来协助监测放疗治疗，但仍未形成一套公认的评估标准。结合肿瘤长径和肿瘤 CT 的 Hu 值的改良的 Choi 标准或许有更高的评价效能。另外，有研究发现伊马替尼治疗后的韧带样纤维瘤病，PET/CT 的 SUV 值下降 30%，提示 PET/CT 的 SUV 值或可用于评估韧带样纤维瘤病的治疗应答情况。

第五节　预后

理想情况下，预后因素可指导韧带样纤维瘤病患者各阶段治疗的临床决策。然而目前报道的大多数风险因素数据都太不一致。例如，一些研究报道了头部或颈部肿瘤有较好的无进展生存率，而另一些研究则认为该解剖区域的不完全切除会导致较高的复发率。对于手术切缘的认知也同样存在分歧。在一些研究中，10 岁以上的患者和肿瘤 >5cm 的患者复发率较高，但也没有得到外部数据的再次验证。因此，对于韧带样纤维瘤病的预后因素仍需大样本研究进一步明确并取得共识。

韧带样纤维瘤病术后局部复发的风险很高，5 年复发率为 25%～60%。一般认为，肿瘤位置、大小及年龄为局部复发的高危因素。四肢部位是复发风险最高的部位，肿瘤越大、患者越年轻，复发率则越高，曾复发过的患者复发率更高。FAP 相关型的患者往往年龄较小，更具有侵袭性。腹壁型韧带样纤维瘤病预后最好，而腹外型预后最差，但是本病极少引起死亡，其 10 年生存率为 94%，20 年生存率为 86%。

建议在门诊对患者进行随访，MRI 是最佳的监测手段。如果 MRI 是稳定的，在治疗后的前 2 年内，每 3 个月进行一次体检和影像学检查（CT 或 MRI）；在随后 3 年时间，间隔可以延长至 6 个月；之后每年进行一次。

（关远祥　梁　垚）

参考文献

1. KASPER B, BAUMGARTEN C, BONVALOT S, et al. Desmoid Working G: Management of sporadic desmoid-type fibromatosis: a European consensus approach based on patients' and professionals' expertise-a sarcoma patients EuroNet and European Organisation for Research and Treatment of Cancer/Soft Tissue and Bone Sarcoma Group initiative[J]. Eur J Cancer, 2015, 51 (2): 127-136.

2. WOLTSCHE N, GILG MM, FRAISSLER L, et al. Is Wide Resection Obsolete for Desmoid Tumors in Children and Adolescents? Evaluation of Histological Margins, Immunohistochemical Markers, and Review of Literature[J]. Pediatr Hematol Oncol, 2015, 32 (1): 60-69.

3. ROSA F, MARTINETTI C, PISCOPO F, et al. Multimodality imaging features of desmoid tumors: a head-to-toe spectrum[J]. Insights Imaging, 2020, 11（1）: 103.

4. GOLDSTEIN JA, CATES JM. Differential diagnostic considerations of desmoid-type fibromatosis[J]. Adv Anat Pathol, 2015, 22（4）: 260-266.

5. CHURCH J, LYNCH C, NEARY P, et al. A desmoid tumor-staging system separates patients with intra-abdominal, familial adenomatous polyposis-associated desmoid disease by behavior and prognosis[J]. Dis Colon Rectum, 2008, 51（6）: 897-901.

6. BENECH N, BONVALOT S, DUFRESNE A, et al. Desmoid tumors located in the abdomen or associated with adenomatous polyposis: French intergroup clinical practice guidelines for diagnosis, treatment, and follow-up（SNFGE, FFCD, GERCOR, UNICANCER, SFCD, SFED, SFRO, ACHBT, SFR）[J]. Dig Liver Dis, 2022, 54（6）: 737-746.

7. KASPER B, BAUMGARTEN C, GARCIA J, et al. An update on the management of sporadic desmoid-type fibromatosis: a European Consensus Initiative between Sarcoma PAtients EuroNet（SPAEN）and European Organization for Research and Treatment of Cancer（EORTC）/Soft Tissue and Bone Sarcoma Group（STBSG）[J]. Ann Oncol, 2017, 28（10）: 2399-2408.

8. DESMOID TUMOR WORKING GROUP. The management of desmoid tumours: A joint global consensus-based guideline approach for adult and paediatric patients[J]. Eur J Cancer, 2020, 127: 96-107.

9. BISHOP AJ, LANDRY JP, ROLAND CL, et al. Certain risk factors for patients with desmoid tumors warrant reconsideration of local therapy strategies[J]. Cance, 202, 126（14）: 3265-3273.

第二十四章
未分化多形性肉瘤

第一节　流行病学

　　未分化多形性肉瘤（undifferentiated pleomorphic sarcoma, UPS），既往被称为恶性纤维组织细胞瘤（malignant fibrous histiocytoma, MFH），最早由 Brien 等人提出，它被认为是一种高级别侵袭性肉瘤，起源于未分化间充质细胞，呈层状，由纺锤形（成纤维细胞样）和圆形（组织细胞样）细胞组成，并伴有多形性巨细胞和炎症细胞。1978 年，MFH 被分为 4 种组织学亚型：黏液样、梭形细胞型、巨细胞型和炎症型。在 2013 年版 WHO 软组织分类中删除了 MFH 的名称，被重新命名为 UPS，归类于未分化 / 未分类软组织肉瘤。作为最常见的亚型之一，UPS 约占成人软组织肉瘤（soft tissue sarcoma, STS）的 5%～10%，好发于 40 岁以上男性，发病率为 1～2 例 /10 万。UPS 是最常见的发病部位为四肢（下肢 50%，上肢 20%），偶尔出现在骨和脏器。文献报道人体各部位发病率如下：四肢（68%）、腹腔 / 腹膜后（16%）、躯干（9%）、头颈部（3%）、胃肠道（4%）。该病预后较差，国外研究所报道的 2 年生存率约为 60%，5 年生存率约为 47%。国内尚未见有关 UPS 的大样本量研究报道。

　　结合相关文献，基于 SEER 数据库对该类疾病进行分析。SEER 数据库是由美国国家癌症研究所于 1973 年建立，它是美国最具代表性的肿瘤数据库之一。该数据库已有 18 个基于人口的登记处，覆盖了约 28% 的美国人口。每个登记处都收集人口统计学、临床病理和随访生存数据，为肿瘤（特别是罕见肿瘤）的研究提供了广泛的方法。在一项基于 SEER 分析的报道中，共有 2 009 名 UPS 患者被纳入，其中男性 1 124 人，女性 885 人，≤65 岁的有 1 033 人，66～75 岁 423 人，>75 岁 553 人。原发病部位如下：头颈部 98 人，上肢和肩部 397 人，下肢和臀部 1 021 人，其他部位共 493 人。根据肿瘤在躯体的方位可分为，左侧 784 人，右侧发病 755 人，其他部位共 470 人。

　　根据美国癌症联合委员会（AJCC）肢体 / 躯干软组织肉瘤分期系统进行分析。上述 2 009 名 UPS 患者中，按照 AJCC 分期：Ⅰ期患者 56 人（2.8%），Ⅱ期患者 292 人（14.5%），Ⅲ期患者 643 人（32%），Ⅳ期患者 1 018 人（50.7%）。这组数据与国外相关文献报道的流行病学特点大致相仿。

　　尽管 UPS 可分布在全身各处，但是除四肢以外，其他部位发病率较低，因此为个案报道。具体如下：

　　1. 颅内　冈萨雷斯于 1976 年首次报道中枢神经系统发生 UPS。UPS 可转移到大脑或起源于中枢神经系统。中枢神经系统 UPS 可分为三种类型：①脑膜 UPS，源于未分化多潜能细胞在脑膜；②实质 UPS，源于血管周围间充质细胞或膜鞘周围的空间；③脑室 UPS，源于间充质前体细胞。两例脑室内 UPS 的报告：一例是 1996 年贝奇滕布雷特等人报道的，另一例 2001 年由贝林等人所报道。此后的报道也基本为个案报道。

2. 眼结膜 结合 Suimon Y. 等人的相关文献，目前已报告的结膜 UPS 患者有 12 例，平均年龄 49 岁。12 例患者中有 8 例肿瘤发生在角膜缘，其余肿瘤发生在球结膜。肿瘤表现为黄色、棕色、粉红色、棕色或有血管化。

3. 头颈及口腔 原发于头颈部的未分化多形性肉瘤占所有 UPS 的 1%～3%。在该区域，最常见的发病部位为鼻窦道，约占 30%，腮腺部位发病占 10%。在头颈部 UPS 患者中，10%～18% 的病例存在淋巴结转移，而远处转移则高达 42%，手术患者总体局部复发率约为 13%～42%。遗传背景、环境因素如放疗、炎症刺激和良性病变的恶性转化可能参与了这种恶性肿瘤的病因学。另外，约 20% 的病例有既往创伤史，这表明其中一些肿瘤的发生可能与创伤后的增殖反应有关。发生在口腔内的 UPS 主要集中在口腔黏膜、牙龈、下颌骨等处，基本治疗方式不变。由于头颈、口腔的 UPS 通常体积较小、分级较低，因此该部分患者相比躯干和其他肢体部位的 UPS 患者生存预后更佳。

4. 肺 肺原发性 UPS 发病罕见，约占肺部原发恶性肿瘤的 2%，多见于成年男性，也可见于成年女性及儿童。UPS 起源于肺间叶组织、支气管间质，极少侵犯或穿破支气管上皮，呈界限性、膨性的实性肿块，瘤体直径 1.5～20cm，可有假包膜，切面表现多样，可有白色纤维性区域或肉质感区，可有坏死、出血和黏液变区，影像学可见约 75% 的肺原发性 UPS 患者表现为单侧实体肿块、双侧肺肿块及胸腔积液等，临床常见症状为咳嗽、胸痛、呼吸困难、体质量减轻等，约 32% 的患者无明显不适症状。此类型 UPS 需通过分子检测排除罕见的有特殊基因重排的肉瘤，如 *NUT* 重排肉瘤等。

5. 纵隔 村川等报道了 35 例纵隔 UPS 病例。此后，又出现了其他一些纵隔 UPS 的病例报告。总体来讲，位于纵隔内的 UPS 是比较罕见的。

6. 心血管系统 主动脉初级性 UPS 是一种罕见疾病，其发生顺序为胸主动脉、腹主动脉。由于症状非特异性，患者诊断时机往往较晚，有早期转移的倾向，生存率也很低。当存在原位栓塞或主动脉闭塞时，可以表现为脊背疼痛、高血压等症状。起源于主动脉壁形成溃疡性动脉瘤的 UPS 病例报告极少，且大多术前未被识别为恶性肿瘤。目前，全世界仅 100 例左右主动脉肉瘤报告。据文献报道，主动脉肉瘤多发生在中年人群，平均年龄 54 岁。男性发病率是女性的 2 倍，自诊断以来平均生存期为 1.5 年。值得注意的是，发生在心血管系统的 UPS 需排除内膜肉瘤（具有 *MDM2* 扩增）。

累及心脏的 UPS 患者，大多在 3～50 岁发病，以男性为主（男女比例为 2:1）。肉瘤通常累及右侧心脏，80% 的病例累及右心房。这些肿瘤进展迅速，预后不良，在发病后几周至几个月内因血流动力学障碍、局部浸润或远处转移而导致死亡。Bouma 等人发现，这部分患者的临床症状往往是非特异性的，而呼吸困难是最常见的症状。超过 50% 的患者在明确诊断时已有全身转移。心脏肿瘤需要和心内血栓形成进行鉴别诊断，心内血栓形成最常见于瓣膜疾病、心肌梗死和心功能不全、房颤和血栓前综合征的患者，这对于区分肿瘤和血栓形成具有重要意义。

7. 胃肠 原发性胃 UPS 相当罕见。Saito 等报道了 16 例原发性胃 UPS，16 例患者中有 7 例出现侵袭或转移，并在报告时已死亡。16 例患者中只有 4 例在被报告时存活 2 年。目前还没有关于 5 年幸存者的报告。胃 UPS 预后差。累及肠道的 UPS 国内外的个案报道也比较少见。

8. 肝 原发于肝脏的 UPS 十分罕见，仅占肝脏原发恶性肿瘤的 1% 左右。以往文献报道少部分肝脏 UPS 患者可有乙型肝炎病史，罕见合并肝硬化。大体上，UPS 通常为白色到浅黄色，肿块中心常伴出血和坏死。病理上此类肿瘤细胞成分较复杂，核大异型，可见多核、瘤巨细胞。免疫组化染色法对该类肿瘤的诊断较为重要，其中 Vim（+）、CD68（+）对诊断 UPS 颇具特征。

9. 胰腺 原发性胰腺 UPS 是一种极为罕见的恶性肿瘤类型，目前在医学文献中仅证实了 15 例。临床上对该肿瘤的认识尚不充分，对该病的流行病学、诊断和治疗尚未明确。起源于胰腺的 UPS 病理特征与身体其他部位的相同。大多数病例为多形性肿瘤，以核多形性为特征，并混合有不同比例的梭形细胞。

10. 骨 骨的 UPS 是一种排除性诊断。据估计，骨的 UPS 占所有原发性骨肿瘤的 2%，关于这些患者的临床病理特征和预后的数据较为有限。骨 UPS 患者 1、5、10 和 20 年的生存概率分别为 78.9%、51.2%、44.2% 和 38.4%。

11. 乳腺 乳腺原发性 UPS 较为罕见，检索 1985—2017 年国内文献乳腺发现 MFH/UPS 共 40 余例，均为个案和小组病例报道，患者年龄 23～59 岁，均为女性，右侧乳腺 UPS 多于左侧，临床表现主要为逐渐增大或近期明显增大的乳房肿块，伴或不伴疼痛。肿瘤直径 2～15cm，切面灰白色，鱼肉状，可有出血坏死。组织学特点主要表现为高级别肉瘤特征，形态多样性和显著的细胞异质性，主要由梭形纤维母细胞、组织细胞样细胞、异型多核巨细胞、泡沫样黄色瘤细胞及多少不等的炎性细胞组成。乳腺 UPS 临床诊断困难，术前容易误诊为乳腺纤维瘤、乳腺癌或其他肿瘤，确诊有赖于病理诊断。

此外，在一些哺乳类动物体内也发现了一些原发性 UPS，例如犬硬膜外 UPS、猫原发性膈肌 UPS 及大鼠自发性胰腺 UPS 等，此类报道多为个案。

总体来讲，UPS 因其发病率低，世界各地报道略有差异，缺乏各地区的大宗样本分析，更缺乏世界范围内的数据分析，我们目前对此疾病的认识还是主要来源于各地权威机构的数据库及遍布于世界各地的个案报道，为了进一步研究 UPS，需要世界范围内的合作。

第二节　临床特征

UPS 患者最常主诉为逐渐增大的无痛性肿块。肿瘤组织常因位置较深在难以发现往往会变得很大，特别是位于大腿和腹膜后腔的肿瘤。一些患者主诉疼痛或与肿块压迫相关的症状，包括感觉异常或肢体水肿。肿块很大时可能有全身症状，例如发热和 / 或体重减轻。

一、分布

软组织肉瘤可发生在任何解剖部位，但多见于四肢，UPS 亦是如此。美国外科医师学会评估 4 550 例成人软组织肉瘤的解剖学分布如下：①股部、臀部和腹股沟（46%）；②上肢（13%）；③躯干（18%）；④腹膜后腔（13%）；⑤头颈部（9%）。

二、生长方式

软组织肉瘤生长速度取决于肿瘤侵袭性。肿瘤往往沿着组织平面生长,很少穿过或侵犯主要的筋膜平面或骨。不断增长的肿瘤压迫周围正常组织,导致形成所谓的假包膜,假包膜由边界不清的受压正常组织和浸润邻近组织的指状肿瘤突起组成。如果沿着假包膜平面切除,必将导致肿瘤残留,故术中应避免此操作。

三、扩散方式

UPS 最常见的扩散方式为血行播散,主要扩散到肺。其次为淋巴转移,主要扩散至区域淋巴结。

初始诊断时存在远处转移的情况不常见,但在体积较大、部位较深、高级别且为特定组织学类型的肉瘤中,转移较易发生。一项回顾性研究纳入了 7.5 年内诊断的 1 170 例患者,结果如下:

1. 诊断时远处转移的发生率为 10%,其中 83% 的转移灶位于肺部。

2. 筋膜深部的肿瘤更易出现肺转移(9% *vs.* 4%)。

3. 肿瘤分级越高,诊断时存在肺转移的风险越高(高级别、中间级别和低级别肿瘤的肺转移风险分别为 12%、7% 和 1.2%),未分化肉瘤组织学分类大多为高级别,转移风险较高。

四、区域淋巴结

总体来说,软组织肉瘤不常播散至区域淋巴结。既往文献报道 1 772 例肉瘤患者中 46 例(2.6%)发生淋巴结转移。然而,某些特定组织学类型的淋巴结转移风险高于其他类型,例如横纹肌肉瘤、滑膜肉瘤、上皮样肉瘤、透明细胞肉瘤以及脉管性肉瘤(vascular sarcomas),未分化肉瘤区域淋巴结转移较少。

淋巴结转移提示预后不良,但略优于发生明显血行转移的软组织肉瘤。2010 年 AJCC 分期系统据此作出更改,将 N1 病变重新归类为Ⅲ期(而非Ⅳ期)疾病。但在 2017 年修订版 AJCC/UICC 分期系统中,仅将有 N1 病变的腹膜后腔软组织肉瘤归类为Ⅲ期疾病,原发灶位于四肢和躯干的软组织肉瘤发生淋巴结转移时,依然归类为Ⅳ期疾病,提示预后差。

五、复发模式

软组织肉瘤治疗后复发时,表现为局部复发或转移灶。局部复发率取决于解剖部位、切除程度、围术期放疗使用情况及组织学。

总体来说,成功治疗原发瘤后,约 25% 的患者会出现远处转移;肿瘤 >5cm、位于深部筋膜且为中高级别时,远处转移率增至 40%~50%,其中 70%~80% 的患者为肺转移。转移灶扩散的罕见部位包括皮肤、软组织、骨、肝和脑。

在各类影像学中,磁共振成像是评价软组织肉瘤的一项基本工具。影像学特征与治疗策略的制订、手术计划和患者预后的预测相关。在软组织肉瘤和其他恶性肿瘤中,影像学诊断的肿块大小通常被认为是预后关键因素。此外,在所有类型的软组织肉瘤中,具有预后影响的 MRI 研究还应获得其他一些特征:肿瘤周围强化、坏死征象、位置深在、边界不清/膨胀征象。针对软组织肉瘤亚型，其他一些磁共振成像特征更为特殊，并与预后相关。在黏液样肉瘤中，由于丰富的黏液样基质含量，磁共振成像的"尾征"和融合敏感序列上的"水样"外观，都与手术切除后局部复发的高风险相关。然而，"尾征"也与诊断时发生远处转移的较高风险有关。在 UPS 中，其与手术切除后较高局部复发风险相关。在滑膜肉瘤患者中，磁共振成像（T_2W 序列）中的"三征"与无病生存率降低相关。此外，钙化物的缺失与滑膜肉瘤患者的无病生存期的降低相关。在所有类型的软组织肉瘤中，信号异质性与最差预后相关，特别是在黏液样脂肪肉瘤中。近年来，一些应用于磁共振成像的新型定量工具已被证明可以预测患者的预后。最重要的是，对于这些新工具，放射组学似乎是最有前途的工具之一，并且已经被证明具有区分低级别和高级别软组织肿瘤的能力。

UPS 作为软组织肉瘤的一种，最主要的检查方法也为磁共振，磁共振在肿瘤的诊断分级及预后评估方面发挥着不可替代的作用。四肢 UPS 的 MRI 表现为 T_1WI 稍低于邻近软组织的等或稍长信号，部分病灶内见斑片状高信号出血灶；肿瘤组织成分多样，由于组织成分决定了影像表现，因此肿瘤 T_2WI 信号表现十分复杂，以组织细胞坏死、黏液变性为主时 T_2WI 为高信号，以纤维细胞成分为主时呈等或稍低信号，但在 T_2WI 大部分表现为等或稍长 T_2 信号为主的混杂信号，而另一部分含纤维成分较多的病灶呈等或稍长 T_2 信号，此信号特点常被认为是诊断本病较有价值的征象之一，脂肪抑制序列信号较为混杂，肿瘤实质稍高于邻近软组织。病变边界不清、邻近肌间隙及脂肪间隙消失、受累肌群或皮下脂肪间隙表现为程度不一的水肿信号，邻近骨髓腔内见程度不一的骨髓水肿信号，表明此肿瘤恶性程度较高、易侵犯周围结构。病灶实性部分内常可见杂乱无章、粗细不均匀流空血管团，表明此肿瘤为富血供病变；病灶内可见粗细不均匀的 T_2WI 低信号分隔影，且分隔常见中断现象，分隔现已被病理证实为富含胶原的纤维束样结构，肿瘤内常见多发、多层面、多形态的 T_2 高信号坏死区，增强扫描强化方式为不均匀渐进性延迟强化，表现为动脉期边缘棉团样、云絮样强化，强化程度低于同层面大血管，动脉后期强化明显且不均匀，强化范围向心样扩大，而坏死区及间隔强化不明显。笔者认为出现此种强化特点可能的机制主要有：UPS 富含胶原纤维间质，对比剂从血管渗出到纤维组织的速度较慢，再加上纤维组织本身排列紧密，细胞与细胞之间的间隙狭小，对比剂进入慢、流出也慢，从而纤维组织廓清的速度也较慢；瘤体本身的细胞外间隙较大，对比剂在其内潴留时间较长，从而弛豫时间也较长。

第三节　诊断与鉴别诊断

STS 是一大类罕见疾病，生物学异质性明显，因此明确诊断、针对特定亚型进行研究，对改善临床疗效至关重要。UPS 是 STS 最常见的亚型之一，以前被称为恶性纤维组织细胞瘤（malignant fibrous histiotoma，MFH）。UPS 被认为是一种起源于未分化的间充质细胞的恶性肿瘤，随着免疫组化以及相关分子诊断技术的发展，一些之前被诊断为 MFH 的肿瘤能够使用形态学、免疫组织化学和超微结构标准重新分类为其他特定肉瘤亚型，如黏液纤维肉瘤、未分化梭形细胞肉瘤、去分化脂肪肉瘤等。据此，WHO 于 2013 年修订了相关术语并沿用至今，将 UPS 当前的定义为无特异分化方向的一类高级别肉瘤。肿瘤分类变化对 UPS 诊断影响显著，Lewin 对先前归类为 MFH/UPS 的肿瘤标本严格地重新评估，仅 20% 的肿瘤仍被诊断为 UPS。

一、UPS 的病理诊断

UPS 的诊断需依靠临床、影像和病理三者结合来明确，其中病理诊断仍是 UPS 诊断的"金标准"。病理活检标本通常采用粗针穿刺活检或切开活检获得，不推荐细针抽吸活检。对于穿刺活检困难或失败的病例，可采用切开活检。活检位置必须选择在后续手术的切口部位，由后续手术的术者或其助手操作。

UPS 本质上是一种排除性诊断，即 STS 中无法通过目前的分子技术或免疫组化等检测方法区分的 5%～15% 肿瘤，基于排除性诊断标准被归类为 UPS。UPS 缺乏疾病定义的形态学、免疫组化或分子特征，并且可能在组成上具有异质性。因此 UPS 的病理诊断较为困难，需由专门研究软组织肉瘤的病理学家作出。

UPS 标本大体上为白色到浅黄色的肿块，中心常伴出血和坏死。UPS 确切起源细胞仍存在争议，其特点是缺乏明显的分化倾向。组织学形态上，肿瘤细胞形态多样，可由高度异质的多形性梭形细胞和巨细胞组成，可呈束状或席纹状排列，易见活跃的核分裂象和病理性核分裂象，可伴有多少不等的组织细胞和炎症细胞浸润。对于 UPS 的诊断，仅通过分析形态学是不够的，免疫组化和分子检测是必须手段。虽然 UPS 免疫组化检查可提示其间叶来源，但总体而言缺乏特异免疫组织化学标记。免疫染色表明，Vim、CD68 在 UPS 中多呈阳性表达，是诊断 UPS 的重要标志。部分 UPS 也可表达 S100 蛋白质、SMA、Desmin。MSA 表达率较高（50%），P53 阳性比例低（12.5%），而 HMB-45、CKpan、CD34 均阴性。UPS 具有高度增殖活性，87.5% 的 UPS 病例 Ki67 > 50%。基因层面，Movva 等发现 UPS 的患者中存在多基因异常，包括 *PIK3CA*、*KRAS*、*TP53* 基因突变。基因分析研究发现，在 UPS 患者中，*RAB32*、*PLAU*、*MSN*、*RUNX1* 及 *DSC2* 等基因表达上调。

为了将 UPS 与其他肿瘤区分开来，需要进行广泛病理检查，以排除其他类型的肉瘤以明确诊断。形态学标准、免疫组化和分子检测（即 FISH 和 PCR）技术以及二代测序的不断进步，提高了 UPS 的诊断效率。

二、UPS 其他诊断依据

临床、影像及实验室检查等依据可辅助诊断。病史采集应包括最初何时发现肿块、肿块增长快慢以及有无远端神经血管受损的症状。肿瘤的症状与肿瘤的位置及周围毗邻组织的关系有关。一般来说，UPS 表现为可触及、无痛、快速增大的肿块。早期往往无症状。随着肿块逐渐增大，出现局部压迫症状。体格检查应重点了解肿块的大小和深度、活动度等情况，以及有无水肿或神经卡压体征。影像学检查有助于辅助诊断、确定肿瘤位置、制订拟行手术的范围，以及明确有无转移灶。UPS 影像表现缺乏明显特异性，通常表现为圆形或椭圆形肿块，约近半数的肿瘤累及深筋膜或骨骼肌实质。UPS 呈浸润性生长，在影像学上呈"尾状"延伸，这种肿瘤尾部特征被认为是 UPS 治疗后极易复发的原因。X 线可显示深部组织非特异性软组织肿块影。CT 上 UPS 表现为不均匀等低混杂密度，肿瘤近似于肌肉组织密度，坏死及出血区呈低密度，可伴有钙化，增强扫描呈不均匀强化。MRI 的 T_1WI 显示低至中等信号，增强扫描亦呈不均匀强化。实验室检查肿瘤标志物无特异性改变，当肿瘤出现坏死、感染可伴有白细胞增高。

三、UPS 的鉴别诊断

UPS 鉴别诊断包括多形性平滑肌肉瘤、多形性脂肪肉瘤、去分化脂肪肉瘤、黏液纤维肉瘤、恶性外周神经鞘瘤、滑膜肉瘤、黑色素瘤、血管肉瘤、上皮样肉瘤、低分化癌（鳞状细胞癌、肉瘤样癌）、淋巴造血系统肿瘤或其他分化差的肿瘤，以及像结节性筋膜炎（假肉瘤样筋膜炎、术后梭形细胞结节、炎性肌纤维母细胞瘤）等良性或中间性肿瘤的鉴别。

1. 多形性平滑肌肉瘤 多形性平滑肌肉瘤（pleomorphic leiomyosarcoma, PLMS）内常有大片坏死区，不伴钙化，转移灶亦可见坏死；瘤细胞胞质强嗜酸性，胞核两端钝圆，可见核周空泡，可见典型的平滑肌分化区域，SMA 呈弥漫的强阳性。

2. 多形性脂肪肉瘤 多形性脂肪肉瘤（myxiod pleomorphic liposarcoma, MPLPS）往往可以见到多少不等的异型脂母细胞，并常表达 S100 蛋白质。

3. 胃肠道间质瘤 胃肠道间质瘤细胞呈梭形、上皮样或多形性，CD117、CD34 往往阳性，部分病例表达 SMA、S100 蛋白质，分子学可以检测到 *KIT* 基因及 *PDGFRA* 基因突变。

4. 去分化脂肪肉瘤 去分化脂肪肉瘤（dedifferentiated liposarcom, DLPS）组织兼有分化良好的脂肪肉瘤区域和低分化梭形或多形性非脂肪源性肉瘤样区域，在形态上与 UPS 难以区分，尤其是发生于腹腔、腹膜后等深部体腔的肿瘤。有时可以缺乏高分化脂肪肉瘤区域，而直接表现为 UPS 形态特定。常伴随明确的 *MDM2* 和 / 或 *CDK4* 扩增。

5. 黏液纤维肉瘤 UPS 和黏液纤维肉瘤（myxofibrosarcoma, MFS）具有高度的基因组相似性，属于单一肿瘤谱系，它们在体细胞拷贝数改变（SCNA）、甲基化、miRNA 表达和蛋白表达方面具有高度相似性。MFS 具有显著的黏液样间质，级别分为低、中、高，易于局部复发，而 UPS 通常级别较高，细胞较多，易于远处转移，生存期较短。黏液纤维肉瘤可见细长的曲线状或弧线状血管，局部血管呈丛状或分支状。

6. 恶性外周神经鞘瘤 恶性外周神经鞘瘤（malignant peripheral nerve sheath tumors, MPNST）是周围神经末梢的神经源性肿瘤，可为原发恶性，也可由多发性神经纤维瘤恶变而来。瘤细胞可弥漫分布或呈现典型的细胞密集区与少细胞区交替存在，大部分肿瘤出现地图样坏死，半数以上的肿瘤灶区表达 S100 蛋白质、SOX-10，50% 病例出现 H3K27Me3 缺失，同时 P53 阳性表达，且 Ki-67 指数较高。

7. 滑膜肉瘤 滑膜肉瘤（synovial sarcoma, SS）好发于青少年，常好发邻近关节，尤其膝关节，MRI 特征表现为肿瘤实性成分（等信号）、出血或坏死（高信号）、钙化或胶原纤维成分（低信号）组成的三重信号征。病理组织学、免疫组化和分子检测有助于鉴别。

8. 恶性黑色素瘤 恶性黑色素瘤（malignant melanoma, MM）起源于黑色素细胞或神经嵴细胞，好发于皮肤、口腔、直肠及肛门等处。恶性黑色素瘤肿瘤细胞除表达 S100 蛋白质外，还可以表达 HMB-45 和 Melan-A。

9. 低分化癌 部分低分化癌可以出现肉瘤样癌的特点，了解病史并经过免疫组化检测可避免误诊。

10. 淋巴造血系统肿瘤 如霍奇金淋巴瘤、间变性大细胞淋巴瘤等有时与 UPS 高度相似，需结合组织学特点的基础上完善免疫组化等检测方可鉴别。

四、UPS 分期

最常用的软组织肉瘤分期有美国癌症联合委员会（AJCC）四肢／躯干软组织肉瘤分期系统（第 8 版，2017 年）。根据 TNM 系统采用肿瘤大小（T）、淋巴结受累情况（N）、有无远处转移（M）和组织学分级（G）来确定软组织肉瘤分期。

1980 年 Enneking 提出的外科分期系统（Surgical Staging System，SSS）也在临床上广泛应用（表 24-1）。

表 24-1　Enneking 外科分期系统

分期	病理分级	部位	转移
Ⅰ A 期	低恶（G_1）	间室内（T_1）	无（M_0）
Ⅰ B 期	低恶（G_1）	间室外（T_2）	无（M_0）
Ⅱ A 期	高恶（G_2）	间室内（T_1）	无（M_0）
Ⅱ B 期	高恶（G_2）	间室外（T_2）	无（M_0）
Ⅲ 期	任何 G	任何 T	区域或远处转移（M_1）

第四节　治疗

一、未转移 UPS 的治疗

与其他类型肉瘤的治疗方案一样，未转移 UPS 的主要治疗方法是手术切除。正确的外科手术是治疗软组织肉瘤最有效的方法，也是绝大多数软组织肉瘤唯一的治愈措施。手术的目标不仅是完整切除肿瘤，而且要获取安全的外科边缘。外科治疗的原则：手术应达到安全的外科边界。外科边界评价有国际抗癌联盟（UICC）的 R0/R1/R2 切除标准。一项回顾性临床试验表明，R0 边界切除与局部复发率降低之间存在明显关联。例如，在法国国家组治疗的 425 名患者中，R1 切除后 5 年局部无复发率为 51.6%，而 R0 切除后为 75.6%。鉴于这些发现，手术目标通常应该是完整的 R0 切除。对于大多数高级别肉瘤，UPS 的 R0 切除通常通过切除病灶周围 1cm 的正常组织边缘或去除相邻的筋膜边缘来实现。在四肢和躯干，由于靠近神经血管束，可能难以获得足够的边缘。当主要神经或血管被高级别肿瘤包裹时，这些需要与肿瘤一起整块切除。当担心远端缺血时，可以重建动脉。与主要神经切除相关的疾病发病率可以通过支具或上肢肌腱转移来降低。然而，主要神经血管束的包裹很少见。在大多数情况下，肿瘤会取代正常结构，需要通过去除神经束膜和血管鞘来进行切除。显微镜下切缘阳性导致局部复发的风险是可以接受的，因为局部复发似乎不会对生存产生负面影响，并且可以通过辅助或新辅助放疗来减轻。术后功能恢复与安全边界发生矛盾时，通常以牺牲部分功能为代价。

UPS 是一种对化疗、放疗均敏感的肿瘤。目前许多文献已经确认术前放疗能够有效提高这类患者的治愈率，尤其是瘤体直径大于 5cm 的患者。术前化疗对瘤体直径大于 5cm 的

UPS 患者也十分有利。但是对于瘤体直径小于 5cm 的患者，术前化疗是否有效尚有争议。有高危因素的滑膜肉瘤术后推荐多柔比星加异环磷酰胺方案辅助化疗。

二、转移或局部不可切除 UPS 的治疗

首先应该明确一个常识，转移或局部不可整块切除的 UPS 患者的治愈率可能大大降低。这类患者的首要治疗目标是控制全身病灶的进展，其次是根据情况争取做到所有转移灶的手术切除，或使局部不可整块切除的病灶能够获得整块切除。多柔比星单独使用或与异环磷酰胺联合使用仍然是包括 UPS 在内的转移性局部晚期不可切除 STS 患者的标准一线全身治疗。此外，还需要使用放疗、化疗、分子靶向治疗的手段进行综合而合理的治疗。且每一位患者的治疗方案需要个体化选择。

如果在经过努力后患者的转移灶或局部病灶无法做到全部或整块切除，患者的治疗目标应该转换到尽可能延长生存期、带瘤生存，而非完整切除肿瘤、期望治愈。这同样需要根据每一位患者的具体情况制订个体化的治疗方案。

（一）放疗

对于肿瘤体积较大、紧邻重要血管、神经或骨的软组织肉瘤患者，术前行新辅助放疗可能有助于增加手术局部控制率。外科边界切缘不足时，术后放疗仍是改善局部控制的辅助方法之一。目前许多文献已经确认术前放疗能够有效提高这类患者的治愈率，尤其是瘤体直径大于 5cm 的患者。放射治疗通常适用于显微镜下有阳性切缘的或者较大的高级别肿瘤的患者，而不是那些切缘较宽的低级别病变患者。2016 年，法国肉瘤学组回顾性分析了 1 131 例接受了放疗的软组织肉瘤患者的资料，确认手术与放疗的时间间隔（19～120 天）长短不影响治疗效果。另外还有一些文献证明放疗对包括 UPS 在内的软组织肉瘤治疗有效，一项研究提示放疗可能会改变肿瘤免疫微环境，增加肿瘤浸润免疫细胞浓度，进而可能增强 UPS 免疫疗法的疗效。因此，有必要对免疫检查点抑制剂和标准治疗 RT 进行前瞻性评估，以治疗 UPS 甚至其他 STS 组织学亚型，为 UPS 后期的放疗联合免疫治疗提供了思路，值得进一步探索和研究。

（二）化疗

UPS 是一种化疗有效的肿瘤。对肿瘤体积较大、累及重要脏器、与周围重要血管神经关系密切、预计手术切除无法达到安全边界或切除后造成重大机体功能残障甚至危及生命的患者，可行术前化疗，即新辅助化疗。而一期手术可以达到安全外科边界完整切除的患者则不推荐新辅助化疗。目前，已经被广泛应用于临床治疗 UPS 的化疗方案包括多柔比星联合异环磷酰胺方案和多西他赛联合吉西他滨方案。2017 年，欧洲多中心的一项 Ⅲ 期随机临床研究入组了包括 97 例 UPS 在内的 287 例软组织肉瘤患者，证实了多柔比星联合异环磷酰胺的化疗方案明显优于多西他赛联合吉西他滨的化疗方案。

化疗推荐应用于转移或局部不可整块切除的患者，以及高危患者（瘤体直径大于 5cm 或侵及重要脏器、血管、神经的患者）。一线化疗方案是多柔比星联合异环磷酰胺，二线化疗方案是多西他赛联合吉西他滨。

（三）抗血管生成靶向药物治疗

抗肿瘤靶向药物作为新的治疗手段，已成功应用于多种类型肿瘤的治疗。近年来已有多种靶向药物应用于晚期或不可切除未分化肉瘤的治疗。目前同类的已上市药物有十余种，包括培唑帕尼、索拉非尼、阿帕替尼、安罗替尼、瑞格非尼等（其中阿帕替尼、安罗替尼是国产药物）。一般认为这些药物的效果大同小异。培唑帕尼是首个基于PALETTE试验打破mSTS领域休眠的靶向治疗，并被美国FDA批准用于非脂肪细胞STS的二线治疗。培唑帕尼（pazopanib）是唯一被美国FDA批准用于STS治疗的药物。在随机化Ⅲ期临床研究中，培唑帕尼应用于372例软组织肉瘤患者，与安慰剂相比，中位PFS改善了3个月（4.6个月 vs. 1.6个月）。另外，国产药物安罗替尼报道的结果显示，治疗2例UPS，其中1例有效。美国报道的使用索拉非尼治疗15例UPS，其中5例患者的最佳疗效是病情稳定，7例患者无效。类似的报道还有较多。总体而言，以阿帕替尼、培唑帕尼为代表的这类药物治疗UPS有效，能够获得平均4.5个月的有效期，但效果不优于多柔比星联合异环磷酰胺化疗，目前抗血管生成靶向药物对UPS的效果欠佳。

（四）免疫治疗

免疫检查点抑制剂在肉瘤以外的许多其他肿瘤（黑色素瘤、肾细胞癌、非小细胞肺癌、霍奇金淋巴瘤等）中显示出值得期待的结果，因此正在晚期STS中进行探索。一项评估帕博利珠单抗治疗晚期STS的多中心Ⅱ期试验（SARC-028）显示，UPS患者的总体缓解率为40%（4/10），但对平滑肌肉瘤无效（0/10），对脂肪肉瘤（2/10）有中等疗效。2017年美国肉瘤研究联盟发表了一项随机多中心Ⅱ期临床研究结果，这项研究探明了使用帕博利珠单抗治疗软组织肉瘤的效果。这项研究共入组了164例晚期软组织肉瘤患者，其中10例UPS患者。这10位患者中，两例患者的靶病灶完全消失，1例患者的靶病灶缩小80%，1例靶病灶缩小60%，3例患者病情稳定，1例患者的靶病灶增大了约50%，还有1例患者的靶病灶增大了300%。这说明帕博利珠单抗治疗UPS效果显著，似乎优于一线化疗方案。但需要注意的是帕博利珠单抗可能导致少数患者病情快速进展。

在SARC028研究中，70例晚期肉瘤活检样本中仅3例样本PD-L1表达呈阳性（阈值为1%），且3例均为UPS。尽管在没有PD-L1表达的情况下也观察到对帕博利珠单抗的反应，但2例可评估的表达PD-L1的肿瘤患者获得了部分缓解或完全缓解。SARC028试验扩展队列的研究结果显示，包括共40名UPS患者，并显示出令人鼓舞的结果。在这些既往一次或多次治疗失败的患者中，帕博利珠单抗的总缓解率为23%（9/40），2例完全缓解和7例部分缓解。75%的应答者肿瘤PD-L1表达呈阳性。在大多数情况下，免疫相关毒性是可预测和可控的。综合考虑，这些数据表明，UPS是软组织肉瘤的免疫活性亚型，适合免疫检查点抑制剂治疗。探索包括PD-L1表达等生物标志物的临床试验可能有助于确定免疫治疗中受益患者。

2024年ASCO会议上，一项多中心、国际性、随机对照Ⅱ期临床研究，基于SARC028研究中评估了帕博利珠单抗对转移性STS的疗效，未分化多形性肉瘤（UPS）缓解率为20%，提出假设，对Ⅲ期UPS（包括黏液纤维肉瘤）或LPS进行新辅助帕博利珠单抗联合放疗，随后进行手术和辅助帕博利珠单抗的治疗方案将刺激抗肿瘤免疫反应，以消除微转移和提高无病生存期（DFS）。研究目的是评估在标准治疗 RT 和手术的基础上加用帕博利珠单抗治疗Ⅲ期 UPS 或 LPS 患者的安全性和疗效。最终纳入 143 例年龄 >12 岁的肢体原发Ⅲ期（FNCLCC 2/3 级）UPS 或 LPS 患者，肿瘤最大径均超过 5cm，其中未分化多形性肉瘤患者占 85%，64% 患者 FNCLCC 组织学分级为 3 级。存活患者的中位随访时间为 24.1 个月。最后结果发现：与单纯新辅助放疗相比，新辅助放疗联合帕博利珠单抗及术后帕博利珠单抗辅助治疗能显著延长患者的无疾病生存期（2 年 DFS 53% *vs.* 70%），对于 FNCLCC 3 级的患者免疫治疗的加入获益更明显，但会增加 3～4 级不良反应的发生。而在局部无复发生存期（LRFS）、远处无病生存期（DDFS）和总生存期（OS）方面，实验组和对照组暂时无显著差异。

综上所述，未转移、低级别的 UPS 最佳治疗方案为手术彻底切除。高危患者（位于深部或侵及重要脏器、瘤体直径 >5cm）应接受术前新辅助放化疗或术后的辅助放化疗。术前或术后放疗能够有效提高治疗效果，可更大限度地提高保肢和保留功能的成功率。UPS 的首选化疗方案为多柔比星联合异环磷酰胺，二线化疗方案为多西他赛联合吉西他滨。靶向治疗，如培唑帕尼、阿帕替尼、安罗替尼等酪氨酸激酶抑制剂对 UPS 疗效一般。免疫治疗对 UPS 效果较好。

第五节　预后

未分化肉瘤具有高度的侵袭性，由于临床表现多为无痛性包块，肿瘤部位较深，发现时多为晚期，预后较差。此类肿瘤常见的预后分析指标主要包括中位生存期、局部复发情况以及是否发生远处转移等。对 319 例确诊为 UPS 的患者进行研究分析，有 45 名（14.1%）发生了局部复发。复发的中位时间为 1.2 年（1 个月～30.1 年）。共有 33 例患者（10.3%）发生了远处转移性疾病，远处转移的中位时间为 1.2 年，范围从诊断时间到手术后广泛切除的19.7 年。在随访期间，总共有 96 名受试者（30%）死亡。复发的危险因素为临床肿瘤 >5cm和浸润超过皮下脂肪；远处转移的危险因素包括肿瘤部位、肿瘤 >2cm、皮下脂肪以外的浸润和淋巴管浸润。总体死亡率的危险因素包括年龄、免疫抑制、肿瘤 >2cm 和淋巴管浸润。对 97 例确诊为 UPS 的患者进行研究分析，平均 13 个月局部复发率高达 31%，远处转移复发率约为 30%，平均生存时间约为 84 个月，5 年生存率约为 70%。多模式治疗后，分别有 13%～42% 和 31%～45% 的患者发生局部和远处复发。阳性的显微外科边界和筋膜下肿物均与逐渐增加的局部复发率密切相关。对 140 例发生于四肢的 UPS 进行分析，发现原发肿瘤与复发肿瘤的预后相差较大，5 年生存率分别为 84% 和 62%（$P<0.05$）。预后影响因素分析结果显示，总生存率与肿瘤部位、辅助放化疗以及肿瘤深度无明显关系，而与孤立病灶、原位复发、是否为原发肿瘤、手术切缘是否干净、肿瘤大小（>5cm 或 T_2）及分级（G_2或 G_3）关系密切，且较好的预后主要取决于对原发肿瘤完整的扩大切除。头颈部肿瘤更加靠近关键性结构，且手术完整切除的难度较大，然而与躯干和四肢的肿瘤相比，头颈部肿瘤更易于被早期发现。此外，头颈部肿瘤往往体积较小，级别较低，故预后差异较大。发生于骨骼的 UPS 较少，不足所有原发性恶性骨肿瘤的 1%，但近年来发病率逐渐升高。UPS 通常发生在骨干或干骺端，并导致侵入性骨损伤和软组织肿块。最常见于股骨，其次为胫骨和肱骨。对于骨 UPS 来说，大多数患者 2 年内发生转移，并最终死于转移性疾病，所以单纯的局部治疗例如手术或者放疗是不够的，主要治疗手段是外科广泛切除联合辅助化疗。对 14 例骨 UPS 的研究结果提示，广泛切除和边界切除患者的 5 年生存率分别为 81.9% 和 33.3%（$P < 0.05$），因此，外科切缘是影响患者预后最重要的因素。年龄、性别以及组织学分型与预后生存并没有明显的相关性（$P > 0.05$）。放疗主要取决于手术边界是否为 R0 切除，术前或者术后化疗明显降低了 R0 切除患者的局部复发以及远处转移风险。在 290 例患者预后影响因素的单因素分析中，肿瘤位于腹腔、腹膜后以及头颈部，肿瘤大小 ≥5cm，肿瘤位置较深，法国癌症中心的组织学分级标准（FNCLCC）在 G_3 级及以上，美国癌症联合委员会（American Joint Committee on Cancer，AJCC）分期为 Ⅲ～Ⅳ 期均是预后较差的影响因素。而在多因素分析中，肿瘤位置较深以及较高的 AJCC 分期是其不良预后的独立危险因素。

（张　鹏　李　坡）

参考文献

1. HIGUCHI M，YAMADA H，MACHINO K，et al. Successful Multidisciplinary Treatment for Aggressive Primary Pulmonary Undifferentiated Pleomorphic Sarcoma[J]. Case Rep Oncol，2020，13（1）：385-391.

2. SIGUA-RODRIGUEZ ÉA，GOULART DR，MANZANO ACM，et al. A Rare Case of Malignant Fibrous Histiocytoma（Undifferentiated High-Grade Pleomorphic Sarcoma）of Malar Region[J]. J Craniofac Surg，2017，28（3）：e267-e269.

3. VODANOVICH DA，SPELMAN T，MAY D，et al. Predicting the prognosis of undifferentiated pleomorphic soft tissue sarcoma：a 20-year experience of 266 cases[J]. ANZ journal of surgery，2019，89（9）：1045-1050.

4. WEISS SW，ENZINGER FM. Malignant fibrous histiocytoma：an analysis of 200 cases[J]. Cancer，1978，41（6）：2250-2266.

5. WINCHESTER D，LEHMAN J，TELLO T，et al. Undifferentiated pleomorphic sarcoma：Factors predictive of adverse outcomes[J]. J Am Acad Dermatol，2018，79（5）：853-859.

6. IIZUMI T，SHIMIZU S，NUMAJIRI H，et al. Large Malignant Fibrous Histiocytoma Treated with Hypofractionated Proton Beam Therapy and Local Hyperthermia[J]. Int J Part Ther，2019，6（1）：35-41.

7. ROSENBERG AE. Malignant fibrous histiocytoma：past，present，and future[J]. Skeletal radiology，2003，32（11）：613-618.

8. MOELLGAARD K，KRISTIANSEN A. Malignant fibrous histiocytoma[J]. Int J Dermatol，1986，25（2）：119-121.

9. TORRE LA，BRAY F，SIEGEL RL，et al. Global cancer statistics，2012[J]. CA Cancer J Clin，2015，65（2）：87-108.

第二十五章
软组织透明细胞肉瘤

软组织透明细胞肉瘤是一种罕见的软组织肉瘤亚型，容易发生淋巴结转移，预后不良。对于局限期患者以手术治疗为主。透明细胞肉瘤对传统肉瘤化疗不敏感，抗血管生成靶向药物及免疫检查点抑制剂能为部分患者带来生存获益。

第一节　流行病学

软组织透明细胞肉瘤（clear cell sarcoma of soft tissue，CCS）于1965年由Franz Engineer等人首次描述，多发生于肢体远端的肌腱和腱膜，因其肿瘤细胞的细胞质在组织病理形态学下呈现透明而被命名。其形态独特，在免疫组织化学、超微结构和基因变异方面均与黑色素瘤细胞相似。WHO《软组织肿瘤分类》（2002）将CCS归类为"未确定分化的恶性肿瘤"。该病发病率极低，约占所有软组织肉瘤1%。常发生于20～40岁中青年人。其中，白种人群CCS发病率高于亚、非裔人群，无明显性别差异。

CCS的病因不明，目前的研究认为染色体易位t（12;22）（q13;q12）产生的融合基因 *EWSR1-ATF1* 导致的遗传缺陷在其发生发展中起到关键作用。仅有少数相关危险因素被报道，如暴露于化学品（氯乙烯、砷），慢性组织刺激（淋巴水肿、异物植入）和辐射等。

CCS组织起源尚存在争议，大多数学者认为源于胚胎期神经嵴产生的原始黑素细胞异位至肌腱或腱膜中，2019年Yasuhiro Yamada团队研究证明了表达TPPP3的周围神经细胞是 *EWSR1/ATF1* 诱导的肉瘤的起源，表观遗传调控在CCS肉瘤细胞的发育和维持中起关键作用。

CCS是一种局部侵袭性肿瘤，5年生存率为50%～67%，但10年及20年生存率下降至33%和10%。术后复发、转移风险高达50%，传统化疗的作用有限。

第二节　临床特征

CCS好发于中青年，最常累及四肢远端的深部软组织，约占83%～97%，尤以下肢关节如膝、踝与足部等固定肌腱和腱膜部位最多见，但也有头颈部、躯干、胃肠道、阴茎等受累的罕见报道。CCS肿瘤生长缓慢，起病一般很隐匿，临床表现缺乏特异性，大多表现为短期内迅速增大的局部软组织肿块，可能伴有局部疼痛和跛行。少数有外伤史的患者可能因为皮下组织和邻近真皮受累,继而出现上覆皮肤溃疡。

部分患者在就诊时已存在远处转移,与其他软组织肉瘤血行转移、肺转移较多相比,CCS更容易发生早期淋巴结转移,也可侵犯横纹肌和周围神经。转移灶引起的局部功能障碍亦常见。

第三节　诊断与鉴别诊断

一、诊断

CCS的诊断及鉴别诊断需要充分结合临床特征、影像学检查、组织病理及分子遗传学等进行综合判断。

1. 影像学检查　CCS诊断最主要的影像学检查是MRI。此外,常规X线、CT和PET/CT可作为辅助影像诊断方式。

（1）MRI：CCS在MRI上多表现为边界清晰均匀的良性肿瘤特征,与其他软组织肿瘤较难鉴别,MRI显示肿物发生的部位在毗邻肌腱和腱膜是一个有价值的诊断线索。在T_1加权成像（T_1WI）呈现高信号,在T_2加权成像（T_2WI）呈现低信号,这是CCS典型的MRI表现,考虑是因为黑色素的顺磁特性导致T_1和T_2弛豫时间缩短。因此,黑色素可能被认为是这种信号强度的前体,并且信号强度取决于肿瘤内黑色素的含量,含量较少或不含黑色素的CCS病变,MRI呈现T_1WI等信号。此外,肿瘤细胞的密集度、是否存在坏死、出血及HMB45的表达与CCS在MRI图像上出现可变的信号强度有关（图25-1）。

（2）CT：CCS在CT上表现为边界清晰并呈膨胀性生长的软组织肿块影,平扫呈等低信号为主的混杂信号,增强扫描骨皮质可见明显受压强化。胸部CT对淋巴结或肺转移的检出率明显高于X线,是分期诊断的必选检查。

（3）PET/CT：CCS的PET/CT影像学缺乏特异性,多表现为四肢单发,边界不清,浅表高代谢灶,可侵犯筋膜、关节囊等部位,皮肤侵犯较少见,周围伴或不伴有高代谢皮下转移灶,如出现肺、脑、骨等转移,不仅有助于诊断分期、分级,也有助于判断预后。

2. 病理学检查　CCS的病理形态多变,目前无特异性指标。

（1）大体观察：大部分CCS瘤体大小不一,界限清楚,无包膜覆盖,呈分叶状。切面均匀,呈灰褐色、灰白色,局部灰黄色,质地偏硬,偶见坏死、出血、囊性变。

（2）镜下观察：CCS细胞常呈浸润性生长,肿瘤细胞较丰富,瘤组织有大量细薄的网状纤维血管分割,使不规则排列的肿瘤细胞呈巢状或梁索状分布,并与肌腱、筋膜和腱膜的致密纤维结缔组织粘连。CCS实质细胞形态结构一致,体积偏大,可呈现梭形和多角形;胞质弱嗜酸性或透亮,泡状核伴大核仁,50%以上的病例肿瘤细胞可含有黑色素颗粒;核分裂象通常不多,1/3病例可伴有坏死。约15%肿瘤中可见呈花团状样散在分布的多核巨噬细胞（图25-2,见文末彩插）。

（3）免疫组织化学：CCS的免疫组化与恶性黑色素瘤的特征非常相似,在81%～97%的病例中强烈表达S100蛋白质、HMB-45、Melan-A和小眼畸形相关转录因子（MITF）,其中

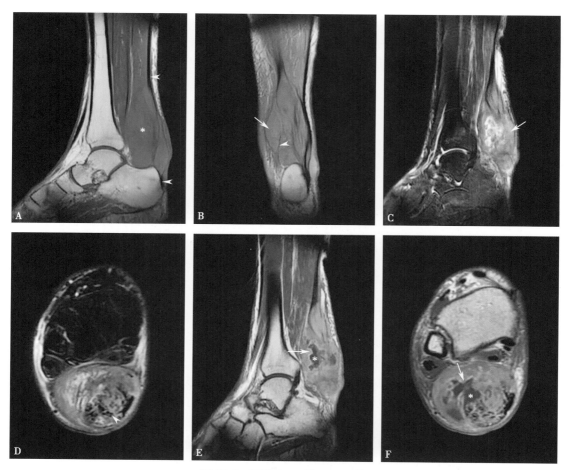

图 25-1　下肢 CCS 的 MRI 图像

A. 矢状位 T_1 加权图像显示与相邻肌肉相等信号的边界不清软组织肿块（星号），箭头代表跟腱；B. 冠状位质子加权密度（PD）图像显示多个分叶肿块（细箭头）被分隔开（燕尾箭头）；C～D. 矢状位和横轴位 T_2 加权脂肪饱和图像，显示高信号肿块（细箭头）伴跟腱断裂（燕尾箭头）；E～F. 钆剂增强后的矢状位和横轴位 T_1 加权图像，显示病灶不均匀强化，表现为中心坏死（星号）和周围强化（细箭头）。

S100 蛋白质灵敏度高，HMB-45 特异度高。其他指标如 vimentin 在软组织肉瘤中广泛表达缺乏特异性，不能作为诊断 CCS 的直接证据。CCS 部分表达 NSE、Bcl-2 和 CD99，多数不表达 CK、EMA、肌动蛋白及 CD34。MITF 抗体近来被认为是检测黑色素细胞的敏感指标。有研究检测 12 例 CCS 患者，结果显示 MITF 均为阳性（图 25-3，见文末彩插）。

（4）细胞遗传学和分子生物学：获得性遗传学改变是 CCS 的标志之一，并认为其与该病的治疗策略和预后息息相关。染色体 t（12;22）（q13;q12）易位导致 *EWSR1* 和 *ATF1* 基因之间的融合形成 *EWSR1-ATF1* 融合基因，EWS-ATF1 融合蛋白通过靶向 MITF 来促进肿瘤细胞的存活 / 增殖并赋予 CCS 中的黑素细胞分化能力。另有部分 CCS 中 *EWSR1* 与 *CREB1* 基因融合可能与 t（2;22）（q34;q12）易位有关。但 *EWSR1-ATF1* 和 *EWSR1-CREB1* 基因融合并不是 CCS 的特征性改变，血管瘤样纤维组织细胞瘤也表现出了这些遗传学改变，这可能提示两者起源于相同的间充质前体细胞。此外，22 号染色体和 8 号染色体的结构异常及多体性变化在 CCS 的发展中也具有重要作用。最新的研究采用高通量测序法首次描绘了 CCS 的全外显子基因图谱，发现 CCS 具有低肿瘤突变负荷和广泛的拷贝数变化，突变模式和中位突变数与其他软组织肉瘤亚型相当，主要的突变类型是 C:G>T:CpG 二核苷酸的 A 转变，其体细胞突变模式与年龄相关。值得注意的是含有 *IFNA* 基因和两个抑癌基因 *CDKN2A*、*CDKN2B* 的 qp21.3.缺失在 CCS 中最常见，且与 PFS 和 OS 呈负相关。

二、鉴别诊断

1. 滑膜肉瘤　占软组织肉瘤的 5%～10%，好发于中青年（中位发病年龄为 39 岁）。病变部位多为四肢大关节附近，免疫组化瘤细胞多表达 vimentin、CK、EMA、CD99、Bcl-2、TLE1、SS18-SSX，不表达 S100 蛋白质及 HMB-45，PAS 染色阴性，电镜下无黑色素小体及前黑色素小体。滑膜肉瘤一般可见双相或单相分化，遗传学上存在 t(X;18)(p11.2;q11.2)染色体易位和产生 *SYT/SSX* 基因融合现象。

2. 恶性黑色素瘤　由于两者具有相似的免疫组化特征，使两者的鉴别尤为重要，但恶性黑色素瘤以黏膜、皮肤、眼睛、淋巴结等好发。在光镜下可见肿瘤细胞呈巢状分布，细胞异型性大，呈多形性，核分裂象多见；电镜下可见到前黑色素小体或黑色素小体。免疫组化检测可见瘤细胞中 S100 蛋白质及 HMB-45 蛋白阳性表达。细胞遗传学检测可发现 *BRAF* 基因、*KIT* 基因或 *NRAS* 基因等发生突变，无 *EWSR1* 基因异位。CD117 在恶性黑色素瘤中呈阳性表达，但在 CCS 中呈阴性，可能有助于这两种肿瘤的鉴别。

3. 腺泡状软组织肉瘤　显微镜下可见多角形细胞巢围绕血管，单层扁平内皮细胞附着窦隙样管腔，可观察到实性腺泡压迹或器官样结构。免疫组化：TFE3、vimentin、desmin、actin、PAS 均阳性，S100 蛋白质、HMB-45 阴性。瘤细胞存在 t(x;17)(p11.2;q25)的不平衡染色体易位，也可通过检测融合基因 *ASPL-TFE3* 将两者区分开来。

4. 上皮样肉瘤　以肺、脑、骨转移为首发症状较为多见。在组织学方面上皮样肉瘤分为近心型和远心型，远心型多位于肢体远端，易与 CCS 混淆。但上皮样肉瘤好发于上肢，位置通常较表浅，因此表面的皮肤常受累及，易形成溃疡。中心性坏死也较为常见，少见 S100 蛋白质和 HMB-45 蛋白的表达，但可检测到 CK 及 EMA 蛋白表达。电镜下可观察到肿瘤细胞核周围中间丝呈漩涡状排列，无前黑色素小体或黑色素小体。低倍镜下观察细胞形态近似于肉芽肿结构。

5. 恶性外周神经鞘瘤　起源于 Schwann 细胞，故又称恶性 Schwann 氏细胞瘤。与 CCS 的形态有许多相识之处，但恶性神经鞘瘤通常与外周神经有关，部分来自神经纤维瘤病肉瘤变，具有神经纤维瘤病的病史，通常发生在大的周围神经内，在免疫组化方面，瘤细胞表达 S100 蛋白质，但不表达 HMB-45，Melan-A 等。

第四节　治疗

CCS 的治疗多采取以根治性手术为主的综合治疗。由于 CCS 对传统化疗和放疗具有高度抵抗性，因此只有极少部分患者从该治疗中获益。近年来，随着 CCS 发生、发展、转移机制研究的深入开展,治疗手段不断进步,尤其是靶向免疫治疗,可能是改善晚期 CCS 患者预后的希望。

一、手术治疗

1. 根治性手术　　根治性切除术是早期及局部晚期可切除 CCS 患者的首选治疗方法。广泛切除与单纯肿物切除相比,平均生存期分别为 10 年和 6 年。选择保肢手术或截肢手术与患者预后无显著相关,CCS 复发或转移可能发生在术后早期,也可能发生在术后 29 年,因此强调 CCS 术后患者需要长期随访。

2. 区域淋巴结清扫和前哨淋巴结活检　　与大多数软组织肉瘤不同,多达 50% 的 CCS 患者易出现早期区域淋巴结转移,并与不良预后相关。迄今为止,尚未确定区域淋巴结清扫在 CCS 治疗中的作用。有研究建议根治性手术后进行预防性区域淋巴结清扫术,但也有学者推荐仅在出现淋巴结肿大的患者中进行淋巴结清扫术。因为现有的研究显示淋巴结清扫除了能提高局部控制率之外,并不能有效延长 CCS 患者的总生存期。而前哨淋巴结活检可以早期发现 CCS 患者淋巴结转移,提高肿瘤分期的准确性,可作为判断早期隐匿性区域转移的有效手段,并对指导手术范围、术后辅助治疗的选择及提高生存率具有一定意义。

二、放射治疗

放射治疗在 CCS 的治疗中通常作为一种辅助治疗手段,部分研究表明术后放疗能提高肿瘤直径 >5cm、切缘阳性或未达到安全外科边界患者的局部控制率。但因 CCS 对放疗的抵抗性,故其对延长患者的生存期作用有限。在免疫治疗时代,有小样本研究显示患者在使用免疫检查点抑制剂治疗后接受放疗,肿瘤缩小并达到完全缓解,考虑为放疗的免疫增敏作用,值得进一步关注。

三、化学治疗

CCS 对大多数化疗药物并不敏感,R0 切除的 CCS 患者通常不需进行辅助化疗。化疗仅被用于转移性患者的姑息治疗,但目前研究显示接受传统化疗药物治疗的 CCS 患者中位无进展生存期仅为 11 周,客观缓解率仅为 4%。Karita 等发现咖啡因联合强化疗药物可能使 CCS 患者获益。肢体远端灌注疗法对不可切除软组织肉瘤具有一定的疗效,但该法在 CCS 患者中应用较少。

四、靶向治疗

随着对 CCS 发病机制研究的进展,靶向药物在其治疗中发挥越来越重要的作用。目前,主要的靶向药物分为两大类:靶向肿瘤血管药物,如培唑帕尼、安罗替尼、索拉非尼、舒尼替尼等;靶向肿瘤基因药物,如克唑替尼、维莫非尼等。

1. 靶向肿瘤血管药物

(1)培唑帕尼:是首个获批用于晚期软组织肉瘤治疗的酪氨酸激酶抑制剂(tyrosine kinase inhibitors, TKI)。基础研究显示其能通过抑制 c-MET 信号转导来抑制 CCS 细胞增殖。但目前为止培唑帕尼尚未用于临床治疗 CCS。

(2)安罗替尼:作为一种新型 TKI 药物,已获批用于软组织肉瘤的二线治疗。在一项 II

期临床试验中，7 例 CCS 患者入组使用安罗替尼，结果显示 12 周的无进展生存率为 54%，中位无进展生存期和中位总生存期分别为 11 个月和 16 个月，不良反应发生率低。

（3）索拉非尼、舒尼替尼和贝伐珠单抗：均有在 CCS 中的个案报道，用药后出现肿瘤缩小和疼痛减轻，症状缓解持续 6～8.2 个月。

2. 靶向肿瘤基因药物

（1）克唑替尼：作为 TKI 药物能抑制酪氨酸激酶受体的磷酸化，阻止信号转导通路下游的级联反应，从而抑制 MET 依赖的 CCS 细胞生长。Schoffski 等进行了一项 II 期临床试验，在接受克唑替尼治疗的 26 例 MET 阳性患者中，客观缓解率为 3.8%，而疾病控制率则高达 69.2%，中位无进展生存期和总生存期分别为 131 天和 277 天，结论认为克唑替尼对局部晚期或复发的 MET 阳性的 CCS 具有较好的临床疗效。一项克唑替尼联合达沙替尼治疗晚期肿瘤患者的 I 期临床试验结果表明，增加克唑替尼剂量能使 CCS 患者获得疾病的持续稳定。由于克唑替尼通过抑制 MET 发挥作用，因此在治疗前对 CCS 患者的突变类型进行筛查，以指导个体化临床用药。

（2）维莫非尼：是一种强效 BRAF 抑制剂，有个案报道显示对传统化疗方案失败并伴有 *BRAF V600* 突变的晚期转移性 CCS 患者给予维莫非尼治疗，在第 8 周检查发现肺部转移灶完全消失，不良反应仅限于皮肤充血和干燥。

五、免疫治疗

EWSR1-ATF1 融合基因被认为在 CCS 发生发展中起着关键作用。而这种融合基因可能是一种免疫激活剂，目前关于 CCS 使用免疫治疗的数据非常有限，多为个案报道和实体肿瘤队列的小样本研究。在 Merchant 等的 I 期临床试验中 2 例转移性 CCS 患者接受了伊匹木单抗的治疗，其中 1 例患者获得 24 周疾病稳定。也有报道 1 例转移性 CCS 患者经帕博利珠单抗治疗后获得部分缓解。最近的一项临床研究显示使用经辐照的分泌粒细胞 - 巨噬细胞集落刺激因子的自体肿瘤细胞治疗局部晚期 CCS 和腺泡状软组织肉瘤患者，其中有 3 例 CCS 患者入组，1 例肺转移患者生存了 103 个月，另 2 例患者分别在 4 个月和 24 个月后死亡。其他免疫调节剂和肿瘤疫苗，如干扰素 α、树突状细胞等治疗也有在 CCS 中尝试使用，期待未来大样本的临床研究结果。但目前在 CCS 中免疫治疗不作为常规推荐。

第五节　预后

CCS 的总体预后较差，复发转移率高，50% 的患者在诊断时已有转移。目前认为患者性别、肿瘤大小、部位、浸润深度、TNM 分期和手术切缘在判断 CCS 预后中具有一定的价值。其中肿瘤大小被认为是影响 CCS 预后的独立因素，肿瘤越大越容易发生复发转移，5 年生存率更低，早期识别和迅速广泛切除小肿瘤对预后至关重要。基于 CCS 疾病全程均有复发、转移的风险，所以需要长期随访监测和评估病情。

（罗志国　马　劼）

参考文献

1. GONZAGA MI，GRANT L，CURTIN C，et al. The epidemiology and survivorship of clear cell sarcoma：a National Cancer Database（NCDB）review[J]. J Cancer Res Clin Oncol，2018，144（9）：1711-1716.

2. KOMURA S，ITO K，OHTA S，et al. Cell-type dependent enhancer binding of the EWS/ATF1 fusion gene in clear cell sarcomas[J]. Nat Commun，2019，10（1）：3999.

3. HOCAR O，LE CESNE A，BERISSI S，et al. Clear cell sarcoma（malignant melanoma）of soft parts：a clinicopathologic study of 52 cases[J]. Dermatol Res Pract，2012，2012：984096.

4. MAVROGENIS A，BIANCHI G，STAVROPOULOS N，et al. Clinicopathological features，diagnosis and treatment of clear cell sarcoma/melanoma of soft parts[J]. Hippokratia，2013，17（4）：298-302.

5. 罗振东，贾铭，黄婵桃，等. 软组织透明细胞肉瘤的临床、MRI 和病理学分析及文献复习[J]. 临床放射学杂志，2016，35（12）：1912-1915.

6. PAVLIDIS NA，FISHER C，WILTSHAW E. Clear-cell sarcoma of tendons and aponeuroses：a clinicopathologic study. Presentation of six additional cases with review of the literature[J]. Cancer，1984，54（7）：1412-1417.

7. 嵇学仙，方铣华，程晔. 软组织透明细胞肉瘤 5 例临床病理分析 [J]. 临床与实验病理学杂志，2005，（6）：746-747.

8. SHARMA K，YADAV SK，VALLURU B，et al. Significance of MRI in the diagnosis and differentiation of clear cell sarcoma of tendon and aponeurosis（CCSTA）：A case report[J]. Medicine（Baltimore），2018，97（31）：e11012.

9. 白楚杰，方志伟. 软组织透明细胞肉瘤 18F-FDG PET/ CT 影像学特征分析 [J]. 第二军医大学学报，2012，33（12）：1344-1346.

10. 冯旭琴，荣丽雯，蔡丽君，等. 15 例软组织透明细胞肉瘤的临床病理分析 [J]. 四川大学学报（医学版），2015，46（6）：934-936.

第二十六章
儿童青少年软组织肉瘤

软组织肉瘤（soft tissue sarcoma，STS）是一组源于黏液、纤维、脂肪、平滑肌、滑膜、横纹肌、间皮、血管和淋巴管等结缔组织的恶性肿瘤，包括起源于神经外胚层的神经组织肿瘤，不包括骨、软骨和淋巴造血组织。软组织肉瘤起源于中胚层的间充质组织中的多能干细胞，各种病理类型在发生部位、转化细胞类型和组织病理学特征等方面具有鲜明异质性。软组织肉瘤发病率大约为 1.28～1.72/10 万，常见于儿童，约占 <15 岁的儿童全部恶性肿瘤的 6.5%。主要包括尤因肉瘤、横纹肌肉瘤和非横纹肌肉瘤，在儿童和青少年中，横纹肌肉瘤（rhabdomyosarcomas，RMS）是最常见的儿童软组织肿瘤，所占的比例超过 50%。RMS 好发于 10 岁以下，非横纹肌肉瘤软组织肉瘤（non-rhabdomyosarcoma soft tissue sarcoma，NRSTS）常见于年长的儿童。横纹肌肉瘤详见第十七章。本章主要讲述尤因肉瘤和儿童常见的非横纹肌肉瘤软组织肉瘤。

第一节　尤因肉瘤

尤因肉瘤家族肿瘤（the Ewing's sarcoma family of tumours，ESFT）是起源于骨髓间充结缔组织一组小圆细胞肿瘤，包括尤因肉瘤、原始神经外胚层肿瘤（peripheral primitive neuroectodermal tumour，PNET）、Askin 瘤、骨的 PNET 和骨外尤因肉瘤。ESFT 中约有 1/4 的患者为骨外尤因肉瘤。骨外尤因肉瘤可发生于不同部位，如软组织、皮肤、皮下组织、胃肠道、肾脏、泌尿生殖道等。

一、流行病学

尤因肉瘤年发病率约 0.6～3.0/100 万，占儿童肿瘤仅 1% 左右，而占儿童骨肿瘤约 20%，本病好发年龄为 10～15 岁。男孩较女孩多见。该病虽然罕见，但发生于骨的尤因肉瘤（ES）是影响儿童和青少年的第二常见原发性恶性骨肿瘤。我国本病发生率低。ESFT 好发年龄为 5～20 岁，90% 发生于 30 岁之前，5 岁以下及 30 岁以上少见。这类肿瘤恶性程度高、易复发、预后差，其可发生于几乎所有的骨和软组织中，骨 ES 好发于髂骨、股骨、肱骨、腓骨、胫骨，侵犯长管状骨时，多发生在骨干。与骨 ES 相比，骨外尤因肉瘤（EES）发生部位主要在躯干和中轴部位。目前 ES 的治疗方法为化疗、手术、放疗等多学科综合治疗策略。多学科团队还应包括护理、营养、心理及康复学科。

病因尚不明确。尚没有明确证据证明与环境因素、家族遗传因素相关。虽然少数可伴有泌尿生殖系统或骨的先天畸形，但未发现存在遗传现象。80%～90% 的肿瘤细胞可以发现 11 和 22 号染色体之间的易位 t(11;22)，5%～10% 的尤因肉瘤存在 21 和 22 号染色体之间的易位 t(21;22)(q21;q12)，85% 尤因肉瘤有 t(11;22)(q24;q12) 易位，有 5%～10% 的尤因肉瘤存在 21 和 22 号染色体之间的易位 t(21;22)(q21;q12)，还有其他更为罕见的 *EWSR1* 基因或 *FUS* 基因异位。约 20% 有其他染色体异常，如 1q 获得或 16q 缺失，8 号、12 号三体，9q21 缺失(*Ink4* 基因位置)。t(11;22) 易位的基因重组研究比较清楚，位于 22 号染色体的 *EWS* 基因(Ewing sarcoma)位于 11 号染色体的 *FLI1* 基因(friend leukemiavirus integration site 1)融合，可采用 FISH 或 RT-PCR 可查出 *EWSR1* 基因断裂或融合，对诊断非常有用。FLI1 是 ETS(erythroblastalis transforming virus)转录因子一员，对细胞增生、发展及肿瘤成长有影响，有 10%～15% 尤因肉瘤是其他 ETS 成员与 *EWS* 融合(表 26-1)。

表 26-1　尤因肉瘤常见的融合基因

基因	转录因子	融合基因在 ESFT 的发生率
EWS-FLI1(*22q12*)	ETS	85%
EWS-ERG(*21q22*)	ETS	10%
EWS-ETV1(*7p22*)	ETS	<1%
EWS-EIAF(*17q12*)	ETS	<1%
EWS-FEV(*2q33*)	ETS	<1%

二、临床特征

(一)临床表现

不同患者病情进展差别可较大，从出现症状至就诊可相距几天至几年。就诊时已有 5%～50% 的患者出现远处转移。疼痛是最常见的症状，发生率约 90%。1/3 的患者体检可发现软组织肿块，25% 的患者有局部肢体运动受限，15% 的患者可发生神经系统的症状和体征。这些症状和体征可由脊髓压迫引起，或者由外周神经受压引起。后者常发生于盆腔或膝盖部位的肿瘤。10% 的患儿有发热，该症状与肿瘤的大小以及诊断时是否有远处转移相关。

75%～80% 的 ESFT 是骨原发，任何骨骼部分都可发生，最常见为骨盆(26%)、股骨(20%)、腓骨(8%)、胫骨(10%)、胸壁(16%)、肱骨(6%)、椎体(8%)，而长骨则在骨干部位，与骨肉瘤在干骺端不同。约有 2/3 的患者可有间歇性疼痛。疼痛程度不一，初发时不严重，但迅速变为持续性疼痛，根据部位的不同，局部疼痛将随肿瘤的扩散蔓延。

(二)肿块特点

随着疼痛的加剧而出现局部肿块，肿块生长迅速，表面可呈红、肿、热、痛的炎症表现，压痛显著，表面可有静脉怒张，有时肿块在软组织内生长极快，2～3 个月内即可增长至约 10cm。

1. 全身症状特点　全身症状如发热、贫血、血沉升高可发生于 10%～15% 的患者。

2.尤因肉瘤常见转移部位 在发达国家,诊断时有 20%～25% 的患者出现远处转移。不管初诊还是治疗后肿瘤转移均以肺转移最常见(50%),双肺转移多见;其次,好发部位为骨(25%)和骨髓(20%)。但淋巴结转移则少见及较晚发生,纵隔和腹膜后转移亦相对少见,中枢神经系统转移率在 2% 以下,但椎旁转移则相对多见,并可因肿瘤压迫或侵犯脊髓而出现截瘫。

三、诊断与鉴别诊断

(一)实验室检查

实验室检查应包括白细胞计数。这是一个非特异性检查但能反映肿瘤负荷。白细胞计数增高,肿瘤复发的危险度亦相应增加。另外一个有用的指标是血清乳酸脱氢酶(lactate dehydrogenase,LDH)水平,该酶水平的增高也与肿瘤体积相关。使用 ^{18}F-FDP 做示踪迹的 PET/CT 检查对于发现尤因肉瘤或 PNET 骨转移的灵敏度和特异度也非常理想。血液及小便检查对诊断没有大帮助,可能有轻微至中度贫血、白细胞增加、ESR 增高,LDH 与肿瘤大小有关。

(二)影像学检查

胸、腹、盆 CT(或全身 PET/CT)、肿瘤部位核磁共振(MR)、全身骨显像、骨髓细胞形态学涂片等。MR 在软组织肿瘤方面较 CT 有优势。X 线特征为髓内破坏并向外延伸,骨膜有新骨形成,产生典型葱皮层特征,扁平骨主要表现为溶骨,骨膜反应较少。CT 扫描可较清晰显示骨外层破坏,而 MRI 可清晰显示周边组织如神经、血管及骨髓内的范围。

(三)病理学特点

光镜中,尤因肉瘤呈单一形态的小圆形细胞,核深染,胞质少,基质缺乏。PAS 染色常阳性,提示存在糖原颗粒。糖原颗粒和细胞膜表面 *MIC2*(CD99)基因产物的过表达常可对尤因肉瘤的诊断有提示作用。肿瘤细胞还常表达波形蛋白(vimentin)和细胞角蛋白(cytokeratin),提示其上皮和神经胚胎来源。有关尤因肉瘤细胞的来源一直存在争论。Ewing 认为细胞来源于内皮细胞,而目前的观点则认为其来源是神经脊原始细胞。尤因肉瘤和 PNET 被认为是具有不同肿瘤表型的同一类疾病,虽然目前还没有特异性的免疫组化标记物能完美地区分尤因肉瘤、PNET 和其他未分化的儿童肿瘤,但大多数的尤因肉瘤和 PNET 能够高水平的表达 MIC2 糖蛋白(CD99)。MIC2 的表达可能用于尤因肉瘤和 PNET 等小圆细胞肿瘤的鉴别诊断,虽然对这些肿瘤并非特异。

病理检查:通过穿刺或切除活检、根治术等方法获得病理组织标本。病理检查的方法有冰冻切片、印片、石蜡包埋切片 HE 染色。基本组织病理学检查主要包括组织形态、免疫细胞化学、光学和电子显微镜、细胞遗传学、分子生物学等检查。

1.组织形态学 典型的 ES 在苏木素和伊红染色的组织切片上可见多层排列紧密、细胞形态单一的小圆形蓝色细胞,核深染,胞质少而透明。通常有广泛的坏死,仅在血管周围残留有活的肿瘤细胞。核异形不明显、核分裂象罕见,瘤细胞可呈栅栏样,可见菊形团或假菊形团的形成。血管侵犯常见,但该类肿瘤并不具有特征性的丰富血管。约一半外周尤因肉瘤患儿存在神经免疫表型、瘤细胞超微结构或光镜检查显示的神经分化证据（即 Flexner 型菊形团或 Homer-Wright 型假菊形团），但未见成熟的神经成分（即神经节细胞、神经纤维束或雪旺氏）。肿瘤细胞通常排列为器官样、腺泡状或小叶状。

2. 免疫组织化学染色 肿瘤细胞表达 CD99 和 NKX2.2，还可以表达 Bcl-2、Fli-1、PAX7、CD117、ERG，部分病例可局灶表达 Syn、AE1/AE 和 Des，但不表达 Myogenin、MyoD1、WT-1、TLE1 及 TdT 等。

（四）分子学特点

目前已经发现尤因肉瘤的肿瘤细胞存在特异性的染色体异常。尤因肉瘤特征表现为染色体 22q12 上 ETS 基因家族的不同成员（*FLI1*、*ERG*、*ETV1*、*ETV4* 和 *FEV*）等 EWS 基因（*EWSR1*）的融合。*EWS-FLI1* 融合转录是 11 号染色体的 *EWS* 和 *FLI1* 易位并发生融合，80%~90% 的肿瘤细胞可以发现 11 和 22 号染色体之间的易位 t（11;22），有 5%~10% 的尤因肉瘤存在 21 和 22 号的易位 t（21;22）（q21;q12），后一种染色体重组的效果与 t（11;22）相同。在某些细胞株内，*EWS/FLI* 可以诱发细胞的恶变，其作用机制可能是通过干扰其转录因子的功能使其下游基因的表达紊乱。研究发现 t（11;22）的易位使 *EWS* 基因和 *FCI* 基因发生并置，后者是 ETS 转录因子家族的一个成员。t（21;22）的易位使 *EWS* 基因插入另一个 ETS 转录因子 ERG 中。这两个转录因子在结构上具有相似性，提示可能存在相同的 DNA 靶位点。在罕见的情况下，当不存在 *EWS* 重排时，*FUS* 可以替代 *EWS* 产生融合基因转录。*FUS-EWS* 融合转录基因易位 t（16;21）（p11;q24）或 *FUS-FEV* 融合转录易位来自 t（2;16）（q35;p11）。

融合基因是 ESFT 的重要诊断特征，目前认为融合基因的蛋白产物在肿瘤发生和生物学中发挥重要作用。目前一般指南推荐使用免疫荧光染色（FISH）的方案进行鉴别，但是 FISH 有假阴性的可能，如果实验室条件允许，尽量进行 PCR 的方法进行验证。

1. *EWSR1* 易位 ESFT 共有的独特非随机染色体易位是共同细胞起源最强有力的论据之一。大多数病例都表达几种不同相互易位中的一种，大部分相互易位涉及集中在染色体 22q12 上单基因位点（即 *EWSR1* 基因）内的断裂点。在 85%~90% 的 ESFT 病例中，通过荧光原位杂交 FISH 检出频发性染色体易位 t（11;22）（q24;q12）使 22 号染色体上 *EWSR1* 基因的 5′ 端与 11 号染色体 Friend 白血病整合位点 -1（friend leukemia integration locus-1，*FLI1*）基因的 3′ 端融合。

2. 其他基因易位 在缺乏 *EWSR1-FLI1* 易位的 EFT 中，类似易位使 *EWSR1* 基因与其他与 *FLI1* 结构同源的 ETS 家族基因（即 *ERG*、*ETV1*、*ETV4* 或 *FEV*）融合，分别形成 t（21;22）（q22;q12）、t（7;22）（p22;q12）、t（17;22）（q12;q12）或 t（2;22）（q35;q12）易位。*EWSR1-ERG* 易位 t（21;22）（q22;q12）见于 5%~10% 的 ESFT 病例，而其他易位不太常见。

3. 其他类型的尤因样肉瘤 值得一提的是，随着分子病理学的发展，有些尤因样肉瘤的亚型也需要进一步明确，其治疗方案和原则和尤因肉瘤类似，但是预后可能有显著差异，例如：*BCOR-CCNB3*，*CIC-DUX4* 等。

（五）诊断方式

局限期预计可以一次完整切除者直接手术明确病理，局部晚期无法一次完整切除或转移期一般先行穿刺活检明确诊断。活检主要采取空芯针穿刺和切开活检 2 种方式。空芯针穿刺活检明确诊断后,可对手术者制订完整的手术方案提供帮助。切开活检创伤较大,只用于空芯针穿刺活检无法明确诊断的患者。

（六）鉴别诊断

需与横纹肌肉瘤、转移性神经母细胞瘤等鉴别。

（七）分期

目前还没有理想的肿瘤分期系统,临床一般分为局限期和广泛期。并根据病灶的部位及大小作为治疗方法及强度的依据。能帮助确定预后的因素有原发病灶的起源和位置、年龄、肿瘤大小、是否有软组织侵犯及其程度、初诊时是否有血行转移等。

四、治疗

尤因肉瘤的治疗应采用手术、化疗、放疗相结合的多学科综合治疗方式,近 30 年来,经过现代综合治疗手段,尤因肉瘤的生存率大大提高,由 10% 升至约 75%。

（一）局限期尤因肉瘤的治疗

病灶直径小于 5cm 者,一般采用外科手术清除原发灶,随后给予辅助化疗和 / 或放疗。如果病灶较大,或非肢体原发、手术难于根治切除时则先给予新辅助化疗,肿瘤缩小后再辅助化疗和 / 或放疗。

1. 外科治疗

（1）手术原则:严格按照肿瘤外科的原则进行 R0 切除依然是治疗软组织肉瘤的主要手段,广泛切除可明显降低局部肿瘤的复发率和死亡率,一旦无法达到 R0 切除,需要进行术前放化疗和介入治疗,否则有必要进行截肢。肿瘤负荷较大时,实施术前全身化疗不仅可有效地降低肿瘤负荷、提高 R0 切除的比例、防止出现早期肿瘤远处转移,而且可以根据肿瘤坏死率选择术后化疗方案。

（2）手术方式:四肢软组织尤因肉瘤手术治疗的标准方式积极推荐广泛切除,可能保留肢体的全部或部分功能。如果肿瘤侵犯多个间室或主要血管、神经,不能达到间室切除或广泛切除,保肢手术不可能获得满意的外科边界,截肢手术将使患者获益。

躯干和脊柱尤因肉瘤 R0 切除率明显低于四肢,其局部控制率和预后远不如四肢。脊柱及其椎旁软组织肉瘤邻近脊髓、神经根及其周边的重要血管,手术中难有清晰的肿瘤边界,且需考虑保留脊髓、神经功能,即使 En-bloc 手术有时也很难达到 R0 切除。推荐术前化、放疗后再择期手术。术中注意保护神经和重要血管,术后再进行化、放疗可以提高局部控制率。对于肿瘤无法彻底切除者推荐先行减瘤手术,缓解肿瘤对脊髓及神经的压迫,改善症状,提高患者生活质量。

腹、盆腔尤因肉瘤部位解剖结构复杂,肿瘤常累及相邻的器官和重要的血管、神经等结构,术前需有充分的预估,常需要多学科团队协作共同完成手术。

2. 化学治疗 随着治疗方案的不断优化,VDC/IE 交替方案为常用的标准的一线治疗方案。早期采用 VACD 方案,即长春新碱（vincristine, VCR）+ 放线菌素 D（ACT-D, actinomycin D）+ 环磷酰胺（cyclophosphamide, CTX）+ 多柔比星（doxorubicin, DOX）,生存由不到 20% 提高到40%～60%。随后，开始异环磷酰胺（ifosfamide，IFO）和依托泊苷（etoposide，VP-16）的尝试。德国 CESS-86 研究中，肢体较小肿瘤仍采用 VACD 方案，在较高危患者（肿瘤>100mL 或位于中轴线位置）采用 VAID 方案，将 IFO 替代 CTX，结果 VAID 方案对于高危患者生存有提高，并将 VAID 方案作为局限期尤因肉瘤的标准化疗方案。EICESS-92 随机对照研究提示对于较小肿瘤（<200mL）的患者，采用加强化疗方案与降低 IFO 剂量的方案，生存无差异。有研究指出，将 VP-16 联合 IFO，初诊患者化疗有效率达 96%。EICESS-92 研究中提到的两项多中心随机对照研究结果显示，局限期高危因素患者（肿瘤>200mL）随机接受 VAID 和 EVAID 方案，然而 3 年无复发生存并无明显差异（62% vs. 54%，$P = 0.6$）。美国尤因肉瘤研究协作组（INT-0091-POG-8850/CCG-7881），所有患者随机接受 VACD±IE 治疗，结果提示 IE 方案的加入对于转移患者生存并无明显提高，5 年 EFS 实验组和对照组分别为 $22\% \pm 5\%$ 和 $22\% \pm 6\%$。然而 VACD/IE 交替化疗方案明显优于 VACD 方案，结果显示 5 年 EFS 有显著差异（$69\% \pm 3\%$ vs. $54\% \pm 4\%$，$P = 0.005$），最大的受益者为肿块巨大和肿瘤位于骨盆的患者。美国圣裘德儿童研究医院 EWI-92 研究评估早期诱导治疗后以烷化剂和 VP-16 维持强化治疗，局限期患者 3 年 EFS 和 OS 分别为 78% 和 90%，但仅有 2/3 的患者完成治疗，仅在 25% 的患者中可行。纪念斯隆-凯特琳癌症中心采用短期高强度化疗方案 P6 方案，第 1、2、3、6 程采用 VDC 方案，第 4、5、7 疗程采用 IE 方案，结果显示 4 年 EFS 和 OS 分别为 82% 和 89%。在北美，儿童肿瘤协作组（Children's Oncology Group）的 AEWS-0031 研究采用 VDC/IE 交替方案，5 年 OS 为 72%。欧洲多中心研究（Euro-EWING 99）提示转移期患者采用 VIDE 方案（长春新碱＋异环磷酰胺＋多柔比星＋依托泊苷），3 年 EFS 和 OS 分别为 $27\% \pm 3\%$ 和 $34\% \pm 4\%$。目前，最为推荐的一线化疗方案为 VDC/IE 交替方案。

3. 放射治疗　局部广泛切除＋辅助放疗目前是可手术切除尤因肉瘤的标准治疗模式，放疗的疗效取决于肿瘤负荷。尤因肉瘤对放疗的敏感性较高，通常情况下肿瘤负荷量越小放疗效果越好。

（二）转移期尤因肉瘤的治疗

一般先行穿刺活检明确诊断，后先行化疗，根据疗效再对不同部位病灶分别采取相应的治疗措施。那些发生于肢体（尤其是远端）的肿瘤，如瘤体大，化疗疗效欠佳，或治疗前肿瘤内部已有坏死、出血者，则宜尽早考虑采取截肢手术。因为这些病例化疗效果非常不满意，放疗则因范围广、剂量大，即使控制了肿瘤，也将造成患肢的明显发育障碍，影响肢体功能。采用目前综合治疗，总生存率为 20%～25%。孤立性肺转移相比肺外转移预后较好。化疗方案参考局限期尤因肉瘤方案。

大剂量化疗后的造血干细胞移植：

高剂量化疗后造血干细胞移植（HDT/SCT）已经在局部病变和转移性病变患者治疗中得到评价。HDT/SCT 在非转移性病变患者中能更多获益。然而，HDT/SCT 在初始转移病灶患者中得到了相矛盾的结论。EURO-EWING 99 研究是第一个大型随机临床试验用来评价 281 例尤因肉瘤患者接受 6 个疗程 VIDE 强化化疗、局部控制（手术和/或放疗）、HDT/SCT 治疗的安全性及有效性。经过平均 3.8 年的随访，在整个队列研究中，3 年无病生存率和总生存率分别为 27% 和 34%。HDT/SCT 治疗后，复发生存率分别为 57% 和 25%。患者年龄、肿瘤体积和转移扩散程度被确定为相关危险因素。接受或未接受 HDT/SCT 治疗患者临床结局由于偏倚未被研究（未移植 HDT/SCT 组中 82% 患者在随访 1 年死亡）。欧洲骨髓移植注册中心（European Bone Marrow Transplant Registry，EBMTR）数据显示孤立性肺转移患者采用以白消安为基础的高强度化疗联合自体造血干细胞移植，生存可能会获益。

（三）复发转移尤因肉瘤的治疗

30%～40% 的尤因肉瘤患者经历局部和 / 或远处复发，并且预后极度不佳。晚期复发患者复发后在生存率上有更好的机会。晚期复发（初次诊断后 ≥2 年）、肺部孤立性转移病灶、局部复发但可通过放疗控制、化疗是较为有利的预后因素。然而早期复发（初次诊断后 <2 年）并伴有肺部多发转移和 / 或其他转移病灶、局部或远处复发，LDH 在诊断初期即升高，早期复发是预后不良因素。

五、预后

肿块较大，肿瘤位于躯干、骨盆部位，年龄较大，LDH 升高以及对诱导化疗反应较差，这些因素被认为是局限期尤因肉瘤的不良预后因素。大约 70% 尤因肉瘤可以获得长期生存，15～19 岁青少年长期生存率约为 56%，转移期患者长期生存低于 30%。

第二节　其他非横纹肌肉瘤软组织肉瘤

非横纹肌肉瘤软组织肉瘤（non-rhabdomyosarcoma soft tissue sarcoma，NRSTS）是除横纹肌肉瘤外所有软组织肉瘤的统称，肿瘤可发生于头颈部、四肢、胸壁、内脏等全身任何解剖部位，组织起源于肌肉、肌腱、脂肪、淋巴管、血管、滑膜以及纤维组织等。NRSTS 是一组异质性很强的肿瘤组群，每一种组织学类型都有其特征。NRSTS 主要包括婴儿型纤维肉瘤、纤维肉瘤、隆突性皮肤纤维肉瘤、滑膜肉瘤、恶性外周神经鞘膜瘤、腺泡状软组织肉瘤、恶性纤维组织细胞瘤、脂肪肉瘤、平滑肌肉瘤、肾外恶性横纹肌样瘤、透明细胞肉瘤、上皮样肉瘤、血管外皮细胞瘤、恶性外胚层间叶瘤、血管肉瘤、胃肠道间质瘤、黏液样软骨肉瘤以及未归类肉瘤等。

一、流行病学

NRSTS 占 <15 岁儿童肿瘤的 2%～3%，占 15～19 岁青少年恶性肿瘤的 6%。占 <5 岁以下儿童肉瘤的 30% 左右，占 15～19 岁儿童肉瘤的 75% 左右。

基因易感性如 P53 突变、家族遗传性视网膜母细胞瘤、多发性神经纤维瘤等增加发生软组织肉瘤的风险。放疗也增加软组织肉瘤（soft tissue sarcoma，STS）第二肿瘤的风险，约占所有 STS 的 2.5%。尽管很多 NRSTS 有外伤史，但尚未发现跟发病有明确的相关性。在较多的 NRST 患者中发现有一些特定的染色体易位（表 26-2）。

90% 滑膜肉瘤存在 t(X;18)(p11;q11)，可用 FISH 方法检测。新近发现 2 个与 t(X;18)(p11;q11) 相关的重排基因，在 18q11 有 SS18（前称 SYT）重排，在 Xp11 有 SSX 重排。SS18-SSX 融合转录（SS18-SSX1 和 SS18-SSX2）与组织病理学形态和临床特征相关。这 2 个基因和病理形态上皮分化相关，相对 *SS18-SSX2* 转录而言，*SS18-SSX1* 转录和高增殖、转移、患者生存期短相关，是个提示预后不良的融合基因。黏液样脂肪肉瘤主要见于儿童和青少年，特征是存在 t（12;16）（q13;p11）（FUS/TLS-CHOP）和 t（12;22）（q13;q12）（EWS-CHOP）。这些融合基因转录因子参与脂肪细胞分化，在其他儿童肉瘤，如在尤因肉瘤、促结缔组织增生性小圆细胞肿瘤、透明细胞肉瘤、骨外黏液性软骨肉瘤中，*EWS* 基因和其他基因融合。许多 NRSTS 涉及肿瘤抑制基因的杂合性丢失（LOH），如 *P53*、*NF1*（位于 17q11.2）。表 26-2 为部分软组织肿瘤的细胞遗传学基因异常特征。

表 26-2　不同软组织肿瘤亚类细胞遗传学/基因异常特征

肿瘤类别	异常表现	受累基因和融合
腺泡状软组织肉瘤	t（X;17）（p11.2;q25） 获得 1q、8q、12q、16p	*ASPL-TFE3*
血管瘤样纤维组织细胞瘤	t（12;16）（q13;p11） 复杂重排 2、12、16、17 11q24 缺失	*EWSR1-CREB1* *EWSR1-ATF1*
先天性婴儿型纤维肉瘤和中胚层肾瘤	t（12;15）（p13;q25） 三体 8、11、17、20	*ETV6-NTRK3*
隆突性皮肤纤维肉瘤和大细胞性纤维母细胞瘤	t（17;22）（q22;q13）	*COL1A1-PDGFB*
硬纤维瘤	5q21 三体 8、20	*CTNNB1*
促结缔组织增生性小圆细胞肿瘤	t（11;22）（p13;q12）	*EWSR1-WT1*
成人型纤维肉瘤	2q14-22 复杂重排	未知
炎性肌纤维母细胞瘤	2p23 染色体 12 重排	*TPM3-ALK* *TPM4-ALK* *CTLC-ALK* *HMGIC*（*HMGA2*）
平滑肌肉瘤	12q 重排	未知
	t（12;14）（q14-q15;q23-q24）	未知
	缺失 1p、3p21-236q、8p21-pter、11p、13q12-13、13q32-pter、22q	未知
	扩增 1q21、5p14-pter、12q13-15、13q31、17p11、20q13	
脂肪肉瘤（黏液样和圆细胞）	t（12;16）（q13;p11）	*FUS-DDIT3*（*CHOP*）
	t（12;22）（q13;q12）	*EWS-DDIT3*
	t（12;22;20）（q13;q12;q11）	*EWS-DDIT3*
恶性外周神经鞘膜瘤	17q11.2、10p、11q、17q、22q 缺失或重排	*NF1*
软组织透明细胞肉瘤	t（12;22）（q13;q22） 三体 7, 8	*EWS-ATF1*

肿瘤类别	异常表现	受累基因和融合
成人胸膜外孤立性纤维瘤/血管外皮细胞瘤	t（12;19）（q13;q13）	*NAB2-STAT6*
	t（13;22）（q22;q13.3）	
	缺失 3p、12q、13q、17p、17q、19q、10（全缺），5q 获得	
滑膜肉瘤	t（X;18）（p11.23;q11）	*SS18-SSX1*
	t（X;18）（p11.21;q11）	*SS18-SSX4*
		SS18-SSX2
	t（5;18）（q11;q11）	*SS18-* 未知
	三体 7、8、12	

美国儿童肿瘤协作组制订了一个 NRSTS 病理分级系统，根据肿瘤组织内坏死多少、有丝分裂数量、细胞多形性将 NRSTS 分为低度恶性、中度恶性、高度恶性 3 个级别（表 26-3）。

表 26-3　儿童肿瘤协作组 NRSTS 组织病理分级系统

级别	特征
低度恶性	黏液样分化良好脂肪肉瘤
	分化良好或婴儿（<4 岁）纤维肉瘤
	分化良好或婴儿（<4 岁）血管外皮细胞瘤
	分化良好恶性外周神经鞘膜瘤
	血管样恶性纤维组织细胞瘤
	隆突性皮肤纤维肉瘤
	黏液样软骨肉瘤
中度恶性	软组织肉瘤坏死<15%，40 倍目镜下有丝分裂<5/10HP，无明显不典型核，细胞分布稀疏
高度恶性	肿瘤细胞多形性或圆细胞脂肪肉瘤
	间叶性软骨肉瘤
	骨外骨源性肉瘤
	恶性蝾螈瘤
	腺泡状软组织肉瘤

注：其他非上述低度恶性肿瘤伴 >15% 肿瘤坏死或 40 倍目镜下有丝分裂≥5/10HP。

二、临床特征

NRSTS 主要表现为孤立的无痛性软组织肿块。侵犯到邻近神经可能会出现疼痛或麻木。最常见的起病部位依次是：四肢、躯干、腹部、胸部、头颈部等。肿瘤生长常常比较缓慢，尽早发现、尽早治疗预后较差，因为肿瘤大小是预后相关因素。15%～30% 的患儿在 NRSTS 病早期出现远处转移，尽管经过多学科治疗，预后仍极差。转移的部位主要是肺、脑、骨髓等。淋巴结转移也较多见，一项儿童肿瘤协作组回顾性研究显示，75 例中 63% 的患者出现淋巴结或远处转移。

具体症状因确诊肿瘤的部位、大小以及与周围组织的关系而异，最常见的症状是全身软组织的无痛性肿块或肿胀，常出现在手臂、腿部或躯干上。约 1/3 的患者有疼痛或者撞击后疼痛，区域淋巴结肿大、局部温度异常等。在浅表者易出血和破溃，破溃后可能长期不愈。瘤体较大位置较深压迫附近的器官、神经、肌肉或血管时可出现相应临床症状，罕见发烧、盗汗和体重减轻等。常见的转移部位为肺、肝、骨、脑、肠系膜。骨髓受累极为罕见。

由于每种肿瘤都非常罕见，有关治疗和预后多参考单中心研究或者是成人多中心治疗。然而，儿童青少年预后与成人明显不同，说明 NRSTS 的生物学行为在不同的年龄阶段不尽相同，这就迫切需要对某些儿童青少年 NRSTS 采取不同的治疗手段。

三、诊断和鉴别诊断

（一）实验室检查

实验室检查常规包括血常规、生化、心电图、心脏彩超，多用于化疗前脏器功能评估。

（二）影像学检查

胸、腹、盆腔 CT（或全身 PET/CT）、肿瘤部位 MRI、全身骨显像、骨髓细胞形态学涂片等。MRI 在软组织肿瘤诊断方面较 CT 有优势。全身骨显像用于筛查骨转移。

（三）诊断依据

主要依赖于病理诊断和影像学检查如：X 线、CT、MR、PET/CT、ECT 等，MRI 在软组织肉瘤方面较 CT 有明显优势，更能辨识肿瘤与血管或神经的关系，故一般肿瘤部位多选用 MRI 检查。CT 多用于排除肺转移。

（四）病理检查

针对儿童软组织肉瘤病种多而杂等特点，临床需要充分认识其病理诊断的复杂性。最终通过组织病理学检查，结合细胞遗传学和分子生物学分型进行诊断。必要时请有经验的病理专家会诊以协助诊断。

1. 基本组织病理学　通过粗、细针穿刺活检，切取活检和切除或根治术等方法获得病理组织标本。病理检查的方法有冰冻切片、印片、石蜡包埋切片 HE 染色。基本组织病理学检查主要包括组织形态、免疫组化、光学和电子显微镜。以及细胞遗传学、分子生物学检查包括荧光原位杂交、RT-PCR、电镜检查、DNA 倍体检测、组织芯片、基因重排及一、二代测序等。

2. 通常基于携带 NTRK 基因融合的组织学肿瘤类型的概率诊断 NTRK 融合肿瘤。例如，对于高 NTRK 基因融合频率（>75%）的肿瘤，如婴儿型纤维肉瘤，使用常规的基因检测方法（FISH、RT-PCR）就可以进行诊断；如果检测为阴性，则使用二代测序（NGS）或可发现较为罕见的融合表达。而对于 NTRK 基因融合频率＜5% 或未知肿瘤，如梭形细胞肉瘤、炎性肌纤维母细胞瘤，使用 NGS 有可能会发现其他融合基因表达。

（五）鉴别诊断

非横纹肌肉瘤软组织肉瘤的鉴别诊断主要依据肿瘤发生部位、组织病理诊断进行相应的鉴别（表 26-4）。

表 26-4　非横纹肌肉瘤软组织肉瘤的鉴别诊断

恶性肿瘤	良性病变
横纹肌肉瘤	血管瘤/淋巴管瘤
神经母细胞瘤	神经鞘瘤
黑色素瘤	骨化性纤维瘤、骨软骨瘤
朗格汉斯细胞组织细胞增生症	血管畸形
淋巴瘤	良性纤维组织细胞瘤
嗅神经母细胞瘤	神经纤维瘤
鼻咽癌	慢性感染

（六）分期

与横纹肌肉瘤相同，术前分期依据 TNM 分期，术后分期依据 IRS 分期。POG 系统分期根据肿瘤的亚型、有丝分裂率、坏死的数量，将不同组织学类型的非横纹肌肉瘤软组织肉瘤分为 3 级（表 26-5）。

表 26-5　POG NRSTS 分类系统

I 级	黏液样分化好的脂肪肉瘤 分化好的婴儿型纤维肉瘤 分化好的婴儿型血管外皮瘤 低级别的恶性外周神经鞘瘤 血管瘤型的恶性纤维组织细胞瘤 骨外黏液样软骨肉瘤
II 级	除外 I 级和 III 级的肉瘤，小于 15% 的坏死、有丝分裂计数 <4 个每十高倍视野（40 倍镜），并且没有明显的细胞结构或核异型
III 级	多形或圆形细胞脂肪肉瘤 腺泡状软组织肉瘤 间质软骨肉瘤 恶性蝾螈瘤 除外 Grade I，大于 15% 的坏死、有丝分裂计数 ≥5 个每十高倍视野（40 倍镜），有明显的细胞结构或核异型

四、治疗

由于 NRSTS 比较罕见，大部分治疗方法都是参考回顾性分析研究或成人临床试验。肿瘤种类繁多，异质性强，目前对于治疗标准尚未达成一致。需要进一步开展多中心临床试验。

（一）治疗原则

1. NRSTS 病理类型多样，异质性强，生物学特性差异大，对化疗敏感性不同，目前国际上儿童及青少年 NRSTS 尚无规范治疗策略。标准治疗方法包括外科手术、放射治疗、化疗、观察、靶向治疗和免疫疗法。

2. 治疗策略为多学科联合，团队包括儿科和肿瘤医生、放疗科、护理、营养、心理、康复等专家组成。儿童处于生长发育期，治疗中关注的重点是如何最大限度地提高治疗效果，同时减少长期并发症和不良反应，重视系统治疗和长期随访。

3. 由于 NRSTS 发生率低，发病部位广泛，所以这部分患儿就诊较分散，目前国内单中心大样本病例数较少，无多中心临床研究结果。本建议提供的治疗原则和细则重点参考 COG 方案。本建议提供的治疗方案各医院根据各自情况选择应用部分患者可结合所在医院实际情况适当改良。

（二）综合治疗方案

1. 手术　应作为首选方案。由于非横纹肌肉瘤大多对化疗不敏感，手术切除仍是非横纹肌肉瘤的主要治疗方法。对于低级别肿瘤，直径 <5cm 行单纯扩大切除即可，一般无需进一步治疗。低级别肿瘤切缘阳性或肿瘤 >5cm 辅助放疗可能获益，有助于提高局控率。然而，一项多中心回顾分析研究显示，临床分期为 I 期或 II 期的低级别肿瘤（1 级或 2 级）辅助化疗和辅助放疗均无获益。对于高级别肿瘤，即使完全切除，仍有很大可能复发或转移。应尽可能扩大切除，肢体肿瘤应尽可能保肢和保留肢体功能，在有些病例可截肢提高治愈率。肿瘤切缘 <1cm 的高级别肿瘤，放疗可获益，有研究指出，保肢术后联合放疗相比单纯手术的患者局部失败率明显降低。另一研究中，II 期高级别肿瘤手术联合放疗与单纯手术患者的局控率分别为 82% 和 43%。不过需要注意的是，对于年少儿童，由于放疗远期并发症比较大，尽可能扩大切除术仍是首选治疗。近距离放疗由于相对较少的放疗并发症也可作为一种选择。值得注意的是，年龄小于 2 岁的患儿，低级别肿瘤多见，尽管切缘阳性未行放疗，局部复发率仍相对较低。所以在这类患者中，放疗应尽可能避免，因为放疗在这部分患者中的远期后遗症更加明显。

（1）手术能否切除肿瘤对治疗至关重要，手术切除的范围或肿瘤残留的程度是影响生存率的临床因素。手术切除的同时，尽可能保留器官和肢体。对早期局限性恶性肿瘤，应视为紧急手术。对于体积小、生长慢、不造成任何症状的低度恶性肿瘤，可以定期检查，不必急于手术。对于巨大、侵犯周围组织器官或大血管而不能一次性手术切除干净的肿瘤可暂不手术，给予 2～3 个月术前化疗。

（2）肿瘤较小（≤5cm）的患者，全切后切缘无残留，无需后续治疗。对于有微小残留病灶的患者，应行辅助放疗（包括质子放疗）（5 580cGy）。切除肿瘤较大（>5cm）的患者，因存在局部和全身复发的风险，应考虑辅助放疗（5 580cGy）和化疗。

（3）无法行手术切除的患者应先接受化疗，也可术前同时放化疗。原发肿瘤给予 4 500cGy 的剂量放疗。如术后存在残余肿瘤，应对原发病灶放疗，肉眼残留者给予 1 980cGy 的剂量，镜下残留者给予 1 080cGy 的剂量。

2. 化疗　尚未完全达到共识。一项前瞻性多中心临床试验研究中，手术后镜下残留的患者行辅助放疗后，随机接受维持一年的 VAC/VDC 交替化疗（每 3 周一次）或观察，III 级患者相比低级别患者无病生存率（disease-free survival，DFS）较差（61% *vs.* 89%），辅助化疗无明显获益。然而，近 2/3 合格入组的患者拒绝随机，所以数据的分析比较困难，尽管一小部分充分治疗的患者显示局部复发，这些高级别的患者主要复发原因为肺转移，因此，需要进一步发现更有效的联合化疗来预防远处转移。III 期和 IV 期患者预后较差，一项回顾性分析 62 例Ⅲ期和Ⅳ期 NRSTS 患者化疗或放疗均无明显获益。POG8654 研究显示尽管尝试多种治疗方法，无法完整切除和转移期患者预后较差，该研究中，患者采用 VDC +/- 达卡巴嗪的疗法，OS 和 EFS 分别为 30% 和 18%。鉴于 IFO 在成人 NRSTS 中显示有效，CWS-86 研究显示 IFO 相比 CTX 在儿童 STS 中更有优势。滑膜肉瘤患者中加入 IFO 的客观有效率较其他 STS 高，无法切除的患者生存有提高。美国国家癌症研究所（National Cancer Institute，NCI）儿童肿瘤中心治疗 20 例 NRSTS 患者，采用强化联合治疗方案加或不加放疗，报道了比较乐观的结果，五药联合方案（VCR + DOX + CTX + IFO + VP-16）在无法切除或远处转移的患者中显示较高的有效率，患者无病生存率为 56%。化疗反应取决于组织学类型，滑膜肉瘤和恶性外周神经鞘瘤化疗敏感性更高。肺转移灶切除有助于提高肿瘤的控制率。复发或转移的患者预后较差，挽救治疗有效率低于 20%。

目前为止没有大宗的研究报告证实化疗在 NRSTS 中的作用，治疗方案不如横纹肌肉瘤的明确。术前化疗可能会使肿瘤的体积减小、血供障碍、包膜增厚，还可使肿瘤与正常组织界限变得清楚，降低肿瘤破裂转移的概率，有利于手术完整切除。

常用的化疗方案推荐：

VAC 方案（长春新碱 + 放线菌素 D + 环磷酰胺）：VCR：1.5mg/m²，第 1、8、15 天；ACT-D：1.5mg/m²（最大剂量 2.5mg），第 1 天；CTX：1.2g/m²，输注 1 小时，第 1 天［美司钠 400mg/（m²·次），在注射 CTX 后（0 小时、4 小时、8 小时进行注射）］。

VDC 方案（长春新碱 + 多柔比星 + 环磷酰胺）：VCR：1.5mg/m²，第 1、8、15 天；ADR：30mg/（m²·d），第 1～2 天；CTX：1.2g/m²，1 小时，第 1 天。

IE 方案（异环磷酰胺 + 依托泊苷）：IFO：1.8g/（m²·d），第 1 天～第 15 天（美司钠 360mg/（m²·次），IFO 0 小时、3 小时、6 小时、9 小时）；VP-16：100mg/（m²·d），第 1～5 天。

多西紫杉醇和吉西他滨单药或联合化疗对一部分 NRSTS 有效。

注：年龄≤1 岁或体重需要适当减量；年龄 <10 个月的患者化疗剂量减半；10～12 个月的患者予总剂量的 3/4；1 岁以上用足量。

总之，完整切除术是儿童 NRSTS 的主要治疗手段，肿瘤较小、低级别肿瘤单纯完整切除即可。对于高级别肿瘤，切缘不够的加放疗可能获益，但是行扩大切除后加辅助放疗的作用尚不确定。辅助化疗在完整肉眼切除的高级别肿瘤中尚不明确。而对于不能切除或远处转移的患者则需接受较强的化疗或放化疗联合治疗，这样或许可以使患者获得手术切除的机会。

3. 其他治疗　如果有合适的靶点，靶向治疗是一种治疗方法，通常比化疗或放疗对正常细胞的危害更小。目前治疗儿童肉瘤的 NTRK 抑制剂有拉罗替尼（larotrectinib）。综合国外的 2 项临床研究显示，在既往接受过≥1 线治疗的 73 例 *NTRK* 基因融合的患者中，44 例（60%）为婴儿型纤维肉瘤，余下为其他类型软组织肉瘤。拉罗替尼的中位缓解时间为 1.8 个月（0.9～9.1 个月），即在服用拉罗替尼约 2 个月后大多数患者都能获得缓解。治疗持续时间范围为 0.3～50.6 个月。截至 2020 年 7 月，41 例患者（56%）仍在接受治疗，其中 27 例（66%）为婴儿型纤维肉瘤，14 例（34%）为其他类型软组织肉瘤。18 例患者（25%）在治疗期间发生肿瘤进展，其中 17 例患者在进展后仍继续使用拉罗替尼治疗。有 32 例患者因为手术、疾病进展、不良事件、撤回知情同意等原因而停止治疗。在所有可评估的患者中，60% 的患者在 2 年时间里肿瘤一直在缩小（24 个月 DOR 为 60%），62% 的患者在 2 年时间内疾病没有发生进展（24 个月 PFS 为 62%），97% 的患者生存时间超过 2 年（24 个月 OS 为 97%）。

在药物安全性方面，有 59 例（81%）患者发生治疗相关不良事件，最常见的不良事件为谷草转氨酶（AST）和谷丙转氨酶（ALT）升高，中性粒细胞计数降低。有 21 例患者（29%）发生 3/4 级治疗相关不良事件，其中 3 例（4%）因为不良事件而停止治疗，包括肺泡换气不足、中性粒细胞计数降低、情感贫乏（情感和情绪障碍的一种表现）。目前拉罗替尼也已经在国内上市，可大大避免常规手术、放疗、化疗等的副作用。

滑膜肉瘤是软组织肉瘤中以表达肿瘤 / 睾丸抗原（CTA）为特点的主要病理类型。NY-ESO-1 是第一个在食管癌患者中通过血清学分析得出的 CTA，其存在于在大部分的滑膜肉瘤中。研究发现在单相性滑膜肉瘤及双相性滑膜肉瘤中 NY-ESO-1 均有显著的表达，而在 25 例黏液样 / 小圆细胞脂肪肉瘤（MRCLs）中发现普遍存在 NY-ESO-1 的表达，并且从滑膜肉瘤患者中分离得到的抗原特异性细胞毒性 T 细胞能够以抗原特异性的方式裂解黏液样脂肪肉瘤细胞。另外，有研究发现，即使 NY-ESO-1 在软骨肉瘤样本中仅检测到低水平的表达，但对软骨肉瘤细胞株用去甲基化制剂地西他滨可诱导 NY-ESO-1 及 PRAME 的表达，从而使细胞对抗原特异性细胞毒性 T 细胞的作用敏感。这一结果表明，通过逆转表观遗传沉默的方法可以促进肿瘤 CTA 表达，从而扩大靶向肿瘤相关抗原免疫治疗有效的受益人群。实际上，滑膜肉瘤对化疗相对敏感，许多病例采用手术和放化疗相结合的方法，可提高生存率。滑膜肉瘤推荐的一线化疗方案为 IA（异环磷酰胺 + 多柔比星），儿童滑膜肉瘤生存率比成人更高。

五、预后

NRSTS 最主要的预后因素是术前、术后分期。有研究发现 NRSTS 未完整切除、完整切除和有远处转移患者的 5 年 OS 分别为 89%、56% 和 15%。其他的回顾性分析显示，年龄较大、高组织学分级、肿瘤 >5cm、切缘阳性、肉眼残留、肿瘤位于中轴线或腹膜后、有远处转移、未行放疗为预后不良因素。阳性切缘、肿瘤 >5cm、高组织学分级、原发腹膜后肿瘤、未行原发灶放疗等是局部复发的高危因素，肿瘤巨大、侵袭性强和高组织学分级是发生远传转移的危险因素。

第三节　婴儿型纤维肉瘤

一、流行病学

婴儿型纤维肉瘤（infantile fibrosarcoma, IFS）一种发生于 2 岁以下婴幼儿的梭形细胞肿瘤，在 1 岁以内儿童中最常见，是婴儿期最常见的 NRSTS，在组织学上与成年型纤维肉瘤十分相似，但预后相对较好。

二、临床特征

婴儿型纤维肉瘤通常表现为快速增长的肿块，通常在出生时就已注意到，甚至在产前超声中也可见。出现时肿瘤通常很大。其可发生于身体的各个部位，最常见的原发部位是四肢，症状表现各不相同，有的表现为逐渐增大的柔软的肿瘤，有的则表现为坚硬且不可移动的肿块。部分婴儿型纤维肉瘤会表现为压痛、溃疡和可变色的肿瘤。儿童和青少年有两种不同类型的纤维肉瘤：婴儿型纤维肉瘤（也称为先天性纤维肉瘤）和与成人型纤维肉瘤无法区分的纤维肉瘤。这是两种不同的病理诊断，需要不同的治疗方法。成人型纤维肉瘤缺乏婴儿型纤维肉瘤所见的易位。据报道，继发于甲状旁腺激素相关蛋白水平升高的高钙血症是该病在新生儿中的表现。

三、诊断与鉴别诊断

（一）主要的诊断要点

1. 绝大多数病例发生于 1 岁以内，约半数为先天性发生，罕见于 2 岁以上儿童，主要发生于下肢远端，其实为躯干和头颈部；生长迅速，肿瘤直径可达 30cm。

2. 病变界限不清，常向邻近的正常组织内浸润性生长。

3. 多数病例由交织束状或鱼骨样排列的梭形细胞组成，细胞核深染，细胞之间可见多少不等的胶原纤维。

4. 少数病例由较为原始的小圆形或卵圆形细胞组成，仅在局部区域显示纤维母细胞性分化。

5. 大多数病例间质可见以淋巴细胞为主的慢性炎症细胞浸润，可伴有黏液变性。

6. 可见出血、坏死灶，可伴有钙化。

7. 局部区域可见血管外皮瘤样排列。

（二）免疫组织化学染色

Vimentin 和 pTRK（核浆表达）阳性，小部分病例表达 α-SMA、MSA、、desmin、CD34、FXⅢa 和 KP-1。90% 以上显示特征性的细胞遗传易位 t（12；15）（p13；q26），有 *ETV6-NTRK3* 基因融合，婴儿型纤维肉瘤与中胚层性肾瘤共享这一易位并具有几乎相同的组织学表现。少数显示 *EML4-NTRK3* 融合。在年龄较大的儿童中，肿瘤常常不具有年轻患者特有的 t（12；15）（*ETV-NTRK3*）易位。在婴儿型纤维肉瘤的病例中有报道 *BRAF* 基因内缺失，并且与 *NTRK3* 融合。

（三）分期

一般采用 IRS 分期：IRS Ⅰ组：镜下完整切除局部肿瘤；IRS Ⅱ组：镜下不完全切除或局部淋巴结受累；IRS Ⅲ组：仅活检后或手术不完全的肉眼可见残留肿瘤；IRS 组Ⅳ：远处转移。

四、治疗

婴儿型纤维肉瘤的治疗决策包括：手术后观察、手术后辅助化疗、化疗后进行手术和靶向治疗。

对于大多数婴儿型纤维肉瘤患者，根治性手术有机会获得治愈，然而，常常由于肿瘤体积大，切除后不可能保留功能。例如，四肢的肿瘤通常需要截肢才能完全切除。据欧洲儿科协作组研究报道，IRS Ⅱ组观察也可能是一种选择（显微镜不完全手术后未接受任何辅助治疗），12 例Ⅱ组患者术后观察，其中 2 例复发，1 例患者化疗后完全缓解。另一研究显示，7 例Ⅱ组患者中只有一例在观察期间出现了进展，进展的患者通过化疗完全缓解了病情。意大利协作组和 SIOP 协作组均建议仅在具有足够切缘且无危险或残伤以及可切除肿瘤的情况下才进行初次手术。如果无法手术，则建议先进行活检，然后进行新辅助化疗，以尽可能降低手术伤害。切除不充分的患者考虑进行再次切除，但在某些患者中，采取了观望政策。由于存在后遗症的风险，不建议在这些年轻患者中进行放疗。

术后化疗常用于高危组和进展期患者。SIOP 协作组建议使用不含蒽环类和烷化剂的长春新碱和放线菌素 D（VA）方案作为一线化疗，即使在第一次手术后出现肉眼残留肿瘤的情况下也是如此。根据肿瘤反应，可能会添加环磷酰胺、异环磷酰胺或多柔比星，特别是在局部反应较差（疾病进展或反应较轻）的患者中，或者为了获得更好的反应而允许进行保守手术的患者。欧洲小儿软组织肉瘤研究协作组报道显示：25 例 IRS-Ⅲ/R2 患儿和 1 例 IRS-Ⅱ/R1 病患进行了 VA 化疗，对 VA 的应答率为 68.0%。在需要化疗的患者中避免了基于烷基化（比如环磷酰胺）或蒽环类（多柔比星）的化疗。建议 VA 将方案作为一线治疗，以减少长期影响。

随着 NTRK 抑制剂的研发上市，婴儿型纤维肉瘤有了新的治疗选择，*ETV6-NTRK3* 融合是婴儿型纤维肉瘤一个特征性融合基因，约 90% 以上的婴儿型纤维肉瘤伴有 *ETV6-NTRK3* 融合。有关 NTRK 抑制剂治疗婴儿型纤维肉瘤的临床研究中，NTRK 抑制剂表现出快速持久的疗效。在拉罗替尼 Ⅰ/Ⅱ期临床研究中，8 例伴有 *NTRK* 融合的复发性婴儿型纤维肉瘤患者均出现了持久的客观反应。采用拉罗替尼进行新辅助治疗的婴儿型纤维肉瘤术后部分缓解的 5 例患者中有 3 例接受了完整的手术切除，切除边缘呈阴性，病理反应均较好（>98% 的治疗效果），术后 7～15 个月依然无病存活。另一研究显示 8 例 *ETV6-NTRK3* 重排的婴儿型纤维肉瘤患者中，有 1 例在接受了 8 个月的拉罗替尼治疗后出现进展性疾病，并发现 G623R 获得性耐药突变，之后患者接受了 LOXO-195 治疗，LOXO-195 是一种选择性 TRK 抑制剂，旨在克服反复激酶域突变介导的获得性耐药，该患者出现短暂的部分反应。随着越来越多的病例积累，许多婴儿型纤维肉瘤患者采用 NTRK 抑制剂治疗获得完全缓解避免了截肢术，大大提高了患者的生存质量。

关于其他靶向治疗报道较少，一例 2 个月大的婴儿型纤维肉瘤患者最初接受了化疗。在疾病进展后采用培唑帕尼出现了应答。

总体而言，婴儿型纤维肉瘤的治疗效果较好，经过手术、化疗以后，治愈率可以达到 80%～100%。但患者如果通过手术治疗，可能存在截肢或是功能丧失等风险，而全身化疗可能存在短期和长期的毒性。对于有截肢或功能丧失风险的患者，NTRK 抑制剂是个较好的选择。基于目前的婴儿型纤维肉瘤的治疗，建议首选完整切除，术后可辅助化疗，对于肿瘤巨大有截肢或功能丧失风险或复发不能手术的患者建议 NTRK 抑制剂治疗。

复发性婴儿型纤维肉瘤的治疗包括：手术后进行化疗，化疗后进行手术，靶向治疗和入组临床试验。

五、预后

局部复发率约 30%，罕见转移，总体生存率 >90%。这些肿瘤在诊断时具有低的转移发生率。五年 OS 仅与 IRS 分期相关。根据诊断时的年龄、原发部位或肿瘤大小，OS 差异无统计学意义（$P=0.06$）。对于局部肿瘤，完全手术后的 5 年 OS 也更好：临床 IRS Ⅰ和Ⅱ组，5 年 OS 分别为 100% 和 76%（53%～90%），$P<0.02$。肿瘤定位后，性别、年龄、原发部位或肿瘤大小似乎均不影响预后，关于预后指标有待于更大样本量的前瞻性数据分析。

第四节　肾外横纹肌样瘤

　　恶性横纹肌样瘤是一种主要发生于儿童的高度侵袭性肿瘤。该病临床较为少见，偶见成年人及青少年病例报道。主要以肾脏原发最为常见，曾一度被认为是肾脏 Wlims 瘤的特殊亚型之一。1978 年 Beckwith 和 Palmer 描述该肿瘤为"横纹肌肉瘤样 Wlims 瘤"。V Hass 于 1981 年正式将其定义为独立类型肿瘤。随后，原发于不同部位的儿童恶性横纹肌样瘤陆续被报道，如原发于中枢神经系统、胃肠道、肝脏、膀胱、子宫、卵巢、软组织及心脏等。根据该肿瘤发生的不同解剖学部位，可将其大致分为肾恶性横纹肌样瘤（malignant rhabdoid tumor of the kidney，MRTK）、中枢神经系统非典型性畸胎样 / 横纹肌样瘤（atypical teratoid / rhabdoid tumor，AT/RT）、肾外非中枢神经系统横纹肌样瘤（extrarenal extracranial rhabdoid tumor，EERT）3 种类型。由于该病的少见性及发生部位的多样性，目前其尚无统一治疗方案，临床常运用手术、化疗及放疗等多种综合治疗手段，但总体来说预后均较差，5 年总体生存率（overall survival，OS）仅为 33%。本章节主要讲述肾外横纹肌样瘤。EERT 是一种多发生于婴儿及儿童的恶性程度极高的软组织肿瘤，由特征性的圆形或多边形肿瘤细胞组成，具有玻璃状嗜酸性细胞质，含有透明样包涵体、偏心核和大核仁。大多数肿瘤具有 *SMARCB1* 基因的双等位基因突变导致 *SMARCB1*（*INI1*）表达缺失。

一、流行病学

　　肾外横纹肌样瘤属于罕见肿瘤，由于 EERT 发生部位和器官较为多样，临床统计较为困难。因此，目前国内、外尚无该病基于大样本量的发病率调查结果。EERT 发病年龄跨度较大，较肾脏横纹肌样瘤晚，2 个月～56 岁，中位发病年龄为 7.3 岁。EERT 占儿童软组织肉瘤的 0.9%。该病预后极差，5 年 OS 率约为 20%。

　　肾外横纹肌样瘤可呈散发性的或家族性发病。家族性 ERT 与位于染色体 22q11.23 的抑癌基因 *SMARCB1/INI1* 胚系突变有关。*SMARCB1/INI1* 编码 SWI/SNF 染色质重塑复合物的核心亚基，在所有正常细胞的胞核中广泛表达，在基因表达、细胞增殖和分化中起重要作用。除肾外横纹肌样瘤，携带 *SMARCB1* 胚系突变增加多种肿瘤的患病风险，如其他类型横纹肌样瘤、家族性神经鞘瘤病、卵巢高钙血症型小细胞癌和多发性脑膜瘤等。

二、临床特征

　　EERT 可发生于躯干、四肢、头颈部、腹部、盆腔、腹膜后等部位，还可发生于胸腺、肝脏、心脏、膀胱、外阴、子宫颈等实质性脏器。肾外横纹肌样瘤常表现为快速生长的肿块，临床症状和体征与受累器官相关。肿物呈多结节，无包膜，界限不清，直径通常大于 5cm。肿瘤质地软,切面呈灰色至黄褐色,并经常伴有凝固性和出血性坏死灶。

三、诊断与鉴别诊断

(一)病理诊断

可见典型的横纹肌样细胞,细胞体积较大,多边形,胞质界限清楚,核偏于细胞一端、圆形,核膜清楚,染色质呈空泡状,有突出的嗜碱性核仁,胞质丰富粉染,胞质内找不到横纹,有些胞质内可找到圆形嗜酸性包涵体。除此以外,肿瘤还可见到不同的组织形态。肿瘤中可见未分化小圆细胞、上皮样细胞、梭形细胞、破骨样巨细胞、黏液基质等。免疫组化特征:INI1 表达缺失、desmin、myogenin 等骨骼肌标志均不表达,可见 CKpan、EMA、vimentin 阳性表达,Ki-67 增殖指数较高(常 >50%),可表达 CD99、SYN、SALL4 等。免疫组织化学染色 SMARCB1 蛋白(INI1)表达缺失是诊断肾外横纹肌样瘤敏感且较特异的标记。

EERT 目前尚无独立分期系统。鉴别诊断:主要需与上皮样肉瘤、肌上皮癌、脊索瘤等相鉴别。

(二)分子诊断

本质上,所有横纹肌样瘤的基因特征都是 *SMARCB1* 的双等位基因功能突变缺失,*SMARCB1* 是一种典型的肿瘤抑制基因,分别编码 BAF47(也称为 INI1)或染色体 22q11.23 和 SMARCA4。*SMARCB1* 编码一个核心亚基,即 SMARCA4,它是 SWI/SNF 色谱重构复合物的催化亚基。*SMARCB1* 被认为是与横纹肌样瘤发育相关的主要基因。尽管存在一定的表型和表观遗传异质性,但除了 *SMARCB1*(*SMARCA4*)突变外,没有发现其他频发的基因突变。这表明表观遗传机制是由 SMARCB1 丢失导致的癌症的关键驱动因素。

(三)胚系突变

25%～30% 的患者表现出 *SMARCB1*[横纹肌样瘤易感综合征(RTPS1)]或 *SMARCA4*(RTPS2)的致病种系突变。RTPS1 患者通常在其一岁之前出现,经常伴有同步、多灶性肿瘤和广泛的疾病。与 RTPS1 相关的 *SMARCB1* 的种系致病突变在大多数情况下都是从一开始就发生的,而跨代传播的家系是罕见的。相比之下,与 RTPS2 相关的 *SMARCA4* 的种系致病突变的遗传率超过 50%,表明不完全外显率。

四、治疗

EERT 发生部位多样,属于罕见肿瘤,缺少大样本临床研究数据,目前尚无标准治疗推荐。大多数患者接受强化的多学科联合治疗模式,包括手术、化疗和局部放疗。扩大手术切除是改善患者生存的重要手段。

(一)手术

扩大手术切除是 EERT 获得长期生存的重要因素之一,尤其是对于无远处转移灶、对化疗反应良好的 EERT 患者而言。但由于该肿瘤具有高度侵袭性,术后肿瘤可很快复发或远处转移,可能与术后免疫功能的暂时抑制、肿瘤细胞基因表达的改变、术后伤口愈合过程中大量肿瘤生长因子及促血管生成因子的释放促进了原先休眠状态的微转移灶有关，也可能是围手术期中断化疗使微小转移灶进展所致。

（二）放疗

尽管放疗似乎可以改善 AT/RT 患儿的预后，但对于肾外横纹肌样瘤患儿，放疗的作用并不明确，因为放疗对缩小肿瘤体积或减少远处转移并无显著作用。已有研究结果显示，放疗获益可能存在年龄因素的混淆。根据目前可用的数据，放射治疗的时间、靶体积和最佳剂量（RTx）的确切作用尚未建立在循证证据基础上。接受放疗的患者与未接受放疗的患者相比，4 年 OS 为 28.5% 和 12%。根据年龄和阶段调整数据，RTx 的显著益处消失了。SEER 系列显示改进 RTx 治疗患者的生存率：在多变量模型中，RTx 是生存率的独立预后因素（$P = 0.000\ 6$），然而，只有 23% 的 3 岁以下患者接受了 RTx。EpSSG 研究未证实 RTx 的好处，这可能与年龄和 / 或阶段有关。事实上，RTx 用于老年患者（不愿意将 RTx 应用于非常小的儿童）和晚期儿童。在接受放疗的 EU-RHAB 患者中（根据方案定义的剂量和体积），与没有放疗的患者相比，存活时间明显更长（5 年 OS 为 56.6%±6.9% *vs.* 22.5%±7.7%）。在 EU-RHAB 登记的患者中，IRS Ⅰ期或 SIOP Ⅰ期的未放疗患者均未复发。Melchior 等人分析了 58 例采用多模态策略治疗的恶性横纹肌肉瘤患者。5 名未放疗的患者中无 1 人局部复发。目前，多数研究仍推荐放疗作为主要的局部治疗手段之一。

（三）化疗

由于 EERT 临床非常少见，并且缺乏标准治疗方案，联合化疗或加用新型药物所起的作用同样也缺乏随机对照试验的验证结果。目前北美主要采用 COG 方案治疗 EERT，而欧洲则采用欧洲软组织肉瘤协作组（European Soft Tissue Sarcoma Study Group，EpSSG）方案，其常用化疗药物包括异环磷酰胺、卡铂、依托泊苷、长春新碱、多柔比星、环磷酰胺和放线菌素 D。

美国国家肾母细胞瘤研究组试验（National Wilms Tumor Study Group，NWTSG）记录了 1969 年和 2002 年入组的 142 例肾横纹肌样瘤患者。由于这些患者没有得到统一的治疗，治疗效果难以解释。与最初的历史队列相比，分析没有显示任何改善，4 年总生存率仅为 23.2%。诊断时的年龄是一个高度显著的预后因素（$P < 0.001$）。2 岁以上确诊的患者 4 年总生存率为 41.1%（95% *CI*：16～51）。更高级别的肿瘤，特别是中枢神经系统损伤的存在，预示着预后不良。Ⅰ期和Ⅱ期患者的 4 年总生存率（41.8%）明显高于Ⅲ/Ⅳ/Ⅴ期患者（15.9%）。

在 SIOP 队列中，1993—2005 年间登记并治疗了 107 例肾横纹肌样瘤患者，SIOP 试验目的是应用术前化疗，对于Ⅰ～Ⅲ期患者，方案为每周长春新碱、每周两次的放线菌素 D（VA）和多柔比星（VAD）持续 4 周。对于Ⅳ期患者治疗持续 6 周。如果没有令人满意的反应，4 周后可加入多柔比星。107 例 RTK 患者中有 60 例接受了术前化疗；38 例Ⅰ、Ⅱ或Ⅲ期患者将接受长春新碱和放线菌素 D 治疗 4 周，放线菌素 D 和多柔比星给药 6 周。术后治疗采用四种药物方案，包括依托泊苷、卡铂、异环磷酰胺、环磷酰胺和多柔比星。对Ⅱ、Ⅲ和Ⅳ期患者进行了放射治疗。然而，5 年总生存率和无事件生存率分别为 26%（95% *CI*：18～37）和 22%（95% *CI*：14～33），没有显示出比其他历史对照组有任何改善。最重要的预后因素为诊断时较小的年龄，诊断时小于 12 个月的患者 5 年无事件生存率（EFS）为 9.6%（95% *CI*：3.7～25），而 24 个月以上的患者相比，EFS 为（39.5%，95% *CI*：24～65.2）。Ⅰ期患者的 5 年 EFS（50%）（95% *CI*：18.8～100）与Ⅱ、Ⅲ、Ⅳ期患者有显著差异。

欧洲儿科软组织肉瘤研究组（EpSSG）针对非横纹肌肉瘤软组织的试验（EpSSGNRSTS2005）共纳入了 100 名患者（eMRT＝83，RTK＝17）治疗（2005—2014 年）。其中 3 年 OS 和 EFS 分别为 38.4%（95% *CI*：28.8～47.9）和 32.3%（95% *CI*：23.2～41.6），在单变量分析中，诊断时年龄较大（>1 岁）是唯一重要的预后因素。诊断时年龄 <1 岁患者的 4 年 OS 和 EFS 分别为 20.1%（95% *CI*：7.9～36.3）和 17.2%（95% *CI*：6.3～32.7）。多变量分析显示，对于晚期患者，诊断时年龄（<1 岁）（*HR*＝2.6）和性别（男性）是生存率较低的独立预后因素。

（四）靶向治疗

1．表观遗传调控剂 表观遗传修饰与 SWI/SNF 复合物的功能密切相关。染色质结构的变化影响基因表达的调节。通过 HDAC（组蛋白脱乙酰酶）、DNMT（DNA 甲基转移酶）或 EZH2（组氨酸同系物 2 的增强剂）等酶抑制参与表观遗传调控。

2．CDK4/CDK6/cyclinD1/RB 通路抑制剂 由于 *SMARCB1* 基因的缺失、突变或表观遗传修饰导致 INI1 功能的丧失，是通过失去组蛋白甲基转移酶（enhancerofzestehomolog2，EZH2）抑制作用导致细胞增殖、肿瘤发生。EZH2 是组蛋白赖氨酸甲基转移酶抑制复合体 PRC2（多梳蛋白阻遏复合体）催化亚基。在一项最近结束的Ⅰ/Ⅱ期试验中，他泽司他用于复发、难治或进展实体瘤（包括颅外 EERT）的儿童。另外，最近一项 CDK4/6 抑制剂瑞博西尼在 EERT、神经母细胞瘤以及其他 *CDK4/6* 扩增的恶性儿童肿瘤中表现出良好的安全性和药代动力学。

Aurora 激酶 A（AURKA）是 SMARCB1 的直接下游靶点，在横纹肌样瘤中过表达。临床前数据表明其靶向药物极光激酶抑制剂阿立塞替（MLN-8237）抑制增强了恶性横纹肌样瘤细胞系的敏感性，使这种化合物成为一种有吸引力的联合治疗剂。阿立塞替（MLN-8237）目前正在针对成人和儿童的不同肿瘤进行临床试验（Ⅰ/Ⅱ期）。在阿立塞替治疗复发/难治性实体瘤儿童的Ⅱ期临床试验中（*n*＝139），2 例 ERRT 患者和 2 例 AT/RTMRT 患者均表现出反应。在晚期实体瘤患者的Ⅰ期试验中（排除 EERT），将 TAK-228（mTOR 抑制剂）添加到阿立塞替中增强了阿立塞替体内的抗肿瘤活性在增加细胞死亡和凋亡方面的作用，联合治疗耐受性良好。阿立塞替的Ⅱ期试验中，在复发或进行性恶性横纹肌样瘤患者中使用单一药物（NCT02114229）在复发性 ATRT 的儿童中耐受良好，1/3 的患者的病情稳定超过 6 月。

以下是在横纹肌样瘤中进行临床试验的靶向药物列表（表 26-6）。

表 26-6　横纹肌样瘤中进行临床试验的靶向药物

	抑制剂类型	抑制剂	NCT 注册号	期别	研究完成时间
表观遗传学抑制剂	组蛋白去乙酰化酶抑制剂 + PI3K	CUDC-907	NCT02909777	1	2022
	组蛋白去乙酰化酶抑制剂	vorinoscat（SAHA）	NCT04308330	1	2022

抑制剂类型		抑制剂	NCT 注册号	期别	研究完成时间
	EZH2 抑制剂	tazemetostat	NCT02601937	1	2022
		tazemetostat	NCT03155620	2	2027
		tazemetoscac	NCT03213665	2	2024
	DNA 甲基转移酶抑制剂＋PD-1 单抗	decitabinc ＋ pembrolizumab	NCT03445858	1	2025
细胞周期抑制剂	CDK4/6、cyclinD1 抑制剂	abemaciclib	NCT02644460	1	2022
	CDK4/6、cyclinD1 抑制剂	palbociclib	NCT03526250	2	2025
	CDK4/6、cyclinD1 抑制剂	palbociclib	NCT03709680	1	2025
	CDK4/6、cyclinD1 抑制剂	abemaciclib	NCT04238819	1	2023
激酶抑制剂	欧若拉激酶抑制剂	alisertib	NCT02114229	2	2027
	mTOR 抑制剂	sirolimus	NCT02574728	2	2022
	mTOR 抑制剂＋泛 VEGFR、FGFR、PDGFRa、KIT、RET 抑制剂	everolimus ＋ lenvatlnib	NCT03245151	1、2	2022
	WEEI 抑制剂	adavosertib	NCT02095132	1、2	2021
	VEGFR、TIE2、KIT、RET、RAF-I、BRAF、BRAFV600E、PDGFR、FGFR 抑制剂	regorafenib	NCT02085148	1	2023
	泛 EGFR 抑制剂	nerazlnib	NCT02932280		2021
	VEGFR、FGFR、KIT、PDGFR 抑制剂	pazopanib	NCT03628131	1、2	2025
	TRK 抑制剂	larotrectinib	NCT03834961	2	2022
	ABL、SRC、VEGFR、FGFR 抑制剂	ponatinib	NCT03934372	1、2	2024
	c-Met、VEGFR-2、AXL、RET 抑制剂	cabozantinib	NCT02867592	2	2021
	c-Met、VEGFR-2、AXL、RET 抑制剂	cabozantinib	NCT03611595	1	2021
	VEGFR、FGFR、PDGFRa、KIT、RET 抑制剂	lenvatinib	NCT04447755	2	2024
通路特异性复合物	Wnd/β-catenin 抑制剂	tegavivint	NCT04851119	1、2	2028

五、预后

肾外横纹肌样瘤恶性程度高，许多患者就诊时已出现转移，整体预后较差，5 年生存率＜15%。诊断时的年龄、分期是一个重要的预后因素。年龄（＜1 岁）和诊断时分期晚与较低的生存率相关。与其他部位相比，发生于肝脏的横纹样瘤生存率更差。

第五节　促结缔组织增生性小圆细胞肿瘤

一、流行病学

促结缔组织增生性小圆细胞肿瘤（DSRCT）最早由 Gerald 等和 Ordóñez 等分别报道，是一种罕见、高度侵袭性的恶性软组织肿瘤，预后差，相当少见，年发病率为 0.2/100 万～0.5/100 万，多见于儿童和年轻成人。常累及腹腔和盆腔腹膜，好发于青年男性。

通常好发于儿童及青少年男性，男女比例为 3.12∶1，中位年龄 23 岁左右，与外国文献报道相仿。通常好发于腹膜，也可发生于睾丸、筛窦、下颌下腺、小脑幕、股骨、心脏、眼眶、髂骨翼、肺和胸腔等器官。

二、临床特征

主要起源腹部或盆腔腹膜，常表现为广泛的腹部/腹膜浸润或转移，远处转移通常累及肝脏，DSRCT 的腹腔外转移很罕见，已报道的发生率低于 5%，且主要是累及肺和脑。t（11;22）（p13;q12）染色体易位产生 *EWSR1-WT1* 融合基因是 DSRCT 的特征性改变。

常见的临床表现包括腹胀、腹痛、腹部包块，常伴有便秘、脐疝及排尿困难等压迫症状。根据国内外文献总结，腹腔 DSRCT 典型 CT 表现为：①腹、盆腔内巨大的单个或多个软组织肿块，呈结节或分叶状，与腹膜、网膜及肠系膜紧密联系；②平扫时常呈不均匀软组织密度影，以实性为主，多伴有细微钙化及斑片状低密度坏死区；③增强表现多为轻-中度强化，增强动脉期肿瘤周围及内部见肿瘤血管穿行，肿块较大可推移、包绕周围大血管，部分血管受侵、管壁狭窄，瘤周可见迂曲静脉；④网膜或腹膜的种植转移最常见，表现为腹膜结节状增厚，腹膜、网膜多发小结节影；⑤可有少许腹、胸腔积液。

三、诊断与鉴别诊断

（一）诊断

诊断要点包括：①肿瘤细胞小，圆形或卵圆形，胞质量少，嗜酸性；核小，染色质多，核仁不明显，多数核为单一类型，少数核有异型性。②肿瘤细胞呈不同大小的巢状、小梁状、管样结构，部分呈单细胞束排列。③其间为致密纤维结缔组织，界限清楚，肿瘤细胞巢埋在纤维结缔组织中。④大的肿瘤细胞巢中心部常有坏死。⑤上皮、间叶组织和神经有关标记物均有表达，但其表达的强弱程度及表达率不同。⑥具有特征性的细胞遗传学异常：t（11;22）（p13;q12）染色体异位和具有融合基因 *EWS-WT1*（尤因肉瘤基因 22q12 及 Wilms 瘤基因 11p13）。

据文献报道，DSRCT 组织来源尚无定论，目前认为起源于具有多向分化潜能的原始祖细胞。肉眼观上，DSRCT 通常表现为腹膜表面多个结节，可伴有坏死或出血，切面实性鱼肉状，偶伴囊性变。经典的 DSRCT 可有多种免疫组织化学的表达，大多数表达结蛋白（Des）、波形蛋白（Vim）、EMA 和细胞角蛋白；通常也伴有 CD57、NSE 阳性；少数表达突触素（syn）、CD56、CD117 和 S100 蛋白质。遗传学上，DSRCT 具有特征性的 t（11,22）（p13;q12）

易位，使 22 号染色体上 *EWSR1* 与位于 11 号染色体上的 *WT1* 基因融合，表达特异性的 EWS-WT1 蛋白。

1. 形态学特征　DSRCT 的典型组织细胞学特征为均匀的小圆形细胞巢，这些小圆细胞排列紧密，在不同数量的促结缔组织增生基质中呈现。

2. 免疫组织化学　DSRCT 表现出多表型多向分化，具有上皮源性、神经源性和肌肉源性标记物的共表达。

3. 分子遗传学　DSRCT 的特征是 t(11;22)(p13;q12)易位导致 *EWSR1-WT1* 融合转录本的形成，*EWSR1-WT1* 已报道的融合形式是由 *EWS*R1 基因的前 7 个外显子（外显子 7）和 *WT1* 基因的后三个外显子融合组成（外显子 8～10）。

如果肿瘤出现在典型的位置，表现出其特征性的形态学和免疫组织化学特征，则 DSRCT 的诊断相对简单。然而，当患者病灶在腹部之外，表现实性形态学特征和广泛免疫特征时，可能会导致与其他小圆细胞肿瘤的诊断混淆。在这些情况下，通过 NGS 检测 *EWSR1-WT1* 融合则是一种非常有用的工具，辅助临床鉴别诊断 DSRCT。

（二）鉴别诊断

与其他恶性小圆细胞肿瘤如骨外尤因肉瘤、*CIC* 重排肉瘤、*BCOR* 遗传学改变的肉瘤、胚胎性横纹肌肉瘤、腺泡状横纹肌肉瘤、神经母细胞瘤、淋巴瘤、低分化癌、小细胞癌、Merkel 细胞癌和恶性间皮瘤（尤其是小细胞性恶性间皮瘤）相鉴别。

四、治疗

DSRCT 目前还没有标准化的治疗方法，主要的治疗手段包括细胞减少手术、腹腔热灌注化疗（hyperthermic intraperitoneal peroperative chemotherapy，HIPEC）、化疗伴或不伴自体骨髓移植和放疗。靶向治疗作为个体或实验性方法用于转移性疾病，不是基本治疗方案的一部分。多模式治疗已被证明可以提高总生存率。然而，治疗因素的最佳顺序及其对生存的益处仍然难以评判。在诊断时，大多数患者表现为扩展和转移性疾病。因此，为这些患者提供诱导化疗，以提供手术机会，后续可选择联合放疗。

由于患者数量少，数据分析时间长，在文献中有多达 30 种不同的 DSRCT 的化疗方案。最常见的治疗方法是基于尤因肉瘤或软组织肉瘤的治疗方案，包括 VIDE、VDC/IE、VAI、VAC 或 CEVAIE 等方案。化疗敏感的患者更有可能从后续的细胞减少手术中获益，而诱导化疗下的进展性疾病被认为是后续手术的禁忌证。在一项针对 14 例 DSRCT 患者的研究中，研究了高剂量清髓化疗后自体干细胞移植的益处，结果没有观察到 OS 延长。化疗分为术后或术前和术后的联合治疗。然而，肿瘤对化疗的反应和 OS 之间的关系尚不清楚。节拍化疗很少被描述，在获得完全缓解的患者中，节拍化疗与复发的延长相关。

细胞减少手术是 DSRCT 治疗中最有利的预后因素，对 OS 有积极的影响。腹部疾病的完全切除通常需要多器官切除术，包括大网膜切除术、腹膜切除术或膈肌切除术，并被证明与显著延长的生存相关。未接受细胞减少手术（即肉眼残留疾病）的患者没有出现 OS 小于 2 年的长期生存。这一发现被几项研究证实了。Hayes-Jordan 等人报道，残留疾病大于 2.5mm 导致预后不良，即使术后积极的放疗和化疗治疗后应用。值得注意的是，完全的细胞减少手术在技术上具有挑战性，只能在 44%～65% 的患者中进行。在这种情况下，在决定进行延长手术之前，必须考虑到一些并发症。这些并发症包括出血和腹膜积血、器官病变、深脓肿、消化吻合口瘘、肢体腔室和出血性膀胱炎等。

全腹放疗（WART）治疗主要是在化疗和细胞减少手术后进行的。此外，它还应用于不能手术的疾病联合化疗或作为局部姑息性放疗的患者。对于术后的 WART，患者的中位剂量为 30Gy，每日剂量为 1.5～1.55Gy，残余面积肿瘤的放射治疗剂量高达 45～50Gy。

在超过 80% 的患者中，WART 可引起急性毒性，包括骨髓抑制伴白细胞减少、血小板减少、贫血或胃肠道问题。30% 的患者经历长期毒性，包括小肠梗阻、肠瘘、出血性膀胱炎或输尿管纤维化。虽然急性事件通常可以通过支持性护理和药物治疗，但 10% 的小肠梗阻需要手术干预。为了降低毒性，我们研究了调强放疗（IMRT），并与传统的 WART 进行了比较。IMRT 可以改善剂量分布，因为它限制了对危险器官的辐射剂量，如肾脏、椎体和骨盆。IMRT 可降低急性毒性，但对晚期毒性无显著影响。

目前，为了寻找对最初接受多个方案治疗的患者使用的更有效的治疗方法或挽救性治疗方法，在小样本患者中研究者进行了靶向治疗。小分子酪氨酸激酶抑制剂（TKI）显示出一定的获益。研究显示伊马替尼对 DSRCT 患者没有任何益处。索拉非尼和舒尼替尼的有效率有限。据报道，阿帕替尼和安罗替尼在患者中的个案报道，可改善症状和约 4 个月的无进展生存期。接受替西罗莫司治疗的患者只有 10 个月的无进展生存期（PFS）。针对人胰岛素样生长因子 -1 受体的单克隆 IgG1 单克隆抗体西妥木单抗和替西罗莫司联合治疗，3 例患者中有 2 例病情稳定。

在 62%～78% 的治疗患者中，中位 PFS 为 4.5～9.2 个月，估计中位 OS 为 12.5～15.7 个月，且有临床获益（部分缓解或疾病稳定）。曲贝替丁治疗导致晚期 DSRCT 的肿瘤活性受限，诱导部分反应或疾病稳定 3～6 个月，直到进展，中位 OS 为 4 个月。甘尼妥单抗是一种人抗 1 型胰岛素样生长因子受体抗体，具有一定的抗肿瘤活性，≥24 周后疾病稳定或部分缓解，在 25% 的病例中临床获益。

总的来说，靶向治疗是安全的，耐受性良好。虽然发生了毒性和副作用，但据报道它们是可治疗的。接受靶向治疗的患者数量较少，这限制了以上所列数据的证据级别。

综上所述，一些研究显示了多模式治疗与改善 OS 的优越性。到目前为止，由于缺少替代方案，联合化疗、放疗和手术联合或不联合 HIPEC 可能是最好的治疗选择。数据往往表明有不明确的结果。据我们所知，以下考虑可以有助于建立一个优化和个体化治疗方案基于跨学科的共识：①虽然术前化疗可以提高肿瘤的可切除性，高度积极的治疗应避免肿瘤复发，进一步的化疗方案可能是必要的；②细胞减少手术是必要的，但在进行广泛手术前应考虑急性和长期的并发症；③ HIPEC 的作用尚不清楚；④放疗可用于治疗残留余腹部肿瘤或腹膜外转移。

五、预后

尽管改善了患者管理和多模式治疗方法，OS 仍然不令人满意。约 88% 的肿瘤在腹腔内复发，其他常见的复发部位包括肝、淋巴结和肺。有研究报道患者的中位 OS 在 25～37 个月之间，1 年 OS 为 80%～90%，3 年 OS 为 29%～48%，5 年 OS 为 4%～18%。仅约 5% 的 DSRCT 患者长期生存和治愈。研究报道的无进展或无病生存期的中位时间为 11～14 个月（1～>100 个月）。因此，必须密切随访监测患者，常规的临床检查应辅以影像学检查,建议第一年每 3 个月复查一次,第二年每 6 个月复查一次,第三年开始每一年复查一次。

第六节 炎性肌纤维母细胞瘤

一、流行病学

炎性肌纤维母细胞瘤(inflammatory myofibroblastic tumor,IMT)是一种间叶源性肿瘤,常发生于儿童和青壮年,发病率较低,美国每年新发患者约 200 例,肿瘤最常见于肺、腹部或盆腔,大部分 IMT 存在间变性淋巴瘤激酶(*ALK*)基因变异。我国 IMT 发病率无确切数据,多为散发报道。

二、临床特征

炎性肌纤维母细胞瘤可发生于全身多个部位,其中肺部、膀胱、腹部、盆腔、后腹膜最为常见,但也可发生于喉、头颈部、子宫和肾脏等。炎性肌纤维母细胞瘤大约 1/3 发生在肺部,2/3 在其他部位。症状与其他疾病不易区分,有时会出现肿块压迫症状,如肺:咳嗽、胸痛,甚至咳血、呼吸困难;腹腔、胃肠道、盆腔:腹痛、胃肠不适、肠梗阻;头颈部:软组织肿块压迫症状,例如局部疼痛、颌面部进行性肿胀、张口受限、吞咽困难。少数患者因发热、体重减轻、盗汗或淋巴结肿大等全身症状去医院检查才发现。也有部分患者没有任何临床症状,在体检才发现,这种类型被称为隐匿型,其患者生存期较长。

三、诊断与鉴别诊断

IMT 在组织学上以梭形纤维母细胞 / 肌纤维母细胞样细胞交叉束状增生为特征,伴慢性炎细胞浸润,间质常有水肿和黏液变性或玻璃样变性,梭形肿瘤细胞异型性常不明显。大多数存在 *ALK* 基因重排,常见的重排伴侣基因是 *TPM3*、*TPM4*、*CLTC* 等,常需要与其他含有炎细胞的瘤样病变和肿瘤相鉴别。

四、治疗

(一)手术治疗

根据相关统计,大多数炎性肌纤维母细胞瘤边界相对清晰,与周围组织无明显浸润性,手术完全切除肿瘤就可以获得良好的预后。因此,无论发生部位,炎性肌纤维母细胞瘤首选的治疗手段都是手术切除。此外,对于一些直接手术有困难的炎性肌纤维母细胞瘤患者,也可以尝试通过放疗来缩小肿瘤。但是对于不同患者,放疗的效果也不相同,因此需要由专业的医生详细评估患者的具体病情,再确定最佳治疗手段。

虽然炎性肌纤维母细胞瘤属于临床上的低恶度肿瘤,但是依然有一部分病例会浸润周围组织,界限不清,而这部分患者的治疗还有很多挑战。比如,部分患者会在术后 2~3 年内复发，病情进展迅速，且炎性肌纤维母细胞瘤对传统放疗及化疗均不敏感，需要更有效的治疗方案。

（二）靶向治疗

此前的研究指出，约50%的患者的肿瘤细胞有*ALK*基因突变，因此近年来，针对*ALK*突变的靶向治疗也为炎性肌纤维母细胞瘤患者带来了新的治疗方向。既往研究表明，对于存在*ALK*基因重排的IMFT，ALK抑制剂可以获得显著优于传统放化疗的治疗效果。目前，克唑替尼（crizotinib）、色瑞替尼（ceritinib）、阿来替尼（alectinib）、劳拉替尼（lorlatinib）、布加替尼（brigatinib）等ALK抑制剂已经获批于临床。此前，一项克唑替尼单药用于晚期、不能手术的炎性肌纤维母细胞肿瘤的多中心、前瞻性Ⅱ期临床试验结果显示，50%（6/12）ALK阳性的患者取得了客观缓解（ORR），且不良反应可接受。

IMT治疗以手术切除为主，对放疗、化疗不敏感，易复发。对于不能完整切除的病例，目前还没有标准的治疗策略。化疗方案多参照软组织肉瘤的方案来选择，欧洲肉瘤网络工作组指南推荐多柔比星作为治疗的首选，但是各中心报道经手术和化疗的IMT案例，存在反复复发和不良反应较大的情况，疗效不确切，故手术和化疗之外的靶向治疗成为治疗IMT的新方向。2008年克唑替尼首次被纳入*EML4-ALK*融合基因阳性肿瘤患者临床疗效观察，克唑替尼通过抑制ALK阻断肿瘤细胞生长。2014年，美国一项研究对IMT肿瘤基因组的分析，发现85%的IMT存在*ALK*基因突变，重新定义了这种异质性疾病是主要由激酶融合驱动的肿瘤。一项持续数年关于克唑替尼针对ALK靶向治疗成人难治性IMT患者的研究显示：克唑替尼165mg/m² 组和280mg/m² 组剂量治疗的IMT患者的总缓解率分别为83%和90%，280mg/m² 组剂量疗效较好。

COG研究提示克唑替尼最常见的药物相关不良事件为中性粒细胞计数下降，在IMT治疗中发生率达43%；谷丙转氨酶升高占11%，谷草转氨酶升高占4%，Q-T间期延长占2%，间质性肺疾病占0.6%。另有报道称IMT患者的克唑替尼中位治疗时间接近3年，2年无进展生存率为67%，克唑替尼不良反应常见表现为视力障碍，关节间歇性疼痛，腹泻，水肿，低钙、低磷血症，白细胞减少和贫血，Q-T间期延长等，大多为1级药物不良反应，该研究提示克唑替尼治疗*ALK*基因突变阳性患者不良反应小、效率高，是目前*ALK*基因突变阳性患者一线治疗药物。

相关临床试验纳入21名受试者（包括14名儿童患者和7名成年患者），结果显示，接受克唑替尼治疗后受试者的客观缓解率（ORR）得到显著提高。具体数据为，86%（12名）的儿童患者达到ORR，71%（5名）的成人患者达到ORR。

五、预后

总而言之，随着靶向治疗的出现，难治性炎性肌纤维母细胞瘤患儿也有了新的治疗选择，可以获得良好的治疗效果。

第七节　肝脏未分化胚胎性肉瘤

一、流行病学

肝脏未分化胚胎型肉瘤（undifferentiated embryonal sarcoma of the liver，UESL）由 Stocker 和 Ishak 在 1978 年首次报道，这是一种肝脏恶性实体肿瘤，其发病率位于肝母细胞瘤和肝细胞癌之后，占儿童肝脏原发恶性肿瘤的 9%～15%。UESL 多见于 5～10 岁的儿童，>50% 发生于 6～10 岁，发病没有种族或性别差异，男女比例相当。UESL 亦会发生在成年人中，但比较罕见，以女性居多，患者中年龄最大的一例是由 Ellis 和 Cotton 报道的 86 岁女性。

二、临床特征

UESL 主要临床表现为右上腹不适，伴或不伴腹部疼痛，胃肠道症状及腹部包块，因肿瘤通常会有出血及坏死，所以常伴发热，并可伴有体重降低、厌食、呕吐、腹泻、昏睡、便秘、呼吸困难等，一般无黄疸，血清甲胎蛋白（AFP）指标正常。肿瘤早期仅限于肝内生长，一般呈结节状及巨块状，少数呈外生性生长。肿瘤晚期可穿破假包膜，向周围组织浸润、种植和转移。向周围可直接侵及横膈膜、胸膜、肋骨、腹壁、胃肠及肠系膜，沿静脉可累及下腔静脉、右心房及右心室，甚至可栓塞至肺部，或远处转移至胰腺、肾及肾上腺等。如果肿瘤生长过快则会导致自发性肿瘤处空洞。

目前，尚无 UESL 的特异性实验室指标。患者的肝脏检查和肿瘤标志物通常正常，转氨酶轻度升高，血沉速度增快，白细胞增多或减少都可能发生。部分病例可伴有血清 CA125 的升高，一般不伴有血清甲胎蛋白升高。

超声检查主要为混合回声为主的肝内囊实性肿块，因黏液样基质中有很多小界面形成反射而表现为有回声区，UESL 因此经常被误诊为肝脏的良性病变，故而延误治疗。CT 检查主要显示为巨大单囊或多囊的低密度肿块，大多边界清晰、无钙化，由于 UESL 肿块内黏液样基质富含亲水酸性黏多糖，可不断吸收水分，故 CT 检查常提示有液性密度。因此 CT 与超声检查表现不一致可作为本疾病的诊断特点之一。MRI 可以检测血管侵犯、胆道阻塞情况，T_1WI 多呈低信号或等信号，内可见高信号灶，为瘤内出血表现；T_2WI 多呈混杂高信号；DSA 可以观察到无血管、少量血管和多量血管等形态，可用来辅助指导手术。

三、诊断与鉴别诊断

（一）UESL 的影像学特点

UESL 的影像学检查显示它由实质性、囊性和黏液样构成。由于黏液样基质显著的富水内容物，UESL 唯一的特征性表现是超声检查显示实质性特点，而 CT 和 MRI 为囊性表现。超声检查时肿瘤典型表现为实质性，相对于正常呈等回声至高回声，有小的无回声隙。少数肿瘤主要表现为无回声。无回声区与肉眼检查示坏死灶、陈旧性出血及囊性退变相符合。CT 提示主要为伴有软组织灶的水密度（肿瘤体积的 88%），软组织一般在边缘或形成各种厚度的分隔。水密度部分在肉眼观察上与黏液样基质相关。可能看到密度增高、强化的周围边缘，肉眼检查上相当于假包膜。高亮度中心灶代表急性出血可能。增强延迟像上多半可见周围强化。MR 检查示 UESL 主要为脑脊液密度，在 T_1W1 和 T_2W1 上的低信号缘反映了纤维假包膜。增强扫描肿块周围和实质部分不均匀强化。由于在 CT 和 MR 检查时囊性表现，UESL 可能被误诊为囊肿，尤其流行地区内的包虫囊肿。

需要鉴别的其他囊性病变包括脓肿、肝母细胞瘤或肝细胞癌的囊性变，以及囊性转移灶。发热或旅行史提示脓肿诊断，一些 UESL 患者可有发热，推测与肿瘤坏死有关。肝母细胞瘤很少出现囊性变，发病患者年龄组小于 UESL 患者。另外，95% 肝母细胞瘤患者合并甲胎蛋白水平升高，而 UESL 患者血清甲胎蛋白水平正常。肝细胞癌与 UESL 发病患者年龄组相同，但在 CT 和 MRI 检查时一般表现为实质。潜在肝病临床或影像表现以及血清甲胎蛋白水平的升高有助于提示肝细胞癌的诊断。囊性转移灶在儿童中多半不常见。

（二）UESL 的病理形态学及免疫组织化学特点

UESL 是发生于肝原始间叶（中胚层）组织的单一的、边界清楚的病变，被压缩的肝实质形成纤维性假包膜。肿瘤可以同时出现在单叶或双叶，但大多数病变位于肝右叶。肿瘤常大于 10cm，由实性和囊性成分组成。切面呈白色或灰白色实性肿瘤，鱼肉样改变，实性与囊性交替，有肉眼可见的深褐色出血区域和黄色坏死区域。镜下，假包膜将病变与周围的肝实质分离。在假包膜内和病变边缘可见大量的肝细胞束。UESL 的实质成分显示为肉瘤样，背景为黏液样。肿瘤黏液基质中散布未分化的不规则梭形或星形细胞，核仁不明显，细胞边界不清，呈团片状或束状密集排列，散在多核瘤巨细胞，其中部分细胞间变，异型性明显，间质见较多淋巴浆细胞、嗜酸性粒细胞浸润，局灶见泡沫样组织细胞聚集和含铁血黄素沉着。病理特征为可见嗜酸性玻璃样小体，PAS 染色阳性。

大多数 UESL 的超微结构研究显示肿瘤细胞向成纤维细胞或纤维组织细胞分化。电镜下表现为粗面内质网池扩张及电子致密体突出，这些电子致密体与组织学上所见的嗜酸性小体一致。一些研究表明 UESL 亦有向脂肪母细胞和肌源性分化的情况，电镜检查显示细胞质内有脂质空泡，组织学表现类似成脂细胞；肌源性分化以肌束为特征，见于少数老年患者。

许多研究表明 UESL 没有特定的免疫表型，组织细胞、肌肉和上皮标志物的表达提示这种病变的起源可能是原始干细胞。通常 UESL 肿瘤细胞的 vimentin、CD68、bcl-2、α1- 抗胰蛋白酶、CD10 呈阳性；desmin 和 SMA，CK8/18 可灶性阳性；S100 蛋白质、CD34、CA19-9、AFP、CEA 在大多数病例中呈阴性。单个标志物通常对区分 UESL 和其他肝肿瘤没有帮助，故通常采用多重免疫组织化学染色来帮助诊断，且阴性标记对排除鉴别诊断有重要价值。

（三）UESL 的发病机制

免疫组化和电镜等检查显示，UESL 肿瘤细胞具有未分化细胞、纤维母细胞、肌纤维母细胞、平滑肌和横纹肌细胞等多种细胞复合的特点，故支持 UESL 来源于间叶细胞。一些学者提出 UESL 是一种恶性的间叶错构瘤（MH），Lauwers 等曾报道过因 19 号染色体的变异有 MH 发展为 UESL 的案例，涉及 19 号染色体的长臂易位（19q13.4）在之前报道的 2 例 MH 中也曾出现过，表明这些疾病相关联。另有学者通过对 13 例 UESL 和 2 例肝横纹肌肉瘤超微结构和免疫组化进行分析，发现两者在形态学和免疫组化指标上有部分重叠，推测

UESL 可能来自肝脏原始多功能干细胞。Lepreux 等通过直接测序法检测发现 p53 基因的突变可能与 UESL 的发生及发展有关。韩国国立首尔大学盆唐医院对一例 UESL 患者的肿瘤组织进行全外显子测序（WES）后，发现 9 个明显突变位点，分别为 TREH、CPB2、WDR25、EXOC3L4、TDRD9、AQR、CMTM1、EIF4A1 以及 DNAH17；而该患者血液 WES 仅发现 DNAH17 突变。在这 9 个突变中，有 3 个突变（EXOC3L4、TDRD9、DNAH17）为有害突变，EXOC3L4 和 TDRD9 在肿瘤组织中为等位基因纯合子突变。EXOC3L4 已知为影响谷氨酰胺转移酶活性的显著相关等位基因，提示它可能参与某些肝癌的致病过程。在氨基酸残基的多重序列比对中，这 3 种变异在人类及其他物种中都具有较高的保守性（尤其 DNAH17），提示这些基因可能是某些蛋白质的重要位点。

（四）UESL 的鉴别诊断

患者的年龄是鉴别诊断的一个关键的因素，UESL 主要需要与肝母细胞瘤、肝间叶错构瘤（MHL）和肝胚胎性横纹肌肉瘤鉴别诊断。

1. 肝母细胞瘤　是儿童最常见的肝脏恶性瘤。5 岁以下儿童多见，尤其好发于 2 岁以下婴儿，常伴有外周血 AFP 升高。镜下显示肿瘤细胞上皮分化或胚胎样肝细胞分化的特点，也可包括未分化小细胞分化特点及胆管分化特点带等，还可含有纤维、骨及软骨组织等异源性成分。

2. 肝间叶错构瘤（MHL）　是仅次于小儿血管瘤的第二常见的良性肝脏肿瘤。2 岁以下儿童多见，以男性为主。MHL 病理学表现和放射学表现都与 UESL 相似。UESL 患者年龄可能略大于 MHL，因为 UESL 很少发生在 5 岁以内，而 MHL 一般在 2 岁左右诊断。组织学上主要由胆管细胞、肝细胞、簇状小管、丰富的黏液基质以及散在的星状细胞构成，没有细胞异型及核分裂，亦没有异型的瘤巨细胞。肝间叶性错构瘤也可含有 19q13.4 异常。

3. 肝胚胎性横纹肌肉瘤　5 岁以下儿童多见，好发部位为胆总管，向肝内扩展，临床表现为阻塞性黄疸。肿瘤主要由不同阶段的横纹肌母细胞及原始间叶细胞构成。光镜、免疫组化和电镜显示横纹肌肉瘤的特点。

四、治疗

在过去 UESL 的预后一直很差，1990 年，Leuschner 等报道了 UESL 患者的存活率只有 37%，当时 UESL 的治疗主要依靠手术切除。随着放疗和化疗在内的多模式治疗，患者的预后逐渐改善，Bisogno 等报道 12 例儿童肝未分化胚胎性肉瘤患者经手术切除联合全身化疗后，生存期可达 2.4～20 年。May 等报道了 UESL 患者接受长春新碱、放线菌素 D 和环磷酰胺方案后治疗成功的病例。Cao 等报道了 9 例患者的治疗情况，其中一例患者采取经导管动脉化疗栓塞的治疗方法（TACE：碘油、表多柔比星、羟基喜树碱），直到 19 个月后肝内复发并转移至肺及纵隔，34 个月后死亡；另有一例患者在术前应用 4 次化疗及 2 次介入后效果并不显著。肝移植治疗 UESL 一般认为适合于无肝外转移，肝内多发性病灶，且通过化疗后仍无法手术切除的患者。

美国研究者在国家癌症数据库（NCD）中查询 1998—2012 年间诊断的原发性肝脏未分化胚胎性肉瘤，发现 103 名年龄小于 18 岁的患者。整个群体的 5 年总生存率为 86%。在肿瘤直径小于 15cm 且能够接受手术切除（无论是否配合化疗）的儿童中，获得了最佳效果。

切缘状态似乎对生存率没有显著影响。最常见的切除方式是半肝切除术（37%），其次是分块切除术（10%）和三块切除术（10%）。共有 10 名儿童接受了原位肝移植，全部儿童在 5 年后存活下来。在治疗 UESL 的儿童中，手术切除（无论是否接受化疗）应是主要治疗方法，并与非常有利的预后相关。手术切缘为阴性与生存率改善无关。肝移植也是一种可行的方法，用于无法根治切除病例的局部控制。

另外，厦门大学附属第一医院分析了 1973—2019 年 308 例（包含成人）肝脏未分化胚胎性肉瘤的文献，1、3、5 年 OS 分别是 84.5%、69.2% 和 65.8%。其中，部分手术切除 271 例，肝移植 14 例，未手术 23 例的 5 年生存率分别为 70%，78.9% 和 6.6%，因此手术是最主要的治疗方式。

UESL 从被发现至今已有 42 年，通常肿瘤被发现时已经生长巨大或已转移。现今治疗方法依然以手术为主，其他手段为辅。如何有效地对早期 UESL 患者进行甄别筛选决定着患者的未来生存期。今后应继续探索 UESL 致病机制，为临床医师提供有价值的分子病理学的参考依据。

总之，目前 UESL 的主要治疗方法是手术切除，配合化疗，加或不加放疗。对于可以手术的患儿应手术完整切除肿瘤并联合术后化疗；对于无法手术的患儿，可先行辅助化疗，待瘤体缩小后行手术治疗，继之完成全程化疗；对于肝内存在多发病灶的患儿，可以考虑肝移植。

五、预后

UESL 的预后因素包括肿瘤大小、切缘状态、是否复发或转移、是否接受化疗或放疗等。一般来说，肿瘤直径小于 15cm、切缘阴性、无复发或转移、接受辅助化疗或放疗的患者预后较好。

（路素英　阙　旖）

参考文献

1. GATTA G，CAPOCACCIA R，STILLER C，et al. Childhood cancer survival trends in Europe：A EUROCAR Working Group study[J]. J Clin Oncol，2005，23（16）：3742-3751.
2. CRIST WM，ANDERSON JR，MEZA JL，et al. Intergroup Rhabdomyosarcoma Study-Ⅳ：Results for patients with nonmetastatic disease[J]. J Clin Oncol，2001，19（12）：3091-3102.
3. BALAMUTH NJ，WOMER RB. Ewing's sarcoma[J]. Lancet Oncol，2010，11（2）：184-192.
4. NEMES K，BENS S，KACHANOV D，et al. Clinical and genetic risk factors define two risk groups of extracranial malignant rhabdoid tumours（eMRT/RTK）[J]. EurJCancer，2021，142：112-122.
5. BRENNAN B，DE SALVO GL，ORBACH D，et al. Outcome of extracranial malignant rhabdoid tumours in children registered in the European Paediatric Soft Tissue Sarcoma Study Group Non-Rhabdomyosarcoma Soft Tissue Sarcoma 2005 Study-EpSSG NRSTS 2005[J]. EurJCancer，2016，60：69-82.
6. HONORÉ C，DELHORME JB，NASSIF E，et al. Can we cure patients with abdominal Desmoplastic Small Round Cell Tumor？Results of a retrospective multicentric study on 100 patients[J]. Surg Oncol，2019，29：107-112.

7. SUBBIAH V, LAMHAMEDI-CHERRADI SE, CUGLIEVAN B，et al. Multimodality treatment of desmoplastic small round cell tumor: chemotherapy and complete cytoreductive surgery improve patient survival[J]. Clin Cancer Res，2018，24（19）：4865-4873.

8. HONORÉ C，AMROUN K，VILCOT L，et al. Abdominal desmoplastic small round cell tumor: multimodal treatment combining chemotherapy，surgery，and radiotherapy is the best option[J]. Ann Surg Oncol，2015，22（4）：1073-1079.

9. SCHOFFSKI P，SUFLIARSKY J，GELDERBLOM H，et al. Crizotinib in patients with advanced，inoperable inflammatory myofibroblastic tumours with and without anaplastic lymphoma kinase gene alterations（European Organisation for Research and Treatment of Cancer 90101 CREATE）: a multicentre，single-drug，prospective，non-randomised phase 2 trial[J]. Lancet Respir Med，2018，6（6）：431-441.

第二十七章
妇科肉瘤

按原发部位分为宫颈肉瘤、子宫体肉瘤等，其中最常见的为子宫体肉瘤，女性生殖系统其他部位原发肉瘤较少见。

第一节　宫颈肉瘤

宫颈部位原发的肉瘤常见病理类型包括平滑肌肉瘤、腺肉瘤、横纹肌肉瘤等（除横纹肌肉瘤外，其他病理类型诊疗与子宫体肉瘤相仿，详见后文）。

横纹肌肉瘤（rhabdomyosarcoma，RMS）是一种起源于骨骼肌细胞的软组织肿瘤，是儿童最常见的软组织肿瘤类型，罕见于成年人。该肿瘤多发生于头颈部，其次为泌尿生殖道，但宫颈原发的横纹肌肉瘤发病率较低，仅占所有横纹肌肉瘤的 0.5%，占宫颈恶性肿瘤的 0.2%。

多数宫颈 RMS 的发病年龄在 20 岁以下，发病高峰出现在 10～20 岁，成年人少见。通常患者以"不规则阴道出血或排液"为主诉就诊，并在随后的妇科检查中发现宫颈息肉样或结节样肿物。与其他宫颈原发恶性肿瘤相同，目前临床上对宫颈 RMS 的分期沿用宫颈癌的 FIGO 分期。宫颈 RMS 的治疗策略在近 50 年间有较大的发展与变化。在 20 世纪 60 年代之前，因考虑 RMS 易出现局部扩散，盆腔脏器廓清术为宫颈 RMS 的首选治疗手段，但随访发现单纯盆腔脏器清术对控制该疾病效果不佳。20 世纪 70 年代，随着化疗及放疗的应用，渐渐无需施行如盆腔脏器廓清术这类较大范围的侵袭性手术。20 世纪 80 年代，根治性子宫切除及盆腔淋巴结清扫配合辅助放化疗成为主流治疗模式。20 世纪 90 年代之后，对于病灶局限的年轻患者，妇科医生开始尝试保留生育功能的手术治疗配合辅助化疗，已能获得满意的长期生存。随着治疗方式的改进，宫颈 RMS 的 5 年生存率由不到 25% 升高至 60% 以上。

一、手术治疗

年轻且经治疗前评估为低危组（具体危险度分组详见横纹肌肉瘤章节）患者（病理提示为胚胎性横纹肌肉瘤、无宫颈肌层浸润或宫颈浅肌层浸润、手术可达到无病灶残留、无淋巴结转移或远处转移证据）可考虑接受保留生育功能的手术，手术范围包括宫颈肿瘤及其周围 1～2cm 正常宫颈组织，尽量达到病理切缘阴性。根据肿瘤具体情况，手术方式包括：宫颈息肉摘除术、宫颈锥切术、单纯/根治性宫颈切除术 ± 盆腔淋巴结切除术，但有些学者建议在完成生育之后行全子宫切除术以降低肿瘤复发转移风险。

如患者要求保留生育功能，但治疗前评估除了局部病灶较大或宫颈深肌层浸润外无其他高危因素,可尝试在新辅助化疗之后酌情考虑行保留生育功能的手术(根治性宫颈切除 ±盆腔淋巴结切除术)。

对于无保留生育功能要求或不符合以上条件的患者,如经评估宫颈病灶可切除,手术方式为单纯/根治性子宫切除术 + 盆腔淋巴结切除术 + 腹主动脉旁淋巴结切除术 ± 双侧附件切除术。对于已发生子宫外转移患者,经多学科评估转移病灶可切除,可予切除转移病灶。

二、化疗

国际横纹肌肉瘤研究组(Intergroup Rhabdomyosarcoma Study Group,IRSG)推荐 RMS患者均需接受化疗,化疗方案、疗程等根据危险程度决定。

针对低危组 RMS 患者,目前标准化学治疗方案为 VAC(长春新碱 + 放线菌素 D + 环磷酰胺)方案。在既往的 IRS-Ⅰ/Ⅱ研究中,化疗疗程长达 2 年,随后在 IRS-Ⅲ/Ⅳ研究中,化疗疗程缩短至 1 年但发现疗效没有减低。

对于中危组患者,在 IRS-Ⅱ/Ⅲ研究中研究者在 VAC 方案的基础上加用多柔比星,但疗效未见改善。在 IRS-Ⅳ研究中,研究者尝试用异环磷酰胺(IFO)代替环磷酰胺,比较 VAC与 VAI(长春新碱 + 放线菌素 D + 异环磷酰胺)方案的疗效,未见明显差异。在 IRS-Ⅳ的研究中,在用异环磷酰胺代替环磷酰胺但同时用足叶乙苷(VP-16)代替放线菌素 D 组成 VIE(长春新碱 + 异环磷酰胺 + 足叶乙苷)方案,但发现疗效并未比 VAC 方案好。在 IRS-V 研究中,用拓扑替康(topotecan)代替多柔比星组成 VTC 方案(长春新碱 + 拓扑替康 + 环磷酰胺),亦未显示疗效改善。因此,目前标准方案仍然为 VAC 方案。

高危组 RMS 患者确诊后的治疗首选化疗,再根据肿瘤情况酌情实施局部治疗。化疗方案可选用 VAC 方案、CAV/IE(环磷酰胺 + 长春新碱 + 多柔比星/异环磷酰胺 + 足叶乙苷)交替方案、VT(伊立替康或托泊替康 + 长春新碱)方案等。亦有研究显示长春瑞滨联合小剂量的环磷酰胺这种"节拍"治疗有助于改善患者的生存及预后。

三、放射治疗

放射治疗为宫颈恶性肿瘤和横纹肌肉瘤治疗的重要组成部分,IRSG 推荐对于非胚胎性RMS、肿瘤残留、淋巴结受累(IRSG Ⅱ、Ⅲ组)患者术后行化疗或同期放化疗的模式以加强局部肿瘤控制。但因多数宫颈横纹肌肉瘤患者为青少年,盆腔放疗影响卵巢功能及生育能力的保留,故对于保留生育功能的患者,放射治疗需慎重考虑。

四、预后

宫颈横纹肌肉瘤在分组上多数为Ⅰ组,经过规范的综合治疗后预后较好,5 年生存率可高达 80%~90%。

第二节 子宫体肉瘤

2022 年 12 月发布的《2023 美国国立综合癌症网络(National Comprehensive Cancer

Network，NCCN）子宫肿瘤临床实践指南》（第 1 版）指出，子宫体肉瘤包括低级别和高级别子宫内膜间质肉瘤、腺肉瘤、未分化子宫肉瘤、子宫平滑肌肉瘤及其他肉瘤［如血管周围上皮样细胞肿瘤（PEComa）］，并采用第 8 版美国癌症联合委员会（AJCC）分期和国际妇产科联盟（FIGO）2009 分期标准。

　　子宫体原发的肉瘤仅占子宫体原发恶性肿瘤的 5% 左右，发病原因尚不明确，雌激素替代或长期服用雌激素受体激动剂如他莫昔芬等，以及盆腔放疗病史可能增加子宫肉瘤发病风险。目前暂未发现早期筛查的有效方法。

　　子宫肉瘤的常见病理类型包括：平滑肌肉瘤（约占 60%）、子宫内膜间质肉瘤（约占20%），其他较少见类型有未分化肉瘤、腺肉瘤、癌肉瘤（恶性中胚叶混合瘤，由于生物学行为更类似子宫内膜癌，现在常归于子宫内膜癌进行诊疗）等。其中子宫内膜间质肉瘤由与增殖期的子宫内膜间质类似的多种细胞构成，细胞异质性高，形态及基因特点差异大，根据组织学特点、临床特点和预后，把子宫内膜间质肉瘤分为高级别子宫内膜间质肉瘤和低级别子宫内膜间质肉瘤（WHO 2014 版），多数子宫肉瘤的恶性程度较高，预后不佳。

一、诊断与鉴别诊断

　　子宫肉瘤患者术前诊断较为困难，少数患者可能在诊断性刮宫时可取得组织学诊断，绝大多数患者是因"子宫肌瘤"在子宫切除术或子宫肌瘤剔除术后确诊为子宫肉瘤。

　　在影像学检查中，彩超往往可见血供多较丰富，分布杂乱，如探及高速、低阻力血流频谱可增加诊断准确性。部分内膜间质肉瘤呈蠕虫样的生长转移模式，病灶侵袭并填塞滋养血管腔，可以显示为少或无血流。盆腔磁共振检查可见子宫增大，浸润肌层，DWI 序列对良恶性鉴别有一定的意义。胸腹 CT、全身 PET/CT 检查可了解是否有子宫外转移病灶。

　　子宫肉瘤的分期沿用 FIGO（2009）分期，分期如下（表 27-1）：

表 27-1　子宫肉瘤 FIGO（2009）分期（平滑肌肉瘤、子宫内膜间质肉瘤、腺肉瘤）

平滑肌肉瘤 / 子宫内膜间质肉瘤	
分期	定义
I	肿瘤局限于子宫
I A	≤5cm
I B	>5cm
II	肿瘤蔓延至盆腔
II A	累及附件
II B	肿瘤侵犯子宫以外的盆腔组织
III	肿瘤侵犯腹腔组织（仅肿瘤突入腹腔情况除外）
III A	仅 1 处腹腔病灶
III B	1 处以上腹腔病灶
III C	转移至盆腔和 / 或腹主动脉旁淋巴结
IV	
IV A	肿瘤侵犯膀胱和 / 或直肠
IV B	远处转移

子宫腺肉瘤	
分期	定义
I	肿瘤局限于子宫
I A	肿瘤局限于子宫内膜／宫颈内膜，无子宫肌层侵犯
I B	≤1/2 肌层侵犯（浅肌层侵犯）
I C	>1/2 肌层侵犯（深肌层侵犯）
II	肿瘤蔓延至盆腔
II A	累及附件
II B	肿瘤蔓延至子宫外盆腔组织
III	肿瘤侵犯腹腔组织（仅肿瘤突入腹腔情况除外）
III A	仅 1 处腹腔病灶
III B	1 处以上腹腔病灶
III C	转移至盆腔和／或腹主动脉旁淋巴结
IV	
IV A	肿瘤侵犯膀胱和／或直肠
IV B	远处转移

1. 平滑肌肉瘤 平滑肌分化的间叶源性子宫恶性肿瘤，约占子宫肉瘤的 60%，高发年龄为 45～55 岁。组织病理类型分为：普通型、上皮样型、黏液型。多数子宫平滑肌肉瘤是独立新发于子宫肌层里的，也有小部分为子宫平滑肌瘤恶变产生，可合并存在子宫平滑肌瘤。通常子宫平滑肌肉瘤大体观呈膨胀性生长，质软，切面呈鱼肉样，没有平滑肌瘤的漩涡样结构，可伴有坏死、出血等。镜下观通常为存在明显核异形性、核分裂象（15MF/10HPF）的平滑肌恶性肿瘤。免疫组化通常表达平滑肌相关指标，如 desmin，h-caldesmon、平滑肌肌动蛋白、HDCA8 等，30%～40% 的子宫平滑肌肉瘤表达雌激素受体、孕激素受体、雄激素受体。

子宫平滑肌肉瘤早期可无症状，部分可出现腹痛、盆腔压迫症状（如尿频、尿急等）、异常子宫出血，或自扪及下腹部包块。子宫肌瘤增大迅速通常为肿瘤恶变的征象。有远处转移的患者可出现转移部位的相应表现，如咳嗽、腹腔积液、疼痛等。

2. 子宫内膜间质肉瘤 约占子宫肉瘤的 20%，包括低级别子宫内膜间质肉瘤（low-grade endometrial stromal sarcoma，LGESS）和高级别子宫内膜间质肉瘤（high-grade endometrial stromal sarcoma，HGESS）。

低级别子宫内膜间质肉瘤好发年龄为 40～55 岁，多数发生于绝经前女性。肿瘤由与增殖期的子宫内膜间质类似的细胞构成，细胞分化好，呈弥漫浸润生长，核异形性小，肿瘤细胞坏死较少见。免疫组化提示雌孕激素、雄激素受体阳性，并有特征性的 CD10 阳性表达，WT-1 表达亦呈阳性，与平滑肌肉瘤不同，低级别子宫肉瘤不表达 h-caldesmon、HDCA8。

低级别子宫内膜间质肉瘤与雌激素长期刺激相关，多囊卵巢综合征、长期服用他莫昔芬或雌激素为该病的高危因素。早期患者临床可无症状，常见症状为异常阴道出血、痛经，如出现转移，可有相关部位症状。

高级别子宫内膜间质肉瘤发病的中位年龄约为 50 岁（28～67 岁）。临床症状可出现不规则阴道出血、子宫增大、自扪及下腹包块等。肿瘤通常呈宫腔内的息肉样或附壁肿物，肿瘤最大径可达 7～9cm，就诊时多数已出现子宫外扩散。镜下由形态较一致的圆形或梭形细胞组成，核分裂象多见（通常 >10/10HPF），肿瘤区域坏死常见。肿瘤呈膨胀性、浸润性生长。部分肿瘤中可混合存在低级别子宫内膜间质肉瘤成分。免疫组化检查 cyclinD1 弥漫阳性、c-kit 亦呈阳性表达，而 CD10、ER、PR 等不表达。高级别子宫内膜间质肉瘤常有特征性的 *YWHAE-FAM22* 基因融合。

3. 未分化肉瘤　该类肿瘤少见。通常发生于绝经后女性（中位发病年龄 60 岁），患者可出现绝经后阴道出血症状，因就诊时常为晚期，可出现转移部位相应症状。肿瘤常侵犯子宫肌层，镜下肿瘤细胞核呈多形性，有丝分裂及肿瘤坏死多见，瘤细胞未见平滑肌或子宫内膜间质分化，更类似于癌肉瘤的间质成分。偶见免疫组化 CD10 表达阳性，ER、PR 则呈弱阳性或阴性表达。

4. 腺肉瘤　腺肉瘤占所有子宫肉瘤的 5%～10%，是一种低度恶性的混合性肿瘤，由良性的腺上皮和低级别肉瘤紧密混合而成。腺肉瘤主要发生在绝经后妇女（平均 58 岁），但在青春期或者年轻女性也有发生（30%）。绝大多数的腺肉瘤来源于子宫体内膜（包括子宫下段），少数发生于宫颈管内膜（5%～10%）以及子宫外部位。腺肉瘤外观为息肉样肿瘤，直径 5～6cm，肿瘤占据子宫腔，并使宫腔膨大。镜下见致密的环绕腺体的基质成分，形成腺体周围富含细胞的特征性袖口状的结构，有助于鉴别诊断。患者在 5 年内出现阴道或者盆腔复发的比例为 25%～30%。肉瘤成分过度增生的腺肉瘤会表达更强的细胞增殖相关标志物，如 Ki67 和 P53；细胞分化相关的标志物（CD10 和孕激素受体）则在常见腺肉瘤中有更高表达。无肌层浸润和肉瘤成分过度增生的腺肉瘤的预后较好，但致死率仍有 25%。出现复发和远处转移的病灶，70% 为单纯的肉瘤成分。

二、手术治疗

子宫肉瘤的标准手术方式为全子宫 + 双侧附件切除术，年轻的子宫平滑肌肉瘤、腺肉瘤患者，可酌情保留卵巢。因既往文献报道子宫肉瘤发生腹膜后淋巴结转移的概率较低，故手术中不推荐常规行系统性腹膜后淋巴结清扫，但手术中应仔细探查，如发现淋巴结肿大或可疑转移，应切除可疑淋巴结。子宫肉瘤的手术要求完整切除子宫肿瘤及子宫，如手术前已确诊或怀疑存在恶变情况，术中切勿行碎瘤术或将子宫分块取出。

多数子宫体肉瘤患者因其他良性疾病，如子宫肌瘤等，行子宫肿瘤剔除术或子宫切除术，术后病理检查确诊为子宫体肉瘤，故部分患者或需补充二次手术。二次手术时，需要补充切除残留的子宫、次全子宫切除术后的残端宫颈、卵巢输卵管，如前次手术非完整取出肿瘤标本（如使用肌瘤粉碎器或分块取出子宫），需要在二次手术时仔细探查盆腹腔，清除脱落的病灶及寻找、切除播散病灶，并于术毕充分冲洗盆腹腔。

因子宫肉瘤恶性程度高，不建议保留生育功能，如患者保留生育功能要求非常强烈，充分知情同意后，患者仍要求保留生育功能，愿意承担疾病复发进展风险，则仅可谨慎考虑在小部分早期的低级别子宫内膜肉瘤等恶性程度较低的肿瘤施行保育手术，治疗结束后密切随访，建议患者完成生育后补充手术，切除子宫及双侧附件。

三、辅助治疗

低级别子宫内膜间质肉瘤：Ⅰ期的子宫内膜间质肉瘤如术后无残余病灶或其他高危因素，特别是绝经后女性或切除双侧卵巢的患者，可考虑随诊，或可给予雌激素拮抗剂（芳香化酶抑制剂、高效孕激素、GnRH 类似物等）辅助治疗。Ⅱ～Ⅳ期的低级别子宫内膜间质肉瘤患者术后建议行雌激素拮抗剂辅助治疗，亦可考虑在此基础上加用盆腔外照射治疗，但有研究认为虽然外照射治疗可降低盆腔复发率，其对于总生存没有获益。

高级别子宫内膜间质肉瘤、平滑肌肉瘤、未分化肉瘤：因高级别子宫内膜间质肉瘤相较低级别子宫内膜间质肉瘤具有更高的侵袭性，更倾向于将高级别子宫内膜间质肉瘤的治疗与平滑肌肉瘤、未分化肉瘤等一同评估考虑。与低级别子宫内膜间质肉瘤类似，预防性盆腔放射治疗在这类肿瘤的应用仍有争议，既往的证据仅有回顾性研究结果，且发现多数研究的结果提示该类肉瘤患者多数因盆腔外复发转移致死，但是盆腔预防性照射仅能减少盆腔复发的概率，因此预防性盆腔外照射不改善总生存。一项Ⅲ期随机对照研究的结果提示在 FIGO 分期为Ⅰ期或Ⅱ期的子宫平滑肌肉瘤患者，与随访观察相比，术后放疗并不改善生存。因此，对于早期子宫肉瘤患者，暂无证据支持术后预防性盆腔放疗。而对于分期较晚或者术后存在病灶残留的患者，建议个体化考虑行辅助放疗。

化疗在子宫高级别肉瘤中辅助治疗中同样应用广泛，一般用于转移复发风险较高的患者。通常，FIGO 分期为Ⅰ期的患者酌情考虑化疗；FIGO 分期为Ⅱ、Ⅲ期的患者，不论是否存在残余病灶，术后均建议给予全身化疗以预防复发。2013 年一项随机、对照Ⅲ期临床试验（SARCGYN）结果显示，盆腔放疗后接受多柔比星、异环磷酰胺及顺铂辅助化疗（多柔比星 $50mg/m^2$，第 1 天，异环磷酰胺 $3g/m^2$，第 1～2 天，顺铂 $75mg/m^2$，第 3 天，每 3 周 1 次）的患者 3 年无病生存率为 55%，未接受辅助化疗的患者 3 年无病生存率为 41%（$P=0.048$）；而接受辅助化疗的患者 3 年总生存率为 81%，未接受辅助化疗的患者 3 年总生存率为 69%（$P=0.41$）。对于 ER/PR 表达阳性的高级别肉瘤患者，也可考虑术后使用芳香化酶抑制剂治疗。

子宫肉瘤辅助化疗推荐的化疗方案如下：多柔比星单药、多西他赛 + 吉西他滨、多柔比星 + 异环磷酰胺、多柔比星 + 达卡巴嗪、多柔比星 + 曲贝替定（仅用于平滑肌肉瘤）。

子宫肉瘤内分泌治疗的方案：芳香化酶抑制剂（来曲唑、阿那曲唑、依西美坦等）、氟维司群、高效孕激素类（甲地孕酮、甲羟孕酮等）、GnRH 类似物（戈舍瑞林、亮丙瑞林、曲普瑞林等）。

四、复发性子宫肉瘤的治疗

根据复发部位、范围、既往治疗情况等，局部治疗可选择手术治疗、放射治疗、介入消融治疗等，一项回顾性研究提示对局部复发的子宫内膜间质肉瘤患者，行肿瘤细胞减灭术切除复发病灶可改善总生存。对于复发转移的患者，系统性治疗是重要的治疗手段，包括化疗、以标志物为导向的二线系统治疗和抗雌激素的激素治疗。一般推荐子宫平滑肌肉瘤的一线化疗方案为多西他赛 + 吉西他滨，有随机对照研究显示在该方案中加入贝伐珠单抗并不能提高疗效，而单药化疗最常用多柔比星。另外，以多柔比星为主的联合化疗方案在晚期子宫肉瘤中亦有一定疗效。应用环磷酰胺、长春新碱、多柔比星、达卡巴嗪等药物的联合化疗方案（CYVADIC）治疗子宫肉瘤的有效率可达15%～55%。一项报告回顾了13项EORTC软组织肉瘤和子宫肉瘤组（STBSG）关于一线化疗治疗晚期/转移性子宫肉瘤的临床研究的结果，提示了病理亚型与化疗有效率显著相关（平滑肌肉瘤19% vs. 其他亚型33%，$P=0.026$）。其中，蒽环类药物单药（多柔比星75mg/m²、脂质体多柔比星50mg/m²、表柔比星75/50*3/150mg/m²）有效率为24.3%（$n=119$），多柔比星联合异环磷酰胺方案（多柔比星50mg/m²+异环磷酰胺5g/m²、多柔比星75mg/m²+异环磷酰胺5g/m²、多柔比星75mg/m²+异环磷酰胺10g/m²）有效率为24.1%（$n=87$），CYVADIC方案（多柔比星50mg/m²+环磷酰胺500mg/m²+长春新碱1.5mg/m²+达卡巴嗪750mg/m²）有效率为34.7%（$n=23$），异环磷酰胺单药（5/3×3/9/12g/m²）治疗有效率仅为5%（$n=40$），总体有效率为22.3%（$n=269$）。

除前面提到的化疗方案外，以下二线治疗方案亦可选择：曲贝替定单药、吉西他滨+达卡巴嗪、吉西他滨+长春瑞滨、达卡巴嗪单药、吉西他滨单药、表柔比星单药、异环磷酰胺单药、多柔比星脂质体单药、培唑帕尼单药、替莫唑胺单药、艾瑞布林单药等。指南强烈推荐子宫肉瘤患者参与临床试验。

五、随访及预后

子宫肉瘤患者预后不佳，多数患者在治疗后会出现肿瘤复发转移，因此治疗后需密切随访。建议治疗结束如无特殊症状则2年内每3个月随访1次，第3～5年每6个月随访1次，第5年以后至少每年随访1次，如出现相应症状（阴道出血、腹部包块、咳嗽等）随时就诊。每次随访的复查内容包括全身体格检查、妇科检查和影像学检查，如初治时有肿瘤标志物显著升高则复查时亦应行相应的肿瘤标志物检查。影像学检查建议行盆腹腔磁共振及胸部CT检查，如临床高度怀疑肿瘤复发转移，而上述检查未发现异常时，可考虑行全身PET/CT检查。

子宫肉瘤的预后与病理类型、分期等相关。子宫平滑肌肉瘤的复发率高达53%～71%，其中盆腔复发仅占13%，最常见的转移部位为肺，占40%，5年生存率15%～25%，Ⅰ期患者预后较好，5年生存率可达51%。除分期外，有研究提示肿瘤大小也是重要的预后影响因素。低级别子宫内膜间质肉瘤相对预后较好，约1/3的患者治疗后出现复发，多数为盆腹腔复发，较少出现远处转移，但低级别子宫内膜间质肉瘤可出现"晚期复发"，因该类别肿瘤较为惰性，发展缓慢，治疗结束后10年以上尚有复发可能，因此，需重视长期随访。总体预后与分期相关，Ⅰ、Ⅱ期患者5年生存率高达90%，而Ⅲ、Ⅳ期的患者仅约50%。

高级别子宫内膜间质肉瘤的预后介于低级别子宫内膜间质肉瘤与未分化肉瘤之间，与低级别子宫内膜间质肉瘤不同，通常高级别子宫内膜间质肉瘤治疗后1年内复发较常见，复发后由于治疗效果不理想，总生存情况亦较低级别子宫内膜间质肉瘤差。由于高级别子宫内膜间质肉瘤恶性程度高，对单一治疗手段反应不佳，建议临床对晚期或复发的肉瘤积极处理，如采取放疗+化疗联合治疗。

未分化肉瘤是预后最差的一类子宫肉瘤，多数患者就诊时已届晚期，虽经常规的积极治疗，但患者从确诊肿瘤开始，疾病相关生存常不足两年。

（李俊东　黄绮丹）

参考文献

1. MAJOR FJ, BLESSING JA, SILVERBERG SG, et al. Prognostic factors in early-stage uterine sarcoma.A Gynecologic Oncology Group study[J]. Cancer, 1993, 71 (4 Suppl): 1702-1709.

2. OLIVA E. Cellular mesenchymal tumors of the uterus: a review emphasizing recent observations[J]. Int J Gynecol Pathol, 2014, 33 (4): 374-384.

3. CHANG KL, CRABTREE GS, LIM-TAN SK, et al. Primary uterine endometrial stromal neoplasms.A clinicopathologic study of 117 cases[J]. The American journal of surgical pathology, 1990, 14 (5): 415-438.

4. LEE CH, MARINO-ENRIQUEZ A, OU W, et al. The clinicopathologic features of YWHAE-FAM22 endometrial stromal sarcomas: a histologically high-grade and clinically aggressive tumor[J]. Am J Surg Pathol, 2012, 36 (5): 641-653.

5. GRONCHI A, MIAH AB, DEI TOS AP, et al. Soft tissue and visceral sarcomas: ESMO Clinical Practice Guidelines for diagnosis, treatment and follow-up[J]. Ann Oncol, 2021, 32 (11): 1348-1365.

6. BERCHUCK A, RUBIN SC, HOSKINS WJ, et al. Treatment of endometrial stromal tumors[J]. Gynecologic oncology, 1990, 36 (1): 60-65.

7. WEITMANN HD, KNOCKE TH, KUCERA H, et al. Radiation therapy in the treatment of endometrial stromal sarcoma[J]. Int J Radiat Oncol Biol Phys, 2001, 49 (3): 739-748.

8. SAMPATH S, SCHULTHEISS TE, RYU JK, et al. The role of adjuvant radiation in uterine sarcomas[J]. Int J Radiat Oncol Biol Phys, 2010, 76 (3): 728-734.

9. MAHDAVI A, MONK BJ, RAGAZZO J, et al. Pelvic radiation improves local control after hysterectomy for uterine leiomyosarcoma: a 20-year experience[J]. Int J Gynecol Cancer, 2009, 19 (6): 1080-1084.

10. DUSENBERY KE, POTISH RA, JUDSON P, et al. Limitations of adjuvant radiotherapy for uterine sarcomas spread beyond the uterus[J]. Gynecol Oncol, 2004, 94 (1): 191-196.

第二十八章
其他亚型肉瘤

第一节　*NTRK* 基因融合肿瘤

一、流行病学

NTRK 基因家族融合包括 *NTRK1,NTRK2* 或 *NTRK3*,已在多种实体肿瘤中被发现,这是致癌原肌凝蛋白受体激酶(TRK)激活的最常见机制。这种融合产生了嵌合癌蛋白,其特征是 TRK 激酶的配体非依赖的组成性激活,这为 *NTRK* 基因融合阳性肿瘤中的 TRK 抑制拉罗替尼和恩曲替尼的临床开发提供了强有力的理论依据。Sorenson 等人首次在婴儿型纤维肉瘤(IFS)中发现了 *NTRK* 融合,这是婴儿最常见的软组织肉瘤,*ETV6/NTRK3* 融合是病理性的,约 85% 的病例中发现了这种融合。在约 0.5% 的癌症患者和 0.76% 的成人肉瘤患者中发现 *NTRK* 基因融合,不同肿瘤和亚型中差异很大,其频率在某些罕见肿瘤中可 <1%,也可 >90%。在 *NTRK* 基因融合阳性实体肿瘤中,无论肿瘤组织学类型、患者年龄或特定的 *NTRK* 基因融合类型,口服 TRK 抑制剂单药均表现出明显的活性。多个 I/II 期篮子试验的初步汇总结果显示,50 多名具有 *NTRK* 基因融合阳性实体瘤的儿童和成人患者中口服 NTRK 抑制剂显示出较高和持久的肿瘤反应。

二、临床特征

来自 33 997 名患者的 38 095 个样本在纪念斯隆 - 凯特琳癌症中心(MSKCC)接受了 MSK-IMPACT 和 / 或 MSC- 融合检测。表 28-1 描述了 87 个肿瘤的致癌 *NTRK1-3* 融合频率和肿瘤类型。在一些根据原发部位分类的肿瘤类型中,有富含 *NTRK* 融合的组织学分类,在这些肿瘤类型中,组织学特征可能提示 *NTRK* 融合(例如,唾液腺和乳腺分泌性癌或婴儿型纤维肉瘤等)。然而,在其他类别中,组织学特征未被确定为提示 *NTRK* 融合的存在。在肺癌、胰腺癌、胆道癌和阑尾癌等队列中,*NTRK* 融合的发生率在 0.3%~0.5%。在甲状腺癌中,*NTRK* 融合似乎更普遍,发生率为 2.3%,其发生率的增加可能与这些肿瘤的放射史有关。0.36% 的黑色素瘤(包括皮肤和黏膜原发部位)中可见 *NTRK* 融合,0.55% 的胶质瘤和其他原发中枢神经系统肿瘤中可见 *NTRK* 融合。此外,*NTRK* 融合与强激活的 MAPK 通路改变相互排斥,在 TRK 抑制剂初发癌症的 *NTRK* 融合队列中,未检测到 *KRAS*、*BRAF*、*NRAS*、*EGFR* 热点突变或激酶融合。

虽然在大多数常见的肿瘤类型(如肺癌和结直肠癌)中很少见,但据报道 *NTRK* 基因融合在一些罕见的肿瘤类型(如唾液腺分泌性癌、乳腺分泌性癌、先天性中胚层肾瘤、儿童黑色素瘤和婴儿型纤维肉瘤）中经常发生。*ETV6-NTRK3* 是最早发现和最具特征的融合之一，由 t（12;15）（p13;q25）易位引起，在 90% 的婴儿型纤维肉瘤中存在。相比之下，在其他成人和儿童肉瘤中发现 *NTRK* 融合的频率<1%。最近对间质肿瘤中 *NTRK* 融合的研究发现了一些新出现的显示各种表型的软组织肿瘤，它们类似于脂肪纤维瘤病、纤维肉瘤和恶性外周神经鞘瘤（表 28-2）。这些 *NTRK* 融合阳性的肿瘤中有相当一部分显示 S100 蛋白质和 CD34 的共表达，而其他的则具有非特异性免疫表型。

表 28-1　*NTRK* 融合在不同肿瘤类型中的发生率

肿瘤类型	携带 *NTRK* 融合的患者数	总的患者检测数	发生率
唾液腺癌	13	256	5.08%
甲状腺癌	13	571	2.28%
肉瘤	13	1 915	0.68%
肺腺癌	9	3 993	0.23%
结直肠癌	9	2 929	0.31%
神经胶质瘤 / 神经上皮肿瘤	8	1 465	0.55%
乳腺癌	6	4 458	0.13%
胰腺腺癌	5	1 492	0.34%
黑素瘤	4	1 125	0.36%
炎性肌纤维母细胞肿瘤	3	17	17.7%
胆管癌	2	787	0.25%
阑尾癌	1	208	0.48%
神经内分泌肿瘤	1	322	0.31%

表 28-2　肉瘤中发生 *NTRK* 基因融合的频率

研究来源	检测方法	*NTRK* 融合比例	发生 *NTRK* 融合的肉瘤亚型	*NTRK* 基因融合类型
Agaram 等人	FISH，RNA MPS	71%（10/14）	脂肪纤维瘤样神经肿瘤	1 *TPR-NTRK1*，1 *TPM3-NTRK1*，4 *LMNA-NTRK1*
Bourgeois 等人	RT-PCR	91%（10/11）	婴儿型纤维肉瘤	*ETV6-NTRK3*
Bui 等人	靶向性 DNA MPS	0.7%（1/152）	肌性血管周细胞瘤	未报告
Chang 等人	靶向性 RNA MPS	33%（3/9）	炎性肌纤维母细胞性肿瘤	*ETV6-NTRK3*
Chmielecki 等人	靶向性 RNA MPS	1%（4/324）	婴儿型纤维肉瘤（n=2），软组织肉瘤（n=1），血管瘤（n=1），骨肉瘤（n=1）	*SQSTM1-NTRK1*（n=1），其他融合形式
Church 等人	FISH	96%（25/26）	婴儿型纤维肉瘤	*NTRK3*

研究来源	检测方法	NTRK 融合比例	发生 NTRK 融合的肉瘤亚型	NTRK 基因融合类型
Croce 等人	靶向性 RNA MPS	54%(7/13)	子宫和阴道肉瘤	6 *TPM3-NTRK1*,1 *EML4-NTRK3*
Gatalica 等人	靶向性 RNA MPS	0.4%(2/478)	软组织肉瘤($n=1$),子宫肉瘤($n=1$)	1 *TPM3-NTRK1*,1 *SPECC1L-NTRK3*
Rosen 等人	靶向性 RNA MPS	1%(11/944)	非特指肉瘤[9/770(1%)],子宫肉瘤[2/174(1%)]	未报告
Shi 等人	靶向性 DNA MPS	0.5%(1/186)	胃肠道间质瘤	*ETV6-NTRK3*
Solomon 等人	靶向性 DNA 和/或 RNA MPS	0.7%(13/1 915)	婴儿型纤维肉瘤($n=2$),脂肪纤维瘤样神经肿瘤($n=2$),子宫肉瘤($n=2$),子宫高级别多形性肉瘤、高级别梭形细胞肉瘤、恶性梭形细胞肉瘤、梭形细胞肉瘤、血管肉瘤、S-100阳性恶性梭形细胞肿瘤、低级别肉瘤(各 1 例)	*LMNA-NTRK1*($n=4$),*TPM3-NTRK1*($n=3$),*ETV6-NTRK3*($n=2$),*TPR-NTRK1*,*TPM4-NTRK3*,*EEF1A1-NTRK3*,*PEAR1-NTRK1*(all $n=1$)
		18%(3/17)	炎性肌纤维母细胞肿瘤	*ETV6-NTRK3*
Stransky 等人	TCGA RNA-seq 数据集	1%(1/103)	肉瘤	*TPM3-NTRK1*
Surrey 等人	靶向性 RNA MPS	4%(2/45)	肉瘤	1 *TFG-NTRK3*,1 *RBPMS-NTRK3*
Suurmeijer 等人	FISH,靶向性 RNA MPS	60%(15/25)	恶性外周神经鞘膜瘤	8 *LMNA-NTRK1*,3 *TPM3-NTRK1*,1 *SPECC1L-NTRK2*,1 *TPR-NTRK1*,2 *NTRK1* 其他未知融合模式
Yamamoto 等人	MPS,IHC	5%(2/40)	炎性肌纤维母细胞肿瘤	*ETV6-NTRK3*
Zhu 等人	靶向性 RNA MPS	3%(5/184)	脂肪纤维瘤样神经肿瘤($n=2$),婴儿型纤维肉瘤($n=1$),炎性肌纤维母细胞肿瘤($n=1$),非特指肉瘤($n=1$)	2 *ETV6-NTRK3*,2 *TPM3-NTRK1*,1 *LMNA-NTRK1*

三、诊断与鉴别诊断

NTRK 基因融合检测方法:*NTRK* 基因重排和融合转录本可以通过荧光原位杂交(FISH)、逆转录聚合酶链反应(RT-PCR)和大规模并行测序(MPS)等不同的分子病理学技术检测,而 TRK 蛋白表达可以通过免疫组化(IHC)检测。

鉴于 TRK 抑制剂在 TRK 融合肉瘤患者中表现出的强大疗效和良好的安全性，*NTRK* 基因融合检测应纳入肉瘤患者的临床诊疗中，并对特定分期和亚型肉瘤优先选择检测，但这些致癌驱动因素的罕见性带来了包括检测成本、有限的资源、有限的肿瘤组织，以及将一种新的分子检测集成到当前诊断工作中的复杂性等多方挑战。然而，分子检测在肉瘤患者的诊断和临床诊疗方面的整体效益已在大型多中心研究中得到证实。虽然基于序列的检测方法（RNA MPS 或 RT-PCR）被推荐用于检测 *NTRK* 基因重排，但带有针对 TRK 蛋白的诊断性抗体（比如泛 TRK 抗体）的免疫组化可以作为一种快速和廉价的预筛查工具。此外，考虑到这些驱动基因改变的互斥性，选择病理基因改变阴性（如其他易位、激酶突变、*MDM2/CDK4* 扩增）的组织亚型可以排除大约 45% 的肉瘤免于 *NTRK* 基因融合的检测。

对于在诊断时是局限性疾病，可接受根治性手术切除，而无需全身治疗的原发性肉瘤中进行 *NTRK* 融合检测可能不是必要的（除非用于明确诊断，如在假定的婴儿型纤维肉瘤的情况下）。然而，对于复发风险高的患者，*NTRK* 基因融合检测可能为疾病后期提供临床诊疗信息。*NTRK* 基因融合检测应在局部晚期、不可切除的肿瘤患者或传统治疗无效的转移性疾病患者中进行。

四、治疗和预后

NTRK 基因融合（而非其他 NTRK 改变）似乎是 *NTRK* 基因融合肿瘤的主要致癌驱动因素。编码的融合蛋白具有组成性酪氨酸激酶活性，可被许多已批准或正在开发的药物作为临床靶点。

FDA 批准的拉罗替尼和恩曲替尼的适应证是有 *NTRK* 基因融合、不含已知耐药突变、转移性、不可手术和无可替代治疗方案的成人和儿童实体瘤患者。因此，患者和治疗医生应讨论 TRK 抑制剂与其他可用疗法的优缺点。除了前面描述的 TRK 抑制剂的总体疗效外，拉罗替尼新辅助治疗的疗效在破坏性手术（例如截肢）的情况下也得到了证明。5 名患有局部晚期 *TRK* 基因融合肉瘤的儿童（3 名患有婴儿型纤维肉瘤，2 名患有其他软组织肉瘤）对拉罗替尼新辅助治疗有部分反应，并在中位 6 个治疗周期后进行了切除。3 名患者达到 R0 切除，1 名患者为 R1 切除，另 1 名患者为 R2 切除。3 名患者实现了完全或接近完全的病理反应，并在术后 7～15 个月的随访中仍保持无病生存状态。尽管这些数据令人鼓舞，但在完全缓解后是否停用 TRK 抑制剂，以及何时停止 TRK 抑制剂治疗仍需进一步讨论。对于需要全身治疗的转移性疾病患者，鉴于观察到的快速、持久的反应和耐受性，在标准治疗失败后，批准使用拉罗替尼或恩曲替尼进行治疗可能有价值。在拉罗替尼和恩曲替尼的临床试验中，通常在第一次方案规定的肿瘤评估时观察到肿瘤疗效，并且这些治疗中不存在假性进展，因此可以快速评估治疗疗效。然而，应注意的是，目前没有直接对比拉罗替尼或恩曲替尼与标准化疗或拉罗替尼或恩曲替尼联合化疗使用的数据。此外，TRK 抑制剂的长期安全性尚不清楚，需要进一步研究。*NTRK* 基因融合已被证明在肿瘤中可持续存在，这表明它们在不同治疗过程中仍然是主要的致癌驱动基因。这为 *TRK* 基因融合肿瘤患者的序贯 TRK 抑制剂治疗方法提供了理论依据，类似于驱动基因阳性（如 *EGFR*、*ALK*）的非小细胞肺癌的临床实践。而且，第二代 TRK 抑制剂赛利替尼（selitrectinib）和洛普替尼（repotrectinib）在因使用拉罗替尼或恩曲替尼出现 TRK 激酶结构域获得性耐药突变的患者（包括肉瘤患者）中表现出令人鼓舞的活性。

（一）拉罗替尼

拉罗替尼（larotrectinib）是同类中第一个具有 ATP 竞争性的 TRK 小分子抑制剂。它具有很强的效力，IC50 值在 6.5～10.6nM 范围内，对 TRKA、B 和 C 具有很高的选择性，结合亲和力比其他激酶组大 100 倍以上。拉罗替尼经美国食品和药物管理局（FDA）和欧洲药品管理局（EMA）批准，可用于患有 NTRK 基因融合实体瘤的成人和儿童患者，这些患者患有局部晚期或转移性疾病，或者手术可能导致严重并发症，并且没有令人满意的治疗方案。在三项 I/II 期临床试验的综合分析中，拉罗替尼在 TRK 融合的成人和儿童肿瘤患者中显示出了强大的疗效，与患者年龄或肿瘤类型无关。在 159 例患者的综合数据集中，研究者评估的客观缓解率（ORR）为 79%（95% CI：72～85），中位缓解时间为 35.2 个月（中位随访 12.9 个月），中位起效时间为 1.8 个月。在原发性中枢神经系统肿瘤或伴有脑转移的非中枢神经系统实体肿瘤患者亚群中，也观察到客观反应和持久的疾病控制。13% 的患者发生了拉罗替尼治疗相关的 3～4 级不良事件，8% 和 2% 的患者分别发生了因治疗相关不良事件而减少剂量和停止治疗。拉罗替尼良好的安全性以及稳健的临床疗效，为大多数患者的生活质量带来了快速、持续和临床意义上的改善。

在拉罗替尼数据集中包含 17 种不同类型的肿瘤，最常见的（47%）是肉瘤。71 例肉瘤患者中，2 例（3%）为骨肉瘤和去分化软骨肉瘤，4 例（6%）为胃肠道间质瘤（GIST），29 例（41%）为婴儿型纤维肉瘤，36 例（51%）为其他软组织肿瘤，包括成人型纤维肉瘤、炎性肌纤维母细胞瘤、婴儿肌纤维瘤病、脂肪纤维瘤病、恶性外周神经鞘瘤、肌周细胞瘤、梭形细胞肉瘤、高级别子宫内膜间质瘤和滑膜肉瘤。拉罗替尼在 NTRK 融合的成人和儿童肉瘤患者中的 ORR 分别为 74%（95% CI：52～90）和 94%（95% CI：82～99）。在软组织肉瘤、胃肠道间质瘤和婴儿型纤维肉瘤患者中观察到了客观疗效。13% 的患者报告了与拉罗替尼相关的 3～4 级不良事件。

（二）恩曲替尼

恩曲替尼（entrectinib）是一种多靶点、泛 TRK、ROS1 和 ALK 抑制剂。它对 TRKA、TRKB、TRKC、ROS1 和 ALK 具有低至亚纳米摩尔的酶活性（IC50 值分别为 1.7nM、0.1nM、0.1nM、0.2nM 和 1.6nM）。恩曲替尼被 FDA 批准用于年龄为 12 岁及以上的成人和儿童患有 NTRK 基因融合的转移性或不能手术、治疗后进展而无其他令人满意替代疗法的实体瘤患者。同样对已知耐药突变的患者不适合恩曲替尼治疗。恩曲替尼也被 FDA 批准用于 ROS1 基因融合的转移性非小细胞肺癌（NSCLC）患者。在三项 I/II 期临床试验中的一项对 54 例 TRK 基因融合肿瘤患者的综合分析中，恩曲替尼显示了广谱的抗肿瘤疗效。独立影像评估 ORR 为 57%（95% CI：43～71），中位缓解时间为 10.4 个月（中位随访 12.9 个月）。脑转移患者有临床意义和持久的颅内反应。恩曲替尼的不良事件主要为 1 级或 2 级，因治疗相关不良事件而减少剂量和停止治疗的患者比例分别为 27% 和 4%。

在恩曲替尼临床试验数据集中的 13 例肉瘤患者中，包含 6 种病理亚型：宫颈腺肉瘤、去分化软骨肉瘤、子宫内膜间质肉瘤、滤泡树突状细胞肉瘤、GIST 和恶性外周神经鞘瘤。值得注意的是，这些试验中没有婴儿型纤维肉瘤患者。肉瘤组的 ORR 为 46%。中位缓解时间、无进展生存期和总生存期分别为 10.3 个月（95% CI：4.6～15.0）、11.0 个月（95% CI：6.5～15.7）和 16.8 个月（95% CI：10.6～20.9）。

第二节 放疗后肉瘤

一、流行病学

放疗后肉瘤（radiation-induced sarcomas, RIS）是一种放疗相关的肉瘤组织学类型，发生在曾经接受放疗的区域，一般有超过 4 年的潜伏期，预后较差，5 年总生存率低至 32%～58%。RIS 的中位发病时间约为 10 年；然而，中位潜伏期因肉瘤类型而异，脂肪肉瘤的中位潜伏期最短（中位 4.3 年），平滑肌肉瘤的中位潜伏期最长（23 年）。RIS 包括数种不同的病理类型，常见的 RIS 组织学包括高级别未分化多形性肉瘤（26%）、血管肉瘤（21%）、平滑肌肉瘤（12%）和未特指的纤维肉瘤（12%）。中位发病年龄为 58.5 岁（18～86 岁）。躯干是最常见的原发部位（61%），预后不良的独立预后因素为肿瘤直径大于 5cm、切缘状态和 RIS 组织学类型。

Snow 等人回顾性分析了 1973—2013 年间 SEER 登记的成人肿瘤患者 2 031 963 例，根据预设的入排标准，在纳入的 1 884 469 例肿瘤患者中，约 242 例患者发生了继发性的放疗后肉瘤，发生率约占 0.01%，这些患者原发肿瘤平均诊断年龄约 60 岁，发生肉瘤的平均时间约 9.4 年。不同原发肿瘤相关的 RIS 的发生率存在差异，发生在盆腔、头部、喉咽、子宫颈、乳腺等部位的肿瘤幸存者发生 RIS 的比例最高。目前 RIS 的发生率正逐年上升，这可能与全身化疗的应用，以及放疗手段应用的增加有关。比如，乳腺癌患者应用保乳术联合放疗；早期鼻咽癌患者行放化疗，这些早期患者预后好，生存期长，发生 RIS 的比例较高。最新的放疗技术如调强放疗技术的应用使更多正常组织暴露在低剂量放疗下。为传送特定剂量的射线到肿瘤的中心，调强放疗技术要求加速器充电更长时间，这就导致了更高的剂量。因此，据估计由于 IMRT 的应用，RIS 的发生率提高了 0.5%。

二、临床特征

虽然放疗与相关的恶性肿瘤明确的量效关系还没有被证实，但广泛观点认为癌常暴露于低剂量的辐射中，而肉瘤常常暴露于高剂量辐射中或者距放疗区域较近。放疗剂量大于 50Gy 可导致细胞死亡，而低剂量（<30Gy）导致基因不稳定并且损害细胞修复机制。典型的 RIS 发生在放疗野内或者边缘上，在放疗野边缘，放射的剂量是不统一的并且可能较肿瘤杀伤剂量低。这可能使得幸存下来、含有基因突变的细胞继续进展形成肿瘤，其潜伏期可能与剂量呈负相关，但是有些报道也有相反的结果。已经明确的 RIS 危险因素包括：治疗时年龄较小，以及治疗相关的因素包括高放射剂量、放疗同时给予含有烷化剂的化疗方案。

Snow 等人从 SEER 数据库登记的成人肿瘤患者中发现，乳腺癌发生放疗后肉瘤的患者人数最多，与其他 17 种原发肿瘤相比，乳腺癌患者发生放疗后肉瘤的相对风险为 1.21。有 0.5% 的乳腺癌患者接受保乳治疗及放疗后会发生乳腺血管肉瘤（breast angiosarcoma post-radiation and breast-conserving therapy, BAPBCT），BAPBCT 呈现出如同出血一样紫红色的斑块，或者是一个可以触及的肿块，紫色斑丘疹或者是红斑狼疮样的结节。中位潜伏期为 10 年，短于从淋巴水肿发展至血管肉瘤（乳腺癌切除术后淋巴管肉瘤）的时间。有一些患者发展到非典型血管增生（atypical vascular proliferation, AVP），但又不符合血管肉瘤的病理诊断标准，这时可以认为是血管肉瘤的前兆或者是早期血管肉瘤。这种类型的 AVP，在接受放疗的皮肤通常会出现单个或多个肉色的小丘疹，有时也会见到一些红斑。目前对于 AVP 的建议是需要彻底切除，并且需要密切随访，观察有无新发病灶的形成。AVP 是一种放疗引起的良性血管肿瘤，与血管肉瘤的临床表现和组织学上非常相似，通常需要反复活检来准确地区分两种组织类型。

三、诊断与鉴别诊断

RIS 的定义通常采用 Cahan 所提议及 Arlen 等人修改的标准：①放射治疗发生在肉瘤生长前至少 3 年；②肉瘤必须生长在原先的放疗野内；③肉瘤与需要放疗的原发肿瘤的组织学类型不同。辐射暴露与肉瘤形成之间的时间是被大多数研究者调整的最主要的标准。最近，纪念斯隆 - 凯特琳癌症中心肉瘤研究团队发现，相对于广为接受的数年的潜伏期，6 个月的潜伏期相对于广为接受的数年的潜伏期，就足以确诊 RIS。

RIS 的影像学特点缺乏特异性，单纯依靠影像学很难与其原发肿瘤进行鉴别，因此单纯通过影像学不能确诊 RIS。

同其他 STS 一样，穿刺活检对于 RIS 具有确诊意义，活检可以区分复发肿瘤、新发肉瘤和术后或放疗后的肿瘤改变，并且能显示肉瘤的组织学亚型及其分级。在 RIS 中可以出现肉瘤所有的组织亚型，但其发生的频率与 STS 不同。在 RIS 中未分化多形性肉瘤似乎是最常见的病理亚型，其他较常见的亚型包括血管肉瘤（包括大量的 BAPBCT）、平滑肌肉瘤和纤维肉瘤。发生在骨组织以外的骨肉瘤是一种少见的肿瘤，仅占骨肉瘤的 2%～4%，但是在 RIS 似乎更常见。尽管脂肪肉瘤是 STS 最常见的组织亚型，但由放疗引起脂肪肉瘤却非常少见。约有 80% 的 RIS 肿瘤组织分级较高，但是其细胞平均大小一般不会大于其他肉瘤，在大多数 RIS 中利用光学显微镜不利于观察肿瘤坏死。KIT 是一种跨膜酪氨酸激酶受体，其参与的信号转导通路在胃肠道间质瘤形成过程中发挥重要作用。88% 的 RIS 表达 KIT，尤其是血管肉瘤，然而在自发的软组织肉瘤里面仅仅有 22% 表达 KIT 这种蛋白。

放疗后肉瘤形成过程的遗传学改变目前研究的不多。最近，Merten 的一项关于 RIS 细胞遗传学改变的研究发现，这些肿瘤组织含有复杂的染色体组型，其中 3p21-PTEN 缺失比散发的肉瘤更常见。最近一种基因组研究使用阵列比较基因组杂交筛选方法得出染色体 8q24.21 存在高水平的 MYC 基因扩增。这种遗传改变发生于 55% 的放疗后引发的血管肉瘤和慢性淋巴水肿，但不见于原发的血管肉瘤。中山大学肿瘤防治中心开展的头颈部放疗后肉瘤组学研究表明，与原发肉瘤相比，放疗后肉瘤基因组有更多的拷贝数变异（copy-number variation，CNV）、更高的预测 MHC 分子强结合肿瘤新抗原水平、更高的免疫细胞浸润水平和 PD-1（programmed death 1）表达水平，为免疫检查点抑制剂 PD-1 抗体的应用提供了依据。

四、治疗

手术治疗仍是 RIS 的主要治疗手段，但术后仍存在较高的局部复发风险，生存率低于非放射诱导的肉瘤。对那些从最初的放疗开始至发生放疗后肉瘤有很长时间间隔的患者，对可切除肿瘤的近距离放疗和 / 或术前调强放疗仍可作为放疗后肉瘤的一种可选的治疗方式。

对于 RIS，是否改良 STS 传统的手术方式暂无明确共识，但根治性切除和切缘组织学阴性（R0）应是局部 RIS 治疗的首选。外科手术包括广泛切除、保肢治疗或离断术。考虑到原先肿瘤位置的放疗影响了对肿瘤真正边缘的识别，而且手术边缘阳性影响患者的生存期，所以广泛切除对于 RIS 是非常必要的。大部分手术需要整形外科参与局部器官的重建，比如参与分层皮片移植术、局部皮瓣和游离组织的移植等。对于乳腺癌放疗后形成的多病灶 RIS，外科医生可能会切除整个照射区域，而不仅仅是肿瘤，这个时候有必要使用重建技术。然而，如果存在切缘问题，特别是在头部和颈部等身体部位，第二次手术不太可能获得良好的切缘，那么应考虑术后辅助或新辅助放疗，但需要关注放疗的毒性。BAPBCT 肿瘤有较高的生长速度，超分割放射治疗可能会避免这种现象的发生，使它们更容易在常规分割放射治疗期间再群体化，因此，超分割放疗治疗 BAPBCT 的病例资料显示出一定疗效。

对于转移性肿瘤患者，姑息化疗使用含多柔比星方案仍然是治疗大多数 RIS 的首选，可选择多柔比星联合异环磷酰胺，或者环磷酰胺＋多柔比星＋长春新碱交替异环磷酰胺＋依托泊苷方案。紫杉醇和抗血管生成的药物，如索拉非尼和舒尼替尼，对于血管肉瘤都有一些效果。曲贝替定是一种新的化合物，通过抑制细胞周期的 G_2 过渡到 M 期而起作用，对于原发肿瘤是淋巴瘤和乳腺癌，事先又接受过蒽环类化疗的患者，曲贝替定是一种治疗选择。化疗也可以用于术前，作为新辅助化疗，可以改善局部症状和消除不明显的转移病灶。

此外，免疫检查点抑制剂的在 RIS 中的应用也逐渐增多，基于放疗后肉瘤的多组学改变，PD-1 抗体的应用有较好的预测疗效。一项关于晚期放疗后肉瘤患者的回顾性分析表明，比起单用化疗，使用化疗和 PD-1 抗体联合治疗后，疾病控制率（disease control rate，DCR）由单用化疗组的 64.00% 提高到 96.67%；联用组的中位总生存期（median overall survival，mOS）由 14.8 个月提高到 31.9 个月；中位无进展生存期（median progression-free survival，mPFS）由 4.7 个月提高到 9.5 个月，且联用组没有观察到 3 级及以上的不良反应。

五、预后

RIS 是侵袭性肿瘤，预后较传统的软组织肉瘤差。最近 MSKCC 的一项研究表明，通过对年龄、肿瘤大小、肿瘤深度和边缘情况的校正后的多因素分析，RIS 与传统软组织肉瘤相比，RIS 本身是一个独立预后因素，与较差的预后相关。RIS 的五年生存率为 17%～58%。大多数研究认为 RIS 的五年生存率明显低于一般的软组织肉瘤。

RIS 的临床病理特征包括大多数肿瘤位置都较深、肿瘤较大（>5cm）、恶性程度高，也进一步解释了 RIS 不良预后的原因。另外，RIS 中心性而非外周性生长的特性导致 RIS 手术困难，从而影响了疗效。在三项大型的关于 RIS 的研究中表明，获得完全的镜下切缘阴性的 R0 切除是很困难的；获得病理层面的切缘阴性仍是 RIS 手术的挑战。所以，RIS 局部复发率高达 45%，是 RIS 患者的主要死亡原因。原发肿瘤的治疗可能降低再次治疗的可能性，如大剂量放疗往往是不可能的，而化疗常常受骨髓抑制所限制。所有 RIS 患者应遵循和 STS 患者一样的随访策略，即每 2～3 个月进行随访及影像学检查，两年后每半年访问一次，直到第五年。

第三节　血管周上皮样细胞肿瘤

一、流行病学

血管周上皮样细胞肿瘤（perivascular epithelioid cell tumor，PEComa）是一组具有血管周上皮样细胞分化特征的间充质肿瘤，包括血管平滑肌脂肪瘤（AML）、淋巴管平滑肌瘤病（LAM）和未指定的 PEComa（PEComa-NOS）。大多数 PEComas 是良性的，恶性 PEComa 属于罕见肿瘤，可发生于人体任何部位，常见脏器包括肺、胃肠道、肾脏、肝脏和子宫等。最常见的 PEComa 是肾血管平滑肌脂肪瘤和肺淋巴管平滑肌瘤病，在结节性硬化症（TSC）患者中更为常见。TSC 是一种累及多系统的常染色体显性遗传病，患者通常携带 *TSC1* 或 *TSC2* 基因突变导致 mTOR 通路过度激活，细胞生长、血管形成和蛋白质合成增加，可继发多种肿瘤。TSC 与 AML、LAM 的相关性更强。过度活跃的 mTOR 通路也被认为与 AML 和其他 PEComa 的散发病例有关。

从儿童到老年人，所有年龄段都有 PEComa 的病例报道。AML 常发生于肾脏，其次为肝脏，易伴 TSC，在一般人群中的患病率估计为 0.44%。伴 TSC 的 AML 发病率无性别差异，携带 TSC2 突变患者的平均年龄为 13.2 岁，携带 TSC1 突变患者的平均年龄为 23.5 岁，散发性 AML 在女性中更为常见。LAM 主要影响育龄妇女，据估计，400 000 名女性中的 1 名可能患有散发性 LAM。TSC 相关的 LAM 影响 30%～40% 的女性 TSC 患者，平均发病年龄 29 岁。

二、临床特征

PEComa 是一组良恶性程度不同的疾病。PEComa-NOS 分布广泛，可发生于胰腺、肺、胃肠道、女性生殖系统、腹腔、盆腔和腹膜后、泌尿道及皮肤等部位，其他少见部位包括鼻腔、骨、口咽、网膜等。PEComa 的体征和症状因患者及肿瘤位置异，临床上常表现为无痛的肿块。AML 好发生于肾脏，其次为肝脏，易伴有 TSC。LAM 多累及肺实质或纵隔，临床表现为咯血、自发性气胸、进行性呼吸困难和乳糜尿等症状。位于腹、盆腔者常表现为无痛性肿块或肿块引起的一些非特异症状。大多数肺外（包括子宫）LAM 患者病程中发现肺部也有 LAM，可能与 LAM 细胞进入淋巴管，通过盆腔淋巴结迁移到中轴淋巴系统，到达胸导管进而转移到静脉系统，最终进入肺循环有关。

三、诊断与鉴别诊断

PEComa 的诊断依赖病理组织学及免疫组化。PEComa-NOS 呈巢状、梁状、片状或器官样结构，瘤细胞呈上皮样，其胞质丰富嗜酸性或透明颗粒状，核呈圆形，有小核仁。肿瘤内含有丰富和纤细的血管，血管壁可发生玻璃样变性及钙化，玻璃样变的厚壁血管通常呈不对称性分布。肿瘤细胞常表现为独特的血管周围生长模式，呈放射状排列在血管周围，取代血管壁，并向内皮细胞靠近。小部分肿瘤具有梭形细胞形态。在免疫组化上通常同时表达平滑肌及黑色素细胞的标记。恶性 PEComa 目前尚无统一诊断标准，2020 版 WHO 软组织肿瘤分类指出恶性 PEComa 通常体积较大，表现为明显的核异型性和多形性，明显的核分裂象、坏死和浸润性边界，并倾向表现为侵袭性的临床病程。

基因检测有助于识别 TSC 患者中发生 PEComa 的高风险患者。对于 LAM 患者，检测血液中血管内皮生长因子 D（VEGF-D）水平升高可能有助于诊断 PEComa 亚型。VEGF-D 刺激新血管的生长，其水平增高可能与肿瘤扩散有关。2020 版 WHO 软组织肿瘤分类中指出 *TFE3* 重排 PEComa 缺乏 *TSC1/2* 基因突变 / 杂合性缺失，约 15% 的 PEComa 存在 TFE3 蛋白的胞核强阳性表达，提示存在基因重排。

PEComa 发生部位各异，需与发生于相应部位的癌、平滑肌肿瘤、脂肪细胞肿瘤、透明细胞肉瘤、黑色素瘤和间质瘤等相鉴别。肾脏 AML 需与肾细胞癌、肾上腺皮质癌或嗜铬细胞瘤等肾上腺肿瘤相鉴别。肝脏 AML 需与肝细胞肝癌及胃肠道间质瘤相鉴别。肺内 LAM 需与肺原发及转移性平滑肌源性肿瘤相鉴别。子宫 PEComa（NOS）需与平滑肌肉瘤鉴别。由于存在黑色素细胞标志物，PEComa 也可能与恶性黑色素瘤非常相似。在某些 PEComa 病例中，是否存在原发皮肤肿瘤病史，有助于区分 PEComa 和转移性黑色素瘤。

四、治疗及预后

根治性手术切除仍然是 PEComa 的主要治疗方法。PEComa 对放疗和化疗不敏感，术后推荐随访观察。对于术后局部复发的患者，建议再次进行手术切除。大多数 PEComa 是良性的，通过手术可能治愈，部分恶性病例可发生全身多发转移，无法手术切除，预后欠佳。多种亚型的 PEComa 与遗传性疾病结节性硬化症相关，常合并多个肿瘤，也可能出现智力障碍和癫痫发作等合并症状。合并 TSC 及一些散发性 PEComa 存在 *TSC2* 和 / 或 *TSC1* 基因失活突变，该基因突变能激活 mTOR 信号转导通路，导致肿瘤的发生。该分子机制是应用 mTOR 抑制剂（如雷帕霉素、依维莫司和西罗莫司等）治疗 PEComa 的基础。mTOR 抑制剂在 *TSC* 基因突变相关 PEComa 的临床治疗中取得积极疗效的病例陆续有报道。另有研究显示，mTOR 抑制剂是晚期 / 转移性 PEComa 最有效的治疗药物。依维莫司、西罗莫司、西罗莫司蛋白结合剂等多种 mTOR 通路抑制剂已获批准用于不可手术或转移性 PEComas 的全身治疗。

第四节　假肌源性血管内皮瘤

假肌源性血管内皮瘤（pseudomyogenic hemangioendothelioma，PMH）是一种罕见的血管肿瘤，年轻人常见，多见于男性。它通常位于四肢的浅表或深部软组织，但可能同时累及骨骼。在大约 2/3 的患者中，这种疾病是多灶性的，通常涉及多个组织平面。它是一种具有低转移潜能的复发性病变。鉴于其临床和形态学特征（多灶性、上皮样形态、苏木精 - 伊红染色没有明显的血管分化），PMH 很容易被误诊为其他病变，通常具有完全不同的治疗和预后。

1992 年，Mirra 等人描述了一种独特的软组织肿瘤，其特征在于单肢多灶性表现，通常包括骨受累，由具有"纤维组织细胞"或"肌样"细胞形态学的角蛋白阳性梭形细胞组成。他们提出这种肿瘤类型是上皮样肉瘤（ES）的一种变体，即"纤维瘤样"变体。后来，在 2003

年, Billings 等人描述了一种具有一些相似特征的病变, 这类病变以上皮样细胞形态学为主, 不伴有远处转移。他们通过免疫组织化学证明了其内皮细胞的分化, 并将其命名为"上皮样肉瘤样血管内皮瘤"。最终, Hornick 和 Fletcher 报告了 50 例似乎属于同一诊断类别的病变。他们认识到该肿瘤与上皮样肉瘤具有一些相同的形态学特征, 但主要呈肌样梭形细胞的形态特征, 所以将其命名为"假肌源性血管内皮瘤(PMH)"。该病变在 2013 年版世界卫生组织软组织和骨肿瘤分类中被添加到中度恶性血管肿瘤组中。

一、流行病学

假肌源性血管内皮瘤是一种罕见的病变, 以男性为主(男女比例为 4∶1)。其发病率最高的是年轻人(平均发病年龄为 30 岁), 只有约 20% 的患者年龄超过 40 岁。这种肿瘤通常发生在下肢的软组织中, 很少发生在上肢和躯干, 大约 25% 的病例中同时存在软组织和骨受累。染色体易位 t(7;19)(q22;q13) 导致 SERPINE1-FOSB 基因融合是 PMH 的一种常见基因改变。

二、临床特征

假肌源性血管内皮瘤常表现为结节性肿块, 约半数患者有疼痛。2/3 患者有多个组织平面受累, 其中大多数出现皮肤或皮下病变, 50% 的患者出现肌内受累, 25% 的患者有骨受累。骨病变呈溶骨性、分叶状, CT 和 X 线上界限清楚。在 MRI 上, 病灶在 T_1 加权图像上呈低信号, 在 T_2 加权和 STIR 加权图像上呈高信号。由于 PMH 对 ^{18}F- 造影剂非常敏感, PET 扫描可能有助于观察临床上隐匿的深层病变。

三、诊断与鉴别诊断

(一) 病理学诊断

大体上, 病变界限不清, 通常为多灶性, 切面为白色至棕色。大多数肿瘤在 1~2.5cm 之间, 只有大约 10% 的肿瘤大于 3cm。

假肌源性血管内皮瘤呈浸润性边界; 大多数病变呈束状, 由肥厚的梭形细胞或上皮样细胞的片状和松散束组成, 胞质丰富, 呈嗜酸性, 有时类似于横纹肌细胞。皮肤病变可能表现出不同程度的表皮增生, 类似于皮肤纤维瘤。

肿瘤细胞含有泡状核, 通常带有小核仁。核异型程度通常较轻, 有丝分裂稀少。约 10% 的肿瘤表现出明显的多形性, 偶尔含有局灶性黏液样间质。约 50% 的病例含有显著的间质中性粒细胞浸润。与上皮样血管内皮瘤(EHE)和血管肉瘤不同, PMH 很少有胞质内血管腔。在某些情况下, 可以看到肿瘤束侵入血管内, 但这一组织病理学与预后似乎无关。

PMH 显示细胞角蛋白 AE1/AE3 和内皮转录因子 FLI1 和 ERG 的弥漫性表达。大约 50% 的病例 CD31 呈阳性。在 1/3 的肿瘤中观察到平滑肌肌动蛋白的局部表达。96% 的 PMH 中存在 FOSB 的弥漫性核免疫反应性。细胞角蛋白 MNF-116、EMA、S100 蛋白质、CD34 和 desmin 染色始终为阴性。在大多数上皮样血管内皮瘤中表达的 CAMTA1 在 PMH 中是不表达的。与上皮样肉瘤相比, 存在整合酶相互作用物 1(INI-1)的完整核表达。

（二）分子学诊断

PMH 存在 t(7;19)(q22;q13) 易位，导致 *SERPINE1-FOSB* 基因融合。*SERPINE1* 在这种基因融合中的作用可能是为 *FOSB* 提供一个强大的启动子。在一些上皮样血管瘤亚群中也发现了 *FOSB* 融合，尽管它们与 PMH 在形态学上没有显著重叠，但这证明了 *FOSB* 致癌激活在一些良性和中级血管瘤中是一个重要事件。值得注意的是，*SERPINE1-FOSB* 并不是 PMH 中唯一的融合基因，因为已有 3 例病例在没有 *SERPINE1* 参与的情况下发生了 *FOSB* 重排。

（三）鉴别诊断

由于在多灶性病变中存在上皮样细胞和细胞角蛋白的弥漫性表达，需要与转移性癌相鉴别。结合临床病史（通常是没有癌症史的年轻患者），以及 FOSB、FLI1 和 CD31 在没有明显核异型性的肿瘤中的表达，可以与癌相鉴别。横纹肌母细胞样细胞的存在可能提示横纹肌肉瘤，但 FOSB、CD31、ERG、FLI 的表达以及 desmin 或 myogenin 的缺失有助于排除横纹肌肉瘤。此外，PMH 还需与其他类型肉瘤，如上皮样血管内皮瘤、上皮样肉瘤、和上皮样血管瘤进行鉴别，具体鉴别要点见下表（表 28-3）。

表 28-3　假肌源性血管内皮瘤的鉴别诊断

疾病	临床特征	组织学特征					
		生长方式	血管生成	核异性	免疫组化	基因改变	生物学行为
假肌源性血管内皮瘤	好发于年轻男性；肢体浅表或深部软组织	界限不清的结节和呈束状；多基质	无	轻中度	CD34−，CD31+，Fli-1+，ERG+，FOSB+，CKs+，CAMTA1−，INI-1+	*SERPINE1-FOSB* 基因融合	常是惰性的，但 60% 患者会出现局部或区域复发，很少发生转移
上皮样血管内皮瘤	无年龄和性别偏好；肢体浅表或深部软组织、内脏	条索状；黏液软骨样或透明质间质	常出现胞质内空泡	轻中度	CD34+，CD31+，Fli-1+，ERG+，FOSB−，CKs+，CAMTA1+，INI-1+	*WWTR1-CAMTA1* 基因融合	局部复发，有 20%～30% 患者会发生转移
上皮样血管肉瘤	好发于老年男性；肢体浅表或深部软组织	片状、坏死；新旧出血	出现不规则血管腔隙、胞质内空泡	中重度	CD34+（50%），CD31+，Fli-1+，ERG+，FOSB−，CKs+，CAMTA1−，INI-1+	复杂的细胞基因改变	局部复发和转移，50% 以上患者会因该病死亡
上皮样肉瘤	好发于年轻、男性；肢体浅表或深部软组织	结节状，常发生中央型坏死	无	轻中度	CD34+（50%），CD31−，Fli-1−，ERG−，FOSB−，CKs+，CAMTA1−，INI1 缺失	*SMARCB1/INI1* 抑制基因失活	高局部复发和转移风险

四、治疗

PMH 是一种局部复发、很少转移的肿瘤。治疗选择是手术（广泛切除），某些病例接受放疗或化疗。Joseph 报道了 2 例 PMH 对吉西他滨 + 多西他赛方案化疗或对 mTOR 抑制剂的反应。2 例患者中有 1 例患者接受吉西他滨 + 多西他赛方案化疗 3 个周期后显示出了肿瘤缩小，另 1 例患者对吉西他滨 + 多西他赛方案化疗无应答，但在顺铂和多柔比星治疗稳定后接受了手术切除。该例患者的 DNA 测序显示存在结节性硬化症 1（*TSC1*）突变，经使用 mTOR 抑制剂依维莫司后，骨盆 MR 显示左髂骨的 PMH 转移灶轻度缩小。尽管两名患者对吉西他滨 + 多西他赛方案化疗的反应存在明显的异质性，但这两个病例表明吉西他滨 + 多西他赛和 mTOR 抑制剂可能作为 PMH 的全身治疗的一种选择。还有研究显示，替拉替尼在 VEGF 和 PDGF 受体信号转导和调节 SERPINE1 过程中影响融合基因的自我调节表达。一项临床试验入组了 1 例头颈多发病灶的 PMH 患者，该患者经过多西他赛治疗后短暂缓解，疾病进展后接受替拉替尼口服治疗，肿瘤获得了持久的完全缓解。与替拉替尼类似，培唑帕尼对 PMH 也显示出一定的抗肿瘤效果。

五、预后

在既往报道的 82 名假肌源性血管内皮瘤患者中，61 例（74%）患者可进行随访，随访时间 3 个月至 19 年，他们接受了包括手术（从简单切除到截肢）、化学疗法和放射疗法等在内的治疗方法。只有 3 名患者（5%）发生了远处转移，分别在初次诊断后的 4 年、8.5 年和 16 年出现了远处转移。26 例患者（43%）在原发肿瘤的同一区域出现局部复发或新病变；复发多见于确诊后的第一年。随着时间的推移，许多病变是稳定的。2 例患者（3%）发生区域淋巴结转移。预测复发和转移的可能预后因素包括多灶性、发病年龄、性别和病变大小。局限于一个解剖区域的多发性病变发生的机制可能反映了一种多中心性，而不是区域转移。

（张　星　潘求忠　文习之）

参考文献

1. DEMETRI GD, ANTONESCU CR, BJERKEHAGEN B, et al. Diagnosis and management of tropomyosin receptor kinase（TRK）fusion sarcomas: expert recommendations from the World Sarcoma Network[J]. Ann Oncol, 2020, 31（11）: 1506-1517.

2. COCCO E, SCALTRITI M, DRILON A. NTRK fusion-positive cancers and TRK inhibitor therapy[J]. Nat Rev Clin Oncol, 2018, 15（12）: 731-747.

3. PAZ-ARES L, BARLESI F, SIENA S, et al. Patient-reported outcomes from STARTRK-2: a global phase II basket study of entrectinib for ROS1 fusion-positive non-small-cell lung cancer and NTRK fusion-positive solid tumours[J]. ESMO Open, 2021, 6（3）: 100113.

4. HALPERIN EC, BRADY LW. Principles and practice of radiation oncology[M]. 5th ed. Philadelphia: Lippincott Williams and Wilkins, 2008.

5. HALL EJ, WUU CS. Radiation-induced second cancers: the impact of 3D-CRT and IMRT[J]. Int J Radiat Oncol Biol Phys, 2003, 56（1）: 83-88.

6. MADDAMS J, PARKIN DM, DARBY SC. The cancer burden in the UK in 2007 due to radiotherapy[J]. Int J Cancer, 2011, 129（12）: 2885-2893.

7. MARTIGNONI G, PEA M, REGHELLIN D, et al. PEComas: the past, the present and the future[J]. Virchows Arch, 2008, 452(2): 119-132.

8. Mirra JM, Kessler S, Bhuta S, et al. The fibroma-like variant of epithelioid sarcoma. A fibrohistiocytic/myoid cell lesion often confused with benign and malignant spindle cell tumors[J]. Cancer, 1992, 69(6): 1382-1395.

9. HONG DC, YANG J, SUN C, et al. Genomic Profiling of Radiation-Induced Sarcomas Reveals the Immunologic Characteristics and Its Response to Immune Checkpoint Blockade[J]. Clin Cancer Res, 2023, 29(15): 2869-2884.

10. HORNICK JL, FLETCHER CD. Pseudomyogenic hemangioendothelioma: a distinctive, often multicentric tumor with indolent behavior[J]. Am J Surg Pathol, 2011, 35(2): 190-201.

附录一：常用化疗方案

1. VDC/IE 交替方案

英文药物名称（简称）	中文药物名称	剂量	给药途径	给药天数	给药周期
vincristine（V）	长春新碱	$1.5mg/m^2$（最大 2mg）	i.v.	第 1 天	q.3w.
doxorubicin/adriamycin（D/A）	多柔比星	$75mg/m^2$（最大累计 $400mg/m^2$）	i.v.	第 1 天	q.3w.
cyclophosphamide（C）	环磷酰胺	$1\,200mg/m^2$	i.v.	第 1 天	q.3w.
ifosfamide（I）	异环磷酰胺	$1.8g/(m^2 \cdot d)$	i.v.	第 1~5 天	q.3w.
etoposide（E）	依托泊苷	$100mg/(m^2 \cdot d)$	i.v.	第 1~5 天	q.3w.

2. VDC 方案

英文药物名称（简称）	中文药物名称	剂量	给药途径	给药天数	给药周期
vincristine（V）	长春新碱	$1.5mg/m^2$（最大 2mg）	i.v.	第 1 天	q.3w.
doxorubicin/adriamycin（D/A）	多柔比星	$75mg/m^2$（最大累计 $400\,mg/m^2$）	i.v.	第 1 天	q.3w.
cyclophosphamide（C）	环磷酰胺	$1\,200mg/m^2$	i.v.	第 1 天	q.3w.

3. IE 方案

英文药物名称（简称）	中文药物名称	剂量	给药途径	给药天数	给药周期
ifosfamide（I）	异环磷酰胺	$1.8g/(m^2 \cdot d)$	i.v.	第 1~5 天	q.3w.
etoposide（E）	依托泊苷	$100mg/(m^2 \cdot d)$	i.v.	第 1~5 天	q.3w.

4. VIDE 方案

英文药物名称（简称）	中文药物名称	剂量	给药途径	给药天数	给药周期
vincristine（V）	长春新碱	1.5mg/m^2（最大 2mg）	i.v.（推注）	第 1 天	q.3w.
ifosfamide（I）	异环磷酰胺	3g/（m^2·d）	i.v.（滴注 1~3 小时）	第 1~3 天	q.3w.
doxorubicin/adriamycin（D/A）	多柔比星	20mg/（m^2·d）（最大累计 400mg/m^2）	i.v.（滴注 4 小时）	第 1~3 天	q.3w.
etoposide（E）	依托泊苷	150mg/（m^2·d）	i.v.（滴注 1 小时）	第 1~3 天	q.3w.

5. VAIA/EVAIA 方案

英文药物名称（简称）	中文药物名称	剂量	给药途径	给药天数	给药周期
vincristine（V）	长春新碱	1.5mg/m^2（最大 2mg）	i.v.	第 1 天	q.3w.
actinomycin D（A）	放线菌素 D	0.5mg/（m^2·d）	i.v.	第 1~3 天	q.3w.
ifosfamide（I）	异环磷酰胺	2g/（m^2·d）	i.v.	第 1~3 天	q.3w.
doxorubicin/Adriamycin（A）	多柔比星	30mg/m^2（最大累计 400mg/m^2）	i.v.	第 1~2 天	q.3w.
etoposide（E）	依托泊苷	150mg/（m^2·d）	i.v.	第 1~3 天	q.3w.
vincristine（V）	长春新碱	1.5mg/m^2（最大 2mg）	i.v.	第 1 天	q.3w.
actinomycin D（A）	放线菌素 D	0.5mg/（m^2·d）	i.v.	第 1~3 天	q.3w.
ifosfamide（I）	异环磷酰胺	2g/（m^2·d）	i.v.	第 1~3 天	q.3w.
doxorubicin（A）	多柔比星	30mg/m^2（最大累计 400mg/m^2）	i.v.	第 1~2 天	q.3w.

注：放线菌素 D 与多柔比星交替使用。

6. VAI 方案

英文药物名称（简称）	中文药物名称	剂量	给药途径	给药天数	给药周期
vincristine（V）	长春新碱	1.5mg/m^2（最大 2mg）	i.v.	第 1 天	q.3w.
actinomycin D（A）	放线菌素 D	0.5mg/（m^2·d）	i.v.	第 1~3 天	q.3w.
ifosfamide（I）	异环磷酰胺	2g/（m^2·d）	i.v.	第 1~3 天	q.3w.

7. VACA 方案

英文药物名称（简称）	中文药物名称	剂量	给药途径	给药天数	给药周期
vincristine（V）	长春新碱	1.5mg/m² (最大 2mg)	i.v.	第 1、8、15、22 天	q.9w.
actinomycin D（A）	放线菌素 D	0.5mg/（m²·d）	i.v.	第 22~24 天	q.9w.
cyclophosphamide（C）	环磷酰胺	1 200mg/（m²·d）	i.v.	第 1、43 天	q.9w.
doxorubicin/adriamycin（A）	多柔比星	30mg/（m²·d）（最大累计 400mg/m²）	i.v.	第 1~2 天、第 43~44 天	q.9w.

8. 多柔比星单药方案

英文药物名称	中文药物名称	剂量	给药途径	给药天数	给药周期
doxorubicin/adriamycin	多柔比星	总剂量 75mg/m² (最大累计 400mg/m²)	i.v.（持续 72 小时）	第 1~3 天	q.3w.

9. AI 方案

英文药物名称（简称）	中文药物名称	剂量	给药途径	给药天数	给药周期
doxorubicin/adriamycin（D/A）	多柔比星	75mg/m² (最大累计 400mg/m²)	i.v.（滴注 30 分钟）	第 1 天	q.3w.
ifosfamide（I）	异环磷酰胺	3g/（m²·d）	i.v.（滴注 4 小时）	第 1~3 天	q.3w.

10. 大剂量异环磷酰胺方案

英文药物名称	中文药物名称	剂量	给药途径	给药天数	给药周期
ifosfamide	异环磷酰胺	总量 12g/m²	i.v.	第 1~5 天	q.3w.

11. 多柔比星 + 达卡巴嗪方案

英文药物名称（简称）	中文药物名称	剂量	给药途径	给药天数	给药周期
doxorubicin/adriamycin（D/A）	多柔比星	总量 60mg/m²（最大累计 400mg/m²）	i.v.	第 1 天	q.3w.
dacarbazine	达卡巴嗪	总量 1 000mg/m²	i.v.	第 1~3 天	q.3w.

12. MAID 方案

英文药物名称（简称）	中文药物名称	剂量	给药途径	给药天数	给药周期
doxorubicin/adriamycin（D/A）	多柔比星	20mg/（m²·d）（最大累计 400mg/m²）	i.v.	第 1~3 天	q.3w.
ifosfamide（I）	异环磷酰胺	2g/（m²·d）	i.v.	第 1~3 天	q.3w.
dacarbazine（D）	达卡巴嗪	250mg/（m²·d）	i.v.	第 1~4 天	q.3w.

13. 多柔比星脂质体单药方案

英文药物名称	中文药物名称	剂量	给药途径	给药天数	给药周期
pegylated liposomal doxorubicin	多柔比星脂质体	40 或 50mg/（m²·d）	i.v.	第 1 天	q.3w. 或 q.4w.

14. 多柔比星脂质体+异环磷酰胺方案

英文药物名称（简称）	中文药物名称	剂量	给药途径	给药天数	给药周期
pegylated liposomal doxorubicin	多柔比星脂质体	40mg/m²	i.v.	第 1 天	q.3w.
ifosfamide	异环磷酰胺	2.5mg/（m²·d）	i.v.	第 1~3 天	q.3w.

15. 吉西他滨单药方案

英文药物名称（简称）	中文药物名称	剂量	给药途径	给药天数	给药周期
gemcitabine	吉西他滨	1 200mg/（m²·d）	i.v.（滴注 120 分钟）	第 1、8 天	q.3w.

16. GD 方案

英文药物名称（简称）	中文药物名称	剂量	给药途径	给药天数	给药周期
gemcitabine（G）	吉西他滨	1 000mg/（m²·d）	i.v.（滴注 90 分钟）	第 1、8 天	q.3w.
docetaxel（D）	多西他赛	100mg/m²	i.v.（滴注 60 分钟）	第 8 天	q.3w.

17. 表柔比星+异环磷酰胺方案

英文药物名称	中文药物名称	剂量	给药途径	给药天数	给药周期
epirubicin	表柔比星	60mg/（m²·d）	i.v.	第 1~2 天	q.3w.
ifosfamide	异环磷酰胺	2.5g/（m²·d）	i.v.	第 1~4 天	q.3w.

18. ICE 方案

英文药物名称（简称）	中文药物名称	剂量	给药途径	给药天数	给药周期
ifosfamide（I）	异环磷酰胺	1.8g/（m²·d）	i.v.	第 1~4 天	q.3w.
carboplatin（C）	卡铂	400mg/（m²·d）	i.v.	第 1 天	q.3w.
etoposide（E）	依托泊苷	100mg/（m²·d）	i.v.	第 1~4 天	q.3w.

19. 曲贝替定方案

英文药物名称	中文药物名称	剂量	给药途径	给药天数	给药周期
trabectedin	曲贝替定	1.5mg/m²	i.v.（持续 24 小时）	第 1 天	q.3w.

20. 艾立布林方案

英文药物名称	中文药物名称	剂量	给药途径	给药天数	给药周期
eribulin	艾立布林	1.4mg/(m²·d)	i.v.（推注2~5分钟）	第1、8天	q.3w.

21. 环磷酰胺+托泊替康方案

英文药物名称	中文药物名称	剂量	给药途径	给药天数	给药周期
cyclophosphamide	环磷酰胺	250mg/(m²·d)	i.v.（滴注30分钟）	第1~5天	q.3~4w.
topotecan	托泊替康	0.75mg/(m²·d)	i.v.（滴注30分钟）	第1~5天	q.3~4w.

22. 伊立替康+替莫唑胺±长春新碱方案

英文药物名称（简称）	中文药物名称	剂量	给药途径	给药天数	给药周期
irinotecan	伊立替康	20mg/(m²·d)	i.v.	第1~5天、第8~12天	q.3w.
temozolomide（TMZ）	替莫唑胺	100mg/(m²·d)	p.o.（伊立替康前1小时）	第1~5天	q.3w.
vincristine	长春新碱	1.5mg/m²（最大2mg）	i.v.	第1天	q.3w.

23. 达卡巴嗪方案

英文药物名称	中文药物名称	剂量	给药途径	给药天数	给药周期
dacarbazine	达卡巴嗪	1 200mg/m²	i.v.（15~60分钟）	第1天	q.3w.

24. 贝伐珠单抗+替莫唑胺方案

英文药物名称	中文药物名称	剂量	给药途径	给药天数	给药周期
bevacizumab	贝伐珠单抗	5mg/(kg·d)	i.v.（滴注90分钟）	第8、22天	q.4w.
temozolomide	替莫唑胺	150mg/(m²·d)	p.o.	第1~7天、第15~21天	q.4w.

25. 紫杉醇方案

英文药物名称	中文药物名称	剂量	给药途径	给药天数	给药周期
paclitaxel	紫杉醇	80mg/(m²·d)	i.v.	第1、8、15天	q.4w.

26. 吉西他滨+达卡巴嗪方案

英文药物名称	中文药物名称	剂量	给药途径	给药天数	给药周期
gemcitabine	吉西他滨	1 800mg/m²	i.v.	第1天	q.2w.
dacarbazine	达卡巴嗪	500mg/m²	i.v.	第1天	q.2w.

27. 多西他赛方案

英文药物名称	中文药物名称	剂量	给药途径	给药天数	给药周期
docetaxel	多西他赛	100mg/(m^2·d)	i.v.（滴注 60 分钟）	第 1 天	q.3w

28. 长春瑞滨方案

英文药物名称（简称）	中文药物名称	剂量	给药途径	给药天数	给药周期
vinorelbine	长春瑞滨	15 或 30mg/m^2	i.v.（20 分钟）	第 1、8 天或第 1、8、15 天	q.3w. 或 q.4w.

29. 替莫唑胺方案

英文药物名称（简称）	中文药物名称	剂量	给药途径	给药天数	给药周期
temozolomide（TMZ）	替莫唑胺	200mg/(m^2·d)	p.o.	第 1～5 天	q.4w.

30. VA 方案

英文药物名称（简称）	中文药物名称	剂量	给药途径	给药天数	给药周期
vincristine（V）	长春新碱	1.5mg/m^2（最大 2mg）	i.v.	第 1、8、15 天	q.3w.
actinomycin D（A）	放线菌素 D	0.045mg/kg，年龄 <12 月龄，剂量减半	i.v.（推注 5 分钟）	第 1 天	q.3w.

31. VI 方案

英文药物名称（简称）	中文药物名称	剂量	给药途径	给药天数	给药周期
vincristine（V）	长春新碱	1.5mg/m^2（最大 2mg）	i.v.	第 1、8、15 天	q.3w.
irinotecan（I）	伊立替康	50mg/(m^2·d)	i.v.（滴注 90 分钟）	第 1～5 天	q.3w.

32. 环磷酰胺 + 长春瑞滨方案

英文药物名称	中文药物名称	剂量	给药途径	给药天数	给药周期
cyclophosphamide	环磷酰胺	25mg/(m^2·d)	p.o.	第 1～28 天	q.4w.
vinorelbine	长春瑞滨	25mg/(m^2·d)	i.v. 或 p.o.	第 1、8、15 天	q.4w.

33. 卡铂 + 依托泊苷方案

英文药物名称	中文药物名称	剂量	给药途径	给药天数	给药周期
carboplatin	卡铂	150mg/(m^2·d)	i.v.	第 1～4 天	q.3w.
etoposide	依托泊苷	150mg/(m^2·d)	i.v.	第 1～4 天	q.3w.

34. AI/EI交替方案

英文药物名称（简称）	中文药物名称	剂量	给药途径	给药天数	给药周期
doxorubicin（A）	多柔比星	37.5mg/（m²•d）（最大累计400mg/m²）	i.v.（滴注30分钟）	第1～2天	q.3w.
ifosfamide（I）	异环磷酰胺	1.8g/（m²•d）	i.v.（滴注1小时）	第1～5天	q.3w.
etoposide（E）	依托泊苷	100mg/（m²•d）	i.v.（滴注1小时）	第1～5天	q.3w.
ifosfamide（I）	异环磷酰胺	1.8g/（m²•d）	i.v.（滴注1小时）	第1～5天	q.3w.

注：具体剂量视患者情况调整。

附录二：靶向治疗常用药物

1. 晚期或不可切除软组织肉瘤的靶向治疗

药物类型	靶向药物	推荐亚型
抗血管生成抑制剂	安罗替尼（anlotinib）	软组织肉瘤
	培唑帕尼（pazopanib）	软组织肉瘤（脂肪肉瘤除外）
	瑞戈非尼（regorafenib）	软组织肉瘤（脂肪肉瘤除外）
	伊马替尼（imatinib）	胃肠道间质瘤、硬纤维瘤、脊索瘤、隆突性皮肤纤维肉瘤
	索凡替尼（surufatinib）	平滑肌肉瘤、血管肉瘤、腺泡状软组织肉瘤等软组织肉瘤
	索拉非尼（sorafenib）	血管肉瘤、恶性孤立性纤维瘤、硬纤维瘤等软组织肉瘤
	舒尼替尼（sunitinib）	伊马替尼抵抗的胃肠道间质瘤、孤立性纤维瘤、腺泡状软组织肉瘤
	仑伐替尼（lenvatinib）	平滑肌肉瘤、脂肪肉瘤
	贝伐珠单抗（bevacizumab）	血管肉瘤、上皮样血管内皮瘤、恶性孤立性纤维瘤等软组织肉瘤
ALK 抑制剂	克唑替尼（crizotinib）	*ALK* 基因重排的软组织肉瘤及炎性肌纤维母细胞瘤
	赛瑞替尼（ceritinib）	*ALK* 基因重排的克唑替尼失败的炎性肌纤维母细胞瘤
mTOR 抑制剂	西罗莫司（sirolimus）	恶性 PEComa
	替西罗莫司（temsirolimus）	恶性 PEComa
	依维莫司（everolimus）	恶性 PEComa
CDK 抑制剂	哌柏西利（palbociclib）	高分化脂肪肉瘤 / 去分化脂肪肉瘤
	阿贝西利（abemaciclib）	去分化脂肪肉瘤
MEK 抑制剂	司美替尼（selumetinib）	神经纤维瘤病 I 型
EZH2 抑制剂	他泽司他（tazemetostat）	上皮样肉瘤
IDH1 抑制剂	艾伏尼布（ivosidenib）	*IDH1* 突变软骨肉瘤
NTRK 抑制剂	恩曲替尼（entrectinib）	*NTRK* 融合阳性软组织肉瘤
	拉罗替尼（larotrectinib）	*NTRK* 融合阳性软组织肉瘤
γ 分泌酶抑制剂	nirogacestat	进展期硬纤维瘤

2. 特殊病理亚型晚期或不可切除软组织肉瘤的靶向治疗

病理亚型	推荐药物
腹膜后高分化/去分化脂肪肉瘤	哌柏西利 阿贝西利
腺泡状软组织肉瘤	安罗替尼 培唑帕尼 舒尼替尼 索凡替尼
透明细胞肉瘤	安罗替尼
ALK 融合的炎性肌纤维母细胞瘤	克唑替尼 塞瑞替尼
恶性孤立性纤维瘤	索拉非尼 舒尼替尼 培唑帕尼 贝伐珠单抗 + 替莫唑胺
隆突性皮肤纤维肉瘤	伊马替尼
恶性血管周上皮样细胞肿瘤	白蛋白结合型西罗莫司 依维莫司 西罗莫司 替西罗莫司
上皮样肉瘤	他泽司他
NTRK 融合的肉瘤	拉罗替尼 恩曲替尼
RET 融合的肉瘤	塞普替尼
IDH1 突变软骨肉瘤	艾伏尼布
侵袭性纤维瘤/韧带样纤维瘤（硬纤维瘤）	nirogacestat 索拉非尼 培唑帕尼 伊马替尼
上皮样血管内皮瘤	贝伐珠单抗
血管肉瘤	安罗替尼 培唑帕尼 索凡替尼 索拉非尼 舒尼替尼 贝伐珠单抗
平滑肌肉瘤	安罗替尼 索凡替尼 仑伐替尼
滑膜肉瘤	安罗替尼

附录三：免疫治疗常用药物

特殊病理亚型晚期或不可切除软组织肉瘤的免疫治疗

病理亚型	推荐药物
腺泡状软组织肉瘤	阿特珠单抗 帕博利珠单抗 帕博利珠单抗联合阿昔替尼 贝莫苏拜单抗联合安罗替尼 其他获批上市的免疫检查点抑制剂
任何亚型：TMB-H、dMMR/MSI-H	帕博利珠单抗 纳武利尤单抗 +/− 伊匹单抗 其他获批上市的免疫检查点抑制剂
未分化多形性肉瘤 皮肤血管肉瘤 经典型卡波西肉瘤 黏液纤维肉瘤	帕博利珠单抗 纳武利尤单抗 +/− 伊匹单抗 其他获批上市的免疫检查点抑制剂
去分化脂肪肉瘤	帕博利珠单抗 其他获批上市的免疫检查点抑制剂

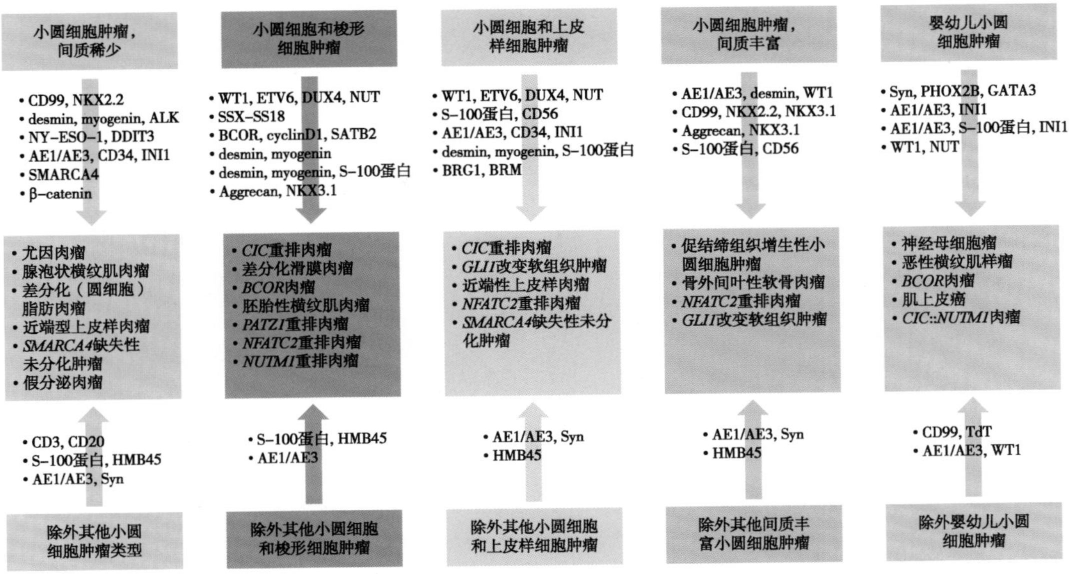

小圆细胞肿瘤，间质稀少
• CD99, NKX2.2
• desmin, myogenin, ALK
• NY-ESO-1, DDIT3
• AE1/AE3, CD34, INI1
• SMARCA4
• β-catenin
• 尤因肉瘤
• 腺泡状横纹肌肉瘤
• 差分化（圆细胞）脂肪肉瘤
• 近端型上皮样肉瘤
• *SMARCA4*缺失性未分化肿瘤
• 假分泌肉瘤
• CD3, CD20
• S-100蛋白, HMB45
• AE1/AE3, Syn
除外其他小圆细胞肿瘤类型
小圆细胞和梭形细胞肿瘤
• WT1, ETV6, DUX4, NUT
• SSX-SS18
• BCOR, cyclinD1, SATB2
• desmin, myogenin
• desmin, myogenin, S-100蛋白
• Aggrecan, NKX3.1
• *CIC*重排肉瘤
• 差分化滑膜肉瘤
• *BCOR*肉瘤
• 胚胎性横纹肌肉瘤
• *PATZ1*重排肉瘤
• *NFATC2*重排肉瘤
• *NUTM1*重排肉瘤
• S-100蛋白, HMB45
• AE1/AE3
除外其他小圆细胞和梭形细胞肿瘤
小圆细胞和上皮样细胞肿瘤
• WT1, ETV6, DUX4, NUT
• S-100蛋白, CD56
• AE1/AE3, CD34, INI1
• desmin, myogenin, S-100蛋白
• BRG1, BRM
• *CIC*重排肉瘤
• *GLI1*改变软组织肿瘤
• 近端性上皮样肉瘤
• *NFATC2*重排肉瘤
• *SMARCA4*缺失性未分化肿瘤
• AE1/AE3, Syn
• HMB45
除外其他小圆细胞和上皮样细胞肿瘤
小圆细胞肿瘤，间质丰富
• AE1/AE3, desmin, WT1
• CD99, NKX2.2, NKX3.1
• Aggrecan, NKX3.1
• S-100蛋白, CD56
• 促结缔组织增生性小圆细胞肿瘤
• 骨外间叶性软骨肉瘤
• *NFATC2*重排肉瘤
• *GLI1*改变软组织肿瘤
• AE1/AE3, Syn
• HMB45
除外其他间质丰富小圆细胞肿瘤
婴幼儿小圆细胞肿瘤
• Syn, PHOX2B, GATA3
• AE1/AE3, INI1
• AE1/AE3, S-100蛋白, INI1
• WT1, NUT
• 神经母细胞瘤
• 恶性横纹肌样瘤
• *BCOR*肉瘤
• 肌上皮癌
• *CIC::NUTM1*肉瘤
• CD99, TdT
• AE1/AE3, WT1
除外婴幼儿小圆细胞肿瘤

图 2-1　软组织小圆细胞肿瘤诊断思路

软组织肉瘤
广泛切除
根治性切除
边缘切除
囊内切除

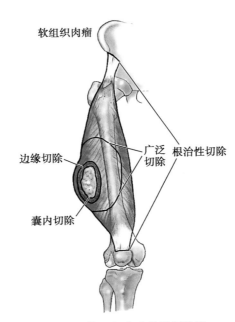

图 5-1　软组织肉瘤的外科边界

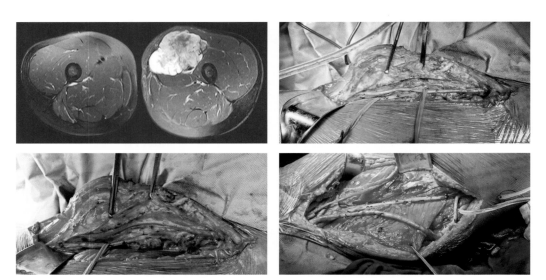

图 5-2　累及血管神经的肢体软组织肉瘤外科处理策略

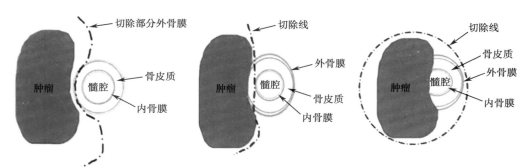

图 5-4　根据侵犯骨组织范围确定外科治疗策略

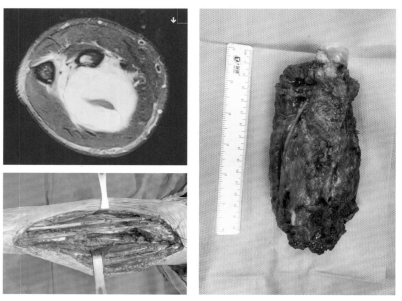

图 5-5　累及骨组织的肢体软组织肉瘤外科处理策略

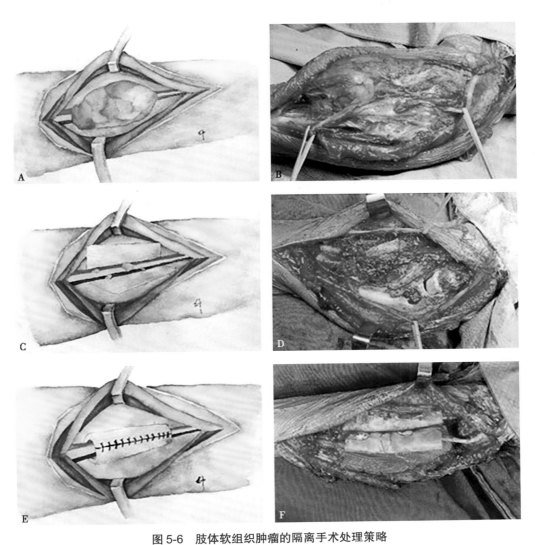

图 5-6 肢体软组织肿瘤的隔离手术处理策略

A、B. 软组织肿瘤侵袭血管、神经, 难以实现 R0 切除; C、D. 在非血管神经累及区实行 R0 切除, 在血管神经累及区域行 R1/R2 切除以保留血管神经; E、F. 医用补片隔离残留肿瘤, 利用内在屏障 (血管、神经鞘膜) 和外在人工屏障 (医用补片) 共同限制肿瘤生长和侵袭。

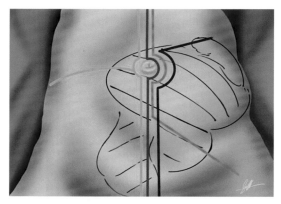

图 5-9 腹膜后肉瘤手术入路的选择

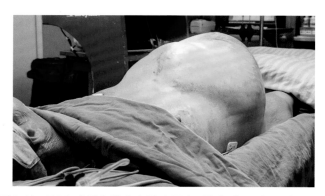

图 5-11 RPS 术后复发患者肿瘤巨大，影响呼吸，生活质量极差

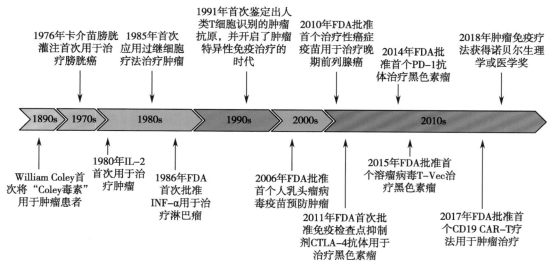

图 9-1 肿瘤免疫治疗发展历程

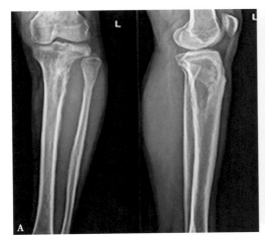
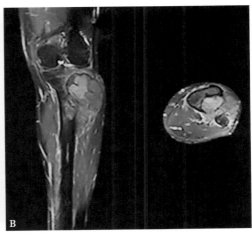
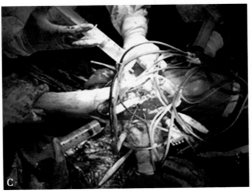

图 10-10 左小腿近端恶性纤维组织细胞瘤,行微波消融术

A. 术前 X 线片示胫骨近端骨质破坏,同时可见肿瘤侵犯近端腓骨;B. 术前 MRI 显示的肿瘤病灶;
C. 术中将瘤段骨及胫后血管神经、远端正常骨干分离显露,切断腓总神经,结扎胫前血管后,微波
天线直接插入软组织肿瘤内,行微波消融术。

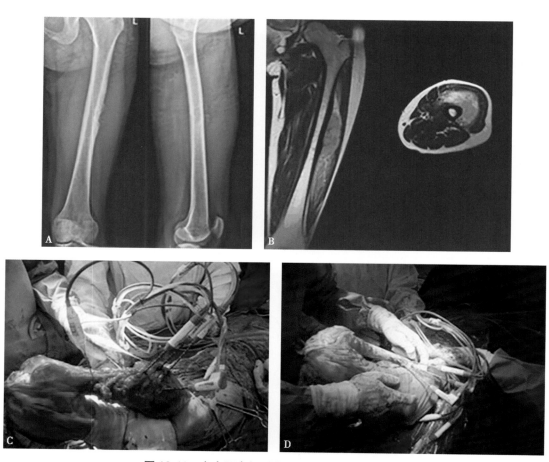

图 10-11　左大腿高级别表面骨肉瘤微波灭活治疗

A. 术前 X 线示肿瘤侵及股骨中段骨质；B. 术前 MRI 显示软组织肿块及骨质破坏；C. 术中将瘤段骨及其周围重要血管神经予以分离显露，顺铂纱布及湿纱布垫保护，先行软组织肿瘤微波消融术，并用注射器滴冰生理盐水为周围组织降温；D. 将已消融后的肿瘤组织及周边软组织切刮干净，电钻钻孔后插入微波天线阵列再将肿瘤侵袭的部分股骨微波灭活。

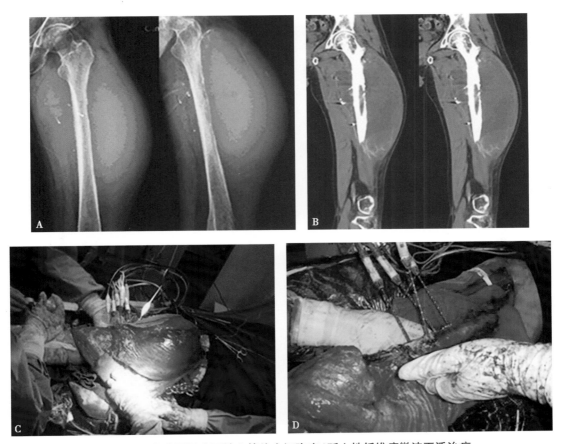

图 10-12　左大腿低度恶性血管外皮细胞瘤/孤立性纤维瘤微波灭活治疗
A. 术前 X 线示肿瘤侵及股骨中上段骨质,软组织肿块巨大,患者曾行肿瘤血管栓塞术;B. 术前 CT 示巨大肿块及骨质破坏;C. 术中将肿瘤与股血管神经、坐骨神经、部分正常骨干分离显露后行软组织肿块微波消融;D. 将已消融后的肿瘤组织及周边软组织切刮干净后将肿瘤侵袭的股骨予以微波消融。

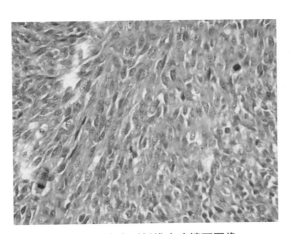

图 14-2　成人型纤维肉瘤镜下图像

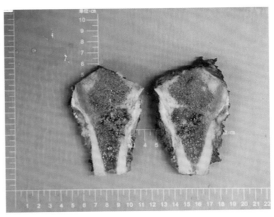

图 14-3　骨内低度恶性肌纤维母细胞瘤大体标本图像

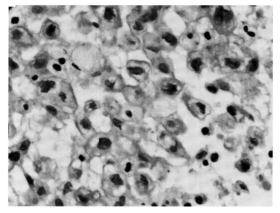

图 14-4　低度恶性肌纤维母细胞瘤镜下图像

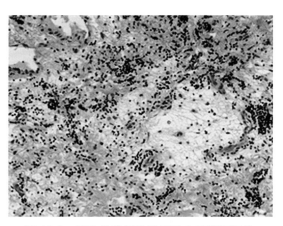

图 14-6　黏液炎性纤维母细胞肉瘤镜下图像

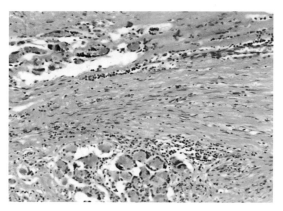

图 14-8　炎性肌纤维母细胞瘤镜下图像

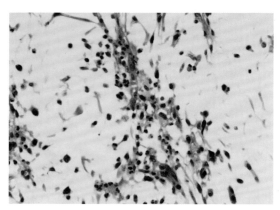

图 14-10　黏液纤维肉瘤镜下图像

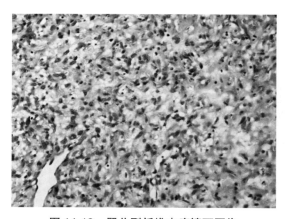

图 14-12　婴儿型纤维肉瘤镜下图像

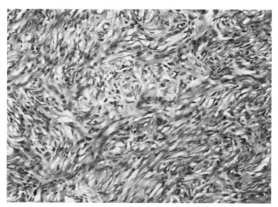

图 14-14　孤立性纤维性肿瘤镜下图像

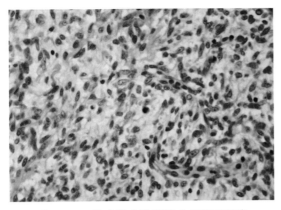

图 14-16　隆突性皮肤纤维肉瘤镜下图像

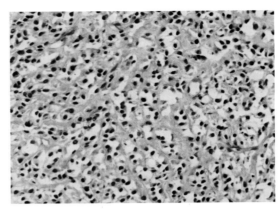

图 14-18　硬化性上皮样纤维肉瘤镜下图像

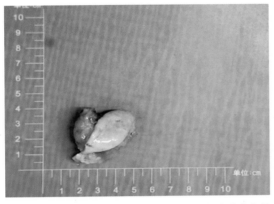

图 14-19　浅表性 CD34 阳性成纤维细胞性肿瘤大体标本图像

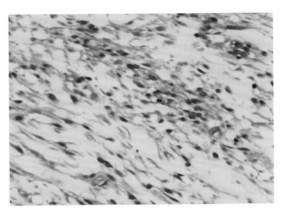

图 14-20　浅表性 CD34 阳性成纤维细胞性肿瘤镜下图像

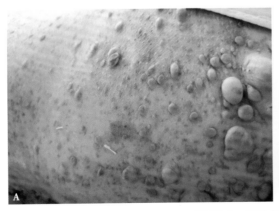
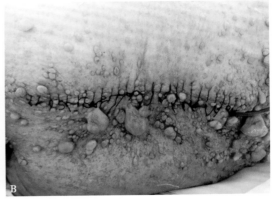

图 18-1　皮肤多发性神经纤维瘤

A. 一例神经纤维瘤病 I 型患者,可见皮肤多发神经纤维瘤;B. 一例神经纤维瘤病 I 型患者同时出现皮肤多发神经纤维瘤及巨大背部神经纤维瘤,已切除背部神经纤维瘤。

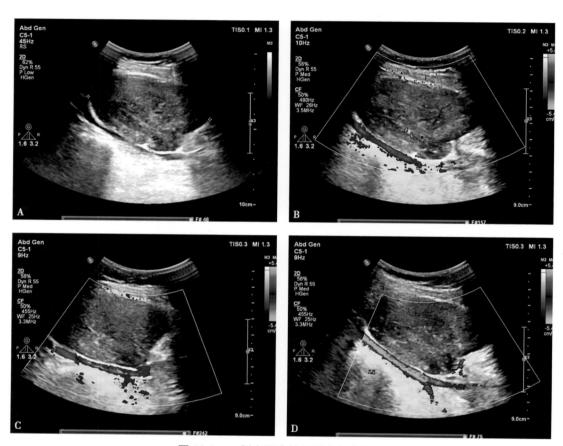

图 18-2　一例左腘窝神经鞘瘤超声表现

A. 左小腿近腘窝处可见一实性肿物，界清，内回声不均匀，大小 8.1cm×6.2cm×4.8cm，近腘窝处可见一实性肿物；B～D. CDFI 可见血流信号。

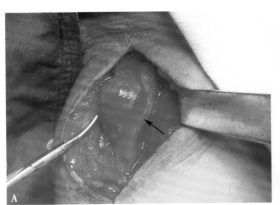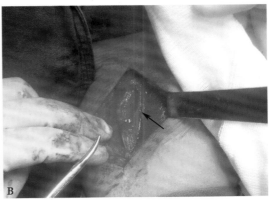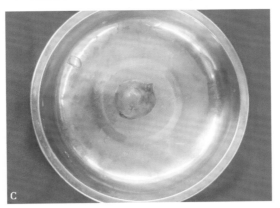

图 18-5　一例腋下神经鞘瘤患者行手术切除

A. 术中可见腋下神经鞘瘤与神经关系密切（箭）；B. 保留神经包膜，完整切除肿瘤（箭）；C. 腋下神经鞘瘤大体标本。

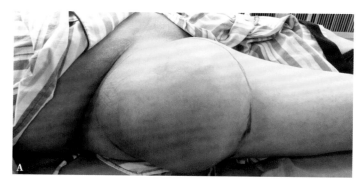

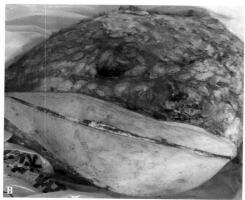
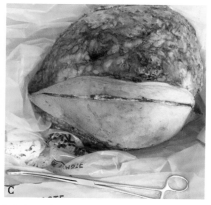

图18-8 一例MPNST患者行手术治疗

A. 术前可见大腿根部巨大肿物；B～C. 行大腿肿物广泛切除术，术中连同肿物包膜及部分肌束一并切除，肿物大小约12cm×9cm×8cm，术后病理回报恶性外周神经鞘瘤。

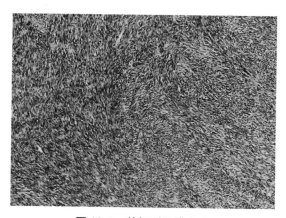
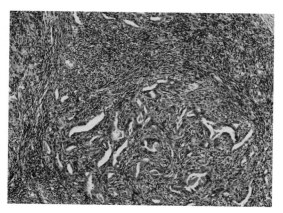

图19-4 单相型滑膜肉瘤

形态较为一致的梭形细胞组成呈条束状、交织状排列，细胞丰富、密集，细胞胞浆较少，细胞境界不清，核梭形或短梭形，深染，核仁不明显，核分裂象多少不等。

图19-5 双相型滑膜肉瘤

肿瘤有上皮样细胞及梭形细胞组成，上皮样细胞呈立方状或柱状，呈腺样排列，部分腺腔内可见红染的分泌样物质，梭形细胞形态较一致，呈条束状、交织状排列。

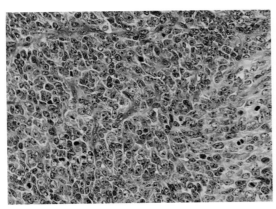

图 19-6　低分化滑膜肉瘤，大圆形细胞型
肿瘤细胞体积较大，圆形或多角形，胞浆中等，核圆形、卵圆形，空泡状，核仁明显，核分裂象易见。

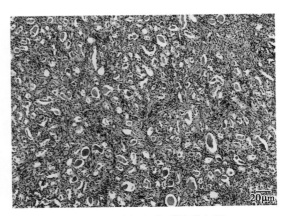

图 19-7　单相上皮型滑膜肉瘤
主要由呈腺样排列的上皮样细胞组成，腺腔内可见红染的分泌样物质，局部可见少许梭形细胞成分。

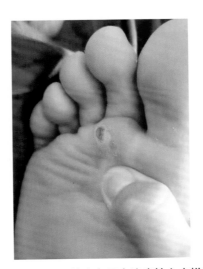

图 20-1　20 岁男性患者足底溃疡性上皮样肉瘤

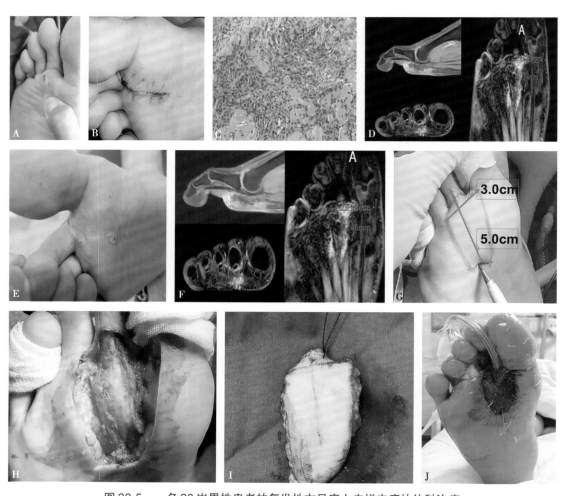

图 20-5　一名 20 岁男性患者的复发性右足底上皮样肉瘤的外科治疗

A. 第一次右足底术前大体照；B. 行病损切除术后；C. 病理提示上皮样肿瘤；D. 术后 6 周 MRI 提示原位强化影；E. 术后 10 周拟行第二次手术，术前大体照；F. 第二次手术前 MRI 提示原位强化影较前增大；G. 行右足底肿瘤扩大切除术（距首次手术 3 月）；H. 扩大切除术后切缘为 R0 阴性；I. 切除的大体标本；J. VSD负压引流术，Ⅱ期行皮瓣修复术。

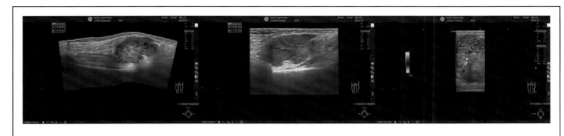

超声所见： "无疫区史,体温正常"

　　左腿上段及下段外侧肌层内见类椭圆形低回声光团,大小88mm×39mm,140mm×70mm,边界清楚,内部回声不均匀。彩色多普勒血流显像:低回声光团周边见包绕的血流信号,内部可见穿入的血流信号,周边血管受压绕行。

图 21-1　ASPS 的彩色多普勒图

彩超可见 ASPS 呈低回声团块,内部回声不均匀,血流信号丰富。

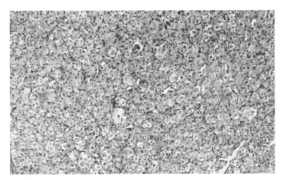

图 21-6　ASPS 在低倍镜下的 HE 染色图

假腺泡样排列,瘤巢之间可见丰富的血窦样血管网。

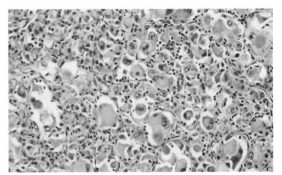

图 21-7　ASPS 在高倍镜下的 HE 染色图

肿瘤细胞有多形性,胞浆嗜酸,可见核仁。

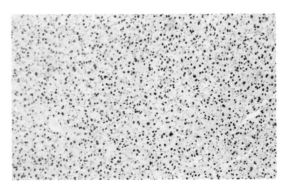

图 21-8　ASPS 在低倍镜下的 SP 两步法图

免疫组化 TEF3 核阳性。

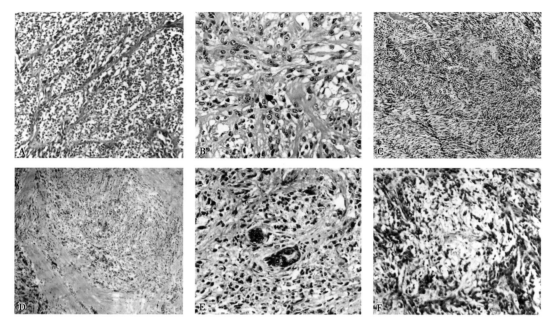

图 25-2　CCS 组织切片

A. 瘤细胞胞质透明,核大、空泡状、核仁明显;B. 瘤细胞被纤维组织分隔呈巢或簇状;C～D. 增生的纤维组织穿插在瘤细胞间,形成纤维肉瘤样和硬癌样结构;E. 瘤细胞间散在多核巨细胞;F. 肿瘤间质黏液样变性,瘤细胞漂浮其中。

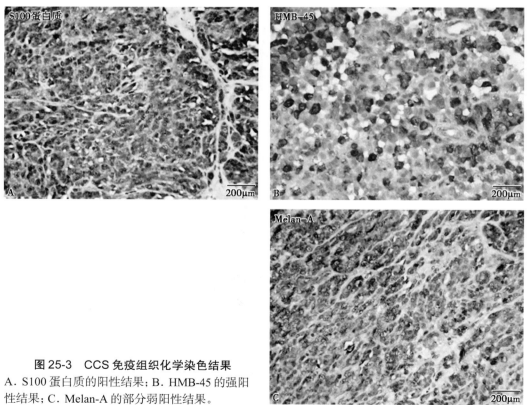

图 25-3　CCS 免疫组织化学染色结果

A. S100 蛋白质的阳性结果;B. HMB-45 的强阳性结果;C. Melan-A 的部分弱阳性结果。